Ethnomedizinische Perspektiven
zur frühen Kindheit

Ethnomedical Perspectives on
Early Childhood

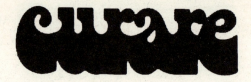

Zeitschrift für Ethnomedizin • hrsg. von der Arbeitsgemeinschaft Ethnomedizin e.V.

Journal for Ethnomedicine • edited by Society for Ethnomedicine

Sonderband / Special Volume 9/1996

Ethnomedizinische Perspektiven zur frühen Kindheit

Ethnomedical Perspectives on Early Childhood

Herausgegeben von

Christine E. Gottschalk-Batschkus
und
Judith Schuler

im Auftrag der
Arbeitsgemeinschaft Ethnomedizin

unter Mitwirkung von
Sandra Bredl

mit einem Vorwort von
Prof. Dr. Wulf Schiefenhövel

VWB – Verlag für Wissenschaft und Bildung

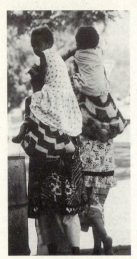

Zum Titelbild:
Neugeborenes in Papua Neuguinea in einem Tragenetz
In vielen Teilen des Landes werden Babies in Tragenetzen („bilum") auf dem Rücken transportiert, die auch für die Gartenerträge benutzt werden. Diese organische, im Rhythmus der Mutter oder des Vaters schaukelnde Form des Kinder-Tragens läßt die Babies in den Netzen zufrieden vor sich hinschlummern. In den Städten werden die Netze heute aus farbenprächtigen Nylon-Schnüren angefertigt, während in abgelegenen Dörfern dazu immer noch Naturfasern mit Pflanzenfarbstoffen gefärbt werden. Größere Kinder werden auf den Schultern getragen (Foto: C.E. Gottschalk-Batschkus).
About the cover picture:
newborn in Papua New Guinea in a string bag
In many parts of the country babies are carried in string bags („bilum") for garden fruits. They sleep most of the time as their bodies are smoothly moved by the rhythm of their carrying parents. In the cities the bags are made of colorful nylon-thread. In remote areas they are still made of plant fiber that is colored by natural colors. Older children are carried on the parents shoulders (Photo: C.E. Gottschalk-Batschkus).

Die Deutsche Bibliothek - CIP-Einheitsaufnahme

[Curare / Sonderband]
Curare. Sonderband. - Berlin : VWB, Verl. für Wiss. und Bildung
Früher Schriftenreihe. - Früher im Verl. Vieweg, Braunschweig, Wiesbaden
Reihe Sonderband zu: Curare
9. Ethnomedizinische Perspektiven zur frühen Kindheit. - 1996

Ethnomedizinische Perspektiven zur frühen Kindheit
Ethnomedical perspectives on early childhood / hrsg. von
Christine E. Gottschalk-Batschkus und Judith Schuler.
Im Auftr. der Arbeitsgemeinschaft Ethnomedizin. - Berlin : VWB, Verl. für Wiss. und Bildung, 1996
(Curare : Sonderband ; 9)
ISBN 3-86135-561-2
NE: Gottschalk-Batschkus, Christine E. [Hrsg.];
Ethnomedical perspectives on early childhood

Verlag und Vertrieb
VWB - Verlag für Wissenschaft und Bildung, Amand Aglaster
Markgrafenstr. 67 • 10969 Berlin • Postfach 11 03 68 • 10833 Berlin
Tel. 030/251 04 15 • Fax 030/251 04 12

Druck:
GAM-Media GmbH, Berlin

Bindung:
Mickolai GmbH, Berlin

Copyright:
© VWB - Verlag für Wissenschaft und Bildung, 1996

Papier:
BELLAPRINT® Recycling
aus 100 % Altpapier mit Pigmentstrich
trägt den Umweltengel sowie das Nordic Environmental Label

Ethnomedizinische Perspektiven zur frühen Kindheit
Ethnomedical Perspectives on Early Childhood

Herausgegeben von
Christine E. Gottschalk-Batschkus und Judith Schuler
im Auftrag der Arbeitsgemeinschaft Ethnomedizin
unter Mitwirkung von Sandra Bredl
mit einem Vorwort von Prof. Dr. Wulf Schiefenhövel

Inhalt
Contents

A. Inhaltsverzeichnis der Beiträge
Contents of Contributions..2

B. Vorwort
Preface..5

C. Beiträge
Contributions

   1. FRÜHE KINDHEIT IM KULTURENVERGLEICH
      EARLY CHILDHOOD IN TRANSCULTURAL COMPARISON..................7

   2. INTERKULTURELLE DISKUSSION
      CROSSCULTURAL DISCUSSIONS..191

   3. THERAPEUTISCHE INTERVENTIONEN
      THERAPEUTICAL INTERVENTIONS..329

   4. FRÜHE KINDHEIT IM VERGLEICH VERSCHIEDENER DISZIPLINEN
      EARLY CHILDHOOD AS DISKUSSED BY DIFFERENT DISCIPLINES.......403

D. Autoren dieses Bandes
Authors of this Volume..458

E. Keywordregister (deutsch) 467

F. Index of Keywords (english) 469

C. Inhaltsverzeichnis der Beiträge
Contents of the Contributions

1. FRÜHE KINDHEIT IM KULTURENVERGLEICH
EARLY CHILDHOOD IN TRANSCULTURAL COMPARISON

a) AFRIKA
AFRICA

Traditional Practices and Perinatal Health in a Sudanese village
Traditionelle Praktiken und perinatale Gesundheit in einem sudanesischen Dorf
Abdullahi Osman El-Tom 7

Vielgeburten und kindliches Schicksal - Frühe Kindheit in Libyen
Early Childhood in Libya
Wilhelm Föllmer 15

Der böse Blick als Ursache von Rachitis in Algerien. Erkenntnisse aus ärztlicher Tätigkeit in den sechziger Jahren
Believing in the Evil Eye as a Cause of Rachitis in Algeria
Paul Krämer 19

Frühe Kindheit in Ruanda
Early Childhood in Rwanda
Thomas M. Mayr & Hannelore Mayr-Knochel 21

Kindheit bei den Twareg
Childhood of the Twareg
Hans Helmut Ritter 37

Wen Gott wachsen läßt, der wächst. Lebensweisen von Mütter und Kleinkinder in West-Wollega, Äthiopien unter besonderer Berücksichtigung der Ernährungssituation
The Lifestyles of Mothers and Children in West-Wollega, Ethiopia with Special Emphasis on Nutritional Situation
Veronika Scherbaum 49

b) ASIEN
ASIA

Säuglingsalter und frühe Kindheit in Nepal. Kein Zufall: Ob das zarte Leben nun erblüht, erlischt oder im Schattendasein verkümmert
Early Childhood in Nepal
Verena Felder Berg 67

Tibetische Klosterkinder
Children in Tibetian Monasteries
Ulli Olvedi 95

c) SÜDOSTASIEN UND OZEANIEN
SOUTHEAST ASIA AND OCEANIA

... schlecht gehütet, beinahe verschlungen ... Beobachtungen über das Heranwachsen in einer egalitären Gesellschaft auf den Philippinen
Growing up in an Egalitarian Society on the Philippines
Andre Lauser 101

Ins Leben getragen: Frühe Kindheit der Sundanesen auf West-Java, Indonesien.
Early Childhood of Sundanese People in West-Java, Indonesia
Siegrun von Loh 115

A Focused Ethnographic Study of Acute Respiratory Infection in Northern Thailand
Eine ethnographische Studie zur akuten respiratorischen Infektion im Norden Thailands
Preecha Upayokin, Suphot Dendoung, Mulika Mittiko 127

Der plötzliche Kindstod bei den Maori in Neuseeland
Sudden Infant Death Syndrome at the Maori of New Zealand
Christine Binder-Fritz 133

d) SÜDAMERIKA UND KARIBIK
ANDINE AMERICA AND THE CARRIBBEAN

Das Neugeborene im andinen Raum
The Newborn in Andine South America
Maria Ofelia Burgos Lingan..143

Childhood in Dominica: an Anthropological Contribution
Kindheit in Dominica: ein anthropologischer Beitrag
Anja Krumeich..165

e) EUROPA
EUROPE

Todesanzeigen für Kinder - einst und jetzt
Obituaries for Children - then and now
Anton Mössmer...175

Kindliche Gesundheitsrisiken durch die industrielle Nutzung von Blei - Einflußfaktoren, langfristige Entwicklungen und regionale Unterschiede
Health Risk for Children by the Industrial Use of Lead
Klaus Schümann...181

2. INTERKULTURELLE DISKUSSION
CROSSCULTURAL DISCUSSIONS

a) ÜBERSICHTSARBEITEN
REVIEWS

Tragen, Betten, Wiegen
Ein kulturhistorischer Vergleich und Überlegungen zur heutigen Situation
A Culture-Historical Comparison about the Different Handling of Universal Basic Needs of Babies
Ines Albrecht-Engel..191

Tragen als Chance
The Renaissance of the Carrying Culture
Anja Manns & Anne Christine Schrader..201

Neurologische und psychomotorische Entwicklungsdiagnostik bei indischen Kindern im ersten Lebensjahr
Neurological and Psychomotorical Developmental Diagnostics within Indian Infants during their First Year
Stefan Leps...209

Kinder im Visier der deutschen Pharmaindustrie
Targetting Children. German Pharmaceuticals in Third World Countries
Karin Pichlbauer & Annette Will (BUKO Pharma-Kampagne)...217

b) HUMANETHOLOGIE UND PSYCHOLOGIE
HUMAN ETHOLOGY AND PSYCHOLOGY

Brutpflegehilfe, kindliche Geschwisterbetreuung und Puppenspiel, eine humanethologische Feldstudie
Cooperative Rearing, Child-Sibling Care and Rearing Play with Dolls; a Field Study in Human Ethology
Gerhard Medicus..235

An der Wurzel der Menschheit: Kulturvergleichende Perspektiven der frühen Kindheit am Fuße des Mountain Arapesh (Papua Neuguinea)
Crosscultural Perspectives on Early Childhood in the Foothills of Mountain Arapesh (Papua New Guinea)
Christine E. Gottschalk-Batschkus & Marc M. Batschkus..241

Das Aufwachsen in unserer Kultur und was wir hierfür von ursprünglichen Kulturen lernen können
Growing up in our Society and what We can Learn for it from Other Cultures
Marc M. Batschkus & Christine E. Gottschalk-Batschkus..255

Am evolutionären Modell - Stillen und frühe Sozialisation bei den Trobriandern
Along the Evolutionary Model - Breastfeeding and Early Socialization among Trobriand Islanders
Siwanto Schiefenhövel & Wulf Schiefenhövel..263

Kindsein auf einer Südseeinsel. Kindliche Bindungen in kulturvergleichender Sicht
Being a Child on a South See Island. Childrens' Attachments from a Cultural-Comparison Perspective
Klaus E. Grossmann & Karin Grossmann...283

Time Patterns in Infants - Activity, Rest and Mother-Child Interactions in Crosscultural Comparison
Interkultureller Vergleich von Zeitmustern im Aktivitäts- und Ruheverhalten bei Säuglingen
Renate Siegmund, Wulf Schiefenhövel & Matthias Kittel 293

Ein transkultureller Blick auf den Anfang der menschlichen Kommunikation und seine medizinische Bedeutung
A Cross-Cultural View of the Beginning of Human Communication and its Medical Significance
Hanus Papoušek, Mechthild Papoušek & Miriam Rothaug 301

Das Bindungsverhalten von Kindern aus Wien. Ein inter- und intrakultureller Vergleich
Attachment Behaviour of Children in Vienna. An Intra- and Crosscultural Comparison
Peter Zumer 311

3. THERAPEUTISCHE INTERVENTIONEN
THERAPEUTICAL INTERVENTIONS

Evaluation von Elternbriefen beim Übergang zur Elternschaft: Erste Ergebnisse einer Längsschnittstudie aus der Schweiz
Transition to Parenthood: The Evaluation of Parent Letters: First Results of a Longitudinal Study in Switzerland
Muna El-Giamal 329

Säuglingsschwimmprogramme in Norwegen. Organisation, praktische Durchführung, Risikofaktoren, Einfluß auf die frühkindliche Entwicklung.
Infant Aquatic Programmes in Norway
Bernhard Weidle 343

Music Therapy and its Implications for Child-Development
Musiktherapie und ihre Bedeutung für die Entwicklung des Kindes
David Aldridge 357

Kindererziehung als unbewußte Reproduktion kollektiver Ziele
Upbringing Children as an Unconscious Reproduction of Collective Objectives
Georg Richard Gfäller 363

Manifestation sexueller Traumatisierung in einer Kinderanalyse
Manifestation of Sexual Trauma within a Child Analysis
Peter Hartmann 381

Die Fähigkeit, Störungen zu nutzen. Zur Wechselseitigkeit von Entwicklung und Bewertung
The Capacity to Use Disturbances. The Mutuality of Development and its Valuation
Hans von Lüpke & Brunhilde Wolf-von Lüpke 385

Die Sehnsucht krabbelt aus dem Schneckenhaus - Einblick in die Entwicklung und Arbeitsweise der analytischen Kinder- und Jugendlichenpsychotherapie
A View into the Development and the Way Analytical Psychotherapists Work
Gerhard Scheffler 393

4. FRÜHE KINDHEIT IM VERGLEICH VERSCHIEDENER DISZIPLINEN
EARLY CHILDHOOD AS DISKUSSED BY DIFFERENT DISCIPLINES

Stillsituation in Deutschland
Breast Feeding in Germany
Brigitte Benkert 403

Kinder- und Jugendsexualität. Geschlechtliche Aspekte der Entwicklungspsychologie
Infant and Teenage Sexuality
Ernest Bornemann 409

Mutter-Ersatzmittel und Attrappen in der Säuglingspflege
Mother Surrogates and Dummies within Infant Care
Wolfgang Callensee 417

Das erste Lebensjahr - eine Synopse von entwicklungspsychologischen, psychophysiologischen und psychoanalytischen Konzepten
The First Year of Life - a Summary of Concepts of Developmental Psychology, Psychophysiology and Psychoanalysis
Ph. Martius & Barbara Bernhart-Martius 431

Die Sintflut oder Gespräche mit Gilgamesch über das Matriarchat oder Phantasien eines Psychoanalytikers über die frühe Eltern-Kind-Beziehung bei den Sumerern und Babyloniern
Phantasies of a Psychoanalyst Concerning the Early Relation between Parents and Child at Sumeric and Babylonian People
Franz Renggli 437

Whose Baby is it anyway? Medicalization of Infancy in Post-Industrial Western Society
Wessen Baby ist es nun? Die Medikalisierung der Kindheit in der post-industriellen westlichen Gesellschaft
Marsden Wagner 453

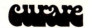

Vorwort
Wulf Schiefenhövel

Kinder wählen nicht. Es verwundert nicht und ist mit Blick auf die pilzförmige Gestalt der Alters-'Pyramide' und unter Berücksichtigung der sich daraus ergebenden Probleme verständlich, daß bei politischen Entscheidungen die älteren Menschen besonders berücksichtigt werden. Auch in der Wissenschaft hat das seinen Niederschlag gefunden. Für jene Mitglieder unserer Gesellschaft, die sich am anderen Ende der Lebensskala befinden, sind, so scheint es mir, weniger Lobbies aktiv. Man sagt, die Zukunft eines Landes liege in seinen Kindern. Das ist biologisch richtig. Bei uns auch bezüglich der Renten, und die gelten als starkes Argument. Doch wer spricht für die 'in-fantes', für jene, die der etymologischen Wurzel des Wortes gemäß noch nicht sprechen können?

Dieser Band versammelt aus verschiedenen Fachdisziplinen, aus verschiedenen Kulturen und Zeiten Wissen über Kinder und trägt dazu bei, daß wir mehr über Säuglinge und Kleinkinder erfahren. Eltern in den nördlichen Ländern werden geradezu überschwemmt mit Ratgeberliteratur zur frühen Kindheit. Daß sie sich dort Rat holen wollen, kann man verstehen, denn in unseren Kernfamilien und Single-Haushalten mangelt es an Vorbildern aus Fleisch und Blut. Wer sieht schon von klein auf, wie Mütter alltäglich mit Kindern umgehen, wer ist als 'Allomother' selbst langfristig in deren Betreuung einbezogen? Etliche Sozialisationstraditionen haben wir aufgegeben. Unsere schnellebige Zeit bringt ja in allen Lebensbereichen Trends in immer kürzeren Abständen hervor.

Die Abkehr von Althergebrachtem kann sehr sinnvoll sein. Noch immer werden Eltern dazu angehalten, ihre Kinder in festem Rhythmus zu ernähren. Überkommene Regeln schreiben auch vor, wie das Bruststillen korrekterweise zu geschehen hat. Etwa so: "Sie legen ihr Baby auf die Waage und schreiben sein Gewicht auf. Dann machen Sie Ihre linke Brust frei und reiben die Brustwarze mit einer keimtötenden Flüssigkeit ein. Nun schauen Sie auf die Uhr und stillen Ihr Kind 20 Minuten. Sie kleiden die linke Brust wieder an. Das Baby wird nun wieder auf die Waage gelegt. Wenn es die in der Tabelle vorgesehene Milchmenge noch nicht aufgenommen hat, nehmen Sie die rechte Brust aus Bluse und Stillbüstenhalter, reinigen die Brustwarze und stillen erneut. Die Gesamtgewichtszunahme wird vermerkt. Nun können Sie das gesättigte und zufriedene Kind in sein Bettchen legen. Befestigen Sie eine Sicherheitsnadel an der Seite, an der Ihr Kind zuletzt getrunken hat; beim nächsten Mal wissen Sie dann, daß Sie Ihr Kind an der anderen Seite anlegen müssen." Es ist klar, daß vielen Frauen das Still-"Geschäft" verging bei dieser Prozedur.

Wo kommen derartig rigide Regeln her, wie kann es geschehen, daß ein zutiefst natürlicher und biologischer Vorgang so verformt wird? Kulturen, das entspricht ihrem Wesen, greifen in den Ablauf des Kreatürlichen ein und gestalten die jeweilige Gesellschaft nach ganz spezifischen Maximen. Die Resultate dieser formenden Kraft können mehr oder weniger naturfern sein, völlig verlassen können sie die Biologie allerdings nicht. Bis zur Erfindung von Kunstmilch und Sauger wären Kinder ohne Brusternährung gestorben – und damit die betreffende Kultur.

In vielen Kulturen werden oder wurden die Beine der Säuglinge und Kleinkinder eng aneinandergewickelt, z.T., wurden dabei Wickelbretter verwendet, auf die die Kleinen geschnallt wurden. Die Rationalisierung solcher Sitten läßt erkennen, daß auch hier die Sorge um die Nachkommen Motor des Handelns ist: "So bekommen unsere Kinder gerade und gesunde Knochen". Es mag auch die Beobachtung eine Rolle gespielt haben, daß Kleinkinder, die Druck von außen ausgesetzt sind, sich motorisch ruhig verhalten und daher wenig Betreuungsprobleme bereiten. Die Sozialisationspraktiken geben also bisweilen herausgelösten Teilaspekten parentaler Betreuung besonderes Gewicht, bisweilen beruhen sie auf einer mehr ganzheitlichen Sicht kindlicher Bedürfnisse.

Dieser Band, von Christine Gottschalk-Batschkus und Judith Schuler mit viel Kenntnis und Engagement gestaltet, enthält eine stattliche Zahl an transkulturellen und interdisziplinären Beiträgen und steht damit in der Tradition der curare-Sonderbände zu ethnomedizinischen Themen. Er öffnet Einblick in die experimentellen Werkstätten der Kulturen und läßt, bei aller Verschiedenheit der Ergebnisse, die universalen Bedingungen des Umgangs mit Säuglingen und Kleinkindern erkennen. Allen Gesellschaften ist die Sorge gemeinsam: Wie schaffen wir es, aus den so hilfsbedürftigen Neugeborenen autarke Mitglieder der Gemeinschaft zu machen.

Folgenden Personen möchten wir für die tatkräftige Unterstützung bei diesem Projekt ganz herzlich danken: Amand Aglaster, Dr. Marc M. Batschkus, Sandra Bredl, Claudia Leudesdorff, Adem Rimpapa, Prof. Dr. Wulf Schiefenhövel und Prof. Dr. Karl Überla.

Preface
Wulf Schiefenhövel

Children don't vote. It is not surprising, therefore, and in light of our mushroom-shaped demographic "pyramid" quite understandable that political decisions often favour the elderly. Science has, for some time, also focussed on this age group. For those members of our society who are situated at the other end of the scale, fewer lobbies seem to be active. The saying goes that the future lies in the children. Biologically, this is true; in our countries it is also true with regard to pensions - and they are a strong argument these days. But who speaks for the 'in-fantes', for those who, according to the etymological root of the term, cannot speak yet?

This volume has, taking examples from different disciplines, cultures and times, collected insights into the life of children and will enhance knowledge in this field. Parents in northern countries are swamped with counselling books and journals on how to take care of one's child. It is obvious that parents want advice in this important matter because there are hardly any living examples to be studied. Who watches, on a day to day basis and in every day life, mothers interact with their children and who has a chance to be 'allomother' for the first, non-reproductive period of one's life? Apart from that, traditions of socializing infants have changed. Our fast times bring about new trends in ever faster intervals.

To turn away from traditions, on the other hand, can be quite necessary. Parents in industrialized countries are still admonished to feed their babies according to fixed temporal schemes. Passed on rules prescribe how breast-feeding has to be carried out correctly. They go like this: "You place your baby on the scale and note his weight. Then you open your left breast and clean the nipple with antiseptic fluid. Now, you check the time and breast-feed for 20 minutes. Cover your left breast and place the baby on the scale again. In case he hasn't taken the amount of milk laid down in the tables, breast-feed him on the right side, after you have sterilized this breast as well. Note down the total weight gain. Now, you can place the satisfied infant in his bed. Fix a safety pin at the side where the baby has suckled last so that you know where to start next time." No wonder that many mothers lost their milk during these procedures.

How do rigid rules like this spring to life, how is it possible that a fundamentally natural, biological event can be wharped like this? Cultures, that is their essence, intervene in the course of nature and shape the respective society according to very specific maxims. The results of this transforming power can be more or less distanced from nature, but cannot leave biology altogether. Before the invention of formula and rubber teat children would have died without being breast-fed - and the respective culture would have died with them.

In many cultures the legs of infants are or were swaddled, sometimes, as in some Amerindian tribes, with the help of a cradleboard. Rationalizations of such customs reveal that worry about the health of the offspring is the driving motor, e.g.: "If we don't do this, then our children will have crooked and weak bones." Perhaps, the observation has played an additional role that infants who are exposed to outside pressure don't move much and are generally easy to handle. Socializing practices of different cultures, therefore, sometimes overemphasize single aspects of parental care, others are more holistically oriented to the child's well being.

This volume, put together with high expertise and commitment by Christine Gottschalk-Batschkus and Judith Schuler, contains a large number of crosscultural and crossdiciplinary contributions and thereby represents the tradition of ethnomedical issues of our journal curare . The book provides insight into the experimental workshops of the cultures and, notwithstanding the resulting differences, sheds light on the universal conditions of caring for one's offspring. All societies are linked by the same thought: How can we manage that our tiny, helpless newborns grow into strong, competent adults.

Traditional Practices and Perinatal Health in a Sudanese village[1]
Traditionelle Praktiken und perinatale Gesundheit in einem sudanesischen Dorf

Abdullahi Osman El-Tom

Zusammenfassung: Traditionelle Praktiken und Glaubenssysteme im Zusammenhang mit der Gesundheit unf Mutter und Kind während Schwangerschaft, Geburt und Stillzeit werden diskutiert. Schwangerschaft und Geburt stellen eine bedeutende Episode im menschlichen Lebenszyklus dar. Während dieser Zeit werden Mutter und Kind als besonders anfällig für Schädigungen durch Menschen und Natur angesehen. Diese Auffassung macht komplizierte Schutzmaßnahmen erforderlich, bei denen die ganze Gemeinschaft zusammenarbeiten muß. Im Vergleich seiner Ergebnisse mit anderen Untersuchungsergebnissen, versucht der Autor herauszufinden, welche Vorstellungen und Praktiken förderlich, harmlos oder in anderer Weise die Gesundheit der Zielgruppe beeinflussen.

Abstract: This paper discusses the traditional practices and beliefs related to the health of women and their children during pregnancy, child delivery and breastfeeding. Pregnancy and childbirth constitute an important episode in the human life cycle in which both the mother and her baby are regarded as most vulnerable to the evil of humans and nature. This belief makes it necessary to pursue a complicated set of especially protective measures, which require the collaboration of the entire immediate community. The author, measuring his results against the most recent scientific research findings, attempts to evaluate where the beliefs and practices are promotive, harmless, or otherwise to the health of the target group.

Keywords: traditional practice, Sudan, protective measurements, traditionelle Praktiken, Sudan, Schutzmaßnahmen.

1. Introduction

This article examines traditional beliefs and practices surrounding pregnancy, nursing and weaning in Tayiba, a small tenant-farmer village in the Gezira Agricultural Scheme in central Sudan. Beliefs and practices are assessed in the light of current research on perinatal health with a view to building a base for health promotion and planning in the Sudan. Tayiba village is relatively prosperous in Sudanese terms due to its position in the Gezira Scheme. Most of the household heads in the village are tenant farmers, each with 40 acres of land used mainly for the cash crop, cotton, and to a much lesser extent for food crops. There are several schools in the village, a bore well, a dressing house and a trained midwife who also serves the neighboring villages. Despite these measures of prosperity, the area hosts a number of water-related diseases (malaria, schistosomiasis, gastrointestinal problems, etc.) which thrive around the irrigation canals of the Scheme. The data for this article were collected from interviews of key figures in the village (sheikh, midwife, etc.) together with a survey of 68 randomly selected married women. The women are mostly from the Arakiyeen and Shaygiya ethnic groups, and like the majority of Northern Sudanese, they are Arabic-speaking Muslims. They are economically and socially subordinate to men, being largely uneducated (47% were illiterate; 48% finished their schooling at the primary level); they generally get married in their teens, 27% before 15 and 45% between 15 and 20. The present article focuses on three aspects of perinatal health: conception and pregnancy; nursing; and weaning (for more details on the survey see EL-TOM & EL-SAFI 1987).

2. Conception, pregnancy and birth

The woman in Tayiba, as indeed in many societies, is considered to be at her weakest during pregnancy and childbirth. This is part of a general belief which attributes weakness to all individuals during rites of passage. During the last months of pregnancy and the first weeks after childbirth, both the woman and the embryo/newborn are seen to be vulnerable to the evil of humans, nature and the supernatural. they are therefore subjected to a complicated web of protective measures which require the collaboration of

---

[1] Acknowledgements: The material for this paper was collected by myself and Dr. Ahmed El-Safi during 1987. I am grateful to El-Safi for allowing me to use the data and to the Traditional Medicine Research Institute (TMRI), Sudan and the Ford Foundation for the provision of finance.

the woman herself and her immediate community. To usher her and the embryo/newborn safely through this vulnerable period, certain rituals, dietetic restrictions and taboos are observed. The confinement of women for forty days after birth is presumed to facilitate her commitment to these changes in her daily life (EL-TAYIB 1955). Although the period from the seventh month of pregnancy to the end of confinement represents the height of behavioral restrictions, certain beliefs and practices pertinent to our discussion also obtain regarding conception, pregnancy, childbirth and breastfeeding. To conserve space I will cover only briefly the local views on conception and pregnancy and concentrate on the nursing of the newborn. Procreation is the primary goal of marriage. The status of the woman, her self-realization and the stability of her marriage depend very much on her success in producing many healthy children. The value of children for Tayiba people is highlighted by the fact that 71% of the women interviewed gave birth to their first babies within one year of their marriage. Indeed the consummation of the marriage itself is timed to coincide with the perceived period when the woman is most likely to conceive. This is the time immediately following menstruation when the woman is regarded as ritually clean, a belief which has its origin in Islam. The local perception of the relationship between menstruation and conception is likely to affect the results of methods used to regulate fertility. The use of the pill and the rhythmic method are reported as alternative ways of avoiding pregnancy. Sexual intercourse is therefore avoided at the time immediately following menstruation in order to avoid conception. A high proportion of our informants stated that a pregnant woman does not simply require a special diet (61%) but also has to reduce her food intake. In fact, certain types of food which are believed to be too nourishing for the pregnant woman are therefore harmful during pregnancy. These include eggs, fatty meat and sugar. Instead of being improved, the diet of the pregnant woman is actually diminished by the omission or the reduced consumption of such valuable food items. This practice is triggered by the belief that consumption of such nutritious items may lead to the overgrowth of the fetus, which makes labour and/or delivery fatal or at least difficult.

For all the people of Tayiba, the usual duration of pregnancy is nine months. A baby born two months premature, however, is likely to survive while a one month premature baby is expected to die. Additional efforts are therefore made to protect the former while everybody is prepared for the death of the latter. Interviewed women are not able to give any reason for these known facts. Pediatrically speaking, the survival of two-month premature babies is related to the level of the surfactant coating the inner surface of the lungs of embryo. Though high enough to allow survival at seven months of pregnancy, the level of the surfactant drops below the satisfactory level in the eight month but rises again in the ninth month. The view that birth is a life-threatening experience is held in many societies. Tayiba people certainly perceive „the grave of the woman at delivery to be open throughout the confinement period." The biggest danger facing the woman and her baby is a certain illness referred to as *kabsa*. This is a psychophysiological illness which mainly occurs due to the breach of taboos at this period. The illness manifests itself in normal diseases which, if left unchecked, become more persistent and often fatal. Examples of such diseases are acute diarrhea, fever, and infection of delivery wounds or umbilical cord. To avoid attacks of kabsa one simply has to observe the required taboos and practices. To mention but a few, the woman and her baby have to confine themselves to the bedroom, the baby has to be guarded continuously and a few ritual objects typical of *kabsa* have to be placed next to the woman together with a copy of the Koran. An important part of the protective measures during confinement is the exemption of the nursing woman from her housekeeping duties. This gives rise to the use of a *doula,* a woman helper, during childbirth and early nursing. The use of the *doula* is recommended by many international health promoters as one of the important „ten commandments" of healthy breastfeeding (SIMPSON 1985:114). In addition to helping the mother at early nursing, the doula is expected to help guard the baby from being swapped for a changeling, or a devil's child. Indeed some cases of deformity among young babies are explained as results of such a swap. The importance of such a belief is that it assures the mother of a deformed baby that her fertility is intact and throws the blame on mischievous devils. Strangely enough, there is no indication of mistreatment of deformed babies in the areas.

3. Nursing
As stated by over 50% of our interviewed women, the first feeding of the newborn takes place immediately after delivery, but not until after the mother and the newborn have been cleansed of the allegedly contaminating blood. 20% of the interviewed women preferred to give both the mother and newborn

some rest before the first feeding, which is still done within the first hour of delivery. This is certainly a positive practice as early breastfeeding is not only good for the baby but equally for the mother, ensuring a steady flow of milk. The devaluation of colostrum has been noted in many societies (MANDERSON 1985:170). Accordingly, the milk is pumped out or expressed until the *normal* thin milk is obtained, and the baby is therefore fed on other things for up to three days. Keeping the baby away from the breast for the first few days of its life could also be maintained for entirely different reasons (ESTERIK 1985:154). In our study, it was our assumption that the colostrum (*liba/sarsoob*) was treated with unease by our informants; however, in stating their views, almost 90% described it as useful and nutritious. None of our informants referred to or identified the immunity it confers on the child. Research in this field has confirmed the importance of the colostrum in enabling the baby to build up important immunities. Indeed in many northern Sudanese societies, cooked animal colostrum sweetened with sugar is a delicacy offered to older children. This practice at least indicates that colostrum is not regarded as harmful. Just over 4% of our sample saw the colostrum as harmful for the baby and a potential cause of disease, diarrhea in particular.

A sizable number of women interviewed (85%) found it expedient to supplement the breastfeeding of the baby with some other intakes. Of those 56% stated that the baby must be given boiled water containing some salt and sugar. The composition of the drink indicates the influence of health education in the area. Boiled water is regarded as necessary, partially because the colostrum is seen to be too thick, and this drink is given from the first day of the newborn. There is, however, some ambivalence on whether such a drink should be given after or before the first breastfeeding. A few informants confirmed the use of a weak infusion of fenugreek (*hilba*) instead of water with sugar and salt. As we have found, water is not boiled to achieve decontamination but mainly by force of habit. This is probably due to the lack of a concept of contamination in rural Sudan, and indeed the local vocabulary does not contain any term which could be translated as *contamination*. The term *nadif* (clean) is used instead and visibly clean water is therefore assumed to be uncontaminated or unpolluted. Offering a newborn any drink beside breastmilk, and particularly on the first day of delivery, is a risky, and perhaps even dangerous practice. It has been proved by research findings that there is no need for additional liquid (even in hot climates) either on the day of delivery or in the following three to six months of the newborn's life (EIGER & OLDS 1987:289).

Using a wetnurse was in general disliked by our informants and is practiced only in rare situations such as when the mother's health does not permit breastfeeding. This is despite the fact that Islam shows no objection to hiring a wetnurse for breastfeeding as long as payment is given: „and if ye wish to give your children out to nurse, it is no sin for you, provided that ye pay what is due from you in kindness. Observe your duty to Allah, and know that Allah is Seer of what ye do" (Surah II. The Cow. No. 233; see SIMPSON for wetnursing in Iran 1985: 113). The use of a wetnurse is probably discouraged by our informants because of the restrictions it may impose on the future marriage of the baby; Islam forbids marriage between those who were nursed from the same breast for they become milk brother and sister. Further investigation on supplementary feeding showed that although animal milk could be given to the baby when it is two months old, animal milk can be used as a direct substitute for breastmilk regardless of the baby's age. As usual, a few exotic food items are mentioned (with low frequency), including Pepsi, biscuits and custard, all given as supplementary food to the baby at this stage. It is already established that the use of animal milk, and in particular cow milk, is harmful to the young baby. Such milk is difficult to digest and can cause severe gastrointestinal problems. Not only this, cow milk is also inadvisable for mothers of babies below the age of six months as it is passed to the babies through breastfeeding. Some specialists prefer the use of cow milk to be delayed until the baby is a year old (Eiger & Olds 1987:171, 288). A few of our informants (7%) said that the baby is not given anything beside its mother's milk at this stage. Following our discussion above, this is the safest practice as confining feeding to breastmilk is the best way of avoiding introduction of contaminated or harmful food into the baby's diet.

Responding to our questions about the number of times a day a baby is fed, 65% of the women interviewed said they breastfeed their babies only three to five times a day while 12% said they fed the baby six to eight times in the same period. We later learned that these are only the average number of feedings per day and that the almost unconscious nursing at night is ignored by many respondents. Indeed many of our informants told us later that the numbers given refer only to the *big* nursing sessions. As nursing is often relaxed, with the baby having access to the breast at will, mothers find it difficult to remember all the short nursings. The numbers quoted are therefore only the long nursing contacts, especially those when the baby wakes up after a long sleep. The number of nursings per day also varies according to the age of the baby and the extent of supplementary feeding. Cross-cultural research in this topic has shown great variation in the number of feedings per day, especially when nursing is practiced *on demand*. The !Kung people of the Bushmen, for example, breastfeed up to 48 times a day, notably with no complaints of sore nipples. In the United States, hospitals keep babies on a three- to four-hour schedule. This is related to the time a baby needs for digestion. The best seems to be about ten to twelve times a day and the more frequent the better. More frequent breastfeedings have proved better in increasing prolactin level, thus producing more milk and guaranteeing a better average weight for the baby (EIGER & OLDS 1987:134). It is a local conviction that some food items if taken by a lactating mother can increase her milk supply. These include the following in order of desirability:

1. Milk, 2. *Tahniya* (sweet made of sesame and sugar),
3. *Nasha* (sweetened porridge drink), 4. Fenugreek, 5. Meat soup

It has been noted that all these types of food (including meat soup) are of white or whitish color. This raises the possibility of color symbolic association between these types of food and the color of milk. Furthermore, milk is relatively expensive and its inclusion in the diet of the breastfeeding woman can only be maintained at a very high cost that puts it beyond the access of the average-income mother. We commented above on the effect of animal milk if consumed by lactating mothers. It is to be understood that the inclusion of either or all of the above items in the diet of the nursing mother remains optional and becomes vital only if her milk supply is below the acceptable level.

It has been observed by the local people that certain types of food if consumed by a breastfeeding mother leave their smell in her milk. This may be taken as an indication that such foods contribute to increasing the mother's milk. Food items that leave their smell in milk include fenugreek, *harjal (Solemnostemma arquel)*, onion, garlic, butter and eggs. With the exception of fenugreek, none of these food items are included in the list of food types taken to increase milk supplies (see list above). The correlation between the smell they leave in the milk and their power to increase milk supplies remains a speculation that requires further evidence to support. The author did not make any efforts to establish whether the food items believed to increase milk supply do so for the qualities which are inherent in them. The psychological influence of such beliefs, however, is known to be sufficient to produce expected results. EIGER & OLDS (1987:89) say in this respect: „the effects of such potions (and portions of food) are largely psychological. The mother thinks that a certain food will increase her milk supply, so she relaxes and has a good let-down reflex, proving the value of the food."

As in many other cultures, certain types of food are regarded by some local people as harmful to breastfeeding. They are harmful in the sense of reducing both the quality and quantity of breastmilk and may therefore lead to damaging the health of the baby. The biggest category of positive answers refers to *kisra* (local millet bread) as harmful for lactating mothers. It is to be noted that *kisra* is the staple diet and its substitute is likely to be wheat bread rather than rice, potatoes and the like. Thus *kisra* is associated with villages while wheat bread remains the urban food. Meat with high fat content is also regarded as potentially harmful. Especially when it contains a high amount of fat, meat is considered as difficult to digest resulting in the production of either little or poor-quality milk. Eggs are also defamed at this stage due to their believed negative effects on the growth of the newborn. In particular, eggs are believed to delay the speaking ability of the newborn if they are included in his/her diet. It is interesting to note here that it has been established that egg yolk is difficult to digest and is a potential cause of ill health, in particular colic in babies (EIGER & OLDS 1987:164). Cooked green vegetables such as spinach and *rijla*, both rich in iron, are also regarded as harmful. This restriction, fortunately declared by a limited percentage of our informants (48%), affects the nutritive value of the available menu. Replacing cheap items like *kisra* or eggs which can easily be secured at home cannot take place without foregoing other necessities. Of course the whole restriction could be regarded as a form of pressure to turn the breastfeeding mother away from the conventional diet. Yet, the income of a considerable proportion of the population could prove a limiting factor in this respect. When breastfeeding their babies, 87% of interviewed women said they hold their babies at half-lying and half-sitting position. A further 6% indicated that they allow their babies to sit during nursing. Local knowledge seems to discourage breastfeeding the baby when it is lying or asleep, a position which is favored by only 1.5%. The position of the baby at breastfeeding fits well with the position of the mother at the same time. 61% of the mothers stated that they prefer to be in a sitting position when they are breastfeeding while 16% nurse when they are lying. 7% of the interviewed women were indifferent as to their position breastfeeding. In defending their views, they were quick to dismiss the possibility of choking the baby by nursing it when it is in a lying position. The same group also stated that nursing when both the mother and her baby are lying is the most common way of breastfeeding at night. According to their statements, 84% of the mothers do not cover the faces of their babies at breastfeeding while only 6% do. Though this is regarded as ideal, no justification was offered to rationalize it. These statistics are valid only when breastfeeding is not done in public, in which case, both the baby and the breast are covered for fear of the evil eye as well as for modesty. Local notions and reported practices, though primarily ideal, seem to be in tune with medical knowledge with regard to the position of the baby, its mother and covering or uncovering the face of the baby at breastfeeding. This is despite the fact that none of our interviewed women related breastfeeding positions to emotional bondage or to the physical or psychological comfort of either or both partners.

The use of either or both breasts at a single breastfeeding is often a function of normative preference of right or left in a given culture. In the case of our studied area, 90% of mothers claim to alternate between breasts at any single breastfeeding. This is certainly a positive approach to breastfeeding as a balanced use of both breasts gives the baby more feed, stimulates more milk and may help in preventing breast engorgement (EIGER & OLDS 1987:133-134). A further 4%, however, said a baby is given a single breast at any single breastfeeding. According to the recommendation of the local religious leader (sheikh), breastfeeding should always start from the right breast, a theory which is obviously embedded in the general (Islamic) preference for right over left. There is so far no evidence that starting each time from the right breast is unwise (EIGER & OLDS 1987:133-134) provided that it does not result in an unbalanced use of the two breasts. Fortunately, most of the women interviewed (78%) do not allow their babies to finish all the milk in one breast before the baby moves to the other one.

Interestingly, the same Islamic preference of right over left seems to have a reversed effect on breastfeeding in Java: „mothers tend to feed mainly from the left breast, at least partly because the slendang is hung on the mother's left side, leaving her right hand and arm free to receive things in this Muslim culture where it is forbidden to use the left hand for this purpose" (HULL 1985:80). It preference of right over left is confined to where a woman starts the feeding and that it does not include the milk of either the right or the left breast. Unlike in Iran, there is no indication that the milk of the right breast is believed to be better than that of the left (see SIMPSON 1985:122). However, 12% of our informants said that they leave their babies to finish all the milk in one breast before using the other. If this preference is used, together with the recommendation of the sheikh described earlier, then the baby might end up using the same (right) breast over and over, at the same time leaving the left one almost redundant.

4. Bottle feeding

The recent war against bottle feeding in the West is not matched by similar actions in most of the developing countries. Bottle feeding continues to advance at the expense of breastfeeding. The decrease in breastfeeding is still continuing as described more than a decade ago: „Ironically, just when many American mothers are putting babies back to the nipple, women in underdeveloped countries are imitating in droves the Western fad for the bottle" (WADE 1974:45). Most Sudanese women, and indeed this applies to the masses in other underdeveloped countries, have not heard about either the Western return to natural feeding or the struggle to restrain and/or regulate the marketing of formulas. In the case of the Sudan, many think that bottle feeding is an urban headache and that it is not yet a problem in the rural areas. However, this is an optimistic generalization which should be viewed with caution. Although bottle feeding does not appear to substitute breastfeeding in rural Sudan, it is used in many areas to supplement it.

Whatever the case, it is high time to step up the campaign against bottle feeding before it is too late and in particular to preserve and/or increase confidence in natural feeding. In our studied area, which is rural in all ways, bottle feeding is, sadly enough, on the increase according to the testimony of our respondents. Of the women interviewed, 69% declared that they use bottle feeding while only 23% denied its use. Of those who use bottle feeding, 77% do it to supplement breastfeeding and, as they report, in order to reduce dependency on natural feeding. A further 8% claim that they do not have enough milk for breastfeeding. The use of bottle feeding to get the baby used to it and therefore facilitate weaning was reported by 6%. Other minor reasons for use of the bottle include stopping the baby from crying and allowing other *useful drinks* such as fruit juice.

While some of the reasons given are justified in specific conditions, they are in general excuses and rationalizations for artificial feeding. The claim of many women that they do not have enough milk and therefore have to resort to supplementary feeding by bottle, is hard to accept as most, if not all, women are capable of breastfeeding without experiencing such a problem (BERENBERG & MASSE 1975:173). Bottle feeding could be a cause of low flow of breast milk rather than an outcome. We have referred earlier to the local belief that babies may need extra liquids especially in the first days after birth. It also appears that women favor giving their babies other forms of liquid such as fruit juice and animal milk. We have also mentioned that the mother's milk is quite sufficient for the first four to six months and that animal milk and some fruit juice could be a cause of indigestion and gastrointestinal problems. Supplementary feeding may, however, become necessary when the baby is a little older. Yet, it does not necessarily have to be in liquid form nor does it have to be offered in bottles. Indeed, to facilitate weaning, the baby needs to be familiarized with solid rather than liquid food. Unlike cups, bottles are difficult to clean or decontaminate and are therefore hygienic risk (LASTON 1986). They are also more expensive and useless for purposes other than baby feeding in comparison with cups or glasses which are multifunctional, easy to clean and readily available in every Sudanese house.

Constrained by limited cash, those who opt for bottle feeding have to adjust their preferences to whatever is available. Animal milk, especially from cows, seems to be the most popular bottle food. In the absence of natural milk, powdered milk is used instead if available. This is either substituted for or supplemented by the use of water to which often some sugar and rarely salt are added. Other items include fruit juice and nasha (thin porridge drink). The remaining category of mothers who practice exclusive breastfeeding stated few reasons for their objection to bottle feeding. These included objection of husbands and the rejection of the bottle by the baby. The first answer may indicate awareness of some husbands of the hazards of bottle feeding and their insistence on giving their babies superior nutrition. It may, however, simply indicate their preference for a cheaper alternative. A standard tin of formula of 1 kg costs around Ls10. This is exceptionally costly considering that the minimum wage in the country is still below Ls70 and that the daily gains of unskilled workers ranges between Ls2 and Ls3 (cf. WADE 1974:45). When discussing the resort to formulas, none of our informants made any reference to the hygienic risk involved in bottle feeding. This may be explained by the high rate of illiteracy among women. The situation is made worse by the absence of a concept equivalent to *contamination or decontamination* in the Sudanese language vocabulary. With such a high rate of illiteracy and semi-illiteracy, it is also possible that most of the literate women themselves would miss the correct preparation of the formula, even though most formula tins are nowadays labeled with Arabic inscriptions.

5. Weaning

Islam dictates in the Koran that newborns are to be breastfed for two years: „Mothers shall suckle their children for two whole years, [that is] for those who wish to complete the suckling. The duty of feeding and clothing nursing mothers in a seemly manner is upon the father of the child ... A mother should not be made to suffer because of her child nor should he to whom the child is born [be made to suffer] because of his child ... if they desire to wean the child by mutual consent and (after) consultation, it is no sin for them" (SURAH II. *The Cow.* No. 233).

Though the Islamic view is internalized by almost every adult in the studied area, it is far from being the ideal as is the case in many other Islamic cultures (HULL 1985). As far as our respondents are concerned, it is inaccurate to speak about an appropriate age for weaning applicable to all nurslings as weaning is a complex phenomenon determined by multiple factors. For example, the sex of the newborn is important in determining its age at weaning. A male baby is believed to require a shorter period of breastfeeding as prolonged breastfeeding is perceived to diminish intelligence, a quality regarded even by women as more necessary for boys than for girls. The most common answers are 18 months for weaning a male and two years for weaning a female. Relating the length of breastfeeding to the sex of the baby is also noted in other cultures. In a study in Sweden, we come across the opposite of the Sudanese beliefs. Female babies are weaned earlier than boys (BERENBERG & MASSE 1975, KLACKENBERG & KLACKENBERG-LARSON 1963). In many other Western cultures, especially where independence is emphasized, prolonged breastfeeding is considered as overindulging the baby and making it dependent on its mother. Another popular reason for weaning is lack of sufficient or adequate breastmilk. It is important to note that this is not only open to personal and/or societal judgment but is also often used as an excuse for weaning. We have mentioned before that lack of sufficient milk may be an outcome of uncommitted nursing rather than the other way round.

There are however some other beliefs which dismiss breast milk as unsuitable for nursing because of its deficiency. According to such beliefs, some mothers simply have deficient milk. Others come to develop deficient milk due to pregnancy, sickness, or evil eye. Ironically, the deficient milk, locally referred to as *khafeef (light)*, is always said to flow in sufficient quantities. On the other hand, its opposite, the *heavy (taqeel)*, which is nutritious, is believed to flow in little and often insufficient quantities. As the light milk is thought to be dangerous for nursing, causing diarrhea or death to the baby, once it is established, weaning becomes necessary regardless of the baby's age. A few women associate the timing of weaning with the physical development of the baby, which, as they maintain, varies from one baby to another. Criteria given for physical development are growth of teeth and walking. Both of these developments, and especially the former, are gradual, which may indicate that weaning itself may be a slow process. What is more urgent for examination here is the incidence of abrupt weaning which was reported in the research. to this, I will turn in the next few paragraphs.

6. Abrupt weaning

Various methods of weaning obtain according to our investigation. The biggest category of answers, constituting 35.7% of the total, pertains to the methods of gradual manipulation of feeding in order to wean the baby. Such a method consists of a gradual increase in the proportion of non-breast food and involves the use of bottle feeding, use of sweet drinks and of course non-liquid food. This is obviously the most healthy method as it subjects the baby to considerably less emotional and physical suffering.

The second category of answers (35%) on methods of weaning relates to those practices which are followed to achieve abrupt weaning. This method is widely used in many countries and is thought necessary when the mother discovers, or comes to believe, that any further breastfeeding is damaging to the health of the nursling. Various devices and tricks are employed by different people to achieve such weaning. In general, these involve making the baby hate, dislike or fear the breast, imposing a distance between the baby and the breast or somehow suppressing the temptation of the baby to breastfeed. To achieve this, it is reported that frightening objects are often attached to the breast such as beetles or wool. Changing the look of the breast to scare the baby by rubbing the breast with white flour paste is also recorded. Occasionally the taste of the breast is changed by rubbing it with certain substances like salt, hot chili pepper or even bitter malarial medicine.

The use of the spitting cure (azima) is also employed for the same purpose. The sheikh normally reads a few Koranic verses on milk or any other drink which is later given to the baby to drink. This is expected to help the breastfed to develop a taste for such alternative food and to stop thinking about its mother's milk. Lastly, a child can be sent away from its mother for the same purpose. The breastfed remains away with a relative, usually a grandmother, until he/she forgets about nursing.

Although the method of gradual weaning is the favorite among the local people, mothers are often forced to opt for the other method as a shortcut. This is normally the case when abrupt weaning is thought necessary because nursing is though to be more damaging to the health of the baby. The following are the most common reasons for abrupt weaning.

Sickness of either baby or mother is a major cause for abrupt weaning. With regard to the baby, a number of diseases, mostly associated with teething and its related physiological problems, are taken to be either caused or aggravated by breastfeeding. Among these diseases are gastrointestinal problems, gum infection, fevers, vomiting and cold. In particular, diarrhea is regarded as a strong reason for weaning as it is interpreted as a rejection by the baby of certain types of liquids or an indication of excessive liquids in the body. Sickness of the mother is regarded as sufficient cause for weaning. In addition to a number of diseases specified above, inflammation of the breast or the nipples is often a direct cause of abrupt weaning. Malaria, which is endemic in the area, is not specified categorically as a reason to stop breastfeeding. Pregnancy, at least when it is at its latest stages, is a universal cause of weaning. It is this very notion which imposes sexual abstinence during breastfeeding in many societies. The Bariba of Benin push this to the extreme in their belief that pregnancy pollutes breastmilk and that if weaning cannot be effected then abortion is justified (SARGENT 1982:4 0). A notable exception to the belief of the adverse effects of pregnancy on mother's milk is a Canadian group of nursing mothers studied by Knauer. This is the only group of mothers known to the author who practice tandem nursing, „a custom whereby women continue to breastfeed throughout pregnancy, and nurse two children after delivery" (KNAUER 1985: 194). Although I have no established reason to describe tandem nursing as such in a negative way (EIGER & OLDS 1987: 284), I assume that it cannot be positively maintained in societies where the level of nutrition is lower than it is among the Canadian studied group. My assumption is certainly validated by the fact that both pregnancy (EIGER & OLDS 1987: 284) and breastfeeding require extra feeding for the mother.

In our studied group, pregnancy stands second to sickness as a cause for weaning. As among the Bariba of Benin referred to before, pregnancy is believed to spoil the milk and render it unhealthy for the baby. This same belief is often invoked in justification of abstinence from sexual intercourse when the baby is too young to wean. As a matter of fact, menstruation does not start for many women until well over a year after delivery. This is the case for 57% of the interviewees as opposed to 34% for whom menstruation starts shortly after delivery. Based on this information, it is tempting to state that pregnancy is remote for the first category and can be deliberately delayed by prolonged breastfeeding. Although a positive correlation between lactation and lactational amenorrhoea has been identified (Knauer 1985), huge variations among women everywhere have also been proved which makes lactational amenorrhoea an unreliable means of birth spacing (EIGER & OLDS 1987: 221).

7. Conclusion

The article shows some of the major cultural practices and beliefs pertaining to conception, pregnancy and breastfeeding. Efforts have been made to identify positive elements in this cult in the view that these should be supported and promoted. Likewise, an attempt has been made to point to the harmful beliefs and practices which are prevalent in the studied area. Obviously these should be discouraged. The best approach here is to increase the awareness of the local people of the harmful effects of this part of their culture. It is only through such an approach that we can confidently claim to be making a positive contribution to the people whom we have made a target of our studies.

Referemces

BERENBERG, S. & N. MASSE. 1975. Breastfeeding, weaning and child health services. *Med. Prob. Paediat.* 15: 169-176.

EIGER, M.S. & S.W. OLDS. 1987. *The Complete book of breastfeeding.* New York.

EL-TAYIB, A. 1955. The changing customs of the riverain Sudan. *Sudan Notes and Records* 35: 146-158.

EL-TOM, A. & A. EL-SAFI. 1987. *Traditional practices affecting the health of pregnant women and children: a report to TMRI Khartoum*: Traditional Medicine Research Institute.

ESTERIK, P. VAN. 1985. The cultural context of breastfeeding in rural Thailand. In: *Breastfeeding, child health and child spacing: cross-cultural perspectives.* Edited by V. HULL & M. SIMPSON, pp. 139-161. New York.

HULL, V. 1985. *Breastfeeding, birth spacing and social change in Java.* In: *Breastfeeding, child health and child spacing: cross-cultural perspectives.* Edited by V. HULL & M. SIMPSON, pp. 78-108. New York.

HULL, V. & M. Simpson (Eds). 1985. *Breastfeeding, child health and child spacing: cross-cultural perspectives.* New York.

KENNEDY, D.A. 1961. Key issues in the cross-cultural study of mental disorders. In: *Studying personality cross-culturally.* Vol. 3. Edited by B. KAPLAN, pp 405-442.

KNAUER, M. 1985. Breastfeeding and the return of menstruation in urban Canadian mothers practising natural mothering. In: *Breastfeeding, child health and child spacing: cross-cultural perspectives.* Edited by V. HULL & M. SIMPSON, pp. 187-211. New York.

KLACKENBERG, G. & I. KLACKENBERG-LARSON. 1963. The development of children in a Swedish urban community. A prospective longitudinal sample. Breastfeeding and weaning: some sociophysical aspects. *Acta Paediatrica Uppsala* 187: 94-104.

LASTON, S. 1986. *Negative aspects of Western technology: infant formula in developing countries.* Unpublished.

MANDERSON, L. 1985. To nurse and to nurture: breastfeeding in Australian Society. In: *Breastfeeding, child health and child spacing: cross-cultural perspectives.* Edited by V. HULL & M. SIMPSON, pp. 162-182. New York.

SARGENT, C.F. 1982. *The cultural context of therapeutic choices: obstetrical care decisions among the Bariba of Benin.* Boston.

SIMPSON, M. 1985. *Breastfeeding, infant growth and return to fertility in an Iranian city.* In: *Breastfeeding, child health and child spacing: cross-cultural perspectives.* Edited by V. HULL & M. SIMPSON, pp. 104-138.

WADE, N. 1974. Bottle-feeding: adverse effects of a Western technology. *Science* 184: 45-48.

Vielgeburten und kindliches Schicksal - Frühe Kindheit in Libyen
Early Childhood in Libya
Wilhelm Föllmer

Zusammenfassung: Frühkindliche Mortalität bis zum 5. Lebensjahr in Libyen ca. 48%, in Kamerun 30% in ländlichen Gegenden. Kinder: soziale Sicherheit der Eltern, daher hohe Geburtenzahl der einzelnen Frau. Nach spätestens 2 Jahren erneute Schwangerschaft. Das Letztgeborene muß schon jetzt sich sein Lebensrecht erkämpfen. Keine Nestwärme. Unzweckmäßige Ernährung, bis 2 Jahre Stillen, Mangelschäden. Geistige und körperliche Entwicklungsverzögerung. "Alte" Kindergesichter. Mütter meist Analphabeten und zu erschöpft, um Aufgabe als Mutter und Erzieherin wahrzunehmen. Keine Weitergabe von Bildung. Schulbesuch unregelmäßig (Entfernungen). Mädchen erst vermehrt Schulbesuch, da dadurch "Heiratswert" anstieg. Jungfräulichkeit für die erste Ehe Voraussetzung, daher Heirat mit Einsetzen oder auch schon vor der ersten Periodenblutung - mit allen Konsequenzen. Alter ca. 12-13 Jahre. Eine "frühe Kindheit" im westlichen Sinne gibt es hier nicht.

Abstract: Children are the *Social Insurance* for parents in developing countries. As early infant mortality is very high in Libya, women feel obliged to get many children, eight terminated pregnancies per women are average. Usually two years after delivery, a new pregnancy begins. For the last born baby starts a time withoug special care and protection by the mother. The nutrition is unsufficient, the lack auf proteins not seldomly causes a retarded physical and mental development.The women are exhausted by numerous pregnancies and their daily work. They are often illiterate and physically not able to take special care for upbringing and educate the children and for their task of an anxious mother. A regular attendance at school is in rural areas often difficult by large distances. The school education especially of the girls is therefore limited. Besides, they are usually married with the beginning of fertility that is at an age of 12 to 14 years. An early childhood as it is understood in our western meaning does scarcely exist in those countries.

Keywords: Libyen, Frühe Kindheit bei hoher Kinderzahl, Libya, early childhood with numerous deliveries.

In der Frauenklinik des Regierungskrankenhauses in Tripolis wurde eine arabische Patientin, eine Drittgebärende eingeliefert. Die Herztöne des Kindes waren schlecht, der Muttermund 5 cm groß. Um das Kind sicher retten zu können, wäre eine Schnittentbindung notwendig gewesen. Ich ließ den Ehemann zur Besprechung kommen und schilderte ihm die Situation. Der Ehemann war ein gut aussehender, etwa 35 Jahre alter Araber der Mittelschicht, intelligent und sauber gekleidet. Er sagte mir: *"Herr Professor, machen Sie, was sie wollen. Hauptsache meine Frau bleibt gesund!"* Ich war begeistert von dieser hohen ethischen Einstellung des Ehemannes zu seiner Ehefrau. Noch ganz angetan davon, berichtete ich einem befreundeten italienischen Kollegen, der schon längere Zeit im Lande war, von diesem Erlebnis. Er lächelte bei meiner lebhaften Schilderung still vor sich hin. Als ich geendet hatte, meinte er: *"Wissen Sie, man kann das aber auch von einer ganz anderen Seite her betrachten. Wenn die Frau stirbt oder nach der Operation nicht mehr arbeitsfähig ist, muß er eine andere Frau heiraten, d.h. er muß einen relativ hohen Brautpreis bezahlen. Kinder kommen alle 2 bis 3 Jahre von selbst."* Ich war enttäuscht, mußte ihm aber Recht geben. Im übrigen wurde ein gesunder Junge mit einiger Hilfe geboren.

Warum erzähle ich diese Geschichte? Um zu zeigen, daß der Wert eines Kindes in diesen Entwicklungsländern ein ganz anderer ist als in westli-

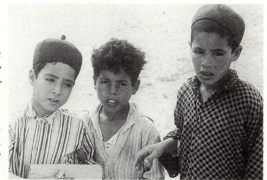

Abb. 1
Kindergesichter

chen Ländern. Die Gesundheit der Mutter steht an erster Stelle. Auch in den ersten Lebensjahren ist man kritisch zum Überleben des Kindes eingestellt. Eine Volkszählung in der Cyrenaika kam nicht zustande, da entweder die Anzahl der Ehefrauen - aus Furcht vor höheren Steuern - oder die Kinderzahl nicht richtig angegeben wurde. Als ein Vater gefragt wurde, warum er seinen 4 Monate alten Sohn nicht gemeldet habe, antwortete er: *"Ich weiß ja gar nicht, ob er nach einem Jahr noch lebt."* Diese Geringschätzung des "Persönlichkeitswertes" des Kindes ist nicht durch mangelnde Kindesliebe bedingt, sondern durch die hohe frühkindliche Mortalität, die in Libyen bis zum 5. Lebensjahr in den ländlichen Gebieten und Oasen 45% beträgt, in Kamerun rechnet man mit etwa 30%. So weiß eine Frau also nie, wieviele der geborenen Kinder oder ob überhaupt ein Kind überleben wird, denn der genannte Wert ist ein Durchschnittswert. Kinder sind aber in diesen Ländern noch immer die soziale Sicherheit für die Eltern im Alter. Die Sorgepflicht für die Eltern ist im islamischen Recht eindeutig festgelegt. So fühlt sich die Frau verpflichtet, so viele Kinder wie möglich zu gebären. In Libyen waren es im Durchschnitt 8 ausgetragene Schwangerschaften neben den durchgemachten Fehlgeburten.

Da in den arabischen Ländern nicht der Brauch besteht - wie in manchen afrikanischen Ländern - daß der Ehemann sich nach einer Entbindung für längere Zeit von der Ehefrau fern hält, hat der Prophet Mohamed den Frauen den Rat gegeben, das letztgeborene Kind für 2 Jahre zu stillen; während dieser Zeit würde eine Schwangerschaft nicht eintreten. Ich habe diese Methode der Familienplanung nachgeprüft, bei 80% der beobachteten Frauen war sie erfolgreich. Sie läßt sich heute auch hormonell erklären. Trotzdem wird nach spätestens 2 Jahren eine neue Schwangerschaft eingetreten sein. Mit der Geburt dieses Kindes wird für das Letztgeborene der "Ernst des Lebens" beginnen. Die Mutter ist mit der Versorgung des Neugeborenen, der Haus- und Feldarbeit voll ausgelastet; sie kann sich um das Letztgeborene nur wenig kümmern. Es muß sich daher seinen Lebensraum gegenüber Umgebung und Geschwistern selbst erkämpfen. So verlieren ihre Gesichter schnell jeden kindlichen Ausdruck.

Bei den Jungen herrscht dann Mißtrauen, Verschlagenheit und Aggressivität gegenüber jedem, besonders den Fremden, vor. Nicht selten wird als Schutz ein Stein ergriffen, der eine sehr effektive Waffe in ihren Händen ist. Vom Vater werden sie in den ländlichen Gebieten und Oasen sehr bald in den Aufgabenbereich des Mannes eingeführt, d.h. sie werden als Arbeitskraft eingesetzt. Mit der Beschneidung, die spätestens bis zum 13. Lebensjahr durchgeführt wird, werden sie in den Kreis der Männer aufgenommen und müssen auch an dem Fasten des Ramadan teilnehmen. Die Jugendzeit ist damit beendet. Viel Zeit für eine glückliche und unbeschwerte Jugend, für eine frohe Kindheit war nicht vorhanden. Die Mädchen müssen früh die Arbeiten der Frauen übernehmen. Sie beaufsichtigen die jüngeren Geschwister, die sie oft den ganzen Tag auf der Hüfte herumschleppen. Am häufig weit entfernten Brunnen waschen sie die Wäsche und transportieren von dort das Wasser in Krügen, großen Konservendosen und anderen Gefäßen auf dem Kopf nach Hause. Entsprechende Veränderungen des jugendlichen Skeletts sind nicht selten. Daneben besorgen sie das Viehfutter, lernen das Fertigen von Haushaltsgeräten aus Palmenwedeln und anderen natürlichen Rohstoffen und basteln auch einmal Schmuck aus geschenkten Perlen, Knöpfen und ähnlichem, den sie auch als Zierde in ihre Haare binden. Zu den Pflichten und Arbeiten, mit denen schon die kleinen Mädchen überhäuft werden, kommt dann noch die seelische Belastung, daß sie in der Familie viel unbeliebter als Knaben sind. Ihre Geburt wird häufig gar nicht gefeiert. Im Familienkreis ist auch nur die Frau hoch geachtet, die möglichst viele Knaben zur Welt bringt. Denn schon im Koran steht: *"Hört der Araber, daß ihm eine Tochter geboren ist, so färbt die Traurigkeit sein Antlitz schwarz."* Diese krasse Unterbewertung des Mädchens ist aber in anderen Ländern Afrikas, in denen der Bräutigam einen hohen Brautpreis zahlen muß, nicht vorhanden.

Durch die physische und psychische Belastung, die frühe Verantwortung, die sie zu tragen haben, sind die Gesichter der kleinen Mädchen ernst und erschöpft, ein Lächeln erscheint nur selten auf ihren Gesichtern. Da bei der ersten Heirat die erhaltene Jungfräulichkeit Voraussetzung ist, der Brautpreis davon abhängt, werden die Mädchen mit Eintritt der ersten Periode (36%) oder auch schon davor (32%) verheiratet. Das Mädchen ist dann etwa 12-13 Jahre alt und die Ehe wird mit allen Konsequenzen vollzogen. Nicht selten wird die eingetretene Geschlechtsreife durch den Beginn einer Schwangerschaft bemerkt. Eine frühe Kindheit im westlichen Sinne gibt es in den ländlichen Gebieten und Oasen bei der einfacheren Bevölkerung in Libyen nicht. Auch für Länder mit ähnlichen Strukturen gilt das Gleiche. Die Kindheit besonders der Mädchen ist bedauernswert. In früheren Jahren bestand nur für die Knaben eine Schulpflicht. Aber auch dieser Schulbesuch findet auf dem Lande und in den Oasengebieten durch die großen Entfernungen, besonders aber bei den Kindern der umherziehenden Beduinen, sehr unregelmäßig statt. Trotzdem nahm der Bildungsstand, besonders natürlich in den Städten, deutlich zu. Für die Mädchen bestand anfangs keine Schulpflicht und die Eltern betrachteten Schulbildung für ein Mädchen als überflüssig, ja als störend für eine gute Ehefrau. Das änderte sich, als junge Libyer, die eine Fortbildung im Ausland, Amerika oder England, für 1-2 Jahre absolviert hatten, mit einer Fremden als Ehefrau zurückkamen. Sie hatten erkannt, daß eine Frau mit einer Ausbildung eine bessere Ehepartnerin sein konnte. Damit stieg der Heiratswert eines libyschen Mädchens, das eine Schulbildung besaß. Die Zahl der Mädchen in den Schulen nahm sprunghaft zu. Inzwischen besteht auch für die Mädchen Schulzwang.

Man muß sich aber im Klaren sein, daß ein erheblicher Unterschied zwischen Stadt- und Landbevölkerung besteht. Die Modernität einer Stadt mit See- und Flughafen weicht spätestens nach 50 km ins Landesinnere der Lebensform nach alten Traditionen und Gebräuchen. Alt hergebrachte Sitten und Gebräuche können nicht in kurzer Zeit verändert werden. Nur indirekt kann man darauf Einfluß nehmen. Gelingt es die hohe frühkindliche Mortalität zu senken, so würde die Mutter bei weniger Schwangerschaften und Entbindungen die Zeit finden, um ihren Kindern die Nestwärme zu geben, die für einen gesunden Verlauf der frühen Kindheit notwendig sind.

Die Ursachen der frühkindlichen Morbidität gehen aus folgenden Tabellen hervor:

Tab. 1
Todesursachen der Kinder unter 1 Jahr (Säuglingssterblichkeit)

a	b	c	d		e	f	g	h	i
während oder kurz nach der Geburt	Frühgeburten	Ernährung (zu wenig Milch ec.)	Tetanus alt bis zu 1 Woche	älter als	Darminfekte (Brechdurchfall)	Infekte Masern Lunge	Unfall	Unbekannte Ursachen	Mißbildungen
12	19	25	37	4	18	20	3	10	2
8%	12,7%	16,7%	27,3%		12%	13,3%	2%	6,7%	1,3%

Tab. 2
Todesursache der Kinder zwischen einem und fünf Jahren (Kindersterblichkeit)

Ernährung	Darminfekte	Infekte	Zirkumzision	Unfall	unbekannt
4	23	22	2	1	10
6,5%	37,1%	35,5%	3,2%	1,6%	16,1%

Sie sprechen für sich. Sind es im ersten Lebensjahr Infekte (Tetanus!) und Ernährungsschwierigkeiten, so herrschen bei Kindern über ein Jahr Darminfekte und Allgemeininfekte als Todesursache vor.

Für die Ernährung des Neugeborenen steht nur die Muttermilch zur Verfügung. Ist die Mutter krank und kann nicht stillen, so wird die *Lactatio agravidica* in Gang gebracht, d.h. eine Familienangehörige, auch wenn sie niemals schwanger war, meist aber die Mutter der Kindsmutter, nimmt eine Volksmedizin ein, legt den Säugling an und nach 3-5 Tagen ist die Milchproduktion vorhanden. Unter anderen Umständen wird das Kind verhungern, denn die Zubereitung von Säuglingsnahrung ist den libyschen einfachen Frauen nicht bekannt.

Die Muttermilch, die das Kind für 2 Jahre meist erhält, ist oft die einzige Quelle für hochwertiges Protein und essentielle Aminosäuren. Nach dem Alter von 6 Monaten ist aber die Muttermilch sowohl in Bezug auf die Kalorien- als auch auf die Proteinmenge für den herangewachsenen Säugling ungenügend. Der Proteinbedarf beträgt bei Brustkindern 1,5-2,5 g Protein pro kg Körpergewicht. Die Muttermilch liefert in den ersten 6 Monaten ca. 2,5 g Protein pro kg Körpergewicht, während es nach dem 6. Monat nur noch ca. 1,45 g Protein pro kg Körpergewicht sind. So zeigt sich, wie wichtig es ist, dem Säugling ab dem 6. Monat eine proteinreiche Kost zu geben. Die Beikost, die dem Kind ab dem 6.

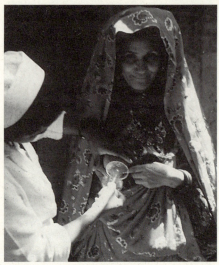

Abb. 2: lactatio agravida.
Milchprobe bei der Mutter der Kindsmutter

Monat gegeben wird, besteht aber fast nur aus Kohlehydraten, aus Absud von gekochten Bohnen, aus Reis, Mais, Brot, Biskuits und stark gesüßtem Tee, eigentlich nur aus *Abfällen* vom Tisch der Erwachsenen. Diese Mangelernährung kann bei Kaloriendefizit zu Marasmus, bei Proteinmangel zum Kwaschiakor führen, Erscheinungsbilder, die in den Entwicklungsländern keineswegs selten sind. Der chronische Eiweißmangel bei Mangelernährung kann Herabsetzung der körperlichen und geistigen Leistungsfähigkeit hervorrufen, und vor allem wird die Infektionsabwehr des Respirations- und Gastrointestinaltraktes herabgesetzt sein. Eine gesunde frühe Kindheit, damit eine Senkung der hohen frühkindlichen Mortalität kann nur erreicht werden, wenn die Mutter in der persönlichen Hygiene, in der Zubereitung einer gesunden Ernährung und vor allem in der Zubereitung einer Säuglingsernährung unterrichtet wird. Zu diesem Zweck wurden in Libyen Säuglings- und Mütterberatungsstellen, Mother- and Child-Health-Center (MCH-Center), mit Hilfe der W.H.O. in Suk el Juma/Tripolis und Berka/Cyrenaika geschaffen. Die Bevölkerung bzw. die Frauen waren durchaus bereit, diese Hilfe anzunehmen. Die Zahl der Betreuten verdoppelte sich im zweiten Jahr. Lebensumstände, Kinderzahl, Erkrankungen der Kinder und ähnliches wurde erfragt, ehe Unterweisungen in der persönlichen Hygiene und in der richtigen Zubereitung der Nahrung begann. Die meisten der libyschen Frauen waren Analphabeten, aber sie waren lernwillig und durchaus interessiert. Trotzdem war es sehr mühsam den Unterricht durchzuführen, da alles demonstriert oder mit einfachen Strichzeichnungen bis ins Einzelne erklärt werden mußte.

Besondere Anweisungen mußten für die Zubereitung der Säuglingsernährung gegeben werden. Deswegen war eine Lehrküche eingerichtet worden, um praxisbezogen zu unterrichten. Die laufenden Gewichtskontrollen der Säuglinge und Kleinkinder zeigten bald eine deutliche Verbesserung des Allgemeinzustandes. Mit großangelegten Impfaktionen, z.B. in Berka/Cyrenaika mit 6.653 DPT- und 27.411 Polio-Impfungen in einem Jahr wurden Infektionskrankheiten bekämpft. Selbstverständlich war die Schwangerenberatung eine weitere umfangreiche Aufgabe. Bei den MCH-Centern war eine Schule zur Ausbildung von MCH-Helferinnen angeschlossen. Ich habe die Schule in Suk el Juma/Tripolis für einige Zeit geleitet. Die 14-15jährigen Mädchen, die in die Schule und in das Internat aufgenommen wurden, waren völlig unsicher, verängstigte, hilflose kleine Wesen. Bei Beendigung der Ausbildung nach 2 Jahren hatten sie sich zu selbstbewußten, fröhlichen kleinen Persönlichkeiten entwickelt. Sie waren sich bewußt, daß sie selbständig waren und unabhängiger vom Mann sein konnten. Es zeigte aber auch, welche Entwicklungsmöglichkeiten die jungen Mädchen in Libyen besaßen. Es waren allerdings nur relativ wenige, die diese Chance der Weiterbildung gehabt hatten.

Mit zunehmender Anzahl von ausgebildeten MCH-Helferinnen wurde ein Netz von MCH-Centern geschaffen. Es konnte besonders im Landesinnern nicht flächendeckend sein, da die Entfernungen zu groß und die Bevölkerungsdichte zu gering war. Hinzu kam, daß die MCH-Center nur dort eingerichtet werden konnten, wo die MCH-Helferinnen zu Hause waren, ihre Eltern wohnten, sie familiären Schutz besaßen; denn sonst wurden die Mädchen von manchen arabischen Männern als Freiwild angesehen. Es war zu unliebsamen Zwischenfällen gekommen. Eine gesunde, fröhliche *frühe Kindheit* kann nur dort gedeihen, wo eine Mutter genügend Zeit und genügend Kraft und genügend Wissen hat, um den Kindern die dafür notwendige Nestwärme und Betreuung zu geben. Die Arbeit der MCH-Center sollte das bewirken. Durch die Erfahrung mit MCH-Centern in anderen Entwicklungsländern ist zu erwarten, daß auch in Libyen diese Arbeit erfolgreich ist, obwohl statistische Zahlen darüber weder bei der WHO noch beim Gesundheitsministerium in Libyen zu erhalten waren. Die Befürchtung, daß durch Senkung der frühkindlichen Mortalität die Gefahr einer Überbevölkerung eintreten könnte, ist in Libyen zur Zeit nicht vorhanden. Dagegen würden Familien entstehen, in denen die Mutter den Kindern eine glückliche frühe Kindheit bereiten kann.

Frühe Kindheit - Early Childhood

Der böse Blick als Ursache von Rachitis in Algerien. Erkenntnisse aus ärztlicher Tätigkeit in den sechziger Jahren
Believing in the Evil Eye as a Cause of Rachitis in Algeria

Paul Krämer

Zusammenfassung: Entgegen der für ein sonnenreiches Land bestehenden Erwartung lehrte die praktische medizinische Arbeit in einem ländlichen Hospital und einem Gesundheitszentrum in der "kleinen Kabylei", daß die Rachitis einschließlich ihrer Folgezustände ein alltägliches Vorkommnis ist. Die vermuteten Ursachen liegen in der Wohnsituation und in der Tatsache, daß Säuglinge und Kleinkinder aus Furcht vor dem *bösen Blick* möglichst nicht ins Freie gebracht werden.

Abstract: In contrast to expectations for a sunny country like Algeria, daily medical experience in a rural hospital and health center in Kabylia showed that cases of rachitis in the infantile population are common. The probable causes are the situation of the habitat and the fact, that babies are largely kept inside the houses because of fear of the "*evil eye*".

Keywords: Algeria (Kabylia), rachitis, the „evil eye", child rearing practices, situation of the habitat,
 Algerien, Rachitis, der böse Blick, Ernährungspraktiken, Lebensbedingungen.

1. Einleitung

Die nachfolgend beschriebenen Beobachtungen wurden während eines zweijährigen Einsatzes im Dienste des algerischen Gesundheitsministeriums in der kleinen Kabylei, und zwar im "Hôpital Civil d'Akbou" (Juni 1965 bis Februar 1966) und im "Centre Pilote de Santé Rurale" von Beni Ourtilane (Februar 1966 bis Juni 1967) gemacht. Laboruntersuchungen waren damals nicht möglich; das 120-Betten-Hospital in Akbou verfügte über kein Labor. Die ehemaligen Krankenschwestern und Pfleger sowie die Hebammen galten als kompromittiert durch die Kontakte zur französischen Administration während des Unabhängigkeitskrieges. Sie hatten das Hospital und vermutlich sogar das Land verlassen, ebenso wie die französischen Ärzte. Die Rachitis - früher volkstümlich auch als "*Englische Krankheit*" bezeichnet, wurde schon früh mit meteorologischen und lokalklimatischen Besonderheiten in Zusammenhang gebracht. Eine zeitliche Häufung im Winter und Frühjahr, die geographische Häufung in sonnenarmen Ländern, aber auch an den Schattenhängen und den in der Taltiefe liegenden Ortschaften in Gebirgslagen, sowie der Einfluß der Luftverschmutzung durch Rußpartikel in den industriellen Ballungszentren waren schon Anfang des Jahrhunderts bekannt (ULLRICH 1958:261). Die Entdeckung der antirachitischen Wirksamkeit der sogenannten Dornostrahlung aus dem ultravioletten Spektrum des Sonnenlichts führte dazu, diese Strahlung, welche nur in ausreichend reiner und nicht zu feuchter Luft in antirachitisch wirksamer Menge bis auf die Erde gelangt, als künstliche Höhensonne therapeutisch einzusetzen.

2. Beobachtungen

Daher überraschte es mich, in einem von Natur aus sonnenreichen Land wie Algerien ausgesprochen häufig der Rachitis und ihren Folgezuständen zu begegnen, umso mehr, als auch die von alters her aus Verteidigungsgründen gewählte Höhen- bzw. Kammlage der kabylischen Siedlungen günstige Einstrahlungsbedingungen schafft. Hier müssen jedoch die Wohn- und Lebensverhältnisse berücksichtigt werden. Die kabylischen Häuser bestehen häufig aus einem einzigen Raum, der in zwei Kompartimente - für die Menschen und für das Vieh - unterteilt ist. Die Fenster sind klein oder fehlen sogar zur Gassenseite hin. Die Feuerstelle *(kanoun)* ist offen; einen Kamin gibt es nicht. Der Rauch belastet Augen und Atemwege und zieht durch offene Fenster und Türen ab. Häufig bauen Mitglieder einer Großfamilie zwei oder drei Häuser rechtwinklig aneinander; durch die Errichtung einer zusätzlichen Mauer entsteht dann ein Innenhof *(afrag)*. Dieser ist durch ein breites für einen beladenen Esel passierbares Tor von der Gasse her zugänglich

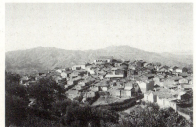

Abb. 1: Kammlage eines kabylischen Dorfes

(MOHAND 1954:7). Das Innere des Hauses ist für die ersten 40 Tage der ausschließliche Aufenthaltsort für das Neugeborene. Eine Wiege *(eddouh')* aus Holz ist zu diesem Zweck an den Balken der Decke mittels geflochtener Schnüre oder Lederstreifen pendelnd aufgehängt. Erst nach Ablauf von 40 Tagen ist es der Mutter erlaubt, ihre Beschäftigungen außerhalb des Hauses, wie Wasserholen vom Brunnen, wiederaufzunehmen. Es besteht jedoch eine große Scheu, das Baby mit aus dem Hause zu nehmen. Der Grund liegt in der Furcht vor dem "Contagium" des bösen Blicks, gegen den Kinder, solange sie noch nicht laufen können, als besonders anfällig gelten. Hier dürfte die hohe Kindersterblichkeit psychologisch eine Rolle spielen. Läßt es sich nicht umgehen, Kleinkinder mit aus dem Haus zu nehmen, werden Vorkehrungen zur Abwehr magischer Aggressionen bzw. zur Heilung bei schon aufgetretener Erkrankung durchgeführt. Nach SONIA DE ROMERO REYNOSO (o-J.:15) ist der "böse Blick" eine Art Passe-partout für fast alle Kinderkrankheiten. *Si l'on considère que la maladie n'est pas seulement une baisse des défenses physiques, mais aussi l'irruption d'un élément étrange dans les défenses spirituelles du malade, on doit donc soigner d'un coté des symptômes par les plantes ou autres éléments, et d'autre part rétablir l'équilibre entre le corps et l'ésprit, qui a pu être dérangé par l'action d'une force maligne* (DE ROMERO REYNOSO o.J.: 7). Säuglinge und Kleinkinder welche zur Behandlung gebracht wurden, trugen regelmäßig ein Amulett in Form eines ca. drei mal drei cm messenden Ledertäschchens um den Hals, in welchem sich ein Papier mit Segenssprüchen befinden soll. Manchmal sind mehrere dieser Amulette zu einem Collier verbunden. Die Segenssprüche, welche der magischen Abwehr dienen, werden durch die sog. „*Tolbas*" niedergeschrieben (DE ROMERO REYNOSO o.J.: 8). Erst vor dem Hintergrund der Abschirmung der Kinder gegen den „bösen Blick" ließ sich die Häufigkeit der klinischen Diagnose "Rachitis" bei Säuglingen und Kleinkindern verstehen. Caput quadratum, Craniotabes, rachitischer „Rosenkranz" an der Knorpel-Knochengrenze der Rippen, glockenförmige Deformierung des Thorax, besonders im Gefolge gleichzeitiger Erkrankung an Rachitis und Keuchhusten, Sitzkyphosen und andere Skelettdeformitäten bei Kindern, bandförmige Schmelzdefekte an den Schneidezähnen der bleibenden Zähne infolge einer Schädigung im Kiefer vor der zweiten Dentition - ein Ausgangspunkt für spätere Karies - und die Beckenverengungen, welche unter der Geburt diagnostiziert wurden und häufig auf eine durchgemachte Rachitis schließen ließen, waren alltäglich. *Les Précautions prises contre le mauvais oeil ont des conséquences importantes; d'une part le manque de soleil, surtout dans les jambes, est cause de rachitisme, mal endémique dans la région, poutant très ensoleillée, et d'ailleurs dans tout le pays ...* (DE ROMERO REYNOSO o.J.: 16)

Das Hôpital d'Akbou und das „Centre Pilote de Santé Rurale" in Beni Ourtilane hatte zwar antirachitische Präparate zur Verfügung. Eine regelmäßige antirachitische Prophylaxe auf breiter Basis war damals wegen unregelmäßiger Belieferung und der nach dem Unabhängigkeitskrieg fehlenden Infrastruktur damit aber nicht zu realisieren. Dies führte mich dazu, einen anderen Ansatz zu versuchen. Ich befragte kabylische Gewährsleute, u.a. meine Helfer Si Mohand und Zohra, ob denn die Gefahr des bösen Blicks auch gegeben sei, wenn man das Baby im Innenhof, dem Afrag, herumtrüge, wo es gegen Blicke von außen durch die Mauern geschützt ist. Dies wurde verneint. Daraufhin habe ich den Eltern rachitiskranker bzw. rachitisgefährdeter Kinder empfohlen, das Baby mehrfach täglich für 15-20 Minuten im Afrag herumzutragen und so der Sonne auszusetzen. Inwieweit diese Empfehlung befolgt wurde, und inwieweit sie wirksam wurde, darüber konnten wegen des Ablaufs meiner Einsatzzeit keine Informationen mehr gesammelt werden. Stattdessen wurde das Problem nach meinem Vertragsende auf der Ebene des nationalen öffentlichen Gesundheitswesens im Sinne einer medikamentösen Prophylaxe aufgegriffen. Nach Sonia Romero de Reynoso sah das algerische "Institut National de Santé Publique" im Plan 1977- 81 die Verabreichung von Vitamin D (Sterogyl) an alle Kinder zwischen 0 und 1 Jahr vor. Der Gedanke, daß handfeste Skelettveränderungen im Beckenbereich als gebutshilfliches Risiko letzten Endes mit dem Glauben an den bösen Blick zusammenhängen können, hat mich damals in meiner geburtshilflichen Tätigkeit in Akbou sehr beeindruckt und auch die jetzige - späte - Niederschrift veranlaßt. Die Rachitis erweist sich als eine Schnittstelle zwischen den verschiedensten Lebensbereichen und Wissensgebieten.998

References

MOHAND, A.O. 1954. *Vocabulaire Médical Francais - Kabyle.* Imprimerie Officielle du Gouvernement Général de L'Algérie, Alger.
ROMERO DE REYNOSO, S. o.J. *Aspects de la Médicine traditionelle dans un village de Grande Kabylie.* Unv. Manuscript.
ULLRICH, O. 1958. *Mangelkrankheiten. In: Lehrbuch der Kinderheilkunde.* Edited by H. KLEINSCHMIDT. Jena.

Frühe Kindheit in Ruanda[1]
Early childhood in Rwanda

Thomas M. Mayr & Hannelore Mayr-Knochel

Zusammenfassung: Der Artikel beschreibt die Bedeutung von Kindern in Ruanda und deren Entwicklungsschritte und Sozialisation während der ersten Lebensjahre. Eine besondere Beachtung finden dabei als traumatisch interpretierte oder doch zumindest schwierig zu bewältigende Einschnitte oder Einflüsse in der frühen Kindheit wie z.B. das plötzliche Abstillen des Kindes, wenn die Mutter erneut schwanger wird, und die sehr früh einsetzende Sauberkeitserziehung. Die Erziehungsrichtlinien werden vorgestellt. Außerdem wird versucht, ungewohnte Verhaltensweisen, Rituale und erzieherische Maßnahmen psychoanalytisch zu interpretieren.

Abstract: The importance of children in Rwanda, their steps of development and socialization in early childhood are presented. A special attention is given to traumatic situations: for example breastfeeding is stopped suddenly, when the mother becomes pregnant again or the very early cleanliness training. The rules of educational reference are described. Unfamiliar kinds of behavior, rituals and measures of education are interpreted on a psychoanalytical base.

Keywords: frühe Kindheit, Ruanda, Rwanda, Erziehung, Entwicklungspsychologie, Psychoanalyse, Ethnomedizin,
early Childhood, Rwanda, education, psychology of child-development, psychoanalysis, medical anthropology.

1. Einleitung (Überblick, Motivation, Methodik)

Nach einem Genozid ungeheuren Ausmaßes an der Minderheit der Batutsi, nach riesigen Flüchtlingsströmen innerhalb und außerhalb des Landes, Massenverelendung, Epidemien und neuerlichem Unrecht durch die derzeitigen Machthaber ist Ruanda in den letzten Jahren durch ein sehr negatives Bild in die Schlagzeilen geraten. Für diese Entwicklungen spielen zahlreiche Gründe eine Rolle, die in historischen, politischen, ökonomischen, regionalen, ethnisch/gesellschaftlichen und internationalen Zusammenhängen zu suchen sind. Auch wirkten viele psychologische Ursachen dabei mit (warum z.B. ließen sich so viele Menschen ohne Gegenwehr abschlachten etc). Wenn wir hier ein Bild der frühen Kindheit in Ruanda aufzeichnen wollen, so distanzieren wir uns davon, daß dadurch die gegenwärtigen Ereignisse erhellen zu können; zu komplex und kompliziert erscheinen uns die Zusammenhänge.

Entgegen dem derzeitigen öffentlichen Bild von Ruanda ist unsere Einstellung dem Land und vielen Bewohnern gegenüber noch immer positiv geprägt. Ende 1994 haben wir dort unseren kleinen Sohn Kwizera adoptiert, dem auch dieser Artikel gewidmet ist. Die Motivation, ihn zu schreiben, ist durch unseren Sohn begründet.

Zunächst möchten wir einen Überblick bieten über Bedeutung der Kinder in Ruanda, Schwangerschaft und erste Lebensjahre. Wenn wir von früher Kindheit sprechen, so meinen wir damit den Zeitraum bis zum 6.Lebensjahr oder bis zur Einschulung bzw, da das Alter von Kindern in Ruanda nicht in Jahreszahlen benannt wird, bis zu der Zeit, von der man glaubt, daß das Kind dann auf die Kälber aufpassen kann (vgl. KAGAME 1954: 256). Als Grundlage dienen uns literarische Vorgaben und eigene Beobachtungen, die bei mehreren Aufenthalten zwi-

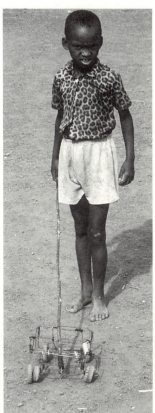

Abb. 1
selbstgebasteltes Spielzeug aus Metallgestänge
Foto: Th. Mayr

---

[1] Unserer besonderer Dank gilt unseren Freunden E. Gutzler und L. Tuyishime

schen 1989 und 1994 gewonnen wurden sowie Gespräche zum Thema mit ruandischen Freunden und Bekannten. Besonders wertvoll erschienen uns die Arbeiten von Vénantie UWIMANA und Marc VINCENT, da sie ihre Angaben durch standardisierte Umfragen in einer Landesregion untermauerten. Bei den verschiedenen Angaben der diversen Autoren ist es häufig schwer zu ermessen, ob unterschiedliche Beobachtungen und Ergebnisse in einem sozialen Wandel, bekannten regionalen Differenzen, der individuellen Perspektive der Autoren oder anderem begründet sind. Ungeachtet ihres oftmals ideologischen Hintergrundes (koloniale Interessen, ethnische Zugehörigkeit, historische Zusammenhänge) halten wir die ältere Literatur für nicht unwichtig, da wir davon ausgehen, daß trotz des sozialen Wandels der ruandischen Gesellschaft, die tradierten Vorstellungen präsent sind oder doch unbewußt wirken. Auch wenn einige z.T. nicht mehr gelebt werden, sind sie deshalb nicht ohne Einfluß.

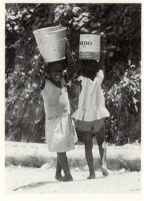

Abb. 2
Kinder tragen Lasten auf dem Kopf
Foto: Th. Mayr

Unsere Aussagen setzen wir für Batutsi und Bahutu (insgesamt 99,5% der Bevölkerung) überwiegend gleich, da sich beide Volksgruppen zwar durch ein ethnisches Bewußtsein, nicht aber kulturell unterscheiden (vgl. BRANDSTETTER o.J.: 10-25; MAYR 1991a: 39). Dies gilt so nicht für die Batwa, die sich von diesen teilweise abheben z.B. in Bezug auf Tabus, Erziehung, Sexualität (vgl. CZEKANOWSKI 1917: 469-492, MAYR 1993b). Auch andere Minderheiten sind hier nicht berücksichtigt worden (vgl. MAYR 1993a).

Im Aufbau unserer Übersicht versuchen wir entwicklungspsychologischen und psychoanalytischen Modellen zu folgen, gehen aber auch auf ruandische Erziehungsmaßstäbe im allgemeinen ein. Allerdings wird bald deutlich, daß die okzidentalen Entwicklungsschritte der Kinder mit denen in Ruanda nur schwer parallel zu setzen sind, abgesehen davon, daß man z.B. die Stillzeit nicht mit der oralen Phase, die Sauberkeitserziehung nicht mit der analen Phase gleichsetzen kann.

Wenn wir abschließend versuchen, einige Schlüsse aus der aufgezeichneten frühkindlichen Entwicklung zu ziehen, und mögliche Zusammenhänge ansprechen, so wollen wir betonen, daß wir damit keinen ruandischen Persönlichkeitstypus vor Augen haben. Wir haben auch keine tiefenpsychologischen Gespräche mit unseren Freunden und Bekannten geführt, die uns einen direkten Zugang zum Unbewußten in der ruandischen Kultur erlauben könnten. Unsere Aussagen bleiben somit hypothetischer Natur und fragmentarisch.

2. Ehe und Bedeutung der Kinder

Die Familie ist Grundlage und Hort der kulturellen Identität, in der das Wissen, die Werte und sozialen Kompetenzen reproduziert und durch Erziehung an die Kinder weitergegeben werden. Erziehung wahrt die kulturelle Kontinuität und beinhaltet die Sozialisation der nachfolgenden Generation. In Ruanda stellt der einzelne in diesem Sinne ein Bindeglied in der Ahnenkette und Genealogie dar, der die vermittelten Werte und Fähigkeiten von der Gesellschaft in sich aufnimmt und lebt, weniger daß er sich selbst zu verwirklichen trachtet. Die Ehe ist hier eine soziale Bindung, die eine Beziehung zweier Familien/Abstammungsgruppen herstellt oder festigt. Sie richtet sich patrilinear aus. Die Vorstellung des Austausches wird symbolisch wie real im Rahmen der Hochzeit ausgedrückt und umgesetzt:

Selten und wenig bekannt, wenn auch von CZEKANOWSKI (1917: 225) schon früh beschrieben und auch von uns beobachtet, ist eine Art Ehe auf Probe, nyamuraza, bei der die junge Frau zunächst in der Familie des erwählten Mannes arbeitet (In diesem Fall geht abweichend zu sonst die Initiative verstärkt von der Frau oder deren Familie aus). Ist die Wahl auf eine Frau gefallen, so statten die Eltern des Bräutigams den Brauteltern mehrere Besuche ab und bieten Geschenke an. Werden diese angenommen und die Heirat beschlossen, bringen die Brauteltern die Braut zum Haus des Mannes. Die jetzt neu entstehenden Bande, die zwischen den beiden Familien geknüpft werden, drücken sich in einer Vielzahl von Gaben und Gegengaben aus. Je nach Wohlstand und sozialem Prestige werden vom Bräutigam Waren, eine Kuh oder auch mehrere Kühe an die Brauteltern abgetreten (inkwano). Diese geben dem Paar (und damit der Familie des Bräutigams), wenn sich der erste Kindersegen einstellt, ihrerseits ein Kalb aus dem Nachwuchs der Kuh: indongoranyo (vgl. MENSCHING 1987: 160-169; ausführlich dazu sowie zur reichhaltigen Symbolik der Werbung und Hochzeitszeremonien vgl. CZEKANOWSKI 1917:

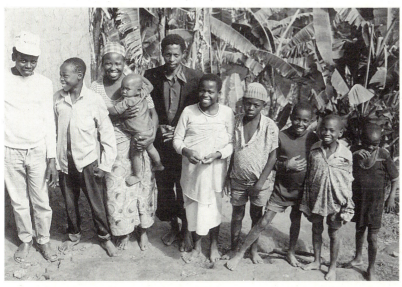

Abb. 3
ruandische (Heiler)Familie
Foto: Th. Mayr

219-224; BOURGOIS 1957: 141f).

Mit der Heirat zieht die Frau zur Familie ihres Ehemannes um. Sie verzichtet zugleich auf alle möglichen Besitz- und Erbansprüche am Land ihrer Herkunftsfamilie. Sie ist aber die eigentliche Mittlerin zwischen den neu entstandenen Bündnissystemen. Der Sohn baut sich auf dem väterlichen Besitz ein Haus und begründet dort einen neuen Hausstand. Konnte ein Mann es sich finanziell leisten, so nahm er sich mehrere Frauen. Dies wurde inzwischen zwar vom Gesetz her verboten, dennoch trift man die Polygamie auf dem Lande zuweilen noch an. Dabei bewohnt jede Frau ihr eigenes Gehöft, und der Ehemann pendelt zwischen diesen hin und her. Im Falle einer Trennung, wie sie immer häufiger vorkommt, verbleiben die Kinder in der Familie des Vaters.

Wichtig für unser Thema ist, daß letztlich erst wenn sich die Verbindung als fruchtbar erweist, die Ehe als solche besiegelt ist und die Bande zwischen den Familien und Abstammungslinien geschlossen sind. Bleibt die eingegangene Beziehung dagegen kinderlos, ist es üblich, daß das Paar geschieden wird und die Brautgabe rückerstattet oder eine zweite Frau geehelicht wird (vgl. GUTZLER 1989: 47).

Kinder gelten also als Ausdruck der Fruchtbarkeit und Vitalität ihrer Eltern sowie des Vollzugs der Ehe. Im allgemeinen wünschen sich die Eltern Kinder beiderlei Geschlechtes; zumindest ein Junge sollte aber darunter sein.

Laut UWIMANA (1984: 19) sind es in erster Linie ökonomische (Hilfe und Entlastung bei der anfallenden Arbeit, Alterssicherung, Wohlstand) und weniger ideelle Gründe, die aufgeführt werden, um den Kinderwunsch zu erklären. Auch soziale und politische Aspekte spielen eine gewichtige Rolle. Genannt werden die Stärkung des Einflußes der eigenen Familie und Festigung sozialer Beziehungen, die wiederum auch eine Existenzsicherung darstellen (FREEMAN 1984: 76). Weiterhin sind biologisch-religiöse Vorstellungen von Bedeutung (Fortpflanzung, Weiter-, Überleben in den Kindern, Einbindung in die spirituelle Welt der Ahnen).

Darüber hinaus gilt es zwischen den Vorstellungen des Vaters und der Mutter zu differenzieren. Da letztere als Fremde in den Clan ihres Mannes einheiratet (patrilineares Verwandtschaftssystem), bedeuten Kinder eine soziale Unterstützung und Sicherheit (ERNY 1968: 84). In Rwanda werde laut MUSHWAHILI (1974, nach UWIMANA 1984: 11) nicht aus Liebe geheiratet. Der Mann nehme eine Frau nicht um ihretwillen, sondern um Kinder zu bekommen. Er sei despotisch und verlange Unterwerfung von ihr und den Kindern, welche dazu da seien, seine Ansprüche auszuleben. Die Frauen fühlten sich von ihren Männern im Stich gelassen und vernachläßigt. Deshalb stellten Kinder den emotionalen Mittelpunkt der mütterlichen Welt dar. Auf sie richten sich auch ihre Wünsche, Zärtlichkeit und Zuwendung zu geben und zu empfangen.

Aus dem bislang Beschriebenen geht hervor, welch ungeheuren Stellenwert besonders das erste, aber auch die nachfolgenden Kinder haben. Auch wenn das Kind in erster Linie Träger einer Vielzahl von Erwartungen ist und weniger um seiner selbst willen in die Welt gesetzt wird, können wir dennoch annehmen, daß das Kind innerhalb der Ehe stets erwünscht ist. Die Rolle des Vaters in der Erziehung der frühen Kindheit ist zwar gering, wie wir noch beschreiben werden, wir können jedoch von einem akzeptierenden 'emotionalen Klima' (ROHEIM 1950) ausgehen, wodurch sich aller Wahrscheinlichkeit nach beim Kind auch ein Urvertrauen im Sinne ERIKSONS entwickeln wird (vgl. CZEKANOWSKI 1917: 227; MAQUET 1954: 94, 102F; D'HERTEFELT 1962: 53; ERNY 1968: 84). Wir selbst haben erfahren und beobachtet, daß diese Akzeptanz allerdings mehr die Athmosphäre insgesamt betrifft, in der die Kinder aufwachsen, als daß dies direkt auf das einzelne Individuum bezogen wäre (vgl. auch CZEKANOWSKI 1917: 230, der von mangelnder Aufmerksamkeit gegenüber kleinen Kindern berichtet). Bei durchschnittlich 6-8 Kindern pro Familie ist es verständlich, daß dem einzelnen nur eine geteilte Aufmerksamkeit zukommt.

3. Unerwünschte Kinder

Es existieren jedoch Ausnahmen, in denen Kinder nicht willkommen sind, z.B. wurden außereheliche Kinder früher bei der Geburt ausgesetzt oder direkt getötet und die Mütter in einen entfernten Landesteil verbannt. Auch heute noch werden unverheiratete Mütter und ihre Kinder stark diskriminiert. Davon abgesehen gab es Geburten, in deren Zusammenhang von einem Unheil ausgegangen wurde. KASHAMURA führt aus (1973: 111), daß nach Überzeugung der Bewohner im Zwischenseengebiet Steißgeburten den Tod eines Elternteils nach sich zogen. Unglück brachten auch Zwillingsgeburten mit verschiedenem Geschlecht. Nach Konsultation eines Wahrsagers wurde dann eines der Kinder, zumeist der Junge, getötet. Gleichgeschlechtliche Zwillinge galten dagegen als außerordentliche Gunst (vgl. CZEKANOWSKI 1917: 230; KAGAME 1954: 242F; MAQUET 1954: 103; BOURGOIS 1957: 278F; D'HERTEFELT 1962: 91). Abgelehnt wurden auch stark mißgebildete Kinder und solche mit zwittrigem Geschlecht (BOURGOIS 1957: 156).

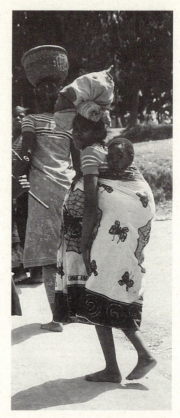

Abb. 4
auf dem Rücken getragenes Kind
Foto: Th. Mayr

4. Schwangerschaft

Bevor die Frau zum ersten Mal schwanger wird, durchläuft sie immer wieder kleine Prüfungen und Vorzeichen, die Hinweis auf eine zahlreiche Nachkommenschaft geben könnten. Vorgänge um Schwangerschaft und Geburt werden in Ruanda mit großer Diskretion behandelt. Sie sind Frauensache, vor allem Sache der Schwiegermütter, die noch vor dem zukünftigen Vater von dem zu erwartenden freudigen Ereignis erfahren (REUTHER 1991: 250).

Spürt eine Frau, daß sie schwanger sein könnte, so hält sie dies zunächst geheim, bis sie sich ihrer Umstände ganz sicher ist. Einerseits möchte sie sich nicht lächerlich machen, andererseits will sie sich in dieser sensiblen Phase nicht zu schnell einem Zauber aussetzen.

UWIMANAS Recherchen belegen, daß die Frauen während der Schwangerschaft ihre Ernährungsgewohnheiten nicht bewußt umstellen. Alkohol zu trinken, ist durchaus üblich, ja wird von vielen sogar als notwendig erachtet. Appetitmangel *(guhurwa)* und Heißhungerphasen *(kuralikira)* werden teils mit dem Fötus und ihm zugeschriebenen Vorlieben in Verbindung gebracht, teils auch von ihm unabhängig als gegeben angesehen (UWIMANA 1984: 20-26). Alle interviewten Frauen erklärten, während der Schwangerschaft inkuli, eine Art Medikament, zu nehmen. Dieses wird aus verschiedenen Kräutern, vermischt mit Kaolinerde, hergestellt und soll Mißbildungen vorbeugen. Auch eine Vielzahl von Verhaltensvorschriften und Tabus sucht die Ängste vor einem mißgestalteten Kind und Schwangerschaftskomplikationen zu regeln. So dürfen diese Frauen z.B. keiner anderen Geburt von Mensch oder Tier beiwohnen, keinen Leichnam sehen oder zu einer Beerdigung gehen, sich nicht belustigen oder

Frühe Kindheit - Early Childhood

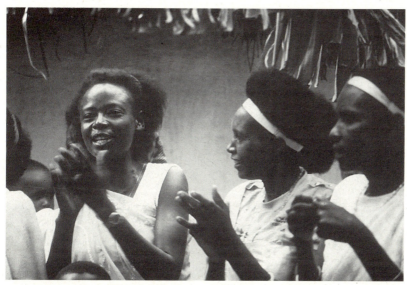

Abb. 5
Frauen mit dem Reif der Mutterschaft aus Hirse
Foto: Th. Mayr

erschrecken angesichts einer mißgestalteten Kreatur. Wir treffen hier auf eine Vielzahl von Analogieschlüssen, die dann auch das eigene Kind treffen könnten. Die Liste der Verbote ist so komplex, daß sich eine Frau kaum sicher sein kann, nicht gegen eines verstoßen zu haben (vgl. UWIMANA 1984: 32). Verbote sollen aber auch physische Unfälle verhindern helfen wie z.B. Stürze. Nichtsdestoweniger arbeiten die meisten Schwangeren bis zur Geburt durch. Sie pflegen sich, indem sie sich u.a. täglich besonders gründlich waschen und sich mit kreisenden Bewegungen den Bauch mit Butter einfetten. Rücksichten gegenüber Schwangeren gibt es laut UWIMANA nur in sehr reduziertem Umfang.

KAGAME (1954: 236f) und KASHAMURA (1973: 107) beschreiben dagegen, daß der Ehemann in dieser Zeit praktisch alle schweren Arbeiten verrichten würde, um seine Frau zu schonen. KASHAMURA weist zudem darauf hin, daß ein Ehemann seine schwangere Frau beim Liebesspiel nicht zurückweisen dürfe. Häufiger Geschlechtsverkehr dient dazu, die Vagina für die Geburt zu weiten (1973: 107f).

Laut CZEKANOWSKI (1917: 229f) existierte in Ruanda auch die Vorstellung der mehrjährigen Schwangerschaft.

5. Geburt

Vor der Geburt sorgt die Schwangere dafür, daß sie genügend Essensvorräte und ausreichend Bananen- und Hirsewein hat, zum einen für sich selbst, andererseits werden Gäste erwartet. Auch die Kleidung für den Säugling wird gerichtet. Dazu gehört traditionellerweise das Schaf- oder Ziegenfell ingobyi (das ist auch der Begriff für Plazenta) als Tragevorrichtung. Die zukünftige Mutter trägt Amulette *(ibiheko)*, die den Foetus vor allem Ungemach schützen sollen. Zum Teil werden diese anbehalten, bis das Kind mehrere Jahre alt ist (vgl. CZEKANOWSKI 1917: 227, KAGAME 1954: 237F, SCHÜRINGS 1992: 113).

Der Ort der Niederkunft wurde früher von einem mupfumu (Wahrsager, traditioneller Diagnostiker; vgl. MAYR 1990:150) bestimmt und vorbereitet. Dies ist heute nur noch selten der Fall. Bei allen wichtigen Ereignissen im Leben der Ruander sucht man ihn ansonsten aber noch auf; in diesem Fall, um sich zu vergewissern, daß alles gut verlaufen wird.

Die Gebärende wird von einer erfahrenen Frau unterstützt; bei Komplikationen bringt man sie ins nächste Gesundheitszentrum. Der Ehemann darf der Niederkunft nicht beiwohnen. Diese erfolgt in kniender Stellung auf einer Matte, heute mit Hilfe eines flachen Schemels, auf dem das Gesäß ruht. Nur Frauen und Mädchen sind bei Geburt zugegen. Die Gebärende soll zerstampfte Blütenblätter der Bananenstaude einnehmen, um die Geburt zu erleichtern und die Nachgeburt zu lösen. Dauert der Geburtsvorgang zu lange, so werden wehenfördernde Kräuter -umuravumba- verabreicht. Starb die Mutter bei der Geburt, so soll in einigen Landesteilen auch früher schon nachträglich ein Kaiserschnitt ausgeführt worden sein (CZEKANOWSKI 1917: 228).

Sobald der Säugling auf der Welt ist, steckt ihm eine der Geburtshelferinnen ihren Finger in den Mund, reinigt diesen von Schleim und lockert die Zunge. Dies soll verhindern, das das Kleine stumm bleibt oder schwerfällig beim Sprechen. Unter einer ähnlichen Vorstellung wird ihm in die Ohren geblasen, da es sonst taub werden könnte. Erst wenn die Nachgeburt herausgeholt ist, gilt das Kind als geboren. Die anwesenden Frauen stoßen einen Freudenschrei aus; das Geschlecht des Kindes wird bekanntgegeben.

Nach der Niederkunft wird die Wöchnerin mit einer kräftigen Brühe, Milch oder Rinderblut gestärkt. Später erhält sie Hirsewein -*nzoga*- und eine kräftige Mahlzeit. Währenddessen bewirtet der Vater die Geburtshelferin. Der Nabelstrang wird mit einem angeschliffenen Rohr oder einer Rasierklinge durchschnitten, wobei auf einen genügend großen, verbleibenden Abstand geachtet wird. Bevor dies geschieht, werden von der Mutter vorsorglich Flüche gegen das Kind ausgesprochen, wobei sie Splitter des besagten Rohres in Händen hält und auf den Nabel spuckt (vgl. KAGAME 1954: 237f, 241; UWIMANA 1984: 45). Diese Beschwörungen sind einerseits präventiver Art, daß sie sich nie erfüllen mögen; andererseits nehmen sie die zukünftigen Konflikte, die häufig genug aus der engen Bindung zwischen Mutter und Kind resultieren, vorweg und beschwichtigen sie durch eine Verschiebung auf das Instrument der Trennung und des Schmerzes - das Rohr - ab. Dieser Vorgang ist nach unseren Beobachtungen insgesamt bei interpersonellen Konflikten in Ruanda nicht selten und wird auch in der ruandischen Medizin häufig angetroffen, z.B. indem der Eiter eines Geschwüres auf ein Tier übertragen wird, das statt dem Kranken daran zugrunde gehen oder sich damit von dannen bewegen soll. Die Beschneidung des Nabels fand definitiv am vierten Tag statt (CZEKANOWSKI 1917: 228); heute wird er meist abfallen gelassen. Das Kind wird gewaschen und bekleidet. Ihm wird etwas Wasser eingeflößt, was es willkommen heißen soll.

Die Nachgeburt gilt in einigen Landesteilen als Lebensspender oder Zwilling des Neugeborenen. Sie wird mit einer Zeremonie an einer vorher ausgewählten Stelle vergraben, die nur den Eheleuten bekannt ist. Sie gilt als *muziro* (eine Art von Tabu). An dieser Stelle wird oft eine Bananenstaude gepflanzt.

Während sich die Mutter früher bis zum achten Tag in ein Wochenbett in Klausur zurückzog, ist dies heute immer weniger der Fall. Das Kleine wird aber auch so besonders beobachtet und gepflegt. Täglich wird es gewaschen, mit Butter eingerieben und sich um seinen Nabel gekümmert. Natürlich wollen die Verwandten, Bekannten und Nachbarn es sehen; sie kommen, gratulieren und machen Geschenke. Dies bedeutet andererseits auch Gefahren, da die Möglichkeiten, verhext bzw. vergiftet zu werden, sehr groß sind. Ein Faden aus der Kleidung der Mutter, der um das Handgelenk des Säuglings geschlungen wird, soll dagegen schützend wirken. Außerdem nehmen die Großmütter jeden Besucher besonders unter die Lupe, ob er rein ist und keinen Zauber ausüben kann (KASHAMURA 1973: 113). Daneben gelten für die Mutter neue Verhaltensregeln, um kein Unheil heraufzubeschwören.

Am achten Tag nach der Geburt wählt der Vater - früher der Großvater - den Namen des Kindes aus (vgl. CZEKANOWSKI 1917: 229). Jeder ist eingeladen, einen Vorschlag zu unterbreiten. Zum Fest, bei dem gemeinsam Bananen- und Hirsewein getrunken wird, veranstalten die anwesenden Kinder zusammen ein Schauspiel. Dabei ahmen sie entsprechend dem Geschlecht des Kindes seine zukünftige Tätigkeit nach: z.B. Arbeiten auf dem Feld im Falle eines Jungen oder Hausarbeit, wenn es ein Mädchen ist. Die Mutter trägt an diesem Tag zum erstenmal den Reif der Mutterschaft aus einem Hirsehalm auf dem Kopf. Man wünscht ihr noch viele zukünftige Kinder beiderlei Geschlechts.

6. Stillphase

Der erste Lebensabschnitt des Kindes ist durch eine sehr intensive Beziehung zur Mutter gekennzeichnet. Es wird in engem Körperkontakt fast ständig von ihr oder älteren Geschwistern auf dem Rücken getragen und nur selten, z.B. zum Stillen oder Schmusen abgenommen. Dann schunkelt sie es auf den Knien, küßt es am ganzen Körper und bezieht dabei zeitweise auch die Genitalregion mit ein. Sie unterhält sich mit ihm, singt ihm Lieder vor (VINCENT 1954: 86). Sobald das Kleine weint, unterbricht die Mutter die Arbeit, es wird angelegt und getröstet. Es entwickelt sich eine starke symbiotische Einheit. Die Brust, allgemein als Symbol der mütterlichen Allmacht angesehen, deren Gebrauch zum Abbau von Spannungen und Frustrationen, zum Trost oder Lustgewinn dient, steht dem Säugling jederzeit uneingeschränkt zur Verfügung. Die Mutter knetet sie sogar häufig zuvor, um ihm eine gute Menge Milch zu garantieren. Sie ordnet sich in jeder Hinsicht völlig den Bedürfnissen des Kindes unter, seinem Rhythmus, seinem Willen (UWIMANA 1984: 58f). Auch nachts schläft das Kind an ihrer Seite.

Das stetige Beisammensein von Mutter und Kind kontrastiert sehr stark mit einem fast völligen Fehlen bzw Enthaltsamkeit des Vaters in der kindlichen Erziehung. Seine Kontakte sind höchstens sporadischer Art. Erst ab der Pubertät nimmt er sich seiner Söhne intensiver an (vgl. BOURGOIS 1957: 147).

Die enge Bindung von Mutter und Säugling in Ruanda, die wir symbiotisch genannt haben, assoziert leicht Verschmelzungsphantasien. Demgegenüber kann sie aber auch als Tendenz der Mutter, Regungen der Selbstständigkeit des Kindes einzuschränken, interpretiert werden (vgl. DORNES 1993: 1127). Die Ursache dafür wäre im Unbewußten der Mutter zu suchen. Als Erklärung bieten sich ihre Wünsche nach mehr Nähe und Zuwendung von ihrem Ehemann an.

Im Alter von 5-6 Monaten füttert die Mutter etwas feste Nahrung zu. Daumenlutschen wird in Ruanda selten gesehen. Aber auch wenn ab jetzt zunehmend Bananen, Maniokpaste oder Süßkartoffeln die Ernährung komlettieren, so beinhaltet Nahrung auch weiterhin den Aspekt emotionaler Zuwendung. Sobald das Kind weint oder schreit, wird es mit Essen versorgt.

Der enge Körperkontakt zwischen Mutter und Kind bleibt bis weit ins zweite Lebensjahr bestehen. Das Kind wird überall hin mitgetragen. Nimmt sie es ab, so wird es zunächst in einer bestimmten Art durchbewegt (vgl. dazu UWIMANA 1984: 64), dann auf den Boden gestellt und zur Notdurft veranlaßt und erst danach wieder aufgenommen. UTAZIRUBANDA (1979: 29) wies darauf hin, daß Knaben und Mädchen auf unterschiedliche Art gewaschen oder eingefettet werden. Bei letzteren erfolge dies zunächst im Gesicht und Bauch, was deren Bedeutung, zu gefallen und Kinder zu bekommen, unterstreichen soll, während bei den Knaben zuerst die Gliedmaßen versorgt würden, da sie Himmel und Erde in Bewegung setzen müßten, um die Ihren zu ernähren. Dem widersprachen SCHÜRINGS (1992: 123) und UWIMANA (1984: 65) und betonten, daß Jungen und Mädchen in den ersten drei Jahren gleich behandelt würden.

Die Kinder werden bis zu drei Jahre und länger gestillt. Es gibt Beispiele, daß sich dies bis in die beginnende Schulzeit hinziehen kann. Wenn die Mutter jedoch erneut schwanger wird, endet diese behütete Phase sehr abrupt. Das Abstillen erfolgt meist im 4.-5. Monat der neuen Schwangerschaft, indem die Brust mit Pili Pili oder Pfeffer eingerieben wird. In anderen Fällen wird ihnen die Brust systematisch entzogen unter dem Hinweis, daß die Milch jetzt schädlich sei. Oder die Kleinen dürfen eine Weile die Mütter nicht mehr sehen und werden von einer Großmutter versorgt. Gelegentlich, vor allem aber bei den Letztgeborenen, kommt das Abstillen auch durch die älteren Geschwister zustande, die sich über das Kleinkind lustig machen, wenn es saugt. In der Regel aber erfolgt die Hinwendung zur sozialen Außenwelt, indem die Mutter sich verweigert oder abwendet. Auch der Körperkontakt reduziert sich deutlich; das Kind ist jetzt nicht mehr Mittelpunkt der mütterlichen Aufmerksamkeit.

Interessant ist in diesem Zusammenhang, daß die Beobachtungen der Kultur- und Persönlichkeitsforschung hiermit auch in Ruanda bestätigt werden, die besagen, daß Gesellschaften, in denen abrupt abgestillt wird (negative orale Fixierung), mit Vorstellungen koinzidieren, daß Krankheiten überwiegend durch ein krankheitserregendes Agens mit der Nahrungsaufname hervorgerufen werden (vgl. WHITING & CHILD 1953: 54f). Krankheiten werden in Rwanda meistens Vergiftungen zugeschrieben.

7. Zahnen (und dessen Bedeutung für die Eltern)

Bekommt das Kind seinen ersten Zahn *(kuyera;* 6.-15.Monat), so geht man davon aus, daß dies eine Gefahr für das soziale Umfeld darstellt. Um diesen Schaden zu vermeiden, müssen die Eltern miteinander schlafen. Man nennt dies *kurya amenyo,* d.h. die Zähne essen. Hat die Frau das Zahnen festgestellt, unterrichtet sie sofort ihren Ehemann davon; ist dieser nicht da, wird er überall gesucht, auch wenn das Paar zu dieser Zeit getrennt lebt oder die Frau einen anderen Partner hat. Ansonsten, so heißt es, gebärt sie nicht mehr; sie wird unfruchtbar. Um dies zu vermeiden, muß sie wenigstens für einen Tag zu ihrem ersten Mann zurück. Solange der Ritus nicht vollzogen worden ist, dürfen die Eltern des Kindes nichts mit anderen Personen unternehmen (vgl. KAGAME 1954: 241f; BOURGOIS 1957:258ff; D'HERTEFELT 1962: 92; MENSCHING 1987: 170).

Sollte der erste Zahn zuerst im Oberkiefer erscheinen, muß ein Wahrsager *(umuhannyi)* konsultiert werden. Als besonders schlechtes Omen gilt es, wenn als erstes ein Eckzahn kommt, was sehr selten ist (vgl. BOURGOIS 1957: 257f; D'HERTEFELT 1962: 92).

Dieser Ritus im Zusammenhang mit dem Zahnen läßt sich unter mehreren Aspekten interpretieren. Zum einen führt er die Eltern zusammen zu einem Akt größter Intimität und ist daher angelegt, die eheliche Beziehung zu festigen (vgl. auch ILINIMUGABO 1989: 21 nach MARREEL 1993: 75). Ähnlich müssen sie im Zwischenseegebiet auch den Beischlaf ausüben, wenn das Kind erstmals sicher laufen kann (KASHAMURA 1973: 112).

Das *kurya amenyo* läßt sich aber auch so verstehen, daß durch den Beischlaf symbolisch dem Zahn zum Durchbruch verholfen wird.

Zu erwähnen bleibt, daß es Gebote und Verbote gibt, die eingehalten werden müssen, damit das Kind seine Zähne überhaupt bekommen kann.

8. Fremdeln

Fremdeln, d.h. eine kurze Phase mit ängstlichen Reaktionen des Kindes gegenüber fremden Personen um den 8. Lebensmonat, sieht man auch in Ruanda. Allerdings scheint uns diese Achtmonatsangst nur gering ausgeprägt. Psychoanalytisch ist sie sowohl als positives Reifungszeichen gedeutet worden, in dem Sinne, daß der Säugling die Mutter von Fremden unterscheiden könne, als auch einschränkend beurteilt worden dahingehend, daß die symbiotische Phase nicht glatt abgelaufen sei (vgl. MENTZOS 1992: 96). Wir können demnach unsere Beobachtungen nicht sicher einordnen.

9. Sauberkeitserziehung

Die Sauberkeitserziehung beginnt in Ruanda sehr früh. Sie wird von den Eltern als unproblematisch angesehen und beschrieben. Es gibt keine Windeln. Bereits in den ersten Lebenswochen verabreicht die Mutter dem Säugling, sobald er auf ihrem Rücken oder im Bett uriniert, sogleich einen spürbaren Klaps aufs Gesäß. Schon bald setzt eine Konditionierung ein, und das Kleine schreit, bevor es die Notdurft verrichtet. Zudem wird es beim Tragen eng geschnürt, so daß die Mütter oder älteren Geschwister an seinen Bewegungen das anrückende Geschehen spüren und das Kind abnehmen. Viele Frauen bestätigten UWIMANA (1984: 67), daß ihre Säuglinge bereits mit zwei bis drei Monaten in der Lage waren, ihre Sphinkterfunktion so wahrzunehmen, daß sie die Mütter durch Bewegungen auf dem Rücken oder Weinen rechtzeitig aufmerksam machen konnten. Neben dieser starken Sauberkeitskontrolle erwähnte VINCENT (1954: 207, 210) eine andere, nicht weniger glimpfliche Art durch Einläufe, sobald der Stuhlgang Unregelmäßigkeiten aufweist. Ihre Anwendung scheint heute sehr unterschiedlich gehandhabt zu werden. Diese (erstere) spezielle Form der Sauberkeitserziehung wurde auch uns von Ruandern bestätigt. Sie ist deshalb bemerkenswert, weil Mediziner die physiologischen Reifungsvorgänge betonen, denen zufolge eine hinreichende Kontrolle des Analsphinkters erst im dritten Lebensjahr vorausgesetzt werden darf (vgl. NICKEL 1976: 26, 288). Eben daran orientieren sich auch psychoanalytische Entwicklungsmodelle, die mit jener Kontrollfunktion und der Alternative, (Kot) festzuhalten oder loszulassen, die Entwicklung des kindlichen Willens verknüpfen. Ebenso geht es in dieser analen Phase u.a. um den Konflikt zwischen Gehorsam (Fremdbestimmung) und Autonomie (Selbstbestimmung). In Ruanda dagegen setzt die Sauberkeitserziehung so früh ein, daß eine solche Phase gar nicht abzugrenzen ist (z.B. gegenüber einer oralen). Außerdem ist sie nicht an die Kontrolle des Sphinkters gebunden. Stattdessen wird die frühzeitige Wahrnehmung des sich anbahnenden Ausscheidungsvorgangs durch das Kind und mittelbar auch durch die Mutter trainiert (die sich laut Uwimana bis in den Schlaf hinein erstreckt). Ein eigentlicher Zeitabschnitt, in der die anale Region das Primat von Lustempfindungen oder -befriedigungen hat, ist nicht zu belegen. Im Gegenteil: die Ausscheidung ist für das Kind mit Streß verbunden. Demnach wäre in dieser Hinsicht das psychoanalytische Entwicklungsmodell zu relativieren.[2] Mehr als in der Sauberkeitserziehung an sich, als vielmehr in dem kontrollierenden Milieu sehen wir die Bedeutung für die kindliche Entwicklung (vgl. auch MENTZOS 1992: 98f, der davor warnt, die Relevanz der Sauberkeitserziehung in der analen Phase zu überschätzen).

Die Sauberkeit wird aber nicht nur mit der Ausscheidung in Verbindung gebracht, sondern mit der Reinlichkeit im allgemeinen. Diese ist in Ruanda vor allem an die Verfügbarkeit von Wasser geknüpft, das sehr kostbar ist. In Anbetracht ihrer Möglichkeiten waschen sich ruandische Kinder nicht seltener als bei uns. VINCENT war aber der Meinung, daß die Reinlichkeitserziehung nicht sehr forciert würde (1954: 207f).

---

[2] Gilt gilt für Einteilung der psychischen Entwicklung nach M. MAHLER in Übungs-, Wiederannäherungs- und Konsolidierungsphase.

Die anale Phase wird auch mit Trotz assoziiert. Auf ein solches Verhalten des Kindes wird in Ruanda überwiegend reagiert, indem man es überhaupt nicht beachtet; man läßt es ins Leere laufen.

Auch nachdem die Mutter erneut schwanger geworden ist und das Kind abgestillt hat, bleibt sie seine mit Abstand wichtigste Bezugsperson bis in die Schulzeit und selbst in die Pubertät hinein. Das Abstillen jedoch bedeutet eine einschneidende Veränderung im Leben des Kindes, die häufig durch eine psycho-motorische Entwicklungsverzögerung gekennzeichnet ist; das Kind wird labil, Krankheiten treten auf. Durch diese Entwöhnung findet andererseits die wichtige Annäherung und Anpassung an das soziale Milieu statt (vgl. ERNY 1972: 245). Das Kind wird nun mit einer Reihe kleiner Aufgaben und Hilfsarbeiten betraut. In Anlehnung an KAGAME (1954: 256) weist SCHÜRINGS (1992: 122) darauf hin, daß das Alter eines Kindes nicht durch eine Jahreszahl angegeben wird, sondern durch die produktiven Fähigkeiten, die es erreicht hat. Es bringt Unglück mit sich, etwas zu zählen. Die Altersgruppe der Drei- bis Sechsjährigen lautet z.B: *umwana ukulikira abandi mu nyana,* ein Kind, das die anderen beim Hüten der Kälber begleitet. Das Kind hilft nach und nach, Wasser von der Quelle zu holen, Holz zu sammeln, jüngere Geschwister zu tragen und zu beaufsichtigen. Es kümmert sich ums Feuer oder holt es bei den Nachbarn, lernt spielerisch Werkzeuge einzusetzen, imitiert die Erwachsenen und älteren Geschwister bei deren Arbeiten. Es hilft das Vieh zu füttern, den Stall zu reinigen, für das Wohl der Tiere zu sorgen. Erste geschlechtsspezifische Erziehungsmerkmale beginnen sich abzuzeichnen. So achtet die Mutter stärker auf die Tätigkeiten der Töchter, während sie gegenüber ihren Söhnen nachsichtiger ist und ihnen mehr Freiraum zum Spielen läßt. Mädchen spielen mit Vorliebe mit Puppen, die sie auf dem Rücken umhertragen, um die sie sich in jeder Hinsicht kümmern, und imitieren ihre Mütter in deren häuslichen Arbeiten. Demgegenüber eifern die Jungen ihren Vätern nach. Da diese weit weniger als die Frauen zuhause sind (die sehr feministisch eingestellte UWIMANA, 1984: 84, spricht gar von einer ausgesprochenen "Familienphobie der Väter"), wird deren Bild stärker von kindlichen Phantasien geprägt. Die eigentliche Einführung in die geschlechtsspezifischen Arbeitsbereiche findet zwischen dem 8.-10. Lebensjahr statt (MARREEL 1993: 53) bzw. erst in der Pubertät.

10. Psychosexuelle Entwicklung

Die Kinder schlafen in der Regel solange bei den Eltern, wie sie deren Sexualkontakte nicht mitbekommen, stören können oder begreifen wollen und Fragen stellen, d.h. häufig bis zum 3.Lebensjahr (VINCENT 1954: 102, 174). Auch zwei Kinder können noch bei den Eltern schlafen. Wird das Kind umquartiert, so schläft es zusammen mit dem Hausmädchen. Gibt es keines, so kommt ein älteres Kind aus der Verwandtschaft oder Nachbarschaft und schläft nachts solange mit ihm, bis das zweite Kind nachrückt. Ein Kind schläft jedenfalls nie alleine. Gibt es in der Familie nur ein Kind oder handelt es sich um eine Witwe, so kann sich diese Zeit bei einem Jungen bis zu acht Jahren und bei einem Mädchen noch länger hinziehen (VINCENT 1954: 102).

Die erste Sexualaufklärung erfolgt - am Beispiel der Frage nach der Herkunft der Babys - laut Umfragen von GAKUMBA (1983: 34ff) überwiegend über die Mütter (zu 80% bei Jungens, 92% bei Mädchen), die damit bis zum 6.Lebensjahr konfrontiert werden; weniger durch Kameraden und ältere Geschwister und nie durch die Väter! Bis zur Pubertät verschiebt sich dieses Verhältnis: Gefragt nach Informationen über Ejakulation bzw Regelblutung gaben 95%(J)/96%(M) ihre Kameraden an. Nur noch 1% der Mädchen erhielt diese Aufklärung von der Mutter; ja kaum einer der Heranwachsenden fragte nach dem 10.Lebensjahr seine Eltern überhaupt noch (6%J/4%M). 95-98% der Eltern antworteten auf diese Fragen auch nicht oder wichen aus (vgl. GAKUMBA 1983: 41-47; siehe auch die Angaben für ungewollt Schwangere einer Umfrage in der Präfektur Butare, z.B. daß 18% der Mädchen nicht über die Regelblutung informiert waren laut GTZ/ONAPO 1989: 35; laut KAGAME 1954: 251 sind es die Regeln der Scham, die den Eltern diese Aufklärung verbieten). Interessant erscheint zumindest, daß immerhin 43% der Jungen und 32% der Mädchen sich eine eigentliche Sexualaufklärung (initiation) bereits in der frühen Kindheit wünschten (GAKUMBA: 50ff).

Andererseits ergeben sich genügend Gelegenheiten, die Begattungsspiele der Tiere zu beobachten. Die Kinder spionieren ihren älteren Geschwistern nach. Sie bauen sich Hütten und spielen darin Mann und Frau. Die Erwachsenen greifen bezüglich der Sexualität weder verbietend ein noch fordern sie dazu auf.

Allerdings sprechen die Großmütter auch heute noch bis ca. zum 6. Lebensjahr ihre Enkelin mit Mitfrau an und titulieren den kleinen Jungen als ihren Ehemann *umugabo wanye* (vgl. VINCENT 1954:

107f). Sie fragen ihn: "Kannst du mir mal deinen Penis zeigen", greifen ihn sich und schmusen ihn; umgekehrt drückt der Junge aus, daß er seine Großmutter später einmal heiraten wird (vgl. auch GAKUMBA 1983: 19). VINCENT meinte sogar, daß er leichthin gehört habe, wie Mädchen über Heiratsabsichten mit dem Vater sprachen und Jungens mit ihren Müttern (1954: 157; vgl. auch DE LACGER 1959: 143). Für die Mädchen wird dies ansonsten in der Literatur so nicht bestätigt. Opas schmusen auch nicht das Geschlecht der Mädchen. Jedenfalls tauchen hier wieder ödipale Aspekte auf und erfahren eine Betonung.

In Beschimpfungen und Flüche trifft man diesen Charakter wieder (womit davor auch gewarnt wird): *gaswere nyoko* (Schlaf doch mit deiner Mutter), *gace intini ya so* (Schneide doch deinem Vater die Eichel ab), *gacibwe agasundi* (Auf daß dir die Schamlippen abgeschnitten sein sollen), *gacibwe rugongo* (Auf daß deine Klitoris abgeschnitten sein soll) (GAKUMBA 1983: 20; vgl. auch VINCENT 1954: 177ff; KASHAMURA 1973: 119). Wo allerdings dermaßen von ödipalen Wünschen oder deren Beschwörung die Rede ist, müßte nach psychoanalytischem Denken ein strenges Inzestverbot greifen, um diese zu kontrollieren. Das trifft jedoch nur mit Einschränkungen zu. Zwar ist es für die Ruander undenkbar, mit ihren Eltern sexuellen Verkehr zu haben, dennoch kam Inzest in Ruanda wie auch im Zwischenseengebiet gar nicht einmal selten vor (vgl. KASHAMURA 1973: 132; SMITH 1979: 32; vor allem unter den Adeligen und in der königlichen Familie war er erlaubt und teilweise sogar vorgeschrieben; viele mythologische Urahnen praktizierten den Inzest, ebd. 1973: 129f). Nichtsdestoweniger ist es bereits ein starkes *muziro* (Tabu), seine Eltern nackt zu sehen. Darüber hinaus bestätigt MENZING (1987: 173): "Schlimmer als alle anderen Verbote ist der Geschlechtsverkehr eines Mannes mit seiner Großmutter. Dieser Mann wird von bösem Aussatz befallen", was ebenso für Großvater und Enkelin gilt.

Zumindest in ihren ersten Jahren dürfen die Kinder ihre sexuellen Aktivitäten ohne Einschränkung entfalten (*gukora ubusa nk'umwana wenda undi* = nichts tun, wenn ein Kind mit einem anderen sexuelle Tätigkeiten aufnimmt), solange sie nicht ihre Eltern damit kompromittierten oder öffentlich masturbierten (vgl. GAKUMBA 1983: 21). Dies ändert sich mit der Geschlechtsreife. Während den Jungen ein freizügiges voreheliches Sexualleben zugestanden wird, sehen sich die Mädchen von der Geschlechtsreife an einer sehr prekären Situation gegenüber. Ihnen ist der sexuelle Verkehr mit Jungen nicht ausdrücklich verboten, sie dürfen aber auf gar keinen Fall schwanger werden. Uneheliche Kinder und deren Mütter werden sehr stark diskriminiert. Dennoch haben wir den Eindruck, daß die Sexualität bzw. Sexualbeziehungen als solche nicht verpönt sind. Abweichend zu vielen Literaturhinweisen erscheint uns die ruandische Sexualität recht freizügig und lustbetont. Auch MAQUET (1954: 95) war der Meinung, daß Sexualität einen Wert an sich darstellte. Über das körperliche Vergnügen hinaus sei das Liebesspiel von Zuneigung und Sympathie getragen gewesen. In Ruanda stellt die Jungfräulichkeit kein allzu starkes Ideal dar. Erweist sich in der Hochzeitsnacht, daß die Braut bereits entjungfert ist, so kann der Bräutigam darüber hinwegsehen, und es gibt genügend Mittel dies zu vertuschen. Hat dagegen eine Frau nicht an der *gukuna* teilgenommen, so war dies ein Grund, die Hochzeit zu annullieren. *Gukuna* ist eine viel beschriebene Initiation der Mädchen, deren Bedeutung und Handhabung aber abnimmt (bei einer Umfrage unter 510 jungen Frauen in der Präfektur Butare wurde sie aber immerhin noch von knapp 90% der Befragten ausgeübt; vgl. GTZ/ONAPO 1989: 35). Dabei trafen sich die Mädchen von 12-15 Jahren an bestimmten Orten teilweise unter Anleitung einer Tante oder anderen Frau, um sich die kleinen Schamlippen lang zu ziehen, bis sie im Alter von 18-20 Jahren eine gewisse Größe (bis zu 5 cm) haben. Vorstehende pralle kleine Schamlippen wie auch eine starke vaginale Flüssigkeitsproduktion sollen ihren zukünftigen Männern anzeigen, wie erregt sie von ihnen sind. Die Gestalt der derart manipulierten Geschlechtsorgane gilt als Schönheitsideal. Außerdem üben die Mädchen verschiedene Positionen und ihre Atmung, um leicht zu einem Orgasmus zu kommen. Diese Rituale, die an eine Art Gruppenmasturbation erinnern, tragen aber nicht nur den Aspekt der Unterwerfung der Frau unter die Erwartungen und Ideale der Männer, sondern dienen auch einer größeren sexuellen Befriedigung der Frau (vgl. KAGAME 1954: 252f; KASHAMURA 1973: 83; UTAZIRUBANDA 1981: 10f; SCHÜRINGS 1992: 132f). Letzteres unterstreicht unseren Eindruck, daß die weibliche Sexualität in Ruanda nicht sehr repressiv behandelt wird. Damit wird auch verständlich, daß die Klitorisbeschneidung im Gegensatz zu den Nachbarländern in Ruanda und Burundi unbekannt ist.

11. Erziehungsrichtlinien
11.1 Wertesystem
In Ruanda umfaßt die Erziehung wie sonst überall eine physische, intellektuelle, soziale, moralische und geschlechtsbezogene Ausbildung. Allgemein heißt es, was man nicht mit der Muttermilch aufgesogen hat, kann man nicht nachholen; das soll heißen, was an Erziehung versäumt wurde, zeigt sich später daran, daß man sich nicht zu benehmen weiß. So genießt die Erziehung durch Bedienstete einen schlechteren Ruf, als wenn sie durch die Eltern erfolgt. Laut einem Sprichwort ist eine gute Erziehung mehr wert als der Rang der Eltern/hohe Geburt (*uburere buruta ubuvuke*) (KAGAME 1954: 251).

Bei der Vielzahl der erzieherischen Werte, die den Kindern vermittelt werden, scheint einigen ein besonderes Gewicht zuzukommen. Herausragend ist zunächst die Forderung nach dem Gehorsam - vor allem gegenüber dem Vater. Obwohl die Erziehung der Kinder fast ausschließlich in die Zuständigkeit der Mütter fällt, besitzt der Vater alle Autorität (spirituell wie materiell) und Verfügungsgewalt über sie bzw der Clan im Fall seines Todes. Der Vater wählte für seinen Sohn die geeignete Ehefrau, was sich aber inzwischen geändert hat. Die Enterbung ist eines seiner gefürchteten Vorrechte (MAQUET 1954: 106; BOURGOIS 1957: 148f), ein anderes der Ausschluß aus der Familie (vgl. *Habimana-Nyirasafari* 1972: 7). In Zusammenhang mit dem Gehorsam ließe sich auch der Respekt gegenüber älteren Personen und die Achtung, die man den Ahnen schuldet, anfügen wie auch die Forderung nach Offenheit (vgl. BOURGOIS 1954: 297).

Weiterhin gehören zu den höchsten Werten gute Beziehungen und Solidarität innerhalb der Familie (ACKERMANN 1988: 192; HABIMANA-NYIRASAFARI 1972; SCHÜRINGS 1992: 117). Es gilt, daß die Gemeinschaft vor dem einzelnen zählt. Die Stellung des Individuums wird durch sein Geschlecht und sein Alter bestimmt, wobei der Mann und das Alter prädominieren. Mädchen werden zu bescheidenem, unterwürfigem Verhalten erzogen, während man Jungen eher etwas durchgehen läßt, weshalb diese sich schon mal eher brüsten (vgl. ACKERMANN 1988: 189).

Ein besonderes Augenmerk wird auch der Selbstbeherrschung zugesprochen, d.h. nicht impulsiv zu reagieren sowie höflich, hilfsbereit und gastfreundlich gegenüber anderen zu sein. Dies verlangt auch eine besondere sprachliche Gewandtheit. Man soll zuerst nachdenken, bevor man spricht. Vor allem für Frauen gilt, sich nicht in den Vordergrund zu drängen (vgl. VINCENT 1954: 119; BOURGOIS 1954: 296; UWIMANA 1984: 67). Kinder haben vor der Pubertät bei Gesprächen der Eltern nicht mitzureden bzw. sich nicht in die Unterhaltung Erwachsener einzumischen. Dies gilt solange bis sie selbst geheiratet haben; was wieder impliziert, daß Ledige nicht so geachtet sind (vgl. BOURGOIS 1954: 304).

In der Literatur bleibt leider die genaue Bedeutung, die die Geschwister, Vettern und Basen, Onkel, Tanten und Großeltern in der Erziehung einnehmen, unklar. Die Onkel väterlicherseits vertreten den Vater in dessen Abwesenheit, während die mütterliche Seite keinerlei Rechte besitzt. Da der Wohnsitz des jungen Paares zwar meist patrilokal, d.h. in der Nähe der Eltern des Bräutigams liegt, aber dennoch neolokal ist, d.h. sie bewohnen ein eigenes neues Gehöft, ist der Einfluß der Großfamilie auf die Erziehung begrenzt und erstreckt sich nicht allzuweit. Daneben wächst mit zunehmendem Alter der Einfluß der Alterskameraden.

11.2 Vermittlung von Wissen; Spiele der Kinder
In den ersten Jahren lernen die Kinder hauptsächlich, indem sie die Erwachsenen nachahmen. Die Inhalte der Erziehung und die eigentliche Vermittlung der Werte der Gesellschaft erfolgt nach und nach anhand von mythologischen Märchen (MAQUET 1954: 105), Fabeln, aber auch Sprichwörtern und Rätseln (vgl. KAGAME 1954: 258f; SCHÜRINGS 1992: 140f). PAUWELS betont, daß sich auch schon die Kinder untereinander gerne Geschichten und Rätsel erzählen (1975: 268f).

Im Spiel erfahren sie sich selbst zunächst ohne Stress und frei von äußerem Zweck. Anfangs herrschen Sandspiele, Sammeln von Pflanzen, Spielen mit Tieren vor. Ihre Phantasie braucht meist nicht mehr als ein Stück Holz oder Steine, um sich darunter Kühe, ein Gehöft oder ein Baby vorzustellen (vgl. auch VINCENT 1954: 149). Sie schlagen Reifen, tanzen zusammen in kleinen Gruppen (vgl. PAUWELS 1975: 269), und gerne werden Grasbüschel mit Rinde der Bananenstauden zu einem Fußball verknotet. Später nehmen die Spiele den Charakter von Wettbewerben, Geschicklichkeitsprüfungen, Gedächtnisleistungen an.

11.3 Lob und Strafe

Wenn das Kind nach Hause kommt, so erzählt KAGAME (1954: 256f), wird es oft von der Mutter aufgefordert zu erzählen, was es gemacht hat, was es beobachten konnte, wen es getroffen hat, was gesprochen wurde. Dann lobt sie es, gibt ihm eine Kleinigkeit, die es mag, z.B. etwas Süßes wie kleine Bananen. Hat es etwas besonderes geleistet, gibt es auch einmal neue Kleider oder neuerdings gar ein Spielzeug. Allgemein dürfen sich die kleinen Kinder nicht weit vom Gehöft entfernen. In Ruanda, wo die Kinder getrennt von ihren Eltern alleine essen, ist es für ein Kind die größte Auszeichnung, mit den Eltern, vor allem aber mit dem Vater zu speisen; dies geschieht, wenn es eine außerordentliche Leistung vollbracht hat, die der Familie zur Ehre gereicht. In der Schule wird z.B. am Abschluß des Jahres öffentlich ausgerufen, welche Rangfolge die Kinder in den Noten einnehmen: die besten wie auch die schlechtesten. Manche Eltern prügeln dann öffentlich ihr Kind, wenn es Klassenschlechtester ist.

Ein Charakteristikum der Erziehung scheint darin zu liegen, daß es als unmöglich gilt, sich gegen die väterliche Autorität aufzulehnen. Diese Erziehung wird auch von den Müttern vermittelt und mitgetragen. Aber auch ein Beschimpfen oder Beleidigen der Mutter wird stets geandet (PAUWELS 1954: 269). Will das Kind etwas anderes als die Eltern, wird erst streng geschaut, dann wird ermahnt oder die Stimme gehoben. Oft wird eine Geschichte erzählt, in der es jemandem bei einem ähnlichen Vergehen schlecht erging; schließlich wird auch gedroht, z.B. daß ein wildes Tier kommt und das Kind, das laut herumschreit, frißt.

Gestraft wird - wenn auch selten - bis hin zu Ohrfeigen und Schlägen mit einer dünnen Rute aufs Gesäß. Dabei gilt jedoch stets, daß keine bleibenden Schäden auftreten dürfen; Eltern die dies dennoch tun, diskreditieren sich selbst. Die stärkste Strafe ist der Fluch durch den Vater (KAGAME 1954: 241).

Strafen erfolgen nur unmittelbar; wenn ein Kind wegläuft (zumeist zu den Großeltern), entgeht es manchmal der Strafe. Daß man einen Tag später noch für etwas bestraft wird, ist unüblich. Auch die Strafe selbst wird gleich vollzogen, dauert also nicht über Tage an. Prinzipiell muß sie gerecht und angemessen sein, da ein Kind Unrecht nie vergesse. Mittelbare Strafen wie bei uns im Sinne von Hausarrest und mehrere Tage oder gar Wochen eine Schuld abzutragen, gibt es nicht. Früher sollen Essensverbote bestanden haben, was inzwischen aber als töricht angesehen wird. Wenn die Mütter beispielsweise strafen und ihr Kind prügeln, so wird es anschließend gleich überschwenglich getröstet. Man gibt dem Kind etwas zu essen und meint die Strafe wäre doch nicht notwendig gewesen, hätte es sich anders verhalten (wodurch quasi die eigenen Schuldgefühle abgebaut und auf das Kind übertragen werden). Viel stärker als bei uns werden den älteren Geschwistern nicht nur Erziehungsaufgaben übertragen, sondern auch das Recht, die Jüngeren zu strafen (vgl. VINCENT 1954: 123; HABIMANA-NYIRASAFARI 1972: 7). Stellt das Kind Forderungen, wird seine Aufmerksamkeit meistens abgelenkt; es wird auf etwas anderes oder einen anderen Zeitpunkt vertröstet, was bis hin zum Belügen der Kinder geht.

Um hier nicht ein falsches Bild entstehen zu lassen, sei betont, daß insgesamt wenig gestraft wird. Da die Kinder von klein auf in Arbeitsprozesse integriert werden und eigene Vorstellungen nur in begrenztem Umfang entwickeln können, sind inhaltliche Differenzen zu den Vorgaben der Eltern begrenzt (vgl. BOURGOIS 1957: 298). Es gibt auch wenig Impulse von außen (wie z.B. Medien, Händler, Kontakte zu Ausländern). Werden Verbote ausgesprochen, so werden sie nur selten begründet; das Kind hat zu gehorchen.

Neben der elterlichen Autorität seien die *miziro* (Singular = *muziro;* ein allumfassendes System einer Art von Tabus; vgl. dazu ausführlich SMITH 1979) und ein durch die Ahnen vermitteltes Wertesystem mit Handlungsanweisungen erwähnt (vgl. HABIMANA-NYIRASAFARI 1972: 12). Diese *miziro* regeln das Verhalten in der Gemeinschaft und durchdringen den Alltag. Sie zu überschreiten heißt, das Unglück zu provozieren. Sie sind keine eigentlichen Verbote, sondern eher Warnungen. Verstöße werden nicht von Menschenhand geahndet, sondern äußern sich z.B. sehr häufig durch Hautkrankheiten (vgl. SMITH 1979: 18f).

Hier nicht berücksichtigt wurde die Funktion der Scham im Erziehungsprozeß. Uns sind dazu auch keine literarischen Vorarbeiten bekannt.

12. Bemerkungen zum Abschluß

Die Psychoanalyse geht von mehreren Entwicklungsphasen in der Kindheit aus. In diesen herrschen verschiedene Bedürfnisse und Triebe vor, was zu Konflikten mit der Umwelt führt. Dabei interessiert, wie diese gemeistert werden, wie sich die (Objekt)Beziehungen gestalten, sich die Ich-Struktur entwickelt. Ein besonderes Augenmerk wird auf traumatische Ereignisse oder doch zumindest schwierig zu bewältigende Einschnitte in der frühen Kindheit ausgerichtet sowie Einflüssen, die sich im späteren Leben in einer tendenziell häufig anzutreffenden Ausprägung von Persönlichkeitsmerkmalen äußern. Wenn wir kurz einige solcher Besonderheiten, die uns in der ruandischen Erziehung aufgefallen sind, herausgreifen und mit bestimmten Wertvorstellungen und Kommunikationsstrukturen vergleichen, so wollen wir zum Nachdenken einladen. Für uns sind es erste Schritte zu einem tieferen Verständnis dieser Kultur. Um hier auf die Kulturtheorie der Psychoanalyse einzugehen oder auch den Antagonismus zwischen Familie und Kultur, fehlt der Raum. Hingewiesen sei darauf, daß Psychoanalytiker wie ERDHEIM (1982) die Bedeutung der frühen Kindheit eingeschränkt und auf die Adoleszenz als zweite Chance, die Persönlichkeit neu zu strukturieren, hingewiesen haben.

Leider waren die uns zugänglichen literarischen Vorlagen fast ausschließlich an der Sicht der Erwachsenen orientiert: es ging um die ruandische Familie, die Stellung der Frau, die Geburt, die Erziehung etc; das Kind selbst und seine Entwicklung stand nur selten im Mittelpunkt des Interesses. Auch unser Überblick leidet darunter. Wir glauben, daß dies nicht nur ein Problem der Interpreten ist, sondern auch etwas über die Stellung der Kinder in Ruanda aussagt: Kinder sind zumeist erwünscht und gewollt. Die Einstellung ihnen gegenüber ist von Zustimmung und Freude geprägt, die mit einer lebensbejahenden Grundeinstellung korrespondiert; ansonsten aber sind sie in erster Linie Fokus einer Vielzahl von Erwartungen und (unbewußten) Wünschen. Kinder, die dem nicht entsprechen oder gar außerehelich geboren werden, werden abgelehnt und stark diskriminiert. Aufgrund der im allgemeinen großen Kinderzahl und hohen Säuglingssterblichkeit von 12% (STATISTISCHES BUNDESAMT 1992: 23) ist die elterliche Aufmerksamkeit für den einzelnen geteilt und verhalten.

Demgegenüber ist die enge symbiotische Beziehung zwischen Mutter und Kind im ersten Lebensabschnitt hervorzuheben; gekennzeichnet durch eine völlige Unterwerfung der Mutter unter die kindlichen Bedürfnisse, einen sehr engen, gemeinsamen Körperkontakt und eine uneingeschränkte Verfügung des Säuglings über die mütterliche Brust. Durch diesen engen Kontakt wird der Säugling aber auch eingeschränkt in seinen Regungen, selbstständig handeln zu können. Diese Phase variiert in ihrer Dauer zwischen sechs Monaten und drei Jahren. Sie wird abrupt abgelöst, indem sich die Mutter vom Kind abwendet. Sie verweigert ihm nicht nur die Brust, sondern es ißt fortan von den Eltern getrennt. Die älteren Geschwister und die ganze patrilineare Großfamilie spielen nun in der Sozialisation eine zunehmende Rolle.

Dieser Einschnitt ist von mehreren Autoren als traumatisch für das Kind beschrieben worden. Er wird aber nicht durch eine verstärkte Hinwendung der Mutter zum Vater begleitet oder durch dessen Intervention bestimmt. Obwohl sich die Mutter zurückzieht, bleibt sie noch die Hauptbezugsperson des Kindes; vor allem auch, weil sich der Vater als Bezugsobjekt nur wenig anbietet. Wohin oder wogegen sich der anzunehmende aggressive oder depressive Affekt in dieser labilen Zeit beim Kind richtet, ist uns aus der Literatur nicht deutlich geworden. Vor allem den Großeltern (besonders väterlicherseits) scheint jetzt eine emotional stabilisierende Rolle zuzukommen.

Wir glauben, daß diese frühkindliche Erfahrung am Ende der sogenannten oralen Phase eine Ambivalenz hinterläßt: eine Sehnsucht nach dem beständigen uneingeschränkten Fließen wie aber auch die Angst vor Verlust, Unterbrechung von Beziehungen. Fließen (und hier als Sinnbild Milch, Bier und Honig) versus Blockaden charakterisieren für TAYLOR (1988: 12ff) ein umfassendes symbolisches Gedankengebäude der Ruander, das auch die Vorstellungen von Gesundheit, Körper und Selbst bestimmt. Regen symbolisierte beispielsweise den göttlichen Fluß zwischen Himmel und Erde, für den die Könige verantwortlich waren. Mädchen, deren Brüste sich nicht entwickelten und deren Regelblutung ausblieb, wenn sie in das gebärfähige Alter kamen, wurden umgebracht, da man dachte, daß ihre Blockaden Unglück für die Fruchtbarkeit in ihrem Umfeld mit sich brächten.

Orale Kommunikation beinhaltet ein besonderes Gefahrenmoment, sei es, daß man fürchtet vergiftet (verzaubert) zu werden, sei es durch Worte verletzt zu werden. Die Kunst der richtigen Wortwahl und des geschickten Argumentierens nimmt deshalb in der Erziehung einen besonderen Stellenwert ein. Andererseits wird Kommunikation zumeist mit Trinken aus einem gemeinsam benutzten Gefäß verbunden. Die Bedeutung des beständigen Fließens von Informationen ist bereits in der ruandischen Grußformel *Amakuru ki?* (Welche Neuigigkeiten gibt es?) offensichtlich. Es gibt in Ruanda kaum ein Geheimnis.

Letzteres leitet aber auch über zu einem anderen Aspekt: dem der Kontrolle. Die Bedeutung des

Festhaltens und Loslassens, von Geben und Nehmen, Abhängigkeit und Autonomie wird mit analer Lust und Steuerung der analen Vorgänge in Zusammenhang gebracht. In der ruandischen Erziehung treffen wir schon sehr früh auf Verhaltensweisen der Mütter, die die Ausscheidung beeinflussen sollen. Das geht soweit, daß dem Kind bei Verstopfung wiederholte Einläufe gemacht wurden. Der Säugling wird also sanktioniert, sowohl wenn er etwas zu lange bei sich behält, als auch wenn er etwas unkontrolliert herausläßt. Beginnt eine Sauberkeitserziehung bereits so bald nach der Geburt, so ist davon auszugehen, daß anale Prinzipien tief verinnerlicht werden. Sie bestimmen denn auch überwiegend die vermittelten Lebensnormen, also z.B. von Selbstkontrolle, Gehorsam und Macht.

Das plötzliche Abstillen entzieht dem Kind nicht nur die Brust, sondern übergibt es gleichzeitig der Obhut der Geschwister und der ganzen patrilinearen Familie. Die versorgenden Anteile der Gruppe nähren nun auch das Gefühl des Selbst und der kindlichen Allmacht. Dadurch kommt es zu einem Wandel dahingehend, daß sein Gefühl geliebt zu werden und mit der Welt umgehen zu können, von der Zugehörigkeit zur Großfamilie abhängt (vgl. PARIN 1983: 144f).

Indem es in die Geschwisterreihe eingegliedert ist, wird es allerdings auch mit einer strengen, hierarchischen Ordnung konfrontiert. In Abwesenheit der Eltern ist dem jeweils älteren die Befehlsgewalt und auch das Recht zu strafen übertragen. Zumindest bis zum Schulbeginn, meist aber bis zur Pubertät, ist die vertikale Familienorganisation die erzieherisch formende gesellschaftliche Institution. (Männliche) Altersklassen als horizontale identifikationsstiftende Institution, wie sie bei anderen afrikanischen Völkern bestehen, deren Mitglieder sehr eng zueinander stehen und die z.B. später gemeinsam initiiert werden, existieren in Ruanda nicht. Es gab jedoch früher militärische Heereseinheiten, die in diesem Sinne verstanden werden könnten. DE LACGER (1959: 142f) beschrieb die Ruander einseitig als Menschen, die stets jemandem Untertan sind. Sie sagten zu allem Ja und Amen, sei es aus Furcht oder Berechnung; würden sich aber insgeheim dagegen auflehnen. Sie hätten kein Rückgrat, sondern wären in erster Linie ihrer Familie und ihrem Clan verpflichtet. Bei DE LACGER tragen diese Hinweise deutliche Züge seiner Schwierigkeiten als Missionar und sind abwertend gemeint. Beachtet man aber die starke identitätsstiftende Verbundenheit des einzelnen mit der Gruppe (PARIN 1983: 156ff spricht in diesem Zusammenhang vom Gruppen-Ich) ist ein besserer Zugang zu den Hintergründen möglich.

Unberücksichtigt bleibt bei ihm auch der zweite angesprochene Aspekt, nämlich der des (Her)Gebens. Persönliches Eigentum existiert in Ruanda nur in sehr geringem Umfang. Schon früh teilen die Kinder mit ihren Geschwistern. Häufig haben wir z.B. bei ruandischen Freunden erlebt, daß ein (abgeschlossener!) Koffer mit persönlichen Gegenständen von Familienmitgliedern *aufgebrochen* oder "geplündert" worden war, ohne daß dies als eine Grenzüberschreitung in die Intimsphäre von beiden Seiten erlebt wurde bzw von unseren Freunden zugegeben werden konnte. Ihr resignatives oder unterschwellig aggressives Reagieren deutete aber inzwischen einen unbewußten Konflikt an. Später wurde uns bestätigt, daß es zwecklos sei, gegen diese (hierarchische) Ordnung aufzubegehren. Besitz wird nicht individuell, sondern als Familieneigentum verstanden. Geben im Sinne von Teilen, Offenheit, Gastfreundschaft repräsentiert einen weiteren Aspekt im psychoanalytischen Verständnis, der durch die Kontrolle der Analfunktion berührt wird.

Zusammenfassend verstehen wir es so, daß für die Zugehörigkeit zur Familie, für ihre nährenden und Schutz bietenden Anteile der Preis von Gehorsam und Unterwerfung und damit verbundenen Ängsten entrichtet wird.

Während sich für das junge Mädchen die Mutter als Identifikationsfigur unmittelbar anbietet, hat es der Junge schwerer. Der Vater ist weit seltener zuhause.[3] Er bietet in den kindlichen Vorstellungen Schutz nach außen, ist von den Jungen aber vor allem gefürchtet. Die sehr seltenen, dann aber harten Strafen, die nur vom Vater vollzogen werden, treffen fast nur die Jungen, kaum dagegen ein Mädchen. Laut VINCENT trägt das dazu bei, daß die Beziehung von Vater und Sohn nicht allzu eng ist und die emotionale Neigung des Sohnes zur Mutter bestehen bleibe (1954: 208). Wir werten dies als Hinweis auf ödipale Konflikte. Die ungebrochenen libidinösen Wünsche, die der ruandische Junge auf seine Mutter richtet, führen zu einem Rivalitätskonflikt mit dem Vater und werden durch eine starke Furcht vor ihm gebunden. Angesichts dieser intensiven Emotionen fallen die offenen, genital geprägten Äußerungen und Handlungen der Großeltern -vor allem der Großmütter- auf. Es entsteht der Ein-

---

[3] Es gibt drei Arten väterlicher Abwesenheit: bei Polygamie, bei zerrütteten Ehevehälnissen und wenn der Arbeitsplatz nicht in der Nähe des Gehöftes liegt. Allgemein sind die Väter am Abend häufig außer Haus bei Freunden oder um zu trinken.

druck, als ob sie vorübergehend die Eltern von den libidinösen Trieben der Kinder entlasten müßten, indem sie sie auf sich richten. Die außerordentliche sexuelle Freizügigkeit unter den Kindern bis zum Eintritt in die Pubertät mag ähnlichen Zielen dienen und z.B. auch bestehende Kastrationsängste mildern. Die ödipalen Ängste drücken sich später im Erwachsenenleben als Furcht aus, von der Frau verlassen zu werden oder von ihr keine Kinder mehr zu bekommen. Sofern es ökonomisch machbar ist, sichern sich die Männer dagegen ab durch die Polygamie oder -seit deren Verbot- durch ein deuxième bureau, d.h. eine Konkubine (vgl. PARIN 1983: 204).

Aus einer systemischen Sicht könnte man anmerken, daß die Mütter selbst viel dazu beitragen, den Vater gegenüber der Familie auf Distanz zu halten, z.B. indem sie mit seiner Autorität drohen und das Bild des strafenden Familienpatriarchen konstruieren. Dies führt dazu, daß sich die Männer ihrerseits zusammentun.

Zum Abschluß möchten wir den Wunsch äußern, daß in nachfolgenden Arbeiten genauere Untersuchung zur frühen Kindheit, so z.B. auch zur motorischen Entwicklung, zum Spracherwerb und zum kindlichen Verhalten allgemein, durchgeführt werden. Psychoanalytische Theorien sind zumeist weniger aus direkter Beobachtung, denn als Rückschlüße aus einer Sicht der Erwachsenen auf die kindliche Perspektive erfolgt. Auch viele unserer hier geäußerten Gedanken - vor allem diejenigen mit psychoanalytischem Bezug - sind lediglich Hypothesen, die aber dazu einladen wollen, sie zu überprüfen.

References

ACKERMANN, LEA. 1978. *Erziehung und Bildung in Rwanda: Probleme und Möglichkeiten eines eigenständigen Weges*. Frankfurt

--. 1988. Frauen in der Gesellschaft Rwandas. Ihr herkömmliches und gegenwartsbezogenes Rollenverständnis. in: *Südwestfunk, Landesstudio Rheinland-Pfalz* (Hg): Partner Rwanda. S.186-197, Mainz

ADLER, MATTHIAS. 1993. *Ethnopsychoanalyse. Das Unbewußte in Wissenschaft und Kultur*. Stuttgart, New York

BIGANGARA, JEAN BAPTISTE. 1986. *Pour une anthropologie de la famille et du mariage traditionnels au Burundi*. Bujumbura

BOURGEOIS, R. 1957. *Banyarwanda et Barundi. Bd. I. Ethnographie*. Brüssel: ARSC (Classe des sciences morales et politiques, mémoires in-8°, tome XV, fasc. unique)

BRANDSTETTER, ANNA-MARIA. o.J. *Herrscher über tausend Hügel. Zentralisierungsprozesse in Rwanda im 19. Jahrhundert*. Mainz

CZEKANOWSKI, JAN. 1917. *Forschungen im Nil-Kongo-Zwischengebiet*. 2 Bde, (Wissenschaftliche Ergebnisse der Deutschen Zentral-Afrika-Expedition 1907-1908, Bd. VI). Leipzig

DEUTSCHE GESELLSCHAFT FÜR TECHNISCHE ZUSAMMENARBEIT (GTZ)/OFFICE NATIONAL DE LA POPULATION (ONAPO). 1989. *Aspects socio-culturels des grossesses non-desirées des jeunes filles Rwandaises dans la préfecture de Butare*. Rwanda

D'HERTEFELT, MARCEL. 1962. *Le Rwanda.* in: M. d'Herdefelt; A. Trouwborst; J. Scherer: *Les anciens royaumes de la zone interlacustre meridionale. Rwanda, Burundi, Buha*. London: International African Institute (Ethnographic Survey of Africa, East Central Africa, XIV)

DORNES, MARTIN. 1993. Psychoanalyse und Kleinkindforschung. Einige Grundthemen der Debatte. *Psyche* 12:1116-1152

ERDHEIM, MARIO. 1982. *Die gesellschaftliche Produktion von Unbewußtheit. Eine Einführung in den ethnopsychoanalytischen Prozeß*. Frankfurt/M.

ERNY, PIERRE. 1978. *De l'éducation traditionnelle à l'enseignement moderne au Rwanda (1900-1975)*. Université de Strasbourg II, Thèse.

-- 1968. *L'enfant dans la pensée traditionnelle de l'Afrique noire*. Paris

-- 1972. *Les premiers pas dans la vie de l'enfant d'Afrique Noire. Naissance et première enfance*. Paris

FREEMAN JIM. 1984. *Nyabingi. The social History of an African Divinity*. Butare

GAKUMBA, BONIFACE. 1983. *L'éducation sexuelle de l'adolescent rwandais scolarisé. Problèmes et perspectives*. Memoire, Université Nationale du Rwanda, Butare

HABIMANA-NYARASAFARI, GAUDENTIA. 1972. La famille rwandaise. in: UNR, CENTRE DE BIBL. RWAND. (Hg.): *Aspects de la culture rwandaise*. S.1-26, Kigali

HATUNGIMANA, CALLIXTE. 1970. *De l'éducation traditionnelle et scolaire de l'enfant rwandais*. Institut catholique de Paris, Mémoire. Paris

ILINIGUMUGABO, ALOYS. 1989. *L'espacement des naissances au Rwanda: niveaux, causes et conséquences*. Louvain-la-Neuve (Université Catholique de Louvain; Institut de Démographie)

KAGAME, ALEXIS. 1954. *Les organisation socio-familiales de l'ancien Rwanda*. ARSC=Académie Royale des Sciences Sociales (Classe des sciences morales et politiques: mémoire in-8°, tome XXXVIII, fasc.3), Brüssel

KASHAMURA, ANICET. 1973. *Famille, sexualité et culture. Essai sur les moeurs sexuelles et les cultures des peuples des Grands Lacs africains.* Paris
DE LACGER, LOUIS. 1959. *Ruanda.* Kabgayi
LAPLANCHE, J.; PONTALIS, J.-B.. 1973. *Das Vokabular der Psychoanalyse.* 2 Bde. Frankfurt/M.
MARREEL, IRIS. 1993. *Familienplanung und die Bedeutung von Kinderreichtum in der rwandischen Gesellschaft.* unveröff. Magisterarbeit, Univ. Mainz
MAQUET, JACQUES. 1954. Le système des rélations dans le Rwanda ancien. *MRCB Annales, série in-8º, Sciences de l'Homme,* Ethnologie 1, Tervuren
MAYR, THOMAS M.. 1990a. Rwanda: traditionelle Medizin in der Offensive? *curare* 13:147-160
-- 1990b. Forscher und Erforschte. Strukturelle Beziehungen im Feld. *Ethno Reader* 1:11-26
-- 1991a. Der "ethnische Konflikt" in Ruanda. *Pogrom* 157:36-39
-- 1991b. Die medizinische Versorgung in Ruanda. in: U.LÖBER/E.RICKAL (Hg.): *Ruanda.* S.267-279, Landau
-- 1993a. Bagogwe und Bahima. *Pogrom* 170:54-55
-- 1993b. Mit den Wäldern verschwinden auch deren Bewohner. Das Beispiel der Batwa (Pygmäen) Ruandas. in: *Gesellschaft für bedrohte Völker* (Hg.): Land ist Leben. S.188-194, Wien
MENSCHING, WILHELM. 1987. *Ruanda. Eine Selbstdarstellung des Volkes in alten Überlieferungen.* Stadthagen
MENTZOS, STAVROS. 1992. *Neurotische Konfliktverarbeitung.* Frankfurt/M. 1982
MUNYARUGERERO, FRANÇOIS-XAVIER. 1987. Education de la jeune fille dans la societé Rwandaise. *Famille, Santé, Developpement* 8:5-10
MUSABIMANA, JEAN BAPTISTE. 1990. *L'éducation au Rwanda - Le coût de l'éfficacité.* Kigali
MUSWAHILI, PIERRE. 1972. *Education traditionnelle.* in: *Révue Pédagogique,* Kigali
NDINDABAHIZI, J.C. (ONAPO). 1984. *Formation des auxiliaires de la planification familiale. Bref aperçu sur l'infertilité et des abortements*
NICKEL HORST. 1976. *Entwicklungspsychologie des Kindes- und Jugendalters.* Bern
NYIRASAFARI, GAUDENTIA. 1972. La famille rwandaise hier et aujourd'hui. *Revue Pédagogique* 29:22-26 ; 30:20-25.
PARIN, PAUL. 1978. *Der Widerspruch im Subjekt. Ethnopsychoanalytische Studien.* Sammelband, hier 1983, Frankfurt/M.
PARIN, PAUL; F. MORGENTHALER; G. PARIN-MATTEY. 1963. *Die Weißen denken zuviel. Psychoanalytische Untersuchungen bei den Dogon in Westafrika.* 3.Aufl.1983, Frankfurt/M
PAUWELS, MARCEL. 1974/75 Education des enfants au Rwanda. in: *Annali del Pontificio Museo Missionario Ethnologico,* 38/39:261-332
REUTHER, EVA-MARIA. 1991. Frau und Familie in Ruanda. in: U.LÖBER, E.RICKAL (Hg): *Ruanda.* S.237-257, Landau
ROHEIM, GÉZA. 1950. *Psychoanalysis and Anthropology: Culture, Personality and the Unconscious.* New York
SADIKI, JEAN-BAPTISTE. 1989. *L'éducation traditionnelle au Rwanda.* Butare/Frankfurt, Univ. Frankfurt, unver. Manuskript
SCHÜRINGS, HILDEGARD. 1992. *Rwandische Zivilisation und christlich-koloniale Herrschaft.* Frankfurt/M
SMITH, PIERRE. 1979. L'efficacité des interdits. in: *L'Homme* 19,1:5-47
STATISTISCHES BUNDESAMT. 1992. *Länderbericht Ruanda* 1992. Wiesbaden
TAYLOR, CHRISTOPHER CHARLES. 1991. *Milk, honey and money: changing concepts of pathology in Rwandian popular medicine.* University of Virginia, Ph.D. Ann Arbor: University Microfilms Int
UTAZIRUBANDA, FRANÇOIS-XAVIER. 1979. *L'éducation sexuelle et formation coutumière des enfants rwandais de 0 à 6 ans.* Mémoire, Louvain
UWIMANA, VÉNANTIE. 1984. *La part actuelle de la femme rwandaise dans l'éducation familiale, en milieu rurale, des enfants de la conception à 6 ans. Cas de la Commune Kigembe.* Butare
VINCENT, MARC. 1954. *L'enfant au Ruanda-Urundi.* Brüssel: IRCB (Section des Sciences Naturelles et Médicales: mémoire in-8º, tome 23, fasc. 6 et dernier)
WHITING, J.; CHILD, I.. 1953. *Child training and personality: a cross cultural study.* New Haven
WHITING, J.; KLUCKHOHN, R.; ANTHONY, A.. 1958. The function of male initiation ceremonies at puberty. in: E. MACCOBY; T. NEWCOMB; E. HARTLEY (Hg): *Readings in social psychology.* New York

Kindheit bei den Twareg
Childhood of the Twareg
Hans Helmut Ritter

Zusammenfassung: Isolation und Einsamkeit *(asuf)* des Hirtenlebens in Kleingruppen und frühe individuelle Selbständigkeit, Umgang mit Herdentieren und Vertrautheit mit der Natur, Geborgenheit im mütterlichen Zelt - *ehan,* Synonym mit Familie und Frau - prägen die (frühe) Kindheit der Twareg ebenso wie die Risiken und Entbehrungen während der nomadischen Wanderzüge und saisonalen Mangelphasen in einer Umgebung der Kargheit und der Weite, einem zugleich grenzenlosen Spielfeld kindlicher Abenteuer, Experimente und Bewährungen. Kollektive Rituale, individuelle Schutzpraktiken (wie die prophylaktischen Skarifikationen *tidjeyyaz)* und ein stetes Training physischer Abhärtung und Geschicklichkeit, oft in Form von Spielen *(eddelen),* begleiten die Phasen der Kindheit von der Geburt und Namensgebung bis zur Pubertät, vom Abscheren der ersten 'Heidenhaare' und dem Tragen des Lederschurzes bis zur erstmaligen Verhüllung des Gesichtes *(ennegab)* bei den Knaben oder dem Tragen des Kopftuches *(ekerhey)* bei den Mädchen.
Die traditionelle Erziehung durch die Frauen, Islamunterweisung durch die Marabuts *(Ineslemen)* wie auch multiple, heterogene Fremdeinflüsse der umgebenden Völker bestimmen den weiteren Rahmen der Identitätsbildung und soziokulturellen Integration der nachfolgenden Generation *(izereyan)* in diese stratifizierte, zum Teil matrilineare Nomadengesellschaft mit ihren regionalen Unterschieden.

Abstract: Isolation and solitude *(asuf)* due to the dispersion of small pastoral groups, combined with early individual independance, the herding of animals and familiarity with nature, security within the maternal tent - *ehan,* synonymous with family and woman - are characteristics of (early) Twareg childhood, as well as the risks and harshness of life during migrations and seasonal times of need. This environment of scarcity and open spaces on the other hand forms an unconfined playingground for the adventures of children, their experiments and tests.
Collective rituals, practices of individual protection (e.g. prophylactic scarifications *tidjeyyaz)* and continuous training of physical toughness and skilfulness, often in the form of games *(eddellen),* accompany the stages of childhood from birth and naming-ceremony to puberty, from the cutting of the *pagan hair* and the wearing of the leather loincloth to the first facecovering *(ennegab)* (boys) and the wearing of the headtie *(ekerhey)* (girls).
Traditional education by the women, teaching of Islam by the marabuts *(ineslemen)* and various external influences from the surrounding ethnic groups contribute to the further growth of identity and the socio-cultural integration of the rising generation *(izereyan)* into this stratified, partially matrilinear nomadic society with its regionally distinct features.

Keywords: Ethnologie, Sahara, Sahel, Nomaden, Twareg, Kindheit, cultural anthropology, nomadic society, childhood.

Einführung - die ethnologische Betrachtung des Kindes
Die oft marginale Behandlung des Kindes in der ethnologischen Forschung wird in neueren Arbeiten kritisch reflektiert, zu denen etwa „*Kinder: ethnologische Forschungen in fünf Kontinenten*" (LOO & REINHART 1993) oder „*Kinderwelten*" (CHRISTENSEN 1994; RICHTER 1994) gehören. Der klassische generalisierende und enzyklopädische Ansatz der Beschreibung und Analyse *fertiger,* von Erwachsenen gebildeter (idealtypischer) Gesellschaften wird damit ergänzt durch eine neue Beachtung der Seinsweise von Kindern. Die Zeit und Vorstellungswelt der *Kindheit* wird nicht mehr lediglich als Vorstufe des Erwachsenseins, sondern als eigenständige und eigenwertige Lebensphase betrachtet. Analog zu Werken wie der europäischen *Geschichte der Kindheit* von ARIES (1975) soll das Kind in außereuropäischen Kulturen neu entdeckt und beschrieben werden.

In der praktischen Umsetzung setzt diese Verstehensweise eine partizipierende und integrative Methode voraus, eine unprätentiöse *Alltags-Forschung,* in der die Rolle der Kinder unmittelbar evident wird, sobald ihnen

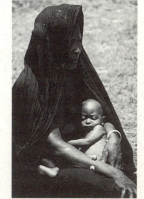

Abb. 1

die Betreuung des *Fremden* überlassen wird. Die damit oft verbundene Relativierung mancher sozialer Barrieren, Verhaltensnormen und Bedenklichkeiten der Erwachsenen, fördert spontane Aussagen, Entdeckungen und Einsichten, die sowohl die Welt der Kinder wie die der Erwachsenen betreffen. Auf derartigen Erfahrungen als *inoffizieller* Einzelreisender und Gast bei Twareg und anderen Nomaden in Sahara und Sahel beruhende Beobachtungen sollen im folgenden wiedergegeben werden, wobei die schichtenspezifischen Unterschiede kindlicher Existenzen zugunsten allgemeinerer Betrachtungen vernachlässigt werden.

1. Allgemeine Beobachtungen

Bei ersten Begegnungen mit Twaregkindern ist man meist überrascht von der unerwarteten *Distinguiertheit* und eher scheuen Zurückhaltung dieser oft abgerissenen und staubüberkrusteten kleinen Gestalten, die von irgendwoher aus der Wildnis auftauchen oder in einem Zeltdorf den fremden Besucher beobachten. Ihr unaufdringliches und selbständiges Verhalten, das man als Gast beobachten kann, ist bemerkenswert. Je nach Alter in die Arbeiten des Tagesablaufes integriert, führen sie kompetent und zuverlässig ihre Aufgaben aus. Flexible Anpassung an die jeweilige Situation und die augenblicklichen Erfordernisse inmitten Kargheit und Entbehrung, zugleich spielerisch-fröhliche Unbekümmertheit und phantasievolle Initiative kennzeichnen das Wesen dieser Kinder, die dabei weder albern noch altklug, weder dressiert oder eingeschüchtert und *unkindlich* angepaßt wirken. Selbstbewußt und mit flinker Routine besteigt so mancher kleine Knirps ein ihn um das doppelte überragendes Kamel, lenkt es behutsam und trabt davon.

Schon der englische Forscher RODD, der in den dreißiger Jahren dieses Jahrhunderts die Ayrregion bereiste, war von den Twaregkindern dort so beeindruckt, daß er ihnen in seinem bekannten Werk *People of the Veil* einen Absatz widmete und feststellte: *"The children are so well brought up that European parents might be envious of them. I have never met small boys with such perfect manners and so free from selfishness as I experienced in Air."* (RODD 1926: 177). Und der französische Lehrer Claude BLANGUERNON, der sein Leben bei den Twareg im Ahaggar verbrachte, schreibt ähnlich: „*Die tägliche Beobachtung der Gebräuche läßt das Kind sehr gehorsam und sehr respektvoll werden.*" (BLANGUERNON 1955: 137).

2. Sozialisation und Rolle der Kinder
2.1. Milieu und Umwelt

Mit den frühesten Kindertagen beginnt die unabweisliche Erfahrung der extremen Naturbedingungen, denen das Leben in den Wüsten, Steppen und Gebirgen der Sahara unterliegt. Viele Notwendigkeiten des Alltags, persönliche Entbehrungen und Einschränkungen werden unmittelbar und unausweichlich erlebt, wie etwa die Abhängigkeit von Wasser und Tieren, Hitze und Kälte, die Bedeutung der Hilfe Anderer in dieser Lebenssituation der Vereinzelung und Isolation. Das Kind erfährt schnell die Grenzen der eigenen Fähigkeiten wie auch seine existentielle Bedrohung, gegen die es von den ersten Lebenstagen an kämpfen muß.

Diesen Gegebenheiten entspricht der Brauch, die Kinder bis zum Alter von etwa vier bis fünf Jahren, z.T. noch länger, unbekleidet zu lassen, damit sie sich abhärten gegen Hitze und Kälte, den ausdörrenden Wind, das Wasser der Tümpel, den Sand und den Staub. Auch bei medizinischen Behandlungen von Kindern ließ sich ein nüchterner Pragmatismus beobachten: wenn einmal ein Eingriff, eine Inzision oder Spritze etc. für nötig erachtet wurde und das Kind sich wehren wollte, hielt man es unerbittlich fest, bis die Behandlung abgeschlossen war.

Vor diesem Hintergrund relativiert sich die Bedeutung persönlicher *Befehle* durch Bezugspersonen und der *Widerspenstigkeit* Einzelner; das Kind ist nicht mit bestimmten Erziehern konfrontiert, sondern mit unabänderlichen Gegebenheiten, denen es sich anpassen muß. Der entbehrungsreiche und in den Grundzügen feststehende Tagesablauf läßt keinen Raum für eine besondere Rücksichtnahme auf individuelle Bedürfnisse oder gar kindliche Marotten. Auch ist eine unmittelbare Kontrolle des Verhaltens - der Kinder wie Erwachsenen - oft unmöglich, entscheidend ist die Eigenverantwortlichkeit und Mündigkeit jedes Einzelnen. Die Folgen von Handlungen oder Versäumnissen treten schnell und kompromißlos zutage, auch kleine Fehler können schnell weitreichende Konsequenzen nach sich ziehen. „*In der Wüste macht man einen Fehler nur einmal*", sagen die Twareg.

Bei einem Aufenthalte bei den Twareg im algerischen Tassili n-Ajjer begleiteten wir eine kleine Gruppe Twareg, die ein von einer Sandviper am Bein verletztes und im Hospital von Djanet behandeltes Kind zurückholte. Vom frühen Morgen an liefen wir durch die zerklüfteten Rinnen und spröden Geröllfelder des in der Augusthitze glühenden Felsplateaus zu den Wohnhöhlen der kleinen Stammesfraktion. Der Rekonvaleszent, ein zehnjähriger Junge, hatte alle Mühe, mit den Erwachsenen Schritt zu halten, zumal er mit dem verletzten Bein noch etwas hinkte. So blieb er oft so weit zurück, daß er gerade noch am Horizont sichtbar war, zeitweise auch im Felsgewirr außer Sicht geriet. Niemand kümmerte sich darum, sondern er mußte seine ganze Kraft aufbieten, die Erwachsenengruppe bei den seltenen Pausen wieder einzuholen, allein schon um etwas trinken zu können, da sich hier der Wasservorrat befand.

Stellt der *leere Raum* einerseits ein unwirtliches und gefährdungsreiches Umfeld dar, so bietet die räumliche Weite zugleich auch große Entfaltungsmöglichkeiten und Freiheiten. Das Leben in der Abgeschiedenheit läßt jedem seine individuelle Rolle und Tätigkeit im Rahmen des Möglichen und des Notwendigen. Das naturnahe Leben bringt vielfältige Gelegenheiten spielerischen Entdeckens der Umwelt mit ihren Pflanzen, Wildtieren und Landschaftsformationen mit sich, die Kenntnis von Herdenwirtschaft und Viehzucht, das Erleben der saisonalen Rhythmen des Weide- und Vegetationswachstums - elementare Faktoren, die das Leben von Mensch und Tier, die Weidewirtschaft wie das Sozialleben im Jahresablauf bestimmen.

Die kindliche Jagd- und Abenteuerlust findet im Durchstreifen der Wildnis ihre Erfüllung; bei der Suche und Jagd nach Kleintieren wie Eidechsen, Mäuse und Vögel, dem Sammeln von Beeren, Gräsern, Wildkörnern und Akazienharz usw. wird die Umgebung der Zeltlager erkundet. Niemand verbietet den Kindern, ein Feuer zu machen und ihre Beute zu bereiten: unbeaufsichtigt legen sie eine Sandgrube für die Glut an, sammeln Brennholz, entzünden ihr Feuer und grillen das erjagte Tier, z.B. eine Springmaus.

Räumliche Distanz und Mobilität verhindert oder relativiert auch manche Auswirkungen zu großer Nähe und gegenseitiger Bedrängnis, die das Leben vieler Seßhafter prägt. Die übliche Entfernung der Zelte eines Wohnlagers voneinander ist hier bezeichnend: sie entspricht der Rufweite, in der man gerade noch kommunizieren kann; nur besonders befreundete Familien wohnen *Zelt an Zelt*. Auch inner- oder intrafamiliäre Streitigkeiten und Konflikte können durch die Weite des Raumes gelöst werden: einzelne Personen oder Familien entfernen sich aus dem Lagerverband oder bleiben zurück, wenn dieser weiterzieht. Man streitet nicht mit dem *bösen Nachbarn*, sondern meidet ihn oder entfernt sich gänzlich. Während einerseits z.B. die Herdenwirtschaft auf einer Kooperation zwischen den Generationen beruht, kann auch ein entstehender Generationenkonflikt dadurch gelöst werden, daß z.B. der erwachsene Sohn sich mit seinem Herdenanteil entfernt und ein eigenes Lager gründet.

So ist das Lager oder Zeltdorf, einerseits vertraute Heimat- und Wohnstätte des Kindes, zugleich durch Instabilität und Mobilität gekennzeichnet; ein Umfeld ständigen Wandels, sei es durch das Wegziehen oder Hinzukommen einzelner Familien wie auch durch die Wanderung der gesamten Gruppe. Der Wechsel von Beharrung und Beweglichkeit, Bodenständigkeit und Flüchtigkeit gehören zu den Grunderfahrungen nomadischen Daseins, besonders bedeutsam für die Kinder mit ihrem engen Bezug zur unmittelbaren Zelt- und Lagerumgebung als nahräumigem Spiel- und Lebensbereich.

2.2. Erziehung und Sanktionen

Die geschilderten Gegebenheiten des Wüstenmilieus umfassen natürlich nur Teilaspekte des Lebens der Twareg; keineswegs läßt sich ihre Kultur allein aus einer mehr oder weniger funktionalistischen Ableitung *wüstenbedingter* Prägungen verstehen, wie bereits der flüchtige Vergleich mit benachbarten, in ähnlichem Milieu lebenden Nomaden zeigt, zu denen etwa die Mauren, Tubu und die arabischen Kamelnomaden gehören. Die allgemein aus der Wüstennatur und dem Leben als Viehzüchter ableitbaren Züge verbinden sich mit historischen und *autochthonen* soziokulturellen Elementen zu einem komplexen kulturellen System, das trotz vielfacher regionaler Varianten die Grundlage der spezifischen Identität der Twareg bildet.

Die Sozialisation der Kinder erfolgt in einem zunächst sehr lockeren Rahmen, die Erziehung beruht wesentlich auf einer sanften Förderung spielerischen Lernens; die Kenntnis *richtigen* und *falschen* Verhaltens entsteht im täglichen Zusammensein mit Altersgenossen und Geschwistern, wie auch unter der Obhut von Erwachsenen, ohne erzieherische Rigidität. Die „*Natürliche Dissidenz der Kinder*" (SANER 1977: 95ff) wird nicht diametral bekämpft, sondern ohne unmittelbaren Zwang, insbesondere ohne Schläge, beharrlich und pragmatisch in die Bahnen des sachlich Notwendigen wie gesellschaftlich

Erwünschten gelenkt.

Dabei verfährt man nach dem das Prinzip, daß das Kind die Folgen seines Tuns und Lassens selbst spüren soll, wie etwa die Wirkung und Gefahr von Feuer oder die Eigenschaften der verschiedensten Tiere und Pflanzen usw. Schläft es zu spät, ißt oder trinkt es zuviel oder zuwenig, läuft es zu weit und zu wild herum so wird es nur selbst, vielleicht noch unter den spöttischen Kommentaren der anderen, davon betroffen sein. Das widerspenstige, bockige und trotzige Kind wird ignoriert oder z.B. allein im Lager zurückgelassen, wo es sich bald isoliert fühlt und sich zu langweilen beginnt.

Andererseits spielt die Lernfähigkeit, Kompetenz und Eigenverantwortlichkeit der Kinder eine schnell zunehmende Rolle für die ganze Lagergemeinschaft/Familie. Ein eingebläuter, andressierter und kontrollabhängiger Gehorsam wäre hier ganz nutzlos. Denn schon früh müssen die Kinder wichtige Aufgaben selbst übernehmen und kompetent bewältigen. Man möchte sagen, daß die Kinder gerade deshalb so ernst genommen und dabei so sanft behandelt werden, weil sie so wichtig sind und man sich Fehlschläge bei der Kindererziehung nicht leisten kann. Kleine Trupps sechs bis zehnjähriger Jungen und Mädchen führen selbständig Ziegenherden oder Wasseresel durch einsame Wüstenregionen, beherrschen die Versorgung der Tiere, das Wasserschöpfen und die Orientierung im Gelände; sie sind über den Tag hin sich selbst überlassen, hüten zuverlässig die Herden und bringen über große Distanzen das lebenswichtige Wasser zum familiären Lagerplatz.

Der komplexe Kanon der *autochthonen* sozialen Regeln der Twareg wird seit langem vielfach beeinflußt und überlagert durch die Gebote und Vorstellungen des Islam, mit dem besondere Normen der Strenge und Askese einhergehen, wie etwa das Fastengebot, sowie die Stärkung des patriarchalischen Prinzips. Ausdruck dieses soziokulturellen und religiösen Dualismus zwischen autochthonen Twaregelementen und dem Islam ist u.a. die Doppelbenennung der Kinder mit einem Twareg- und einem Islamnamen (s.u. Namensgebung).

2.3. Essen und Schlafen

Besonders auffällig ist das Verhalten der Twaregkinder in den bekannten Problembereichen des Schlafengehens und des Essens, einem Stoff täglicher Dramen bei vielen westlichen Familien. Die Twareg kennen hier keine Probleme, denn die Kinder schlafen, wann sie wollen; oft sinken sie spätabends irgendwo zwischen den Erwachsenen zu Boden und schlafen ein, wo sie sind. Auch bei feierlichen abendlichen Veranstaltungen grenzt man die Kinder nicht aus oder schickt sie *ins Bett,* sondern sie nehmen am Leben der Erwachsenen teil, bis sie müde werden. Bei manchen Festen, wie den rituellen Tänzen, musikalischen Heilzeremonien *(tende n-gumatan),* Kamelparaden usw., bei denen die Kinder im Zentrum des Geschehens unerwünscht sind, läßt man sie gleich neben den Versammlungen der Erwachsenen ihr eigenes Kinderfest veranstalten, oft eine Art Imitation der Erwachsenenfeier, ohne daß jemand dadurch die angebrachte Ernsthaftigkeit des Ereignisses gefährdet sieht. Irgendwann verstummt der Kreis der Kinder, während die Erwachsenen noch weiter feiern; die großen Schwestern sammeln die Kleinkinder ein, decken sie zu oder tragen sie in die Zelte.

Die (abgestillten) Kinder der Twareg bekommen dasselbe Essen wie die Erwachsenen; nachdem die Eltern gegessen haben, erhalten sie die Reste des jeweiligen Mahles (BERNUS 1981: 146). Dabei werden sie von klein auf daraufhin erzogen, untereinander zu teilen, vom gemeinsamen Essen nur wenig zu nehmen und sich nicht um die Portionen zu streiten. Ein *Nicht-Essen-Wollen* oder Heikelsein konnte ich nie beobachten. Selbst in guten Zeiten ist das Speisenangebot, abgesehen von Festen, recht karg; auch kommt es oft zu langen Essenspausen, so daß schließlich jeder hungrig ist, bis die Mahlzeit fertig ist: sei es, daß erst ein Lagerplatz erreicht, die Tiere versorgt, das Melken abgewartet, Hirse gestampft oder noch Brennholz fürs Kochfeuer gesammelt werden muß. In Dürrezeiten geht die Ärmlichkeit der Nahrung soweit, daß von manchen Twareg geäußert wird, sie wüßten gar nicht mehr, was überhaupt *Nichtschmecken* bedeute. Was immer den Hunger stille, werde gegessen (vgl. SPITTLER 1989: 68).

2.4. Spiele und Spielzeug

Trotz der harten Lebensbedingungen finden die Kinder Zeit und Gelegenheit zu den vielfältigsten Spielen. Jede Jahreszeit, jede Region liefert andere Pflanzen und Materialien für Spielzeug - der Lehm bestimmter Tümpel zum Modellieren von Puppen und Geräten, die Schoten bestimmter Bäume für im Wind kreisende Propeller, verschiedene Steinsorten für Farbpulver oder Spielfiguren. Mädchen wie Jungen stellen selbst ihr Spielzeug her, basteln aus Stein und Ton, Draht und Stoff kleine Puppen, Tierfiguren und Tongeschirr, womit sie den Sand schattiger Täler und kleine Felsnischen bevölkern; in der Nähe von Siedlungen und Märkten finden sich Blechdosen und Draht zum Basteln aller möglichen Rollen, Reifen und Fahrzeugimitationen.

Die Tradition der Puppenherstellung durch Kinder ist besonders bemerkenswert, da in der Kunst und dem Handwerk der Erwachsenen keinerlei plastisch-figürliche Gestaltung (mehr?) auftritt; hier ist die Natur zu einem vielgestaltigen System ornamentaler Zeichen abstrahiert - der Fuß der Trappe, das Auge des Nachtvogels, die Spur der Gazelle sind Beispiele aus dem strengen, lineargeometrischen Formenkatalog der dekorativen wie apotropäischen Ornamentik der Objekte von Erwachsenen, den Werken der Schmiedekaste.

Achmed, der zehnjährige Sohn unseres Gastgebers im Tassili, hatte die tägliche Aufgabe, die Ziegen seiner Familie zu hüten. Mit einem Säckchen voller kleiner rötlicher und schwarzer Steinplatten kauerte er im Sand, in Sichtweite der grasenden Ziegen, und vertrieb sich die Zeit damit, aus den etwa handtellergroßen Steinplatten durch Klopfen und Schleifen kleine *Steinkamele* herzustellen, die er vor sich am Boden weiden ließ, ohne dabei die Ziegen außer acht zu lassen. Ein besonderes Prachtstück seiner Steintiere zeigte er mir stolz: es war ihm geglückt, die spröde Steinplatte an der *Nase* des Kamels zu durchbohren, ohne daß der Stein gesprungen war, so daß er ein kleines Band als Nasenring für den Leitstrick hindurchfädeln konnte.

In verschiedenen Setzspielen, die unserem Mühle- oder Damespiel ähneln, finden sich Symbole und Vergleiche aus dem Bereich der Tierhaltung. Gewonnene Punkte heißen *amis*, Kamel bzw. *imenas*, Kamele, eine gewonnene Partie *iherwan*, die Herden, das Vieh. Wem eine Zwickmühle gelingt, der *läßt seine Stute (tebagawt)* laufen. Ein *Haus*, Einzelfeld der Spielfläche, wird bei den Iwellemmedan-Twareg *Brunnen*, im Hoggar *ehan*, Zelt genannt; drei Steine in Reihe zu setzen - *eine Mühle* zu haben - wird als *getränkt werden* bzw. *Wasser geben* bezeichnet. (BERNUS 1975: 172 ff). Im Rate- und Kombinationsspiel *igugelan, die Waisen* muß in einem schnellen Frage- und Antwortdialog die für jeden Mitspieler andere Abfolge der Setzsteine in einem Spielkarree - Kamele, Rinder, Ziegen, Schafe - genannt werden. Im Falle einer falschen Antwort gehen sie verloren (BERNUS 1983: 16).

3. Schwangerschaft und Geburt (*tiwit, tehut*)

Sobald eine Frau ihre Schwangerschaft feststellt, endet der sexuelle Verkehr (NICOLAS 1950: 223); das Ausbleiben der Menses als Schwangerschaftszeichen ist bekannt; man nimmt an, daß das mütterliche Blut nun zurückgehalten wird und den Fötus ernährt; die Plazenta gilt als Überrest dieses kindlichen Nährblutes *(Ahaggar)* (LHOTE 1955: 326). Übliche Gebärhaltung ist die kniende Hocke (BLANGUERNON 1955: 135; BERNUS 1981: 141; LHOTE 1955: 324; CASAJUS 1987: 261); die Gebärende, unterstützt von zwei Helferinnen, hält sich am Zelt-Mittelpfosten oder an zwei am Zeltdachgerüst befestigten Stricken fest (BERNUS 1981: 141; BLANGUERNON 1955: 136; LHOTE 1955: 324; vgl. auch KUNTNER 1994: 85ff). Zwischen dem Zelt *ehan*, Wohn- und Gebärstätte der Frau und mit dieser synonym, und dem Uterus, aus dem heraus das neue Leben entsteht, besteht eine symbolische Übereinstimmung. So wird der Uterus - die *Gebärmutter* - auch als *ehan* - Zelt, Frau oder *ehan en barar*, Zelt/Hülle des Kindes bezeichnet (CASAJUS 1987: 69), während das Zelt die letzte Schutzhülle des Neugeborenen gegen die Gefährdungen der Welt darstellt.

Die Plazenta, allgemein auch *temet*, Nabelschnur/Nachgeburt genannt oder *timid'en entbararen, Freundinnen der Kinder'*, wird rituell bestattet (CASAJUS 1987: 260). Dies entspricht den bei vielen subsaharischen Völkern und auch den Tubu verbreiteten Vorstellungen von Doppelseelen und Geistgeburten, denen die Zwillingsgeburten nahestehen: der Zwilling wird oft gefürchtet als materialisierter Geist oder spirituelles Doppelwesen des Neugeborenen (Senufo, Bambara, Tubu), dem die Plazenta in rudimentärer Form entspricht. Die Plazenta - Überrest des kindlichen *Nährbluts* - besitzt also eine doppelte Affinität zur Sphäre des Numinosen und der Geister: einmal als konkreter Rest des intrauterinen Lebensmediums, als rudimentärer Zwilling des Neugeborenen, und zum anderen aufgrund der Anziehung von Geistern durch Blut ganz allgemein. Sämtliches Blut, Geburtsflüssigkeit und Nachgeburtteile werden deshalb peinlich gemieden, Waschung und Neueinkleidung der Wöchnerin am Ende der Seklusionsphase bedeuten vor allem auch Reinigung von diesen gefährlichen geburtlichen Elementen.

Der Entbindung *(terwa)* folgt eine *Zeit* der Abschirmung und *Zurückgezogenheit (amz'ur)* zum besonderen Schutz von Mutter und Kind. Während dieser Tage darf die Wöchnerin keinen Männerbesuch erhalten, wird jedoch von anderen Frauen besucht. Vor allem erhält sie besondere und reichhaltige

Wöchnerinnenspeisen (s.u.). Nach sieben Tagen endet die erste Phase der Zurückgezogenheit, *amz'ur*, mit der Namengebung (s.u.); unter islamischem Einfluß wird teilweise auch eine längere *amz'ur*-Phase von 40 Tagen Dauer eingehalten.

4. Das Neugeborene
4.1. Geburt bis Namensgebung
Nach der Entbindung wird das Neugeborene durch Hautreizungen (oberflächliches Stechen oder Kneifen) zum Schreien gebracht (LHOTE 1955: 324). Mutter und Kind werden von den Helferinnen mit lauwarmem Wasser abgewaschen (LHOTE 1955: 324; BERNUS 1981: 141), z.B. mit einem Absud von *kodago (Bauhinia reticulata)* (NICOLAS 1950: 223). In ein Tuch, z.B. ein Turbantuch aus feinem Linen, eingewickelt, wird es zur Mutter gelegt. Bei manchen Twareg (Ayr, Kel Denneg) ist auch eine Art Wiege bekannt.

Durch die Mutter oder die Helferinnen, falls die Mutter noch zu schwach ist, wird die Nase des Kindes langgezogen, da eine schmale Nase als edel gilt; dann wird dem Kind etwas Milch (Mutter oder Ziegenmilch) in die Nase geträufelt, wodurch die Übertragung der Segenskraft *baraka*, die der Milch in besonderem Maße zu eigen ist, erfolgen soll (FOUCAULD 1984: 86; LHOTE 1955: 325; RITTER 1994: 314). Ferner erfolgt eine (mehr oder weniger symbolische) Schädelformung durch seitliches Pressen, um die als edel angesehene, lange und schmale Kopfform zu erhalten, ein z.B. auch aus dem alten Ägypten überlieferter Brauch (LHOTE 1955: 325).

Bei manchen Twareg wird das Neugeborene gestillt, sobald die postpartale Schwäche oder Ohnmacht der Mutter abgeklungen ist; wenn dies sich verzögert, erhält das Neugeborene von der Geburtshelferin mit Dattelmehl versetztes Wasser *(aman enteyne)*; bei fehlender Muttermilch wird Ziegenmilch in kleinen Mengen gefüttert (Ahaggar) (FOLEY 1930: 210; FOUCAULD 1984: 86). Auch die zum Trinken zu schwachen Kinder erhalten zunächst Ziegenmilch, sowie einen gerbstoffhaltigen Akazien-Absud; ansonsten wird das Kind vom ersten Tag an gestillt (Kel-Denneg) (NICOLAS 1950: 223). Zur Kindsfütterung in diesen ersten Tagen dient eine Art trichterförmige Saugflasche *aghallala*, ein lederüberzogener Flaschenkürbis oder Holztrichter.

Bei manchen Twareg ist es üblich, das Stillen erst nach drei Tagen zu beginnen, da die erste Muttermilch als verdorben und schädlich gilt, so etwa im Ahaggar (BLANGUERNON 1955: 136). In Agadez muß das Neugeborene zunächst dreimal mit dem bitteren Pulver der Tamarinde, Symbol der Schwierigkeiten des Lebens, gefüttert werden, dann dreimal mit süßem Dattelmehl, Symbol der Freuden des Lebens; danach erfolgt über drei Tage die Fütterung mit saurer Ziegenmilch (ADAMOU 1979: 190). Die Ablehnung der ersten Muttermilch mag mit analogen Meidungen von Kamelmilch zusammenhängen, die von Kamelstuten stammt, die zu lange auf der Weide waren oder nicht gemolken wurden.

4.2. Gefährdung durch Geister
Die ersten Lebenstage gelten als Übergangsphase zwischen Jenseits und Diesseits, als Eintritt des noch ungeschützten Kindes in die Gefährdungen der Welt. Zwischenstation auf dem Weg vom mütterlichen Lebensmedium in die äußere Welt ist das mütterliche Zelt, ein jedoch unvollkommener Schutzbereich inmitten der geisterbedrohten Wildnis *asuf*, von dem die Geister konsequent ferngehalten bzw. vertrieben werden müssen.

Als Abwehrzauber werden am Zeltbogen Zweige von *tadant (Boscia senegalensis), ebezgi (Salvadora persica)* oder *aga (Leptadenia pyrotechnica)* angebracht; auch führt man Fumigationen, z.B. mit *taharedjeli (Artemisia judaica)* (Ahaggar) (BLANGUERNON 1955: 138) oder dem Harz von *adaras* aus, der afrikanischen Myrrhe *(Commiphora africana)*. Bei Mutter und Neugeborenem muß sich stets ein Objekt aus Eisen befinden, da die Geister dieses meiden. So trägt die Mutter eine eiserne Ahle im Haar oder legt einen Dolch neben den Kopf des Neugeborenen; wenn der schützende Bereich von Zelt oder Lager verlassen wird, rüstet sie sich mit einem Messer aus oder wird von einer Person, die mit Schwert oder Messer bewaffnet ist, begleitet.

Das Neugeborene darf nie allein bleiben, damit es nicht mit einem Geistkind vertauscht werden kann. Ein derartiger Austausch, ein Wechselbalg, würde sich erst im späteren Leben durch die abnorme Häßlichkeit bemerkbar machen, die den Kel-Esuf zu eigen ist (CASAJUS 1987: 263; vgl. auch RICHTER 1994: 17). Zu den weiteren Abwehrmaßnahmen gegen die Geister gehört die Gesichtsbemalung der Frauen. Im Hoggar schminken sich die Frauen beim Besuch der Wöchnerin mit gelbem Ocker (LHOTE

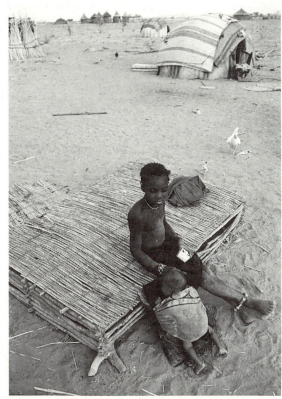

Abb. 2

1955: 325); im Ayr wird Ocker aufgetragen, wenn die Frauen, schutzlos nach Abbau der Zelte, durch die Einöde zu einem neuen Lagerplatz ziehen (CASAJUS 1987: 74).

4.3. Die Namengebung *(ismawen,* **die Namen)**
Zunächst erfolgt am Vorabend ein Schutz und Reinigungsritual, das onomapoetisch nach dem symbolischen Messerwetzen und Schneiden *eshekesh* genannt wird. Das Neugeborene wird in einer Art Prozession von Frauen aus dem Zelt geholt, während die Männer sich fern halten. Die Vorangehende wetzt zwei Klingen, die folgende Frau trägt das Kind, eine schlägt die Zeltwände mit Palmzweigbesen und eine weitere trägt ein Räuchergefäß; die Frauengruppe geht dreimal um das Zelt und singt: *Fatita d-Aysa igammad'en* Fatita und Aysa (zwei weibliche Geister), gehen heraus (CASAJUS 1987: 264, 278). Ein analoger Ritus wird auch aus Agadez beschrieben: die Entbindungsstätte wird von einer Gruppe alter Frauen mit Palmbesen ausgefegt und ausgeklopft, um die Geister zu vertreiben (ADAMOU 1979: 190).

Das Neugeborene ist nicht nur durch Geister gefährdet, sondern ihm selbst wird während der ersten Lebenstage noch eine besondere Affinität und Nähe zur jenseitigen Welt und den Geistern zugeschrieben; ein zentrales Zeremoniell bei der eigentlichen Namengebung ist deshalb das Scheren der ersten Haare, *Heidenhaare imzaden nkufar* genannt, ein Relikt dieses Übergangszustandes. Durch dieses erste Scheren wird das Kind aus dem tierischen/ungläubigen Zustand in die menschliche/islamische Gesellschaft aufgenommen. Meist erfolgt das Zeremoniell in Anwesenheit eines Marabuts als Vertreter des Islam, von dem das Kind ein Amulett erhält. Ein zweites Abscheren der Haare erfolgt zum Ende der erweiterten, als islamisches Element anzusehenden *amz'ur*-Periode von 40 Tagen, ein weiteres Beispiel des Synkretismus zwischen islamischen und Twareg-Elementen.

Im Ayr wird z.B. das Opfertier, eine Ziege oder ein Widder, vom Kindsvater gespendet; der erste (väterliche) Name des Kindes wird von einem Schmied ausgerufen. Bei der Zubereitung des Tieres erhält die Hebamme den Pansen, während sich um die übrigen Eingeweide des Opfertieres zwischen Männern und Frauen ein heftiger ritueller Kampf entspinnt, bei dem die Eingeweide schließlich in Fetzen gerissen werden und als Verwerfungsopfer am Boden liegen bleiben (CASAJUS 1987: 267).

Die Vergabe der Namen folgt einer Symmetrie zwischen verschiedenen Namenskategorien aus komplementären Bereichen: dem männlichen/väterlichen Bereich steht der weibliche/mütterliche Namen gegenüber, die (autochthonen) Twaregnamen kontrastieren mit den islamischen (arabischen, koranischen) Namen. Dabei treten Vater und Marabut als Vertreter des religiösen/islamischen/patriarchalischen Prinzips auf und wählen den Islamnamen, wie Mohammed, Achmed usw.; die Mutter wählt den Twaregnamen aus, ein Prinzip, in dem sich die stärkere Nähe der Frauen zu den twaregspezifischen, u.a. matrilinearen Elementen der Twaregkultur manifestiert. Zu den Twaregnamen gehören auch Pflanzen und Tiernamen, wie *Amdagh,* Giraffe, *Tahenkat',* Gazelle oder *Teggart,* Akazie als Personennamen (vgl. RITTER 1990: 42 ff). Mütter und Väter benutzen späterhin manchmal *ihren* Namen, so daß es vorkommen kann, daß die Eltern ihr Kind unterschiedlich anreden (Ayr, Kel-Ferwan) (CASAJUS 1987: 266 ff).

Bei Uneinigkeit über den Namen erfolgt eine Art Auslosung oder Orakel: aus mehreren (meist drei) Namensvorschlägen wird der Name durch Ziehen von Stäbchen bestimmt (BLANGUERNON 1955: 137; NICOLAS 1950: 223). Im Ayr ist auch eine Art Ziegenorakel zur Bestimmung des mütterlichen Namens bekannt: eine von drei insgeheim mit verschiedenen Namen benannten Ziegen wird von der Mutter ausgesucht, womit der Name bestimmt ist; dieses Tier wird dann geschlachtet und als Festessen verzehrt (LHOTE 1955: 325).

5. Medizinische Praktiken der frühen Kindheit
Während der ersten Lebensjahre bleiben die Kinder zur Abhärtung unbekleidet, wie schon erwähnt: *„Das Kind härtet sich schnell ab, oder es stirbt"*, schreibt hierzu NICOLAS (1950: 224). Die Dauer dieser Abhärtungsphase ist unterschiedlich: teils bis das Kleinkind laufen kann (Südtwareg), teilweise auch bis zum Alter von fünf oder sechs Jahren (Ahaggar) (LHOTE 1955: 327; BERNUS 1981: 143).

Als besondere Schutzverfahren für Kleinkinder werden prophylaktische Skarifikationen *(tigeyyaz, shigeyyaz)* durchgeführt, wie sie ähnlich, in Form von Kauterisationen, bereits bei den antiken Libyern von HERODOT beschrieben werden (HERODOT 1971, IV: 171; RITTER 1995: 304). Vermutlich bewirken diese Verfahren eine unspezifische Immunstimulation. Die Twareg Kel Denneg führen bes. zwischen dem 15. und 30. Tag Skarifikationen/Aderlässe an Rücken, Armen und Schläfen durch (NICOLAS 1950: 223). Im Ayrgebiet (Agadez) werden diese Hautritzungen am 40. Tag nach der Geburt, am Ende der erweiterten Seklusionsphase der Wöchnerin *(amz'ur)* durchgeführt, um das dem Kleinkind noch innewohnende *schwarze Blut, tanwar* zu entfernen (ADAMOU 1979: 191). Im Hoggar werden Skarifikationen durchgeführt, sobald das Kind zu krabbeln beginnt; übliche Stellen sind die Schläfen, die Lenden und der Rücken zwischen den Schulterblättern (FOUCAULD 1984: 88), ähnlich verfährt man bei den Südtwareg, insbesondere als Schutz gegen Polio (BERNUS 1969: 116).

Wie bei vielen Völkern Westafrikas ist die Impfung oder eigentlich Variation gegen die Pocken bekannt, die allerdings nur von einzelnen Twareggruppen beim Auftreten von Pockenepidemien durchgeführt wurde (vgl. BERNUS 1969: 114; IMPERATO 1976: 167; RITTER 1994: 304). Von den weiteren Methoden der traditionellen Medizin für Kinder seien hier nur die bei Obstipation und anderen Magen-Darm-Beschwerden häufig von den Müttern ihren Kindern durchgeführten Einläufe erwähnt; lauwarmes Wasser, angereichert mit Wirkstoffen wie z.B. Akazienrindenpulver als Adstringens und Absorbens, wird mittels einer Art Klistier *(sebbedjiwen)* ein kleiner Ziegenschlauch mit einem Schilfrohr oder Ziegenknöchelchen als Einführungsstutzen eingebracht.

Bei den Knaben wird die Beschneidung durchgeführt, wobei die Altersangaben zwischen einigen Monaten (FOUCAULD 1984: 89) und fünf bis sieben Jahren (LHOTE 1955: 327; NICOLAS 1950: 220; BERNUS 1981: 144). Selbst beobachtete Beschneidungen geschahen jeweils bei älteren, um die fünf bis sechs Jahre alten Knaben; in Djanet und in Agadez wurden sie jeweils durch einen der örtlichen Krankenpfleger ausgeführt, verbunden mit einer Wunddesinfektion mittels Merchurochrom. Traditionellerweise übernimmt der Marabut, der Schmied oder ein anderer erfahrener Erwachsener ein Kenner, Wissender *(amuz'z'ey)* diese Aufgabe. Die Mädchenbeschneidung (Exzision) wird nach den meisten erhältlichen Angaben bei den Twareg nicht praktiziert, Ausnahmefälle z.B. unter dem Einfluß mancher Sudanvölker, wie etwa der Bambara, scheinen möglich (vgl. IMPERATO 1976: 185 ff; NDIAYÉ 1970: 21, 50, 111).

6. Phasen der Kindheit
6.1. Säugling und Kleinkind (Namengebung bis Abstillung)
Der Säugling wird bis zur Abstillung (s.u.) mit dem Sammelbegriff *ara*, Nachkomme, Sproß, Frucht, Produkt (von Mensch/Tier/Pflanze) oder *arraw (f. tarrawt)*, Sproß, Nachkomme genannt; gebräuchlich ist auch, einen männlichen Säugling lediglich mit *eyy* (H) Mann/männlich und einen weiblichen Säugling mit *tunte* (H) Frau/weiblich zu bezeichnen. Eine ähnliche kollektive Bezeichnung des Säuglings wird auch aus dem sahelischen und sudanischen Westafrika (Baule, Agni, Senufo, Mossi, Malinke) berichtet, wo das Kind erst mit dem Abstillen und der Aufnahme von Normalkost zum vollwertigen Mitglied der Gemeinschaft wird. Auch bei den Dyula, dem verzweigten Mande-Händlervolk, wird ein männliches Kind einfach Junge/Mann, ein weibliches Mädchen/Frau genannt (HARTGE 1995: 112).

Der gewissermaßen anonyme Säugling, ob Junge oder Mädchen, verbringt sein Leben geborgen im Zelt der Mutter oder im nahen Umkreis davon, beaufsichtigt von seiner Mutter, einer Tante oder Freundin der Mutter, der Amme, älteren Schwestern oder den Zeltsklaven. Er wird gestillt, wann immer

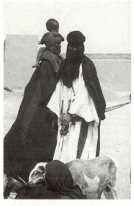
Abb. 3

er danach verlangt, sowohl tagsüber wie nachts, es gibt keine *Stillzeiten* und auch keine abgemessenen Trinkmengen. Zum Schlafen wird er auf eine Matte gelegt, bei den SO-Twareg (Ayr, Kel Denneg) ist eine Art Wiege bekannt, die aus einem rechteckigen Hängekorb besteht, der wie eine Schaukel am Zeltdach befestigt wird (NICOLAS 1950: 224; BERNUS 1981: 143); als Schutzschirm des Säuglings wird gelegentlich auch eine Art Baldachin aus Ästen und Tüchern verwendet.

Muß man das Kind allein lassen, kann es auch auf eines der länglichen Zelt-Lederkissen gebunden werden (entsprechend einem Steckkissen) (LHOTE 1955: 327; ebenso Twareg des Udalan); ansonsten werden die Säuglinge im Tragetuch auf dem Rücken getragen. Traditionellerweise wird das Kind einer Adligen einer jungen Zeltsklavin *(tashkut)* anvertraut, die es sich tagsüber auf den Rücken bindet, nachts in einem Zeltwinkel zu sich oder zur Mutter legt (BERNUS 1981: 143).

Windeln werden im allgemeinen nicht verwendet; die Betreuerin hält das Kind etwas über den Boden hoch, wenn sie spürt, daß das Kind sein Geschäft verrichten will; Exkrementreste werden mit einem Stein oder Stöckchen abgeschabt. Im übrigen versickern oder vertrocknen sämtliche Ausscheidungen schnell in der trockenen, heißen Umgebung, so daß hier keine besonderen Probleme entstehen, zumal auch der Sand und Staub, in dem die Kinder herumkrabbeln, reinigende Wirkung hat. Da tags die Säuglinge und Kleinkinder fast immer unter Beobachtung sind, geschehen insgesamt selten größere *Malheure* im Zelt, sondern die Kinder werden rechtzeitig herausgebracht und lernen dann auch bald, ihr Geschäft außerhalb zu verrichten. Da die Kleinkinder meist sowieso nackt sind, werden auch keine Kleider beschmutzt. Nachts dient der Sand als Windelersatz; jeden Morgen wird der Sand unter der Schlafstelle der Kleinkinder im Zelt erneuert.

Abstillung: Zwischen etwa zwei bis drei Jahren wird der *Säugling* durch zunehmende Zufütterung von Hirsebrei abgestillt, in seltenen Fällen hilft die Mutter nach, indem sie ihre Brust mit Pfeffer einreibt. Meist werden zwei bis zweieinhalb Jahre als Abstillalter angegeben; nach LHOTE werden die Knaben, die als anfälliger gelten, ein halbes Jahr länger als die Mädchen gestillt (LHOTE 1955: 327). Nach NICOLAS (1950: 224) beginnt bereits mit sechs Monaten die Abstillung und allmähliche Gewöhnung an Normalkost, wie Brühe aus gestampfter Hirse mit Butter und Salz, Sauermilch, Datteln. Sobald das Kleinkind Zähne hat, erhält es auch Fleisch.

Die erste Kommunikation erfolgt in einer Art *Kindersprache,* zu der abgewandelte, leicht zu sprechende Elementarworte gehören wie *babba* - Papa, *anna* - Mama, *hakka* - Dattel, *dudu* - Brust, *akhha* - Kaka (Bäbä), *bubu* - Pipi, *ah* - Kamel, *hedj* - Esel, *eshh* - Ziege usw. (FOUCAULD 1984: 85).

6.2. Das Kind *(abarad')*

Die Kinder, Mädchen und Jungen, werden allgemein *inuba* (p.t.) genannt, *die Bastarde,* etwa i.S. von *Brut, Bälger* (entsprechend im Französischen *les gosses);* eine allgemeine, neutrale Bezeichnung für *die Kinder* ist *ibarad'an* (Nordtwareg), *bararan* (Südtwareg) oder auch *ilyad'an* bei den Twareg Ifoghas (Mali).

Das *abgestillte,* etwa *zwei* bis *drei* Jahre alte *ältere Kleinkind* heißt *amadjul* (Twareg des Hoggar). Nach der Abstillung erfolgt die Erziehung des Jungen vor allem durch den Vater, die des Mädchens durch die Mutter (LHOTE 1955: 328). Das Kleinkind erkundet das Gebiet um das Zelt und das Zeltlager, wird von den älteren Geschwistern auch schon zum Wasserholen oder zu anderen Exkursionen in Lagernähe mitgenommen. Teils getragen, teils in der Kindergruppe mitlaufend oder auf einem Lasttier reitend erweitert es seinen Bewegungs- und Erfahrungskreis.

Mit *vier* Jahren gilt das Kind schon als *ein wenig nützlich (ettedja tenfa/elfayda,* es hat Nutzen), da es kleine Handreichungen machen kann (GAST 1975: 197). Jungen werden z.T. in diesem Alter bereits in eine Koranschule gegeben (ADAMOU 1979: 191). Mit dem fünften Lebensjahr geht die Kleinkindzeit *offiziell* für eine Jungen, mit dem sechsten für ein Mädchen zu Ende. Es folgen die durch Änderungen der Frisur und der Kleidung markierten Lebensabschnitte der *Kindheit,* die mit der Pubertät ihr Ende findet.

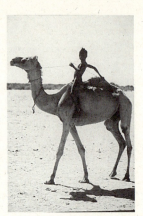
Abb. 4

Mit *sechs* Jahren erhält ein Junge erhält den Lederschurz *ardjadj* (H) oder *adgag* (SO-Twareg), nach dem er auch benannt wird: *edeqqen ardjadj, er trägt den Lederschurz* bedeutet auch: *Junge von sechs Jahren* (Twareg Ahaggar) (GAST 1975: 197); poetisch gilt die *Zeit des Lederschurzes* als Metapher für die unbeschwerte Zeit der Kindheit.

Im Alter von etwa *fünf* bis *sieben* Jahren findet die Beschneidung statt (s.o.). Für einen Jungen bedeutet dies zugleich den Abschied vom elterlichen (mütterlichen) Zelt, da er von nun an hier nicht mehr übernachtet. In den Jahren bis zu seiner Hochzeit wird er nur noch in Ausnahmefällen überhaupt in einem Zelt wohnen; meist schläft er jetzt im Freien, richtet sich zusammen mit Altersgenossen unter einem Baum oder neben einem Felsen mit ein paar Matten ein Behelfslager ein; manchmal kann er auch im Zelt der Großeltern wohnen (BERNUS 1981: 144; CASAJUS 1987: 66). Vielfach wird man ihn auch auf entfernte Weiden mitnehmen, wo er Wochen und Monate mit den erwachsenen Hirten ein isoliertes Leben führt, bei dem er mit den vielfachen Aufgaben und Anforderungen des Hirtenlebens in Wüste und Steppe vertraut wird.

Zwischen *sieben* und *zehn* Jahren heißt der Junge *akabkab*, einer, der aufrecht stehen kann, d.h. fähig ist, mit einiger Kraft im Stehen zu hantieren. Zu den Aufgaben des *akabkab* gehört es nun zum Beispiel, zusammen mit einem Helfer ein Kamel zu beladen, gefüllte Wasserschläuche (Gerbas) auszustemmen, die Esel zum Brunnen zu führen, Holz zu sammeln, zu bündeln und ins Lager zu tragen usw. Im Alter von *zehn* bis *zwölf* Jahren gilt ein Junge als reise- und karawanenfähig, d.h. er kann zu Fuß oder auf Reittieren größere Entfernungen zurücklegen; dieser Status wird mit *yessakal* bezeichnet *er reist* (GAST 1975: 197).

Zu den äußeren Merkmalen der einzelnen Kindheitsphasen gehören unterschiedliche *Frisuren:* ältere Säuglinge bzw. Kleinkinder beider Geschlechter tragen oft den sog. Irokesenkamm oder auch ein oder mehrere kurze Schöpfe, sofern nicht oft z.B. wegen Schorf und Entzündungen die Haare völlig abrasiert werden. Auch ältere Jungen können diese Frisuren tragen, typischerweise aber lassen sie die Haare allseitig wachsen, so daß eine volle, wirr abstehende Haarmähne entsteht, die *Sklavenhaar* genannt wird. Diese wildwuchernde Schopffrisur wird über lange Zeiten der Kindheit getragen, besonders von den Jungen im Alter von zwischen sechs bis sechzehn Jahren.

Für die kleinen *Mädchen, tibarad'en* gilt das Alter von etwa *sechs* bis *sieben* Jahren als Ende der Kleinkindzeit. In diesem Alter endet die kleiderlose Phase der Abhärtung, das kleine Mädchen erhält einen blauen Rock. Ein weiteres sichtbares Zeichen dieses Alters ist der Kleinmädchenzopf *asakat,* den es von nun an bis zur Pubertät tragen wird. *tamassakat,* die mit dem Kleinmädchenzopf *asakat* oder auch nur *asakat, Kleinmädchenzopf* bedeutet dementsprechend *kleines Mädchen* (dieser Altersstufe) (BERNUS 1981: 145; GAST 1975: 197). Kollektiv werden die Mädchen dieses Alters auch *isekaraghan, gelbes/junges (unreifes) Horn* genannt, etwa vergleichbar mit *Backfische*.

6.3. Ende der Kindheit - die jungen Erwachsenen

Mit der Menarche, etwa im Alter von 13-15 Jahren, endet die Kindheitsphase und Pubertät der Mädchen. Von nun an wird eine besondere Frauenfrisur getragen, zu deren Kennzeichen ein feiner, die Stirn umrahmender Zopf *emesi* gehört; den *emesi-*Zopf *machen/tragen* bedeutet eine *erwachsene Frau sein;* auch wird nun das Frauenkopftuch *ekerhey,* ein Äquivalent zum Gesichtsschleier der Männer, getragen. Die junge Frau nimmt nun an den Festen der Unverheirateten teil, wird von den jungen Männern umworben. Im Unterschied zu den Jungen werden die Mädchen nicht aus dem Zelt verbannt, sondern behalten es als Wohnstätte; ältere, noch unverheiratete Mädchen werden auch von Tanten, Witwen oder geschiedenen Frauen in ihrem Zelt aufgenommen. Mit der Hochzeit übernimmt die Tochter das Zelt der Mutter (die für sich ein neues Zelt herstellt), so daß die Mädchen und jungen Frauen in Kontinuität und Geborgenheit das (mütterliche) Zelt bewohnen, in dem auch sie selbst später ihre Kinder zur Welt bringen werden (CASAJUS 1987: 62, 67).

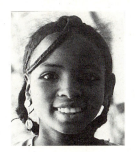
Abb. 5

Der junge Mann gilt mit Auftreten der Achselbehaarung, etwa mit 17-18 Jahren, als erwachsen; von nun an trägt er lange Zöpfe, Gesichtsschleier und das Schwert *takuba*, nimmt teil am Ramadanfasten und beginnt, den jungen Frauen den Hof zu machen, z.B. beim Treffen Unverheirateter *(ahal, tende)*; die jungen Männer und Frauen treten in das Erwachsenenleben ein, können damit erstmals zu *Rivalen* der Älteren und Mächtigen werden, wie es im folgenden Ursprungsmythos der Twareg zum Ausdruck kommt.

7. Kindliche Dissidenz und jugendliche Rivalität: das Epos von Onkel und Neffe.

Zu den Kernthemen des Ursprungsmythos der Twareg gehört der Kampf zwischen den Generationen, verkörpert durch legendäre Urheroen, die bei den Südtwareg *Arigullan* und *Adelasegh* und im Norden (Ahaggar) *Amamellen* und *Elias* genannt werden; sie gehören dem Twaregadel an und stehen im Verwandtschaftsverhältnis von Onkel (Mutterbruder) und Neffe (Schwestersohn). Auf der Ebene der sozialen und verwandtschaftsbedingten Hierarchie wird die Bedrohung des herrschenden Onkels *Arigullan/Amamellen* durch den Neffen Adelasegh/Elias abgehandelt, der als Sohn der Schwester des Herrschers der bevorzugte Nachfolgekandidat und natürliche Rivale des Onkels ist. Da der Onkel (Mutterbruder) klassifikatorisch dem Vater und Erzieher entspricht, wird zugleich der Konflikt zwischen der Eltern und der Kindergeneration angesprochen. Zu den Bewährungsproben des Neffen, der anfangs noch so klein und schwach ist, daß er von seiner Amme getragen werden muß, gehört die Deutung von Tierspuren, das Auffinden verborgener Wasserstellen, die Rückholung von Feinden geraubter Herdentiere; entscheidende Fähigkeiten sind die Geduld des Abwartens, situationsgerechtes Handeln, Anpassung, Mut, List und unbeirrbare Ausdauer auch des Schwachen als Voraussetzung der Selbstbehauptung.

Im Gegensatz zu vielen Erziehungsfabeln und Moralgeschichten unseres Kulturkreises, bei denen Eskapaden und Ungehorsam von Kindern und überhaupt rebellisches Verhalten fatal für die Akteure enden, setzt sich hier das Kind der *Rebell* Elias/Adelasegh erfolgreich gegen die Ränke und Nachstellungen des Onkels/Herrschers zur Wehr, besteht trotz seiner kindlichen Schwäche alle Proben, besiegt den Onkel und wird sein Nachfolger. Dieser Sieg des listigen Knaben über den mächtigen Herrscher kann auch als Parabel der Überlegenheit innovativen (kindlichen/jugendlichen) Lernens über festgefahrenes Handeln (der Erwachsenen/Eltern) verstanden werden, ein Aspekt, der die besondere Bedeutung verdeutlicht, die der nachfolgende Generation *(izereyyan)* von den Twareg zugemessen wird.

References

ADAMOU, A. 1979. Agadez et sa Région. Contribution à l'Étude du Sahel et du Sahara nigériens. *Études Nigériennes* No. 44. Niamey.

ARIÉS, Ph. 1975. *Geschichte der Kindheit*. München.

BERNUS, E. 1975. Jeu et élevage. Vocabulaire d'élevage utilisé dans un Jeu de Quadrillage par les Touaregs (Iullemmeden Kel Dinnik). *J. Agric. trop. et de Botanique* XXII: 167-168.

-----. 1981. Touaregs Nigériens. *Mémoires ORSTOM* No. 94. Paris.

-----. 1983. Jeu et élevage. Igugelan 'les orphelins', jeu touareg. *Bulletin des études Africaines de l'INALCO III*: 1520.

BERNUS, S.; P. BONTÉ; L. BROCK; & H. CLAUDOT. 1986. *Le Fils et le Neveu. Jeux et enjeux de la parenté touarègue*. Maison des Sciences de l'Homme. Paris.

BLANGUERNON, C. 1955. *Le Hoggar.* Paris
CASAJUS, D. 1987. *La Tente dans la Solitude. La Société et les morts chez les Touaregs Kel Ferwan.* Paris
CHRISTENSEN, P.H. 1994. Children as the cultural other: the discovery of children in the social cultural sciences. *kea - Zeitschrift für Kulturwissenschaften* 6: 1 16
DOURY, P. 1959. Le Hoggar. Étude médicale. *Arch. Inst. Pasteur d'Algérie* XXXVII: 104-164.
DUPIRE, M. 1962. *Peuls nomades. Étude descripive des Wod'aab'e du Sahel Nigérien.* Paris.
FOUCAULD, CH. DE & A. DE CALASSANTI-MOTYLINSKI. 1922. *Textes Touareg en Prose.* (Dialecte de l'Ahaggar). Publiés par René Basset. Alger.
-----. 1984. *Textes touaregs en prose.* Edition critique avec traduction par S. CHAKER, H. CLAUDOT & M. GAST. Aix en Provence.
GAST, M. 1975. Matériaux pour une Étude de l'organisation sociale chez les Kel Ahaggar. *Libyca* II, XXIII: 177-211
GHABDOUANE, M. & K.G. PRASSE 1989. Poèmes Touaregs de l'Ayr. 1. Texte Touareg. Revision et introduction K.G. Prasse. *CNI Publications* 8. Kopenhagen.
-----. 1990. Poèmes Touaregs de l'Ayr. 2. Traduction par Gh. MOHAMED & K.G. PRASSE. CNI Publications 12. Kopenhagen.
HARTGE, R. 1995. Zur Geburtshilfe und Säuglingsfürsorge im Spiegel der Geschichte Afrikas. In: *Gebären - Ethnomedizinische Perspektiven und neue Wege.* Edited by W. SCHIEVENHÖVEL; D. SICH & C.E. GOTTSCHALK-BATSCHKUS, pp. 105-114. *curare* Sonderband 8. VWB. Berlin.
HERODOT. 1971. *Historien.* Edited by H.W. HAUSSIG. Stuttgart.
IMPERATO, P.J. 1976. *African Folk Medicine. Practices and Beliefs of the Bambara and other Peoples.* Baltimore.
KUNTNER, L. 1994 (1985). *Die Gebärhaltung der Frau.* München.
LHOTE, H. 1955. *Les Touaregs du Hoggar.* Paris.
LOO, M.J. VAN DE & M. REINHART. 1993. *Kinder: ethnologische Forschungen in fünf Kontinenten.* München.
NDIAYÉ, B. 1970. *Groupes ethniques au Mali.* Bamako.
NICOLAISEN, J. 1963. Ecology and culture of the Pastoral Tuareg. *Nationalmuseets Skrifter* IX. Kopenhagen.
NICOLAS, F. 1950. *Tamesna. Les Ioullemmeden de l'est ou Touâreg «Kel Dinnîk».* Cercle de T'âwa - Colonie du Niger. Paris.
RICHTER, D. 1994. Der Wechselbalg. Kulturanthropologische Bemerkungen zu einer Erscheinungsform des fremden Kindes. *kea - Zeitschrift für Kulturwissenschaften* 6: 17-23.
RITTER, H. 1986. *Sahel. Land der Nomaden.* München.
-----. 1990. Soziokulturelle Aspekte der Tiere bei den Twareg, in Tierhaltung im Sahel. In: *Göttinger Beiträge zur Land- und Forstwirtschaft in den Tropen und Subtropen* 51. Edited by H.S.H. SEIFERT, pp. 39 66. Göttingen.
-----. 1994. Medizinische Traditionen der Twareg. In: *Perspektiven afrikanistischer Forschung.* Edited by TH. BEARTH; W.J.G. MÖHLIG; B. SOTTAS & E.SUTER, pp. 297-322. Köppe Verlag, Köln.
-----. in Vorb. *Wörterbuch zur Sprache und Kultur der Twareg.*
RODD, LORD RENNEL of (formerly FRANCIS RODD). 1970 (1926). *People of the Veil.* Oosterhout.
SANER, H. 1987 (1977). *Geburt und Phantasie. Von der natürlichen Dissidenz des Kindes.* Basel.
SCHIEVENHÖVEL, W., D. SICH & C.E.G OTTSCHALK-BATSCHKUS. (Eds) 1995 (1983). *Gebären - Ethnomedizinische Perspektiven und neue Wege.* VWB, Berlin.
SPITTLER, G. 1989. Dürren, Krieg und Hungerkrisen bei den Kel Ewey (1900-1985). *Studien zur Kulturkunde* 89. Wiesbaden.
ZAKARA, M.A. & DROUIN, J. 1979. *Traditions Touarègues Nigériennes. Amerolquis héros, civilisateur préislamique et Aligurran, archétype social.* Paris.

Frühe Kindheit - Early Childhood 49

Wen Gott wachsen läßt, der wächst
Lebensweisen von Mütter und Kleinkinder in West-Wollega, Äthiopien unter besonderer Berücksichtigung der Ernährungssituation
The Lifestyles of Mothers and Children in West-Wollega, Ethiopia with Special Emphasis on Nutritional Situation

Veronika Scherbaum

Zusammenfassung: In diesem Bericht werden Verhaltensweisen der Oromo in West-Wollega während Schwangerschaft, Geburt, der Zeit des Wochenbettes und der Säuglingsperiode beschrieben. Da die Autorin als Ernährungswissenschaftlerin drei Jahre in dieser Region gelebt und gearbeitet hat, wird schwerpunktmäßig auf die Ernährungssituation von Müttern und Kindern eingegangen. Ernährungsregeln und bestimmte Verhaltensformen während der Schwangerschaft und unmittelbar vor und nach der Geburt können bereits Einfluß auf die spätere Entwicklung des Kindes haben. Das innige Verhältnis zwischen Mutter und Kind während der ersten Lebensmonate wird betont. Im Gegensatz zur intensiven Stillphase, die wesentlich zur gesunden Entwicklung der Säuglinge beiträgt, treten während der Zeit der Beifütterung häufig Schwierigkeiten und erste Zeichen von Mangelernährung auf. Neben der Namensgebung wurden Behandlungsformen bei Erkrankungen von Kindern sowie geschlechtsspezifische Unterschiede in der Betreuung von Jungen und Mädchen besonders berücksichtigt.

Abstract: This report describes the patterns of behaviour of the Oromo in West-Wollega during pregnancy, birth, post partum and infancy. The nutritional situation of mothers and children is the major focus of this study because the author lived and worked as a nutritionist in this area for three years. Nutritional rules and certain forms of behaviour during pregnancy and directly before and after birth can have direct influence on the later development of a child. During the first months of life the intimate relationship between mother and child is stressed. In contrast to the period of intensive nursing which is essential to the healthy development of an infant, the first signs of malnutrition usually begin with a delay in the introduction of supplementary feeding. In addition to naming the child, forms of treatment during illnesses of children as well as gender specific differences in the care of boys and girls were considered.

Keywords: Äthiopien, Oromo, Ernährungssituation von Müttern und Kindern, Namensgebung, Kinderkrankheiten, Unterschiedliche Bewertung von Jungen und Mädchen
Ethiopia, Oromo, nutrition situation of mothers and children, naming, children´s diseases, different treatment of boys and girls.

1. Einleitung

Bereits im Jahre 1984 konnte ich im Rahmen einer Studie über Mangelernährung am Nutrition Rehabilitation Center des Aira Hospitals in West-Wollega wichtige Informationen über bestimmte Verhaltensweisen der Oromo[1] Bevölkerung in Erfahrung bringen, die möglicherweise ungünstige Auswirkungen auf die Ernährungssituation in dieser Region haben könnten. Während meines zweiten Aufenthaltes von 1988-1991 hatte ich durch meine Tätigkeit als Nutrition Consultant der medizinischen Einrichtungen der EECMY Gelegenheit, diesen Fragen erneut nachzugehen. Durch die Ausbildung von Nutrition Workers, die sowohl für die Therapie von schwer mangelernährten Kindern als auch für Aufklärungsmaßnahmen zur Vermeidung von Unterernährung zuständig waren, ergaben sich wichtige Kontakte zu verschiedenen Personen auch in entlegenen Gebieten. Da sich im Laufe des ersten Jahres eine sehr freundschaftliche Beziehung nicht nur zu meinen äthiopischen Mitarbeiterinnen, sondern auch zu den Frauen unserer näheren Umgebung entwickelt hatte, entstand der Wunsch, mehr über die

---
[1] Die Oromo, eine kuschitische Ethnie, die große Teile des Landes besiedeln, stellen mit ca. 20 Millionen Menschen die größte ethnische Gruppierung Äthiopiens dar.
[2] EECMY: Ethiopian Evangelical Church Mekane Yesus

kulturellen Hintergründe der Frauen während ihrer wichtigsten Lebensphasen zu erfahren und somit auch einen Einblick in die komplexen indirekten Ursachen der Mangelernährung zu erhalten. Nach Absprache mit drei Frauen wurde ein wöchentliches Treffen vereinbart, zu dem Personen aus verschiedenen Gesellschaftsbereichen eingeladen wurden. Ein wesentliches Merkmal dieser Zusammenkunft war, daß entsprechend dem Thema (z.B. Schwangerschaft, Geburt, Stillphase, Beifütterung, traditionelle Behandlung von Krankheiten, Beschneidungen, Hochzeiten und Beerdigungsrituale) jeweils lokale Expertinnen (wie Dorfhebammen, Heilerinnen, ältere Frauen mit bestimmten Erfahrungswerten etc.) anwesend waren. Zu Beginn dieser Zielgruppendiskussionen wurde meist eine vergleichbare Situation (z.B. das Stillverhalten der Mütter in Südäthiopien) aus einer entfernteren Region geschildert, um den Frauen einen Einblick ins Thema zu gewähren und sie feststellen zu lassen, ob und inwieweit sich ihre eigenen Erfahrungen von dieser Erzählung unterschieden. Da viele der Oromo Frauen bisher kaum Gelegenheit hatten, über ihre dörfliche Umgebung hinaus zu sehen, erschien ihnen zunächst ihre eigene Lebensgeschichte oft nicht als erzählenswert. Daher wurde eine Einleitungsgeschichte als wichtiger Anhaltspunkt zum Erkennen der eigenen, besonderen Situation häufig verwendet. Einige Ergebnisse der Gespräche mit den Frauen dieser Region flossen schließlich in die Erarbeitung lokaler Unterrichtsmaterialien zur Vermeidung von Mangelernährung ein.

Diese wurden wiederum mit den Angehörigen von bereits unterernährten Kindern besprochen, was zu einem regen Meinungsaustausch führte. Da die Ernährungssituation von Säuglingen und Kleinkindern bereits während der Schwangerschaft beeinflußt werden kann, soll in den folgenden Ausführungen auch auf diese wichtige Phase eingegangen werden.

2. Schwangerschaft

Nach der Hochzeit ist die Schwangerschaft eines der wichtigsten Ereignisse im Leben der Oromo Frau. Die Schwangere erfährt von ihren Verwandten Anerkennung und häufig auch liebevolle Zuwendung. Da bekannt ist, daß das Leben der Frauen während Schwangerschaft und Geburt vielfältigen Gefahren ausgesetzt ist, fühlen sich besonders *tapfere* Männer veranlaßt, durch das Erlegen eines Großtieres auch ihr Leben zu riskieren bzw. ihren Mut unter Beweis zu stellen. Das Blut, das beim Erlegen des Tieres mittels Speer (als Phallussymbol) fließt, wird hierbei mit dem Blut der Frau während dem ersten Verkehr und bei der Entbindung in Verbindung gebracht. In zahlreichen Liedern werden Männer von jungen Frauen zu diesem Einsatz aufgefordert, um Ehre und Ansehen in der Gesellschaft zu erlangen und mit mutigen starken Söhnen belohnt zu werden. Dies wird durch die Redewendung *„es gibt nie genug Kinder und Trophäen"* (Dhalaa fi mirga hin quufan) zum Ausdruck gebracht.

Da in den letzten Jahrzehnten das Töten von Großwild gesetzlich eingeschränkt wurde, können sich die Männer immer seltener einer solchen Herausforderung stellen. Die Frau ist sich ihrer wesentlichen Bestimmung bewußt, viele Kinder, - bevorzugt Söhne -, für den Bestand und den festen Zusammenhalt der Sippe zu gebären. Wenn längere Zeit nach der Hochzeit eine Schwangerschaft ausbleibt, erfahren viele Frauen besonders seitens ihrer Schwiegereltern offene Ablehnung. Da Unfruchtbarkeit meist als Strafe Gottes oder bestimmter Mächte sowie als Folge eines Fluchs, stets aber als *Verschulden* allein den Frauen angelastet wird, kann Kinderlosigkeit zu schweren seelischen Belastungen für die Frau führen. Neben dem Stigma der *Verfluchten (Abaaramtuu)*, der *Trockenheit* oder *fehlenden Lebenskraft*, besteht die Furcht, daß fortan der Name des Ehemannes *verloren oder begraben sei*. Nach Gebeten zu *Maaram*[3], der Fürsprecherin der Mütter, bestimmten Opfergaben und dem *Lubbuu Qabuu* Ritual (z.B. bei Atete Zeremonien) bitten kinderlose Frauen auch Heiler um Hilfe. Falls sich trotz aller Bemühungen keine Schwangerschaft einstellt, verlassen nicht selten die Ehemänner ihre Frauen oder sehen sich nach einer Zweitfrau um[4].

Die außerordentliche Bedeutung einer Schwangerschaft bzw. der Wunsch nach einer großen Nachkommenschaft (*„Kinder, so viele Gott schenkt"*) wird durch zahlreiche Rituale und in Form bestimmter

---

[3] Maaram - die weibliche göttliche Kraft - wird in zahlreichen Gebeten, Gesängen und Ritualen um Fruchtbarkeit, Hilfe zum Ertragen der Schmerzen während der Geburt, aber auch bei Menstruationsstörungen und Unterleibserkrankungen angerufen.

[4] Zur Behandlung der Unfruchtbarkeit wird innerhalb eines *Lubbuu Qabuu* Rituals ein Getreidebrei mit Sunko, Quark und Butter zubereitet. Dann wird frisch geschnittenes *Coqorsa* Gras, als weiteres Symbol der Fruchtbarkeit, in den Brei gehalten, um anschließend die Kehle der betreffenden Frau zu berühren.

Tabus während dieser Zeit zum Ausdruck gebracht. Da häufig angenommen wird, daß Nahrungsmittel während der Schwangerschaft in direkter Form auf das ungeborene Kind einzuwirken vermögen, haben sich für schwangere Frauen zahlreiche Ernährungsregeln entwickelt. Ein häufig erwähntes Nahrungstabu in der Schwangerschaft betrifft den Verzehr *weißer* Nahrungsmittel, wie z.B. Milch, Quark, Eier, Bananen, Fladenbrot aus Mais und Taro-Wurzeln *(Godarree)*. Man befürchtet, daß diese Speisen, ähnlich wie sexueller Verkehr während der letzten Zeit vor der Geburt, zu einem weißen Belag (sichtbar als Käseschmiere) auf der Haut des Neugeborenen führe oder unmittelbar vor der Entbindung als zähe weißliche Flüssigkeit ausgeschieden werde. Dadurch könne die Dorfhebamme und andere anwesende Frauen sofort erkennen, daß diese Frau sich nicht an die entsprechenden Vorschriften gehalten habe, was als beschämend empfunden wird. Es wurde auch erwähnt, daß solchen Frauen nur ungern während des weiteren Verlaufs der Entbindung geholfen wird. Neben Knollenfrüchten wird den Schwangeren auch vom Verzehr einer speziellen Hirseart *(Daagujjaa)* abgeraten, da diese Verstopfung und einen aufgetriebenen Bauch bewirken könne. Gleichzeitig würde es die Blutarmut (Anämie) der Mutter begünstigen und zu deren Abmagerung führen. Ebenso sollte der Genuß von Kaffee während der Schwangerschaft vermieden werden, weil er Hitzewallungen und übermäßiges Schwitzen zur Folge habe. Damit das Kind keine brüchigen Haare (ein Zeichen von Mangelernährung) bekomme, empfiehlt man häufig schwangeren Frauen, die Verwendung von rotem Pfeffer *(Barbere)* einzuschränken.

Während einer Erhebung in Walitate, einem Dorf in West-Wollega (SCHERBAUM 1990), gaben 52 von 123 (42 %) Frauen an, daß bestimmte Nahrungsmittel von Schwangeren gemieden werden sollten. So müsse man durch den Verzehr besonders nahrhafter Speisen (wie z.B. Fleisch, Eier, Milch und Butter) befürchten, der Fötus könne zu groß werden, wodurch Komplikationen während der Geburt entstehen könnten. Neben solchen spezifischen Nahrungstabus, wird den Schwangeren empfohlen, größere Mahlzeiten zu vermeiden, jedoch von allem, was sie riechen, zubereiten und worauf sie großen Appetit oder gar Heißhunger haben, ein wenig zu kosten. In solchen Situationen zeige das Ungeborene Verlangen nach den betreffenden Nahrungsmitteln, zu denen im besonderen Zuckerrohr, Fleisch, Quark, Wott, Fladenbrot und selbstgebrautes Bier *(Farsoo)* zählen. Sollte die Schwangere diese Bedürfnisse des Fötus nicht berücksichtigen, seien Fehlgeburten oder Pigmentstörungen beim Neugeborenen zu befürchten. Als ein wirksames Mittel gegen Übelkeit und Erbrechen in der Frühschwangerschaft wird eine Gewürztunke aus grünen Pfefferschoten *(Qocqocaa)* angesehen. Ein dicker Brei aus geschroteten Leinsamen *(Talbaa)* und Gerste *(Garbuu)* soll außerdem gegen Rücken- und Magenschmerzen helfen. Neben Nahrungsempfehlungen gibt es noch eine Reihe anderer wichtiger Vorschriften, die das Leben der Schwangeren begleiten und in erster Linie dem Säugling zugute kommen sollen. Obwohl bekannt ist, daß besonders harte Arbeiten, wie z.B. das Tragen schwerer Lasten (gefüllte Wasserkrüge wiegen ca. 30 kg), von Schwangeren in den letzten Monaten *(Ulfa guutuu)* vermieden werden sollten, kann dem Großteil der Frauen keine Schonung zuteil werden. Wenn die täglichen Aufgaben der Mutter im Haushalt und zum Unterhalt der Familie nicht von anderen weiblichen Familienangehörigen übernommen werden können, bleibt die gesamte Arbeitsbelastung für die schwangere Frau unverändert bestehen. Da von Seiten der Männer nicht das nötige Verständnis vorhanden zu sein scheint (*„die Frau trage ein Kind und keinen Stein im Bauch"*) billigt man den Frauen keine Erholungsphasen im harten Alltagsleben zu. Es wurde geäußert, daß viele Männer eben nur das Endprodukt, das vielleicht bereits unterernährte Neugeborene[5] und nicht den gesamten Vorgang des kindlichen Heranwachsens im Mutterleib zu sehen scheinen. So werden auch Untersuchungen während der Schwangerschaft selten als notwendig empfunden und schwangere Frauen oft erst bei schwerer Erkrankung in die Klinik gebracht. Um eine mögliche Schädigung der Leibesfrucht während der Schwangerschaft zu verhindern, wird jedoch meist versucht, so weit wie möglich in Harmonie zu leben. Eine Schwangere sollte jeden Anlaß zu Streit meiden und darf auch nicht erschreckt werden. Dies gilt auch für den Anblick mißgebildeter oder behinderter Menschen, was zu ähnlichen Schädigungen beim eigenen Kind führen könnte. Weiterhin rät man den Frauen während der Schwangerschaft, das Spinnen von Baumwollfäden zu unterlassen, da feine Baumwollfasern über den Bauch der Frau zum Ungeborenen gelangen und dadurch Koliken beim Neugeborenen *(Hajjii)* verursacht werden könnten.

---

[5] Nach ZEIN (1988) werden in Äthiopien ca. 17% der Neugeborenen mit einem Geburtsgewicht von weniger als 2500g (low birth weight babies) geboren.

3. Spezielle Vorbereitungen für die Zeit der Geburt

Bereits fünf Wochen vor dem erwarteten Entbindungstermin wird mit der Zubereitung des *Saameta*-Breis begonnen, der für die Zeremonien ab dem fünften Tag des Wochenbettes bestimmt ist. Gewöhnlich wird Mais für die Zubereitung des *Saameta*-Breis verwendet, aber auch Gerste, Hirse oder Taro-Wurzeln scheinen hierfür geeignet zu sein. Das Getreide wird zunächst geschrotet, fein gemahlen und nach Beimengen von Wasser sowie gemahlenem Kohl- (*Gommen*) Samen, zu einem dünnflüssigem Teig (*Bukoo*) geknetet. Diesen läßt man drei bis fünf Tage ruhen, wodurch eine Fermentationsprozeß eingeleitet wird, bevor nach erneutem Mahlen auf einem Stein verschiedene Gewürze hinzugemischt werden und Anschließend das Ganze eine Stunde lang gekocht wird. Danach füllt man die Mischung in einen frisch gewaschenen Tonkrug (*Okkotee*), der mit einem Baumwolltuch fest verschlossen wird. Nach etwa zwei Wochen wird der Krug nochmals geöffnet, um die obere schaumige Schicht abzuschöpfen. Bei Bedarf werden weitere Gewürze, in heißem Wasser gelöst und beigemengt. Stets sollte das Gefäß bis zum oberen Rand mit *Saameta* gefüllt sein und mit einer Schnur bis zum Tag der Entbindung fest verschlossen bleiben. Neben dem Glauben, *Maaram*, die Schutzherrin der Mütter, durch eine unsachgemäße Zubereitung zu verstimmen, sind die Folgen einer unsauberen Herstellung von *Saameta* bekannt. Während ein Befall mit Maden keine Seltenheit zu sein scheint, sollen aufgrund einer Kontamination des Breis schon Frauen im Anschluß an solche Feste an den Folgen einer Lebensmittelvergiftung gestorben sein.

Dies ist insbesondere der Fall, wenn Frauen den möglichen Geburtstermin[6] nicht genau genug vorausbestimmen können und der Brei dadurch zu lange aufbewahrt werden muß. Der relativ lange Zeitraum (5 Wochen vor dem erwarteten Geburtstermin) scheint für den Gärungsprozeß und zur Ausbildung des besonderen *Saameta* Aromas notwendig zu sein. Die Vorbereitungen für diesen Brei sollten stets im Haus, in dem auch die Entbindung geplant ist, getroffen werden (d.h. bei Erstgeburten meist im Elternhaus, später bei den Schwiegereltern). Im Anschluß an die *Saameta*-Vorbereitungen wird mit der Herstellung von selbstgebranntem Schnaps (*Araqee*) begonnen, der in großen Mengen für die erwarteten Gäste und die entsprechenden Festlichkeiten benötigt wird. Auch für diese Schnapsherstellung stellen bestimmte Getreidesorten das Ausgangsprodukt dar. In der Regel wird Mais (*Boqqolloo*) mit Gerste (*Garbuu*) gemischt und in einem alten Tonkrug gewaschen. Anschließend werden von einem Bakkaniisa Strauch große herzförmige Blätter gepflückt und damit ein flacher Bambusdeckel belegt, worauf die feuchte Getreidemischung ausgebreitet wird. Mit den gleichen Blättern wird das Ganze gut abgedeckt und etwa fünf Tage im Haus zum Keimen aufbewahrt. Nach diesem Keimprozeß werden die Sprossen auf großen Matten etwa drei Tage zum Trocknen ausgelegt und Anschließend mit Hilfe eines großen Steines zu Mehl vermahlen.

Danach werden getrocknete und klein zerhackte Hopfenblätter (*Geeshoo*) mit derselben Menge Wasser vermischt, einen Tag stehengelassen, um anschließend das gekeimte Mehl beizufügen. Am dritten Tag wird *Qixxaa*, ein dickes Brot, meist aus speziellen Hirsesorten (*Daagujjaa* oder *Bisingaa*) hinzugemischt. Der letzte Schritt besteht in der Zugabe von *Unkuroo*, ein Maismehl, das häufig sehr dunkel bis schwarz geröstet wird. Für die Zubereitung von *Unkuroo* und *Qixxaa* wird nicht selten leicht verdorbenes Getreide (meist Mais) verwendet. Nach vier bis fünf Tagen harter Arbeit kann mit dem ebenfalls sehr zeitaufwendigen Destillationsprozeß begonnen werden. Für die Zubereitung von lokalem Bier (*Farsoo*) sind im Prinzip die gleichen Arbeitsschritte erforderlich, nur muß insgesamt mehr Getreide verwendet werden. All diese körperlich sehr anstrengenden Arbeiten stellen für die Frau während der letzten Phase der Schwangerschaft eine zusätzliche starke Belastung dar. In einem Oromo Sprichwort werden die unterschiedlichen Erwartungshaltungen der Frauen zum Ausdruck gebracht: *„Durbartiin deessu- lubbuusheef eggatti, ormi marqaa eegata"* - *während eine schwangere Frau um ihr Leben bangt, freuen sich die übrigen Frauen auf das große Festessen nach der Geburt.*

---

[6] Der Beginn einer Schwangerschaft (Ulfa baana) wird neben dem Ausbleiben der Mensruation insbesondere durch die ersten Kindsbewegungen wahrgenommen, wobei manche Frauen die Ankunft eines Sohnes durch stärkere, heftigere Wehen zu erkennen glauben. Das nahende Ende (*Ulfa guutuu*) einer Schwangerschaft zu erkennen beruht vielfach auf unterschiedlichen Erfahrungswerten.

Frühe Kindheit - Early Childhood

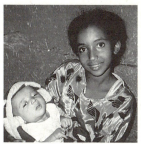
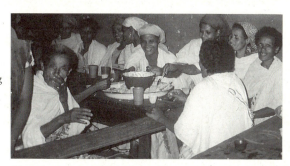

Abb. 1 (li.)
Geburt eines Sohnes
Abb. 2 (re.)
Festessen am 5. Tag nach der Entbindung mit Brei (im großen Teller) und *Saameta* (runde Schüssel im großen Teller).

4. Geburt *(Da'uu)*

Wenn bei einer Schwangeren die ersten Wehen einsetzen, wird ihr meistens die Schwiegermutter zur Seite stehen, während der Ehemann das Haus verläßt, um eine Hebamme *(Deessiftuu)* zu holen. Um bei den Vorbereitungen für die Geburt mitzuhelfen, werden bisweilen auch Nachbarn um ihren Beistand ersucht. Da man bei Erstgebärenden vermehrt Schwierigkeiten bei der Entbindung befürchtet, werden diese Frauen häufig einige Zeit vor der Geburt in ihr Elternhaus gerufen, damit die eigene Mutter sie belehre und in möglichen Notsituationen beistehen könne. Manche Schwiegermütter drängen die Schwangere jedoch sehr, in ihrem Haus zu entbinden, da sie gern als erste das Kind sehen möchten, das fortan zu ihrer Familie gehören wird.

Viele Frauen, meist Mehrgebärende, die z.B. bis zum Zeitpunkt der Niederkunft noch schwere Haus- und Feldarbeit verrichten müssen, können für dieses Ereignis keine besonderen Vorbereitungen treffen und werden gelegentlich im Freien ohne Beistand anderer Personen von der Geburt überrascht. Im Gegensatz zu den benachbarten *nilotischen Gumuz*, für die es ehrenhaft ist, allein im nahen Wald zu entbinden, finden bei den Oromos Geburten in dunklen Räumen statt. Durch diese Vorsichtsmaßnahme will man Mutter und Kind vor *Michii* und dem bösen Blick *(Ilaaltuu)*[7] bewahren. Außerdem werden metallene Gegenstände, wie z.B. Speere, Messer etc. aus dem Raum entfernt, da diese den Geburtsvorgang erheblich behindern und vor allem die Entbindung eines Sohnes schmerzhaft verzögern könnten. Auch männliche Familienmitglieder, denen man ein Herz hart wie Metall zuschreibt, werden ins Freie geschickt. Zugleich wird befürchtet, daß die Anwesenheit von Männern bei der Entbindung die Wehenschmerzen verstärken würde.

Die anwesenden Frauen haben zu diesem Zeitpunkt bereits die Stoffgürtel, die sie üblicherweise um ihren Bauch gewickelt haben, gelöst, sowie den Strick, der den *Saameta*-Krug verschlossen hält, entfernt. Durch dieses Lösen der Gurte wird der Wunsch nach einer leichten Geburt ohne beengende Hindernisse zum Ausdruck gebracht.

Da der Abgang von Stuhl während der Geburt meist als Schande betrachtet wird, fasten viele Frauen vor diesem Ereignis oder essen nur trockenes Brot. Während der Entbindung sollte ein dünner Brei aus gerösteten und gemahlenen Leinsamen, mit Honig angerührt, getrunken werden, damit der Geburtskanal feucht und geschmeidig gehalten und somit die Geburt erleichtert, sowie eine rasche Lösung der Nachgeburt ermöglicht wird. Während der Entbindung sind die Frauen häufig mit dem Rücken gegen einen großen Mörser (als Symbol für den Geschlechtsverkehr) gelehnt. Dabei halten sie sich an einem Seil fest, das an einem Dachbalken befestigt wurde. In anderen Regionen liegen die Frauen auch in Seitenlage auf dem Bett oder Fußboden. Kommt es bei lange anhaltenden Wehenphasen, was nach Meinung mancher Frauen auf einen Sohn schließen läßt, zu keinem Fortschritt beim Geburtsvorgang, bittet man häufig sog. *Garraamii* um Hilfe.

Diese Personen zeichnen sich durch ihre besondere Fürsorgefähigkeit sowie Mittlerrolle zu Gott und den *Ayyaanas*[8] aus. Gelegentlich tragen die *Garraamii* in solch schwierigen Situationen Butter als Symbol der Fruchtbarkeit auf, um diese, bei gleichzeitigen Gebeten, auf sanfte Weise einzumassieren.

---

[7] Es besteht die Vorstellung, daß durch intensiven Gefühlsausdruck wie Erstaunen, Neid oder starkes Bedauern „böse Blicke" erwachsen, die Unglück und Kranksein herbeizuführen vermögen. Vereinzelt nimmt man an, daß ein Teufel im Auge solcher Personen sitze.

[8] Im traditionellen Denken der Oromos besitzen alle Menschen, Tiere und Pflanzen, aber auch das Land, Berge, Flüsse und Jahreszeiten ein *Ayyaana*, das den unsichtbaren Teil aller Kreaturen darstellt. Da alle *Ayyaana* von Gott gesandt sind, unterstehen sie seiner Macht und bezeugen Gottes Nähe.

Diese Praktiken müssen von kräftigeren Massagetechniken unterschieden werden, die bestimmte Dorfhebammen *(Ofkolchituu)* bei risikoreichen Kindslagen oder bei Geburtsstillstand durchführen, was zu Dauerkontraktion der Gebärmutter sowie lebensbedrohlichen Komplikationen wie vorzeitiger Plazentalösung und Uterusruptur führen kann. Während des gesamten Geburtsverlaufs wird von der Frau erwartet, die Wehenschmerzen ohne Schreien und Klagen zu ertragen, da dies als Schande für die gesamte Familie angesehen würde. In einigen Liedern wird dieses ehrenvolle Ertragen der Schmerzen mit der Tapferkeit des Mannes bei der Jagd verglichen: *„Eine Trophäe beweist den Wert eines Jägers und seines Mutes; ein Kind ist Beweis für den Wert einer Frau, die tapfer ihre Wehenschmerzen ertragen hat"* *(Adamsaan gurra malee, facchoo qaban dhowwiidha; da'umsi gurra malee, mucaa qabdiin dhowwiidha)*.

Durch das Trinken von selbstgebranntem Schnaps *(Araqee)* unmittelbar vor der Entbindung, glaubt man, das stille Ertragen der Schmerzen etwas erleichtern zu können. Wasser sollte jedoch auf keinen Fall während der Geburt getrunken werden, da dies die Wehenschmerzen zusätzlich verstärken würde. Anstatt Wasser wird den Frauen ein warmes Getränk meist in Form von Kaffee oder Tee gereicht, wodurch der Geburtsvorgang durch das Erwärmen des Bauches beschleunigt werden könne. Daneben wird ein leichtes Massieren des Bauches meist als geeignetes Mittel zur Erleichterung des Geburtsvorganges angesehen. Das Blut, das während der Geburt des Kindes auf Tücher, den Mörser und den Lehmboden fließt, soll fünf Tage lang nicht berührt und nicht entfernt werden. Nachdem die Nabelschnur zu pulsieren aufhört, wird sie meist zwei Querfinger vom Nabel entfernt abgebunden und mit einer Rasierklinge durchtrennt. Manchmal wird diese Stelle zuvor mit Ruß oder Lehm markiert und anschließend Butter auf den Nabelstumpf aufgetragen. Mit dieser Maßnahme hofft man, ein schnelleres Abheilen der Wunde zu erreichen. Durch eine mögliche Kontamination der Butter birgt dieser Versuch einer Heilungsbeschleunigung gewisse Infektionsrisiken in sich. Gelegentlich wird Blut aus der Nabelschnur auch zum Schwärzen des kindlichen Zahnfleisches verwendet.

Diese Schönheitsprozedur kann auch zu einem späteren Zeitpunkt durchgeführt werden, indem mit Hilfe von Dornen die Schleimhaut gestichelt und danach Ruß, Holzkohle und Farbstoffe bestimmter Blätter eingerieben werden. Im Anschluß an diese Form einer Tätowierung, die mit einigen Schmerzen verbunden ist, sollte das Kind fünf Tage lang keine Nahrung zu sich nehmen. Nach der Geburt eines gesunden Kindes herrscht stets große Begeisterung. Die anwesenden Frauen rufen ein freudiges *Ililili* aus, das sie viermal für ein Mädchen und fünfmal für einen Jungen ertönen lassen. Manche Väter oder Großväter, die ein Gewehr besitzen, verkünden ihre Freude durch Schüsse in die Luft. Dies gilt besonders für die Erstgeburt eines Sohnes; daneben ist es aber auch ein Ausdruck großer Erleichterung, daß die Frau allen Gefährdungen während der Entbindung widerstehen konnte. Im Gegensatz dazu werden von den meisten Müttern im Anschluß an die Geburt keine Gefühle der Freude oder der Bewunderung für das Neugeborene geäußert. Man befürchtet, durch solche Reaktionen Unglück für das Kind herbeizuführen, indem man besonders den bösen Blick *(Ilaaltuu)*[9] bestimmter Personen herausfordere.

Der **Nachgeburt** *(Obbaatii)* wird für das spätere Leben des Kindes und für nachfolgende Entbindungen große Bedeutung beigemessen. Sie sollte - als Teil von Mutter und Kind - auch ihren späteren Platz in deren Nähe haben. Ein Vergraben außerhalb des Hauses könnte verhängnisvolle Folgen haben. Neben Komplikationen bei späteren Entbindungen und möglichem Schaden durch das Wirken von *Budaas*[10], gefährde man durch eine solche Handlungsweise das Leben des Kindes und der Mutter in hohem Maße. Außerdem könnte die Mutter durch die fehlende Nähe zur Plazenta eine gewisse Hartherzigkeit gegenüber ihren Kindern entwickeln. Deshalb wird die Nachgeburt unmittelbar nach dem Ausstoßen, von der Hebamme *(Deessifttuu)* in ein zerbrochenes Tongefäß *(Qiraacii)* gegeben. Anschließend wird sie mit Wasser übergossen, um zu prüfen, ob sie vollständig ist. Mit wohlriechenden

---

[9] Der Ursprung des Glaubens an die Folgen des schadbringenden boshaften Blicke liegt wahrscheinlich in der Vorstellung, daß Personen ein fremdes Gut besitzen möchten, dieses Begehren aber durch besonderes Lob zu verbergen versuchen. Dabei vermögen sie durch ihren neidvollen Blick das Gut bzw. den Besitzer zu schädigen, Krankheiten zuzufügen oder sogar zu töten

[10] Die Bezeichnung *Buddaa* verwendet man für Personen, in deren Blicken man eine besonders unheilvolle Kraft vermutet. Obwohl die meisten *Buddaas* ihre Fähigkeiten von ihren Eltern geerbt hätten und sie den *bösen Blick* somit auch gegen ihren Willen besitzen, glaubt man oftmals, daß durch eine Freundschaft mit einem Buddaa dessen Eigenschaften auch erworben werden können.

Blättern des *Bakkanniisa* Baumes bedeckt wird sie einen Tag und eine Nacht nahe dem Neugeborenen aufbewahrt *(Ofkolttii boqochiisuu)*. Dieses Ruhen der Nachgeburt ist wichtig um *Maaram,* die Beschützerin der Mütter, wohlgesonnen zu stimmen. Im Anschluß daran wird in einem speziellen Ritual - *Ofcoltti iddo qabachiisuu* die Nachgeburt im Hause vergraben. Dazu wird von zwei Frauen mit Hilfe eines Buschmessers *(Buttoo)* und einer Sichel *(Maacidii)* ein Loch im Lehmboden gegraben und die Nachgeburt zusammen mit dem Tonkrug hinein gelegt. Darauf werden Kuhdünger, vier Kaffeebohnen und vier Getreidesprossen gelegt und mit frisch geschnittenem, jungem *Coqorsa* Gras abgedeckt. Die Ausgrabung im Boden sollte insgesamt nicht zu tief sein, da sonst das Erscheinen der kindlichen Milchzähne verzögert werde. Während die Frauen das Loch wieder mit Lehm verschließen, wird fünf mal Ilililili, ein traditioneller Freudenschrei, ausgestoßen. Im Anschluß an dieses Vergraben der Nachgeburt findet die erste rituelle Verabreichung von Nahrung *(Askutii* s) an die Mutter statt. Wenn die Hebamme feststellt, daß Teile der Nachgeburt fehlen, wird meist eine spezielle Expertin, die *Ofkolchituu* gerufen. Da angenommen wird, daß das Verbleiben der Nachgeburt bei der Mutter zu Wahn führe oder deren Tod bedeutet, wird dies als eine sehr ernsthafte Situation angesehen. Aus einer bestimmten, wild wachsenden Pflanze *(Qanxalla)* wird ein spinatähnlicher Brei zubereitet, dem der Saft eines Kaktus *(Harkis)* beigefügt wurde. Falls nach Einnahme dieser beiden Heilmittel immer noch nicht die Reste der Nachgeburt ausgestoßen wurden, soll das Haar der Mutter im Stirn-Scheitel Bereich rasiert und nach Anritzen der Haut die Nachgeburt symbolisch mit Hilfe eines Hornes[11] *(Koobaa gadamsaa)* entfernt werden. Für heftige Schmerzen und starkes Bluten im Anschluß an die Geburt wird *Maalaa* verantwortlich gemacht. Man nimmt an, daß *Maalaa* während der Schwangerschaft mit dem Fötus in enger Umarmung gelebt habe, wie ein Vogel, der über seinen Eiern brütet. Daß mit jeder weiteren Schwangerschaft *Maalaa* eine neue Kralle hinzuwächst, sollen Mehrfachgebärende häufiger starken Schmerzen und heftigen Blutungen nach der Geburt ausgesetzt sein. Frauen, die eine erhebliche Anzahl an weißen Schwangerschaftsstreifen aufweisen, seien möglicherweise gegen diese Schmerzen geschützt. Zur Erleichterung der Nachgeburtswehen wird häufig empfohlen, den Magen von Kühen, Schafen oder Ziegen in stark gesalzener Form zu verspeisen und dazu selbstgebrannten Schnaps *(Araqee)* zu trinken. Beschneidungsrituale, die bei den benachbarten Gumuz gleich im Anschluß an die Geburt erfolgen, werden bei Mädchen dieser Region erst vor Beginn der Pubertät vorgenommen.

5. Wochenbett *(Ulmaa ciisuu)*

Nach einer erfolgreichen Entbindung wird von den anwesenden Frauen mit der Zubereitung eines Breis *(Marqaa)* begonnen, der vorzugsweise aus Maismehl, *Waxii*-Butter und Gewürzen hergestellt wird. Bei der anschließenden *Askutii* Zeremonie wird dieser Brei von zwei Frauen jeweils mit zwei Löffeln zweimal der Wöchnerin gereicht. Während bei der ersten Gabe die Löffel mit beiden Händen gehalten werden, erfolgt die zweite Verabreichung des Breis nur noch mit einer Hand. Erst danach werden die anwesenden Frauen aufgefordert, gemeinsam von diesem Mahl zu speisen. In den folgenden Tagen wird das gleiche Gericht abwechselnd von einzelnen Nachbarinnen in das Haus der Mutter gebracht. Am fünften Tag nach der Entbindung, dem größten Festtag, an dem auch die erste Waschung der Mutter stattfindet und die Blutspuren der Entbindung entfernt werden dürfen, sollte das *Askutii*- Ritual wiederholt werden. Obwohl bereits mit den ersten Zeichen einer sich anbahnenden Geburt der Strick des *Saameta*-Tonkruges gelöst wird (um durch diese symbolische Handlung den Wunsch auf eine leichte, beschwerdefreie Geburt auszudrücken), darf dieser Brei erst am fünften Tag der Wöchnerin und allen anwesenden Frauen gereicht werden. Dabei wird dem säuerlich schmeckendem Saameta-Brei die Bedeutung eines Heilmittels zugeschrieben. Die Mutter soll Stärkung erfahren, ihre Wunden schneller heilen und der Rücken sowie die Knochen der Frau sollen gekräftigt werden. Um die Heilung bestimmter Knochen, die sich während des Geburtsvorganges zu öffnen scheinen, zu beschleunigen, wird auch eine spezielle Suppe aus den Beinknochen einer Kuh *(Lafee cabaa manneetu fayyisa)* angeboten. Durch die vielen beigefügten Gewürze und den hohen Salzkonsum wird die Wöchnerin zu reichlicher Flüssigkeitszufuhr angeregt, was wiederum der Bildung von Brustmilch und damit dem Wohle des Kindes zugute kommt. Während in manchen Gegenden die Männer nur bei der Geburt eines Sohnes *Saameta* essen dürfen,

---

[11] Als *Koobuu* bezeichnet man eine Therapieform des Schröpfens, die auch bei Kopfschmerzen sowie blutigem Auswurf *(Ellaa)* angewandt wird. Nach Anritzen der Haut am Ort der jeweiligen Beschwerden wird mit Hilfe des Hornes Blu abgesaugt.

würde man dies in anderen Regionen als große Schande betrachten. Durch die Teilnahme an den rituellen Festen der Frauen würde der Mann weibliche Züge annehmen und damit seiner Manneskraft und Fruchtbarkeit beraubt werden. In manchen Gebieten ist Männern jedoch der Verzehr von *Marqaa* mit Butter und Quark erlaubt. Die zeremonielle Waschung am fünften Tag nach der Entbindung *(Shanan)* stellt für die Mutter stets ein großes Ereignis dar. Hierzu werden viele Frauen eingeladen, um gemeinsam zu essen, zu singen, zu tanzen und den selbstgebrannten Schnaps *(Araqee)* zu trinken (s. Foto). Für die Vorbereitung dieser Feierlichkeiten werden zwei Frauen und ein kleiner Junge (falls ein Sohn geboren wurde) ausgesandt, um in Tonkrügen Wasser vom Fluß, sowie Blätter der *Urgeessaa-, Galaanoo-* oder *Abbayii*-Bäume herbeizubringen. Mit zwei Ästen dieser Bäume, denen eine bestimmte sakrale Bedeutung zukommt, treten sie in das Haus der Mutter ein und mischen Wasser, das zuvor für die Zubereitung von *Marqaa* erhitzt wurde, in einem Gefäß dem kalten Flußwasser bei. Anschließend wird die Mutter mit Hilfe der Blätter von allen Seiten besprengt, bevor eine kräftige Frau die Waschung und Massage der Wöchnerin durchführt. Dieser Vorgang soll eine *Reinigung* der Mutter von allen Vergehen der Vergangenheit bewirken. Häufig wird dabei der Körper der Wöchnerin mit Butter, einem Symbol für Fruchtbarkeit, eingerieben und vor allem ihr Rücken kräftig massiert. Gleichzeitig bittet man um reichen Kindersegen, denn viele Kinder zu gebären, bedeutet, den *Segen Gottes* im Haus zu haben sowie spätere Hilfe im Alter. Im Anschluß an diese Waschung wird mit der Askutii Zeremonie die rituelle Gabe von Brei an die Mutter wiederholt. Zu diesem größten Fest nach der Entbindung *(Shanan)* kommen die eingeladenen Frauen meist mit Korbschalen voll Getreide, in deren Mitte frisch geschnittenes *Coqorsa* Gras, als weiteres Symbol der Fruchtbarkeit, gesteckt wurde. Zugleich wird häufig eine Flasche Schnaps mitgebracht und ein Barren Salz - in zwei Teile gebrochen *(Soogidda cabsaa)* der Mutter überreicht.

Diese Gabe von Salz ist auch als Anregung zum Trinken zu verstehen, um eine reichliche Milchproduktion zum Wohle des Kindes in Gang zu bringen. In den Städten wird neuerdings auch Geld–gegeben, gemeinsam mit traditionellen Glückwünschen und Segensformen wie z.B. *Siree cabsii ka'i - Zerbrich das Bett und nimm an Gewicht zu, Amma iyyuu da'i- Gebäre immerzu von neuem, Qomaa dugdaan baadhu, jalduu –biiroo ta'i - Trage wie ein Pavian Kinder am Leib und Rücken* oder *Haadha-indaanqoo ta'i, fafacaasaa nyaadhu - Sei wie eine Henne mit ihren Küken, feiere die Fruchtbarkeit und Speise.*

Danach nehmen die Frauen meist in dem größten Raum zum gemeinsamen Essen und Trinken Platz und beginnen bald darauf *Maaram,* die göttliche Mutter aller Mütter, in Liedern zu preisen. Hierbei wird auch um weiteren Beistand für die Wöchnerin und um Fruchtbarkeit für alle anwesenden Frauen gebetet. Häufig werden während dieser Dankeszeremonien, die am dritten, fünften und neunten Tag nach der Entbindung stattfinden, auch Lieder gesungen, in welchen sich *Obo* und *Coora* Frauen (BARTELS 1983) gegenseitig necken. Wenn nach dem System von *Obo* und *Coora* z.B. für einen Vater die Bezeichnung *Obo* gilt, ist dessen Sohn *Coora* und der Enkel wiederum *Obo*. Entstammen zwei Menschen vor der Heirat unterschiedlicher *Obo* und *Coora* Kategorien, übernimmt die Frau mit der Eheschließung die Bezeichnung des Mannes. Nach diesem Konzept ist es nur für Personen derselben Kategorie (z.B. zwei *Obos*) statthaft, intime Probleme miteinander zu besprechen. Deshalb werden u.a. Fragen bezüglich der Sexualität nie zwischen Eltern und Kindern erwähnt, sondern nur an die Großeltern gerichtet, die häufig auch den größten Anteil der Kinderbetreuung übernehmen.

An großen Festtagen, wie z.B. am fünften Tag nach der Entbindung werden den *Obo* und *Coora* Frauen unterschiedliche Rollen übertragen, die sich dann mittels bestimmter Lieder gegenseitig necken. Eine außerordentlich große Bedeutung wurde früher dem *Buna Qalaa* Ritual (BARTELS 1983) beigemessen, das meist zu Beginn von Hochzeitszeremonien sowie Geburtsfeiern zelebriert wurde.

Während *Buna* als Kaffeebohne den weiblichen Genitalbereich symbolisiert, deutet *Qaluu* (schlachten oder töten) auf den Sexualverkehr hin, welcher mit der Blutung der Frau während des ersten Geschlechtsverkehrs verglichen wird. Nachdem ein *Wac'iti* Tongefäß (als Symbol für den Zusammenhalt der Sippe, aber auch der Vagina) mit *Ebicca* Blättern (dem Symbol der Reinheit) gesäubert wurde, bringt man darin Butter (als Symbol der Fruchtbarkeit) zum Schmelzen. Umgerührt wird dabei mit einem *Mundoo* Stab, eine Bezeichnung, die auch für das männliche Geschlechtsorgan benutzt wird. Danach werden, bei gleichzeitigen Gebeten zu Gott, die ungeschälten, rötlichen Kaffeefrüchte aufgebissen und die nun zum Vorschein kommenden grünen Kaffeebohnen der heißen Butter beigefügt. Das anschließende Aufplatzen der gerösteten Bohnen wird mit dem Triumph eines Mannes beim Erlegen von Tieren nach gefährlicher Jagd, sowie mit der Ehre einer Frau nach risikoreicher Geburt verglichen. *Buna Qalaa,* dem in ärmeren Familien oft Gerste beigemengt wird, ißt man meist mit einfachen Löffeln aus Hirsestengeln. Die Sitte, Kaffee in Wasser aufzubrühen, scheint in früheren Zeiten noch unbekannt gewesen zu sein. Dieses *Buna Qalaa-* Ritual wird stets von verheirateten Frauen - als Zeichen des friedlichen Miteinanders - mit allen Familienangehörigen und den Nachbarn durchgeführt. *Buna Qalaa* Zeremonien unterstützen die Gebete um Nachwuchs, das Wohl der Gemeinschaft sowie die Bitte um gute Ernteerträge und reichen Viehbestand. Neben dem großen Symbolgehalt der verwendeten Gegenstände und rituellen Handlungen kommt der wohlschmeckenden Mischung aus frisch geröstetem Kaffee mit Butter eine besondere Bedeutung zu. Sie stellt ein Sinnbild für das Ergebnis ehelichen Sexualverkehrs dar: die Geburt eines Kindes. Im allgemeinen wird den Frauen empfohlen, vierzig Tage lang mit dem Neugeborenen in einem abgedunkelten Raum des Hauses zu verweilen. Auch der äthiopische Staat hat berufstätigen Frauen 45 arbeitsfreie Tage nach der Entbindung zugebilligt. Wenn aber z.B. in ärmeren Familien nicht genügend Frauen anwesend sind, um zwischenzeitlich all die anfallenden Tätigkeiten zu übernehmen, sind die Mütter gezwungen, spätestens nach zwölf Ruhetagen wieder ihre gesamte Arbeit aufzunehmen.

Neben der dringend nötigen Ruhe und Erholung während der ersten Zeit des Wochenbettes, sollen Mutter und Kind auch vor dem bösen Blick und gegen eine mögliche *Michii-* Erkrankung, bei der Kopfschmerzen und Fieber im Vordergrund stehen, geschätzt werden. Häufig besteht die Vorstellung, daß Blut z.B. nach Entbindungen oder Beschneidungen, und der intensive Geruch von Gewürzen und Parfüm den Teufel herbeilocke. Da bei der *Michii* Erkrankung teuflisches Wirken vermutet wird, soll die Wöchnerin auch Sonnenlicht meiden, da hierdurch auch der Satan *(Setana)* angezogen werde. Daher wird den Frauen geraten, das Haus, insbesondere beim Weg zur Latrine, mindestens neun Tage lang nur im Dunkeln zu verlassen. Muß die Wöchnerin dennoch tagsüber aus dem Haus gehen und sich dabei dem Sonnenlicht aussetzen, empfiehlt man ihr vorbeugend alte Baumwollfetzen anzuzünden, um mit Hilfe des Rauches den Teufel fernzuhalten. Durch die befürchteten Schläge des Teufels könne die Frau nicht nur an *Michii* sondern auch an anderen Verwirrtheits- oder Erregtheitszuständen erkranken, die sogar zu Epilepsie und Lähmungen führen können. Wie bei der Zubereitung der *Waxii,* einer scharfen Sauce, die traditionell gemeinsam mit dem Fladenbrot *(Buddeena)* verspeist wird, reibt man zur Vorbeugung gegen *Michii* Gesicht und Haare mit dem Saft von ausgepreßten *Qoddoo* Blättern ein. Erst danach könne man bedenkenlos ins Freie oder in die Nähe von Gewässern gehen, wo sich Teufel *(Jinii)* gern aufhalten. Um die Heilung der Wunden nach der Geburt nicht zu beeinträchtigen, sollen während dieser Zeit besonders Menschen, die als unrein gelten *(Gaadidduu),* das Zimmer der Wöchnerin nicht betreten. *Gaadidduu* bedeutet wörtlich übersetzt der Schatten des Menschen und bezieht sich auf Frauen während der Menstruation, Personen mit sexuellem Verkehr in der Nacht zuvor und Menschen, die an Trauerfeiern teilgenommen hatten.

Diese Personen sollten sich allen Ritualen, sowie den Häusern von *Qaalluus*[12] fernhalten. Frauen mit Menstruationsblutungen rät man ferner, Kaffeeplantagen während der Blüte sowie Gemüsegärten und Ställe mit jungen Kälbern zu meiden, da sich ihre Anwesenheit schädigend auswirken könne. Menschen mit *Gaadidduu* könnten die Entstehung von bestimmten Krankheiten wie z.B. Tollwut fördern und Krankheitsverläufe, insbesondere Wundheilungen, ungünstig beeinflussen. Aus diesem Grunde bittet man Personen, während der Zeit, in der sie als rituell unrein gelten, von Besuchen nach Beschneidungen oder Geburten abzusehen. Ebenso werden Angehörige bestimmter Berufsgruppen, wie z.B. Gerber und Schmiede, deren Anwesenheit Mutter und Kind Unglück bringe, dem Haus ferngehalten. Das Beisein von Angehörigen der hochangesehenen *Boorana*[13] Klasse, insbesondere deren Segen, wird dagegen sehr geschätzt.

---

[12] *Qaalluus* stellen magisch-rituelle Kultführer dar, denen früher die hochangesehene Funktion eines *Hohepriesters* zukam (HABERLAND 1963). Bedingt durch den Einfluß verschiedener Religionen und der Auseinandersetzung mit neuen Elementen, wie dem Teufel und *bösen Geistern,* scheint sich die Rolle der *Qaalluus* zu einem Experten mit der Fähigkeit ekstatisch ritueller Techniken (KNUTSON 1967) verändert zu haben.
[13] Die *Boorana* gelten durch ihre direkte Abstammung von den *ältesten Söhnen Rayas,* den frühesten Vorfahren in der Stammesgeschichte der Oromo, als besonders *rein* und wirken als *Kanäle* für den Segen Gottes.

6. Neugeborenen- und Säuglingszeit

Da Mutter und Kind während der Zeit des Wochenbettes als symbolische Einheit betrachtet werden, ist eine liebevolle und intensive Betreuung von beiden gleichzeitig gewährleistet. Nach der Behandlung der Nabelschnur wird das Neugeborene von der Großmutter oder einer der anwesenden Frauen mit lauwarmen Wasser gewaschen und meist gleich im Anschluß daran wird Butter - als Symbol für Lebenskraft und Fruchtbarkeit - auf die Fontanelle des Kindes, dem Ort des persönlichen *Ayyaana*[14], aufgetragen. Mit dieser Handlung, die mehrfach während des ersten Lebensjahres wiederholt wird, versucht man, die Fontanelle gegen *Austrocknen und Risse* zu schützen, damit das Gehirn *Kräftigung* erfahre und dem Kind *große Augen* und *Klugheit* zuteil werden. Außerdem glaubt man, hierdurch das Wachstum des Kindes und die Bildung von Blut zu fördern sowie einen sanften Schlaf zu ermöglichen. Sobald sich der Haarwuchs voll entwickelt hat, werden Verwandte und Nachbarn zu einem Fest geladen, in dessen Verlauf eine der anwesenden Personen die Haare des Kindes, mit Ausnahme eines Kreises im Bereich der Fontanelle, rasiert *(Gubbe bussi)*. In manchen Regionen darf dieser ausgesparte Haarkranz (s. Foto) bis zum fünften Lebensjahr nicht entfernt werden. In Anschluß an dieses *Gubbe bussi*-Ritual wird dem Kind ein symbolisches Geschenk z.B. in Form eines Kalbes, überreicht. In den folgenden Jahren beobachtet man insbesondere die Entwicklung dieser Kuh: ist sie gesund und fruchtbar bedeutet dies für das jeweilige Kind ein gutes *Ayyaana* und umgekehrt.

Viele Neugeborene werden unmittelbar nach der Geburt nicht gleich gestillt *(Harma hoosisuu)*, da das Kolostrum *(Silga)*, die sogenannte Vormilch [15], aus vielfältigen Gründen verworfen wird. Während einer Befragung in Walitate gaben 66 von 123 (54 %) Frauen hierfür unterschiedliche Erklärungen an; wie z.B.: *Silga* befinde sich bereits seit den vielen Monaten der Schwangerschaft in der Brust, was auch an der veränderten Farbe und Konsistenz der Vormilch erkenntlich sei; deshalb werde sie als schmutzig erachtet und müsse, wie der erste Strahl beim Melken der Kühe, verworfen werden. Hinzukommt der Verdacht, das Kolostrum führe beim Neugeborenen zu Bauchkrämpfen *(Hajji)*, Spulwurmbefall *(Maagaatu)*, Stuhlverstopfung sowie gelegentlich auch zu Durchfällen *(Garaa kaasa)*, wodurch das Kind immer mehr abmagern würde.

Während dieser ersten Stunden und Tage wird dem Neugeboren meist eine Tasse mit frischer Kuhmilch und Butter angeboten. Dieses *Danqii*-Ritual wird mit gleichzeitigen Gebeten meist noch von der Hebamme durchgeführt, die hierbei eine Mischung aus Kuhmilch und Butter in den Mund des Säuglings hineinspuckt. Mit dieser Handlung soll der gesamte Speisetrakt des Neugeborenen *gleitfähig* gemacht und Bauchkrämpfen sowie Stuhlverstopfungen, die in den ersten Tagen relativ häufig vorkommen können, begegnet werden. Hinzukommt die große Bedeutung des Speichels, der - ähnlich dem Wasser- , ein Symbol für Leben darstellt und mit dem Kind geteilt wird. Damit wird das Neugeborene gesegnet und vor möglichem Schaden durch den *bösen Blick*[16] sowie *Budaas*[17] geschützt.

Dabei kommt besonders dem Segen älterer Menschen (durch deren Speichel) große symbolische Bedeutung zu. Neugeborenenkoliken *(Hajii)* können auch entstehen, wenn eine Frau im ersten Drittel ihrer Schwangerschaft *(Ulfa baana)* das Haus der Wöchnerin betritt. Durch Berührung ihrer Brust mit Mund und Nase des Säuglings könne die Entstehung von *Hajii* abgewendet werden. Eine andere Form, den Bauchbeschwerden des Neugeborenen vorzubeugen, ist die Gabe einer verdünnten *Fenugreek (Sunqoo)* Lösung, die zumeist erstmals am fünften Tage nach der Entbindung verabreicht wird. Die *Sunqoo* Samen werden nachts in Wasser eingelegt, danach gekocht und letztendlich erst der zweite bis vierte Aufguß dem Säugling gereicht. Diese Form der Zubereitung, die ähnlich wie die Gabe von Butter in

---

[14] Man nimmt an, daß das *persönliche Ayyaana (Ayyaana mataa ofii)* jedes einzelnen Menschen bereits vor der Geburt festgelegt wird. Dieses *Ayyaana* , das im Bereich der Sirn bzw. Fontanelle gelegen is, weist das Kind in das Leben ein, geleitet später den Menschen durch viele Schwierigkeiten, bietet Schutz vor Krankheiten und verhilft auch zu den erhofften Schwangerschaften.

[15] Inzwischen ist hinreichend bekannt, daß gerade die Zusammensetzung der Vormilch (Kolostrum) wegen ihres reichen Gehaltes an speziellen Abwehrstoffen für Neugeborene von größter Bedeutung ist (EBRAHIM 1991)

[16] Besonders gefährdet, Unheil durch *Neidblicke* zu erfahren, sind schöne, wohlgenährte Neugeborene und Wunschkinder sowie reiche, attraktive oder intelligene Menschen. Der Glaube an Scheelsüchtige ist auch ein Grund, warum es undenkbar wäre, jemand beim Essen zusehen zu lassen, ohne ihm etwas anzubieten.

[17] Da angenommen wird, daß gemeinsame Mahlzeiten mit *Budaas* Unglück bringen und v.a. Kinder danach erkranken, empfiehl man gelegentlich, Teile der Speise mit dem linken Fuß auf dem Boden zu zertreten.

diesen Tagen, das Neugeborene von seinem ersten schwarzen Stuhl *(Mekonium)* reinigen soll, wird in manchen Regionen bis zum dritten Lebensmonat beibehalten. Vereinzelt kann man beobachten, daß Säuglingen ein Silberring *(Madabiibirrii)* in den Mund gelegt wird, um sie vorbeugend gegen Mandelentzündung zu schützen.

Während der Zeit des Wochenbettes werden die Neugeborenen in dunklen Räumen gehalten, damit ihre Augen vor einfallenden Lichtstrahlen geschützt werden. Sollten dennoch, durch mögliche Schlitze in der Holzwand, Lichtstrahlen einfallen, könnte sich ein späteres Schielen *(Balaa)* entwickeln. Am neunten Tag nach der Geburt wird das Kind erstmals für kurze Zeit ins Freie getragen. Dabei wird jedoch stets auf mögliche Gefahren durch Personen mit dem *bösen Blick* bzw. *Budaas*[18] geachtet. Um vor allem Kleinkinder vor den vernichtenden Blicken von *Budaas* zu schützen, müssen sie stets in Baumwolltücher gewickelt sein. Ringe am Ohr oder bestimmte Ketten *(Callee)* und Amulette um den Hals gelegt, zählen zu den wichtigsten Schutzmaßnahmen, da sie in der Lage seien, den bösen Blick abzulenken. Da der Säugling in den ersten Wochen nicht in aufrechter Lage gehalten werden soll, wird fast nur im Liegen gestillt. Ein Aufrechthalten des Kindes, so wird befürchtet, könne die Baucheingeweide und vor allem das Blut im Kopf *tiefer fließen* lassen, wodurch es zu einem Einsinken der Fontanelle kommen könnte. Da zudem die kindlichen Knochen noch weich seien und leicht brechen können, wären auch Wachstumsstörungen nicht auszuschließen. Abgesehen von dem verzögerten Beginn des Stillens (die Vormilch kann dem Neugeborenen bis zu zwei Tagen vorenthalten werden), ist die Mutter Tag und Nacht eng mit ihrem Kind verbunden, was eine Brusternährung entsprechend den Bedürfnissen des Säuglings *(on demand feeding)* gewährleistet.

Wenn die Wöchnerin auf genügend Hilfe im Haushalt zurückgreifen kann, zählt diese Zeit unmittelbar nach der Geburt sicherlich für Mutter und Kind zu den schönsten und wohlbehütetsten Stunden in ihrem Leben. Entlastet von allen Pflichten und besonders reichhaltig ernährt, kann sie sich ganz dem Wohle ihres Kindes widmen und dieses bei Bedarf jederzeit stillen. Leider gibt es zunehmend auch Frauen, die aus Angst, sie könnten unzureichende Mengen an Muttermilch produzieren, mit der Flasche zufüttern. Dadurch wird, durch Nachlassen der kindlichen Saugwirkung, die Milchproduktion der Mutter immer geringer und kann schließlich versiegen. Da bei Erkrankungen der Mutter angenommen wird, daß es hierdurch auch zu einer Beeinträchtigung bzw. Veränderung *(die Milch könne durch Krankheit sauer werden)* der Muttermilch kommen könne, wird in diesen Situationen oftmals der Stillprozeß unterbrochen und das Kind vorübergehend mit einer Flasche ernährt. Nach solchen unerwünschten evtl. auch längeren Unterbrechungen ist es nicht immer möglich, den Stillvorgang erneut in vollem Umfang in Gang zu bringen. Leider ist es nicht allen Frauen gegönnt, die gesamte Zeit des Wochenbettes in Harmonie mit sich selbst und dem Kinde zu verbringen. In ärmeren Familien muß die Mutter frühestens nach zwölf Tagen wieder ihren produktiven Verpflichtungen nachkommen. Da es bei den Oromo-Frauen in West-Wollega nicht üblich ist, Säuglinge zum Markt oder zur Feldarbeit mitzunehmen, werden diese im Hause zurückgelassen und von der Großmutter bzw. älteren Geschwistern per

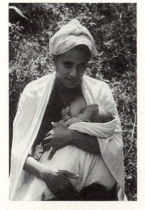

Milchflasche betreut. Zwischenzeitliches Stillen der Kinder durch andere Frauen in der Familie scheint in solchen Situationen nicht üblich zu sein. Durch die bereits erwähnte Vorstellung, daß Säuglinge nur in liegender Position gehalten und gefüttert werden sollten, ist es den betreuenden Frauen nicht möglich, dem Kind verdünnte Kuhmilch z.B. mit Hilfe einer kleinen Tasse *(Shinii)* anzubieten. Deshalb wird häufig, bei gleichzeitigem Mangel an kommerziellen Milchflaschen, eine Bierflasche mit einem Gummisauger versehen. Da es unter den gegebenen Bedingungen äußerst schwierig ist, solche Milchflaschen entsprechend sauber zu halten, muß hierin eine wesentliche Ursache für das Auftreten frühkindlicher Durchfälle gesehen werden. Aufgrund der erwähnten Vorbehalte wird während der ersten Monate auch vermieden, das Kind nach den jeweiligen Mahlzeiten aus der

Abb. 3
Stillphase

---

[18] Da bestimmte Erkrankungen auf das Wirken von Buddaas zurückgeführt werden, die sich manchmal nachts in Hyänen verwandeln sollen, werden den Kindern als Schutzmaßnahmen auch Augenwimpern oder Augenbrauen von Hyänen in Form von Amuletten um den Hals gebunden.

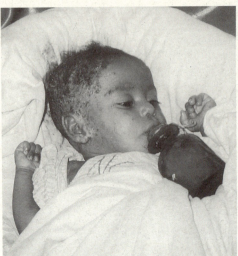 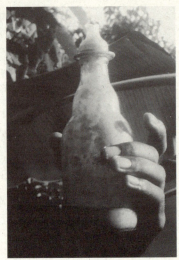

Abb. 4 u.. 5
Flaschennahrung

liegenden Position aufzurichten, um es aufstoßen zu lassen. In manchen Regionen gibt es die Vorstellung, daß durch das Schwitzen der Mutter, während der körperlich anstrengenden Feldarbeit und weiter Fußmärsche die Brustmilch verunreinigt werde. Da es den Frauen außerdem nicht gestattet ist, z.B. an Markttagen, auf den Wegen und während der Tätigkeiten außerhalb des Hauses Nahrung zu sich zu nehmen, kann hierdurch auch die gleichmäßige Bildung von Muttermilch beeinträchtigt werden. Wenn die Mutter während oder unmittelbar nach der Geburt gestorben ist, wird das Neugeborene meist von der Großmutter an die Brust gelegt, wodurch deren Brustmilchproduktion wieder angeregt wird. Nach Zwillingsgeburten und evtl. Schwierigkeiten, beide Kinder ausreichend zu stillen, konnte gelegentlich ein wohlernährter Zwillingsbruder bei gleichzeitiger Mangelernährung des gleichaltrigen Mädchens beobachtet werden. Eine Bevorzugung von Jungen zeigte sich auch in der empfundenen Notwendigkeit für schwer unterernährte Kinder eine medizinische Betreuung in Anspruch zu nehmen. So waren unter 167 schwer unterernährten Kindern, die zwischen 1989 und 1991 in der Nejo Clinic stationär behandelt wurden, nur 56 (33,5 %) Mädchen im Vergleich zu 111 (66.5 %) Jungen, obwohl ein gehäuftes Auftreten von Mangelernährung unter Jungen in dieser Region nicht nachgewiesen werden konnte (SCHERBAUM 1995). Auch bei den beobachteten Fällen von Infantiziden oder dem Zurücklassen schwerkranker Kinder in der Klinik handelte es sich ausschließlich um Mädchen.

7. Namensgebung
Am neunten Tage, wenn dem Kind eine bessere Überlebenschance eingeräumt werden kann und das Neugeborene erstmals dem Sonnenlicht ausgesetzt wird, erfolgt die formelle Namengebung durch den Vater. In Familien, in denen dem Geist der Vorfahren *(Qaalluu sanyii)* Ehre erwiesen wird, kann der Name nur vom *Qaalluu*[19] festgelegt werden. Falls die Familie der orthodoxen Kirche angehört, muß ein Name aus der offiziell anerkannten amharischen Sprache gewählt werden. Familien anderer christlicher Kirchen werden bezüglich der Namengebung keine Vorschriften auferlegt, so daß Namen verschiedenster Sprachen erlaubt sind. Die Art der Geburt und die Stellung des Neugeborenen innerhalb der Familie wird häufig durch den Namen ausgedrückt. Im folgenden Abschnitt wurde versucht, einige der verschiedenen Aspekte, die für die Namengebung von Kindern von Bedeutung sind, in sechs Kategorien zusammenzufassen.
1. Die Namengebung wird durch den Zeitpunkt bzw. den Tag der Geburt bestimmt: *Barii* - früh am Morgen; *Guyyaa* - während des Tages; *Ifaa* - es wird Licht; *Dukkanni* - während der Nacht; *Galgala* - am Abend; *Waarii* - um Mitternacht geboren. *Arfaasee* - rote Blume (die den Beginn der Regen-

---

[19] Während die Funktion der *Qaalluus,* als magisch-rituelle Experten in der Vergangenheit meist auf den Klan beschränkt waren, widmet sich der *Qaalluu* heute vermehrt auch den Klienten der breiteren Öffentlichkeit. Aufgrund seiner besonderen Rolle an der Nahtstelle zwischen den Menschen und der Geisterwelt eignet er sich besonders für alle Anfragen von Personen an bestimmte *Ayyaanas* und zeigt Wege auf, mi ihnen in Harmonie zu leben.

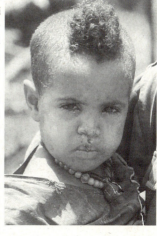

Abb. 6
typischer Haarschnitt Gubbe bussi

zeit ankündigt); *Roobee* - Regentag. Kinder erhalten gelegentlich auch den Namen des Tages, an dem sie geboren wurden wie z.B. Sonntag, Montag ... - *Sambata, Dafnee, Kamisso, Roobaa, Faccasa, Jimataa*.

2. Namen, welche sich auf Familienereignisse beziehen, die durch die Geburt günstig beeinflußt wurden: *Araasrsee* - Friedensstifter (im Falle von Streitigkeiten innerhalb der Familie); *Hambisaa* - bewahre ihn vor Unfällen (wenn bereits mehrere Geschwister gestorben sind); Abdatee - die Hoffnung wurde erfüllt; *Hambaa* - der übriggebliebene (falls die Mutter während der Geburt verstarb); *Firoomsa* - er macht Freude, er versöhnt (falls die Eltern wegen Kinderlosigkeit oder fehlender Söhne Streit hatten; *Bultuu* - bleib über Nacht (wenn einige Kinder zuvor verstorben waren); *Qixxeessa* - er gleicht aus (wenn die Zweitfrau auch einen Sohn geboren hat oder die Gesamtzahl der Kinder zwischen den Frauen damit ausgeglichen wurde); *Hawwine* - wir bekamen, was wir ersehnt haben; *Sassaaba* - er bringt zusammen und verbindet wieder (wenn eine Ehe aus Gründen der Kinderlosigkeit beinahe zerbrochen wäre); *Fayyine* - wir sind gerettet; *Arganne* - wir haben bekommen, was wir uns so intensiv wünschten.

3. Namen, welche die Beziehung zu Gott betonen: *Waaqkenne* - Gott gab uns (nach Jahren der Unfruchtbarkeit); *Yaadata* - Gott erinnerte sich und schenkte uns einen Sohn (nach mehreren Töchtern); *Toleera* - Gott wurde gut zu uns (nach einigen Jahren vergeblichen Wartens); *Kennaasaa* Geschenk Gottes; *Tolasaa* - von Gottes Güte; *Uume* - Gott erschafft den Menschen; *Qusatee* - Gott zögerte und beschenkte uns letztlich doch noch; *Suphaa* - Erwartungen an Gott, das gebrochene Herz zu versöhnen (nach mehreren Todesfällen); *Waqjira* - Gott ist da, er existiert!

4. Namen, die den Charakter des Säuglings symbolisieren: *Dalana* - schnell erzürnt (für ein Neugeborenes, daß zu viel schreit); *Marabba* - ruhig und ernst (wenn das Kind weniger als üblich weint); Biddiga - er ist stolz (meist bei wohlgenährten Säuglingen) *Buraqt'u* - glückliches Kind; *Bidiqt'u* - graziöses Kind.

5. Namen, die bestimmte Ereignisse und zukünftige Erwartungen zum Ausdruck bringen: *Sooromsa* - der uns reich machen wird; *Ayyaantuu* - der Glückliche (falls etwas besonders Erfreuliches geschah und wieder geschehen soll); *Biqiltuu* - Sprossen, junge Pflanze (wenn ein Kind kränklich ist und spezielle Pflege benötigt); *Hataatu* - laß sie sein (ein Junge wurde erwartet, aber ein Mädchen geboren); *Korsa* - er macht stolz (wenn ein Sohn nach einem Mädchen geboren wurde); *Hagamse* - sauer (nach der Geburt eines weiteren Mädchens: jetzt ist es genug, wir wollen keine Kinder mehr)

6. Namen, die Anzahl der Kinder betreffend: *Dabalee* - noch eine; Lameessa - der zweite; *Hordofaa* - der folgende. Nach alter Tradition soll eine Oromo Frau ihren Mann und dessen älteren Bruder *(Waarsaa)* nicht bei deren Namen rufen, um ihren Respekt auszudrücken. Bis zur Geburt ihres ersten Sohnes sollte sie diese *Warra keenya* nennen. Danach erhalten Vater und Mutter den Namen des ersten Sohnes (z.B. *Abbaa Karrasaa* oder *Haadha Karrasaa*), auch wenn das zuerst geborene Kind ein Mädchen war. Falls sich eine Ehefrau nicht an diese Regeln hält, provoziert sie Strafe in Form von Handgreiflichkeiten und muß nach Meinung einiger Oromo evtl. sogar mit Haarausfall rechnen.

8. Stilldauer und Beginn der Beifütterung

Der weiblichen Brust wird nach Ansicht mancher Oromos keine erotische Bedeutung beigemessen, denn sie dient in erster Linie zur Nahrungssicherung für Säuglinge und Kleinkinder. Im allgemeinen wird den Kleinkindern während der häufig sehr langen Stillzeit von zwei bis drei Jahren bzw. bis zum Einsetzen der nächsten Schwangerschaft, ein enger Kontakt zur Mutter gewährt. Werden die Kinder entsprechend ihren Bedürfnissen am Tage und nachts ausschließlich gestillt (exclusive breast feeding), kann der zeitliche Abstand bis zur nächsten Schwangerschaft hinausgezögert werden. Dieser positive und natürliche Effekt einer Familienplanung ist jedoch nur dann gewährleistet, wenn die Mutter durch

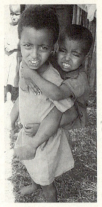
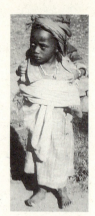

Abb. 7 u. 8
Mädchen beaufsichtigen ihre jüngeren Geschwister

entsprechende Unterstützung in der Nähe ihres Kindes bleiben kann.

Wie neuere Untersuchungen in Äthiopien (UNICEF 1993) belegen, ist mit Ende des zweiten Lebensjahres das höchste Ausmaß an kindlicher Unterernährung erreicht[20]. Dies wird neben dem häufigen Auftreten von Infektionskrankheiten einer zu spät einsetzenden und nicht ausreichenden Beifütterung angelastet.

Während der Dorferhebung in Walitate gaben 40,7 % (50 von 123) der Mütter als günstigen Beginn der Beifütterung neun Monate und später (bis zu 18 Monaten) an. Die genannten Gründe hierfür waren vielfältig und reichten von der Befürchtung, daß durch zu frühe Beifütterung beim Kleinkind Bauchschmerzen, Spulwürmer und Durchfälle auftreten könnten bis zur Beobachtung, daß ein Kind mit sechs Monaten noch kein Verlangen nach zusätzlichen Speisen zum Ausdruck bringen könne bzw. die Nahrungsaufnahme noch verweigere. Diese Aussage beruht wahrscheinlich auf der Beobachtung, daß aufgrund der nötigen Umstellung vom Saugen zum Kauen von vielen Säuglingen Nahrung wieder ausgespuckt wird, was als kindliche Verweigerung der Nahrungsaufnahme interpretiert wird. So besteht vielfach die Meinung, daß man Nahrung erst anbieten könne, wenn das Kind danach zeige, danach zu greifen beginnt oder die ersten Zähne durchbrechen, was häufig gegen Ende des ersten Lebensjahres der Fall ist.

Da der Stuhl der Säuglinge durch die Beifütterung einen üblen Geruch annehme, hält man es für günstig, mit der Zufütterung solange zu warten, bis das Kind nicht mehr getragen werden muß bzw. selbständig zu gehen gelernt habe. Durch das Fehlen von jeglicher Art von Windeln könne zudem bei plötzlich auftretendem Stuhlgang das Kleidungsstück der Mutter beschmutzt werden, was eine erhebliche Geruchsbelästigung hervorrufen kann. Dabei ist zu berücksichtigen, daß ein häufiges Wechseln der Kleidung und die Inanspruchnahme von Waschmöglichkeiten in vielen Familien nicht möglich oder erheblich eingeschränkt ist. Neben den im Durchschnitt für die Erwachsenen üblichen zwei bis drei Mahlzeiten pro Tag, an denen auch die Kinder mitversorgt werden, wird eine besondere Zubereitung von Nahrung für Kleinkinder selten praktiziert und ist aus Zeit- und Feuerholzmangel auch oft nicht realisierbar. So kann die Art und Weise der Kinderernährung praktisch von der Kost der Erwachsenen nicht unterschieden werden. Während die Häufigkeit der gekochten Speisen für Kleinkinder oft unzureichend ist, besitzt auch die Gabe von Früchten und Nüssen (die ohne zusätzlichen Arbeitsaufwand angeboten werden könnten) keinen hohen Stellenwert.

Es besteht die Meinung, daß durch die Gabe von Zitrusfrüchten das kindliche Blut verdünnt werden könnte, was auch als ein möglicher Grund für das Abmagern von Kindern angesehen wurde. Das Essen von Zitronen wird durch die Redewendung *Loomiin dhiigaa gogsa* - Zitronen trocknen das Blut aus - auch mit Blutmangel *(Hir'ina dhiigaa)* in Verbindung gebracht. Vielfach wird befürchtet, daß die Gabe von Bananen vor dem Durchbrechen der ersten Zähne zu *Ilkan bara,* dem Durchbruch von zusätzlichen Zähnen führen könne. Noch vor einigen Jahrzehnten war es den Kindern nicht erlaubt, gemeinsam mit ihren Eltern vom gleichen Teller zu essen. Heute ist vielfach zu beobachten, daß die gesamte Familie während der Mahlzeiten zusammensitzt, wobei die Kinder meist aus einem eigenen großen Teller essen.

Kleinkinder werden von der Mutter mit der Hand gefüttert, indem das dünne Fladenbrot *(Buddeena)* in etwas Sauce *(Waxii)* getunkt und in leicht gerollter Form dem Kind in den Mund geschoben wird. Wenn Gäste anwesend sind, ist es bis heute nicht üblich, Kinder gleichzeitig an den Mahlzeiten teilnehmen zu lassen. Meist werden ihnen zu einem späteren Zeitpunkt die Reste der Speisen gegeben.

---

[20] Insgesamt liegt bei den Kindern unter 5 Jahren der Anteil an Unterernährung (Gewicht zu Alter) bei 47%. Wachstumsverzögerungen (Körpergröße zu Alter), als Zeichen chronischer Unerernährung treten bei 64% der Kinder auf, während 8% der Unter-5-Jährigen akut (Gewicht zu Körpergröße) unterernährt sind (UNICEF 1993).

Frühe Kindheit - Early Childhood

9. Getränke für Kinder *(Dhugaatii ijoollee)*

Neben Wasser wird den Kindern auch Kaffee angeboten, der als beliebtes Staudengewächs meist nahe den Häusern angepflanzt wird. Als dritthäufigstes Getränk wurde während einer Befragung in Aira und Dila (SCHERBAUM 1985) die Gabe von selbstgebranntem Schnaps *(Araqee)* angegeben. Da die Gabe von Schnaps als Medizin gegen Neugeborenenkoliken, Wurmerkrankungen, Amöbenbefall, Blähungen und als Beruhigungsmittel eingesetzt wird, sind Kleinkinder bereits von früher Kindheit an mit diesem Geschmack vertraut. *Araqee* wird dem Säugling auch eingeflößt, wenn die Mutter das Haus zum Wasser oder Holz holen verlassen muß und niemand die Beaufsichtigung des Kindes übernehmen kann. Hierdurch soll der Schlaf des Kindes für die Zeit der Abwesenheit der Mutter gesichert sein. Im Vergleich zu dem lokal gebrautem, etwas bitter schmeckendem Bier *(Farsoo)*, das nur noch von etwa 40 % der Eltern an ihre Kinder verabreicht wurde, kommt der Gabe von Milch eine noch geringere Bedeutung zu.

Vor allem Mädchen sollte nach Meinung vieler Oromos keine Milch angeboten werden, da diese sonst eine Vorliebe hierfür entwickeln könnten und beim späteren Melken der Kühe von der Milch naschen würden. Gesüßter Tee, der in dieser ländlichen Region eher selten getrunken wird, wurde von 7 % der befragten Eltern den Kindern gereicht. Überraschenderweise wurde die Gabe von *Daadhii,* einem Honigwein, der mit Hilfe von Hopfenblättern und Honig, ein leicht vergorenes süßes Getränk darstellt, nur von wenigen Müttern erwähnt. Die Gabe von Honig vor dem Beginn des Sprechens wird manchmal als eine mögliche Ursache von später einsetzendem Stottern angesehen.

10. Zeit des Abstillens

Im Gegensatz zum Beginn der Beifütterung, der in erster Linie von den Wünschen des Kleinkindes sowie bestimmten sichtbaren Zeichen wie dem Einschießen der Zähne abhängt, ist der Vorgang des Abstillens eher an die Vorstellungen und Bedürfnisse der Mutter geknüpft, wobei dem Alter des Kindes keine wesentliche Bedeutung beikommt. Da das Ende des Stillens häufig mit dem Beginn einer weiteren Schwangerschaft zusammenfällt, müssen viele Kinder mit dem Schock einer abrupten Trennung und dem Verlust von Mutterliebe und Mutternahrung fertig werden. Der wichtigste Grund für diese plötzliche Trennung stellt die Befürchtung dar, dem Ungeborenen werde durch das Kind an der Brust Nahrung entzogen, wodurch es eifersüchtig werden könnte. Außerdem wird angenommen, daß die Muttermilch nun minderwertig sei und beim Kleinkind zu einem Befall mit Spulwürmern *(Maagaa)* oder gelben Zähnen führen könne. Wenn das Kind während der Abstillphase zur Großmutter gebracht wird, kann diese Trennung von der Mutter bzw. der gesamten Familie bis zu zwei Jahre andauern.

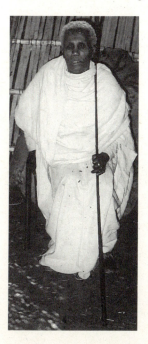
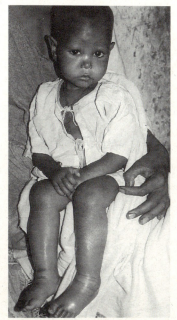

Während der Entwöhnungsphase werden manche Kinder auch für eine deutlich kürzere Zeitspanne von Nachbarn aufgenommen, wobei dann noch ein Kontakt zu den Familienangehörigen möglich ist. Einige Mütter versuchen den Abstillprozeß durch Applikation von rotem Pfeffer *(Barbaree)* oder mit Hilfe des Saftes der bitter schmeckenden Ebicha Blätter auf die Brustwarze zu beschleunigen.

Bei diesen Methoden darf das Kind im elterlichen Hause bleiben und der Kontakt zur Mutter kann erhalten bleiben.

Abb. 9
Hiiktuu-Heilerin spezialisier für die Heilung von Kwashiorkor (Dhukkuba sabbataa)
Abb. 10
Kwashiorkor (Dhukkuba sabbataa)

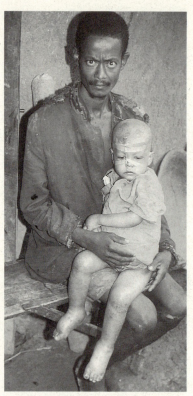

Abb. 11
„Dhukkuba risaa"

11. Erkrankungen im Säuglings- u. Kleinkindalter
(Dhukkuba ijoollee)

Während des ersten Lebensjahres zählen Durchfallerkrankungen zu den häufigsten Krankheiten in Äthiopien. Als einer der wichtigsten Gründe für das Auftreten von Durchfällen *(Garaa kaasa)* bei Kleinkindern wurde von vielen Oromo das Durchbrechen der ersten Zähne genannt. Daß sich während dieser Zeit die meisten Kinder im sog. Krabbelalter befinden und damit in einem höheren Maße erstmals den Verunreinigungen des Lehmbodens ausgesetzt sind, beruht diese Beobachtung sicherlich nicht nur auf Zufälligkeiten. Außerdem ist die Vorliebe der Kinder alles in den Mund zu stecken, während der Zeit des Zahnens noch stärker ausgeprägt.

Als weitere Ursachen für das Auftreten von Durchfällen wurde Nahrungsmangel und der Befall mit Spulwürmern erwähnt. Durch ein gehäuftes Hinfallen oder einen schweren Sturz könne der Magen *(Garaa)* des Kindes irritiert *(kaasa)* werden, was wiederum zu Durchfällen führen könne. Um die Durchfälle auszutrocknen bzw. das Ausmaß des Flüssigkeitsverlustes zu verringern, wird meist Nahrungskarenz oder speziell zubereitete trockene Nahrungsmittel verordnet. Zu diesen Heilmitteln zählen schwarz geröstete *Nigerseeds (Nuugii),* Honig *(Damma)* mit Kaffeepulver und Fladenbrot (Buddeena) mit Asche vermischt. Für blutige Durchfälle wird die Zubereitung von gerösteten Bohnen (Baaqilaa) empfohlen, die zu feinem Pulver vermahlen und auch wiederum mit Honig vermischt werden. In Bezug auf Durchfälle jeder Art besteht die Meinung, daß die verabreichten Heilmittel nur wirksam werden können, wenn gleichzeitig auf jede Flüssigkeitszufuhr verzichtet werde. Aus diesem Grunde wird den Müttern auch geraten, das Stillen bis zur Beendigung der Durchfälle zu unterbrechen.

Bei Kindern mit Kwashiorkor, bei denen sog. Hungerödeme ein wesentliches Merkmal darstellen sowie bei Kindern, die aufgetriebene Bäuche *(Seefoo)* aufweisen, wird das Auftreten von Durchfällen als günstig angesehen, da man durch die Flüssigkeitsverluste eine Verringerung des Bauchvolumens bzw. der Wassereinlagerungen im Bereich der Extremitäten erhofft. Durch einige dieser Vorgehensweisen sind die Kinder in erhöhtem Maße dem Risiko einer Dehydrierung mit tödlichen Folgen ausgestzt. Im Gegensatz zur westlich orientierten Lehrmeinung, in der Nahrungsmangel als ein wesentlicher Faktor zur Entstehung von Kwashiorkor (ödematische Form der Unterernährung) beitragen soll, entstammen die traditionellen Vorstellungen über die Ursachen dieser Erkrankung ganz unterschiedlichen Konzepten:

Hiernach wird diese Krankheit als *Strafe Gottes* verstanden, die auftritt wenn ein Kind in Richtung des Regenbogens uriniere *(Dhukkuba sabbataa).* Für dieses am häufigsten erwähnte Prinzip haben sich spezielle Heilertypen, die sog. *Hiiktuus*[21], herausgebildet. Auch durch Urinieren an Orten an denen Heilungsrituale stattfinden, sowie durch die Mitnahme oder das Betreten ritueller Gegenstände, könne diese Erkrankung hervorgerufen werden. Als weitere Ursache wird der unbewußt eingeatmete Hauch des Teufels *(Dhukkuba seexanaa)* angesehen, der bis zur Gallenblase des Kindes vordringe und dabei die Gallenflüssigkeit in dem gesamten Körper verteile. Auch durch einen Adler *(Risaa),* der als Bote der

---

21 Ähnlich den *Qaalluus,* sind diese magisch-rituellen Heilerinnen als Diagnostikerinnen und Therapeutinnen tätig. Der Name *Hiikuu* (durchtrennen, lösen) bezieht sich auf die besondere Fähigkeit dieser Heilerinnen, mit Hilfe von Versöhnungsritualen die Harmonie zu Gott wieder herzustellen. Hierbei werden meist verschiedene bunte Bänder durchschnitten, die als Symbol für den Regenbogen zuvor um den Bauch des Kindes gebunden werden.

Vorfahren über den Kopf des Kindes fliege, könne es zu dieser Erkrankung *(Dhukkuba risaa)* kommen, die neben Zeichen von Kwashiorkor auch mit einer deutlich ausgeprägten Anämie einherzugehen scheint. Krankheitszeichen von Kwashiorkor werden auch als Strafe der Schutzgeister von *Python (Jawwee)* Schlangen verstanden. Wenn nach dem Töten dieses Tieres das Versöhnungsritual unterlassen wurde, könne sich der Atem der Schlange im Körper des Kindes ausbreiten, was in Form von Ödemen *(Dhukkuba jawwee)* sichtbar wird. Besonders bei jüngeren Kindern wird das Essen von Erde *(Biyyoo)* als Ursache für aufgeblähte Bäuche und beginnende Blutarmut (Anämie) angesehen. Diese Krankheit, die *Seefoo* oder *Wesse* bezeichnet wird, kann praktisch von Kwashiorkor kaum unterschieden werden. Als besonderes diagnostisches Zeichen für *Seefoo* gelten Kinder, die größere Mengen an rotem Pfeffer *(Barbaree)* essen können, ohne daß er auf der Zunge brennt. Diese Theorie basiert auf der Vorstellung, daß durch die Erde im Magen der Mund wäßrig werde *(Afaantu busaa'a)* und deshalb die Schärfe der Gewürze im Mundbereich neutralisiert wird. Der scharfe Pfeffer verbindet sich anschließend mit der im Magen liegenden Erde, was wiederum deren potentielle Wirkung verringern könne. Als Heilmittel wird von *Hiiktuu*-Heilerinnen, die auch für die Behandlung von *Sefoo* zuständig sind, das Trinken einer Lösung von zerstampften *Shuntura*-Blättern oder der leicht giftige Saft der *Adaamii Euphorbie*, mit Kuhmilch verdünnt, empfohlen. Durch den Abführeffekt dieser Heilmittel soll schließlich die Erde *(Biyyoo)* wieder ausgeschieden werden. Bauchschmerzen *(Garaa ciniina)* bei Kleinkindern können nach Meinung der Oromo vielfältige Ursachen haben. Neben dem unheilvollem Wirken von *Budaas* und Menschen mit *bösen Blicken* wird die Gabe von Vormilch (Kolostrum), sowie der Befall mit Würmern, vor allem Spulwürmern (Ascaris) als Ursache angesehen.

Maagaatu garaa guute - Mein Bauch ist voll mit Ascariden - diese Redewendung steht auch im Zusammenhang mit dem Auftreten von Bauchschmerzen jeglicher Art. Neben der Gabe von Schnaps *(Araqee)*, dem auch heilende Wirkung beim Auftreten von Wurmerkrankungen zugeschrieben wird, soll eine Mischung aus Senf *(Senaafica)* mit einer bestimmten Senfart *(Shinfaa)*, sowie Samen der *Facaa'a* Pflanze gegen Bauchschmerzen helfen. Daneben wird auch dem Gallensaft von Kühen und Schafen eine krampflösende Wirkung beigemessen. Als spezielle Behandlung gegen Spulwürmer *(Maagaatu)*, die sehr häufig bei Kleinkindern vorkommen, wird die Rinde des *Lolcisa* Baumes, zusammen mit den sauren *Hagamsa*-Früchten, *Baaqila* (Fava-Bohnen) und Blättern des *Gulubee*-Busches gekocht. Danach wird der Auszug mit Salz vermischt und als Heilgetränk den Kindern verabreicht. Erkältungskrankheiten *(Utaalloon)*, die während der Regenzeit bei Kleinkindern gehäuft auftreten, werden nach Meinung einiger Oromo durch das Essen von unreifem Zuckerrohr *(Agadaa, Shunkoraa)* oder einer unfruchtbaren Getreiderispe *(Maseena)* sowie durch üblen Geruch ausgelöst. Daneben ist die Übertragung der Krankheit von Kind zu Kind bekannt. Zum Ausheilen von starken Erkältungen soll das intensive Riechen an frisch gekochten *Cilaadamii*-Blättern und der Duft eines mit *Qocqocaa* (grüne Pfefferschoten) gewürztem Getreidebreis *(Mooqa)*, der anschließend heiß verspeist werden soll, hilfreich sein.

12. Beziehung der Eltern zu den Kleinkindern

Da die meisten Kinder in engem Kontakt mit Kindern ihrer Altersgruppe aufwachsen, wird eine individuelle Förderung zumeist nicht als vorrangig angesehen. Viele Angelegenheiten werden von den Kindern untereinander selbst gelöst, und in besonders schwierigen Situationen wird die Mutter bzw. die Großmutter eingeweiht und deren Ratschlag erbeten. Väter werden erheblich seltener konsultiert, da sie als Familienoberhäupter eher als strafende Instanz gefürchtet werden, an deren Vorgaben sich alle Familienmitglieder zu halten haben (TEFERI 1990).

Es wird nicht erwartet, daß die Eltern ernsthaft auf die Fragen der Kinder eingehen. Auch die Mutter ist abends nach Erledigung vielfältiger Aufgaben meist völlig erschöpft, so daß sie wenig Zeit finden kann, sich ihrem Mann und den Kindern noch in intensiver Weise zu widmen. So findet eine Kommunikation am ehesten unter Gleichgesinnten, den Kindern, Frauen und Männern jeweils in getrennter Weise statt. Die Beziehung der Eltern zu ihren Kindern sowie die ungleiche Bewertung von Jungen und Mädchen kommt in folgenden Redewendungen der Oromo zum Ausdruck:

„*Kan warri waarii haasa'an, ijoollen waaree haasoftii*" - Was die Eltern nur um Mitternacht erzählen, plaudern die Kinder am Mittag aus;

„*Ijoollen noorii barte ammaa amma kakaati*" - Wenn du respektvoll mit Kindern sprichst, werden sie dir nicht Folge leisten;

„*Ijoolleeniif barcumbi abbaa jalaan tolti*" - Kinder und Stühle sind in einer guten Verfassung wenn sie den

Besitzern untergeordnet sind.

„*Ijoollenif fulli hindhaamotu*" - Kinder und das Gesicht empfinden keine Kälte;

„*Ijoolleef jaldeessi bishan hadhugan*"- Laß das Kind und den Esel Wasser trinken;

„*Ijoollee qara muxeen marqaa qara kutattee warra hagabuu bulchiti*" - Ungezogene Kinder essen alles auf und die Eltern gehen hungrig zu Bett;

„*Ijoolleen quufne hinjettu, beerri gabbanne hinjettu*" - Kinder sagen nie, daß sie– satt sind sowie alte Frauen nie sagen wir werden fett;

„*Ijoolleen jia xiqimtee utuu hin waamamin owaatti*" - Kinder sind glücklich gegen Ende der Regenzeit, wenn Zuckerrohr reif wird und kein Nahrungsmangel besteht;

„*Haati mucaa huuqattuu si'a lama hindhungattu*" - Eine Mutter küßt ihr mageres Kind niemals zweimal;

„*Kan Waaqayyo guddisutu guddata*" - Wen Gott wachsen läßt, der wächst (unabhängig von den Bemühungen der Eltern);

„*Durba boossisu, dhiirra hin boossisan*" Mädchen läßt man schreien, Jungen werden getröstet ;

„*Durbaa fi gundoo hin teessu*" - Mädchen und Körbe sitzen nie still (sie sind immer in Bewegung, weil ihre Arbeit nie endet)

„*Durbi sabbata nyaatee teesse*" - das Mädchen ißt in den Gürtel und sitzt (Mädchen können längere Zeit ohne essen auskommen, denn sie tragen immer Reserven im Gürtel mit sich herum)

„*Durbaa fi jiboota garaa duwwaa leejjisu*" - Mädchen und junge Ochsen werden nüchtern trainiert - (wenn sie nichts gegessen haben, kann man sie besser beherrschen).

„*Durbi durii bixilti, durbi ammaa dubbii missitti*" - In früheren Zeiten haben Mädchen hauptsächlich Nahrung zubereitet, heutzutage sprechen sie zuviel.

Acknowledgement

Mein besonderer Dank gilt all den äthiopischen Frauen, die bereit waren, ihr Wissen mit mir zu teilen, sowie Asefa Tolessa, meinem äthiopischen Counterpart. Weiters möchte ich Herrn Prof. Dr. P. Fürst für die wissenschaftliche Betreuung, Herrn H. Tasgara und Herrn H. Uzar für Ihre Korrekturen bezüglich der neuen Oromo Schreibweise und der International Foundation for Nutrition Research and Nutrition Education (ISFE) in Basel für deren finanzielle Unterstützung ganz herzlich danken.

References

BARTELS, L. 1983. *Oromo religion, myths and rites of the western Oromo of Ethiopia. An attempt to understand.* Collectanea Instituti Anthropos. D. Reimer Verlag, Berlin.

EBRAHIM, G.J. 1991. *Breast-feeding, the biological option.* Macmillan Education Ltd, Hampshire.

HABERLAND E. 1963. *Galla Süd-Äthiopiens.* W. Kohlhammer Verlag.

KNUTSSON K.E. 1967. Authority and Change. A study of the Qallu institution among the Macca Galla of Ethiopia. *Etno' logisca Studier* 29.

SCHerbaum, V. 1985. *Vergleichende Untersuchung mangelernährter Kinder am Aira Nutrition Rehabilitation Center (Westäthiopien) mit einem Dorf dieser Region. Ermittlung des Ernährungszustandes und Risikofaktoren.* Diplomarbeit, Universität Stuttgart Hohenheim.

-----. 1990. *Baseline evaluation of nutrition related health education in Walitate, Nejo Awradja.* EECMY.

-----. 1995. *Kwashiorkor in Nejo, West-Wollega, Ethiopia with special consideration of socio-economic and cultural aspects* (unpublished).

TASGARA, H. 1990. Oromo proverbs. In: *Salt for Stew: Proverbs and sayings of the Oromo people with English translations.* Edited by F.R. COTTER & M. FATHERS. Debre Zeit, Ethiopia.

TEFERI, A. 1995. *Oromo proverbs* (personal communication).

TEFERI N. 1990. Contribution of fathers to family health. In: *The Role of the Ethiopian Family in Health.* CRDA Publication.

UNICEF. 1993. *Children and Women in Ethiopia. A situation report.* Paris.

UZAR, H. 1995. *Oromo Schreibweise und Oromo Sprichwörter* (persönliche Mitteilung).

ZEIN, A.Z. 1988. *The ecology of health and disease in Ethiopia.* Ministry of Health, Addis Ababa.

Säuglingsalter und frühe Kindheit in Nepal.[1]
Kein Zufall: Ob das zarte Leben nun erblüht, erlischt oder im Schattendasein verkümmert
Early Childhood in Nepal

Verena Felder Berg

Zusammenfassung : Das Säuglingsalter und die frühe Kindheit in Nepal werden in den verschiedensten Aspekten behandelt. Nebst den für das Heranwachsen ausschlaggebenden Rahmenbedingungen wie *die Stellung der Frau und Mutter in Familie und Gesellschaft* sollen hier auch auf weitgehend unbeachtete Themen wie beispielsweise die *elterliche Präferenz von Söhnen* und die daraus entstehenden Auswirkungen speziell in Bezug auf das Aufwachsen von Mädchen aufmerksam gemacht werden. *Rites de Passage in der Säuglingsphase und der frühen Kindheit* werden in chronologischer Abfolge dargestellt; *die soziokulturelle und religiöse Bedeutung der Brusternährung* wird ausführlich behandelt. Anschliessend folgt ein Abschnitt über *Still-Vorstellungen und Still-Praxis* sowie über die *Ernährung des Säuglings und des Kleinkindes*. In diesem Zusammenhang wird u.a. auch den üblichen Praktiken bezüglich der *Körperpflege und Bekleidung des Kindes* Beachtung geschenkt. Daraufhin sollen Vorstellungen betreffs einer *normalen Entwicklung und Sozialisation* wie auch einiger der üblichsten Umgangsweisen mit *Entwicklungsstörungen* dargestellt werden und *übernatürliche Krankheits-Verursacher und entsprechende Schutzmassnahmen* thematisiert werden. Eine *zukunftsorientierte Schlussbetrachtung* mit einem kurzen *Ausblick in die Zukunft der Töchter und Söhne* und zuguterletzt noch zentrale *Fragen der Fortpflanzung und Verhütung* sollen den Themenkomplex Säuglingsalter und frühe Kindheit in Nepal abrunden.

Abstract: The present article focuses upon the age of the infant and the early childhood in Nepal. According to this context different aspects of crucial importance several of which still seem to be fairly ignored will be presented. Among them are: the status of woman and mother within the family and the wider social system; the usual parental preference of sons and its social consequences regarding the girls; rites de passage within the phases of infancy and early childhood; the socio-cultural and religious meaning of breast-feeding; diverse conceptions regarding breast-feeding and its actual practice as well as the nourishing of the baby and child, physical culture and clothing; different conceptions concerning the normal growth and the process of socialization, supernatural forces causing illness and related practices of protection. In a concluding summary, the important aspects of reproduction and prevention are discussed as regards the future of daughters and sons in Nepal.

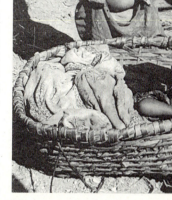

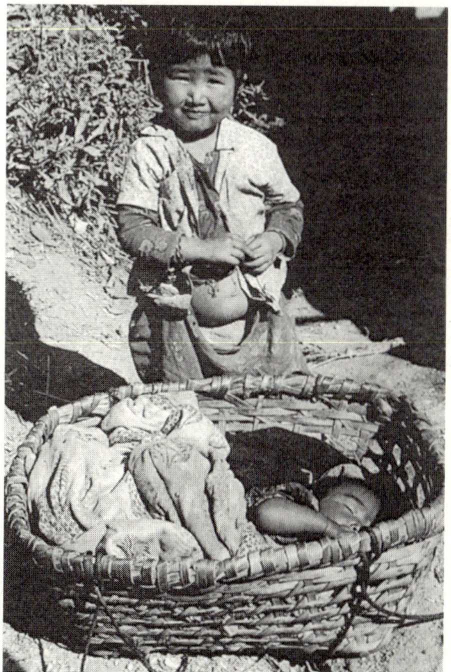

Abb. 1
Ein Tamang-Mädchen hütet sein jüngeres Geschwister
Foto: L. Shrestha

---

[1] Folgenden Personen bin ich für Gespräche, Informationen und Vermittlungen zu Dank verpflichtet. In Kathmandu: Dr. Martha Levitt, Division of Nursing, Ministry of Health; Dr. Tsering Chokyi, Tibetan Medical Centre, Chabahil, Bodnath; Vaidya Mana Bajra Bajracharya, Ayurvedic Clinic, Mahaboudha; Shanta Laxmi Shrestha Joshi, Erziehungswissenschaftlerin, Mitbegründerin des WACN (Women Awareness Centre Nepal); Dor Bahadur Bista, Anthropologe. In Solu Khumbu: den leitenden Aerzten des Phaplu Hospitals, Dr. Mingmar und Dr. Basnet; dem leitenden Team im Khunde Hospital Dr. Elisabeth Harding und Diane Bush, in Jiri an der Technical School S. Ghimire sowie den aus unterschiedlichen ethnischen Gruppen stammenden ANM's und TBA's (= Auxiliary Nurse Midwifes and Traditional Birth Attendants); und nicht zuletzt den Müttern und Frauen, die trotz harten Arbeitsalltags Zeit für Gespräche mit mir fanden.

Keywords: Nepal, Mutter, Säugling, Kleinkind, Geschlechterverhältnis, Rites de passage, Übernatürliche Krankheitsverursacher, Schutzmaßnahmen, Entwicklung und gestörte Entwicklung, Brusternährung, Ernährung, Körperpflege, Bekleidung, Fortpflanzung, Verhütung, Nepal mother, toddler, infant, sex-ratio, rites of passage, supernatural cause of illness, protection, development and retardation, breast feeding, nutrition, body care, clothing, reproduction, contraception.

Einleitung

Das Aufwachsen des Säuglings und des Kleinkindes[2] in Nepal ist, wie anderswo auch von vielerlei Umständen und Besonderheiten abhängig. Die konkreten Bedingungen treten in den Horizont, wenn man sich vergegenwärtigt, daß es sich bei dem Königreich Nepal um ein Himalaya-Gebirgsland mit einer Bevölkerung von über neunzehn Millionen Einwohnern und mehr als siebzig ethnischen Gruppen sowie beinahe ebenso vielen Sprachen handelt. Angesichts der komplexen Thematik kann in diesem Artikel vieles nur gerafft skizziert werden. Dennoch möchte ich den Versuch unternehmen, hinsichtlich des Säuglingsalters und der frühen Kindheit im *Himalayan Kingdom* auch einige geradezu unscheinbare Aspekte zu beleuchten. Wie ein Individuum in Nepal nach der zarten Kindheitsphase die weiteren Lebensabschnitte zu bewältigen vermag, das hängt ohne Zweifel u.a. in hohem Maße von den soziokulturellen Rahmenbedingungen ab. So spielen die ethnische, die religiöse wie auch die Kastenzugehörigkeit und nicht zuletzt die Stellung der Frau und Mutter in der Familie nebst zahlreichen sozioökonomischen Faktoren eine große Rolle im Heranwachsen eines Kindes. Weitere bestimmende Umstände liegen im Geschlecht des Kindes, der Geschwisterrangfolge in der Familie und den besonderen Umweltbedingungen. Der Prozeß des Aufwachsens kann entweder in einem mit relativ entwickelter Infrastruktur sowie in einem dicht bevölkerten und heute deshalb stark verschmutzten städtischen Milieu oder im entlegenen Hügelland, respektive Hochgebirge, in dem auch heute die Infrastruktur meist nur in geringem Maße ausgebaut ist, stattfinden. All diese Faktoren kombinieren sich mit den spezifischen Gegebenheiten entsprechend immer wieder anders und legen deshalb für das Heranwachsen ganz unterschiedliche Ausgangsbedingungen fest.

1. Soziokulturelle Besonderheiten

Im folgenden möchte ich kurz die geographischen Verhältnisse und die ethnische Verteilung, insbesondere in Bezug auf die Forschungsregion, skizzieren. Eine zusammenfassende Betrachtung der medizinischen Versorgungslage mit Blick auf Hinduismus und Buddhismus, die beiden wichtigen Religionen sollen gerafft in Bezug zum vorliegenden Thema dargelegt werden. Das wie ein Rechteck zwischen Indien und Tibet auf einer Gesamtfläche von ca. 147.000 km[2] liegende, nur sehr gering industrialisierte Nepal teilt sich in topographischer Hinsicht in drei Gebiete auf. Im Süden liegt das an Indien grenzende, tropisch heiße Flachland (Terai). Nördlich davon erstreckt sich das ebenfalls von West nach Ost verlaufende und klimatisch eher gemäßigte Hügelland. Und im Norden liegt der an Tibet angrenzende hochalpine sog. hohe Himalaya. Das Hügelland weist nicht nur mit ca. 60 % Bevölkerungsanteil die stärkste Besiedelung Nepals auf, sondern auch die größte ethnische Vielfalt. Sowohl tibeto-burmanische als auch indo-arische ethnische Gruppen leben hier verstreut zusammen; erstere sind meistens Anhänger des Buddhismus und letztere mehrheitlich Hindus. Die ethnischen Gruppen an den Grenzen im Süden und im Norden des Landes leben im soziokulturellen, religiösen und sprachlichen Einflußbereich ihrer Nachbarn. Sie stehen in mehr oder weniger regen Austauschbeziehungen zueinander. Davon ausgeschlossen ist allerdings das dichtbesiedelte und in der Mitte liegende Hügelland. Aufgrund von schwierigen agrarischen Verhältnissen hat das Hügelland eine starke Abwanderung besonders in das Kathmandutal sowie in das Terai zu verzeichnen.

Meine regionalen Forschungsschwerpunkte lagen in erster Linie in Solu Khumbu (Ostnepal) und im Kathmandutal. In Solu Khumbu lebt eine beinahe ausschließlich buddhistische Bevölkerung von Sherpa und zugewanderten Tibetern. Außerdem ist Solu Khumbu noch u.a. von über das ganze Nepal verteilten Newar und Tamang sowie verschiedenen Hindu-Kastengruppen (Kami, Damai, insbesondere aber von den in der Kastenhierarchie zweithöchsten Chhetri) besiedelt. Im Kathmandutal lebt ein Konglomerat aus ethnischer und Kastenvielfalt. Hier hatte ich infolgedessen mit Müttern unterschiedlicher

---

[2] Unter Säugling wird das Alter eines Kindes von zwei Wochen nach der Geburt (bis dahin geht die Neugeborenenphase) bis zum vollendeten ersten Lebensjahr verstanden. Danach schließt sich die frühe Kindheit an. Diese führt mit dem vollendeten fünften Lebensjahr in die späte Kindheit, die vom sechsten bis zum zwölften Lebensjahr gerechnet wird.

Kasten-, und Religionszugehörigkeit zu tun.

In Nepal wird die offizielle Landessprache Nepali von über 50 % der Bevölkerung gesprochen. Nepali gehört zu der indo-arischen Sprachfamilie und wird in *dewanaagari*-Schrift geschrieben (u.a. SAGAR 1993: ixff). Nur 12% der Frauen und 39 % der Männer sind nach offiziellen Angaben des Lesens und Schreibens kundig. Von daher behindert das drängende Problem des Analphabetismus die meisten Entwicklungsbemühungen bereits von Grund auf. Daraus folgt unter anderem, daß sowohl die Fruchtbarkeits- als auch die Säuglings-, Kinder- und Müttersterblichkeits-Rate im Vergleich zu anderen SAARC-Ländern sehr hoch liegt und umgekehrt die Lebenserwartung speziell der Frauen niedrig ist. Die städtische Zuwachsrate, bedingt durch zunehmende Landflucht, liegt ebenfalls höher als in anderen SAARC-Ländern[3] und stellt ein zunehmendes Problem dar (UNICEF 1992: 15ff).

Hinsichtlich der in diesem Zusammenhang wichtigen medizinischen Versorgung kann in aller Kürze zusammengefaßt, folgendes festgehalten werden. Nur gerade zehn bis fünfzehn Prozent der meist städtischen Bevölkerung findet zu staatlichen Gesundheitsversorgungsdiensten Zugang (ALI 1991: 7). Solcherart Einrichtungen zeichnen sich in der Regel eher durch ärmliche Imitation westlicher medizinischer Versorgung, denn durch den besonderen Gegebenheiten entsprechende adäquate primäre Gesundheitsversorgung aus. Es fehlt gewöhnlich nicht nur an entsprechender Information bezüglich dessen, was diese Dienste der Bevölkerung überhaupt anzubieten haben, sondern auch an qualifiziertem einheimischen und in diesem Kontext: weiblichen Personal sowie medizinischen Hilfsmitteln. Unter der Bevölkerung weit verbreitet ist die Meinung, daß diese staatlich geführten Gesundheitsdienste im Falle wirklicher Probleme ohnehin nicht helfen können. Besonders draußen auf dem Lande müssen meist viele Stunden bis zu einem Tag Fußmarsch zum Erreichen eines *health-post* auf sich genommen werden. *Zu weit zum Laufen, zu teuer, oft kein Personal auf dem Posten, und wenn welches vorhanden ist, dann hat es keine Zeit, nutzlos*, so heißt es häufig, daraufhin befragt, mit entschieden abwinkender Handgestik. In diesem Zusammenhang ist es angesichts dieser Verhältnisse leicht vorstellbar, daß traditionelle Heiler allgemein und insbesondere auf dem Land weiterhin einen großen Zulauf verzeichnen. Und genau dies ist der Fall. Nicht nur sind sie in der Regel viel billiger und beinahe jederzeit erreichbar, sondern sie kennen die Lebensverhältnisse der Lokalbevölkerung wie kein Mediziner von innen und nehmen sich für die Problemlösung entsprechend viel Zeit (FELDER 1994: 7ff).

Heute wie in der Vergangenheit wird das Leben der Nepali von zwei gossen religiösen Systemen, dem Hinduismus[4] und dem Buddhismus, dominiert. Letzterer teilt sich in Nepal in den Buddhismus tibetischer Prägung und in den Newar-Buddhismus auf. Als beide religiösen Systeme umgreifender und in der Alltagspraxis stark wirkender dritter Komplex religiöser Vorstellungen und Praktiken, den der indigenen *folk beliefs and practices*, werden Hinduismus und Buddhismus miteinander verbunden (SLUSSER 1982: 213ff). Der Umgang mit dem Leben, von der Konzeption bis hin zum Tod gestaltet sich je nach ethnischer, religiöser und Kastenzugehörigkeit und den jeweils spezifischen Lebensverhältnissen sehr unterschiedlich, jedoch in durchwegs stark ritualisierter Form. Zwar gelten Hinduismus und Buddhismus als die sogenannten *Hochreligionen*, doch sind es vielfach die Hinduismus und Buddhismus miteinander verbindenden *Volksglaubensvorstellungen* und *-praktiken* welche die alltäglich praktischen Vorstellungs- und Handlungsebene durchdringen und formen wie im folgenden gezeigt werden soll.

2. Rahmenbedingungen: Stellung der Frau und Mutter in Familie und Gesellschaft

„*Where women are respected, gods dwell there*"
(aus : *Sacred Book of the Veda*; zit. nach: SHRESTHA 1994: 21).
Vorausgeschickt sei, daß die Götter angesichts der tatsächlichen Alltagsrealität der meisten Frauen - ganz im Gegensatz zum obigen Zitat - häufig die Flucht ergreifen müßten.

78 % aller Frauen im Alter zwischen zehn und neunzehn Jahren sind verheiratet. Und im Alter von fünfzehn bis sechzehn Jahren erfolgt oft bereits schon die erste Schwangerschaft (UNICEF 1992: 16).

---

[3] South Asian Association for Regional Cooperation, dazu gehören nebst Nepal Bangladesh, Indien, Pakistan u. Sri Lanka.
[4] *Hinduismus* kann nicht als eine homogene, widerspruchsfreie Religion verstanden werden, sondern vielmehr als ein Komplex von gemischten Glaubensrichtungen die, wiederum in Hunderten von Sekten und Subsekten zusammen in einem traditionellen sozialen Gefüge mit festen Kastenregeln aufgehoben, den *Hinduismus* ausmachen (vgl. SLUSSER 1982: 213f). Von daher bleibt der Terminus *Hinduismus* ungenau und wird gewöhnlich nur als Sammelbegriff verwendet.

Die Stellung der Frau und Mutter in der Familie ist maßgeblich bestimmend sowohl für die Kinderzahl und den Abstand zwischen den Schwangerschaften als auch insbesondere für das Aufwachsen und die Entwicklung der Kinder. Es handelt sich um eine Vielfalt von Faktoren, die die Position der Frau und Mutter bestimmen. Je nach ethnischer, religiöser und vor allem Kastenzugehörigkeit, je nach sozioökonomischer Situation und je nach Bildungsstand kann die Stellung der Frau und Mutter in Familie und Gesellschaft äußerst stark schwanken. Im Regelfall gilt, daß eine Frau ihre Stellung in der Familie und Gesellschaft allein durch Geburten gesunder Söhne verbessern kann. Als Pflicht obliegt es ihr, zuerst für ihren Mann, dann für die Schwiegereltern und erst danach zunächst für die männlichen, daraufhin für die weiblichen Kinder und ganz zuletzt erst für sich selbst zu sorgen (vgl. PANERU 1981: 51). Als Sinnbild für die allgemeine Stellung im sozialen Gefüge kann diese Rangfolge gelten, in der die Frau ihrer Sorgepflicht innerhalb der Familie nachzukommen hat.

Der Alltag einer verheirateten Frau ist unglaublich arbeitsintensiv (zu Hindu- Newar vgl. LEVY 1992: 114ff). Im Durchschnitt arbeiten Nepali-Frauen, während sieben Tagen in der Woche zwölf bis vierzehn Stunden täglich. Gänge außerhalb des Hauses wie Besuch der Eltern, der Tempel, des *health posts,* und anderes mehr können oft nicht nach eigenem Bedürfnis vorgenommen werden. Vielmehr muß eine gute Hindu-Ehefrau dazu stets eine Erlaubnis ihres Ehemanns einholen. Spätestens, wenn eine Frau verheiratet ist weiß sie, daß männliche Familienmitglieder, insbesondere Erwachsene, in jedem Lebensbereich Vorrang genießen. Sie verfügt in der Regel weder über Geld noch über Zeit oder über Lebensmittelvorräte und kann deshalb in kaum einem Lebensbereich alleinige Entscheidungen treffen. Besonders prekär wird die Situation im Falle von Krankheit. Gewöhnlich müssen Gesundheitsprobleme von Mutter und Kind und speziell von Mädchen, aufgeschoben werden. Eine Chhetri-Mutter in Kathmandu äußerte sich mir gegenüber zu diesem Problemkreis folgendermaßen: *Entweder reicht das Geld dafür, daß alle satt werden, oder dafür, daß Medizin für eine kranke Person gekauft werden kann.* Wie ich überdies bei Befragungen immer wieder feststellen mußte, werden *health posts* und Krankenhäuser in der Regel mehr von männlichen Klientel frequentiert.

3. Elterliche Präferenz von Söhnen

„*When a girl is born, the earth sinks by a foot; but when a boy is born, it rises one foot to greet him*" (Maithali-Sprichwort, SHRESTHA 1994: 8).
„*Let it be later, but let it be a son*" (Sprichwort unter *Brahmin* und *Chhetri*, ABC/NEPAL o.J.: 6)
„*The daughter is a thing to give away. For someone else she is kept. What a relief to send her away today.*" (aus: *Kalidas's Play*, zit. SHRESTHA 1994: 20).

In diesen Sprichwörtern scheint sich die religiös-kulturell geprägte Werthaltung von seiten des Hinduismus gegenüber dem Geschlecht des Neugeborenen in aller Deutlichkeit zu artikulieren. Die im nepalesischen Himalaya lebenden ethnischen Gruppen tibetischer Kultur orientieren sich als Buddhisten, nach eigenen Werten. Doch auch sie kennen hinsichtlich des Geschlechterverhältnisses laut tibetischem Lexikon klare Differenzen:

skye-wa mthowa (high birth, nobleman, male)
skye-dman (low birth, ignoble, woman)
mi-lus thob-kyañ skye-wa dman (born a human being, it is true, but only a female)
(DAS 1989: 106).

In Nepal wird der Wert von Kindern, insbesondere von Söhnen, im Regelfall hochgeschätzt. Auf dem Land werden Kinder bereits in frühem Alter zu einer wichtigen Arbeitskraft herangezogen. Für die Eltern sind sie eine Quelle wirtschaftlicher Unterstützung bei der Bewältigung der vielfältigst anfallenden Arbeiten im Haus sowie beim Viehhüten und dem Haken von Holz, Viehfutter und Wasser holen. Überdies stellen Mädchen eine unerläßliche Hilfe im Haushalt und bei der Geschwisteraufzucht dar.

Die Geburt eines gesunden und unbehinderten Sohnes bringt der Familie hohes Ansehen. Für die Mutter resultiert daraus gesellschaftliche Achtung. Oft findet sie erst daraufhin in der weiblichen Rolle ihre Identität und damit ihre eigentliche Daseinsberechtigung, vor allem, wenn sie wie die meisten Hindu-Frauen im Hause ihrer Schwiegereltern lebt. Im Vergleich zur Geburt eines Mädchens wird der neugeborene Sohn in der Regel in allen ethnischen Gruppen freudiger Willkommen geheißen und entsprechend elaboriert werden auch die *rites de passage* für ihn in der Kindheitsphase durch die Familie ausgeführt. Insbesondere hochkastige Hindus legen großen Wert auf möglichst viele Söhne, die später einmal die Altersversorgung materiell und emotional gewährleisten sollen. Die eindeutige Sohnpräferenz läßt sich bei Hindus dadurch erklären, daß nur ein blutseigener Sohn die Bestattungszeremonie und die wichtigen nachfolgenden Todesgedenkriten *(sraddha)* ausführen kann (BISTA 1991: 61f; BENNETT 1976: 2; LEVY 1992: 683f).

Mit einer arrangierten Heirat wird außer der Mitgift eine tüchtige und gefolgsame Schwiegertochter erhofft, die wiederum viele Söhne gebären und zu Diensten der alternden Schwiegereltern hart zu arbeiten hat. Eine Ehefrau gehört immer in erster Linie zuerst zu dem von den Schwiegereltern kontrollierten Haushalt und erst dann zu ihrem Ehemann. In eine solche Rolle muß die junge Frau erst hineinwachsen. Dies geht für sie nie problemlos vonstatten. Levy z.B. beschreibt sehr eindrücklich wie sich eine jung verheiratete siebzehnjährige Newar-Frau nach ihrer Heirat in ihrem Wesen grundlegend änderte (vgl. 1992: 114f).

Obwohl Mädchen bedeutend mehr arbeiten müssen als Knaben bringen sie traditionell für die Hindu-Familie eine wirtschaftliche Belastung. Sie müssen genährt und geschützt werden, damit sie später verheiratet werden können. Die dazu notwendige Mitgift (Nep. *daaijo*) übersteigt je nach Anzahl Töchter leicht die finanzielle Möglichkeit einer Familie. Aus diesem Grunde werden zunehmend mehr pränataldiagnostische Verfahren wie die Amniozentese (Fruchtwasserpunktion) in Anspruch genommen die in Privatkliniken zur Vorherbestimmung des Geschlechts angeboten wird. Eine nachfolgende Abtreibung von weiblichen Föten scheint weniger aufwendig zu sein als die Aufgabe Mädchen aufzuziehen und mit der notwendigen Mitgift versehen später zu verheiraten.

Befragungen traditioneller Geburtsbegleiterinnen in Nepal ergaben, daß die Entlohnung einer Hebamme nach der Geburt eines Knaben höher ist.[5] In Gesprächen mit nepalesischen Müttern hinduistischen wie auch buddhistischen Glaubens habe ich öfters festgestellt, daß die morgendliche Übelkeit und das Erbrechen in der Frühschwangerschaft generell mit der Empfängnis eines Mädchens in Verbindung gebracht wird. Aus diesem Grunde, so vermute ich, strengen sich schwangere Frauen im allgemeinen an, diese unmißverständlichen die Schwangerschaft gewöhnlich begleitenden Zeichen mehr oder weniger sorgfältig zu verbergen.

Aufschlußreich ist zudem, daß in der ganzen Zeitphase sowohl vor der Konzeption als auch während der Schwangerschaft, ja sogar nach der Geburt des Kindes erhofft wird, das Geschlecht des Kindes beeinflussen oder gar mit Hilfe eines Heilers oder Priesters umwandeln zu können. Unter Tibetern sowie unter Sherpa herrscht beispielsweise der Glaube, daß das Geschlecht des Kindes sogar noch nach der Geburt umgewandelt werden kann. Danach kann die Umwandlung des Geschlechts hauptsächlich durch Frauen, denen hexerische Fähigkeiten zugeschrieben werden, verursacht werden. Um die ungewollte Umwandlung eines Knaben in ein Mädchen zu verhüten, sollte die Mutter Streit mit anderen Frauen vermeiden. Zum Schutze des männlichen Geschlechts des Neugeborenen wird unmittelbar nach der Geburt das Tragen eines Goldrings um das männliche Genital empfohlen (CHOPHEL 1984: 26).[6] Bei einer in Nepal durchgeführten Umfrage hinsichtlich der Geschlechtspräferenz entschieden sich 96 % für einen Sohn. Als Familienidealgröße gaben 90 % der befragten Eltern an, zwei Söhne und eine Tochter zu bevorzugen (SHRESTHA 1994: 8). Laut zahlreicher Informationen wünschten sich Sherpa als auch Tibeter traditionell als erstgeborenes Kind eine Tochter, die schnell im Haushalt nützlich sein und Verantwortung übernehmen konnte. Zudem wurde geglaubt, daß den Eltern durch die Geburt einer erstgeborenen Tochter ein langes Leben beschert werde. Diese einstige Präferenz hat sich immer mehr zugunsten eines erstgeborenen Sohnes hin verlagert. In diesem Zusammenhang ist hervorzuheben, daß Mädchen von Natur aus kräftiger als Knaben sind. Bei gleichen Umweltfaktoren und gleicher Ernährung und Fürsorge überleben stets mehr Mädchen als Knaben. Die Statistik der Kindersterblichkeit in Nepal weist ein umgekehrtes Verhältnis auf: 150,38 Mädchen und 144,50 Knaben auf 1000 Lebendgeburten (SHRESTHA 1994: 2). Nepal gehört international zu den Ländern mit der höchsten Sohnpräferenz. Diese Haltung drückt sich nicht allein in der Statistik aus (vgl. UNICEF 1992: 42f). Vielmehr verdeutlicht die wachsende Zahl an Privatkliniken mit dem Angebot der geschlechsspezifischen Abtreibung die einseitige Vorliebe. In den Nachbarstaaten Indien und besonders

---

[5] Ebenso verhielt es sich bis in die fünfziger Jahre unseres Jahrhunderts in der Schweiz wie allgemein im europäischen Kulturraum. Auch in unserer westlichen Kultur läßt sich die Sohnpräferenz deutlich erkennen. Einen Erben und Stammhalter zu empfangen war hierzulande und ist m.E. zum Teil heute noch oberstes Ziel jeder Konzeption (vgl. u.a. GÉLIS 1989: 281).

[6] Auch die westliche Volksmedizin kennt genügend Regeln die während der Schwangerschaft zu befolgen sind, um das Geschlecht des Kindes wunschgemäss günstig zu beeinflussen (vgl. u.a. LOUX 1991: 39ff).

in China wird diese Art der Bevölkerungspolitik mittels gezielter Geschlechtsauslese schon seit über zehn Jahren praktiziert und mittlerweile zeichnen sich die verheerenden Folgen für die Zukunft ab (zu Indien vgl. ROGGENKAMP 1985: 109ff; JEFFERY 1989: 224).[7]

Wie bereits im vorausgegangenen erwähnt arbeiten Mädchen manchmal mehr als das doppelte soviel als Knaben und zwar in allen Altersgruppen. Und mit zunehmendem Alter wächst diese Arbeitslast (SHRESTHA 1994: 6). Doch trotzdem werden Mädchen im Unterschied zu Knaben weniger geschätzt. Sie genießen weniger Freiheit und freie Zeit, es wird ihnen gewöhnlich weniger Gesundheitsfürsorge und Essen zuteil. Von daher ist es nicht verwunderlich, daß dementsprechend die Mortalitätsrate der Mädchen in allen Altersgruppen deutlich höher liegt als die der Knaben. In allen Bereichen müssen Mädchen mehr Verzicht leisten, was sich insbesondere in der eingeschränkten persönlichen und intellektuellen Entwicklung mangels Schulbildung äußert. Von seltenen Ausnahmen abgesehen lebt die Mutter die vielfältigen Benachteiligungen vor, so daß Mädchen zwangsläufig in eine auf allen Ebenen zum Verzicht zwingende Rolle hineinsozialisiert werden dergestalt, daß sie die männliche Dominanz als beinahe natürlich zu akzeptieren lernen.

Zusammenfassend ergibt sich bezüglich des Geschlechterverhältnisses in Nepal laut UNICEF folgendes Bild: *„Girls and women in Nepal encounter cultural, social, legal and economic obstacles that even poor boys and men do not"* (1992: 40). Die Verbesserung der Situation des Kindes speziell der Mädchen steht zwar mittlerweile auf dem Papier der UN-Konvention zum Recht des Kindes. Inzwischen gibt es in Nepal auch staatlich unterstützte Frauenorganisationen, jedoch mühen sich (einschlägigen Informationen nach zu schließen) in der tatsächlichen Praxisumsetzung mit frauenrelevanten Projekten in erster Linie allein die NGO's (nichtstaatliche Organisationen) ab.

4. *Rites de Passage* in der Säuglingsphase und der frühen Kindheit

Im folgenden werde ich mich nur ganz am Rande mit Riten nach der Geburt aufhalten, da sie in der Literatur bereits ausführliche Erwähnung finden. Die postpartalen Riten werden wiederum je nach ethnischer, religiöser und Kastenzugehörigkeit sehr unterschiedlich zelebriert. Zumindest möge ein kurzer Überblick die in der Säuglingsphase und in der frühen Kindheit wichtigen Übergänge aufzeigen.

Sowohl Hindus als auch Buddhisten beachten während ihres Lebens einen ähnlichen Set an *rites de passage (samskaras),* die einzelne Stufen im Leben eines Individuums markieren. Mary SLUSSER beschreibt dies angesichts der großen Vielfalt der rites de passage erstaunliche Phänomen folgendermaßen: *„In contemporary Nepal, ten principal sacraments are prescribed and although, again, there are differences in interpretation and performance in both ethnic and religious terms, in essence they are similar for all Nepalese"* (1982: 218). Doch obwohl die Übergangsriten im Kern letztlich ähnliche Strukturen aufweisen, sind in Bezug auf die tatsächliche Ausführung der Riten je nach Geschlecht des Kindes markante Unterschiede feststellbar. Nicht nur werden Riten für Knaben elaborierter ausgeführt, sondern insgesamt durch das Leben hindurch werden im Unterschied zu Mädchen mehr Übergänge rituell zelebriert. Eine UNICEF Studie (1992: 63) gelangt zu dem Schluß, daß es keine Rituale in der frühen Kindheit für Mädchen gebe. Diese bündige Feststellung mag übertrieben sein. Und doch verweist sie auf ein Phänomen, daß meines Erachtens bislang noch kaum in gebührendem Masse erörtert und erforscht worden ist.

Im folgenden möchte ich kurz eine allgemeine Skizze der verschiedenen Riten darlegen, welche die Stufen der frühen Kindheit in Nepal markieren.[8]

Zumindest die erste Stufe des Lebens wird in Nepal bei allen ethnischen Gruppen mit der *Namensgebungszeremonie* (Nep. *narayan, nuaran,* tib. *mingdho*) abgeschlossen. Die folgenden Beispiele sollen

---

[7] In Indien gibt es laut Statistik von 1993 auf 100 geborene Mädchen 108 Knaben. In China, wo 1979 die Einkind-Familie eingeführt wurde, ist das Verhältnis 117 Knaben auf 100 Mädchen. An der Spitze liegt Süd-Korea mit 120 Knaben auf 100 Mädchen. Durch entsprechende Bevölkerungspolitik wird das Verhältnis in wachsendem Maße drastisch verschoben, so daß sich die Folge davon interessanterweise nicht etwa in einer Wertsteigerung des weiblichen Geschlechts ausdrückt, sondern u.a. in einem rasant steigenden Frauenhandel. Die einseitige Bevölkerungspolitik und die daraus entstehenden verheerenden Folgen für die Zukunft werden, wenn überhaupt, nur an der äußersten Peripherie zur Kenntnis genommen. In den o.a. Ländern werden Söhne wertgeschätzt wie 'Geld auf der Bank', währenddessen Thailand den umgekehrten Fall darstellt und infolge des lukrativen Prostitutionsgewerbes Geburten von Mädchen protegiert (ASIAWEEK 3, 1995: 32ff).

[8] Zu den entsprechenden *rites de passage* allgemein vgl. u.a. van GENNEP 1986: 56ff; BIASIO & MÜNZER 1980: 10ff.

die Unterschiedlichkeit im rituellen Umgang damit aufzeigen. Der rituelle Akt der Namengebung erfolgt im Durchschnitt zwischen dem dritten und dem zweiundzwanzigsten Tag nach der Geburt und betrifft beide Geschlechter, sofern die Kinder anerkannt werden und gesund sind. Mit diesem feierlichen Brauch wird meistens auch das in erster Linie für die Mutter abgehaltene Reinigungsritual verbunden, das je nach Kaste und Geschlecht des Kindes früher oder später ausgeführt wird. Die durch die Geburt eines Mädchens eingetretene Unreinheit wird oft als größer erachtet, so daß die Reinigungs- sowie die Namengebungszeremonie wie beispielsweise bei den Tibetern später als bei Knaben begangen wird. Bei den Sherpa sind nach der Geburt eines Mädchens nur wenige Familienangehörige zur Namensfeier, die ebenfalls später als bei Knaben abgehalten wird, anwesend. Wie ich selber feststellen konnte erscheint allerdings die Verwandtschaft zahlreich im Falle der früher abgehaltenen Namensfeier eines Knaben. Bei den Tamang wird ein Kind erst vom vierten Tag nach der Geburt an als ein menschliches Wesen betrachtet. Falls es vorher stirbt wird das Kind ohne Ritual vom engsten Familienkreis in der Erde begraben. Im Falle des Überlebens wird nach dem dritten Tag die Zeremonie der Namengebung abgehalten (FRICKE 1993: 133). Kraft eines eigenen Namens wird das Kind gewöhnlich sowohl in der eigenen Familie als auch in der Dorfgemeinschaft verankert. Bei den Chhetri beispielsweise wird einem Kind einige Wochen nach der Geburt, wenn sich seine Persönlichkeit herauszuschälen beginnt, noch ein zweiter Name verliehen (GRAY 1995: 84f). Bei den Newar fällt das Namengebungsritual *(Namakarana)* mit dem Durchtrennen der Nabelschnur von der Plazenta am zwölften Tag nach der Geburt, zusammen (LEVY 1992: 661).[9] Im allgemeinen wird ein von der Geburt an behindertes Kind häufig vom Namengebungszeremoniell ausgeschlossen und versteckt im Haus gehalten. Bereits seine Ankunft wird tabuisiert.

Darauf folgt *der erste Ausgang* der Mutter mit dem Kind außer Haus. Dieser findet immer erst nach der Beendigung der Unreinheitsperiode dann statt, wenn das Kind bereits einen Namen hat. Damit ist die Periode der stärksten Gefährdung durch dunkle Mächte beendet. Nach buddhistischer Lehre soll der erste Ausgang an einem glücksbringenden Tag erfolgen, zu heiligem Grund führen und mit dem Besuch des Dorflamas verbunden werden (SANGAY 1984: 11f). Lienhard beschreibt für die Newar, daß dem Neugeborenen während dieses ersten Ausgangs die Sonne gezeigt wird, *ein Symbol der Reinheit sowie ungehemmten Gedeihens und Wachstums* (1986: 135).

Der *Übergang von der 'reinen' Muttermilch zur 'unreinen' halbfesten Zusatzernährung* wird von vielen ethnischen Gruppen zwischen dem vierten und achten Monat vollzogen. Bei Mädchen erfolgt er stets ungefähr einen Monat früher als bei Knaben, und bei letzteren wird er fast immer durch ein Ritual markiert (Nep. *pasne*, vgl. Abschnitt 7 *Ernährung*). Mit ungefähr acht Monaten werden die Ohrlöcher, bei Mädchen links, bei Knaben rechts, manchmal auch beidseits durchstochen. Dieser Vorgang läuft meist ohne Ritual ab. Hingegen wird der erste Geburtstag des Kindes, insbesondere eines Knaben, gefeiert. Bei Sherpa und tibetischen Buddhisten wird damit eine *long life ceremony* verbunden, in der das Kind durch den Lama auch einen zweiten Namen bekommen kann. Besonders wenn es kränklich sein sollte, wird der Name gern ausgetauscht. Dies verfolgt das Ziel, die dunklen Mächte, die ihr Unwesen mit dem *hilflosen* Kind treiben, zu überlisten.

Haare schneiden:
Im Durchschnitt werden die Haare zwischen einem und neun Jahren geschnitten. Dieser Akt ist nur bei Knaben in ein Ritual eingebunden (vgl. CHOPHEL 1984: 27; BENNETT 1976: 36; Toba 1992: 21f). Alle darauf folgenden Übergangsriten werden in der *späten Kindheit*, bzw. dann in der Pubertät usw. zelebriert.

5. Zur soziokulturellen und religiösen Bedeutung der Brusternährung
„*Oh, lady! in order to increase the strength of your baby let the four oceans always flow milk into your breast. May your child get long life by drinking the milk which is the heavenly nectar just as the gods are immortal by*

---

[9] Nicht selten ist die späte Abnabelung ein Grund für das Sterben eines Neugeborenen. Marta LEVITT (1987: 11) beschreibt sehr eindrücklich einen Fall, in dem die Nabelschnur am vierten Tag nach der Geburt von der Plazenta getrennt wurde. Zu diesem Zeitpunkt wies das Kind bereits Zeichen eines Neugeborenen-Tetanus auf. Doch konnte aufgrund des bei den Newar traditionell bestehenden Hausausgehverbotes während dreißig Tagen postpartum das Kind nicht in ein Krankenhaus gebracht werden und verstarb drei Tage später zuhause in Kirtipur, einer Stadt unweit von Kathmandu gelegen.

drinking amrita" (PANERU 1981: 48).

Diese Strophe aus einem Gebet für stillende Mütter in *Susruta Sanhita*, einem ayurvedischen Text, mag die große Bedeutung im Hinduismus seit alters her illustrieren, welche der Muttermilch für das Kind zugeschrieben wird. Für einen ungehinderten Milchfluß wird von Müttern hinduistischen Glaubens vorwiegend die Muttergottheit *Durga* und bei buddhistischen Müttern die Göttin *Tara* mittels Gebeten angerufen und durch Opfergaben günstig gestimmt. Doch nicht nur in Gebeten und der vielfältigen Verehrung von Gottheiten kommt die Wichtigkeit der Muttermilch zum Ausdruck, sondern auch in der Sprache selbst. *Dudh* bedeutet auf Nepali sowohl die Frauenbrust, als auch die Muttermilch selbst. Kinder, die an der gleichen Brust, also bei der gleichen Mutter, Milch getrunken haben, dürfen nie zusammen heiraten, auch wenn sie nicht blutsverwandt sind (*ragat-ko-nata* = blutsverwandt; *dudh-ko-nata* = milchsverwandt).

Weitere Restriktionen erfolgen im Falle von Muttermilchersatz durch tierische Milch. Es heißt, daß Nepalis nie das Fleisch einer weiblichen Ziege essen, wenn sie oder er im Säuglingsalter mit dieser Art Muttermilchersatz aufgewachsen ist. Die weibliche Ziege gilt als *Symbol der Mutter für das Kind* (PANERU 1981: 51). Diese Bevorzugung der Ziegenmilch als Muttermilchersatz hat seine Parallelen im europäischen Kulturraum. Hier galt die Ziegenmilch als die an die Muttermilch best adaptierte Ernährung für den Säugling (ZGLINICKI 1983: 300). Solange ein Kind nur mit reiner Muttermilch ernährt wird, gilt das Kind als *choko* (rein), d.h. als nicht verunreinigt. Selbst die Ausscheidungen werden als *rein* angesehen, verunreinigen also niemanden (BENNETT 1976: 36). Diese Vorstellung ist bis heute auch noch in unserem Kulturraum verbreitet. Deshalb wird laut Informationen von Laien und älteren Hebammen in der Schweiz dieser *reine Urin* zuweilen sowohl als Wundtinktur als auch gegen Zahnschmerzen angewendet.

Bei vielen ethnischen Gruppen (Sherpa, Magar, Sunwar, Jirel, Newar, Chhetri) herrscht bis heute noch der weit verbreitete Heiratsbrauch vor, daß der Mutter des zu verheiratenden Mädchens die einst gespendete Muttermilch in Form einer Flasche *rakshi* (gebrannter Alkohol), oft verbunden mit einer symbolischen Geldmenge von einigen *rupees* (Landeswährung) *zurückbezahlt* wird. Bei den Brahmin und Chhetri von Jumbla besteht ein Teil des Heiratsrituals darin, daß der Bräutigam gleichsam zum letztenmal an der Brust seiner Mutter saugt. In diesem Ablösungsritual legt er mit dieser symbolischen Handlung der Mutter das Versprechen ab, für eine jederzeit ihr zur Verfügung stehende Schwiegertochter an Stelle von ihm zu sorgen. Stirbt die Mutter, so enthält sich meist nur der erstgeborene Sohn ein Jahr lang vom Milchtrinken im Namen seiner Mutter die ihn einst genährt hat (PANERU 1981: 49).

6. Still-Vorstellungen und -Praxis
„When the milk is white, then that is the right milk to feed the child." (KHANGKAR 1986: 110).

Das neugeborene Kind hat nicht immer den Vorzug der Frühernährung durch das *Kolostrum* der sogenannten Vormilch, die in den ersten ein bis drei Tagen dickflüssig und gelblich zum fließen kommt. Sie enthält nebst den auf das Neugeborene abgestimmten Nährwerten sowie Immunglobulinen einen für das Kind wichtigen Krankheits- und Allergieschutz und zeichnet sich durch beste Verdaulichkeit aus. Allerdings sind diese Erkenntnisse auch in unserem Kulturraum noch recht jung. Lange glaubte man, das Kind könnte durch diese *käsige und unverdauliche Milch* schaden nehmen (ZGLINICKI 1983: 248).

In Nepal ist sowohl unter Hindus als auch unter Buddhisten der Glaube daran noch weit verbreitet, daß diese erste Milch unrein ist. Die Farbe Gelb erinnert an Eiter (Nep. *piipa*) und kann, meinen Beobachtungen zufolge, bereits bei der bloßen Betrachtung Ekel auslösen. Darüber hinaus findet sich die Vorstellung, daß das *Kolostrum* beim Neugeborenen Magen und Verdauungsprobleme verursacht. Bei der Mutter kann sich laut tibetischer Lehrmeinung die Brustkrebsgefahr erhöhen (KHANGKAR 1986: 110). Aus diesen o.a. Gründen behelfen sich viele Mütter anfänglich mit *Ersatznahrung* in Gestalt von unverdünnter Yak-, Kuh-, Ziegen- und seltener auch mit Büffelmilch, die wegen ihrer Eigenschaft heftige Diarrhöe zu verursachen bekannt ist.

Falls überhaupt keine Milch erhältlich ist, was durchaus nicht selten vorkommt, greift die Mutter zu Butter, Zucker, oder Honigwasser. Ganz selten stillt eine andere Frau den Säugling stellvertretend für die Mutter. Ammendienste in unserem Sinne, wie dies früher zeitweise geradezu Mode war, scheinen in Nepal gänzlich unbekannt zu sein. Bei einem frühen Wochenbettbesuch, einer seltenen Gelegenheit, konnte ich bei einer Sherpa-Muttter auch die Anwendung der Brustmassage beobachten. Dies erfolgte jedoch nur, um die gelbe *unreine Milch* zu entfernen. In diesem Zusammenhang ist es weiter sehr interessant, daß laut Information einer tibetischen Ärztin (Dr. Tsering Chokyi) Müttern empfohlen wird dem Kind vor dem Stillen erst einige Tropfen Milch direkt in die Augen zu träufeln. Dieses Vorgehen ist regelmäßig zu praktizieren, um dem Kind zu guten und starken Augen zu verhelfen. Aus der europäischen Hebammenpraxis kenne ich diese Maßnahme als einfach anzuwendende Prophylaxe gegen Augenentzündungen.

Wenn die Milch weiß fließt, d.h. ungefähr am dritten Tag nach der Geburt, wird meistens erst mit dem Stillen begonnen (vgl. BENNETT 1976: 31). Mit dem Eintreten einer neuen Schwangerschaft brechen Mütter die Brusternährung gewöhnlich ab. Der Grund liegt in der weit verbreiteten Vorstellung, daß die Milch in dieser Zeit zerfällt und bitter wird und das noch gestillte Kind deshalb pausenlos schreit und dünn, respektive krank wird. Dies Syndrom ist unter dem Nepalinamen *runche lagyo* bekannt (vgl. LEVITT 1987: 137). Es kann aus verschiedenen Gründen provoziert werden. Wenn ein Kind z.B. durch eine schwangere Frau oder eine Frau die erst frisch geboren hat berührt wird, kann dies *runche lagyo* bei dem berührten Kind zur Folge haben (BENNETT 1976: 46).

Im Verlaufe meiner Feldforschung fand ich auch vermehrt zum Alltagsleben der Mütter Zugang. In der fortgeschrittenen Phase meiner Beobachtungen und Befragungen verdichtete sich mir hinsichtlich des Alltagslebens von stillenden Müttern folgendes Bild. In Nepal werden mit wenigen Ausnahmen [10] alle Säuglinge *voll* gestillt. Die Aufgabe des Stillens ist hier außer nachts, wenn alle anderen schlafen, keine separate Tätigkeit für sich. Vielmehr ist sie eine in die täglich anfallende Arbeitslast integrierte Verrichtung die oft genug zur Überlast wird. Abgesehen von einigen Ausnahmen, und da ganz speziell nach der Geburt des ersten Kindes, wird nur noch wenigen Frauen häusliche Hilfe bei den nachfolgenden Kindern nach den ersten Wochenbettagen durch die Familie des Mannes geboten. Nachdem die Reinigungs- und Namengebungszeremonien abgehalten sind, je nach ethnischer Zugehörigkeit zwischen dem dritten- und vierzehnten Tag nach der Geburt, hat die Mutter ihre im Haushalt anfallenden Arbeiten im allgemeinen wieder allein zu verrichten, sofern ihr nicht eine meist dominante Schwiegermutter vorsteht. Aus diesem Grund ist es nur zu verständlich, daß je nach Verlauf und Länge der Schonzeit, Ernährung, Arbeitslast und Kinderzahl die Milch reichlich zum fließen kommt oder gar versiegt.

Die Gesundheit des Kindes ist jedoch maßgeblich von Stillhäufigkeit und -dauer, welche letztlich Auswirkungen auf die tägliche Milchgesamtmenge haben, abhängig. Oft werden Neugeborene nicht mehr als drei- bis viermal am Tag gestillt. Demgegenüber liegt die von der WHO empfohlene Häufigkeit bei sechs- bis achtmal pro Tag (UNICEF 1992: 61).

Uneingeschränkte Arbeitslast in Haus, Feld und Wald, ohne Ruhe mit schlechter Ernährung und vielen Sorgen - all diese ungünstigen Bedingungen haben unweigerlich einen Milchrückgang bei einer gestreßten Mutter zur Folge. Das Neugeborene wird dadurch oft in einen Zustand der Mangelernährung gedrängt. Wenn die älteren Geschwister von vier Jahren aufwärts, und hier wieder beinahe ausschließlich Mädchen, das Neugeborene zwar mit aller Liebe umsorgen, so sind sie dann häufig recht hilflos, wenn es im Korb unaufhaltsam schreit und die Mutter einmal weit und breit nicht zu sehen ist. Dann wird gewöhnlich mit dem gerade Verfügbaren als Ersatznahrung, wie bereits erwähnt, zugefüttert. Kurzfristig helfen diese Maßnahmen, jedoch längerfristig kann oft eine Fehl- und Mangelernährung mit typischerweise dazu gehörender Diarrhöe nicht umgangen werden. In diesem Falle kann einem Säugling, nicht selten einem Mädchen, ohne wirksame Abhilfe, kaum beachtet im meist zugedeckten Körbchen liegend, die Lebensflamme ausgehen.

Immer wieder ist zu beobachten, daß Knaben im Vergleich zu Mädchen im Durchschnitt länger und häufiger gestillt werden. Dies ist übrigens ein Stillverhalten, das selbst in der heutigen modernen westlichen Kultur erstaunliche Verbreitung findet. [11]

---

[10] Zunehmende Werbung durch Fernsehen und Radio, jedoch v.a. durch Spitäler und Ärzte, welche damit beginnen, Gratismuster von künstlichen Pulvermilchprodukten zu verteilen, läßt besonders die in urbanisierten Verhältnissen lebende, werktätige wie auch die mittelständische Mutter in zunehmendem Maße zu der teuer angebotenen Pharmamilch greifen. Bislang noch vereinzelt findet man auch Flaschen und Pulvermilch im ländlichen Nepal in den 'drugstores' angeboten. Dafür fehlt allerdings weitgehend die Kaufkraft.

[11] Die Ergebnisse sind sowohl aus eigenen Hebammenerfahrungen als auch durch Erhebung von Anamnesen und in Gesprächen mit Hebammen gewonnen.

Bei den Sherpa wird oft auch Kuh- respektive Yakmilch der Muttermilch vorgezogen. Begründet wird der Vorrang dadurch, daß die Kinder schneller an Gewicht zunehmen runder und schöner werden.[12] Eine direkte Folge der unangepaßten Säuglingsernährung - es handelt sich hier um unverdünnte Milch - die der Verdauung durch zu hohen Fett- und Eiweißgehalt abträglich ist, kann sich u.a. im verbreiteten Milchschorf (*Crusta lactea*) und zwar v.a. auf dem Kopf äußern.

Laut UNICEF (1992: 60), stillen Mütter in der Regel bei 80 Prozent aller Säuglinge bis zum zweiten Lebensjahr. Sie stillen zwei bis drei, manchmal bis zu fünf Jahre lang, sofern keine neue Schwangerschaft eintritt. Die Muttermilchmenge bei sog. vollem Stillen (sechs- bis achtmal täglich) ist bis zum Alter von vier bis sechs Monaten ausreichend.

Häufig gehören stillende Mütter, insbesondere die Ärmsten, zu den in der Gemeinschaft am schlechtesten Ernährten. Wenn eine Schwangerschaft auf die andere folgt, ohne Regenerationszeit dazwischen zu lassen und damit verbunden häufig eine typischerweise chronische Anämie nebst Untergewicht bereits vorliegt, ist Krankheitsanfälligkeit für ein Kind im Säuglingsalter beinahe unumgänglich. Zudem schreibt im Falle von Hindus die Kastenregel vor, daß Frauen erst nach den Gästen, Männern, Kindern und speziell den Schwiegereltern essen dürfen und zwar das, was dann noch übrig bleibt: meistens nur noch weißer Reis mit dünnster Linsensuppe und ein paar Chili. Zwei kärgliche Mahlzeiten ohne Zwischenverpflegung stellen den Normalfall in der alltäglichen Ernährung vieler Hindu-Frauen dar (vgl. PANERU 1981: 51).

In dieser Hinsicht anders verhält es sich bei den buddhistischen Bevölkerungsgruppen. Hier darf niemand mit knurrendem Magen zurückgelassen werden, damit die schlechten und hungrig gebliebenen Geister den Hausfrieden nicht stören können (ORTNER 1978: 272). Die Frauen essen nicht als letzte, sondern gemeinsam mit der Familie. Zudem verfügen sie über einen eigenständigen häuslichen Spielraum, insbesondere, was die Essensvorräte betrifft. Auch kommen Zwischenverpflegungen nicht zu kurz. Bei vielen Gelegenheiten wird ausgiebigst salziger Buttertee getrunken und gekochte Kartoffeln oder *tsampa* (grob gemahlenes Mehl aus Gersten, Buchweizen u.a.) mit Buttertee angerührt gegessen. Nicht allein die in der Regel erst im Alter von 25 Jahren heiratenden buddhistischen Frauen, sondern auch die gewöhnlich nicht mehr als zwei bis drei Kinder, sehen wohl ernährt und gesund aus.

Ganz im Gegensatz dazu verhält es sich vor allem bei niedrigkastigen, durch frühe Heirat und viele aufeinanderfolgende Geburten ausgezehrten Hindu-Frauen und deren Säuglingen und Kleinkindern. Besonders letztere zwei sind meist untergewichtig und viele zeichnen sich u.a. aufgrund von Mangelernährung durch fahles, gelbliches Aussehen und ausgetrocknetes, struppiges, hellbraunes Haar aus.

Insbesondere die Verteilung der Untergewichtigkeit der Kinder bei der Geburt verdeutlicht die obigen Gegensätze: Brahmin und Chhetri (hochkastige Hindu!): 42,28 % gegenüber den Tibeto-Burmanen (Buddhisten) mit: 9,04 % (UNICEF 1992: 61).

Abschließend läßt sich festhalten, daß die durch die Religion bedingte tatsächliche sozio-kulturelle, hohe Wertschätzung der Muttermilch der Mutter selbst zu ihren Lebzeiten nur äusserst bedingt zugute kommt. Dies zeigt sich u.a. im Rahmen des alltäglichen Lebens etwa im Umgang mit der Essensverteilung und dem eingeschränkten Zugang zu Nahrungsmitteln.

7. Die Ernährung des Säuglings und Kleinkindes durch halbfeste und feste Nahrung

„...young children have to wait until the family food has been prepared, which gives them too few occasions to eat during the day and often comprises of not more than one meal a day" (UNICEF 1992: 61).

Der Zeitpunkt der allmählichen Umstellung von Muttermilch auf halbfeste und feste Nahrung variiert je nach ethnischer Zugehörigkeit und Geschlecht des Kindes beträchtlich. In der Regel werden Mädchen

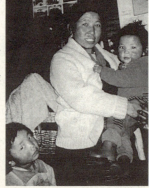

Abb. 2
Sherpa-Mutter in Solu Khumbu (4600 m.ü.M.) mit ihren drei Töchtern, davon liegt ein Kind im zugedeckten Trafekorb.
Foto: V. Felder

---

[12] Diese Vorstellung herrschte auch im ländlichen Europa bis in die sechziger Jahre hinein (vgl. u.a. Loux 1991: 55).

früher als Knaben entwöhnt und mit halbfester Nahrung zugefüttert. Im Durchschnitt wird bei Mädchen zwischen dem vierten und sechsten und bei Knaben zwischen dem fünften und achten Monat damit begonnen (vgl. LEVY 1992: 661; TOBA 1992: 21; BENNETT 1976: 34f).

Laut Berreman (1993: 164) wird bei im Himalaya lebenden Hindu nicht vor dem ersten Jahr mit der Zufütterung durch feste Nahrung angefangen. Häufig wird das Füttern der ersten Nahrung in ein Ritual (rice feeding ceremony =*pasne*, vgl. *rites de passage*) eingebetet. Allerdings wird meistens nur im Falle eines Knaben eine größere Familieneinladung damit verbunden. Die Sherpa hingegen kennen beispielsweise dieses Ritual gar nicht. Nach dem fünften Monat wird hier im allgemeinen bei Kindern beiderlei Geschlechts die Kost für den Säugling allmählich umgestellt (KUNWAR 1989: 190f).

Als direkte Auswirkung der Umstellung auf halbfeste Nahrung nimmt natürlicherweise die Muttermilchmenge ab. Nach dem sechsten Monat wird meistens auch das alleinige Stillen ohne Zusatznahrung unzureichend, um den Tagesbedarf zu decken.

Die Nahrungsgewohnheiten der verschiedenen ethnischen- und Hindu-Kasten-Gruppen im Flachland und im Hügelland Nepals gestalten sich im Vergleich zu den im hohen Himalaya lebenden Buddhisten recht unterschiedlich und sind u.a. stark von der Höhenlage abhängig. Als erste Säuglingskost wird bei Hindu gewöhnlich mit zerbrochenem und lange aufgekochtem Reis und falls vorhanden, mit etwas Blattgemüse durchmischt begonnen. Sehr bald wird auch das Kind mit dem täglichen Standardgericht *dal bhat* ernährt, d.h. weißer Reis dazu dünne Linsensuppe mit in der Regel wenigen Kartoffeln und selten mit etwas Gemüse.

Buddhistische Mütter beginnen mit Mehlbrei *(tsampa)* aus Buchweizen, Gerste, Hirse, seltener aus Reis, Mais oder Weizen. Das Mehl wird mit Milch oder Buttertee aufgerührt. Eine wichtige Rolle spielt auch die Butter. Diese wird in den Brei gemischt oder zwischendurch, bei besonderen Gelegenheiten, mit etwas Zucker vermischt, zugefüttert. Für viele Kinder in Nepal bieten Nudeln eine sehr beliebte Abwechslung zu der mehrheitlich eintönigen Kost.

Ganz selten wird der Säugling und später das Kleinkind Gelegenheit haben Gemüse, Früchte, Eier oder auch Fleisch zu essen. Diese Nahrungsmittel sind ganz besonders in den Bergen nur spärlich und saisonabhängig vorhanden und für die meisten Familien oft finanziell kaum erschwinglich. Wenn sie dennoch einmal erhältlich sind, so werden gewöhnlich erst die Gäste und die männlichen Familienmitglieder damit bedient.

Der Rest bleibt dann noch meist für die männlichen Kinder, die Mädchen und Frauen gehen jedoch oftmals leer aus. Nicht selten werden aber diese aus eigenem Anbau, bzw. eigener Hege mühsam gewonnenen, für den Eigenbedarf so wichtigen Nahrungsmittel auf dem lokalen Markt verkauft. Damit wird zwar für das Leben unentbehrliches Bargeld eingenommen, jedoch die ebenfalls für ein gesundes Leben wichtigen Vitamine und Mineralstoffe gehen den Produzenten bei dieser Art Handel leider auch verloren.

In Nepal habe ich nie bei Kleinkindern beobachtet, daß sich gegenüber bestimmten Nahrungsmitteln eine ausgeprägte Vorliebe (z.B. für Süßigkeiten) oder Ablehnung entwickelt hätte. Genauso wenig scheint es ein Problem zu sein, den Teller leeressen zu müssen. Sicher trägt hierzu die geringe Auswahl an Nahrungsmitteln bei. Außerdem ist bei durchschnittlich zwei Mahlzeiten pro Tag die Menge sowie die Häufigkeit der Nahrungsaufnahme zu eingeschränkt. Und trotzdem besteht allgemein die Ansicht, daß rundernährte Kinder gesund und nicht zuletzt auch geliebte Kinder sind.

In Ostnepal konnte ich bei buddhistischen Müttern (Sherpa und Tibeter) die *Mund-zu-Mund-Fütterung* im Säuglings- und frühen Kleinkindalter beobachten. Diese *Art der Verabreichung von Essen* stellt eine durchaus übliche Form der Fütterung dar. Auf diese Weise wird nicht nur ein enger Körperkontakt nach dem vollen Bruststillen fortgesetzt, sondern die kostbare Nahrung erreicht ohne Verluste sicher ihr Ziel. Im allgemeinen haben Säuglinge und im speziellen Frühgeburten noch Mühe mit dem

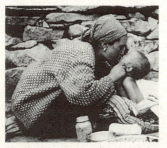

Abb. 3
in Knabe wird von seiner Mutter erst von Mund zu Mund gefüttert, bevor er selbständig ißt.
Foto: V. Felder

Schlucken. Ganz besonders im Falle von fester Nahrung scheint die Fütterung mittels Löffel aufwendig zu sein. [13]

Eine allgemein in Asien sehr übliche Form der Nahrungsaufnahme besteht darin mit den Fingern zu essen. In dieser Beziehung haben es Kleinkinder im Vergleich zu ihrer in westlichen Ländern lebenden Altersgruppe bedeutend einfacher. Denn, bei uns werden Kleinkinder im allgemeinen schon früh auf Essen mit Besteck konditioniert. Eine wichtige Regel besteht in Asien im ausschließlichen Gebrauch der rechten und damit *reinen* Hand zur Nahrungsaufnahme. Währendem die linke Hand als *unrein* gilt und für schmutzige Verrichtungen gebraucht wird. Das einzig wirklich verbreitete Eßwerkzeug bleibt wohl noch lange, ausschließlich der Löffel. Zum Schneiden gibt es bei der Standardkost, ohne Brot, Käse, Fleisch, Eier und dem wenigen an Gemüse nichts.

Geophagie (Das Essen von Erde)
Die einseitige Ernährungsweise kann bei den im Wachstum befindlichen Kleinkindern oft Mangelerscheinungen hinterlassen. Eine direkte Folge davon ist m.E. besonders bei spielenden Kleinkindern zu beobachten die zuweilen Erde essen. Falls es sich um saubere Erde handelt, kann dadurch auf harmlose Weise ein Teil des Mineralstoffmangels auf natürliche Weise korrigiert werden. Darüber hinaus heißt es, dies sei gut für die Gedärme (vgl. SANGAY 1984: 19).

Kleinkinder werden in der Regel nie davon abgehalten, Eßbares oder auch anderes vom Boden aufzunehmen und in den Mund zu stecken. Die meisten Nepalis sind mit Fliegen am Essen aufgewachsen. Je nach Jahreszeit, Wohnlage und Sauberkeit rund um den Wohnkomplex können zuweilen massenhaft Fliegen auftreten und insbesondere wehrlose Kleinkinder attackieren. Die Erwachsenen stören sich daran nicht. Und die Kinder müssen sich mit Beginn des Neugeborenenalters an das Zusammenleben mit Fliegen u.a.m. gewöhnen (vgl. BENNETT 1976: 41).

Bezüglich der Nahrungsumstellung kann folgendes festgehalten werden. Bei der Nahrungszubereitung scheint der Frage der Nährwerte allgemein noch keine sonderliche Beachtung geschenkt zu werden. Hinsichtlich der Hygiene können je nach ethnischer und Kastenzugehörigkeit große Unterschiede bestehen. Bedingt durch die Umstellung von der *reinen* Muttermilch zur *unreinen* halbfesten Ernährung sowie aufgrund des beginnenden Krabbelalters, in dem leicht alles Mögliche in den Mund gesteckt wird, kann gleichzeitig ein Kreislauf von unterschiedlichsten Störungen anfangen. Die häufigsten und in Nepal sehr verbreiteten Auswirkungen davon sind sowohl verschiedene Wurmerkrankungen, Diarrhöe und infolge dessen auch Erscheinungen von Mangel- und Fehlernährung, wie auch in der Folge davon gehäufte Infektionserkrankungen.

8. Körperpflege, , Toiletten-Training, Hygiene
8.1 Körperpflege
Wasser und Feuer kräftigen, der Schmutz ist mit dem Alter verbunden und schützt vor der 'pem'(Hexe)
(Aussage einer Sherpani aus Solu Khumbu).

Nach der Geburt des Kindes wird wiederum je nach ethnischer, religiöser und Kastenzugehörigkeit unterschiedlich mit dem ersten Bad oder der ersten Waschung des Neugeborenen verfahren. Ausschlaggebend ist unter vielem anderen der Grad der rituellen Verunreinigung die sich das Kind durch den Geburtsakt zugezogen hat und je nach ethnischer Gruppe wird er auch ganz verschieden beurteilt.

In den ersten Tagen nach der Geburt bekommt die Mutter meist Hilfe durch weibliche Familienangehörige, bei den Hindu insbesondere durch die Schwiegermutter. Bei den Sherpa hilft auch der Ehemann sowohl bereits zum Zeitpunkt der Geburt als auch danach bei der weiteren Versorgung von Mutter und Kind sowie im Haushalt mit. Dies stellt in Nepal der absolute Ausnahmefall dar. Sehr verbreitet ist, daß eine jüngere und noch nicht verheiratete Schwester der Wöchnerin zur Seite steht. Dadurch hat

---

[13] Ein Blick in die westliche Kulturgeschichte des Essens zeigt, dass der Löffel einst auch bei uns nicht als erstes Mittel zur Nahrungsverabreichung eingesetzt wurde: *Die Mutter nimmt Brei auf die Spitze des Zeigefingers, steckt ihn in den Mund, nimmt ihn heraus, steckt ihn wieder hinein, und fährt mit dieser Behandlung so lange fort, bis der Brei einen Hitzegrad angenommen hat, der dem Mund des Kindes zuträglich ist* (LOUX 1991: 153). Mit dem Finger Kinder zu füttern war lange Zeit weit verbreitet und verschwand erst (meines Wissens Anf. dieses Jh.) nach langer heftiger Empörung der Ärzte. Diese stellten jedoch nachträglich fest, daß die eingespeichelte Nahrung für das Kind nicht nur mühelos zu Schlucken ist, sondern darüberhinaus auch noch besser verdaulich ist (LOUX 1991: 154).

sie bereits Gelegenheit sich in die spätere Rolle der Mutter einzuüben. Bei anderen ethnischen Gruppen kann in den ersten Tagen nach der Geburt auch eine Laienhebamme oder eine TBA (Traditional Birth Attendant) stundenweise zugezogen werden. [14]

Im allgemeinen wird bei der Körperpflege nicht so sehr dem Waschen selbst als vielmehr dem Massieren die volle Aufmerksamkeit geschenkt. In städtischen Verhältnissen läßt sich hingegen in zunehmendem Masse eine Art Waschstil beobachten, der dem *Schrubben mit Kernseife* in unserer Kultur in den fünfziger Jahren ähnelt. Laut der Aussage einiger Informantinnen scheint sich diese neue Art des Waschstils in direkter Folge der leicht zunehmenden Krankenhausgeburten in den Städten einzubürgern. Von Säuglingen und Kleinkindern wird Baden und Waschen allerseltenst als Genuß erlebt. Deshalb wird dieser Vorgang oft mit heftigem Schreien begleitet. Nur die Erwachsenen freuen sich in der Vorstellung, daß das Kind dadurch kräftig wird und zudem noch eine schöne Stimme bekommt. Die Furcht vor Nabelbrüchen dann, wenn das Kind zu lange und heftig schreit ist allerdings meinen Informationen zufolge weithin bekannt.

Sowohl die klimatische Wohnlage als auch die ethnische, religiöse und Kastenzugehörigkeit spielen eine wichtige Rolle im Umgang mit Körperpflege. Beispielsweise müssen sich zumindest beim Essen hochkastige Hindu immer die Hände waschen und zwar erstaunlicherweise erst nach dem Essen. (BENNETT 1976: 41). Bei den Sherpa und anderen tibetischen Buddhisten hingegen scheint es auf das tägliche Waschen bezogen kaum verbindliche Regeln zu geben. Durchweg verbreitet ist die Ansicht (vgl. Zit.), daß eine gewisse Schicht an Schmutz, die oft sogar als Schutz für das Kleinkind gilt, dem Wohlergehen des Kindes nicht abträglich ist. Vor allem aber werden dadurch die das Kleinkind potentiell ständig bedrohenden und vielfältigst vorkommenden *evil spirits* nicht angezogen, die dem Kind schaden können. Diese Ansicht habe ich sowohl bei Müttern hinduistischen als auch buddhistischen Glaubens vorgefunden (vgl. Fallbeispiel).

Hinsichtlich des Säuglings selbst wird notgedrungen mehr Beachtung auf das Waschen gelegt, weil die selbständige Toilettenverrichtung noch nicht funktioniert. Mit Beginn des Krabbelalters nimmt die Aufmerksamkeit bezüglich der Sauberkeit rapide ab, hingegen die Schmutzschicht zu. Hat die Mutter die Gelegenheit verpaßt, die älteren Kinder, speziell die älteste Tochter, auf Körperpflege und Hygiene hin zu erziehen, so ist die Chance des Lernens in dieser Hinsicht auch für die nachfolgenden Geschwister äußerst gering. Dies resultiert daher, daß die älteste Tochter vielfach als *zweite Mutter* fungiert. Erst mit dem Gang zur Schule, wird besonders im städtischen Milieu auf Körperpflege geachtet, dies bisweilen freilich wiederum auch schwer übertrieben. Wenn es sich um das erste Kind vielleicht auch noch um einen Jungen handelt, kann die mütterliche und insbesondere die schwiegermütterliche Pflege des Kindes oft im Übermaß betrieben werden.

Das Waschen und oft ausgiebige Massieren findet nach Möglichkeit draußen an der warmen Sonne im windgeschützten Innenhof, Terrasse oder vor der Haustüre statt. Dies geschieht häufig im Blickfeld der vorbeilaufenden Nachbarinnen. Ganz besonders oft sieht man Mütter ihre gesunden, unbehinderten Knaben waschen und massieren. Auffällig wenigen Alltagsszenen begegnete ich, in denen Mädchen von ihrer Mutter oder Großmutter öffentlich gebadet und massiert wurden. Hingegen ist häufig zu beobachten, daß speziell am Samstag, dem freien Wochentag, die öffentlichen Wasserplätze von sich mit großer Freude und Ausdauer gegenseitig waschenden Kindern beiderlei Geschlechts belebt sind.

Im Winter und in großen Höhen wird der Säugling oder das Kleinkind am einzig warmen Platz, nämlich drinnen im Haus, nahe dem offenen Küchenfeuer, gewaschen oder manchmal auch nur mit warmer Butter oder Öl einmassiert.

Fallbeispiel:
In Solu Khumbu (Ostnepal) sah ich bei einer seltenen Gelegenheit, wie eine Sherpa Großmutter ihr zweijähriges Enkelkind Ang Phuti in der zügigen und dunklen Küche kurz mit kaltem Wasser und Asche vom Holzfeuer mit der bloßen Hand kräftig abrieb. Danach legte sich Ang Phuti *(Ang* bedeutet

---

[14] Wie ich von TBA's allerdings mehrheitlich vernahm, werden sie selten und wenn, dann meistens nach der Geburt des Kindes und nur zur Verrichtung unreiner Arbeiten einbestellt. Auch pflegen die meisten Leute deren Dienstleistungen selten mit Bargeld, zum Teil auch gar nicht zu bezahlen. Diese Art existentieller Probleme sind mir aus Erzählungen alter Hebammen aus der Schweiz bestens bekannt. Erst in den fünfziger Jahren, bedingt durch die Einführung der obligatorischen Krankenkassen-Versicherung, hat sich deren Bezahlung verbessert.

klein und *Phuti, Führerin der Nachkommen*, ein typischer Sherpaname) auf den Schoß der am Herdfeuer auf einem niedrigen Hocker sitzenden Großmutter. Diese wärmte sich am Feuer die Hände, griff in den danebenstehenden Buttertopf und rieb dann das Mädchen mit kräftigen Handbewegungen vor allem an den Extremitäten ein. Wiederholt wärmte sie sich die Hände am Feuer und rieb Ang Phuti ein. Nach ungefähr drei Minuten stellte sie dann das Kleinkind, dem es gerade erst richtig zu gefallen anfing, abrupt auf den Boden.

Mit den noch fettigen Händen rieb die Großmutter sich schließlich noch selber schnell Gesicht und Hände ein. Die zerzausten Haare der Kleinen wurden erst gar nicht gekämmt, nur gerade das alte Röckchen ohne Untergewand wurde dem Mädchen über den Kopf gestülpt. Ohne sich noch weiter in der Küche aufzuhalten lief Ang Phuti zielstrebig auf den bei der Haustüre liegenden Hund zu und verschwand mit ihm im kalten, nassen Wetter nach draußen. Die mit Teeabseiern beschäftigte Großmutter beobachtete die Szene und kommentierte ihre Massage folgendermassen: *Wasser und Feuer kräftigen, der Schmutz ist mit dem Alter verbunden und schützt vor der pem* (Hexe).

An dem Fallbeispiel wird ersichtlich, wie die Körperpflege des Kleinkindes bei den Sherpa in der Regel vor sich geht. Dem Wasser und besonders dem Feuer wird eine kräftigende wie auch eine reinigende Wirkung zugesprochen. Beides ist in jedem Haushalt stets verfügbar. Anders verhält es sich jedoch mit Seife, die in vielen Gegenden Nepals immer noch zu den Luxusartikeln gezählt wird. Wenn keine vorhanden ist, wird zu der in jedem Haushalt vorhandenen Holzfeuerasche gegriffen. Traditionell gilt Asche besonders unter Hindu als reinigend und desinfizierend. Überdies hält sie auch Ungeziefer fern. Im Falle von einfachen Verletzungen, wenn wie in der Regel kein Wundverband vorhanden ist, wird manchmal auch reine Holzasche genommen, die überall aufzutreiben ist, um eine Wunde abzudecken. Allerdings wird nun auch zunehmend an Stelle von Holzasche Kernseife zum Waschen von beinahe allem (Körper, Haare Kleider und Geschirr) verwendet.

In jedem buddhistischen Haushalt ist Butter in reichlicher Menge stets verfügbar. als Körper und Haarfett wird Butter weiterhin gerne gebraucht. Sowohl in profanen als auch ganz besonders in sakralen Lebensbereichen kommt der Butter ein äußerst hoher Stellenwert zu. Bedingt durch das nahe Zusammenleben mit zugewanderten ethnischen- und Kastengruppen werden nun allerdings auch vermehrt Öle wie Senf- und Sesamöl und insbesondere das oft noch hausgemachte Rapsöl unter den Sherpa zunehmend beliebter.

Mit dem *Massieren* des weichen und *formbaren* Säuglingskörpers werden meistens mehrere Zwecke zu gleich verbunden. Zum einen sollen die leicht krummen Extremitäten - bedingt durch die physiologische Beugehaltung des Neugeborenen - gerade massiert werden. *Die Ohren dürfen nicht trocken und die Nase soll nicht flach bleiben,* erklärte mir eine Newar Großmutter die ihre Schwiegertochter in die Massage ihres zweitgeborenen Kindes, eines Sohnes, einführte. Aus diesem Grunde wird die Nase gerne am Schluß der Massage noch separat mit leichtem Druck nach außen gezogen. Allgemein wird durch die Massage nebst einer schönen Formung des Körpers dessen Kräftigung und Gesunderhaltung bezweckt.[15]

Bei der Massage soll nie Gewalt angewendet werden. So darf beispielsweise die physiologisch festgeschlossene Hand (Faust) des Neugeborenen laut tibetisch- buddhistischer Vorstellung niemals gewaltsam geöffnet werden. Denn, so wird geglaubt, in der kleinen Faust des Neugeborenen befindet sich ein wunscherfüllender Edelstein, den das Kind nicht zeigen und schon gar nicht hergeben will (CHOPHEL 1984: 27).

In diesem Zusammenhang ist erwähnenswert, daß auch dem *Sonnenbad* eine besondere Bedeutung zukommt. Laut Lynn Bennett nehmen Brahmin- und Chhetri-Mütter an, daß das Neugeborene nach den vielen Monaten Aufenthalt in der wässerigen Gebärmutter anschließend durch häufiges Sonnenbaden getrocknet und durchgewärmt werden muß (1976: 34). Darüber hinaus hat diese frühe Maßnahme m.E. den sehr großen Vorteil, daß eine physiologisch bedingte Gelbsucht in den ersten Neugeborenentagen gar nicht oder allenfalls nur in geringem Ausmaß auftreten kann. Das häufige und regelmäßige Sonnenbaden des nackten Säuglings in den ersten frühen Lebenstagen hat eine medizinisch erwiesene prophylaktische Wirkung, indem die UV-Strahlen das unter der Haut abgelagerte Bilirubin auf natürliche Weise abbauen. Gerade in Bezug auf Nepal, wo bekanntlich die UV-Einstrahlung sehr hoch liegt, wäre die Frage zu erheben, ob nicht dadurch in der frühen Neugeborenenphase möglicherweise weniger

---

[15] vgl. KHANGKAR 1986: 108; Sangay 1984: 12; für den europ. Kulturraum, u.a. LOUX 1991: 113.

Gelbsuchtfälle auftreten.[16]

Fingernägel werden in den ersten Lebensjahren aus Angst die Nägel könnten danach krumm wachsen, nie mit dem Klipser oder der Schere geschnitten. Nötigenfalls werden sie durch die Mutter abgeknabbert. Das *Haareschneiden* bei den Mädchen wird im Unterschied zu den Knaben, bei denen dieser Akt von ritueller Bedeutung ist, nur ausgeführt, damit der Haarwuchs später kräftiger, dichter und schöner wird, wie mir immer wieder erklärt wurde.

Schlußendlich gehört zur Körperpflege auch noch *das Lausen*, eine äusserst verbreitete, in der Gemeinschaft und zuweilen sehr lustvoll betriebene Betätigung, in die Kleinkinder, speziell Mädchen, schnell selbst hineinwachsen.

8.2. Toiletten-Training

There is no toilet training at all, exept that caste children do learn to use their left hand and not their right (BISTA 1991: 65).

Bis zum Alter von zwei Jahren dürfen Kinder in Nepal gewöhnlich ihre Toilette auf der Veranda, im Vorhof, im Garten und auch direkt auf dem Weg verrichten. PIGNEDE (1993: 57) beschreibt, daß bei den Gurungs die kleinen Kinder überall ihre Toilette verrichten können und daß danach meist die Hunde den Platz sauber machen. Berreman erwähnt, daß im nepalesischen Hügelland lebende Hindu das Toilettentraining unterschiedlich genau betreiben, daß jedoch nicht intensiv darauf geachtet wird (1993: 165). Interessanterweise beschreibt der einheimische Anthropologe D.B. BISTA die Verhältnisse bezüglich Toilettentraining viel unverblümter und kritischer. Wie bereits erwähnt, gilt die Ausscheidung von Kleinkindern als *rein*, solange sie mit Muttermilch ernährt werden. Mit Beginn des selbständigen Laufens suchen sie sich in der Regel auch einen vom Haus entfernteren Ort. Privater Latrinenbau ist allmählich am zunehmen. Doch häufig ist nach dem Bau die Wartung so schlecht, daß die freien Naturplätze immer noch den Latrinen vorgezogen werden. Nach der Toilettenverrichtung wird an Stelle von Wasser auch mit Hilfe eines Steins oder Blättern gesäubert. Besonders auf dem Land sind äußerst beliebte Toilettenplätze an Wasserstellen, an Bächen und Flüssen. Je nach Gegend und Jahreszeit wird dadurch ein ernstzunehmender Infektionskreislauf in Gang gesetzt. Dieser wird inzwischen auf einfachen Plakaten gut verständlich dargestellt und allmählich in Schulen zum Unterrichtsgegenstand und breiten Aufklärungskampagne.

8.3. Hygiene

Zähne putzen

Mit Hilfe eines Fingers und Wasser werden die Zähne gerieben. Oft werden auch Holzasche oder Süß- und Neemholzstengel dazu verwendet. Mittlerweile haben sich die aus Indien kommenden Zahnbürsten und -pasten verbreitet.

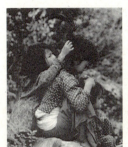

Umgang mit laufender Nase

Den Kindern wird anfänglich mit bloßen Fingern der Nasenfluß unsanft abgenommen und auf den Boden geschleudert. Später wird bei den Sherpa und Tibetern in der kalten und windigen Höhe, um die Nase zu putzen die oft zum Laufen kommt, nach dem Vorbild der Erwachsenen die Innenseite eines Kleidungsstücks wie die Jacke dazu benutzt. Der Gebrauch von Taschentüchern findet allmähliche Verbreitung. Insbesondere in der Stadt fällt ins Auge, daß erstaunlich viele Schulkinder ein gebügeltes Taschentuch mit sich tragen, das mit einer Sicherheitsnadel an der Schuluniform sichtbar befestigt ist. Diese Auflage

Abb. 4
Mädchen lausen sich gegenseitig.
Foto: N. Pradhan

---

[16] Einschlägige Studien dazu konnte ich in Nepal keine finden. Aus der Hebammenpraxis ist mir bekannt, dass Neugeborene mit einer leichten Form von Ikterus (Gelbsucht), wenn sie häufig und regelmäßig dem Sonnenlicht ausgesetzt werden, auf natürliche Weise das Bilirubin abbauen können. In Kliniken wird das Neugeborene in solchen Fällen je nach Meßwerten der unter dem Namen *Blaulichttherapie* bekannten Maßnahme unterzogen.

der Schulen hilft allerdings nur wenig, denn die laufenden Nasen fließen trotzdem weiter und das Taschentuch bleibt sauber an der Uniform hängen.

Zum wirklichen Problem wird der Nasenschleim in Kombination mit Dreck erst um die Monsunzeit, die bekannt ist für das leichte Aufkommen von Infektionen aller Art. In dieser Zeit machen sich die Unterschiede in der Körperpflege der Kinder markant bemerkbar. Jene Kinder, die kaum je Seife sehen und Wasser nur ganz selten und Hautfett nie, bei denen sich aufgrund dessen also der Nasenschleim mit Dreck zu einer bleibenden dicken Kruste verklebt, leiden dann auch rund um das Nasen-Munddreieck an teilweise schlimmen Hautinfektionen.

9. Körperbekleidung

"..walking over each others clothes is to be avoided absolutely. If the child is at walking stage it will cause him to trip and fall down frequently because the child's personal deity has been degraded and cannot guide the child properly" (CHOPHEL 1984: 29).

Traditionell werden Babykleider nie vor der Geburt angefertigt oder gekauft. Falls dem doch so wäre, würde das Kind nach der Geburt bald sterben (vgl. CHOPHEL 1984: 27). Nicht nur Tibeter, Sherpa, Tamang, sondern auch ethnische Gruppen hinduistischen Glaubens wie beispielsweise die Brahmin und Chhetri glauben, daß die zu frühe Vorbereitung für das Kind Unglück bringt. Durch Hebammen wurde mir ebenfalls bestätigt, daß sich in Nepal Mütter im allgemeinen weder auf die Geburt noch auf die Zeit danach vorzubereiten pflegen. Diese Einstellung steht ganz im Gegensatz zu dem Verhalten von Müttern im westlichen Kulturraum. Hierzulande hat eine Mutter meist bereits in den letzten Schwangerschaftswochen nebst dem Kinderbettchen auch gleich ein Set Windeln und Kleider bereit. In Nepal wird das Neugeborene nach der Geburt in der Regel in ein gebrauchtes Kleidungsstück seiner Mutter gewickelt. Bei einer im Kathmandutal lebenden Chhetri-Mutter kann dies ein alter Sari und bei einer im Hochgebirge lebenden Sherpani eine alte Wolljacke sein. Auffällig ins Auge sticht, daß die Babykleider in den ersten Tagen nach der Geburt bis zur Namengebungszeremonie je nach ethnischer Zugehörigkeit zwischen dem dritten und vierzehnten Tag nach der Geburt nie genäht sind. Bereits Lynn BENNETT (1976: 31) erwähnt diesen Sachverhalt, jedoch ohne weiter darauf einzugehen. Die Annahme drängt sich auf, daß genähte Kleider bereits eine für die Trägerin oder den Träger feste Form haben und, zu früh auf sie oder ihn zugeschnitten, Unglück bringen können. Brahmin und Chhetri geben dem Säugling erst nach dem *pasne*-Ritual (erstes Reisfüttern: bei Mädchen im fünften und bei Knaben im sechsten Monat) neue Kleider (BENNETT 1976: 32). Sherpa-Mütter warten mit neuen Kleidern bis zur Namengebungszeremonie manchmal auch darüberhinaus bis zur ersten halbfesten Nahrungsverabreichung (etwa zeitgleich mit dem *pasne* der Brahmin und Chhetri).

In der Regel tragen alle Kinder oft bis weit über das erste Lebensjahr hinaus eine Kopfbedeckung, da der Kopf noch sehr empfindlich ist und eine Bedeckung optimal gegen unvorhergesehene Stöße sowohl gegen Hitze, Kälte und Wind schützt. Weit verbreitet sind die langen meist bis zu den Knien reichenden Wickelhemdchen. Sie sind aus Flanellstoff und gewöhnlich von einem *damai* (Mitglied der Schneiderkaste) genäht. Hingegen werden Füße und Hände nie bedeckt. Früh werden Kinder auf diese Weise gegen Kälte abgehärtet. Eine Nebenwirkung davon ist allerdings in der kalten Jahreszeit besonders in den Bergen, an chronisch laufenden Nasen der Kinder zu erkennen. Schuhe mit Socken für Kleinkinder kommen allmählich in Gebrauch und gelten als Statussymbol. Windeln sieht man selten und wenn, dann werden alte Lappen aus gebrauchten Stoffen zwischen die Beine des Säuglings geschlungen. Mit Urin durchnäßte Windeln werden oft, ohne sie auszuwaschen, nur an der Sonne getrocknet, damit das Kind möglichst schnell *trocken* wird. Nicht selten bilden sich auf Grund dieser Vorgehensweise beim Kind Hautausschläge. Bei Sherpa und Tibetern habe ich meistens ein Stück unbehandeltes Schaffell mit einem alten Stoffstück um die Hüfte festgebunden vorgefunden. Schaffell hat den großen Vorteil, daß die Saugfähigkeit sehr groß

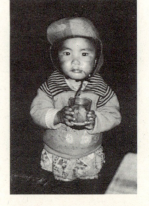

Abb. 5
Sherpa-Knabe (15 Monate) Solu Khumbu trägt Kleider die zunehmend aus China nach Nepal importiert werden. Foto: V. Felder

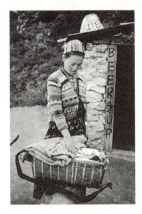

Abb. 6
Tamang-Sherpa-Mutter in Helambu mit ihrer im Tragekorb liegenden Tochter (4 Monate)
Foto: V. Felder

ist, die Nässe nicht durchdringt und die Wärme dennoch zusammengehalten wird. Es ist von daher nicht verwunderlich, daß im Westen das Schaffell vor kurzem erst entdeckt und zur neuen *Biowindel* stilisiert wurde.

Besonders im Krabbelalter haben Kinder von den Knien an abwärts nichts mehr an. Auf diese Weise sind sie für die Mütter sehr pflegeleicht zu halten und können bei Bedarf schnell unter dem Wasserstrahl des Brunnens abgespült werden. Für Knaben weit verbreitet sind Spreizhosen mit einem Schlitz, der sich bei entsprechender Hockstellung selbständig öffnet und nach Verrichtung der Toilette im Stehen wieder schließt.

Mittlerweile wird der bis vor kurzem unbekannt gewesene Kleinkind-Bekleidungsmarkt von China her mit strapazierfähiger aber vollsynthetischer, Billigware überschwemmt, welche die indische Produktion zurückdrängt.

Trotz einschleichender moderner Verhältnisse werden beispielsweise bei Sherpa und Tibetern gewisse Restriktionen im Zusammenhang mit Kleidern aufrecht erhalten (vgl. Eingangszit.). Bei ihnen gilt auch, daß Personen um das Kind herum darauf zu achten haben, daß nicht über Babykleider gestiegen wird, denn dies kann dem betroffenen Kind Ungemach bringen wie eine *blocked nose and cold* (CHOPHEL 1984: 29).

10. Normale Entwicklung und *Sozialisation*

„*The child's socialization centres on the appreciation of caste distinctiveness, and the strongest concern becomes that of loss of caste status*" (BISTA 1991: 73).

Einer durchweg anzutreffenden Vorstellung zufolge hat, wer glücklich, gesund und erfolgreich, bzw. nicht ist, diesen Umstand durch entsprechende Handlungen in seinem vorausgegangenen Leben verdient. Diese Auffassung wird in der Welt des Hinduismus und des Buddhismus unter *Karma* verstanden.[17] Sie beinhaltet, daß die besondere Konzeption, die ein Hindu oder ein Buddhist hinsichtlich seines Lebens hegt, die Erwartungen die er daran knüpft, in hohem Masse von der Idee des *Karma* geprägt sind, die ihm durch die Tradition mitgegeben ist. Im Westen wird der individuelle Lebensentwurf gern als etwas gedacht, dessen Verwirklichung v.a. von der eigenen Initiative und Kraft abhängig ist. Die übliche überdimensionale Betonung der unbegrenzten Möglichkeiten des Individuums hierzulande hat seine Kehrseite in der mehr oder weniger weitgehenden Ausblendung aller außerhalb des Individuums liegenden, sein Leben tatsächlich jedoch stark prägenden Bedingungen (Rahmen-) (soziokulturelle Umstände, materielle Verhältnisse, religiöse Grundhaltung u.a.m.). Anders verhält es sich jedoch im Hinduismus und Buddhismus, wo die das individuelle Leben bestimmende Idee des *Karma* von einer *unabänderlichen Vorherbestimmung* aller Ereignisse ausgeht (was jedoch keineswegs mit dem westlichen Verständnis von *Fatalismus* identisch ist). D.B. BISTA verweist auf eine interessante Folge, die aus dieser Welthaltung resultiert: „*Karma denies any possibility of holding oneself responsible for one's status in society and condition in life*" (BISTA 1991: 81).

Ein anderer noch weit verbreiteter Glaube, welcher nicht zuletzt durch die Priester selbst gefördert wird, begünstigt diese Haltung. Ihr zufolge erscheint am sechsten Tag nach der Geburt die Halbgöttin *Bhavi* nachts dem Kind, um ihm das Schicksal auf die Stirne zu schreiben. Danach wird das Leben des Kindes für alle Zeiten unabänderlich durch die *Bhavi* geführt. Und es besteht noch ein lebendiger Brauch, wonach in dieser bestimmten Nacht rote Tinte und Feder nebst anderen Ritualgegenständen

---

[17] *Karma*: Skrt., wörtl. Tat universelles Gesetz von Ursache und Wirkung, das nach buddhist. Auffassung auf folgende Weise wirksam wird: „*Die Tat (Karma) erzeugt unter gewissen Umständen eine Frucht; ist sie reif, dann fällt sie auf den Verantwortlichen nieder. Damit eine Tat Frucht bringt, muss sie moralisch gut (...) sein (...). Da die Dauer des Reifens gewöhnlich die der Existenz überschreitet, hat die Vergeltung der Taten notwendigerweise eine oder mehrere Wiedergeburten zur Folge, die zusammen den Daseinskreislauf (samsara) ausmachen.*"(Zit. nach A. BAREAU 1964:41). In: *Das Lexikon des Buddhismus*, Verf. u. Hrsg. F.-K. EHRHARD, Bern, 1992.

für die Schicksalsschreiberin und -führerin bereitgelegt wird. Die zickzackartigen Schädelnähte der Stirn- und Kranznaht werden für die Karma-Inschrift der *Bhavi* gehalten. Dieser Glaube äußert sich auch in gewissen profanen Handlungen im Alltagsleben. So kann es sich insbesondere unter Mitgliedern armer sozialer Schichten ereignen, daß sich jemand mit der flachen Hand recht heftig an die Stirn schlägt und sein schlechtes *Karma* bedauert: *They continue to believe that 'one can have only what is written (on the forehead) but can not have what one sees' (lekheko matrai painchha, dekheko paidaina)* (BISTA 1991: 76f; vgl. dazu auch BENNETT (*Bhabhi*) 1976: 32).

Unter Gruppen tibetisch-buddhistischer Kultur herrscht die Vorstellung, daß wenn ein Säugling unglücklich ausschaut, bzw. weint, sie oder er sich an die schrecklichen Erfahrungen im Höllenreich erinnert; wenn hingegen ein Lachen das Gesicht überzieht, werden die Erinnerungen an bessere Zeiten wachgerufen (vgl. CHOPHEL 1984: 27).

Die ersten drei Monate verbringt das Kind meist in der vollen *Rückenlage*. Der tibetischen Medizinlehre zufolge sollte ein Neugeborenes bis zu drei Monaten nicht aufrecht gehalten werden. Der Grund hierfür liegt darin, daß ihr zufolge die inneren Organe dann keinen Schaden davontragen können und die Leber nicht vom angestammten Platz fallen kann (vgl. KHANGKAR 1986: 108). Unter vielen Sherpa-Müttern habe ich diese Ansicht persönlich bestätigt gefunden und entsprechend im Umgang mit dem Säugling praktiziert gesehen. Selten konnte ich allerdings in den ersten Monaten eines Säuglings eine Seiten- und noch weniger eine Bauchlage beobachten. Bekannt ist auch hier zwar die Gefahr des Erstickungstodes. Nur wird hier das Verhalten anders begründet. In der vollen Rückenlage kann das Kind besser sehen so heißt es, und auch besser gesehen werden. Eine TBA erklärte mir dazu: *Es soll nach dem Licht und der Sonne sehen und dem Leben zugewendet sein.*

Als Bettstatt für den Säugling weit verbreitet ist der geflochtene Tragekorb *(doko)*, der an der Stirne mit einem Strick *(dori)* umgehängt werden kann. Der Tragekorb zeichnet sich durch verschiedene praktische Vorzüge aus. Bei Ermüdung läßt er sich zur Entlastung der Nackenmuskulatur durch eine Hohlkreuzstellung des Rückens ohne Abzusetzen auf dem Becken abstützen. Der Tragekorb läßt sich nicht nur gut im Gebirge tragen. Ohne zusätzlichen Aufwand kann er durch das Aufhängen unter der Hausveranda zu einem Wiegekorb umfunktioniert werden. Dies hat darüber hinaus den Vorteil, daß kein Ungeziefer und keine Haustiere in den Korb einsteigen können. Noch bis zum zweiten Lebensjahr sieht man Kleinkinder genüßlich in dem längst viel zu klein gewordenen Tragekorb liegen. Unglück für das Kind soll auch hier vermieden werden, indem der Tragekorb vor der Geburt nicht angefertigt und hinterher weder ausgeliehen noch verschenkt werden soll.

Eine weitere Trageart besteht darin, daß das kleine Kind vorn mit einem Tuch eng an den Körper der Mutter gebunden, Gesicht an Gesicht getragen wird. Später mit zunehmendem Gewicht wird es dann hinten auf dem Rücken oder seitlich auf der Hüfte getragen. Ganz oft sieht man die wenig älteren Mädchen mit einem jüngeren Geschwister hinten auf dem Rücken aufgebunden herumlaufen.

Im Normalfall kann sich der gesunde und unbehinderte Säugling einer ganz besonderen Zuwendung von seiten der Erwachsenen wie auch der Kinder erfreuen. Er wird nicht nur im Korb gelassen, sondern nach Möglichkeit sehr viel herumgetragen, geküßt und geknutscht. In der ersten Zeit machen dies nur die Mutter und Schwiegermutter, später auch der Vater und unter den älteren Geschwistern speziell die Mädchen. Bei Tibeter- und Sherpa-Müttern, die Säuglinge oftmals noch von Mund zu Mund füttern, konnte ich überdies eine enge Kußbeziehung feststellen. Die Mutter umspielt dann ausgiebig mit ihrer Zunge die Mundgegend des Babys und läßt sie auch fassen oder steckt sie in den Mund des natürlich oral fixierten kleinen Wesens. Dadurch kann die Mutter einen engen Körperkontakt zu ihrem Säugling pflegen, zumal er wegen der großen Höhe beinahe immer in mehrere dicke Stoffschichten fest eingewickelt ist, so daß nur gerade das Gesicht aus dem Korb herausschaut.

Bis zum Alter von zwei bis drei Jahren werden von den Kindern speziell die Knaben verwöhnt. Sobald allerdings ein Geschwister nachgeboren wird, kehrt sich die Aufmerksamkeit von ihm ab. Nach dem fünften bis sechsten Lebensjahr wird dann das Kind wie ein junger Erwachsener behandelt. Den Kräften entsprechend wird das Kind gewöhnlich in die Haus- und Feldarbeit einbezogen. In kinderreichen, ärmlichen Familien wird zudem gern ein Kind, bevorzugt Mädchen, in den Haushalt von Verwandten oder auch Fremden abgegeben. Als eine Art *Dingkinder* werden sie dann u.a. über Jahre gehalten. In solchen Fällen hat dann ein Kind meist nur höchst selten die Möglichkeit, die Schule zu besuchen. Fern von Zuhause, in einer fremden Umgebung und Familie, ohne Schulanschluß und häufig ohne Freunde, ist ein Kind den jeweiligen Umständen meist hilflos ausgeliefert. Häufig wird es für bloße Kost und Logis als viel zu junge Arbeitskraft ausgebeutet.

Nepali-Eltern kümmern sich in der Regel um *Entwicklungsstufen und Vergleiche* mit anderen gleichaltrigen Kindern nicht. Der Grund hierfür liegt im Glauben an das persönliche und unabänderliche *Karma* des Kindes. Darüber hinaus fehlt nebst dem Interesse insbesondere die Zeit (UNICEF 1992: 63). Doch scheint ein *grobes Wissen* um die normalen Phasen der Säuglingsentwicklung sowie daran geknüpfte Erwartungen nach meinen Beobachtungen meistens vorhanden zu sein. Mit etwa fünf Monaten sollte das Kind die Hände geben, so wird erwartet; mit sechs Monaten sollte es aufrecht sitzen können; mit acht Monaten zeigen sich die ersten Zähne und mit etwa neun Monaten fängt das Kind zu krabbeln an. Danach sollte es stehen und laufen können und im Alter von fünf bis sechs Jahren sollte das Kind für seine Umwelt verständlich reden können. Nebst dem groben Wissen um Entwicklungsschritte weiß jede Mutter, daß ihre Arbeitslast nach dem ersten Kind zunimmt und mit jedem weiteren noch unendlich mehr. Dies bedingt, daß die persönliche Betreuung der nachfolgenden Kindern zunehmend den älteren Mädchen übertragen wird. Oft genug erfahren nur gerade die ersten zwei oder drei Kinder mütterliche Fürsorge.

Die Kinder im Krabbelalter dürfen meist ungehindert überall herumspielen, über alles hinübersteigen und nach allem in ihrer Reichweite greifen. Eine Ausnahme bilden jedoch die hochkastigen Hindukinder, die bereits im Spielalter von den Niedrigkastigen separiert werden. BERREMAN beschreibt, daß für Kinder in diesem frühen Alter alles erlaubt ist (1993: 165). Sie erfreuen sich in der Regel einer wohlwollenden, in allem nachsichtige Atmosphäre und werden nicht nach einem Tagesplan versorgt. Bei der von Erwachsenen wie auch von Kindern stets heißgeliebten Gelegenheit eines Festes, das auch Stunden von Zuhause entfernt stattfinden mag und über mehrere Tage andauern kann, werden abgesehen von dem im Tragekorb liegenden Säugling gewöhnlich auch alle anderen Kinder mitgenommen und versorgt. Anders steht es hingegen damit in Alltags- und somit in Arbeitssituationen. Wenn keine älteren Geschwister zur Verfügung stehen oder keine Großmutter im Haushalt lebt, die dem Kleinkind schauen kann, kommt es durchaus auch vor, daß ein noch unselbständiges Kleinkind kurzerhand im Haus eingeschlossen wird, bis die Eltern von der Feld- und Waldarbeit zurückkommen (vgl. BERREMAN 1993: 165).

Infolge des allmählichen Zerfalls der Großfamilie, meist bedingt durch Abwanderung vom Land in die Stadt, kann sich eine enge Beziehung zu den Großeltern oft nur noch in abnehmendem Masse entwickeln. Gleichgeschlechtliche Geschwister haben in der Regel eine enge Beziehung zueinander insbesondere, wenn sie über vier bis fünf Jahre alt sind. Danach verkehrt sich in den meisten Fällen bei den Mädchen das kindliche Spiel zu Arbeit in Haus, Feld und Wald. Demgegenüber wird den gleichalterigen Knaben noch viel länger die Spielfreiheit gewährt. Diese geht dann hingegen im Unterschied zu den Mädchen meistens bruchlos in den Schulalltag über.

Körperliche *Bestrafung* wird im Kleinkindalter so gut wie nie praktiziert. Falls die Situation dennoch unumgänglich ist, wird meistens nur mit erhobener Hand gedroht. Ganz selten holt dann auch die Hand zum wirklichen Klaps auf den Hintern aus. In einem solchen Fall wird dann jedoch das durch den Klaps erschrockene Kind noch vor dem Schreien an sich gezogen und geküßt. Im Sinne von: *Das sollst du lassen, daß mein ich ernst und trotzdem habe ich dich lieb* (vgl. dazu BENNETT 1976: 37ff). Die Bestrafung im Sinne von sozialer Isolation wie etwa früher ins Bett gehen müssen oder kein Essen bekommen, sind mir völlig unbekannt.

Fallbeispiel

In Ostnepal war ich einmal bei einer jungen Sherpa-Mutter und ihrem zweiten Kind, einem knapp dreijährigen Sohn, auf Besuch. Während des Gesprächs in der Küche kommt Lakhpa plötzlich mit einem *khukri* daher, einem Nepali-Allzweckmesser von beachtlicher Größe, das sowohl zum Holz hacken als auch zum Kartoffeln schneiden verwendet wird. Damit schlägt er seiner Mutter von hinten kommend wiederholt auf den Rücken ein. Sie zuckt jeweils lachend zusammen und fordert ihn immer wieder auf, ihr das Messer zu geben. Nach beharrlichem Verweigern entreißt sie ihrem Sohn schließlich den *khukri*. Dies löst bei Lakhpa heftiges Schreien aus. Sogleich zieht die Mutter ihn hoch auf den Schoß, drückt ihn heftig an sich und lenkt ihn mit getrockneten Käsestücken (*churpi*) vom Schreien ab und fährt im Gespräch mit mir ohne eine Bemerkung zu dem Vorfall fort.

Immer wieder mußte ich feststellen, daß Kindern weder Gefahren erklärt werden noch bemühen sich Erwachsene sie davon fernzuhalten. Dies Verhalten entspricht am ehesten einer Auffassung von:

Was kommen muß, kommt.
　　Sudhir KAKAR stellt für die Hindu-Tradition in Indien hinsichtlich des Umgangs mit Kindern folgendes fest, was sich leicht auf Verhältnisse in Nepal übertragen läßt: *... what adults do to children is 'palna posna'- protecting- nuturing-; they are not 'reared', 'brought up'* (1982: 210). Bestimmte Strömungen in der indischen Tradition (etwa *Bhakti*-Lieder und Gedichte) lassen bezogen auf das Spezifische von Kindheit durchblicken, daß dem *'nicht- sozialisierten' Kind* der eigentliche Wert zugesprochen wird: *...it is the child who is considered nearest to a perfect, divine state (...). Here the proper form of interaction between adults and children is not conceived of in terms of socialization but interplay (...), mutual learning and mutual pleasure in each other* (KAKAR 1982: 210). Diese Ausführungen illustrieren, daß bei der Betrachtung von Kindheit und Entwicklung nicht vorschnell auf die anderen Verhältnisse übertragen werden darf.

11. Umgang mit Entwicklungsstörungen
Manche Kinder bleiben klein, dünn und schwach; und wieder andere werden groß, dick und stark; und wieder andere sterben weg.- Ke garne - (was kann man da schon machen).
(Ausspruch einer Chhetri-Frau aus Kathmandu, Mutter von fünf lebenden und zwei verstorbenen Kindern). Im folgenden soll nur auf die von Müttern als allerwichtigst erachteten Störungen der Entwicklung von Säugling und Kleinkind eingegangen werden. Außerdem möchte ich die damit verbundenen Vorstellungen und einige traditionelle *Therapien* anhand von einigen Beispielen aufzeigen. Am meisten verbreitet sind Entwicklungsstörungen wie das verspätete Sprechen- und Laufenlernen sowie verzögertes Wachstum (vgl. dazu auch Abschnitt 12).

Verspätetes Sprechen
Bei den Sherpa in Solu Khumbu werden die Haare des Kindes solange nicht geschnitten, bis es sprechen kann. Erst danach werden sie zum erstenmal gekürzt. Eine Jirel-Mutter (in der Region von Jiri in Ostnepal) erklärte mir, ihr Kind könne deshalb nicht sprechen, weil es keine Muttermilch getrunken habe. Eine Newari-Mutter war einmal ganz entsetzt, als ich ihre knapp einjährige Tochter vor den Spiegel hielt. Dadurch werde das Sprechenlernen blockiert, ließ ich mich belehren. Später fand ich bei LOUX (1991: 170) einen ähnlichen Hinweis. Offenbar war man dieser Ansicht auch im europäischen Kulturraum. Sehr verbreitet ist, daß ein hierfür speziell angefertigtes und gesegnetes Amulett oder auch ein Faden um den Hals des Kindes gelegt wird. Auch ist das verbale Provozieren des Kleinkindes eine äußerst beliebte Art, nicht nur der Eltern selbst, sondern der Erwachsenen überhaupt, was bezweckt, *die Sprache des ‚maachhaa'* (Fisches) hervorzulocken. Dies Bild des Fisches bot mir immer wieder Anlaß dazu, angemessene Erklärungen zu ergründen. Doch waren diese nie zufriedenstellend. Ich vermute allerdings, daß das Bild des Fisches vielleicht verwendet wird, um auf der einen Seite die körperliche Beweglichkeit des Kleinkindes herhorzuheben und auf der anderen Seite die gleichzeitige scheinbare Verstocktheit in Bezug auf das *Nicht-reden-wollen* zu versinnbildlichen. In der Vorstellung ist diese Metapher etwa vergleichbar mit dem Fisch, der obwohl er einen recht großen Mund hat diesen nur zur Nahrungsaufnahme jedoch nicht zum reden verwenden kann oder will (?).
　　Mit dem beginnenden Spracherwerb löst sich normalerweise die mehr oder weniger enge Mutterbeziehung auf. Dies mag ein Grund dafür sein, daß eine Mutter eine mögliche Störung, die sich zunächst im wesentlichen in Form von Unselbständigkeit äußert, überhaupt registriert. Denn insbesondere mit beginnendem Sprechen treten weitere Bezugspersonen in das Handlungsfeld des Kindes ein. Und damit ist einer Interaktion im Spiel mit anderen freie Bahn gelegt.

Verspätetes Laufenlernen
Traditionell gibt es in Nepal für das Kleinkind keine Steh- und Gehhilfen, wie dies in unserer Kultur immer noch weit verbreitet vorkommt. Auch ist es gewöhnlich nicht üblich, das Kind forciert zum Laufen zu bringen. Ein tibetischer Brauch besteht darin, das Kind umgekehrt auf ein weißes Yak oder eine weiße Kuh zu setzen, es dabei festzuhalten und *daya, daya* zu rufen. Dieses Ritual soll dem Kind zum Laufen verhelfen (SANGAY 1984: 13). Bei den Sherpa in Solu Khumbu habe ich ein Ritual beobachtet, in dem einem Huhn die Gehblockade eines knapp zwei jährigen Knaben aufgesprochen und damit übertragen wurde. Durch *Mantras* (heilige Formeln) wurde das Huhn vom Dorflama besprochen, daraufhin freigelassen und sich selbst überlassen. Dies Ritual wird auch bei verschiedenen Krankheiten

praktiziert. Dabei wird in dessen Verlauf einem Huhn, einem Fisch oder auch einem Vogel, je nachdem, was verfügbar ist, das Leiden übertragen. Das Ritual zielt darauf ab, daß der Lama mittels einer rituell durchgeführten Handlung ein Leiden oder aber auch eine Krankheit auf ein anderes Lebewesen überträgt. Und dank dieses für den Kranken oder Leidenden sichtbaren Akts der Übertragung, läßt die Krankheit ihn los, und auch er kann letztlich das Leiden respektive die Krankheit loslassen.

Im folgenden noch ein weiteres Beispiel zur Veranschaulichung, wie mit anfänglichen Laufstörungen eines Kindes in Nepal praktisch umgegangen wird.

Im Kathmandutal besuchen Mütter mit einem gehblockierten Kind in Buddhanilkantha den im Wasser eines heiligen Teiches liegenden *schlafenden Vishnu*, einen der drei wichtigsten Hindu-Götter, der von Buddhisten als eine Form von Buddha verehrt wird. Dort wäscht die Mutter dem gehblockierten Kind die Füße mit dem heiligen Wasser. Anschließend wird das Kind unter Gemurmel von Gebeten kurz auf Vishnus Füsse gestellt. Darin verdeutlicht sich m.E. die große Bedeutung, die dem direkten Körperkontakt mit der Gottheit zugeschrieben wird.

Sowohl gläubige Hindus als auch Buddhisten besuchen mit Vorliebe heilige Orte wie Tempelplätze, um die ersten Gehversuche mit ihrem Nachwuchs zu praktizieren (vgl. SANGAY 1984: 11). Der Boden von Tempelplätzen, wo sozusagen *Götter ein und ausgehen*, gilt als besonders rein und wird von daher als glücksbringend eingeschätzt. Solche heiligen Plätze stehen ganz im Gegensatz zu den profanen und unreinen Dorfplätzen. Diese können nach der Volksvorstellung mit dunklen, dämonischen und unheilvollen Mächten besiedelt sein. Ein Kleinkind, das hier seine ersten Gehversuche unternehmen würde, käme deshalb durch häufiges Stolpern öfters zu Fall. Allzuoft verbirgt sich leider hinter der oberflächlichen Gehblockade eines Kleinkindes mehr als nur eine harmlose Störung. Beispielsweise kann sich die länger bestehende Verhinderung, gehen zu lernen, auch zu einer ernsthaften Behinderung, zu einer sich manifestierenden Kinderlähmung herausbilden.

Verzögertes Wachstum

Eine ausgesprochene Angst, daß das Kind nicht wachsen könnte, habe ich im Verlaufe meiner Beobachtungen und Befragungen nie feststellen können. Nur auf indirekte Weise äusserte sich hingegen die Angst, und zwar vornehmlich in Fällen, in denen der Säugling auf die Waage gelegt werden sollte. Häufig sträuben sich dann Nepali-Mütter ihr Kind wiegen zu lassen. Dies bekam ich auch durch Mitglieder von Health Post Teams öfters bestätigt. Eine verbreitete Angst unter Müttern besteht in der Vorstellung, daß das Kind infolge des Wiegens sowohl im Gewicht als auch teilweise sogar in der Größe nicht mehr zunimmt. *Das Gewicht mittels einer Waage nehmen*, war laut älteren Hebammen, die ich in der Schweiz dazu befragte, in früheren Zeiten auch hier eine ernstzunehmende Angst unter Müttern.

Zusammenfassend läßt sich festhalten, daß eine Mutter bei Entwicklungsstörungen und Krankheiten des Kindes allgemein zuerst die Beihilfe der Gottheit ihres Vertrauens aufsuchen wird. Je nachdem welche für Kinderprobleme zuständige Gottheit für sie in der Lokalität erreichbar ist, um deren Hilfe wird sie meist mit ihrem Problemkind zusammen bitten. Für diesen Gang muß sie nichts bezahlen. Die Mutter kann der Gottheit Opfergaben darbringen die für sie möglich und erschwinglich sind. Darüberhinaus ist die Gottheit jederzeit für ihre Nöte und Sorgen zugänglich.

12. Übernatürliche Krankheits-Verursacher und entsprechende Schutzmaßnahmen [18]

„To make much of one's children might attract the Måt®kås' attention and risk incurring their dread affliction" (KINSLEY 1987: 154).

Schutzvorkehrungen müssen in erster Linie gegen drohende übernatürliche Krankheitsverursacher getroffen werden. Insbesondere Neugeborene in den ersten Lebenstagen und in der frühen Kindheitsphase bedürfen eines besonderen Schutzes gegen die von außen kommenden und das Kind mit Krankheiten ständig bedrohenden, bösen Mächte. Angesichts der hohen frühkindlichen Sterblichkeit ist in Nepal wie insgesamt in Asien die Angst vor einem frühen Kindstod überaus verständlich. Ein Kind in den ersten Lebensmonaten hat seine Sprache noch nicht gefunden und ist auch infolge dessen vorerst nur schwach in der Welt verankert. Demzufolge können auch nur optisch Wahrnehmbares wie etwa der physische Ausdruck und das Verhalten des Säuglings wirklich gedeutet werden. So werden allgemeine Krankheitssymptome wie etwa permanentes Schreien, schmerzvolles, unglücklich verzogenes Gesicht,

---

[18] Ein Artikel zu dieser Thematik ist in Vorbereitung.

allgemeine Unruhe, Appetitverlust, Erbrechen, Durchfall, unregelmäßiges Atmen, schwache Stimme, Stöhnen und sonstige andere seltsame Geräusche meinen Beobachtungen zufolge meistens als Folge übernatürlicher Krankheitsursachen gedeutet.

Die Namen, Ursprünge und Wirkungsorte sowie die Krankheitsarten, die die *ghosts, evil spirits, demons*, aber durchaus auch Gottheiten verursachen können, sind äußerst vielfältiger Natur und können in diesem Rahmen nur sehr vereinzelt behandelt werden.[19] Beispielsweise werden im Buddhismus nur allein fünfzehn verschiedene Arten von *spirits* aufgeführt (sieben männliche und acht weibliche), die Kinder bedrohen können (SANGAY 1984: 14f). Darunter fällt auch eine unter den Sherpa wohlbekannte und sehr verbreitete Art von *witch* (tib. *Pem*, Nep. *boksi*). Die *Pem* manifestiert sich als eine negative, böse Kraft, die in Menschen und da vor allem in Frauen und hier wiederum in Witwen wohnen kann. Die Physiognomie sowie der Charakter lassen auf eine *Pem* schliessen (FÜRER-HAIMENDORF 1989: 103f). Die Merkmale kommen jedoch dem in unserer Kultur vorhandenen Hexenbild sehr ähnlich. Nach ORTNER (1978: 270f) werden Pem besonders dann bösartig, wenn sie an der Seite von Menschen sitzen, die gutes Essen verzehren, ohne mit ihnen zu teilen: *They strike those people with illness either directly, or trough spoiling their food*. Aus diesem Grunde hat die Gemeinschaft insbesondere bei Festen darauf zu achten, daß Pem nicht leer ausgehen, sondern über den Hunger hinaus bewirtet werden. Sie werden von den Dorfbewohnern her nicht direkt stigmatisiert. Die Abgrenzung erfolgt vielmehr in indirekter Weise, indem aus Angst vor Vergiftung niemand Essen oder Trinken annehmen wird. Besonders aber werden Kinder gewarnt sich ja nicht mit einer *Pem* einzulassen und schon gar kein Essen von ihr anzunehmen (vgl. KUNWAR 1989: 189). Allerdings führt meinen Beobachtungen zufolge das elterliche Verbot unter Kindern häufig dazu, Mutproben auszufechten wie die *Pem* zu verspotten und ihr Steine hinterherzuwerfen. Eine Form von *ghosts* (tib. *Nerpa*) stellen Geister verstorbener Menschen dar, die aus unterschiedlichen Gründen keine definitive Reinkarnation erreichen konnten. Ausschlaggebend hierfür kann sein, daß keine natürliche Todesursache vorliegt oder keine ordentlichen Bestattungs- und/oder Totengedenkrituale stattgefunden haben. Und deshalb irren sie als Geister unglücklich, heimat- und körperlos umher. Nach ORTNER (1978: 270) sind Nerpa „...*the single biggest cause of illness in Sherpa life. (...) Nerpa may cause almost any illness, and are totally immune to Western medicine.*" In solchen Fällen hilft nur ein

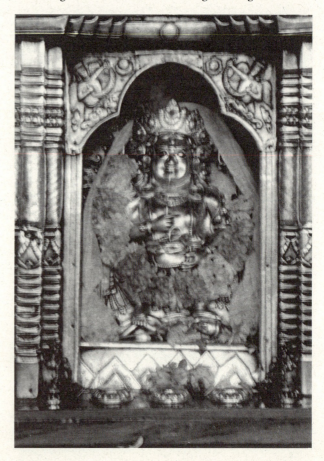

Abb. 7
Kinderschützende Gottheit unter vielen Namen bekannt, *Hariti* (Hinduname), *Ajima* (=Großmutter, Newarname), u.a.m., sie steht am großen Stupa in Bodnath. In ihrer linken Hand hält sie ein Baby und mit der rechten Hand ißt sie dessen Gedärme, was auf ihre Vergangenheit als Dämonin hindeutet.
Foto: V. Felder

---

[19] Auch der europäischen Kulturgeschichte ist die Angst vor überirdischen und bösen Mächten, insbesondere vor der Taufe des Kindes bestens bekannt (vgl. u.a. GÉLIS 1989: 293ff).

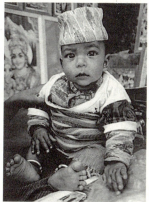

Abb. 8
Newar-Knabe (6 Monate) in Kathmandu, trägt nach dem Pasne-Ritual die silbernen Fußknöchelspangen damit er vom unreinen Boden her gegen übelwollende Mächte geschützt wird und seinen kommenden Laufübungen nichts negatives im Wege steht. Das *Topi* (Kopfbedeckung) als ein Zeichen der Männlichkeit gehört häufig bereits nach dem Pasne-Ritual zur Alltagsbekleidung.
Foto: V. Felder

auf den Erkrankten spezifisch ausgerichtetes Austreibungsritual (tib. *sku-rim*). Dieses muß jedoch ein Lama ausführen. Im Zusammenhang mit Austreibungs- wie auch mit Heilritualen verbunden steht vielfach das jeweils zentral tragende Element von *food offering* (vgl. GRAY 1995: 207f; ORTNER 1978: 273ff).

Eine weitere Form von *ghosts* ist unter Hindus als *Kiche Kanda* bekannt. Das sind Geister, die durch den Tod von Müttern im Kindsbett entstehen (GRAY 1995: 207). Unnatürlich verstorben schaden sie insbesondere den lebenden Kleinkindern. FÜRER-HAIMENDORF (1981: 96) erwähnt überdies die Entstehung von *evil spirits* in dem Falle, wenn Sherpa-Frauen bei der Geburt ihres Kindes sterben. Viele weitere aufzuführende *evil spirits* müssen hier leider in diesem Rahmen unerwähnt bleiben. Abgesehen von den eben nur in aller Kürze erwähnten kindergefährdenden bösen Mächten werden auch Muttergottheiten wie die *Matrkas* dieser Kategorie zugerechnet. In der Vorstellungswelt der Lokalbevölkerung weisen sie wie die o.a. evil spirits zum Teil einen vergleichbaren Entstehungshintergrund auf. *Behind child-afflicting goddesses such as the Matrkas is probably the belief that women who die childless or in childbed linger on as inimical spirits who are jealous of other women and their children and whose jealousy is appeased by stealing or harming their children* (KINSLEY 1987: 154).

Eine in den Vorstellungen von Buddhisten und Hindus weitverbreitete Form der Matrkas ist die unter vielen Namen bekannte *Hariti* (she who steals). Einst war sie eine kannibalische Dämonin der Unterwelt. Sie war bekannt dafür Kinder zu stehlen, um sich und ihre fünfhundert Söhne damit zu ernähren. Laut buddhistischem Mythos (WADDEL 1985: 99f) wurde sie durch das Wirken Buddhas, der von den vielen wehklagenden Müttern bedrängt wurde, ihrem bösen Treiben ein Ende zu setzen, in eine kinderschützende Gottheit transformiert. Damit war allerdings für die Mütter das Versprechen verbunden, daß die *Hariti* in Zukunft zu verehren ist und regelmäßig Opfergaben zu erhalten hat. Diese Art von schwarzen Muttergottheiten werden deshalb sowohl durch die hinduistische als auch die buddhistische Bevölkerung in erster Linie verehrt und mit Opfergaben reichlich bedient, um sie auf diese Weise günstig gestimmt von sich fernhalten zu können. Ihrem Wesen gemeinsam ist der ewige, geradezu unstillbare Hunger. Damit sie ihre Dienste nicht versagen und insbesondere Kleinkinder gegen Krankheiten schützen und im Falle von Erkrankung von ihnen abwenden, müssen sie durch regelmäßige und vielerlei Trank-, Speise- und bei den Hindus auch mittels Blutopfern günstig gestimmt werden. Und schlußendlich: „*Not referring to one's children as beautiful or attractive and marking children with collyrium to hide their beauty are practices probably related to keeping these goddesses from noticing one's children lest their jealousy be aroused and they harm the children*" (KINSLEY 1987: 154f).

Nach dieser sehr gerafften Darstellung der übernatürlichen Krankheitsverursacher soll auf die notwendigen Schutzvorkehrungen gegen diese dunklen Mächte eingegangen werden.

Oberflächlich gesehen scheinen viele verschiedene Arten von Schutzvorkehrungen praktiziert zu werden. In Bezug auf den hilflosen, noch nicht in der Welt verankerten und deshalb zu schützenden Säugling läßt sich bei aller Vielfalt der dunklen Mächte ungeachtet immer nur ein kleiner Kreis von strukturell ähnlichen protektiven Maßnahmen erkennen. Unmittelbar nach der Geburt des Kindes werden, verbunden mit dem häufig bereits ritualisierten Akt der Abnabelung und dem ersten Bad, auch gleich die ersten Schutzmassnahmen ausgeführt. Danach wird dem Kind beispielsweise bei Tibetern und Newar ein *Mantra* (heilige Formel) auf die Zunge geschrieben. Bei hochrangigen Newar soll damit in erster Linie der sich herausbildende Charakter bereits im Vorfeld günstig beeinflusst werden. Aber dabei geht es insbesondere um *die Produktion von Intelligenz* (LEVY 1992: 660).

Nachdem das Kind gereinigt ist und bevor es der Mutter gereicht wird, schreibt der Vater seinem Kinde mit Honig ein *Mantra* auf die Zunge, welches die Göttin des Lernen *(Sarasvati)* repräsentiert. *This is said to ensure that the child will be able to talk and to learn well* (LEVY 1992: 660). Tibeter hinge-

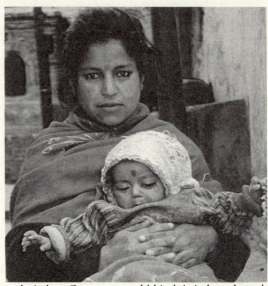

Abb. 9
Chhetri-Mutter mit ihrer Tochter (7 Monate) in Kathmandu. Das Mädchen hat einen schwarzen Punkt zwischen den Augenbrauen zur Abwendung des bösen Blicks.
Foto: V. Felder

gen verwenden drei in Butter aufgelöste medizinische Substanzen und schreiben eine heilige Formel; mit dieser wird Mund und Zunge des Kindes berührt, um die Kondition für eine *klare, große und stabile Intelligenz* zu schaffen. Mit derselben Paste werden dann auch noch der Nabel, die Kehle und das Oberhaupt des Kindes berührt und daraufhin in langsamer Massage eingerieben. Dieses Vorgehen soll die für das Leben konfliktreichen drei Grundemotionen, *Passion, Aggression und Dummheit* mildern (KHANGKAR 1986: 106f).

Eine weitere Schutzvorkehrung, die bei vielen ethnischen Gruppen sowohl hinduistischen als auch buddhistischen Glaubens überaus verbreitet ist, besteht im Umbinden eines *gesegneten Fadens*. Meistens wird er um den Hals, jedoch häufig auch um den Bauch sowie um die Hand- oder Fußgelenke getragen. Bei Buddhisten weisen diese Fäden in der Regel einen Doppelknoten auf. Anstelle eines Fadens wird bei den Newar eine silberne Spange um die Fussgelenke des Kindes gelegt. Im Glauben, daß der Boden, worauf das noch unsicher stehende Kleinkind seine ersten Laufschritte unternimmt, unrein und mit Dämonen besiedelt ist, soll mit dem Faden das Böse abgewendet werden. Insbesondere bei Hindus aller ethnischen und Kasten-Gruppen sind die schwarzen Augenlidumrandungen sehr verbreitet. Mit einem Kohlestift oder häufig auch mit dem Ruß der Öllampe werden die Augen gegen den *bösen Blick* tief schwarz bemalt. Ob nun dadurch die Schönheit des Kindes versteckt werden soll, damit die *Matrkas* nicht angezogen werden, wie KINSLEY (1987: 154) meint, oder ob die Augen dadurch gerade ausdrucksstark hervorgehoben werden sollen, damit, wie sich Chhetri-Mütter erhoffen, mit dem allgemeinen Wachstum des Kindes verbunden die Augen ebenfalls grösser werden (BENNETT 1976: 42), bleibt dahin gestellt. Außerdem sprechen sowohl Buddhisten als auch Hindus dem sog. *dritten Auge* eine besondere Kraft zur Abwehr von Bösem zu. Das zwischen den Augenbrauen, respektive oberhalb der Nasenwurzel des Säuglings plazierte runde Mal wird aus schwarzer Farbe, vielfach auch aus Lampenruß, gemalt. Vielleicht wird mit dem schwarzen Punkt zwischen, respektive über den Augen auch eine Ablenkung des bösen Blicks, *'der ins Auge gehen kann'*, bezweckt. Diese Vermutung drängt sich mir deshalb auf, da ich oft Kleinkinder (und zwar dies nicht bei Buddhisten) sah, denen nur gerade ein schwarzer Fleck auf die Stirne gemalt war, die aber keine schwarzumrandeten Augen hatten.

In diesem Zusammenhang darf auch das *Amulett* nicht unerwähnt bleiben. Es ist gewöhnlich für alle Bedürfnislagen von einem Lama oder Priester speziell angefertigt und gesegnet. Diesem Amulett wohnt für Hindus und Buddhisten gleichermassen eine protektive Kraft inne. Lynn BENNETT (1976: 29) beschreibt, daß bei den Chhetri ein Stück der Nabelschnur des Kindes in ein Amulett (Nep. *buti*) eingenäht wird. Dies hat eine schützende Wirkung auf den oder die Trägerin zur Folge.[20]

Im Buddhismus wird ein spezielles Buch *(MOPE* = Seherbuch) sowohl zur Ursachenerhebung eines Leidens als auch zur nachträglichen Bestimmung und korrekten Herstellung eines Amulett verwendet. Im folgenden möchte ich das Beispiel der *Hariti* wieder aufnehmen. Ein Amulett zur *Hariti*-Abwehr sieht von außen wie ein dickeres, mit bunten Fäden zusammengebundenes Quadrat (5x5 cm) aus. Von nahem betrachtet läßt sich erkennen, daß die bunten Fäden als die fünf buddhistischen Farben weiß, gelb, rot, blau und grün gewirkt sind. Mit einer speziellen Wickeltechnik wird das dickere Quadrat kunstvoll zusammengebunden. Meistens wird zur Schonung des Ganzen noch ein Stoffüberzug darum

---

[20] Auch im europäischen Kulturraum waren bis vor kurzem protektive Maßnahmen wie die Amuletts, äußerst beliebt und verbreitet (vgl. u.a. GÉLIS 1989: 295).

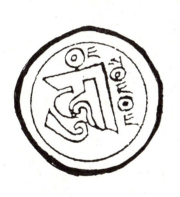
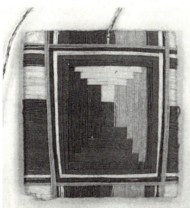

Abb. 10a u. 10b
Mantra zur *Harii*-Abwehr
Zeichnung: V. Felder

Zusammen mi dem *Mantra* und noch anderen Gegenständen wird das Ganze dann zu einem Amulett verarbeitet.
Foto: V. Felder

herum genäht. Das Innere enthält ein schwarzes Stück Tuch, wie es für dunkle Gottheiten angemessen ist. Dazwischen sind ein spezielles *Mantra* und ein Senfkorn verborgen. Auf dem äußersten Ring der Hauptformel wird noch einmal gleichsam zur Verstärkung achtmal eine spezielle Formel zur Abwehr geschrieben. Das Ganze stellt ein Amulett dar, das an einem roten oder gelben Faden meistens um den Hals getragen wird. An diesem Ort des Körpers aufgehängt kann sich dessen Wirkkraft optimal entfalten, allerdings nur unter der Bedingung, daß es nie abgelegt wird.

Zu guterletzt soll auch noch der Gebrauch des *Talisman* (Glücksbringer) in einigen der diversen Ausführungen erwähnt werden. Unter Buddhisten ist zum Beispiel das Tragen von Heiligenbildern an einem Anhänger sehr verbreitet, auf dem Buddha oder die Göttin *Tara* abgebildet ist. Vielfach wird auch schon einem Kleinkind ein kleiner Türkis zur Krankheitsabwehr und als Glücksstein oder auch eines der sonstigen, zahlreich vorkommenden Glückssymbole umgehängt. Im Hinduismus nehmen entsprechende Gottheiten wie *Sarasvati* (Göttin des Lernens) und *Durga* (Muttergottheit) eine verwandte Rolle ein; zudem finden auch hier viele weitere Glücksymbole im Alltagsleben praktische Verwendung. Diese protektiven Massnahmen verfolgen das Ziel, allen bösen, dunklen und übelwollenden Mächten entgegenzuwirken und diese gleichzeitig wohlwollend zu stimmen. Vielleicht wird darüber hinaus auch versucht, das eigentlich unabänderliche Karma ein wenig günstig beeinflussen zu können. Eine Entsprechung ließe sich in der Vorstellung darüber finden, daß ja auch der junge Körper des Neugeborenen noch *weich und formbar* ist und sich durch die Massage in der Formgebung beeinflussen läßt.

13. Zukunftsorientierte Schlussbetrachtung
Kein Zufall : Ob das zarte Leben nun erblüht, erlischt oder im Schattendasein verkümmert.

Wie in der Ausführung anhand vieler Beispiele gezeigt werden sollte, ist das Aufwachsen eines Kindes in Nepal von vielschichtigen Umständen abhängig. Ganz entscheidend sind das Geschlecht des Kindes, die Geschwisterrangfolge in der Familie, die ethnische-, religiöse- und Kasten-Zugehörigkeit nebst den sozio-ökonomischen Gegebenheiten.

Der Wert gesunder Kinder, insbesondere von Knaben, wird in allen ethnischen Gruppen hoch geschätzt. Insbesondere von Hindu-Söhnen, den patrilinearen Erben und Namenshaltern, wird traditionell erwartet, daß sie später einmal die materielle und emotionelle Versorgung der Eltern gewährleisten. Im weiteren wird erwartet, daß sie auch nach dem Tod für das elterliche Seelenheil sorgen indem sie die dazu notwendigen und damit verbundenen so wichtigen Bestattungs- und Todesgedenksrituale veranlassen, respektive selber ausüben. Größtenteils sind hingegen Töchter vor allem in der Hindu-Kultur im väterlichen Haushalt nur *Gast*. Sie verursachen den Eltern in der Regel bei der Heirat hohe Kosten und üben bei Bestattung und Ahnenverehrung keine sozio-religiöse Funktion aus. Die dadurch bedingte Wertminderung des weiblichen Geschlechts drückt sich in der weit verbreiteten geringeren Investition von seiten der Eltern in Betreuung und Fürsorge, speziell bei Krankheit der Töchter, aus. Nicht zuletzt wird an der Schulbildung der Mädchen gespart. Dafür lassen sich deren Arbeitskräfte in der Regel umso mehr ausnutzen. Aus diesen Gründen werden Mädchen eher Opfer eines pränatalen Fetozids oder postpartalen Infantizids. Letztlich belegen statistische Zahlen über die Geburten-, Säuglings- und Kindersterblichkeitsrate deutlich, dass das männliche Geschlecht in zunehmendem Maße favorisiert wird (vgl. UNICEF 1992: 43).

Dieser Umstand ist keineswegs von der Stellung der Frau und Mutter in Familie und Gesellschaft abzutrennen. Denn in jenen Regionen der dritten Welt, wo der Status der Frau höher ist, wie beispielsweise in Kerala (Indien), liegt die statistische Geschlechterverteilung genau umgekehrt. Entsprechend der unbeeinflußten natürlichen Geburtenrate werden, sozusagen von *der Natur vorgesehen*, mehr Mädchen als Knaben geboren (vgl. UNICEF 1992: 43).

Bevor ich zur Stellung der Frau und Mutter in der Familie und Gesellschaft, und damit zum eigentlichen Schlüsselproblem gelange, möchte ich noch einen abschließenden kurzen *Blick in die Zukunft der Töchter und Söhne* werfen.

In buddhistischen Kulturen ist eine traditionell gängige und weiterhin sehr akzeptierte Form, dass Mädchen (sowie auch Knaben) die entweder nicht heiraten wollen oder nicht können, die Möglichkeit haben in ein Kloster einzutreten. Sowohl die Familie als auch das Kloster werden dann gewöhnlich für den Unterhalt aufkommen. Je nach Kloster und Alter des Mädchens ist mit dem Eintritt eine spezifisch religiös- klösterliche Ausbildung zur ordinierten Nonne verbunden. Falls sich jedoch später die Lebenslage einer Nonne ändern sollte, wird auch eine Heirat und damit der Austritt aus dem Kloster umstandslos akzeptiert (das gleiche gilt auch für einen Mönch).

Demgegenüber gibt es für Mädchen aus der Hindu-Kultur in der gleichen Lage kaum Chancen. Ein in diesem Zusammenhang nicht zu vergessendes und gegenwärtig massiv anwachsendes Problem für Mädchen zur Zeit der beginnenden Geschlechtsreife, ohne Bildung und ohne Aussicht auf eine Heirat oder einen seriösen Gelderwerb besteht in der ernstzunehmenden Gefahr der Entführung. S.L. Shrestha mahnt mit großer Eindringlichkeit in diesem Zusammenhang: *Every year thousands of Nepali girls are sold by their parents, husbands, brothers, and uncles like beasts being lured by false promises of comfortable life* (SHRESTHA 1994: 15). Diese Darstellung ist wie täglich Zeitungsberichte darlegen, keineswegs übertrieben, wie u.a. auch aus der Schrift (o.J.) *Red Light Traffic. The Trade in Nepali Girls,* der NEPALI WOMEN'S NGO WORKING AGAINST GIRL TRAFFICKING AND AIDS hervorgeht. In erster Linie sind Mädchen aus ethnischen und Kasten-Gruppen (Tamang, Rai) und insbesondere Mädchen der in der Hindu-Hierarchie ganz unten angesiedelten Schmiede- und Schneiderkaste von Entführung betroffen.[21]

Für Söhne in einer buddhistischen Kultur wie z.B. bei den Sherpa, die in der Regel spät heiraten und nicht einfach den elterlichen Besitz übernehmen können oder wollen, stellt heute die Arbeit im Tourismusgewerbe wie z.B. als Bergführer eine verlockende Aussicht dar. Allerdings müssen allgemein viele Nepalesen auch Arbeitsmöglichkeiten im nahen Ausland wie u.a. in Indien für mehr oder weniger lange Zeit suchen. Tibeter können oft in ein häufig seit vielen Generationen bestehendes Handelsgeschäft der Familie einsteigen. Bei Hindu kann der Älteste in der Regel den elterlichen Besitz (Landwirtschaft, Handwerksbetrieb u.a.m.) übernehmen. Für niedrigkastige Hindu-Männer, vereinzelt auch für Frauen stellt das Portergewerbe im nepalesischen Hügelland und im hohen Himalaya trotz aller Härte und drastischer Veränderungen bisher noch ein meist nur temporärer, aber bedeutender Gelderwebszweig dar. Saisonweise wird die Arbeitskraft auch für billiges Geld in der Landwirtschaft an reiche Bauern verkauft. Eine bezahlte Arbeit in Nepal auch ausserhalb der Bereiche Militär, Polizei, öffentliche Ämter zu finden, stellt für die junge Generation ein wachsendes Problem dar.

Abschließend möchte ich die Bedeutung der *Stellung der Frau und Mutter in der Familie und Gesellschaft* noch einmal näher beleuchten. Wie bereits in den o.a. Rahmenbedingungen (Abschnitt 2) erwähnt, wird sich, je nach Wertschätzung und eigenem Entscheidungs- und Handlungsspielraum in der Familie, der mütterliche Einfluß auf die Kinder, insbesonders auf die Mädchen, auswirken. In der Regel wird die traditionell bestehende männliche Dominanz auf allen Ebenen noch weitgehend akzeptiert. Allein zum eingehenden Hinterfragen der bestehenden Strukturen fehlt den meisten Frauen das nötige Rüstzeug. Deshalb vertreten Frauen größtenteils auch nach außen die in Gesellschaft und Kultur vorherrschenden männlichen Werte wie etwa: *nur die Geburten vieler Söhne sind wertvoll.* Und dies, obwohl sich traurigerweise diese Haltung ganz klar gegen ihre eigene Geschlechtsgruppe richtet. Die negativen Auswirkungen davon bekommt dann in erster Linie wieder die Tochter zu spüren (vgl.

---

[21] Laut UNICEF werden jährlich schätzungsweise zwischen 5.000 und 7.000 Mädchen und Frauen mit falschen Versprechungen aus Nepal entführt. Durch organisierte Schlepperringe landen sie dann in indischen Städten, insbesondere in Bordellen von Bombay und Kalkutta. Es wird geschätzt, dass insgesamt zwischen 100.000 und 150.000 Mädchen und Frauen im Prostitutionsgewerbe in Indien arbeiten (vgl. *Girls in especially difficult circumstances*, in: UNICEF 1992: 109ff).

Abschnitt 3 elterliche Präferenz von Söhnen). 22

Nicht selten hat eine Frau für den Haushalt und ihre Kinder selbst zu sorgen. Besonders auf dem Land ist die mittlere Männergeneration aufgrund von Arbeit in der Stadt oder im nahen Ausland über das Jahr verteilt nur selten Zuhause anzutreffen. Häufig führen Frauen Teeshops und bieten nebst einfachem Essen auch Übernachtungsmöglichkeiten an. Dadurch kommen sie zu meist nur sehr geringen Bargeldeinnahmen. Manchmal bleibt der Mann ganz von Zuhause weg und schickt auch kein Geld mehr. In einem solchen Fall (ein für Frauen in Drittweltländern allgemein sehr verbreitets Phänomen) hat die Frau dann allein für den Familienunterhalt aufzukommen. Unter diesen Umständen ist es dann auch nicht verwunderlich, wenn eine Mutter kaum Zeit zur Brusternährung ihres Säuglings findet. Ebenso ist es nicht verwunderlich, daß in einem solchen Falle die älteren Kinder in zu jungem Alter die zu große Verantwortung im arbeitsaufwendigen Haushalt und bei der Geschwisteraufzucht kaum mittragen können. All dies vergegenwärtigt, daß das allfällige Auftreten von Entwicklungsstörungen und Krankheiten der Kinder durch die Mutter in erster Linie in Form von Unselbständigkeit wahrgenommen wird. Um in einem solchen Fall dann die notwendigen Schritte rechtzeitig unternehmen zu können, fehlt es der Mutter gewöhnlich sowohl an Information als auch an Zeit und darüber hinaus an Geld, um nur schon einen *health post* aufzusuchen. Nicht zuletzt aus diesen Gründen wird vieles Unerklärliche im Leben schicksalsergeben getragen. Ein traditionelles Erklärungsmuster für viele Übel das jenseits von Unterschieden wie der ethnischen-, religiösen- und Kasten-Zugehörigkeit steht, bietet die Vorstellung von der übernatürlichen Ursache von Leiden aller Art und vielen Krankheiten. Deshalb gilt es sich vor Üblem von den allerersten Lebenstagen an bis möglichst über den Tod hinaus zu schützen. Das eigentlich unabänderliche Karma wird nicht zuletzt versucht durch die beschriebenen Schutzpraktiken günstig zu stimmen. In diesem Kontext sollte ausserdem die Bedeutung von *Fragen der Fortpflanzung und Verhütung* nicht unerwähnt bleiben. Der Umgang mit Fragen der Fortpflanzung und Verhütung liegt in der Regel weder im Denk-und, Entscheidung-, schon gar nicht aber im Handlungsspielraum der Frauen selbst. Eine Frau braucht zur Durchführung einer Sterilisation immer die Unterschrift ihres Mannes. Ein Mann hingegen wird sich allerseltenst aus freiem Entscheid heraus zu einer Vasektomie entschließen. Ohne Zeit und ohne Geld zur eigenen freien Verfügung sowie ohne Informationen kann eine Frau nur schwerlich an Verhütungsmittel gelangen. Die staatlich geführten *health posts* werden zum größten Teil von Männern geleitet, die oft noch einer anderen ethnischen und/oder religiösen Gruppe zugehören, als die betroffene Frau selbst. Infolge dessen schlagen unter diesen Umständen meistens bevölkerungspolitische Maßnahmen fehlt. Außerdem stehen sie vielfach im Widerspruch zur hochgepriesenen *selbstverantwortlichen Fortpflanzung* (d.h. über Zahl der Kinder und Zeitpunkt der Schwangerschaften selbst entscheiden), die mittels *Supermarkt Verhütungsmittel* in Ländern der dritten Welt erreicht werden soll (vgl. ZWEIFEL & BRAUEN 1994). Solange Verhütung als Frauenaufgabe und Bevölkerungspolitik als Männersache gilt und der Frau gleichzeitig die Schlüsselrolle bei der Eindämmung des Bevölkerungswachstums zugeschoben wird, wie dies an der im Herbst 1994 stattgefundenen Weltbevölkerungs- und Entwicklungskonferenz in Kairo zum Ausdruck kam, ist m.E. bezüglich der Verhütungspraxis keine Lösung in Sicht (FELDER 1994: 24).

Zur weiblichen *Gesundheit der Fortpflanzung*, die wiederum positive Auswirkungen auf das einzelne Kind hat, gehört nicht zuletzt die Verantwortung der Männer selbst. Festzuhalten bleibt m.E., daß Geburtenkontrolle nicht von Sexualität zu trennen ist. Dies Schlüsselproblem in der Machtbeziehung, insbesondere im Geschlechtsleben zwischen Mann und Frau wird nur allzu gerne übersehen. Desweiteren wird in diesem Zusammenhang vergessen, daß sich in Europa der Übergang von der Groß- zur Kleinfamilie im wesentlichen ohne moderne Verhütungsmittel entwickelte. Die besseren wirtschaftlichen als auch sozialen Verhältnisse und nicht zuletzt eine Besserstellung der Frau in Familie und Gesellschaft waren ausschlaggebende Faktoren die hierzulande der Entstehung der Kleinfamilie zum Durchbruch verhalfen. Mittlerweile zeigen weltweite Erfahrungen, dass die Geburtenraten sinken, wenn die Frauen ausgebildet und die Kinder gesund sind und Frauen nicht zuletzt in Familie und Gesellschaft mitreden können. Und schlußendlich würde sich durch diese Art der Veränderung hin zu einer Besserstellung der Frau in Familie und Gesellschaft auch ganz wesentlich die Situation des einzelnen Kindes in

---

[22] In vertrauteren Gesprächen wurde mir immer wieder von Frauen und Müttern hinduistischen und buddhistischen Glaubens anvertraut, daß sie sich im nächsten Leben eine Geburt als Mann erwünschen, und nun im gegenwärtigen Leben ihr *schlechtes Karma als Frau* halt tragen müssen.

Nepal verbessern. Dies trifft m.E. ebenso auf andere sog. Drittweltländer zu. Meine Ausführungen möchte ich mit einem Zitat der engagierten , *Mitbegründerin des Women Awareness and Gender and Development Centre* in Nepal enden lassen. Shanta Laxmi SHRESTHA stellt für die aktuelle Situation der Mädchen und Frauen in Nepal folgendes fest: *„We cannot expect gender fair policy, plan, and program from gender blind persons. Deshalb lautet ihre Forderung: So Gender Awareness is a must in Nepal. It should be integrated into the whole system of policy making, planning, and programming"* (1994: 24). Genau hier den Schlüssel zur Veränderung anzusetzten und damit die Verbesserung der Situation der Mutter und letztlich auch der Kinder zu erreichen, all das steht leider - nicht nur allein in Nepal - weiterhin an.

References

ABC/NEPAL, (o.J.). Red Light Traffic. The Trade in Nepali Girls. In: *Nepali Women's NGO Working Against Girl Trafficking and AIDS.* Kathmandu.
ALI, A. 1991. *Status of Health in Nepal.* Kathmandu.
BERREMAN, G.D. 1993. *Hindus of the Himalayas. Ethnography and Change.* Delhi.
BENNETT, L. 1976. Sex and Motherhood among the Brahmins and Chhetris of East-Central Nepal. *Contributions to Nepalese Studies.* 3:1-52.
BIASO, E. & V. MÜNZER. 1980. *Übergänge im menschlichen Leben.* Zürich.
BISTA, D.B. 1991. *Fatalism and Development. Nepal's Struggle for Modernization.* Calcutta.
CHOPHEL, N. 1984. Tibetan Superstitions Regarding Childbirth. *Tibetan Medicine.* 7: 25-30.
DAS, S.CH. 1989. TIBETAN-ENGLISH DICTIONARY. New Delhi.
FELDER, V. 1994. Wohin des Wegs? Die Gratwanderung zwischen Tradition und Moderne am Beispiel der Geburts-Hilfe und medizinischen Versorgung in Nepal. *Schweizer Hebammen Zeitung* 10: 3-8.
-----. 1994. Glosse zur Weltbevölkerungs- und Entwicklungskonferenz. *Schweizer Hebammen Zeitung* 11: 23-25.
FRICKE, T.E. 1993. *Himalayan Households. Tamang Demography and Domestic Processes.* Delhi.
FÜRER-HAIMENDORF, Ch. 1981. *Asian Highland Societies in Anthropological Perspective.* New Delhi.
GÉLIS, J. 1989. *Die Geburt. Volksglaube, Rituale und Praktiken von 1500-1900.* München.
GRAY, J.N. 1995. *The Householder's World. Purity, Power and Dominance in a Nepali Village.* Delhi.
JEFFERY, P., R. JEFFERY & A. LYON. 1989. *Labour Pains and Labour Power. Women and Childbearing in India.* New Delhi.
KAKAR, S. 1992. *The Inner World. A Psycho-Analytic Study of Childhood and Society in India.* Delhi.
KHANGKAR, L.D. 1986. *Lectures on Tibetan Medicine.* New Delhi.
KINSLEY, D. 1987. *Hindu Goddesses. Visions of the Divine Feminine in the Hindu Religious Tradition.* Delhi.
KUNWAR, R.R. 1989. *Fire of Himal. An Anthropological Study of the Sherpas of Nepal Himalayan Region.* New Delhi.
LEVITT, M.J. 1987. *A Systematic Study of Birth and Traditional Birth Attendants in Nepal.* Nepal.
LEVY, R.I. 1992. *Mesocosm. Hinduism and the Organisation of a Traditional Newar City in Nepal.* Delhi.
LIENHARD, S. 1986. Dreimal Unreinheit: Riten und Gebräuche der Nevars bei Geburt, Menstruation und Tod. In: *Formen kulturellen Wandels.* Edited by B. KÖLVER, pp 129-153. Sankt Augustin.
LOUX, F. 1991. *Das Kind und sein Körper in der Volksmedizin. Eine historisch-ethnographische Studie.* Frankfurt.
ORTNER, S.B. 1978. The White-Black Ones: The Sherpa View of Human Nature. In: *Himalayan Anthropology. The Indo-Tibetan Interface.* Edited by J.F. FISHER, pp 263-285. Paris.
PANERU, S. 1981. Breast-feeding in Nepal: Religious und Cultural Beliefs. *Contributions to Nepalese Studies* 2: 43-54.
PIGNEDE, B. 1993. *The Gurungs. A Himalayan Population of Nepal.* Kathmandu.
ROGGENKAMP, V. 1983. Abtreibung ganz besonderer Art in Indien. In: *Retortenmütter. Frauen in den Labors von Menschenzüchtern.* Edited by R. ARDITTI, R. DUELLI KLEIN & MINDEN, pp 109-118. Hamburg.
SAGAR, R. 1993. *A Practical Dictionary of Modern Nepali.* Delhi.
SANGAY, T. 1984. Tibetan Traditions of Childbirth and Childcare. *Tibetan Medicine* 7: 3-24.
SHRESTHA, S.L. 1994. *Gender Sensitive Planning. What, Why and How in Nepal.* Kathmandu.
SLUSSER, M.S. 1982. *Nepal Mandala. A Cultural Study of the Kathmandu Valley.* New Jersey.
TOBA, S. 1992. *Rites of Passage: an Aspect of Rai Culture.* Kathmandu.
UNICEF, NATIONAL PLANNING COMMISSION, HMG. 1992. *Children and Women of Nepal. A Situation Analysis.* Kathmandu.
VAN GENNEP, A. 1986. *Übergangsriten. (Les rites de passage).* Frankfurt.
WADDEL, A. 1985. *Buddhism and Lamaism of Tibet.* Delhi.
ZGLINICKI, F.v. 1983. *Geburt. Eine Kulturgeschichte in Bildern.* Braunschweig.
ZWEIFEL, H. & M. BRAUEN. 1994. *Wenig Kinder - viel Konsum? Stimmen zur Bevölkerungsfrage von Frauen aus dem Süden und Norden.* Basel.

Tibetische Klosterkinder
Children in Tibetan Monasteries
Ulli Olvedi

Zusammenfassung: Nach alter Tradition werden in tibetischen Klöstern Kinder ab acht Jahren aufgenommen, nach der Okkupation Tibets in den Exilklöstern in Nepal und Indien häufig auch schon ab fünf Jahren, wenn es sich um Waisen oder vernachlässigte Kinder handelt. Die Autorin konnte im Laufe von sieben Jahren bei vielen längeren Aufenthalten als Gast in einem tibetischen Kloster in Kathmandu die Lebensumstände und Erziehung dieser Kinder beobachten und mit den Erziehern sprechen.

Abstract: In monasteries in Tibet children are admitted over the age of eight years. Since Tibet has been occupied children are admitted to exile monasteries over the age of five years, if they are orphans or neglected children. Over a period of seven years the author has been able to repeatedly stay as a guest in a Tibetan monastery in Kathmandu and to observe the living conditions and education of these children as well as to talk to their teachers.

Keywors: Tibet, tibetische Klosterkinder, Kathmandu, Lebensbedingungen, Erziehung,
monastery children, living conditions, education.

Wer an einem frühen Nachmittag eines der vielen tibetischen Exilklöster in Kathmandu besucht, wird mit Geräuschen empfangen, wie wir sie üblicherweise vom Pausenhof einer Schule gewöhnt sind. Die Assoziation ist durchaus naheliegend: Die Klosterkinder haben Freizeit zwischen Unterricht, Hausaufgaben und *Pujas* (Ritual und Andacht), und der wilden Rasselbande im roten Mönchs oder Nonnengewand beide tragen dieselbe Kleidung haftet nichts *Heiliges* an.

In einem Kloster *Kindermönche* oder *Kindernonnen* vorzufinden, ist für uns Abendländer etwas höchst Ungewöhnliches. Vor allem drängt sich uns der mitleidige Gedanke auf, daß es doch für die armen kleinen Würmer ganz schrecklich sein müsse, schon ab dem Grundschulalter aus dem Schoß der

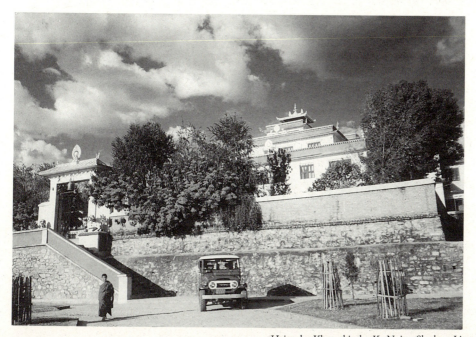

Abb. 1
Heim der Klosterkinder Ka Nying Shedrup Ling - Monastery

Familie gerissen zu werden. Beobachtet man jedoch die jugendlichen und erwachsenen Mönche und Nonnen, findet sich kein Hinweis darauf, daß diese Form der Erziehung entwicklungshemmend oder gar persönlichkeitsschädigend ist. Im Gegenteil so freundliche, offene und ihrer menschlichen Würde bewußte Jugendliche und junge Erwachsene habe ich im Westen kaum jemals zu sehen bekommen.

Es ist hier von kleinen Mönchsanwärtern die Rede; Männerklöster sind in der tibetischen Tradition weitaus in der Überzahl, und den typischen Erziehungsablauf kann man dort am besten beobachten. Nonnen sind der größtenteils patriarchalen Gesellschaftsordnung des alten Tibet entsprechend in vielerlei Hinsicht benachteiligt, darunter auch, was die Ausbildung betrifft. Erst seit wenigen Jahren gibt es in vereinzelten Fällen auch für Nonnen der alten Traditionslinien die Möglichkeit eines klösterlichen Universitätsstudiums mit anerkanntem akademischem Titel (Khenpo).

Viele Jahre lang beobachtete ich bei häufigen Aufenthalten in einem Exilkloster in Kathmandu die Entwicklung einer großen Gruppe von männlichen Kindern und Jugendlichen ab dem zarten Alter von fünf Jahren, und die Summe dieser Beobachtung war alles andere als Mitleid. Was ich zunächst zu sehen bekam, waren *ganz normale Kinder,* die herumtobten, schrien und lachten, sich beim Spielen schmutzig machten und, so ließ ich mir sagen, gelegentlich auch Schule schwänzten. Der Unterschied zu westlichen Kindern lag äußerlich nur darin, daß sie die traditionellen roten Roben trugen.

Mit der Zeit kamen weitere Eindrücke dazu. Es fiel mir auf, daß sie häufig liebevoll die Arme umeinander legten oder Hand in Hand gingen; und auch die Haltung der Jugendlichen den Kleineren gegenüber war im allgemeinen überraschend freundlich. Ich fragte die Kinder, ob sie nicht Heimweh nach ihren Eltern hätten. Die Frage wurde verneint. „So viele Freunde zum Spielen hatte ich zu Hause nicht", sagte ein Knirps. „Mir gefällt es hier sehr gut."

Das wunderte mich nun wirklich, denn das Leben der Klosterkinder ist in eine strenge Struktur eingefügt, am ehesten vergleichbar mit einem westlichen Internat alter Schule. „Lernen ist sehr wichtig", sagt der Klosterleiter CHÖKYI NYIMA RINPOCHE. „Ohne die Mittel des Wissens kann man den Dharma (die buddhistischen Lehren) nicht verstehen."

Lesen und Schreiben sind wie in westlichen Schulen die ersten Aufgaben, die ein Kind zu bewältigen hat. Die tibetische Schrift ist zwar eine vom Sanskrit abgeleitete Buchstabenschrift, doch die Sprache gehört wie Chinesisch zu den einsilbigen Sprachen. Um die verschiedenen, oft gleichklingenden Silben zu schreiben, werden zum Teil abenteuerliche Konsonantenkonstruktionen verwendet, und das macht das Lesenlernen nicht gerade einfach. Deshalb wird erst einmal ewig lang buchstabiert. Frühmorgens um sechs Uhr geht es los mit lautstarkem Ablesen und später Auswendiglernen der traditionellen buddhistischen Texte Texte über die Bändigung der Emotionen, über das Entwickeln von Mitgefühl und Einsicht. Und nach einem Tag mit insgesamt sechs Stunden Unterricht und einer Stunde *Puja* (Zeremonial im Tempel) wird abends vor dem Schlafengehen noch einmal eine Stunde lang auswendig gelernt. Ich fragte, ob die Kinder diese doch recht schwierigen Texte überhaupt schon verstehen könnten. Nicht auf Anhieb, meinte der RINPOCHE. Aber wenn sie auch nur ein kleines bißchen davon verstünden, sei das schon sehr gut. Wenn man schon lesen lerne, solle man gleich etwas Vernünftiges lernen, mit dem man später etwas anfangen könne. Das Verständnis entwickle sich ja nach und nach immer weiter.

Erziehung ist im Kloster kein Thema. Im Buddhismus folgt die Erziehung denselben Prinzipien wie die Selbsterziehung, und die zentrale Orientierung in beiden Fällen ist Aufmerksamkeit in Verbindung mit Mitgefühl. „Wenn man Kinder erzieht", sagt TENGA RINPOCHE, einer der im Westen bekanntesten tibetischen Meister und Leiter eines Klosters mit vielen Kindern, „ist das Wichtigste, daß man auf ihr Verhalten achtet und ihnen freundlich und aufmerksam zuhört". Das klang in meinen Ohren zunächst nicht gerade neu. Doch bei genauerem Nachdenken wurde mir klar, daß es um die Verbindung dieser beiden Prinzipien geht und die findet man bei uns selten.

Westliche Erziehungskonzepte tendieren dazu, entweder das eine oder das andere zu betonen. Konservative Erziehungsmuster stellen das Verhalten in den Vordergrund: Benimm dich anständig, tu dies nicht, tu das nicht bis zum Extrem des autoritären Konzepts, den Willen des Kindes zu brechen. *Liberale* Erziehungsmuster beruhen auf dem Konzept, daß man den Kindern zuhören muß bis zum Extrem der antiautoritären Erziehung. Dazu kommt, daß große Unsicherheit herrscht, nach welchem Maßstäben man das Verhalten steuern soll. Manche Eltern denken, es sei wichtig, daß ein Kind sich durchsetzen lernt, um in unserer *Ellbogengesellschaft* überleben zu können. Andere meinen, daß ein Kind lernen muß, sich den gegebenen Normen der Gesellschaft zu unterwerfen, die allzu leicht verabsolutiert wer-

Frühe Kindheit - Early Childhood 97

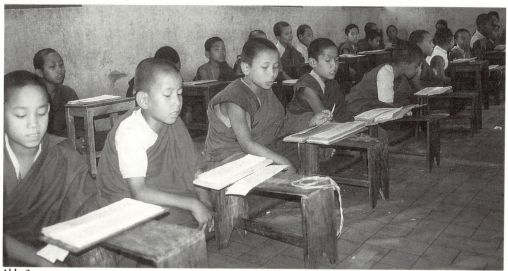
Abb. 2

den: man hat so oder so zu sein, ohne Rücksicht auf die besondere Eigenart der kindlichen Persönlichkeit. Das wird am deutlichsten in der negativen Beurteilung der introvertierten Struktur, die in unserer extravertiert ausgerichteten Gesellschaft dazu führt, daß ein stilles, zurückhaltendes Kind ohne sportliche Neigungen oder besonderen Ehrgeiz (vor allem, wenn es ein Junge ist) oft als schwach, abwesend und uninteressiert beurteilt wird und man ihm den Eindruck vermittelt, es sei irgendwie nicht in Ordnung.

Im Westen gibt es eine Menge Literatur über Erziehung, und die Vorstellungen sind dabei nicht gerade einheitlich. Eltern sind oft sehr verunsichert, wie sie es richtig machen sollen. Als ich mit Tenga Rinpoche über dieses Problem sprach, erklärte er: „Bei uns sagt man, daß es drei grundlegende Punkte in der Erziehung gibt: Ein Kind braucht gute Ernährung, den Schutz eines Heims, und man muß ihm Möglichkeit zur Entfaltung geben, damit es sich wohlfühlt. Dann ist Erziehung nicht so schwierig."

Die Möglichkeit der Entfaltung zu geben, hängt allerdings von der inneren Reife des Erziehenden ab. TENGA RINPOCHE brachte das auf einen einfachen, klaren Nenner: „Wenn wir ein Kind grundsätzlich als Teil unserer selbst akzeptieren, entsteht Freude im Geist des Kindes. Ein Kind sollte das Gefühl haben, daß die Erziehenden Verständnis für seine Bedürfnisse haben; dann ist es glücklich. Wenn wir das Kind nicht als Teil unserer selbst sehen, ist das ein sehr großes Mißverständnis."

Die Grundhaltung des Buddhismus ist Vertrauen in die grundlegende geistige Gesundheit eines jeden menschlichen Wesens, die nicht zerstört, sondern nur durch *Verdunkelungen* die Impulse von Gier, Aggression und Ignoranz überlagert werden kann. Damit verbindet sich Respekt: gegenüber sich selbst, gegenüber anderen und natürlich auch gegenüber Kindern. Das ist zumindest der theoretische Ansatz. In der Praxis sieht es natürlich manchmal auch anders aus.

Einigen Berichten nach, die ich gelesen hatte, war in der Vergangenheit die Erziehung in den Klöstern Tibets oft eine recht unsanfte Angelegenheit; Klosterkinder bezogen nicht selten Prügel, und viele spätere *Lamas* (spirituelle Lehrer) litten in ihrer Kindheit unter der strengen und oft recht unfreundlichen Atmosphäre im Kloster. Selbst der DALAI LAMA berichtet, wie unglücklich er als kleiner Junge im Kloster war, ungeachtet seines hohen Ranges als anerkannte DALAI LAMA Inkarnation.

TENGA RINPOCHE sagte dazu: „Manchmal muß man streng sein, aber nicht zu streng. In der Vergangenheit gab es da schon Fehler. Jemand fing mit groben, harten Erziehungsmaßnahmen an, und dann machten es andere nach. Doch die Motivation war nicht schlecht, wenn auch die Mittel im Widerspruch zur buddhistischen Lehre stehen mochten. Es ist nicht nötig, solche alten Formen der Disziplinierung zu übernehmen. Man muß Kinder als Kinder verstehen und nicht von ihnen verlangen, daß sie sich so verhalten wie die älteren. Ich erlaube auch den Älteren nicht, sich zu Disziplinaren der Kinder aufzuspielen, wie es früher häufig üblich war. Es ist besser, den Kindern die Chance zu geben, heranzuwachsen und sich selbst zu disziplinieren.

Doch manchmal muß man auch streng sein, etwa wenn Kinder den Unterricht schwänzen oder nicht bereit sind zu lernen. Kinder sind ja sehr unterschiedlich. Mit manchen muß man sehr sanft und freundlich umgehen, sie loben und ihnen kleine Geschenke geben. Man darf sie nicht entmutigen, sondern man muß sie anfeuern und unterstützen. Aber es gibt andere, die nicht auf friedliche Weise zu beeinflussen sind. Da muß man vielleicht hart sein, schimpfen, und manchmal muß man sie sogar verhauen. Da geht es einfach nicht anders, als heftig aufzutreten. Wenn sie dann 15, 16 Jahre alt sind, werden sie im allgemeinen vernünftiger. Es gibt allerdings einige wenige Fälle, bei denen hilft gar nichts, ihr Verhalten läßt sich einfach nicht korrigieren. Solche Jugendliche die z.B. fortgesetzt lügen, stehlen usw. behalten wir bis zum Alter von 18 Jahren; dann werden sie entlassen und zu ihren Eltern zurückgeschickt. Sind ihre Eltern sehr arm, gibt ihnen das Kloster genügend Geld mit, so daß sie eine Weile davon leben und eine Arbeit suchen können.

Es gibt Menschen, die leicht lernen, andere weniger. Es gibt ruhige und wilde, widerspenstige und solche, die sich leicht führen lassen. Dasselbe gilt für Kinder. Man muß versuchen, sie zu einem guten Verhalten zu beeinflussen, und manchmal muß man auch mit ihnen kämpfen. Wenn man jedoch gar nichts erreicht, ist es am besten, nichts zu tun, weder zu akzeptieren noch zurückzuweisen, sondern es zu lassen, wie es ist. Manchmal ändern sie sich dann von selbst. Manchmal nicht."

Unsere westliche Vorstellung, schlechtes Verhalten beruhe ausschließlich auf falscher Erziehung und negativen Umwelteinflüssen, fand Tenga Rinpoche nicht angemessen. „Das ist zu kurz gegriffen", meinte er. „Manche Menschen bringen negatives Karma aus dem früheren Leben mit. Dann dauert es oft lange, um diese Muster zu verändern."

Ebenfalls auf die rauhen Gepflogenheiten in den Klöstern des alten Tibet angesprochen, sagte CHÖKYI NYIMA RINPOCHE der Tibet während der Okkupation als Kleinkind verließ heiter: „In Tibet herrscht ein rauhes Klima auch auf der sozialen Ebene. Tibetische Kinder sind wild und eigensinnig. Das entspricht der tibetischen Mentalität. Tibeter gehen leicht aufeinander los; es ist einfach ihr Stil. Die tibetischen Kinder im Exil scheinen sanfter zu sein. Wenn einer unserer Disziplinare einmal die Stimme erhebt oder gar eine Ohrfeige verpaßt, ist das wirklich eine große Sache."

Ohne Zweifel hat sich die Situation der tibetischen Klosterkinder im Exil geändert. Es sind Kinder einer neuen Zeit, und auch die Älteren, erste Generation im Exil, wurden von den demokratischen Ideen, die westliche Besucher über ihre Schwelle trugen, beeinflußt. Doch die Struktur der traditionellen Erziehung und Ausbildung wird beibehalten, wenn auch nicht mit Rigidität. CHÖKYI NYIMA RINPOCHE berichtet z.B., daß er es in der Oberstufe einmal mit schriftlichen Prüfungen versuchte, wie sie im Westen üblich sind. Doch er ging bald wieder zur tibetischen Tradition mündlicher Prüfungen über. Nur so, sagte er, könne man herausfinden, was ein Schüler tatsächlich verstehe; das schriftliche Ergebnis sei bei weitem nicht aussagekräftig genug.

Die erzieherischen Aufgaben tibetischer Klöster sind vielfältig; sie gehen weit über das hinaus, was etwa ein westliches klösterliches Internat bietet. Manchmal müssen sie auch psychiatrische und psychotherapeutische Einrichtungen ersetzen. Ein Beispiel: Der kleine Tsering wurde im Alter von fünf Jahren im Kloster abgegeben zu jung für den Eintritt ins Kloster, der ab sieben oder acht Jahren üblich ist. Er war völlig verwildert, ein Bettnässer, scheu und widerborstig wie ein verschrecktes kleines Tier. Zudem klaute er wie ein Rabe; dafür pflegte er seine Jacken, Socken, Schuhe und das Tuch, das über der Kleidung getragen wird, ständig zu verlieren. Er war eine *Scheidungswaise* bettelarmer Eltern, weder Mutter noch Vater wollten ihn haben, und die Verwandtschaft lehnte das kleine Ungeheuer ebenfalls ab. Die Klöster dienen nicht selten aus Not als Waisenhaus oder Kinderheim, obwohl die Klosterleiter natürlich lieber Kinder aufnehmen, die von sich aus den Wunsch nach einem Leben im Kloster äußern. Doch da niemand bereit war, für Tsering zu sorgen, durfte er bleiben.

Heute, fünf Jahre später, ist er ein Kind ohne jede Auffälligkeit. Scheu ist er immer noch, doch Probleme gibt es mit ihm nicht mehr. Eine leichte Aufgabe war es nicht, und viel Geduld war nötig, erzählt der Schullehrer der Kleinen, der auch ihr Betreuer ist. Einer der größeren Jungen, der über einen ruhigen, freundlichen Charakter verfügte und in der Lage und bereit war, Verantwortung zu übernehmen, wurde Tsering als *großer Bruder* zur Seite gestellt; er mußte ihn vor den Hänseleien der anderen Jungen beschützen und darüber wachen, daß er sich einigermaßen in die Disziplin des täglichen Ablaufs einfügte. Der Zwölfjährige war schon geschult genug, dies als eine Praxis der *aktiven Meditation,* eine methodische Übung der Achtsamkeit und des Mitgefühls betrachten zu können. Und es galt als sehr

Frühe Kindheit - Early Childhood

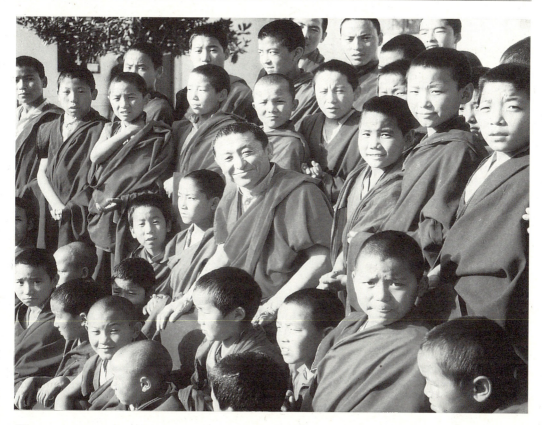

Abb. 3
Chökyi Nyima Rinpoche und seine Kinder

ehrenvoll, mit dieser Rolle betraut zu werden.

Das größte Problem war das Bettnässen. Doch entspricht es der buddhistischen Grundhaltung, Dinge, die man nicht ändern kann, gelassen zu nehmen, wie sie sind. Da mußte eben die Matratze täglich zum Trocknen in den Hof geschleppt und der Bestand der Bettwäsche erweitert werden. Niemand schimpfte; niemand redete auf Tsering ein, er dürfe nicht mehr ins Bett pinkeln. Niemand *therapierte* ihn. Man ließ Tsering Tsering sein. Nach drei Jahren geduldigen Ertragens löste sich das Problem von selbst. Das Bett ist trocken, er klaut nicht mehr, und seine in Schmerz eingekapselte Intelligenz hat sich in der Zwischenzeit beträchtlich entfalten können.

Die Kinder verbringen, sofern sie Eltern haben, ihre Ferien nach dem *Sommerretreat* häufig zu Hause. Das entspricht der Tradition; Kinder, Jugendliche und auch ordinierte Mönche und Nonnen im alten Tibet mußten einen Teil ihrer Zeit bei ihrer Familie verbringen, um zu helfen bei der Ernte, bei der Arbeit der Nomaden mit ihren Tieren oder beim Handwerk des Vaters. Auf diese Weise dienten sie ihren Unterhalt im Kloster ab, dessen Kosten die Familie zu bestreiten hatte. Mindestens einen Sohn im Kloster zu haben, galt als glückverheißend und bedeutete wie früher auch in der christlichen Tradition soziale Aufwertung.

Im Alter von 18 Jahren müssen sich die Jugendlichen entscheiden, ob sie weiterhin im Kloster bleiben wollen. Wenige nur entscheiden sich dagegen; sie sind gern im Kloster. Ich sah sie auf der Wiese Fußball spielen, oft nur mit Plastikschlappen ausgerüstet und den Mönchsrock leger hochgesteckt; im Hinterhof konnte ich sie bei Liegestützwettbewerben beobachten; und wenn ein weltlicher Freund mit seinem Motorrad ankam, wollte jeder mal vor dem Kloster eine Runde damit drehen. Ganz normale Jungs, und doch für einen westlichen Betrachter erstaunliche Wesen mit ihrer aufgerichteten Haltung natürlicher menschlicher Würde und ihrer Ausstrahlung von selbstverständlicher Diszipliniertheit.

Sie leben in einem Kloster inmitten der Stadt, von jeder Menge weltlicher Verführungen wie Autos, Motorrädern und spärlich bekleideten Touristinnen umgeben, und das Fernsehen ist allgegenwärtig. Ist da die Gefahr nicht groß, daß sie davonlaufen? „Es ist merkwürdig", sagt CHÖKYI NYIMA RINPOCHE, „aber der Prozentsatz junger Mönche, die das Kloster verlassen, ist hier nicht größer als in Klöstern irgendwo in der Einsamkeit der Berge. Wenn die jungen Mönche die Lehren verstehen, ist ihr Geist recht stabil und nicht verführbar."

Ich fragte einen 17jährigen, wie er mit den Verführungen vor der Haustür fertigwürde. „So verführerisch finde ich das nicht", sagte er. „Die Leute wollen so viel haben haben und müssen so viel dafür tun. Im Kloster kann ich ungestört den Dharma praktizieren. Ich möchte nicht tauschen."

„Mit Dingen wie Fernseher oder Autos sollte man gelassen umgehen", sagt CHÖKYI NYIMA RINPOCHE. „Sie haben ihre Vorteile, die man nutzen kann. Aber man braucht sie ja nicht gar so wichtig zu nehmen." In einem der Klassenzimmer steht ein Fernseher. Er wird nicht nur zum Unterricht verwendet, sondern auch zur Sonntagnachmittagsunterhaltung für alle Altersstufen mit Kung Fu Filmen aus Hongkong oder den unsäglichen stundenlangen indischen Schnulzen, in denen riesengroße Gefühle mit viel Gesang zelebriert werden und die immer ein Happy End haben.

Die medizinische Versorgung der Klosterkinder ist aufgeteilt zwischen tibetische Mönchsärzte und westliche Ärzte, die ihre freiwillige Hilfe anbieten. Tibetische Ärzte werden traditionell in einer medizinischen Klosteruniversität ausgebildet, und wer das sechsjährige Grundstudium und viele Jahre der Praxis unter der Leitung eines erfahrenen Lehrers abgeschlossen hat, ist nicht nur für körperliches Leiden zuständig, sondern auch für psychisches. Die tibetische Medizin ist im wahren Sinn *psychosomatisch,* denn sie bezieht grundsätzlich beide Seiten mit ein.

Ein Klosterkind im alten Tibet lernte wenig über Gesundheitspflege (die Tibeter sind ein überaus robustes Volk), dafür aber viel über Prävention auf der geistigen Ebene. Die Grundlage jeglicher Krankheit sind die *Verdunkelungen des Geistes*, das Festhalten an Gier, Aggression und Ignoranz, sagen die Lehren. Deshalb ist es auf jeden Fall gut, diese negativen Impulse zu schwächen, um die Gesundheit zu stärken.

Doch heute beginnen auch Aspekte wie Körperpflege und allgemeine Hygiene ein unumgängliches Thema zu werden, denn das nepalesische und indische Exil bieten andere und weit gefährlichere Lebensbedingungen als das Hochland von Tibet. Es fällt den Kleinen oft sehr schwer, sich an hygienische Vorschriften zu halten, denn ihre Eltern haben ihnen ja noch tibetischen Stil vermittelt. Das ist ähnlich wie das unbeirrte Beibehalten der traditionellen tibetischen Ernährungsweise: Im kalten Hochland war fettreiche, schwere Nahrung sinnvoll; in der Hitze des südlichen Exils ist sie wenig förderlich.

Die Tibeter im Exil haben die westliche Medizin in ihrer Funktion als Notfallmedizin sehr schätzen gelernt. Ist ein Kind jedoch ernsthaft krank, wird zuallererst der Rinpoche, Lehrer und Oberhaupt des Klosters, gerufen. Die meisten Rinpoches verfügen dank ihres spirituellen Trainings über geistige Heilkräfte. Oft wird auch erst ein Schamane eingeschaltet, bevor man sich, wenn das alles nicht hilft, schließlich an die teuere westliche Klinik wendet.

Ein amerikanischer Arzt, der tibetische Klöster betreut, sagte einmal seufzend: „Die Tibeter wollen nur noch von westlichen Ärzten behandelt werden. Es fängt schon bei den Kindern an. Neulich sagte einer unserer Jungs im Kloster, als ich eine Langzeitbehandlung des tibetischen Arztes vorschlug: Nein, nein, der gibt mir so scheußliche bittere Pillen, und dann passiert gar nichts. Ich möchte lieber deine Medizin, die spürt man wenigstens!"

... schlecht gehütet, beinahe verschlungen ...
Beobachtungen über das Heranwachsen in einer egalitären Gesellschaft auf den Philippinen
Growing up in an Egalitarian Society on the Philippines

Andrea Lauser

Zusammenfassung: Im Beitrag, der auf einer Feldforschung (1987/88) basiert, schildert die Autorin das Heranwachsen der Kinder in einer Mangyan-Gemeinschaft (Mindoro/Philippinen). Ideale der Mangyan-Erziehung vor dem Hintergrund eines Wertesystems der Gewaltmeidung werden diskutiert. Die Mangyan-Gesellschaft kann als egalitär bezeichnet werden. Daher analysiert die Autorin egalisierende Strategien, wie sie bezüglich des Alters und der Geschlechter, zur Anwendung kommen. Deutlich werden nichthierarchische symmetrische Beziehungen, die vor allem in der Geschwisterschaft *(tayarian)* als wichtigste soziale Einheit ihre formative Kraft entfalten. Eine offensichtliche Autonomie der Kinder hat jedoch Grenzen, die von bedrohlichen nicht-menschlichen Wesen gesetzt werden.

Abstract: The paper is based on fieldwork in 1987/88 of a general type, i.e. not specifically on children. Lauser describes how she got rid of her "blindness" concerning the world of children and then describes childrenas daily life. Ideals of Mangyan education, which are based on a non-violent value system, are discussed. Mangyan society is basically egalitarian. The authoress analyzes equalizing strategies concerning age and gender. It becomes clear, that the symmetrical relations among the siblingship *(tayarian)* own normative and formative power with social life. The obvious autonomy of children has however certain limitations given by nonhuman, supernatural agents.

Keywords: Mangyan, Mindoro, Philippines, Southeast-Asia, egalitarian society, equalizing strategies, anthropology of children, critique of "adultcentrism", autonomy of children, community of children, adoption, siblingship, nonviolence, peacefulness, fearfulness, nonviolent value system
Mangyan, Mindoro, Philippinen, egalitäre Gesellschaftegalisierende Strategien, Kritik des „Aduldzentrismus", Autonomie der Kinder, Kindergemeinschaft, Adoption, Geschwisterschaft, Gewaltlosigkeit, Furchtsamkeit, gewaltloses Wertesystem.

1. Beobachtungen über das Heranwachsen in einer egalitären Gesellschaft auf den Philippinen

Folgende Beobachtungen zum Heranwachsen bei einer Mangyan-Gruppe machte ich während einer Feldforschung von 1987/88.[1]

Die Mangyan zählen zu den sogenannten kulturellen Minderheiten der Philippinen. Die Mehrzahl von ihnen lebt heute im bewaldeten Bergland der Insel Mindoro. In der Wissenschaft werden aufgrund von sprachlichen und anderen kulturellen Merkmalen sieben verschiedene Mangyan-Gruppen unterschieden. Unsere Forschung fand in Malula, einer Siedlung der Alangan-Mangyan

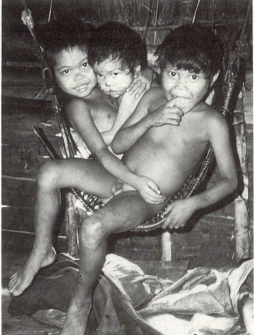

Abb. 1
Geschwister schaukeln in der Hängematte

---

[1] Ein schriftliches Ergebnis der 18-monatigen Feldforschung liegt in Buchform vor: Bräunlein / Lauser 1993. Folgende Gedanken lassen sich auch in gesonderten ausführlichen Kapiteln in dieser Arbeit nachlesen. Siehe auch Lauser 1992, 1994a, 1994b, 1995

statt. Der Name *Alangan-Mangyan* ist eine Fremdbezeichnung nach dem Fluß *Alangan,* dessen Einzugsgebiet lange Zeit ihr Hauptsiedlungsgebiet ausmachte. Sie selbst nennen sich nur *Mangyan,* was in ihrer Sprache „Mensch" bedeutet. Ihre Zahl schätzt man auf insgesamt 5.000 - 9.000. Malula ist eine Mangyansiedlung in einem hügeligen Vorgebirgszug Ost-Mindoros. Als Hügeldorf existiert es erst seit Anfang der achtiger, und war entsprechend der hohen Mobilität der Mangyan im Schnitt von zwanzig bis dreißig Familien bewohnt. In den schwer zugänglichen Bergtälern des Hinterlandes leben die Mangyan noch bevorzugt in Großhäusern, die in der Regel zehn bis zwanzig Familien umfassen.

Mein damaliges Forschungsinteresse konzentrierte sich nicht explizit auf die "Kinderwelten". Mein eigentliches Bestreben war es, in die Erwachsenenwelt integriert zu werden, mit den Frauen und Männern den Alltag zu teilen, der sich zu einem großen Teil außerhalb des Dorfes in den Pflanzungen und im Wald abspielt. [2]

Als Fremde ohne Mangyan-Sozialisation hatte ich mich allerdings fast notwendigerweise mit "der Kinderwelt" auseinanderzusetzen: Ich war in so vielen den Mangyan selbstverständlichen Fertigkeiten ungeübt - wobei meine dürftigen Sprachkenntnisse nur als ein hervorstechendes Defizit zu nennen wären - daß ich zunächst als erwachsene Partnerin für die 'Welt da draußen' *(sa labas)* nicht besonders attraktiv erschien.

Mittlerweile sind einige Jahre vergangen und rückblickend bedaure ich es, daß ich mir nicht mehr Zeit für die Welt der Kinder genommen habe. Wenn die erwachsenen Mangyan bisweilen in aller Früh nach Sonnenaufgang die Siedlung verließen, blieb ich wie die Kinder zurück - und phantasierte anfangs nur defizitär, welche Abenteuer ich da draußen wieder verpasse.
Meine Blindheit für die Welt der Kinder zu überwinden, half mir ein etwa 7-jähriges Mädchen, Onggot. Sie gehörte zu meinen ersten Freundinnen und gestattete mir lächelnd vorsichtige Annäherungsversuche, hörte geduldig meinen Fragen zu und wagte es, auf meinen ausdrücklichen Wunsch hin, mich zu verbessern. [3] Onggot war die Zweitälteste einer fünfgeschwistrigen *tayarian*. Das Wort *tayarian* setzt sich zusammen aus *arian* = die Anrede für Geschwister und *tay* = Bande und bezeichnet eine Geschwistergruppe. Zusammen mit ihrer ältesten Schwester hatte sie drei kleinere Geschwister zu hüten, wobei das jüngste Schwesterchen gerade drei Monate alt war. *Bunsuan,* so werden die Jüngsten einer *tayarian* genannt, wurde den ganzen Tag von Onggot oder den anderen älteren Geschwistern in der Hängematte geschaukelt *(agyay-yan),* Hunger wurde mit vorgekauter Süßkartoffel in einer Art Mund-zu-Mund-Fütterung gestillt, ansonsten versuchten die Geschwister das Schreien der Kleinen mit Wiegenliedern *yunan* zu besänftigen, bisweilen auch zu übertönen. Tutoy und Tutay, der ungefähr dreijährige Bruder und die nächstältere Schwester, schaukelten ebenfalls in der Hängematte mit oder übernahmen bereits kleine Pflichten in einem dörflichen Alltag ohne Erwachsene.

Onggot war mir eine wunderbare Lehrerin. Immer häufiger besuchte ich sie in „ihrer Hütte", und so wurden über sie auch andere Kinder besonders in der Anfangsphase der Forschung meine hauptsächlichen Gesprächspartner - und Sozialpartner. Denn oft hing ich einfach nur in der Hütte „rum" und hörte ihrem Singen zu, das zwischen Rede-und-Antwort-Singen, monotonen „Dreiklängen", Schreien und anderen Improvisationen variierte. Mit Hilfe von Kindern kam ich zu ersten verwandtschaftsterminologischen Kenntnissen. Ich erfuhr, daß unter Geschwistern in der Anrede auch relativ geringe Altersunterschiede wahrgenommen und ausgedrückt werden: Die ältesten Geschwister werden stets mit *kakaan* (ohne Ansehen des Geschlechts) angeredet, während die jüngeren auch mit ihren persönlichen Namen angeredet werden können. Ich erfuhr weiterhin, daß alle Jüngsten *bunsuan* hießen, alle Mittleren *waraan,* alle weiteren *arian* und daß jede Geschwisterschaft *tayarian* genannt wird. Konsanguinale Verwandtschaft läßt sich über Geschwisterbande ableiten - das Referenz-Wort für Geschwister ist geschlechtsneutral (wie auch alle Anrede-Termini) und heißt *bulag,* das Wort für Verwandtschaft ist *kabu-*

---

[2] Die Mangyan-Ökonomie ist eine Kombination aus Brandrodungsfeldbau (mit Trockenreis, Süßkartoffeln = Kamote und Bananen als wichtigste Anbaufrüchte) Sammeln von Wildfrüchten und Wildgemüsen, Fischen und Jagen und Sammeln von Rattan und anderen Waldprodukten für den Handelsaustausch mit den Tieflandbewohnern.

[3] Daß Mangyan-Mädchen für Ethnologen hervorragende Informantinnen sein können, scheint in der Forschungsgeschichte der Bergbewohner Mindoros eine Tradition zu haben. Vgl. auch Conklin 1960:101-118, wo er mit Begeisterung seine jüngste Informantin, die siebenjährige Malin vorstellt: *"While I made more systematic attempts to elicit adult interpretations of such events, Maling often volunteered crucial details which her elders deemed either too obvious or too intimate to be mentioned. It was partly for this reason and partly because of her cheerful disposition and youthful enthusiasm that I was immediately drawn to her."*

lagan - die Gruppe der Geschwister im weitesten Sinne. Ferne Verwandtschaft wird als ein Ergebnis von vergangenen "Geschwisterschaften" *(tayarian)* wahrgenommen. Will ein Mangyan eine entferntere Verwandtschaftsbeziehung identifizieren, geht er/sie bis zu den Vorfahren zurück, die Geschwister waren: z.B. im Falle der Vettern und Basen zweiten Grades bis zu den Großeltern, wobei es bedeutungslos ist, ob das nun mütterliche oder väterliche Großeltern sind (vgl. auch MARSHALL 1983). Charakteristisch für die Verwandtschaftsterminologie der Mangyan ist die Betonung der horizontalen Verwandtschaft, also der Geschwisternschaft *(tayarian)* und der Vettern- und Basenschaft *(taybulagan* bzw. *kabulagan)* und der Schwägernschaft *(kabayawan).*

In meinem Beitrag möchte ich mehrere Argumentationsstränge verfolgen. Zum einen sollen Einblicke in die Lebensbedingungen der Mangyan-Kinder vermittelt werden. Dabei bin ich mir meiner methodischen Unzulänglichkeiten bewußt: Ich werde mehr über meine Wahrnehmungen der Mangyan-Kinderwelt berichten, als über die Sicht der Kinder. Florence WEISS nennt als besondere Probleme der Kinderforschung die „*strukturelle Ungleichzeitigkeit und Ungleichheit*" (WEISS 1993:99f), die einen Graben zwischen Erwachsenen und Kindern schaffen.[4] Dieses Gefälle ließ sich auch nicht (oder erst recht nicht?) durch meinen ‚hilflosen Kindstatus' in der fremden Kultur überbrücken. Zu sehr schielte ich in der so kurz bemessenen Forschungszeit nach einem ‚monographischen Gesamtverständnis', betrachtete meine Erfahrungen mit den Kindern als eine Phase, und zudem war ich gerade in dieser Phase zu wenig sprachkompetent.

Das Leben der Mangyan-Kinder erschien mir zunächst etwas widersprüchlich. Ich war fasziniert von ihrer offensichtlichen Autonomie, ihrer Selbstbestimmtheit und Selbständigkeit, die es ihnen ermöglichte, sich frei zu bewegen und gar Erwachsenen zu widersprechen, ohne dafür sanktioniert zu werden. Bei genauerer Betrachtung waren dieser Autonomie jedoch durchaus Grenzen gesetzt. Grenzen, die nicht explizit von den Erwachsenen formuliert wurden, sondern vielmehr durch eine allgemeine Weltbeschreibung mit einem gefahrvollen und angstbesetzten Bereich der Wildnis gesetzt werden. Das

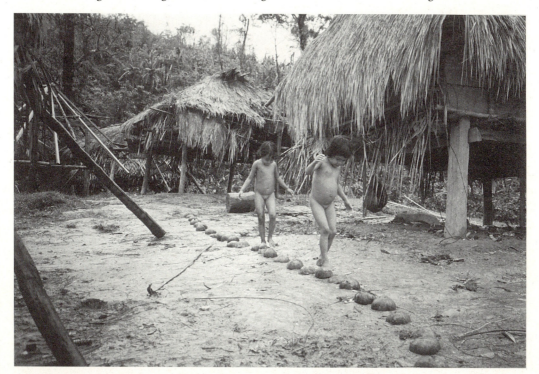

Abb. 2a: Spielen und "Arbeit"

---

[4] In der Ethnologie wird nach einer generellen Sensibilisierung für Zentrismen jeglicher Art vermehrt der "Adultzentrismus" ethnographischer Berichte beklagt. Vgl. GOODE 1986, FINE / SANDSTROM 1988, BAUDLER 1994, CHRISTENSEN 1994

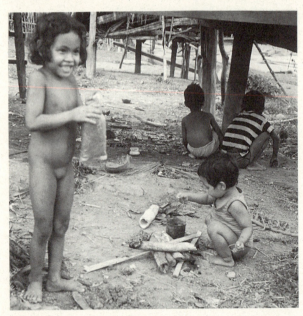

Abb. 2b: Spielen und "Arbeit"

Verhältnis Wildnis-Zivilisation möchte ich am Umgang mit kleinen Kindern verdeutlichen, die aufgrund ihrer 'unfertigen Natur' besonders den Gefährdungen äußerer Einflüsse ausgesetzt sind und ganz besonders - und ganz entgegen meinem ersten Eindruck der grenzenlosen Autonomie - geschützt und „domestiziert" werden müssen. Die Gesellschaft der Mangyan kann zu den Gesellschaften gezählt werden, die in der ethnologischen Literatur als egalitäre bezeichnet werden. Daher möchte ich - zugegebenermaßen eher fragmentarisch - der Frage nachgehen, inwieweit die "strukturell ungleichen" (siehe oben) Beziehungen zwischen den Generationen durch egalisierende Mechanismen ausgeglichen werden.

2. Die Schutzbedürftigkeit kleiner Kinder und die Ideale einer Mangyan-Erziehung

Kinder verbringen viel Zeit ohne elterliche Aufsicht. In der Regel bleiben die Kinder zurück, während die Erwachsenen die Siedlung verlassen, um ihren Subsistenzaktivitäten nachzugehen. In ganz seltenen Fällen und bei besonders hartnäckigem Insistieren seitens des Kindes wird eine Ausnahme gemacht und das Kind mit(hinaus)genommen. Immer wieder kam es vor, daß ein kleines Kind im allmorgendlichen Trennungsschmerz schreiend den Eltern nachrannte und von den älteren Kindern zurückgehalten werden mußte. Das alltägliche Hüten *(agalaput)* [5] der kleinen Kinder geschieht durch die älteren Geschwister oder Vettern und Basen [6]. Dabei werden keine geschlechtsspezifischen, sondern altersspezifische Unterschiede gemacht. Brüder wie Schwestern haben dieselben Aufgaben zu verrichten, wobei den Älteren mehr Verantwortung und dementsprechend auch mehr Respekt (seitens der Jüngeren) gebührt. Die Kinder kümmern sich dabei selbst um ihre Ernährung, bereiten sich ihre Mahlzeiten über dem Feuer zu und hantieren mit den großen Macheten - das Alltagswerkzeug der Mangyan - so als ob sie den Umgang damit schon vor den ersten aufrechten Schritten erlernt hätten. Die Älteren unternehmen kleine Sammeltouren im nahen Umkreis der Siedlung oder gehen auf Jagd nach eßbaren Insekten, oder sie errichten Vogelfallen in den Bäumen. Auf diese Weise entwickeln sie gar eine eigene zu den Erwachsenen parallele "Küche". Sie bilden eine Art eigene Gemeinschaft, "un village dans le village". [7]

Dem Expansionsdrang der Kinder werden aber dennoch deutliche Grenzen gesetzt. Dabei sind es nicht unbedingt die Eltern, die die Verbote aussprechen. Vielmehr erscheint die Welt an sich als gefährlich und bedrohend. Die Wildnis - und diese kann bisweilen schon mit dem Schritt aus der Hütte beginnen - ist bevölkert von gefahrvollen Wesen, die gierig und hungrig nach Kinderseelen sind. Mit diesem Wissen wächst ein Kind vom ersten Tag an auf, es saugt es geradezu mit der Muttermilch ein.

---

[5] *Agalaput* bezeichnet einen Gott - das höchste Wesen und Hüter, das allerdings im Mangyan-Alltag eine geringe Bedeutung spielt - genauso wie die alltägliche und profane Arbeit des Kinderhütens. Die *Wortwurzel* alaput ist ein gebräuchlicher Begriff, der verwendet wird, um ein sehr junges Tier, das noch auf das Muttertier angewiesen ist, zu benennen. Es wird ebenfalls verwendet bei der Bezeichnung für ein Pflege- und Adoptivkind.

[6] Vettern und Basen ersten Grades, d.h. die Kinder von Geschwistern, werden ebenfalls mit dem Referenzterminus für Geschwister - *bulag* - bezeichnet. Zwischen diesen Vettern und Basen besteht ein Inzestverbot, sie werden wie soziale Brüder und Schwester betrachtet. Adoptionen unter Geschwistern kommen häufig vor, so daß deren Kinder zu klassifikatorischen (sozialen) Geschwistern werden. Über bilaterale Verwandtschaftsbeziehungen in Südostasien im Zusammenhang mit Kindern siehe auch KOUBI / MASSARD-VINCENT 1994.

[7] MACDONALD 1977:30 berichtet ähnliches aus PALAWAN, und GIBSON 1986:96ff von den Buhid. Vgl. auch: MARSHALL 1983 und WEISS 1981.

Häufig war zu beobachten, daß unruhige Kinder mit Horrorvisionen und Drohungen zur Ruhe gebracht wurden, wobei als Kinderschreck solche Kategorien wie gefräßige *mamaws* (das sind gierige Buschdämonen), *Tagalogs* (das sind die philippinischen Tieflandbewohner) und Schweine gezählt werden. Drohrufe wie *ati wa Tagayan balangon (Tagayan* wird kommen und dich verschlingen) werden in einem Atemzug mit *Tagalog, Tagalog* gerufen. *Tagayan* sind menschenähnliche Geister, die vor allem in den Baletebäumen leben und mit Vorliebe Mangyankinder verspeisen. In diesem Fall werden die Tagalog auf dieselbe Stufe wie die übelwollenden Geister und die wilden Schweine oder wie die dämonischen, in der Wildnis lebenden *mamaw* gestellt.[8] Daß eine solche Erziehung Früchte trägt, zeigt sich daran, daß die meisten Kinder schreiend davonlaufen, wenn sie in Kontakt mit fremden Tiefländern kommen. Eine kleine geradezu alltägliche Episode illustriert dies:

> Die kleine Maramos wurde von ihrer Mutter zu ihrem Onkel geschickt, um einige Bananen entgegen und in Verwahrung zu nehmen. Im Spiel vergaß sie diese und ließ sie unterwegs liegen. Als später einige *Tagalog* an den Dorfrand kamen, rief die Mutter hektisch: "*Schnell, schnell, komm und hol die Bananen, die Tagalog nehmen sie dir weg!*" Schnell wurden die Bananen gemeinsam geholt und eingepackt und Mutter und Tochter verschwanden in der Hütte.

An dieser Stelle sei schon angedeutet, daß für die Mangyan Scheu *(agkarikoy)* und Furcht *(agkalimo)* Charaktereigenschaften, ja Werte sind, die zu den integralen Aspekten einer Mangyanpersönlichkeit gerechnet werden. Menschen, denen diese Eigenschaften fehlen, die statt dessen Eigenschaften wie Streitsucht und Aggressivität besitzen, werden als moralisch integere Menschen nicht geachtet, sind dies doch Verhaltensweisen, die nichtmenschliche Wesen ausmachen, Wesen aus fernen sozialen Welten.[9]

Vor allem in den ersten Wochen und Monaten eines Neugeborenen wird genau darauf geachtet, das Kind nicht außerhalb der Hütte zu tragen. Werden die Mangyan nach den Gründen dafür gefragt, so wird immer spontan geantwortet, das Kind könne entführt, geraubt, verschleppt werden. Als besondere Kindesentführer werden *languayun* und *tagayan* genannt. *Languayun* wird als alte, häßliche Frau mit ungewöhnlich langem zu einem Knoten gebundenen Haar beschrieben. Als noch heimtückischere Variante gelten die *tagayan,* denn sie können die Gestalt von vertrauten Personen annehmen. Für Erwachsene ist *languayun* nicht gefährlich, denn sie hat sich auf Kinder-*abiyan*[10] spezialisiert, die sie nach dem Raub in ihrem Haarknoten versteckt. Einem *balaonan*[11] ist es daher schwer möglich, die Seele dieses so versteckten Kindes zu finden, so daß das Kind bald sterben wird. Sind die Eltern (oder ein Elternteil) des Kindes bald nach der Geburt verstorben, so ist es völlig klar, daß die *kablag* (lebende Tote, siehe hierzu auch BRÄUNLEIN 1995) der Eltern das Kind zu sich holen wollen. Das Kind wird dann einfach geholt, heißt es, so wie man mit einem Netz Fische aus dem Wasser zieht, so wird die Seele des Kindes entführt. Die Seele wird nicht gefressen, sondern nur geraubt. Das Kind wird dabei gar nicht erst krank, sondern es wird in einem solchen Falle einfach sterben.[12]

> "Es ist mit der abiyan eines kleinen Kindes wie mit einer jungen Pflanze. Zwar ist schon alles vorhanden, die Pflanze also vollständig, aber sie hat eben noch keine tiefen Wurzeln und kann schnell und ohne Anstrengung ausgerissen werden", wurde uns erklärt. Um die kleinen Kinder zu schützen, müssen sie also vor dem Draußen ferngehalten werden. Es sollte nach Möglichkeit kein Licht auf das Kind fallen, da es so die Aufmerksamkeit auf sich lenken könnte. Als zusätzliche Vorsichtsmaßnahme wird die helle attraktive Babyhaut nicht gereinigt, ja sie wird geradezu mit Ruß und Asche eingeschmutzt; denn so wie die *Mangyan* (Menschen) zartes Schweinefleisch besonders gern verzehren, lieben die gierigen Übelwol-

---

[8] An anderer Stelle (LAUSER 1992) habe ich neben historischen Begründungen eine "mythische" Erklärung für diese Gleichsetzung ausführlich erörtert. In dieser Geschichte trennen sich in Urzeiten acht Brüder. Die Mangyan als Nachkommen eines der Brüder, grenzen sich dabei von den anderen Gruppen (und Nachfahren der anderen Brüder) ab, wovon sie einige eindeutig dem Bereich der "Wildheit" zuordnen.

[9] Vgl. hierzu auch meine ausführlicheren Beschreibungen an anderer Stelle, Lauser 1995. Gibson (1989) berichtet ähnliches von den Buhid-Mangyan.

[10] *Abiyan* ist am ehesten mit Seele zu übersetzen.

[11] Eine Art schamanistischer Heiler. Zum Begriff des "Schamanen" in Südostasien und bei den Mangyan im besonderen siehe Bräunlein / Lauser 1993, S.515ff. Wie dort ausgeführt sind die *balaonan* der Mangyan keine Schamanen, sondern eher Medien.

[12] In deutschen Volkssagen sind Überlieferungen, wonach tote Eltern ihre Kinder zu sich holen, ebenfalls bekannt. Vgl. PETZOLD 1978, Nr.185: *"Tote Mutter holt ihr Kind nach".*

ler zarte Kinderseelen.[13] Das bedeutet also einerseits, das Kind möglichst nicht aus der Hütte zu nehmen, andererseits muß aber auch verhindert werden, schadenbringende Einflüsse von draußen mit in die Hütte zu bringen. Es gilt eine Reihe von Vorsichtsmaßnahmen zu beachten, damit mitgebrachte schädigende Einflüsse aus der Wildnis nicht beim Eintritt ins Haus auf das Kind überspringen können. Geht z.B. die Mutter auf die Pflanzung durch den Urwald und kehrt am Nachmittag wieder in die Hütte zurück, so haftet an ihr, ob sie will oder nicht, etwas vom Urwald, das für ein Neugeborenes von Schaden ist. Der negative, der Mutter anhaftende Einfluß muß tunlichst beseitigt werden, andernfalls würde diese, aus der Wildnis mitgebrachte 'Aura' auf das Kind überspringen. Die Heimkehrende befreit sich von diesem anhaftenden Einfluß, indem sie einige Erdkrümel nimmt, die an der Eingangsleiter kleben und folgende Wirkworte spricht: *"ogoy, ogoy, ogoy, ogoy ... mabalog"* (ogoy, ogoy weiche).[14] Unmittelbar nach Ende dieser Formel wirft sie dann die zerkrümelte Erde in das Feuer. Manchmal gelingt es der Mutter nicht, sich vollständig zu reinigen, oder sie war zu nachlässig, und das Kind wird "angesteckt". Dies äußert sich dann in der kommenden Nacht als Unruhe und in Schlaflosigkeit. Wie man mir versicherte, kann diese Ansteckung sogar bis zum Tod des Kindes in der kommenden Nacht führen. Dieses Symptom wird als *ogoyan* bezeichnet. *Ogoy* gilt auch als Verursacher von quälenden Bauchschmerzen. Als Heilmittel werden jene von der Hausleiter genommene Erdkrümel verwendet. Wenn die in die Glut geworfenen Erdkrümel aufplatzen, werden sie aus dem Feuer geholt und in Wasser aufgelöst getrunken. Die durch das Feuer "domestizierte" Erde gilt dann als Heilmittel. Interessant erscheint mir die innere Logik dieses Reinigungsvorganges: *Ogoyan* heißt ein Zustand, bei dem ein Kleinkind des Nachts durch Schreien, Quengeln und Unruhe auffällig reagiert. Für ein Mangyan-Kind sind das eher Verhaltensweisen, die als nicht alltäglich und anomal gelten. Als Ursache sieht man hier die Wirkung von Einflüssen aus der nicht von Menschen gestalteten und beherrschten Natur. Um die anhaftende Wildnis, die kleinen Kindern schadet, abzustreifen, benutzt man Erdkrümel von der Hausleiter, also einem Ort, der genau zwischen Wildnis und Zivilisation liegt, die Stelle, an der Erde, von der Wildnis mitgebracht, beim Eintritt in den von Menschen gestalteten Bereich abgestreift wird.

2.1 Angst, Furcht, Mäßigkeit, Zurückhaltung und Gewaltlosigkeit als charakterliche Werte

Neben der Sozialisation zur Furcht und Angst *(agkalimo)* legen die Mangyan bei der Erziehung ihrer Kinder parallel dazu großen Wert auf Gewalt- und Aggressionslosigkeit.[15]

Dabei ist Zorn *(galit)* den Mangyan kein fremdes, unvertrautes Gefühl. Da Zorn aber zu körperlichen Gewalttaten und Todeszauber *(paraya)* führen kann, fürchten die Mangyan zornige Menschen und unternehmen jede Anstrengung, um im tagtäglichen Umgang zornige, heftige Konflikte zu vermeiden und so schnell wie möglich zu einem harmonischen Zusammenleben zurückzukommen. Zorn und Streit werden als gefährliche Charaktereigenschaften angesehen, die es zu bändigen gilt. So werden streitende Kinder stets mit den bereits erwähnten Schreckensbilder davor gewarnt, zornig zu werden. Und Eltern, die das Streiten nicht lassen können, riskieren damit eine schlimme Erkrankung ihrer Kinder, ausgelöst durch kannibalistische, gierige Dämonen. Einerseits werden also Verhaltensweisen wie Angst und Mißtrauen wertgeschätzt, andererseits sollten Temperamentsausbrüche jeglicher Art und Profilierungsbestrebungen tunlichst vermieden werden. Für diese geforderte Affektkontrolle und Selbstbeherrschung der Mangyan lassen sich auch in der oralen Überlieferung Erklärungen finden. Das in den Geschichten transportierte Wissen stellt eine Innensicht dar, gibt Auskunft über das Verhältnis der Menschen untereinander und zu der Welt der Toten und der Geister. Orale Überlieferung ist Teil des "kollektiven Gedächtnisses" und damit eine wichtige ethnographische Quelle. Erzählt wird grundsätzlich erst nach Einbruch der Dunkelheit, wenn die Familie zusammensitzt und die Kamote (Süßkartoffel) im Topf kocht. Zuhören darf ohne Einschränkung jeder und jede, auch für Kinder ungeachtet ihres

---

[13] Auch GIBSON (1989:73) berichtet von einer solchen Analogievorstellung bei den Buhid-Mangyan, wenn sie sagen *Taw an labang babuy* - Menschen sind die Schweine der Dämonen.

[14] *Ogoy-ogoy* kann als schädigender Waldgeist vorgestellt werden. Durch mehrmaliges Wiederholen des Namens des "schädigenden Elementes" wird es bekämpft. Etwa vergleichbar mit dem homöopathischen Motto, gleiches mit gleichem zu heilen.

[15] Das emotionale Verhalten der Mangyan ähnelt dabei in vielen Aspekten dem der Semai (Malaysia), die wegen ihrer "nonaggressivnes" und "nonviolence" in der anthropologischen Literatur bekannt wurden. Siehe DENTAN (1968, 1978) ROBARCHECK (1977a, 1977b, 1979, 1986, 1989, 1994) und HOWELL & WILLIS (1989). Vgl. auch LAUSER 1995

Alters gibt es keinerlei Restriktionen, selbst wenn es sich z.B. um Geschichten mit sexuellen Anspielungen und obszönen Derbheiten handelt oder gar um Erzählungen von wiederkehrende Leichen (eine Erzählkategorie, die in unserem heutigen westlichen Kontext vielleicht als Zombie- oder Horrorgeschichte für jugendgefährdet erklärt werden würde). Folgende (von mir zusammengefaßte) *Tagayan*-Geschichte ist eine Variante von unzähligen. Sie verdeutlicht auf drastische Weise, welch schrecklichen Gefahren arglose Kinder ausgesetzt sein können. Die Erzählerin machte, ganz in der Tradition des vorherrschenden Erzählstils, regen Gebrauch von dramatisierenden Erzählstrategien: Die Protagonisten der Erzählung kommen immer direkt zu Wort, die ganze Erzählung ist weitestgehend dialogisch aufgebaut, und die brisanten Episoden werden durch ständige Wiederholungen und Lautmalereien besonders hervorgehoben. Die Geschichte ist darüber hinaus für einen weiteren Aspekt aufschlußreich, den ich weiter unten noch einmal aufgreifen möchte; nämlich die Verlagerung der Sanktionsgewalt auf eine nicht-menschliche Instanz. Das Kind wird nicht direkt dem moralischen Willen der Eltern unterworfen, sondern vielmehr zu einer umsichtigen Selbstkontrolle ermutigt.

Eine Mutter verläßt die Siedlung, um ihrer Sammel-(und Jagdtätigkeit) nachzugehen. Eines ihrer Kinder ist darüber sehr unglücklich, es will nicht zu Hause bleiben, sondern die Mutter begleiten. Die Mutter besteht darauf, daß es zu Hause bleibt, verspricht aber, schon zur Mittagszeit zurückzukommen und es schon von weitem zu rufen, so daß es ihm entgegenkommen könne. Aber statt von der tatsächlichen, wahren Mutter wird das Kind von einer Person gerufen, die genauso aussieht wie die Mutter, aber in Wirklichkeit eine Art "Wolf im Schafspelz" ist, nämlich ein *Tagayan* in Muttergestalt. Das Kind folgt dem Rufen, verirrt sich, kommt schließlich in einer Hütte an, wo es wie die anderen anwesenden Kinder gebissen und angezwickt wird.

Als die wirkliche Mutter nach Hause kommt, muß sie von ihren anderen zu Hause gebliebenen Kindern erfahren, daß das Kind weg ist. Sie realisiert diesen trügerischen Irrtum und versucht mit beschwörenden Rufen vergebens, ihr Kind zurückzubekommen. Der visionäre (traumfähige), weise Vater (oder "schamanische" Alte) träumt den richtigen Weg, und macht sich nächtens auf, das Kind zu befreien. Er vermeidet es, den alten unglücksbringenden Namen des Kindes zu rufen. Vielmehr versucht er mit Wirkworten den bösen Geist zu vertreiben, was ihm schließlich gelingt. Das Kind lebt noch, es ist noch nicht tot, allerdings ist es an den Fingern und der Leber etwas verwundet und angeknabbert. Es sagt: *"Mutter, ich habe schreckliche Angst, sie hatten meinen ganzen Körper, meine Leber gepackt."* Die Mutter tröstet: *"Mein liebes armes Kind, auch wenn du dich jetzt fürchtest und von Angst geplagt wirst, so hast du doch wieder deine Seele zurückbekommen. Du darfst nicht mehr weggehen."*

Diese traumatische, angsteinflößende Situation soll das Kind mittels einer rituellen Hühnerschlachtung überwinden lernen. Doch trotz des Heilrituals dauert es eine lange Zeit, bis der Kopf des Kindes von der Erinnerung an diese Entführung befreit ist.[16]

Derartige, Angst schürende Geschichten gehören zum Alltagswissen - und zur Alltagserfahrung. So starben zwei Kleinkinder unmittelbar hintereinander ohne vorwarnende Symptome, nachdem sie einen "Spaziergang" zur Pflanzung gemacht hätten. Die Diagnose der Mangyan war eindeutig: Ein *bukaw* habe sie geholt (gefressen). Solch unberechenbare Todesfälle bestärken die Mangyan in ihrer Sorge um die Kinder. Allgemein war zu beobachten, daß die Mangyan mit jeglicher Art von Emotionen eher reserviert und zurückhaltend umgingen, auf keinen Fall extrovertiert. Emotionale Ausbrüche, seien diese nun Freude, Tanzen oder gar schallendes Lachen auf der einen Seite oder Trauer, Wut und Zorn auf der anderen Seite, wurden so weit als möglich zurückgehalten. Kinder, die sich gar zu temperamentvoll in den Mittelpunkt rücken wollten, wurden als Prahler *(agbayang)* verlacht. Diese emotionale Reserve bestimmte dabei nicht nur den Umgang mit Außenseitern wie den beiden Ethnologen,[17] son-

---

[16] GIBSON interpretiert einen ähnlich beschriebenen Mechanismus bei den Buhid Mangyan folgendermaßen: *"A suitable ritual of exorcism may then be performed which effects, on the mystical level, a separation of the soul of the child from the intrusive spirit and, on the psychological level, a distancing of the child from its anti-social behaviour. The child is brought to regard its anti-social behaviour as having an external and frightening origin. Repudiating such behaviour then involves the child in no loss of face. The child is not forced to submit to the moral will of its parents, but encouraged to reassert its self-control. Children are thus seldom put in a position of having to comply with the unintelligible moral judgement of command of an adult superior."* (1986:97)

[17] DENTAN (1968) und ROBARCHEK (1979) sprechen davon, als ob eine "thin glass wall" zwischen ihnen, den Forschern, und ihren Semai-Nachbarn existiere, ein Bild, das genau meinen eigenen Empfindungen bei den Mangyan entspricht und in mir bisweilen Phantasien anregte, dieses "Glas" irgendwie zum Bersten zu bringen.

dern auch die Beziehungen unter den Mangyan selbst. Offene Gefühlsäußerungen z.B. der Zärtlichkeit waren außer kleinen Kindern gegenüber nie zu beobachten, genauso wie uns das "kalte" Trauerverhalten anläßlich eines Todesfalles irritierte. Einzige Ausnahme in dieser generellen emotionalen Reserviertheit schien, wie nun mehrmals erwähnt, die zu beobachtende Angstbereitschaft zu sein. Auffallend ist auch, daß die Sprache der Alangan-Mangyan für den emotionalen Bereich, in dem Schrecken, Furcht und Angst beheimatet sind, ein vielfältiges Repertoire an entsprechenden Worten aufweist, wohingegen im Bereich des angenehmen, freudigen Gefühlsspektrum weniger wortreich differenziert wird. Das Menschenbild der Mangyan wird aus der Einbettung in die allgemeine Weltbeschreibung verständlich und interpretierbar. So läßt sich auch das Weltbild der Mangyan entlang dualistischer, entgegengesetzter Kategorien skizzieren, wie es die Ethnologie als weitverbreitetes Orientierungssystem kennt (MÜLLER 1987). Daraus folgt die Wahrnehmung der "tatsächlichen", sichtbaren Welt - die vertraute Welt der Gemeinschaft, die umgeben ist von einer "wilden", Gefahren und Feindschaft bergenden, Welt. Diese Opposition findet ihre Entsprechung in der "spirituellen" Welt. Während in der materiellen Welt die Gegensätze mit Kategorien wie Gemeinschaft versus Fremde, Gefahr und Hunger versus Essen und Zufriedenheit umschrieben werden können, besteht in der nichtmateriellen Welt der Gegensatz zwischen den Hilfsgeistern *Taga-Bulod, kamuruan* oder *diwata* (die den Menschen beim Nahrungserwerb und der Krankenheilung zur Seite stehen) und den gierigen, aggressiven, kannibalistischen Kontrahenten *mamaw* oder *bukaw*. Diese beiden Kategorien werden von den Mangyan immer als personifizierte Kräfte beschrieben, sie dienen den Menschen quasi als spirituelle Folie eines guten und schlechten Menschen. "Schlechtes" Verhalten wie Aggressivität, Kämpfen, wütend und zornig werden *(aggalit)*, Streiten *(agaway)* und auch übermäßig gierig sein *(masamok)* zieht die *bukaw* und *mamaw* an und läßt sie mit ihren, den Menschen bedrohlichen, Eigenschaften aktiv werden, wohingegen "gutes" Verhalten wie Bescheidenheit, Zurückhaltung, Freigebigkeit die *kamuruan* überzeugt und sie zu Verbündeten werden läßt. Dieses Weltbild ist mit Thomas GREGORS Worten als "*antiviolent value system*" (1990) zu beschreiben, in dem friedvolles Verhalten durch "Stigmatisierung" von Streit, Zorn, Gewalt, Selbstbezogenheit und Gier gefördert wird und Prestige für großzügiges, bescheidenes und konfliktvermeidendes Verhalten zu gewinnen ist, und dieses gesamte Wertesystem in übernatürlichen Glaubensvorstellungen seine Entsprechung findet.

Wer die moralischen Verhaltensregeln verletzt, dem drohen meist nichtmenschliche "übernatürliche" Sanktionen, die die ganze Gemeinschaft aus dem Gleichgewicht geraten lassen. Im Zusammenhang mit Kindererziehung heißt das, daß Erziehung insgesamt kaum mittels direkter autoritärer oder einschränkender Eingriffe seitens der Eltern geschieht, sondern an böse Geister, mythische Wesen und übernatürliche Kräfte delegiert wird. Dabei weiß man um die besondere Gefährdung kleiner Kinder, grundsätzlich gelten aber die "übernatürlichen" Strafen für alle Mangyan. Auch Erwachsene gefährden durch "unmoralisches" Verhalten gesundes Leben und harmonische Ordnung. Moralische Erziehung könnte somit als eine lebenslange Konditionierung beschrieben werden. Als Mittler zu den nichtmenschlichen Wesen treten die *balaunan* - Heiler - auf, ein "Amt", das theoretisch jeder Erwachsene erlangen kann, praktisch aber hauptsächlich von alten Männern ausgeführt wird, die sich durch Bescheidenheit, Klugheit und Sorge um das Gemeinwohl verdient gemacht haben und als "gute" Menschen die Fähigkeit entwickelt haben, mit Hilfsgeistern in Verbindung zu treten.

Bevor ich diese Ausführungen zur moralischen Erziehung abschließe, ist es wichtig zu betonen, daß die Mangyan keine spezifisch männlichen Eigenschaften den weiblichen gegenüberstellen. Ihre Vorstellungen über menschliche Verhaltensweisen schließen beide Geschlechter mit ein, was sich wiederum in der Kindererziehung deutlich zeigt. Mädchen und Jungen werden nahezu identisch behandelt, von ihnen wird erwartet, daß sie ähnliche menschliche Charaktereigenschaften entwickeln. Dabei war eine beachtenswerte Dynamik zu beobachten: Neben einer Gruppenorientierung und -abhängigkeit sind andererseits Individualität und Autonomie wichtige Komponenten, die schon von früher Kindheit an gefördert werden. Was Kindern zugestanden und zugemutet wird, wie sie miteinander und mit Erwachsenen umgehen, hängt auch davon ab, in welchem Lebensabschnitt sie sich befinden.

3. Die frühen Lebensabschnitte
In vielen nicht-industriellen Gesellschaften wird der soziale Status nicht an einem chronologischen Altersbegriff festgemacht, sondern vielmehr am relativen Alter, an der Stellung innerhalb der Geschwister- und Generationenfolge (vgl. ELWERT 1990). Auch die Mangyan beziehen sich auf ihr Lebensalter

nicht in abzählbaren Jahren. Da die verwandtschaftlichen Anredetermini deutlich der Geburtsreihenfolge Rechnung tragen, wissen die Mangyan sehr genau, wer vor wem und wer nach wem geboren wurde. Im übrigen wird die Altersschichtung recht flexibel gehandhabt. Jede/r befindet sich in der Altersschicht, dessen Reife er/sie erlangt hat.

Kinder werden wie überall auf der Welt von der Frau geboren. Unterstützt wird sie dabei in der Regel ausschließlich von ihrem Mann. Er besorgt das Wasser, das für die anschließende Reinigung nötig ist. Es ist der Ehemann, der eine schwierige Geburt mit Bauchmassage begleitet, der das Kind vorsichtig herauszieht und die Nabelschnur durchtrennt. Diese komplementäre, partnerschaftliche Aufgabenteilung zwischen den Ehepartnern beschränkt sich nicht nur auf die Geburtsphase, sondern gilt für alle Lebensabschnitte (vgl. auch LAUSER 1994b). Auffallend war, wie häufig und liebevoll Väter sich um ihre Kinder kümmerten und dafür auch "arbeitsfreie" Tage einlegten und in der Siedlung bei ihren Kindern blieben.

Nach der Geburt bleibt die Frau einige Tage bis einige Wochen oder gar Monate zu Hause. Die Länge der Ruhepause wird den Frauen überlassen.

Maramosinang verließ schon zwei Tage nach der Entbindung für viele Stunden die Hütte und überließ das frischgeborene Baby der etwa siebenjährigen Tochter Maramos, die es den ganzen Tag in der Hängematte wiegte *(agyay-yan)* und mit Liedern einlullte *(yunan)*. Wenn es Hunger hatte, fütterte sie es mit vorgekauter und eingespeichelter Süßkartoffel von Mund zu Mund.

Allerdings, so versicherten meine Gesprächspartnerinnen, wäre eine so frühe Trennung von Mutter und Kind nicht üblich. Eine andere Mutter blieb wiederum ein halbes Jahr in der Hütte, die sie in dieser Zeit selten für länger verließ.

Sehr kleine Kinder - Säuglinge - heißen *budang te piyagpauso* (kleine Kinder, die noch gesäugt werden müssen). Ein Kind in dieser Lebensphase muß noch gestillt werden. Mangyan-Mütter stillen ihre Kinder ungefähr zwei Jahre, außer wenn sie schon vorher wieder schwanger werden. Es kann nicht laufen und muß noch auf dem Rücken oder auf der Hüfte herumgetragen werden. Während in der ersten Zeit nach der Geburt sich vorrangig die Mütter um die Säuglinge kümmern, übertragen sie manchmal schon nach den ersten Wochen diese Pflicht auf die älteren Geschwister.

Wenn die Kinder schon größer sind und kleine Aufgaben spielerisch verrichten können, werden sie einfach *budang* genannt. Sie können sprechen und herumlaufen, müssen aber noch beaufsichtigt werden, damit sie sich nicht verlaufen oder Opfer von Walddämonen werden. Obwohl die Erwachsenen sehr bewußt und oft spielerisch das körperliche Geschlecht des Kindes betonen - indem sie die Geschlechtsorgane der Kinder berühren und den Namen aussprechen z.B. *mamuan* im Falle eines Mädchens und *buslit* im Falle eines Jungen[18] - werden von den Kindern keine nach Geschlechtern unterschiedenen Verhaltensweisen erwartet. Mädchen und Jungen spielen zusammen dieselben Spiele und haben dieselben Spielzeuge, die zum Teil von den Jahreszeiten abhängen. So hatten in den windigen Monaten aus Blättern geformte "Windräder" und "Drachen" aus Plastiktüten Hochkonjunktur. In der Regenzeit wiederum wurden Bambuswasserspritzen favorisiert, oder die Kinder formten die wassergetränkten Lehmböden zu Gebilden, bauten kleine Holzbrückchen und leiteten die Wasserrinnsale ab. Bestimmte Murmel-, Kreisel - und "Brettspiele" hingen von den Reifezeiten bestimmter dafür verwendeter Früchte ab. Auffallend ist dabei, daß die Spiele der Kinder keine Elemente des Wettkampfes oder des sich gegenseitigen Messens enthalten. Es sind andererseits aber auch keine Spiele mit besonderem gemeinschaftsfördernden Impetus.[19] Ließen sich Kinder dennoch zu wetteifernden Spielen hinreißen, wurden diese recht schnell von Älteren - ganz entgegen ihrer sonstigen zurückhaltenden Art - mit *tama na, tama na* (genug, genug) kommentiert.

Ab ca. dem 8. Lebensjahr erhalten die bis dahin nackten Kinder Kleidung. Traditionellerweise waren dies für die Mädchen die ersten geflochten Reifen des *lingob*-Rattan-Rockes und für die Jungen ihre ersten Lendenschurze *(abay)*. Heute, im Zuge der Missionierung, geschieht die Einkleidung schon

---

[18] Häufig war zu beobachten, wie quengelige Kinder durch die Stimulation ihrer Geschlechtsteile beruhigt wurden. Diese - unterschiedslos von Frauen und Männern angewandte - Beruhigungsmethode war immer und unverzüglich erfolgreich: Ein zufriedenes Lächeln verdrängte dann die Tränen der Kinder.

[19] Die immer näherrückende Tieflandkultur verändert allerdings auch die Spiele der Mangyankinder. Ganz bewußt gefördert wird der Wettkampfgeist und der damit verbundene Leistungswille durch die Mission, die zu bestimmten Anlässen, beispielsweise kirchliche Festtage wie Weihnachten und Ostern, Spiele mit Wettkampfcharakter (Singwettbewerb, Sackhüpfen, Eierlauf, Staffellauf usw.) inszeniert und die Sieger mit Trophäen prämiert.

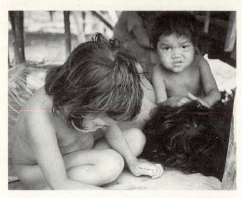

Abb. 3
Vater Marsing wird von seinen Kindern gelaust

einige Jahre früher mit Stoffshorts, Stoffröckchen und T-Shirts. In diesem Alter sind die Kinder schon reif genug, um die Sorge und Aufsicht über ihre jüngeren Geschwister zu übernehmen.

Ab der Pubertät beginnen die Mangyan zwischen einer jungen (heiratsfähigen) Frau - *daraga* - und einem jungen (heiratsfähigen) Mann - *boglo* - zu unterscheiden. Erst ab diesem Zeitpunkt werden die Pflichten und Aufgaben geschlechtsspezifisch unterschieden. Dabei kennen die Mangyan keinerlei Initiationsritual. Weder für Mädchen noch für Jungen wird der Übergang von der Kindheit in das Erwachsenenleben rituell markiert. Er verläuft vielmehr fließend (vgl. auch BRÄUNLEIN & LAUSER 1996). In der Pubertät wird Sexualität in heimlichen Begegnungen erprobt. Im Falle einer Schwängerung gilt das Paar als verheiratet.

4. Machtasymmetrie / egalisierende Mechanismen

Abschließend möchte ich mit einem Blick auf die Kinderwelt der Frage nachgehen, inwieweit eine sogenannte egalitäre Gesellschaft das Ideal der Gleichberechtigung über Alters- (und Geschlechter-) Differenzen hinweg zu verwirklichen sucht.

Die Diskussion um den Begriff "egalitäre Gesellschaft" gehört mit zu den alten und noch nicht gelösten Problemen der ethnologischen Theorienbildung. Lange Zeit galten klassenlose oder akephale - d.h. Gesellschaften ohne Staat oder Zentralinstanz als egalitäre Systeme. Man konnte zwar das Fehlen von politischen institutionalisierten Führern und ökonomischen Unterschieden konstatieren, berücksichtigte aber nicht differenziert, daß damit noch lange nicht die Gleichheit innerhalb von Verwandtschaftsgruppen garantiert ist. Morton FRIED (1976:33) entwickelte ein Konzept der egalitären Gesellschaft für sogenannte Wildbeutergesellschaften. Dabei geht er davon aus, daß Beziehungen zwischen Eltern und Kindern, zwischen Älteren und Jüngeren und zwischen Männern und Frauen per se inegalitär sind. Eine Gesellschaft ist nach Fried aber dann dennoch als egalitär zu bezeichnen, wenn aus diesen universellen (zum Teil) minimalen Differenzen keine gesellschaftlichen Stratifizierungszuschreibungen erwachsen.

Im folgenden möchte ich einige egalisierende Mechanismen beschreiben, durch die alters- und generationenbedingte Machtasymmetrien abgeschwächt werden. Die aufgeführten Aspekte sind lediglich als Anmerkungen zu einer Theorie der egalitären Gesellschaft gedacht, eine ausführliche Diskussion würde den Rahmen dieses Aufsatzes sprengen.

Im Alltag der Mangyan-Kinder ließen sich eine Reihe von Mechanismen beobachten, die das Ziel verfolgten, die Kinder zu autonomen, gleichberechtigten Erwachsenen heranreifen zu lassen. Generell kann gesagt werden, daß der elterliche autoritäre Einfluß gering gehalten wird. Anweisungen an Kinder haben keinen Kommandocharakter, ein harscher Befehlston fehlt, der Einsatz von körperlicher Züchtigung ist so gut wie ausgeschlossen. Wird ein Kind aufgefordert, bestimmten kinderüblichen Pflichten wie Wasserholen an der Quelle (*sumalod, agpasalod*) oder Hüten des jüngeren Geschwisters (*agalapot*) nachzukommen, hat es immer die Möglichkeit, kurz und bündig nein zu sagen - *dayao* (ich will nicht). Es ist sich einer gewissen Autonomie in solchen Situationen bewußt und kennt durchaus die Grenzen. Denn in der Regel läßt es eine gewisse Zeit verstreichen, in der es sich noch seinen eigenen Interessen und Spielen weiterwidmet, um dann doch die Aufträge auszuführen.

Immer wieder konnte ich in unserer nächsten Nachbarschaft beobachten, daß der Vater nach einem *dayao* seines kleinen Sohnes Lakmoy wie selbstverständlich selbst nach den Wasserbehältern griff und sich zur Wasserquelle aufmachte. In anderen Situationen jedoch zeigte er sich auch weniger nachsichtig. So blieb Lakmoy eines Nachts sehr lange seiner elterlichen Hütte fern. Am anderen Ende der Siedlung wurde eine rituelle Schweineschlachtung anläßlich einer Krankenheilung vollzogen. Als Lakmoy auch nach vollzogener Schweineschlachtung nicht in die elterliche schützende Hütte zurückkehren wollte, wurde er von seinem Vater entschiedener zurückgerufen - es gab keinen Aufschub mehr, und gehorsam tapste er durch die besonders für Kinder als gefahrenreich empfundene Dunkelheit nach Hause.

Erwähnenswert ist an dieser Stelle eine Art Bestrafung durch höhere Gewalt. Die Mangyan nennen es *busong*, was sich durch Aufblähen des Bauches manifestiert. Diese Strafe tritt vor allem ein, wenn die Jungen sich den Alten widersetzen, frech widersprechen und ungezogen sind *(malikot)*, wurde mir erklärt. Da den Alten keine unmittelbare Sanktionsgewalt zur Verfügung steht, wird die mittelbare Bestrafung auf die Meta-Ebene verlegt.

Eine ähnliche Verlagerung der Sanktionsgewalt auf eine nichtmenschliche Instanz zeigte sich ja in den bereits erwähnten angstmachenden Drohungen für besonders unruhige, ungehorsame und egozentrische Kinder. Hier sei auch noch einmal an die oben erzählte *Tagayan*-Geschichte erinnert. Die immer maßlos gierigen und hungrigen Geister werden dabei keineswegs nur als quasi fiktive Märchenfiguren eingesetzt (wie z.B. die Hexe bei Hänsel und Gretel in den Grimm'schen Märchen), sondern als wirkliche Gefahr und Bedrohung empfunden und wahrgenommen. In einer Reihe von rituellen Maßnahmen - im äußersten Fall wird auf die wirkungsvollste Opferhandlung des *agpansula buyok* (der rituellen Schweineschlachtung - siehe auch BRÄUNLEIN & LAUSER 1993: 498ff.) zurückgegriffen - wie auch in den nächtlichen "schamanischen" Gesängen werden solche Geister von den Kindern ferngehalten, oder, wenn sie schon von den Kindern Besitz ergriffen haben, vertrieben (und ausgetrieben).

Nur zwei Mal während der ganzen Forschungszeit wurde ich Zeugin einer direkten heftigen "Auseinandersetzung" zwischen Eltern und Kind. Beides Mal griffen sehr schnell umstehende Bezugspersonen ein und sorgten vermittelnd für Gefühlskontrolle, indem sie die Position des scheinbar "machtlosen" Kindes stärkten.

Das eine Beispiel ereignete sich zwischen Philimonina und ihrer etwa zehnjährigen Tochter Arnelia. Die Mutter wollte die Siedlung verlassen, um auf die Pflanzung zu gehen. Arnelia sollte zu Hause bleiben und auf ihre kleine Schwester aufpassen. Diese wollte aber an diesem Tag unbedingt in die "Schule" gehen. Es waren neue leckere Nahrungsmittel aus der Missionsstation angekommen, ein besonderes Mittagessen für alle "Schüler" war in Aussicht gestellt. Arnelia war störrisch und weinte und widersprach den Anweisungen der Mutter. Als alles nichts half, rief sie ihrer Mutter zornige Verwünschungen nach *(buki bukaw* - was einem "der Teufel soll dich holen" gleichkommt). Darauf wurde nun die Mutter wütend (und wollte sich nicht nur auf die *busong*-Bestrafung durch höhere Gewalt verlassen). Sie bückte sich nach einem auf dem Boden herumliegenden Stock und drohte damit ihrer Tochter. Lakitina, die Schwägerin, griff sofort ein, nahm Arnelia in Schutz und besänftigte die Mutter. Schließlich ging die Mutter aufs Feld, Arnelia mit ihrer kleinen Schwester in die Hängematte. Sie bekam später dennoch ihr besonderes Mittagessen.

Schon vom frühen Alter an erleben Kinder einen häufigen Wohnortswechsel mit mehr oder weniger langen Aufenthalten (zwischen einigen Tagen und Wochen bis zu einigen Monaten). Neben ökonomisch bedingten und saisonalen Mobilitätsformen oder Wohnortswechsel aus konfliktvermeidenden Gründen, pendeln vor allem junge Paare zwischen virilokalen und uxorilokalen Verwandtschaftsgruppen. Im ersten Jahr bevorzugen die Mangyan Uxorilokalität (d.h. Wohnortwahl bei den Verwandten der Ehefrau), später pendeln sie regelmäßig zwischen der Familie des Mannes und der Familie der Frau und zwischen den lokalen Gruppen der Geschwister und Schwäger. Diese hohe Mobilität führt dazu, daß Kinder mit einer großen Anzahl von Verwandten in Kontakt kommen. Dabei lernen sie, sich nicht nur an den Eltern zu orientieren, sondern sich einer großen Anzahl von Menschen gegenüber loyal zu verhalten. Tendenziell hierarchische Beziehungen zu älteren Bezugspersonen

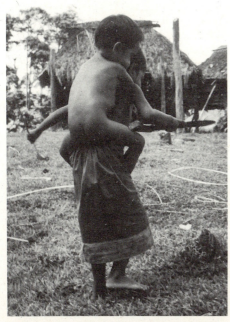

Abb. 4
Tutay trägt ihr Brüderchen

allgemein werden somit weniger als dauerhaft sich etablierende, sondern eher als temporäre erlebt.

Aber auch in der Beziehung zu ihren Eltern erleben Kinder Veränderungen, Brüche und destabilisierende Flexibilität aufgrund von "Scheidungen", die vor allem in den Anfangsjahren junger Ehen häufig vorkommen. Nach mehreren Ehejahren mit zunehmender Kinderzahl sind Trennungen seltener zu beobachten. Monogamie, so wurde uns immer wieder versichert, werde hoch eingeschätzt. Dennoch sind mehrere Ehemänner bzw. Ehefrauen - im seltensten Falle nebeneinander, sondern nacheinander - die Regel.

Adoptionen durch nahe Verwandte kommen häufig vor. Gerade der Blick auf Adoptionen zeigt, in welch vielfältigen Loyalitätsbeziehungen, die über die Kernfamilie hinausreichen, sich Kinder bewegen können. Vor allem unter Geschwistern werden Kinder gegenseitig adoptiert. Die Gründe für eine Adoption können dabei vielfältig sein, wie einige Beispiele aus Malula zeigen:

Das erste Kind in einer Ehe wird bisweilen als eine Bedrohung für die Eltern empfunden *(agpandaog sa mga kuyay* - wörtlich es wird die Eltern besiegen). Wenn der Vater das Kind nicht töte, werde er selbst geschwächt werden und sterben müssen. Dies sei noch Sitte bei den Mangyan tief in den Bergen, erzählte man uns, in Malula käme das nicht mehr vor. Wenn es jemanden gibt, der sich um dieses Kind kümmere, dann werde es weggegeben; wenn es niemanden gäbe, dann werde es in der Regel mit der Placenta weggeworfen, erzählte Palaiina. In Malula hatten zwei Großelternpaare die jeweils erstgeborenen Säuglinge ihrer Töchter adoptiert.

Arsenia war ungefähr drei Jahre alt, als sie adoptiert wurde und in den Haushalt ihrer (unfruchtbaren) Tante (der Schwester ihres Vaters) und deren Mann wechselte. Sie war die zweitjüngste von vier Schwestern. Tagsüber, wenn die Adoptiveltern und die leiblichen Eltern draußen auf den Feldern waren, wurde sie weiterhin von ihren älteren Schwestern gehütet und bewegte sich auch sonst weiterhin unter den ihr vertrauten Menschen, da diese in engen sozialen geschwisterlichen Nachbarschaftsbeziehungen standen. So war zu beobachten, daß Arsenia von beiden Eltern, den "biologischen, alten", wie auch von den "sozialen, neuen" getröstet und zärtlich getätschelt wurde, wenn sie weinte. Arsenia lernte im Laufe der Zeit sehr wohl die Vorzüge einer doppelten Elternschaft kennen, und alle schenkten ihr in der neuen und alten Familie wohlwollende Aufmerksamkeit, mit Ausnahme ihres neuen kleinen Bruders Gurot (ein adoptiertes Kind aus der Linie des Ehemannes - genauer: das erste Kind seiner ältesten Tochter aus einer vorangegangenen Ehe), der einige Zeit von Eifersucht geplagt wurde.

Der Wunsch nach einem bestimmten Geschlecht des Kindes (egal ob Junge oder Mädchen) wird häufig über Adoption erfüllt. So bekam ein Ehepaar mit vier Söhnen von dem Bruder des Ehemannes und dessen Frau, die bereits sechs Kinder hatten, die zweitjüngste Tochter.

Als weiteres Argument für Adoptionen wurde "Einsamkeit und Traurigkeit" *(mapanlaw)* genannt. Beispielsweise adoptierte ein altes Ehepaar, dessen leibliche Kinder bereits in selbständigen Haushalten lebten, ihre (bereits heiratsfähige) Enkeltochter. Für ihre Adoptiveltern ist sie nun in erster Linie Tochter (in zweiter Enkeltochter).

Durch Adoptionen entstehen mitunter (für die Ethnologin) schwer überschaubare und vielfältige Verwandtschaftsverflechtungen. Gleichzeitig erweitert sich das Beziehungsnetz der Adoptierten ungemein, wie folgendes Beispiel zeigt:

Eine Frau war inzwischen angeblich mit dem zehnten Mann verheiratet und hatte fünf Kinder von verschiedenen Männern zur Welt gebracht. Drei ihrer Kinder lebten mit ihr, die anderen adoptierte ihre Schwester. Sie selbst wiederum adoptierte zusammen mit ihrem derzeitigen Ehemann Domingo zwei Kinder einer verstorbenen Tochter Domingos. Der leibliche Vater dieser Kinder hatte sich wiederverheiratet und wollte die Kinder nicht in die neue Ehe mitnehmen. Die Kinder blieben somit in der Mutterlinie, Domingo ist Vater und Großvater zugleich, wobei durch die Adoption die soziale Rolle des Vaters überwog.

In jedem Falle vermehren die durch Scheidungen, Wiederverheiratungen und - auch aus anderen Gründen häufig vorkommenden - Adoptionen die Väter, Stiefväter, Adoptivväter und Mütter, Stiefmütter und Adoptivmütter. Diese werden oft als wahre, bisweilen auch als zusätzliche Eltern angesehen.

Kinder verbringen - wie nun schon oft betont - die meiste Zeit mit ihren Geschwistern und ihrer "peer group" (die Gruppe der gleichberechtigten Vettern, Basen und Freunden) außerhalb einer Überwachung durch Erwachsene. Kindern wird darüber hinaus das Privileg zugestanden, in beinahe jedem Haushalt der Siedlung um etwas Essen bitten *(agayay)* zu können und sich mit zusätzlichen "snacks" zu

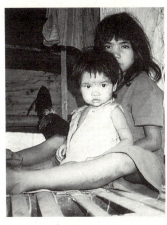

Abb. 5
Arnelia mit Bunsuan

versorgen. Somit können sie sich unabhängig von den Eltern Nahrung beschaffen. Auch bei den großen, gemeinsamen Festlichkeiten wurde immer besonders darauf geachtet, daß den Kinder reichlich Essen gereicht wurde.

Während Eltern-Kind-Beziehungen bedingt asymmetrisch und abhängig sind, wird bei den Geschwisterbeziehungen ein tendenzielles Senioritätsprinzip durch bedingungslose gegenseitige Verpflichtungen ausbalanciert. Die Geschwisterbeziehung stellt sozusagen eine Art moralische Einheit dar. Wie in vielen Gesprächen versichert wurde, kann von den Geschwistern absolute Solidarität gefordert werden, ohne daß man sich zu "schämen" bräuchte. *Walang nahihiya sa tayarian, talaga. Dapo agkarikoy, wano. Pinakaimportante ang tayarian.* (In einer *tayarian* ist Schüchternheit wirklich nicht nötig. Für einen Mangyan ist die *tayarian* am wichtigsten.) Die Beziehung ist so intim und gegenseitig und bedarf keiner formalen Kompensation im Falle einer materiellen Unterstützung. Neben einer generellen Hochschätzung zur gegenseitigen Hilfe besteht besonders zu den Geschwistern und damit mittelbar auch zu deren Ehepartnern, den Schwägern, ein verpflichtendes Beziehungsnetz. Einem Geschwister den Zugang zum Feld oder Hilfe im allgemeinen zu verweigern, ist ein grobes Normvergehen. Eine derartige Betonung der horizontalen Verwandtschafts- und Sozialbeziehung ist ganz sicherlich ein wirkungsvoller kulturell konstruierter Ausgleich gegen die selbstverständlich auch bestehenden vertikalen Verwandtschaftsbeziehungen. Die Basis für diese enge Geschwisterbeziehung wurde vom ersten Lebenstag eines Mangyankindes an gelegt.

Zusammenfassend will ich mit diesem Beitrag vor allem auf folgende Punkte hinweisen: Das Heranwachsen der Kinder in Malula ist von weitgehender Autonomie bestimmt. Diese Autonomie resultiert aus der Arbeitsorganisation der Erwachsenen, die tagsüber auf den Brandrodungsfeldern abseits der Siedlung arbeiten und die Kinder in der Obhut einer "Kinder-Community" zurücklassen. Das Spiel, die Arbeit, die spielerische Arbeit der Selbstversorgung (Kochen, Geschwisterhüten, "Jagen u. Sammeln") der Kinder ist in dieser Zeit von Erwachsenen nicht reglementiert. Regulativ wirken allenfalls die Altersunterschiede der Geschwister. Der Zusammenhalt der Geschwisterschaft, die für das spätere Leben von zentraler sozialer Bedeutung ist, wird damit eingeübt und gestärkt. Autonomie wird jedoch nicht allein durch Verfügbarkeit über unreglementierte Zeit und Tätigkeit hergestellt, sondern auch durch die vorherrschende Ideologie "egalitärer", nicht-hierarchischer Beziehungen von Seiten der Erwachsenen. Kinder leben zudem in einem verzweigten Beziehungsnetz zu Erwachsenen, die in aller Regel über die Beziehungsstruktur der Kleinfamilie hinausgeht und damit die Möglichkeit der Meidung von Personen und Konflikten beinhaltet. Kinder werden von den Eltern, von Erwachsenen als eigenständige menschliche Wesen wahrgenommen. Das Heranwachsen in der Kinderwelt der Mangyan ist indes keinesfalls paradiesisch. Die allmorgendliche Trennung von den Eltern, die aufs Feld ziehen, wird nicht schulterzuckend hingenommen, sondern hinterläßt innere Spuren. Und obgleich die Autorität der Elternwelt keine unumschränkte und beherrschende ist, so existiert daneben doch die Verfügungsgewalt einer weit unerbittlicheren Welt der Geister.

References

BAUDLER, B.A. 1994. Über das "Kontinuum-Konzept" der Jean Lidloff, die Initiationen der Ye'kuana und die Initiationsfolter bei Pierre Clastres. Oder: Eine Ethnologie, die voll und ganz im Adultismus befangen ist, ist ein "Unding"! *kea - Zeitschrift für Kulturwissenschaften* 6: 49-70.

BRÄUNLEIN, P.J. 1995. Die Rückkehr der lebenden Toten. Tod und Jenseits in der Vorstellung der Alangan-Mangyan (Mindoro / Philippinen). *kea - Zeitschrift für Kulturwissenschaften* 9.

BRÄUNLEIN, P.J. & A. LAUSER. 1993. *Leben in Malula. Ein Beitrag zur Ethnographie der Alangan-Mangyan auf Mindoro (Philippinen)*. Pfaffenweiler.

-----. 1996 (im Druck). Fließende Übergänge ... Kindheit, Jugend, Erwachsensein in einer ritualarmen Gesellschaft

(Mangyan / Mindoro / Philippinen). In: *Junge Wilde. Zur kulturellen Konstruktion von Kindheit und Jugend.* Edited by D. DRACKLÉ. Berlin

CHRISTENSEN, P.H. 1994. Children as the cultural other: the discovery of children in the social cultural sciences. *kea - Zeitschrift für Kulturwissenschaften* 6: 1-16.

CONKLIN, H.C. 1960. Maling: A Hanunóo Girl from the Philippines. In: *In the Company of Man.* Edited by J.B. CASAGRANDE, pp 101-118. (Reprint: 1970. Getting to know a Hanunóo Girl. In: *Culture Shock. A Reader in Modern Cultural Anthropology.* Edited by P.K. BOCK, pp 231-245. New York.)

DENTAN, R.K. 1968. *The Semai. A Nonviolent People of Malaysia.* New York.

-----. 1978. Notes on Childhood in a Nonviolent Context: The Semai case. In: Learning Non-Aggression. Edited by A. Montagu. Oxford.

ELWERT, G. (Ed.). 1990. *Im Lauf der Zeit: Ethnographische Studien zur gesellschaftlichen Konstruktion von Lebensaltern.* Saarbrücken.

FINE, G.A. & K.L. SANDSTROM. 1988. *Knowing Children. Participant Observation with Minors.* Newbury, London, New Dellhi.

FRIED, M.H. 1976. *The Evolution of Political Society. An Essay in Political Anthropology.* New York.

GIBSON, Th. 1986 *Sacrifice and Sharing in the Philippine Highlands: Religion and Society among the Buhid of Mindoro.* London.

-----. 1989. Symbolic representations of tranquility and aggression among the Buhid. In: *Societies at Peace. Anthropological Perspectives.* Edited by S. HOWELL, & R. WILLIS, pp. 60-78. London.

GOODE, D.A. 1986. Kids, Culture and Innocents. *Humans Studies* 9: 83-106.

GREGOR, Th. 1990. Uneasy Peace: Why Xinguanos Don't Make War. In: *The Anthropology of war.* Edited by J. HAAS, pp. 105-124. Cambridge.

HOWELL, S. & R. WILLIS (Eds.). 1989. *Societies at Peace. Anthropological Perspectives.* London.

KOUBI, J. & J. MASSARD-VINCENT (Eds.) 1994. *Enfants et sociétés d'Asie du Sud-Est.* Paris.

LAUSER, A. 1992. Sind wißbegierige Ethnologen gierige Fresser? - Rollenzuweisungen in der Begegnung mit einer Mangyan-Gruppe auf Mindoro (Philippinen). *kea - Zeitschrift für Kulturwissenschaften* 3: 73-89.

-----. 1994a. Die Geschwisterschaft als soziales Netz. Zur 'tayarian' ("Geschwisterbande") bei den Mangyan Malulas (Mindoro / Philippinen.*kea - Zeitschrift für Kulturwissenschaften* 6: 71-96.

-----. 1994b. Geschlechterverhältnisse in einer "egalitären" Gesellschaft: Ein Fallbeispiel aus den Philippinen. *kea - Zeitschrift für Kulturwissenschaften* 7: 119-148.

-----. 1995. Wir Mangyan haben Angst - Friedfertigkeit und Angst als Modell einer friedvollen Gesellschaft. In: *Krieg und Frieden - Ethnologische Perspektiven (kea - Sonderband* 2). Edited by P.J. BRÄUNLEIN & A. LAUSER. Bremen.

MACDONALD, Ch. 1977. *Une société simple. Parenté et Résidence chez les Palawan (Philippines).* Paris.

MARSHALL, M. (Ed) 1983. Siblingship in Oceania. Studies in the Meaning of Kin Relations. *ASAO Monograph* Nr. 8.

MÜLLER, K.E. 1987. *Das magische Universum der Identität. Elementarformen sozialen Verhaltens. Ein ethnologischer Grundriß.* Frankfurt.

PETZOLD, L. 1978. *Deutsche Volkssagen.* München.

ROBARCHEK, C.A. 1977a. *Semai Nonviolence: A System Approach to Understanding.* (Unpublished Dissertation, University of California) Berkeley.

-----. 1977b. Frustration, Aggression and the nonviolent Semai. *American Ethnologist* 4: 762-779.

-----. 1979. Learning to Fear: A Case Study of Emotional Conditioning. *American Ethnologist* 4: 555-567.

-----. 1986. Helplessness, Fearfulness, and Peacefulness: The Emotional an Motivational Context of Semai Social Relations. *Anthropological Quarterly* 59: 155-204.

-----. 1989. Hobbesian and Rousseauan Images of Man: Autonomy and Individualism in a Peaceful Society. In: *Societies at Peace. Anthropological Perspectives.* Edited by S. HOWELL, & R. WILLIS. London.

-----. 1994. Ghosts and Witches: The Psychocultural Dynamics of Semai Peacefulness. In: *The Anthropology of Peace and Nonviolence.* Edited by L.E. SPONSEL & TH. GREGOR, pp-183-196. Boulder.

WEISS, F. 1981. Kinder schildern ihren Alltag. Die Stellung des Kindes im ökonomischen System einer Dorfgemeinschaft in Papua New Guinea (Palimbei, Iatmul, Mittelsepik). *Basler Beiträge zur Ethnologie:* 21.

-----. 1993. Von der Schwierigkeit, über Kinder zu forschen. Die Iatmul in Papua-Neuguinea. In: *Kinder. Ethnologische Forschungen in fünf Kontinenten.* Edited by M.-J. VAN DE LOO & M. REINHARDT, pp 96-153. München.

Ins Leben getragen:
Frühe Kindheit der Sundanesen auf West-Java, Indonesien.
Eine ethno-medizinische Beschreibung mit interkulturellen Bezügen
Early Childhood of Sundanese People in West-Java, Indonesia

Siegrun von Loh

Zusammenfassung: Frühkindliche Kinderbetreuung und Erziehung der ethnischen Gruppe der Sundanesen auf West-Java, Indonesien, zeichnet sich durch besonders hingebungsvolles und empathisches Eingehen auf das Kleinkind aus. Es erlebt eine frustrationsarme frühe Kindheit in engem Körperkontakt mit der gesamten Familie, wodurch es die Stabilität gewinnt, später den hohen Ansprüchen tradierter ethischer Normen der sundanesischen Gesellschaft gerecht zu werden.

Die Sundanesen teilen viele Aspekte ihrer Geschichte (wie hinduistische, islamische und holländische Einflüsse) mit ihren javanischen Nachbarn, aber haben ihre eigene Sprache und etliche besondere Lokaltraditionen. Die Einstellung zum Kind jedoch ähnelt vielen anderen asiatischen Völkern; ein interkultureller Vergleich zu nordeuropäischen Erziehungsansichten wird andiskutiert.

Abstract: The study deals with child-rearing habits of the Sundanese ethnic group, West Java, Indonesia. The Sundanese share Hindu, Islamic, and Dutch influence with their Javanese neighbours, but have their own language and specific local traditions. These include devotion to the needs of the cherished infant and empathetic care in close body contact by the whole family. This attitude minimizes frustration during early years and provides the child with a stable basis for later coping with the strict discipline required by the ethical traditions of the Sundanese society. Comparisons to northern European habits are discussed.

Keywords: West-Java Indonesien; Sundanesen; frühkindliche Bedürfnisbefriedigung durch Körpernähe; interkultureller Verhaltensvergleich, West-Java Indonesia, Sundanese child rearing, body contact in infancy, intercultural behavioral pediatrics.

1. Einleitung

Frühe Kindheit auf Java bedeutet volles Zugeständnis der Gesellschaft an den „besonderen kleinen Menschen" mit seinen speziellen Bedürfnissen. Das javanische Kind wächst körpernah, behütet, frustrationsarm, unter intensiver Zuwendung in die ersten beiden Lebensjahre hinein. Hieraus scheint es Kraft zu schöpfen, schon ab dem dritten Lebensjahr den hohen ethischen Normen der javanischen Gesellschaft gerecht werden zu können.

Die Javaner sind kein primitives Naturvolk, sondern eine Hochkultur, und ihre Erziehungsauffassung über die frühe Kindheit findet sich, mit Variationen, im gesamten pan-asiatischen Raum wieder. Das erlebte Beispiel entstammt siebenjähriger kinderärztlicher Berufstätigkeit in Indonesien beim Aufbau eines Sozialpädiatrischen Zentrums auf Java, sowie dem Alltagserleben der Autorin, in deren eigenem Haushalt mit Kind zwei indonesische Mütter ihre Kinder aufzogen .

2. Hintergrund
2.1. Geographie

Zu Indonesien gehören 2/3 der Inselwelt des Malaiischen Archipels, der sich wie eine Kette zwischen Australien und Asiatischem Kontinent dahinzieht, eine Entfernung wie von England bis zum Ural überbrückend. Seine 13.699 Inseln bestehen aus dem Sunda-Archipel und den Molukken und änderten nach ihrer Befreiung von holländischer Kolonialherrschaft 1945 ihren Namen von „*Niederländisch Ost-Indien*" in „Indonesien". Javas vulkanische Bergwelt bietet tropisch-üppige Vegetation. Als typisch bleiben dem Java-Besucher die Berghänge in Erinnerung, die durch Naßreisterrassen und Teeplantagen in abertausende von Grünschattierungen getaucht sind, oder die palmenbestandenen Meeresstrände. Java ist die am dichtesten besiedelte und die zivilisatorisch fortschrittlichste Insel des Archipels und Sitz der Regierung. Java ist etwa so groß wie England und gliedert sich in die drei Provinzen: West, -Mittel- und Ostjava. Der Bericht stammt aus der Zweimillionenstadt Bandung, Provinzhauptstadt West-Javas, 700 m hoch im „Sundanesischen Bergland" gelegen.

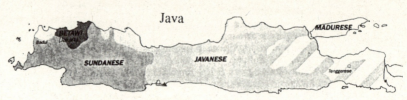

Abb. 1
Ethnische Verteilung auf Java: ca. 20 Millionen Sundanesen= 80% West Javas Bevölkerung, 14 % aller Indonesier., OEY, E. 1991. Java. Periplus. Ed. U.S.A.

2.2. Ethnik

Indonesiens 190 Millionen Bewohner bilden eine komplexe ethnische Vielfalt, grob zusammengefaßt als Indo-malaiische Völkergruppe, deren Vielschichtigkeit sich in ca. 250 Sprachen und ebenso vielen Dialekten widerspiegelt. Von den Ur- und Hauptsprachen Javanisch und Malaiisch ist letzteres als „Indonesisch" zur Umgangs- und Amtssprache erklärt worden, um die *„Vielfalt in Einheit"* (Staatsslogan) zusammenzufassen.

West-Java ist zu ca. 80 % von der ethnischen Gruppe der Sundanesen bewohnt, Deuteromalaien, deren erste in Sanskrit geschriebenen Zeugnisse auf Königreiche um 1.000 v. Chr. zurückweisen (HELFRITZ 1984). Langandauernder, intensiver hinduistischer Einfluß bis zum 15. Jahrhundert wurde, ebenso wie der darauffolgende islamische, von den Malaien mit den eigenen Traditionen sanft aber konsequent vermischt. Tagore sagte auf Java: „Ich sehe Indien überall, aber ich erkenne es nicht" (INDONESIA/LONELY PLANET 1990).

Kindernamen geben Beispiel für die Verschmelzung der Epochen: Als typischer Jungenname vereint z.B. *„Dadang Indra Imam"* sundanesische, hinduistische, moslemische Kulturgeschichte; fortschrittsbewußte Chinesen würden noch ein „Jonny" anhängen.

Chinesen bilden eine Minorität von 4 % auf Java, jedoch 40 % der Ökonomie beherrschend. Buddhismus und Christentum stellen wenige Prozent der staatlich vorgeschriebenen Gläubigkeit, während sich 90 % zum Islam bekennen: Indonesien ist der Welt größter Moslemstaat. Im Alltag verweben sich in lebendigem Synkretismus moslemische Lebensregeln, hinduistische Bräuche, Lokaltraditionen und Animismus mitsamt der modernen Staatsethik.

Unterschiede zwischen Sundanesen und Javanern finden sich in Musik, Tanz, Ernährung und Gesundheitstraditonen etwa in dem Masse, wie zwischen Holländern und Deutschen. Für den Ausländer ist es zunächst schwierig, sundanesisches von javanischem Detail zu unterscheiden; Jahrtausende ähnlicher Einflüsse schafften mehr Gemeinsamkeiten als Unterschiede, eher Variationen des Grundthemas „indo-malaiische Kultur" - auch in der Kinderpflege und Erziehung.

2.3. Gegenwart: Ein Land der „3. Welt"

Durch koloniale Ausbeutung hat Indonesien wirtschaftlichen und infrastrukturellen Rückstand aufzuholen. Es wird daher als „Entwicklungsland" oder Land der „3. Welt" bezeichnet. Diese Definition ist einseitig defizit-orientiert und suggeriert leider immer wieder Primitivität.

Das Gros dieses viertgrößten Staates der Erde gehört jedoch einer Hochkultur an, deren mehr als 2.000 Jahre altes Kulturerbe auch heute viele Lebensbereiche durchdringt und beispielsweise durch seine Gesellschaftstraditionen zu wesentlich kultivierterem zwischenmenschlichen Verhalten beiträgt, als es gegenwärtig bei uns zu finden ist.

3. Gesellschaftstraditionen

Diese Gesellschaftstraditionen stellen vor allem auf Java ein fest gewebtes Wertenetz dar, dessen Denk- und Ausdrucksweisen die Lebensform des Javaners bis ins Alltagsdetail bestimmen und in vieler Weise westlicher Lebensphilosophie entgegengesetzt ist.

Gemäß javanischem Konzept beinhaltet der Mensch als Teil des Universums kosmische Kraft. Deren Kapazität ist schicksalsmäßig festgelegt und bestimmt ihm seinen individuellen Platz in der Hierarchie der Gesellschaft. Seine innere kosmische Kraft sollte mit der des Universums in Einklang, Harmonie stehen; Imbalance verzehrt Kräfte oder macht krank. Um seine inneren Kräfte mobilisieren zu können, strebt der Javaner Harmonie mit der Umwelt an, deren Teil er ist. Die unmittelbare Umwelt sind seine Familie, die umgebende gesellschaftliche Gruppe und der Ort seines Lebensbereichs. Strenge Normen helfen, die gegebene Harmonie zu erhalten.

Harmonie innerhalb seiner selbst erreicht er durch Disziplinierung seiner Gefühle, Harmonie mit der Umgebung durch Konfliktvermeidung, deren erste Stufe eigenes kontrolliertes Wohlverhalten ist. Emotioneller Spannungsanstieg wird im Entstehen nivelliert. Bewegung und Sprache halten sich um ein kontrolliertes Mittelmaß. Spontane Gefühlsausbrüche, hastige Bewegungen gehören nicht zum „erwachsenen Verhalten". Zum Schutz vor Spontaneität wird Interaktion in allen Ebenen ritualisiert.

Sundanesen und Javaner bewegen sich im Alltagsleben langsam und kontrolliert. Sie sprechen sanft und in mittlerer Stimmgebung. Das immerwährende Lächeln verdeckt die eigenen Emotionen, soll jedoch auch anderen zu Contenance verhelfen: *„Wenn ich traurig aussehe, wird alles noch schlimmer!"* Dementsprechend lächelt man ein weinendes Kind an, um es zu trösten: Mimik und Körpersprache sind also soziales Regulativ, nicht Selbstausdruck!

Ritualisierte Umschreibungen, Umwege und Indirektheit prägen die Interaktion. Blickkontakt wird vermieden, man senkt den Kopf bei Begrüßung; Höflichkeitsformeln leiten Gespräche ein und aus. Konfliktgeladene Themen werden oft vertagt. Anspannung, Höhepunkte und Tiefen werden im Einzelmoment wie im Gesamtleben vermieden. Das sanfte Schwingen um eine Mittellage herum spiegelt sich auch in der Musik, im Tanz und in der vorwiegend ornamentalen Kunst wieder.

Von einem Europäer verlangte eine derartige Kontrolle der Spontaneität äußerste Kraftanstrengung, vom reifen Javaner aber wird gemäß MAGNIS-SUSENO (1981) erwartet, daß ihm das mühelos gelingt. Abweichungen von diesem Verhalten werden als unreif betrachtet und allenfalls kleinen Kindern, Betrunkenen und Ausländern zugestanden (MAGNIS-SUSENO 1981). Hierfür bieten *„...die Touristen mit ihrer plumpen Erscheinung und raschen, unkontrollierten Bewegungen ... ein abschreckendes Demonstrationsobjekt"* (SWART 1983: 65).

4. Das Menschenbild
Die genannten Fähigkeiten müssen dem Menschen erst anerzogen werden. Übergreifendes Erziehungsziel ist die ständige Reproduktion der Ordnung, die vom Kosmos vorgegeben ist und durch menschliche Schwächen gefährdet wird. Aufgabe individueller Erziehung ist die pragmatische Vermittlung von Verhaltensweisen und Einsicht in die Notwendigkeit der Harmonie in der gesamten Existenz, auf der individuellen, der sozialen (gesellschaftlichen) und kosmischen Ebene, erfahrbar zu machen.

Kindererziehung dient also nicht einer Entfaltung individueller Merkmale und Fähigkeiten, sondern der Anpassungsfähigkeit an die gegebene Ordnung, allerdings nicht im Sinne von blindem Gehorsam, sondern durch ständige Arbeit an sich selbst, bis Konzentrationsfähigkeit auf innere und äußere Disziplin samt Kontrolle psychischer und physischer Kräfte internalisiert ist zugunsten eines Einklangs mit der Ordnung des sozialen Umfelds und damit des Kosmos (SWART 1983).

5. Die Familie
Das Kind wächst in diese Gesellschaftsordnung schon vorgeburtlich hinein.

5.1. Familienstruktur: Großfamilie statt „Dyade"
Dem Neugeborenen strecken sich viele Hände entgegen. Es hat meist zwei bis acht Geschwister und wächst überwiegend in einer Großfamilie auf, die bis zu 50 Mitglieder zählt. Bei zunehmender Mobilität wohnt man nicht mehr immer unter einem Dach oder in einem Ort, doch trifft sich häufig und regelmäßig unter nicht unerheblichem zeitlichen und finanziellen Aufwand und bespricht alle wichtigen Lebensentscheidungen.

Dies trifft nicht nur auf den dörflich-landwirtschaftlichen Lebensraum zu, in dem 80 % Indonesiens Bevölkerung lebt, sondern bleibt, wenn auch verdeckter, im städtischen, beginnend vereinzelnden Lebensstil erhalten. Auch im Berufsleben hängen wesentliche Entscheidungen oft vom Konsensus der Familie ab. Gemeinschaftsharmonie steht über individuellem Interesse, berufliche Sachzwänge beugen sich dem Gesellschaftsgesetz. Der Konsens mit Familie und Tradition bleibt auch in losgelösten Situationen wie Auslandsaufenthalten lebensbestimmend; und manche politische Entscheidung ist nur auf dieser Handlungsgrundlage verständlich.

5.2. Familienhierarchie und Stellung der Frau als Mutter
West-javanische und sundanesische Familien sind teils patriarchalisch, teils bilinear organisiert: Junge Paare ziehen in den Haushalt der Mutter, die älteste Schwester erbt das Land. Im Lebensalltag sind

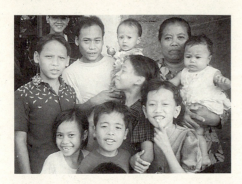

Abb. 2
Kinderaufzucht ist Familienarbeit, die geteilt wird. Foto: v. Loh

Mann und Frau sowohl durch Islam als durch Tradition inhaltlich, aber nicht prestigiös unterschiedliche Aufgaben zugedacht, die im Handel und in der Landwirtschaft partnerschaftlich geteilt werden. Die Kinderbetreuung obliegt bei den Sundanesen allerdings in den ersten beiden Jahren wegen des Stillens überwiegend den Frauen (KUSNAKA 1991); der Vater übernimmt aber, wenn es die Geschäfte der Frau erfordern, den Säugling wie jedes anderes Familienmitglied (s.u.).

Stark benachteiligt sind Frauen in industrialisierten Bereichen, wo sie Fabrikarbeit unter frühkapitalistischen Verhältnissen leisten: Die Lebensrhythmen sind aufgehoben, und sie müssen, da die Männer wegen der niedrigen Löhne oft Überstunden arbeiten, zusätzlich Haushalt und Kinder noch mitbetreuen. Desgleichen zwingt zunehmende Industrialisierung arbeitslose Männer zu Stadtflucht und damit zur Auflösung der traditionellen Arbeitsteilung.

5.3. Bedeutung des Kindes in der Gesellschaft

Ein Kind ist bei Moslems, Hindus und Buddhisten ein Gottesgeschenk, eine Bereicherung an Lebensgefühl und auch an Prestige.

Kinderaufzucht ist als harte Arbeit anerkannt. Jeder weiß aus eigener Kindheitserfahrung durchs Tragen der Geschwister, wie schwer ein Kind auf dem Arm oder der Hüfte wiegen kann, daher wird diese Arbeit eben geteilt, so oft es geht. Alleinstehende Mütter werden wegen „Überbelastung" bedauert, mehr noch aber Frauen, die biologisch kinderlos oder unverheiratet sind. Die Variante der freiwilligen Kinderlosigkeit existiert noch nicht, Strategien zum Hinauszögern einer Schwangerschaft durchaus. Und staatliche Familienplanung wird, soweit sie Reduzierung der Kinderzahl und *„birth-spacing"* (größere zeitliche Abstände zwischen Geburten) betrifft, mit Interesse angenommen, nie aber zur Kinderlosigkeit benutzt. Ungewollte Schwangerschaften können, wenn die Hausrezepte mit Pflanzenmitteln nicht halfen, auf Rezept ohne legale oder gesellschaftsmoralische Probleme unterbrochen werden.

Potenz- und Fruchtbarkeitsfragen sind öffentliche Themen, die im Detail in Bussen oder Taxis diskutiert werden, und auch unbeteiligte Zuhörer sparen nicht mit Ratschlägen. Selbst in Unterhaltungsmagazinen äußern sich junge Popstars wie Soraya Haque (Schauspielerin, Modell, Stewardess): „Auf ein Kind wäre ich stolzer als auf meinen Beruf" und ihr Ehemann, ein Manager: *„Der Gedanke an Kinderlosigkeit macht mich weinen."* (AYAHBUNDA 1993).

Männer bringen sich zwar intensiv ins Familienleben ein, gewinnen aber ihr Sozialprestige meist aus beruflicher Tätigkeit und im Rahmen der Religionsgemeinschaft. Das Sozialprestige der Frau ist zum großen Teil durch die Familienaufgabe definiert. Für die Kinder ist die Mutter „... *das Zentrum des Friedens" (pusat kedamaian)* (KUSNAKA 1991: 81). Nicht madonnenartige Selbstaufgabe noch puritanische Pflichterfüllung unterliegen dieser angedeuteten Idealisierung, sondern schlichtweg der Arbeitseinsatz für das Kind, das zentralen Lebenswert darstellt, dem sich persönliche, berufliche und ökonomische Interessen beugen.

6. Frühe Kindheit
6.1. Schwangerschaft

Das sundanesische Kind wird schon vorgeburtlich mit segnenden Zeremonien (KUSNAKA 1991) in die Familiengemeinschaft aufgenommen. Während der Schwangerschaft sollen die Eltern zum gesundheitlichen und spirituellen Wohlergehen des Kindes zahlreiche Verhaltensregeln befolgen, die sowohl unmittelbar in der Schwangerschaft als auch präventiv, zukunftsweisend das Kind gesundheitlich schützen und charakterlich prägen sollen.

Die Mutter vermeidet beispielsweise bestimmte Speisen, wie Ananas und andere saure Früchte, weil sie angeblich frühzeitig Wehen auslösen können; andere Speisen sollen direkt Wirkung auf das Kind haben, wie etwa Kürbis einen Wasserkopf verursachen könnten. In moralischer Hinsicht dürfen die

Eltern weder böse Worte benutzen noch schlechte Gedanken denken, geschweige sie in Taten umsetzen, da das Kind sonst einen schlechten Charakter bekommt. Ein Stückchen Safran-Pflanze *(kunyit)* oder damit gelb gefärbtes Papier am Gewand trugen schwangere Frauen meiner Nachbarschaft bei Einfall der Nacht, um den *kalong,* einen kinderentführenden Geist, abzuwehren.

Etliche Gesundheitsregeln entsprechen modern-naturwissenschaftlichem Verständnis, andere sind Religionsvorschriften. Viele lokal- animistischen Tabus stehen in Beziehung zu Naturgöttern- und Geistern; manche erscheinen auch den Befragten als reiner Aberglaube, den man aber vorsichtshalber befolgt. Alle Familienmitglieder helfen mit, diese Regeln einzuhalten. So ist Schwangerschaft eine gemeinschaftlich erlebte Vorbereitungszeit auf das Kind, für dessen Wohlbefinden die ganze Familie Verantwortung trägt. Professionelle Schwangerschaftsbetreuung obliegt fast ausschließlich der traditionellen Geburtshelferin *(paraji),* die in fast 100 % hinzugezogen wird (KUSNAKA 1991), auch wenn Lebensverhältnisse eine „moderne" Hebamme, einen Arzt mitsamt Ultraschalldiagnostik erlauben. Die *paraji* nimmt nämlich die besondere spirituelle Rolle der *„segensreichen Betreuerin, die alles Böse vom Leib der Schwangeren fernhält",* wahr: *„Kakandunganana dicepang ku saha garwa teh"* (KUSNAKA 1991:60).

6.2 Das Baby: Das „*köstliche Kind*"

In Indonesien werden 98 % aller Kinder zu Hause geboren, ca. 10 % unter Hinzuziehen einer modern ausgebildeten Hebamme. Vorbereitung und Betreuung ist in zahlreiche Zeremonien eingebettet, ein Kapitel für sich.

Nach der „Tragzeit", der Schwangerschaft, wird das Kind weiter getragen. Es lebt ein bis zwei Jahre lang völlig am Körper der Mutter, bzw. der Familie. Auf Bali gehört es bis zum sechsten Monat den Engeln an; auf Java gilt es, den „kleinen Menschen" in seiner gesundheitlichen Anfälligkeit sowie seelischen und spirituellen Zartheit vor bösen Einflüssen und Geistern zu schützen. Kompromißlos werden ihm im ersten Lebensjahr, weitgehend noch im zweiten, alle Bedürfnisse erfüllt. Angst und vor allem Erschrecken *(kaget)* können das Kind krank machen; hierbei ist das Konzept der Harmoniestörung durch Imbalance der Gefühle als Krankheitsursache sicherlich mittragend. Weinen des Kindes bedeutet Alarm, der sofortige Zuwendung, auch fremder Beistehender, auslöst. Alarm bedeutet in Indonesien: Lächelnde Zuwendung, Körperkontakt, Wiegen des Kindes, und wenn freundliches Zureden *„Nun weine doch nicht!" (Jangan cengeng!)* nicht ausreicht, wird gestillt.

Das Baby lebt am Körper der Familie und hat keinen eigen gestalteten Tageslauf. Es schläft am Körper der Familie ein. Diese Aufgabe teilt sich die Mutter mit allen im Haushalt befindlichen Personen. Durch das Stillen besitzt sie zwar die stärkste Körperpräsenz, eine ausschließliche Mutter-Kind-Bindung wird jedoch bewußt vermieden, da das Kind gruppenorientiert aufwachsen soll. Zudem: Da Kinderbetreuung als glückhaft empfunden wird, teilt man die Arbeit und *„die guten Gefühle".*

Ein Kind *„fühle sich köstlich (enak) an"* (KUSNAKA 1991: 66), äußerten die Respondenten der 1991/92 durchgeführten staatlichen Studie als wichtigsten Grund des Tragens.

Kinder werden überall hin mitgenommen. Und überall strecken sich ihm Arme entgegen, um es zu halten, junge Männer sind keine Ausnahme (Abb. 5). Ein Kind zu halten ist köstlich, aber auch einfach normal oder nebensächlich während der Arbeit. Großmutter, ältere Schwester oder ein angeworbenes Kindermädchen (oft ein Nachbarkind) kommen so in Körpertragezeit und Verantwortung der Mutter oft nahe. Gern wird es im Tragetuch getragen, das es vor Verletzung und Erkältungen schütze, und es sei eben nah (KUSNAKA 1991).

6.3. Körperpflege

Etwa sechs bis sieben Monate lang wird das Kind auf dem Schoß gewaschen. Als Grund wurde angegeben, daß es noch nicht allein sitzen kann. Andererseits paßt diese Regelung zu der Sieben-Monatsgrenze, während derer das Kind überhaupt den Fußboden nicht berühren soll, weil er „schmutzig" und *„gefährlich wegen Bodengeistern"* sei. Sundanesen und Javaner teilen hier die Auffassung von der Notwendigkeit besonderer Reinhaltung hausinnerer Fußböden mit vielen anderen asiatischen Völkern, man denke an das obligatorische Ausziehen der Schuhe vor Betreten eines Raumes auch in Japan.

Die Mutter sitzt zur Babypflege auf einer Bank, hockt auf den Fersen oder sitzt im Langsitz gegen die Wand gestützt und hält das Kind auf den ausgestreckten Beinen. Sorgfältig wird das Kind nach dem Waschen mit Wasser und dem Abtrocknen mit aromatischen Ölen (z.B. *Kayu Putih*) gegen das Abkühlen, mit Talkum-Puder gegen das Schwitzen eingerieben.

Direkt nach der Geburt wäscht und wickelt die erfahrenste Großmutter zur Entlastung der Mutter das Kind in Anwesenheit aller. Sie zeigt auch den Geschwister die Babypflege, die ab etwa 6. Lebensjahr von ihnen erwartet wird. Geburt und Babypflege sind Familienaktivität. In Anlehnung an die Reinigungsrituale des Islams wird das Kind zwei Mal täglich ganz gewaschen. Das Kind soll sich wohl fühlen dabei, Umgang und Sprache haben "sanft und zart" zu sein.

6.4. Eng wickeln

Das Kind wird ein bis zwei Monate lang bis zum Hals eingewickelt *(dibungkus=* im Paket), einschließlich der Arme. Sundanesen und Javaner erhoffen hierdurch, ästhetisch gerade Gliedmassen zu bewirken, insbesondere die nach aufwärtsgebogenen überstreckten Finger, wie sie schon an kindlichen Tänzern ausgeprägt zu bewundern sind (KUSNAKA 1991). Da Zwang aber in keiner Weise zu frühkindlicher Betreuung gehört, ist das Paket so locker gewickelt, daß ein lebhaftes Kind sich schnell frei strampeln kann und der Wunsch ein symbolischer bleibt.

6.5. Füttern

Auf der Hüfte der Mutter bleibt die geliebte Milchquelle oft bis zum dritten oder vierten Lebensjahr erhalten, von anderen weiblichen Familienmitgliedern manchmal einfach zum Saugen auch zur Verfügung gestellt .Für größere Trinkmahlzeiten legt sich die Mutter mitunter mit dem Kind auf die Schlafstelle. Sie stillt so bis zu 20 Mal am Tag, ohne Zeiteinteilung, damit das Kind nicht weine. Pflanzensäfte sollen Milchfluß anregen. Muttermilch mache stark und klug, das Kind gedeiht und bleibt sanft (KUSNAKA 1991). Vor allem kann man es immer beruhigen, wenn es weint. Die Art der sonstigen Nahrungsaufnahme unterscheidet sich kaum von dem „Brust-Kontinuum": Ab dem dritten Monat füttert man breiige Kost in vielen kleinen Einzelmengen zu jeder Tageszeit zu, ohne daß das Kind Bedürfnis anmeldet.

Eine typische Straßenszene ist die des Kleinkindes auf der Hüfte eines Erwachsenen oder älteren Geschwisters, der, mit Teller und Löffel in der Hand, dem hieran meist uninteressierten Kind etwas in den Mund schiebt. Nicht selten werden Kinder bis zum Schulalter hin immer wieder gefüttert. Auch erwachsene Javaner nehmen viele kleine Mahlzeiten ohne feste Zeiten zu sich. In den Straßen Javas findet man von Sonnenaufgang bis Mitternacht Essensverkäufer mit kleinen, oft mobilen Garküchen.

Das Abstillen fällt den Müttern schwer: Da Weinen dem Kind seelischen Schaden zufügen kann, gibt man sich große Mühe, das Kind von seinem Bedürfnis abzulenken. Hier helfen Abstillrituale, besonders mit Hilfe der erfahrenen Großeltern, oder der Vater trägt das Kind umher, so daß es die Mutter vergißt. Die Brust wird mit Pfllanzenextrakten verfärbt oder mit Bitterstoffen unschmackhaft gemacht (KUSNAKA 1991). Notfalls wird der spirituelle Heiler aufgesucht. Weint das Kind zu sehr, wird jedoch weiter gestillt, manchmal bis zum achten Jahr.

6.7. Schlaf

Die Körpernähe wird im Schlaf beibehalten: Im ersten Lebensjahr liegt das Kind bei der stillbereiten Mutter, bis es einschläft. Später, nach erledigter Arbeit legt sich die Mutter wieder dazu. In Krankenhäusern sind Mütter selbstredend beim Kind; Stillen in Ergänzung zu Infusionen hat sich bei Brechdurchfall bewährt. Während des zweiten Jahres überträgt die Mutter langsam die Einschlafaufgabe an die älteste Schwester des Kindes. Die Schlafstätten sind niedrige Holzpritschen, mit Bambusmatten, Kissen und Decken belegt, meist breit genug für mehrere Familienmitglieder. Ab dem vierten Lebensjahr wird vom Kind erwartet, daß es allein einschlafen kann. Ab etwa dem achten bis zehnten Lebensjahr trennen sich Kinder vom gegengeschlechtlichen Elternteil auf der Schlafstätte, aber allein schläft niemand gern.

Auf Kongressen erlebte die Autorin, daß sich Gruppen von Kollegen Mehrbettzimmer mieteten, nicht des Preises wegen, sondern damit sie nicht alleine schliefen. Chinesen erklärten der Autorin, die deutsche Art, Kinder ab Säuglingsalter allein in Betten zu legen, als „grausam" und bedauerten deren harte Kindheit. Körperliche Nähe ist Indonesiern immer angenehm, wichtig und primär unerotisch. In öffentlichen Verkehrsmitteln sitzt man oft nicht nur auf Haut- sondern „Knochen"-Kontakt, und nie entstehen Peinlichkeiten von Seiten der Indonesier. Der Wunsch nach Einsamkeit oder Stille für Erholung, Konzentration oder Meditation ist unbekannt und aus javanischer Sicht unnormal. Allein in einem Zimmer fühlt sich niemand wohl, Türen bleiben bis Einbruch der Dunkelheit offen.

Frühe Kindheit - Early Childhood

6.8. Im Tragetuch

In dem weiten, locker diagonal über den Oberkörper geschlungenen Baumwolltuch *(selendang)* wird der Säugling zunächst liegend, mit zunehmender Sitzfähigkeit auf der linken Hüfte reitend eingebunden. Die Schlinge auf der Schulter erlaubt Anpassung der Tragehaltung oder Abnehmen des Tuches ohne Hilfe. Die Weite des Tuches ermöglicht auch völliges Einhüllen des Säuglings, der dann wie in einer Wiege horizontal vor dem Körper getragen wird. Dabei bleibt mindestens einer der Arme der Betreuer immer noch am Kind. Das Tuch ist aus leichtem einfachen Baumwollstoff; wenn das Kind einnäßt, gibt es einen lachenden Kommentar, das Kind wird getrocknet, das Tuch ausgetauscht. Bis vor wenigen Jahren gab es gar kein spezielles Tragetuch, sondern dieselben batikgefärbten Tücher wurden auch zum Tragen von Einkäufen und anderen Lasten benutzt. Das nun im Handel erhältliche „Kindertragetuch" in verschiedenen Farben ist eine Art Luxus, der mit modischen Bedürfnissen junger Frauen zu tun hat, die passend zu Rock oder Jeans ihr Tragetuch aussuchen. Importierte Tragegestelle tauchen als schickes Utensil vereinzelt in den Großstädten auf, haben sich aber bisher nicht durchgesetzt.

So liegt oder sitzt das Kind meist seitlich vorne am Betreuer. Nur zum Kochen oder für Arbeitsgänge, die unbedingt zwei Hände erfordern, wird das Kind auf den Rücken gebunden oder kurzzeitig in eine Hängeschaukel aus Tuch oder eine Wiege aus geflochtenem Bambus gelegt - falls die Mutter allein ist. Sonst wird das Kind von Tanten, Großmüttern, Geschwistern übernommen, auch von den Männern, die es ebenfalls im Tragetuch am Körper tragen.

Kommen mittags die Geschwister aus der Schule, übernehmen sie, ob Junge oder Mädchen die Pflege, das Tragen, das Spielen. Diese Aufgaben lernt das Kind in der Familie, unterstützt durch den Ethikunterricht der formalen Erziehung. Auch zum Spielen nehmen die Kinder das Kleinste mit, meist vom Ältesten im Tragtuch getragen, eine Mahlzeit immer mit dabei.

6.9. Bewegungsentwicklung des getragenen Kindes

Die Geburt bedeutet für das sundanesische Kind eine weniger scharfe Zäsur im Daseinsgefühl als für einen im Bett abgelegten, frei strampelnden Säugling, da es, entweder eingewickelt oder im Tragetuch getragen, seine Arme und Beine wie im Mutterleib gegen Begrenzungen bewegt. Es erfährt körperliche Ich-Abgrenzung durch Dehnung gegen Widerstand und spürt beim Tragen denselben Rhythmus passiver Bewegung, den es schon seit neun Monaten kennt. Das Drehen während des Pflegens auf dem Schoß und das Tragen vermitteln intensive taktile, kinaesthetische und vestibuläre Reize wie Auf und Ab, Hin und Her und Berührung, ergänzt durch andere Sinnesreize wie Geruch, Stimmvibrationen und Saugen, das Ganze integriert in einem emotional warmen sozialen Dauerkontext. Aus deutscher entwicklungsneurologischer und psychologischer Betrachtung könnte man von einer optimalen ganzheitlichen Integration von Entwicklungsreizen sprechen, bei der lediglich der Anreiz zu motorischer Eigenaktivität zunächst ein wenig hintan bleibt.

Da Krabbeln wird als „tierartig" empfunden und daher fürs Kind abgelehnt wird (GEERTZ 1961), lernt das Kind auf dem Schoß sitzen und stehen. Sobald es laufen möchte, wird es im Halbkreis schützender Arme liebevoll gebremst: *„Jangan lari!"* (=*lauf nicht!*) ist ein Ruf, der das Kind bis zum Erwachsenenalter hin begleitet, und da es sich von Erwachsenen umgeben sieht, die anmutig langsam schreiten, ist der Ruf kein leeres Verbot. Diese Kinder lernen dennoch ab 12 bis 14 Monate laufen.

Auch nach dem laufen lernen wird das Kind drei Jahre lang noch viel getragen, nicht selten noch mit sechs bis acht Jahren, vor allem, wenn es sich müde, schwach oder krank fühlt. Körpernähe schützt, heilt, beruhigt, stärkt ein ganzes Leben lang.

7. Erziehung
7.1. Bewegungserziehung

Entsprechend der statischen Gesellschaftsform, die Konzentration auf das gegebene Sein sucht, Vertiefung statt Fortentwicklung, lernt das sundanesische Menschenkind Bewegungskontrolle in Form von Zentrierung auf Sta-

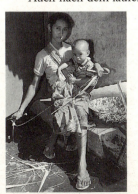

Abb. 3
Bei der Hausarbeit ist das Kind selbstverständlich dabei.
SCHIPPERS, U. 1994. Privaterwerb

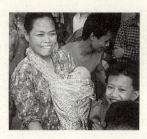

Abb. 4
Der Säugling liegt fast horizontal gehalten im Tragetuch.
Foto: v. LOH

tik statt möglichst schneller Fortbewegung. Auch die Bewegungsästhetik der Indonesier liegt in kontrollierter Haltung und in gemessenem Gang. Das Kind lernt „richtig zu sitzen", z.B. im Lotussitz oder, häufiger, in Hockstellung auf den Fersen, eine Haltung, die auch gern von Erwachsenen eingenommen wird, unabhängig von der gesellschaftlichen Stellung. Beim Bücken bleibt die Wirbelsäule gerade, man knickt die Hüfte ab, was starkes Training der Rückenstreckmuskeln erfordert, die Bandscheiben aber schont. Vielleicht können daher noch alte Frauen stundenlang in dieser Haltung in den Reisfeldern arbeiten. Statt der sehr früh durch Bauchlage, Krabbeln und frühes Hinstellen aktivierten Vorwärtsbewegung des nordeuropäischen Säuglings lernt das sundanesische Kind zunächst Haltungskontrolle und dosiert langsame Bewegung erst passiv am Körper der Betreuer, dann aktiv durch die mit zweiten Lebensjahr einsetzende Anerziehung der Gesellschaftsnormen, die Zurücknehmen statt Gehenlassen, Intro- statt Extraversion der Bewegung vermitteln.

Ausgehend von der Körpermitte ist den Extremitäten später kompliziertestes Eigenleben erlaubt, wie sie für die hinduistisch tradierten Tanzbewegungen bis in Finger- und Zehenspitzen hinein wichtig ist und von diesen Kindern sehr frühzeitig beherrscht wird Manche der Tänze auf diesen Inseln finden sogar im Sitzen statt mit nicht zu unterschätzender Ausdrucksstärke und Grazie!

Passives, indirektes Bewegungslernen wie beim Säugling findet man auch in späterer Bewegungserziehung: Der Tanzmeister steht hinter dem Schüler und führt ihn mit seinem Körper. Es war für mich ein eher erschreckendes Erlebnis, beim Lernen eines Musikinstruments plötzlich den Meister hinter mir zu spüren und meine Hände wieder und wieder in die Ton-Sequenz bewegt zu bekommen, bis diese über den Körper in den Kopf gelangt war. Voraussetzung für diese Art des Lernen ist eine passiv-rezeptive Haltung, ein Sich-Fallenlassen in Bewegungswahrnehmung, bis langsam auf Basis der internalisierten Grundmuster das eigene Handeln erwachen kann. Das intellektuelle Verstehen kommt bei diesem Prozeß zuletzt, und man realisiert, daß es Lerninhalte gibt, bei denen analytisches Vorgehen auch hemmend wirken kann.

Bewegungserziehung in der Schule beginnt ebenfalls mit statischen Übungen, z.B. dem richtigen Stehen und Sitzen und gruppenorientierten Bewegungsabläufen. Bewegung hat daher nie individualistischen Ausdruckswert, sie bleibt Symbol kollektiver Haltung.

7.2. Sauberkeitserziehung und Sexualität

Sauberkeitserziehung läuft, gemäß der übrigen frühkindlichen Verhaltenslenkung, „nebenher": Einnässen und -koten wird emotionsfrei kommentiert und mit Signalwörtern versehen, bis das Kind das passende Verhalten internalisiert hat.

In Verbindung hiermit sei eine insgesamt wenig tabuisierte Einstellung zur Sexualität auf Java genannt. In früher Kindheit ist die Genitalregion zunächst ein Körperteil wie jeder andere, wird gelegentlich freundlich-neutral gestreichelt und mit zunehmendem Alter konsequent verdeckt. Im Heranwachsen werden beiden Geschlechtern durch die Gesellschaft strenge Verhaltensregeln auferlegt, die Promiskuität verhindern, während Sexualität selbst nichts „unmoralisches" ist: Werden die Verhaltensregeln nicht befolgt, wird dies eher als ein Versagen des gesellschaftlichen Kontrollsystems als der Betroffenen betrachtet.

7.3. Sozialisation

Das Kind erfährt sich nicht als Objekt dyadischer Interaktion mit der Mutter, sondern als Teil einer Gruppe. Es nimmt verschiedene Körper wahr, sieht wechselnde Gesichter, aber in dauernder Wiederholung. Da der „gerade Blick" in die Augen des Gegenübers provokativ unhöflich ist, Interaktion daher mit gesenktem Blick stattfindet, ist das Gesicht wahrscheinlich zumindest anfangs nicht die Hauptori-

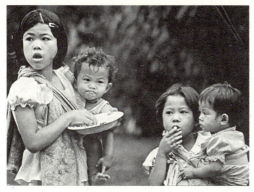

Abb. 5
Die Älteren tragen die Jüngeren, eine Mahlzeit ist immer mit dabei. ANAK GENERASI HARAPAN. 1984. PT Garuda Metropolitan Press, Jakarta

entierung zur Identifikation zwischen „bekannt" und „unbekannt". Indonesische Kinder lernen „ganze Körper", deren Form, Gefühl, Temperatur, Bewegung, Vibration und Stimme kennen.

Indonesische Kinder „fremdeln" daher nicht deutlich. „Fremdeln" oder „Sieben-Monats-Angst" beschreibt die Reaktion, die beim nordeuropäischen Säugling vom an siebten Monat durch Unterscheidungsfähigkeit und Erinnerungsvermögen eintritt, wenn andere Gesichter als die der Hauptbezugsperson auftauchen. In vielen Entwicklungstests wird sie als soziales Reifekriterium herangezogen. Indonesische Säuglinge sind jedoch auch zu visueller Differenzierung fähig: Die Schreck-Reaktion tritt zuverlässig bei Ansicht des weißen, langnasigen Gesichts eines Ausländers mit „gelben" Haaren ein.

7.4. Kommunikation, Sprache

Die Tragehaltung des Kindes, nämlich halb seitlich unter sich, bestimmt die Interaktionshaltung zum Kind, das teils zur Mutter, teils zu anderen schaut. Direkte en-face Verbalinteraktion zwischen Mutter und Kind ist daher seltener. Der vordringliche Mutter-Kind-Interaktionstyp bleibt der „körperliche Dauerkommentar" mit begleitender Verbalisation, über den Kopf des Kindes hinweg, häufig zu einem Gegenüber.

Es sind diese vielen anderen, die das Kind, meist mit konventionellen Begrüßungsformeln und immer lächelnd, ansprechen. Das kleine Kind wird stets zuerst begrüßt, dann die Mutter. Begleitet von Körpersprache nimmt das Kind das Gemeinschaftsverhalten samt den Abstufungen der gesellschaftlichen Hierarchie durch unterschiedliche Sprachebenen (im Sundanesischen zwei, im Javanischen bis zu fünf Sprachebenen), die Respekt und Höflichkeit zwischen Jüngeren zu Älteren sowie der Berufshierarchie ausdrücken, auf.

7.5. Erziehung zur sozialen Sensibilität

Die Erziehung des sundanesischen Kleinkindes erfolgt nicht durch den Wechsel von Belohnung und Strafen, es wird weder körperlich gezüchtigt noch emotionalem Druck wie Liebesentzug ausgesetzt. Man lenkt durch gutes Zureden oder Körpersprache (Sich-Abwenden des Erwachsenen, Führen der Hand etc.), Mechanismen, die noch unter Erwachsenen beibehalten werden und pan-asiatischer Philosophie entsprechen: Überreden statt Konfrontation, Vermeiden eines dualistischen Konflikts durch Anbieten der dritten Alternative.

Schon vierjährige Kinder beherrschen diese Methoden perfekt. Wenn beispielsweise ihr kleines Geschwister weint, weil ein Wunsch nicht erfüllbar ist, benutzen sie die dritte Alternative: *„Sieh mal, ein Schmetterling!"* Oder Ablenkung durch Ortswechsel: Das Kind wird woanders hingetragen.

Die Wirksamkeit dieser Methode hängt von sehr frühzeitigem Erfassen eines möglichen Konflikts, einer Spannungsentstehung ab, denn wenn das Kind erst einmal frustriert ist, läßt es sich natürlich kaum mehr ablenken. In der Tat besitzen die Sundanesen und Javaner eine vergleichsweise geschärfte Wahrnehmung hinsichtlich emotionaler Spannung und nehmen sie oft wahr, bevor sie einem „Westler" bewußt wird. Auch einer Mutter, die minimale, ihr noch unbewußte Signale der Ermüdung oder Ungeduld mit dem Kind anzeigt, wird das Kind abgenommen- als selbstverständliche Handlung ohne Vorwurf (Eigenerfahrung der Autorin). Voraussetzung dieser hohen Sensibilität wiederum ist nach H. GEERTZ die sonstige spannungsarme Interaktion.

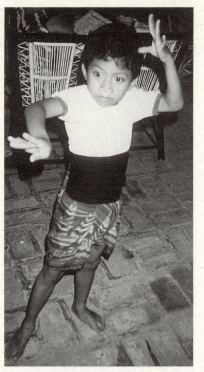

Abb. 6
Ausgehend von einer statischen Körpermitte lernen Kinder frühzeitig die komplizierten Hand- und Fußbewegungen hinduistischen Ursprungs.
Foto: V. LOH

7.6. Erziehung zur sozialen Verantwortung

Baby und Kleinkind werden in ihrer Eigenart als zwar unreifer, aber besonderer kleiner Mensch respektiert, seine Verhaltensweisen werden ihm zugestanden, allenfalls als „amüsant" betrachtet, nie als „ärgerlich" oder „böse". Dennoch setzen sehr früh Erziehungsmaßnahmen ein.

Gemäß KUSNAKA (1991) müssen sundanesiche Kinder mit den ersten Worten Wohlverhalten lernen, damit es ihnen leicht fällt.

Falsches Verhalten muß korrigiert werden, primär aber durch Vorleben durch den Erwachsenen, durch Hinweis auf andere Kinder, die es besser machen. Hierbei wird kein Schuldgefühl induziert, das Kind nicht „böse" genannt, sondern es soll sich „schämen (malu) lernen", wenn im Vergleich zu anderen das eigene Verhalten als unpassend auffällt. Ein „Über-Ich", eine innere Gewissen bildet sich so nicht. Das Gewissen ist sozusagen die Gesellschaft. Diese Erziehung zur Scham, mit der auch die Angst, „das (kontrollierte, reife) Gesicht zu verlieren" zusammenhängt, findet man in vielen asiatischen Gesellschaften. Die Anerziehung der Verhaltensweisen, von denen Soziallernen mit adäquater Körperhaltung und Sprache immer wieder als wichtiges Erziehungsziel genannt wird, übernimmt zunächst hauptsächlich die Mutter, dann, im erweiterten Lebensumfeld mit schnell zunehmender Strenge mehr und mehr der Vater, der die Kinder ab ca. dem dritten Lebensjahr in Verrichtungen des täglichen Lebens, schlichtweg auch in Arbeitsgänge einweist. Die islamische Religionserziehung trägt durch ein reiches Angebot von Lebensregeln zu einer straffen ethischen Lenkung schon in Vorschulalter bei.

90 % der Kinder helfen zwischen fünf und sieben Jahren ernsthaft im Garten, im Handel und Haushalt mit unter dem Aspekt früher Gewöhnung an Arbeit, an Gemeinschaftsarbeit (gotong-royong = ein Prinzip nachbarschaftlicher Hilfeleistung), an Arbeitsteilung innerhalb der Familie.

Für Spiel bleibt - wenn auch wenig - immer wieder auch Zeit. Das Wort „spielen" (bermain) hat auch eher den Inhalt von „Zeitverschwendung".

Im Spiel sind indonesische Kinder friedfertig und ruhig, kämpfen fast nie. Kompetitives Verhalten findet man selten, eher langanhaltende Gemeinschaftsbeschäftigungen, die in einer besonderen Art der Kreativität nicht entbehren, die natürlich die dortigen Kultur- und Alltagsbereiche widerspiegeln (LÖBELL 1991) und nordeuropäischem Kreativitätsdefinitionen nicht entsprechen (MUNANDAR 1988).

Mit Schulbeginn, sechs Jahren, wird erwachsenes, d.h. diszipliniertes gesellschaftskonformes Verhalten erwartet mit verantwortungsreicher Teilnahme am Familienleben, wie Pflege und Betreuung der kleineren Geschwister, Handel, landwirtschaftlichen Tätigkeiten, unabhängig vom Geschlecht. Die Schulerziehung unterstreicht diese Ansprüche ans Kind durch Sozialerziehung, die ethische Normen sowie praktische Arbeitsanleitung in Haushaltung, Gartenarbeit, Krankenpflege usw. enthält. Erziehung kombiniert hier traditionelle, religiöse und staatlich-formalschulische Bildungsziele.

Ab dem zehnten Lebensjahr wird dem Kind oft volle Verantwortung übertragen, einschließlich zur Teilzeitarbeit, die vom Staat als „unerwünscht, aber unvermeidlich" offiziell gebilligt wird.

8. Diskussion: Sundanesiches Kinderleben: Sanft und hart - nowhere is paradise

Die süßen frühen Jahre der frustrationsarmen Wunscherfüllung gehen unmerklich, aber konsequent in eine hohe Disziplinierung und frühe Pflichteinbindung über. Das indonesische Kind erhält im Rahmen einer stabilisierenden, unterstützenden frühkindliche Betreuung die psychische Stärke, früh ein pflichten- und frustrationsreiches Leben zu bewältigen. Da die Gewöhnung an Pflichten nicht erst mit der abstrakten und oft lebenslosgelösten Schulbildung beginnt sondern noch identisch ist mit den Lebensaufgaben der Gesamtfamilie, die das Kind in unbeeinträchtigter Zuwendung erlebt, scheint der frühe Anspruch an Pflichterfüllung dennoch kindgerecht zu sein.

Die geringe Zahl (ca. 4 %) verhaltensgestörter Kinder in siebenjähriger kinderärztlicher Arbeit an einem Zentrum zu vergleichsweise 80 % an deutschen sozialpädiatrischen Einrichtungen bestätigt das subjektiv positive Erleben der Autorin in einer kindzentrierten Gesellschaft.

Einige Punkte sollen als Diskussionsansatz besonders hervorgehoben werden.

8.1. Sundanesische Erziehungsauffassung entspricht weitgehend pan-asiatischer Erziehungsauffassung:

Frustrationsarm, körpernah und wunscherfüllend in den ersten beiden Jahren, unterschiedlich direktiv anschließend (WEGGEL 1989; V. LOH 1995 a, b, c). Obwohl die Bevölkerungsgröße der Sundanesen auf Java etwa der der neuen Bundesländer entspricht, scheint dieser „Größenbezug" wichtig, um den Eindruck einer exotischen Inseldarstellung zu relativieren.

Die im nordeuropäischen Erziehungsansatz so zentrale Angst vor der „Verwöhnung" des Babys, insbesondere in Hinblick auf ständige Körpernähe bzw. Getragenwerden, mit der erwarteten Konsequenz schwer lenkbarer, sozial ausufernder und intellektuell nicht formbarer Kinder und Jugendlicher, existiert in vielen asiatischen Gesellschaften nicht. Und erstaunlicherweise existiert auch nicht das gefürchtete Resultat des chaotischen Jugendlichen.

Die Gegenwart demonstriert eher das Gegenteil: Die „verwöhnten" asiatischen Kinder und Erwachsenen erstaunen uns mit Wohlverhalten, Disziplinfähigkeit, konzentrativem Lernverhalten, während chaotenhaftes Kinderverhalten eher unser Problem vor Ort ist.

Die Angst vor „Verwöhnung" bei Eingehen auf frühkindliche Bedürfnisse wird besonders gut von PREKOPP (1995) relativiert, die auf die Gegenseitigkeit der Anpassung zwischen Mutter/Eltern und Kind im optimalen Körperbezug hinweist und damit auf die notwendige Balance im Geben und Nehmen in jeder tragfähigen zwischenmenschlichen Beziehung. Im indonesischen Beispiel ist Anpassungsbereitschaft der stillenden Mutter, der tragenden Familie einerseits, als Gegengabe die Anpassung des Kindes an die Gesellschaftsbedürfnisse sicherlich klar erkennbar; in unserer gegenwärtigen Gesellschaft muß diese Balance zugunsten des Kindes, zugunsten der Familien mit Kindern erst wieder hergestellt werden. Jede Anstrengung in dieser Richtung sollte unterstützt werden.

8.2. Das Beispiel stammt nicht aus einem primitiven Naturvolk,

sondern aus einer hochkultivierten Gesellschaft. Wohl wissend, daß Berichte aus Naturvölkern (von Mead bis Schiefenhövel) nicht nur phylogenetisch, also retrospektiv wichtig sind, sondern auch weil sie den Blick für die menschliche Grundbedürfnisse in seiner Ontogenese klären und, wie bei Mead (bes. in „Mann und Frau" 1949) wunderbar eindeutige Korrelationen zwischen Säuglingsbetreuung und Erwachsenenverhalten ziehen konnten, werden sie wegen ihrer Kulturfremdheit oft abgelehnt. Typischer Kommentar: *„Dies ist für uns nicht wichtig, wir leben Gott sei Dank nicht mehr im Urwald oder wie die Affen auf den Bäumen"*.

Wenngleich es sich bei den Sundanesen/Javanern auch um eine sehr fremde Kultur handelt, ähnelt ihr Zivilisationsstand jedoch fast dem europäischen, was hoffentlich die Akzeptanz erhöht, denn wir brauchen die klaren Korrelationen. Die in Indonesien erhaltenen Traditionen haben noch ähnliche Eindeutigkeit erhalten, wie von manchen Naturvölkern berichtet und lassen daher Ursache-Wirkung-Korrelationen zu, die in unserer pluralistischen, mobilen und sich rasend schnell verändernden, internationalisierten Gesellschaft mit ihren einzelnen verwischten Traditionsfetzen kaum mehr irgendwo zu ziehen sind.

8.3. Frühkindliche Körpernähe und Wunscherfüllung sind primäre, aber nicht alleinige Grundbedingungen zu positiver Menschwerdung:

Frustrationsarmer Lebensbeginn macht stark für spätere hohe Frustrationstoleranz. Diese Stärke ist allerdings in einer weitgehend unbewußten, sehr frühen Zeit der Ich-Werdung verwurzelt, so daß sie später nicht automatisch bewußter Teil des Erziehungsprozesses beim eigenen Kind sein kann. Falls, wie in Deutschland, die entsprechenden Traditionen lange vergessen und durch zivilisatorische Prozesse verändert bis entartet sind (MANNS ET AL. 1995; DE MAUSE 1980; ARIES 1978) können eben nur Lernprozesse in Gang gebracht werden, bei denen natürlich positives Vorleben anderer Kulturen, ja ganzer Erdteile enorm stützend wirken.

An die sichere Basis der unbewußten Ich-Entwicklung muß jedoch Erziehung zum bewußten Ich anschließen, was beispielsweise in der Zeit „antiautoritärer" Betreuung der sechziger und siebziger Jahre zu kurz kam. Auch Studien von indonesischen Nachbarinseln mit anderer kultureller Prägung, z.B. den Malukken (MANUPUTTY 1992), beschreiben, daß Frauen das Kind zwar lange am Körper tragen, dann jedoch, in Ermangelung eines ethischen Konzepts, die Kinder bis zur Schule weitgehend sich selbst überlassen. Kinder wie Erwachsene zeigen dann wenig differenzierte Verhaltensformen, und die Kinder haben große Schwierigkeiten, den Übergang in die Formalerziehung der Grundschule zu meistern.

Frühkindliche Wunscherfüllung bildet somit die Basis zur erfolgreichen Anwendung jedweder weiteren Erziehungsmaßnahme. Diese ist in West-Java ganz besonders restriktiv und in ihren Zielen sicherlich nicht universell akzeptabel. Die unbeschadete Annahme der besonderen Erziehungsforderungen durch die Kinder reflektiert ihre psychische Stabilität. Die direkte Korrelation zwischen frustrationsarmer Erziehung, Eingehen auf frühkindliche körperliche Bedürfnisse und fehlender Neurotisierung wurde von der Autorin an anderer Stelle unter Bezug auf BATESON, MEAD u.a. ausführlich diskutiert (V. LOH 1995 a), auch in Bezug auf gegenwärtige entwicklungsneurologische Erkenntnisse über Grundbedürfnisse des Säuglings (V. LOH 1995 c).

Kindzentrierte Erziehung mit Eingehen auf frühkindliche Bedürfnisse ist differenzierte und körperlich anstrengende Arbeit, die, wie im beschriebenen Beispiel, gesellschaftlich ideell und ethisch-formalerzieherisch gestützt und gefördert sein muß.

References

ARIES, P. 1978. *Geschichte der Kindheit.* München

DE MAUSE, L. 1979. *Hört ihr die Kinder weinen.* Frankfurt, M.

GEERTZ, H. 1961. *The Javanese Family.* The Free Glencoe Press

HELFRITZ, H. 1977. *Indonesien.* Kunst-Reiseführer. DuMont

KUSNAKA, A. et al 1991. *Pola pengasuhan anak secara tradisional pada orang sunda.* Dep. Pendidikan dan Kebudayaan, Jakarta

LÖBELL, A. 1991. *Kinderspiele auf Java.* Diplomarbeit Ludw.-Max.-Universität München

V. LOH, S. 1995 a. Über Unterschiede in der Mutter-Kind-Beziehung zwischen Deutschland und Indonesien und deren mögliche Bedeutung für einige Themen der Kinderpsychopathologie. *Int. J. Prenatal and Perinatal Psychology and Medicine* 7: 225-238.

-----. 1995 b. Kinderentwicklung auf Java - ihre Störungen und Behandlung, Gesellschaftstraditionen auf Java als Hintergrund für kindliche Entwicklungsbedingungen. *Sozialpädiatrie* 17: 78-84.

-----. 1995 c. Hyperaktivität und Aggressivität, ein interkultureller Vergleich der Entwicklungsbedingungen javanischer und deutscher Kinder. *Sozialpädiatrie und Kinderärztliche Praxis* 17: 333-335.

MAGNIS-SUSENO, F. 1981. *Javanische Weisheit und Ethik.* München, Wien.

MANNS, A. & A.C. SCHRADER. 1995. *Ins Leben tragen.* Berlin.

MANUPUTTY, M.A. et al . 1992. *Pola pengasuhan secara tradisional daerah maluku.* Dep. Pendidikan dan Kebudayaan Jakarta

MEAD, M. 1992. *Mann und Weib.* Frankfurt, M.

MUNADAR, U. & C. SEMIAWAN. 1988. *Children's Creativity in Indonesia.* PDII-LIPI and UNICEF. Jakarta.

OEY, E. (Ed). 1994. *Java, Garden of the East.* Periplus. Berkeley-Singapore

PREKOPP, I. 1995. *Der Kleine Tyrann.* München.

SWART, I. 1983. *Die traditionellem Grundlagen der Erziehung im zentralen Java.* Wiesbaden.

WEGGEL, O. 1989. *Die Asiaten.* München.

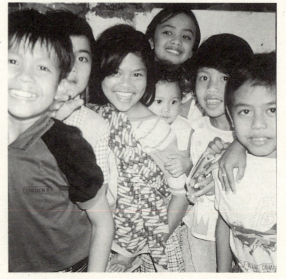

A Focused Ethnographic Study of Acute Respiratory Infection in Northern Thailand
Eine ethnographische Studie zur akuten respiratorischen Infektion im Norden Thailands

Preecha Upayokin, Suphot Dendoung, Mulika Mittiko

Zusammenfassung: Die ethnographische Studie mit dem Schwerpunktthema "Akute Atemwegsinfektionen" (acute respiratory tract infections, ARI) entwickelte sich aus der Notwendigkeit, möglichst rasch die sozialen und kulturellen Zusammenhänge der Gesundheitsprobleme beurteilen zu können. In diesem Zusammenhang würde sie eine effektive Kommunikation und das Erkennen von Krankheitssymptomen für Personen, die keinen umfangreichen medizinischen Hintergrund haben, erleichtern. Ziel dieser Studie war es herauszufinden, welche Erklärungsmodelle für ARI die Mitglieder dieser Gesellschaft haben und wie sie danach handeln. Die Forschungsarbeit möchte des weiteren die Überzeugungen und Vorstellungen der Mütter, die Gesundheitspraktiken, das Gesundheitsverhalten, die Erwartungen und andere kulturelle Charakteristika im Zusammenhang mit der Behandlung von ARI ermitteln.

Dieser Studie liegen viele verschiedene Untersuchungstechniken zugrunde, einschließlich freier Auflistung und Berichte über frühere ARI-Episoden. Sie wurden vom WHO/ARI-Programm entwickelt, um Informationen von den hauptsächlichen Informanten, den befragten Müttern, den Gesundheitsfürsorgern und den Müttern, die sich um ein krankes Kind kümmern, in bezug auf die Überzeugungen, Vorstellungen und Behandlungspraktiken der Bevölkerung zu gewinnen.

Abstract:: The Focused Ethnographic Study (FES) of acute respiratory tract infections (ARI) developed out of a need for a better approach to rapidly assess the social and cultural context of health problems. This, in turn, would facilitate effective communication and detection activities for persons without extensive health and medical background. The objective of this study was to examine community members' explanatory models for ARI and how they manage them. Research included identifying mothers' beliefs and perceptions, health practices, health seeking behaviors, expectations, and other cultural characteristics concerning ARI treatment. This study utilized a wide variety of techniques, including free listing, and narratives of past ARI episodes, developed by the WHO/ARI Programme in order to gather information concerning popular beliefs, perceptions, and practices from key-informants, mother-respondents, health care providers, and mothers seeking care for a child.

Keywords: akute Atemwegsinfektionen, Entwicklungsländer, Gesundheitsvorsorge, medizinische Schulung von Betreuungspersonen
acute respiratory tract infections, ARI, developing nations, health practices, medical training of health care providers.

1. Introduction

The Focused Ethnographic Studies (FES) of acute respiratory tract infections (ARI) developed out of a need for a better approach to rapidly assess the social and cultural context of this health problem. This knowledge would lead to development of more effective communication and detection activities, particularly for persons without extensive health or medical backgrounds. This is important since ARI is a leading cause of death among young children in developing nations. The distinction between ARI and upper respiratory infections, moreover, is often not easily noticed and even doctors without sophisticated

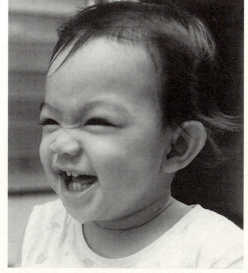

Abb. 1
Child of the research area

instruments have difficulty in making the differentiation. Similarly, it is very difficult for mothers or other caregivers to identify ARI disorders. As a result, it is sometimes too late when infant is taken to see a health care provider, while at other times the infant is brought for a medical visit or started on antibiotics when there is no need. The issue thus becomes how to teach caregivers to accurately identify when to take a sick infant to a health facility.

The major strategy of the World Health Organization's Acute Respiratory Infection (WHO/ARI) Programme therefore focuses on this issue and aims at improved ARI case detection, the timely hospitalization ARI cases, the treatment of cases using antimicrobial therapy, and the avoidance of inappropriate antibiotic use. The emphasis is on preventing death from ARI as a result of inappropriate practices by local health workers, child caregivers or volunteer health workers. To facilitate this strategy, the WHO/ARI Programme has charted the signs, symptoms and appropriate actions for ARI for local health workers, and it provides home care advice for caregivers. Some ARI signs and symptoms depicted in the instrument measuring procedures include fast breathing or breathing with difficulty, the inability to drink or eat, chest indrawing, cough, fever and convulsions.

Most ARI studies conducted in the past, however, applied a syptom-based medical perspective, and their emphasis was on uncovering people's knowledge, attitudes and practices concerning ARI. Methodologically, they predominantly used a survey research approach and statistical analyses. The assumption was that such signs and symptoms were universally classified, based on a medical model, and thus could be assessed and analyzed adequately using a quantitative approach. Like many previous investigations into disease causation, however, these effectively isolated ARI and pneumonia from their social and cultural context under which such health problems existed and persisted. In particular, they neglected to consider the lay cognitive system, or system of understanding, that people use to understand, classify, construct, name, explain and treat ARI or ARI-related conditions. Without such information, however, health education efforts tended to fail because they did not achieve a common point of understanding between the professional medical model and the popular model for ARI causation.

The purpose of this six-week study was to facilitate further ARI Programme development and to assist national ARI Programme managers. The objectives of the FES were to identify the mothers' beliefs and perceptions, health practices and health-seeking behavior, expectations, and other cultural characteristics concerning ARI treatment.

2. Study Design

The study was conducted according to the FES methodology developed by WHO/ARI. The FES uses a wide variety of other techniques including free listing, narratives of past ARI episodes, assessment of the relationship of local terms to physical signs and symptoms using video tapes, presentation of hypothetical case scenarios, comparison of provider tasks, illness names, interviews with practitioners of cases to pharmacists, and structured interviewing with mothers who brought their children with ARI symptoms to a practitioner (WHO/ARI 1991).

One community with the highest ARI rate in Lampang province for young children was selected for the study. The study site consisted of 5 hamlets with a total population of 2.912 people contained in 618 households. Economically, *Baan Laug* thrives on wood carving and simple farming. Government services to this site are adequate.

Seven key informants were selected to conduct most of the FES, including in-depth interviews, the free listing procedure and narrative of past ARI episodes. Thereafter, twenty-five mothers with young children were randomly selected from the community hospital list of new mothers to go through the same procedure as had been conducted with key informants, except for the free listing. In addition, most health care providers in the community were interviewed and, during the same period interviews were held with mothers who brought their children with ARI symptoms to these health care providers.

3. Results

From the free listing method with key informants, a list of thirty-three local terms for illnesses and one hundred signs and symptoms were obtained. Seven illnesses were determined to be either ARI illnesses or a central sign or symptom. These seven illnesses were selected for further study. During data collection, key informants and mother respondents were asked to match signs and symptoms to ARI illness. Using this matching process, five distinct ARI illnesses and one ARI sign were discovered. These, beginning with the ARI signs and then ARI illnesses, along with their explanatory models, are described below (UPAYOKIN et al., 1993).

Khaj sym (drowsy fever) is not an ARI illness, but it is almost always a core sign and symptom of ARI. *Khaj sym* can include other signs such as vomiting and drowsiness, but the focal point for detecting and eliciting health-seeking is the fever level. Community members' explanatory model points to the causes of this disorder as physical stresses such as exposure to sunlight, cold water and seasonal changes. Spiritual or supernatural causes are not associated with this sign. Initially, caregivers treat a child with *Khaj sym* at home by monitoring the child's body temperature and sponging the body with a wet cloth. The child is wrapped in a blanket to keep the body warm. If caregivers perceive that the fever becomes moderate or severe, they will only wait about half of a day before seeking medical care.

Khaj wad (common cold) is associated with high body temperature, runny nose, coughing, and difficulty in breathing. The first two signs are the focal points for detection. However, *Khaj wad* does not necessarily involve drowsiness as in *Khaj sym*. The causes of Khaj wad are related to long periods of exposure to heat (sun) and cold (water), breathing polluted air and seasonal changes. Home care practices and health care seeking for *Khaj wad* are the same as *Khaj sym,* including taking commercial drugs. Most mothers classify *Khaj wad's* severity as mild, though they will only wait about .48 days before seeking professional help.

Lood lom agseeb (sore throat) is closely associated with *Khaj wad* but its core symptoms include a sore throat, wet cough, and difficulty in a swallowing due to throat pain. A runny nose or difficulties in breathing are not necessary symptoms. Many respondents did not mention this illness, but among those who did, they classified it as being moderate in severity. Most respondents argued that *lood lom agseeb* is a part of the common cold process. Home treatment methods could not be determined because there were no current cases involving a sore throat.

Aj hyyd aj hoob (asthma-like illness). While *lood lom agseeb* conditions are acute, *aj hyyd aj hoob* is chronic. It is characterized by difficulty in breathing or swallow breathing, tired breathing, a sticky cough, and wheezing. Respondents felt that the cause of this disorder is changing weather conditions and becoming wet or cold. Some believe it is related to heredity or lung problems. Since many people suffer from this illness, and the breathing difficulty is similar to pneumonia or *pood chyyn* and *pood buam* (discussed below), it is easy for caregivers to interpret the signs of pneumonia as a sign of *aj hyyd aj hoob* among children who are suffering from this disorder. Many home remedies are resorted to including drinking warm, boiled water, avoiding shower, and avoiding contact with people with colds. A few respondents reported trying home-remedies or herbal medicine made by the traditional healer. Respondents classified this disease as moderate to severe.

Pood chyyn and *pood buam* (pneumonia-like illness) are two distinct local terms which refer to infected lung and lung disease, respectively. However, in-depth interviews with respondents revealed that these two terms represent the same pneumonia-like illness, and that medical doctors introduced these terms to the local people. The core symptoms of illness include: coughing, a heavy and sticky cough, difficult breathing, gasping, high temperature, wheezing, and fatigue. Respondents attribute the illness to becoming overly hot or cold, having a cold for a long period of time, and changing seasons. Home treatment is very limited since many respondents seek professional help immediately. For the early stages of pneumonia, home treatment involves: avoiding baths, wearing extra clothing, and eating boiled rice. The respondents classify this illness as severe, which explains why they waste no time in seeking medical care.

The above explanatory models show that the local classification of ARI is quite complex. Some illnesses such as *khaj* or *khaj sym* become signs and symptoms of other ARI illnesses. The signs and symptoms of ARI are thus grouped into many clusters. Each cluster has its own name and explanation.

All of these ARI illnesses, signs, and symptoms are related to pneumonia, especially *pood chyyn* and *pood buam*. However, these terms are ambiguous, as well as *lood lom agseeb*, because they stem from a

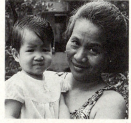

Abb. 2
Mother with Baby

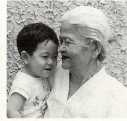

Abb. 3
Grandmother with Baby

medical construct. The respondents initially had no illness name for pneumonia, but when their children became sick with pneumonia, they learned to recognize it, its signs and symptoms, from health care providers. Hence, they adopted the terms *pood chyyn* and *pood buam*. Literally, *pood* means *lung*, *chyyn* means *moisture*, and *buam* means *swollen*. However, *chyyn* and *buam* are related to *naam tuam pood* or flooding in the lung or a lung filled with water. This local term indicates that pneumonia is understood as being related to too much water or moisture in the lung. It is another way the people communicate with medical doctors about pneumonia, which they perceive as a very severe sickness that requires emergency medical care to avoid death.

In all, most mothers can recognize the signs and symptoms of ARI illness, especially in terms of *pood chyyn* and *pood buam*. After seeing the ARI video tape, a majority (52%) of mothers and key informants could identify fast breathing in the case of very fast breathing. For marginal rate of breathing, however, only 20% of the mothers could recognize and label this as fast breathing.

Mothers and key informants could also recognize signs of difficult breathing. When 20 cases were presented to mothers, each of them mentioned 2 to 15 words related to difficult breathing. Nearly all mothers consider fast or difficult breathing as requiring medical attention. The delay time prior to seeking medical assistance is thus short when dealing with an evident ARI illness. If home treatments were ineffective after two days, 80% of mother respondents said that they had taken their children to a doctor. However, not all caregivers can recognize ARI signs and symptoms which, in turn, leads to treatment delay. Secondary caregivers (grandmothers, nursery staff), in particular, delay the most in seeking health care for children, largely because the lack the knowledge to recognize some of the ARI signs and symptoms.

4. Discussion and Conclusions

The above field test case indicates the focused ethnographic study provides specific and detailed procedures for those who have no formal training, since it gives them an adequate orientation to be able to perform their job. Validity and reliability are high because all of the procedures are cross-checked in a triangular fashion from various dimensions such as from key informants, mother respondents, providers, pharmacists, and caregivers of sick children; from general ideas of key informants to past episodes, to hypothetical cases, to real cases in clinics; from local terms to concrete signs and symptoms such as in video presentations; from informal interviews to formal structured interviews and observation.

Nonetheless, even though the FES is well designed, investigators must be cautious on a number of points in collecting and analyzing data. First, one of the problems that arose from this study was that the culture and language of the community were exceedingly rich with different terms that have very similar meanings. For example, although over half of the mother respondents could distinguish fast breathing from normal breathing, there were too many words or terms to indicate different levels of breathing. The problem becomes more complicated when there is no strong consensus or pattern for such middle-of-the-road conditions as "marginal fast breathing" as noted above. As a result, reseachers must spend extra time determining and refining terms in order to avoid later problems during data analysis.

Second, confusion in linguistic terms, as noted above, can complicate an underly focused FES, especially when the language has an extensive classification system. On the opposite end of the spectrum, reseachers must be careful not to overuse the FES and become too focused on determining the explanatory model and merging it with a medical model. This is a great temptation to researchers (and especially for students and junior researchers) who may have a tendency to look for something that may not exist. The basic assumption is that a divergency exists between community members who have their own terms and explanations for illnesses like ARI, and local health providers, who have their own professional model with its terms and explanations. This study showed that community members and health care workers actually share the same ARI concepts e.g. *pood chyyn* and *pood buam,* and both consider immediate treatment as crucial. Hence, in looking for differences between the popular model and the medical model, a researcher may become so overly involved in pinpointing, describing, and analyzing the models that the time saved in using the approach is lost. This may lead to delays in implementing action programmes and treatments for needy children. The time could better be spent on pursuing such recommendations as educating mothers in correct home treatments; clear and concise labeling of medications with warnings about exceeding the recommended dosage; and developing programmes to

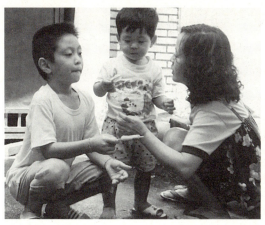 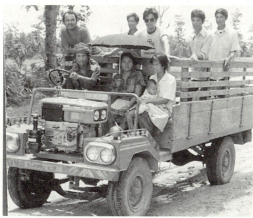

Abb. 4, 5
Children and the living style of community from the research area

speed up the response time of secondary caregivers.

Most mothers took their sick children to practitioners too early even to the extent of trying to prevent ARI by the early, preventive use of antibiotics. The real problem was thus over-utilization of health services, some of which were of dubious quality. Moreover, the ARI problem rested not with the poor sector of the community but with the middle and upper classes.

The results revealed the following: (1) most mothers can recognize the signs and symptoms of ARI illnesses; (2) a majority of mothers and key informants could identify rapid breathing in extreme cases; (3) nearly all mothers consider rapid or difficult breathing to be serious sign requiring medication; (4) if home treatments are ineffective after two days, mothers may take their children to a doctor; (5) home treatment involves: avoiding baths, wearing extra clothing, and eating boiled rice soup; (6) most mothers would readily seek health care from professionals rather than traditional healers, after a very brief period of home care and taking over-the-counter medications; (7) ARI illnesses are not closely related to poor social and economic conditions; (8) mothers allowed their relatives or grandparents take care of their children while they are away for business; (9) over-use of antibiotics supplied from different providers is normal community practice; (10) mothers wanted their children to become well as soon as possible, so that they often took the ill children to practitioners before the occurrence of serious signs and symptoms: and mothers often attempted to prevent ARI through the early, preventive use of antibiotics and commercial drugs.

References

UPAYOKIN, P.; S. DENDOUNG; M. MUTTIKO; & P. UKOSKIT. 1993. A focused ethnographic study of acute respiratory infection in Northern Thailand. *Journal of Medical Social Science* 7 : 89-93.

WHO/ARI PROGRAMME. 1991. *Focused ethnographic study of acute respiratory infections: fieldtest version* (monograph). Geneva

Frühe Kindheit - Early Childhood

Der plötzliche Kindstod bei den Maori in Neuseeland
Sudden Infant Death Syndrome at the Maori of New Zealand
Christine Binder-Fritz

Zusammenfassung: Trotz intensiver Bemühungen und präventiver Maßnahmen von Seiten der neuseeländischen Gesundheitsbehörden bleibt der plötzliche Kindstod die häufigste isolierte Todesursache im Säuglingsalter nach der Neugeborenenperiode. Die hohe SIDS-Inzidenz in der Maori-Population läßt sich manchmal auf pathophysiologischen Risikofaktoren wie Atemwegserkrankungen und zentrale oder obstruktive Schlafapnoe zurückführen. Da SIDS zweifellos ein komplexes Geschehen darstellt, wird dieses allerdings in der Mehrzahl der Fälle nur unter Heranziehung soziokultureller, sozioökonomischer, umwelttoxikologischer und individualpsychologischer Faktoren erklärbar. Das Herauslösen der Geburt und Mutterschaft aus dem kulturellen Raum hat zu einer Änderung des individuellen und sozialen Erlebens der Mutterschaft geführt.

Für die Maori-Mütter wirken oftmals mehrere Risikofaktoren zusammen: Veränderung der traditionellen Familienstrukturen durch Abwanderungsbewegungen in die urbanen Zentren, die schlechte sozioökonomische Lebenssituation vieler junger Eltern, die fehlende soziale und psychische Unterstützung der jungen Mutter, bzw. der jungen Eltern in der kritischen Zeit der Umstrukturierung ihrer Beziehung zur Jungfamilie und das Fehlen geeigneter Identifikationsmodelle für die neuen Rollenbilder. Weiter stellen eine hohe Prävalent für das Rauchen während der Schwangerschaft, Alkoholismus und gelegentlich Drogenmißbrauch, ernste Gefahren für das Kind dar.

Abstract: This article deals with the high rate of SIDS (Sudden Infant Death Syndrom) within the Maori population of New Zealand. Their rate has more than double the frequency of the total population. Besides of life-threatening sleep apnoe, nasal obstructions, premature infants and smoking during pregnancy, social associations are discussed as mayor risc factors for cot death in the Maori population. Dramatically changes in culture, society and family structure have influenced the invidual and social construction of motherhood. High risks infants are those of: Teenagemothers without family support, premature birth, smoking mother, mothers with alcoholism and low social standard. Traditionally the infants were carried in a cloth on the back of their mothers or grandmothers, they were breast-feeded, then mouth-feeded and massaged. The close and intimate body contact offered security and emotional stability and was beneficial to the motoric and intellectual development of the child. Where as the traditional family offered a social network for the young mother and her infant, urban structures and institutions do not meet the need of the child's mother and father.

Keywords: plötzlicher Kindstod, SIDS, sudden infant death syndrom, Neuseeland, Maori, Mutterschaft, motherhood, New Zealand.

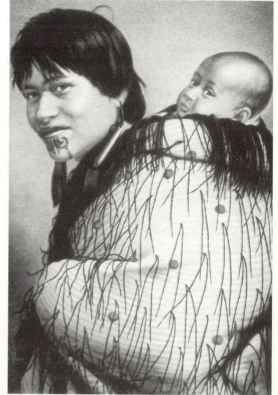

Abb. 1
Das Tragen des Säuglings auf dem Rücken.
(Gemälde von Gottfried Lindauer.
Dominion Museum in Auckland).

---

[1] In Österreich (7,8 Mio EW) sterben zum Vergleich etwa 150 Babys pro Jahr (PAKY 1993).
[2] Organisation für wirtschaftliche Zusammenarbeit und Entwicklung mit Sitz in Paris.

1. Einleitung

Jedes Jahr sterben in Neuseeland (3,47 Mio EW), zwischen 200 und 250 Babys am plötzlichen Kindstod, oder *Sudden Infant Death Syndrom* (SIDS)[1]. Neuseeland hat unter allen 26 Mitgliedsstaaten der OECD[2] die höchste Säuglingssterblichkeitsrate. Mit einer Häufigkeit von 4,6 auf 1.000 Lebendgeburten (1986) führt Neuseeland auch in den internationalen SIDS-Statistiken. Während in der non-Maori-Bevölkerung seit 1983 ein leichter Rückgang an SIDS-Fällen zu verzeichnen ist, bleibt die Häufigkeit des plötzlichen Kindstods in der Maori-Bevölkerung weiterhin mehr als doppelt so hoch wie in der Gesamtpopulation (THE NATIONAL COT DEATH DIVISION 1986).

Der folgende Beitrag konzentriert sich in erster Linie nicht auf die pathophysiologischen Risikofaktoren des plötzlichen Kindstods sondern geht vielmehr der Frage nach, inwieweit die soziokulturellen Veränderungen in der Maori-Gesellschaft das individuelle und soziale Erleben der Mutterschaft verändert haben. Die hohe Inzidenz von SIDS wird unter besonderer Berücksichtigung der familiären Situation diskutiert.

2. SIDS

SIDS wird nach dem MSD MANUAL (1988) definiert als der plötzliche und unerwartete Tod eines anscheinend gesunden Säuglings oder Kleinkinds, bei dem auch eine gründliche Obduktion die Todesursache nicht aufklärt. SIDS ist die häufigste Todesursache bei Kindern zwischen zwei Wochen und einem Jahr und macht ein Drittel aller Todesfälle in dieser Altersgruppe aus. Zwischen dem zweiten und vierten Lebensmonat ist die Häufigkeit von SIDS am höchsten. Die Verbreitung des SIDS ist weltweit. Nach der Neugeborenenphase, zählt der plötzliche Kindstod, der auch *Krippentod* genannt wird, zu der häufigsten alleinigen Ursache der Säuglingssterblichkeit.

Die Ursache des plötzlichen Kindstods ist unklar. In den meisten Fällen liegt eine Dysfunktion der Herzkreislaufregulation und des zentralen Atemantriebs vor. Man geht heute davon aus, daß SIDS ein komplexes Geschehen ist, dessen Häufigkeit in der kalten Jahreszeit, in sozial schwächeren Bevölkerungsschichten, bei Frühgeburten und bei Kindern von Müttern, die während der Schwangerschaft geraucht haben, höher ist (HASSALL 1986; PAKY 1993).

Da etwa 99 % aller Todesfälle während des Schlafes geschehen und die Mehrheit der Fälle in der Nacht passiert, haben sich auch die neuseeländischen Forschungen unter anderem auf das Schlaf- und Atmungsverhalten der Babys konzentriert. Als medizinische Risikofaktoren gelten Infektionen der Atemwege und zentrale oder obstruktive Schlafapnoe (TONKIN 1980; HASSAL & VANDENBERG 1985; HASSAL 1986)

2.1 Risikofaktoren

In der Mehrzahl der Studien zum plötzlichen Kindstod in Neuseeland wird SIDS als komplexes Phänomen mit einer Vielzahl von möglichen Ursachen dargestellt. Neben den bereits erwähnten Risikofaktoren werden auch niedriger sozioökonomischer Status, alleinstehende Mutter, junge Mutter, früher Schulabschluß, junges Erstgeburtsalter, keine Mutter-Kind-Untersuchungen in der Schwangerschaft, Maori-Ethnizität, zahlreiche vorangegangene Schwangerschaften, Domizil in kälteren Klimazonen, Winter, Frühgeburtlichkeit, niedriges Geburtsgewicht, männliches Kind, aber auch mütterliche Risikofaktoren wie Rauchen, Alkohol- und Drogenmißbrauch während der Schwangerschaft, eine Schlafposition des Säuglings in Bauchlage mit dem Gesicht nach unten, das Teilen des Bettes mit dem Kind sowie das Nichtstillen der Babys, angeführt (NELSON & TAYLOR 1988; MITCHELL et al. 1992).

In der Maori-Bevölkerung ist eine hohe Inzidenz der Säuglingssterblichkeit auffällig. Auch die Häufigkeit von SIDS ist zwei- bis dreimal höher als in der non-Maori-Bevölkerung (POMARE 1980). Dies ist insofern nicht verwunderlich, als für die Mehrheit der Maori-Mütter gleich mehrere der oben genannten Risikofaktoren zutreffen: Von besonderer Bedeutung sind die sozioökonomischen Faktoren sowie Rauchen und Alkoholkonsum während der Schwangerschaft.

2.2 Atemwegsinfektionen

Im Zeitraum 1954-1958 betrug die Rate der Maori-Säuglingssterblichkeit (zwischen dem ersten und elften Lebensmonat) 37 auf 1.000 Lebendgeburten und war im Vergleich zur Rate von 5,9 der Neuseeländischen Bevölkerung europäischer Abstammung, 6,3 mal so hoch. Bis zum Zeitraum 1974-75 konnte die Säuglingssterblichkeit in der Maori-Bevölkerung zwar deutlich gesenkt werden, doch mit dem Wert von 9,6 im Vergleich zu 3,1 in der Non-Maori-Bevölkerung blieb sie dreimal so hoch wie in der Gesamtbevölkerung. Als häufigste Ursache für die Todesfälle wurden in den achtziger Jahren Infektionen des Respirationstrakts (Influenza, Pneumonie, Bronchitis) diskutiert. Die Inzidenz an Atemwegsinfekten ist in der Maori-Bevölkerung tatsächlich deutlich höher als in der Gesamtpopulation (POMARE 1980).

Wie auch in anderen Ländern werden in Neuseeland jahreszeitliche Schwankungen der Häufigkeit von SIDS registriert. Die SIDS-Rate ist in den Wintermonaten zwischen April und Oktober dreimal höher als in der wärmeren Jahreszeit von November bis März. Eine weitere Korrelation mit der Häufigkeit von SIDS gibt es in den einzelnen Klimazonen Neuseelands. Im allgemeinen ist die SIDS-Rate im Norden aufgrund des milderen Klimas niedriger als der landesweite Durchschnitt, während in den kälteren südlichen Regionen eine höhere Rate vorliegt. Die Raten bewegen sich zwischen 2,8 auf 1.000 Lebensgeburten in Takapuna, einem Gebiet mit mildem Klima in der Bay of Islands, und dem absoluten Spitzenwert von 7,9 in Dunedin, einer im Süden liegenden Stadt, die zur kühlen Klimazone zählt (THE NATIONAL COT DEATH DIVISION 1986; NELSON & TAYLOR 1988).

In der Maori-Bevölkerung sind Infektionen und Atemwegserkrankungen, wie Influenza, Bronchitis und Pneumonie häufige Ursachen der Kindersterblichkeit bis zum vierten Lebensjahr. Nach POMARE (1980: 15) ist die Rate viermal höher als in der Gesamtpopulation.

3. Der traditionelle Umgang mit dem Säugling

Im folgenden wird das traditionelle geburtshilfliche System, die Mutter-Kind-Beziehung und der enge Körperkontakt zwischen dem Säugling und der Mutter, oder einer anderen Bezugsperson, unter besonderer Berücksichtigung der familiären Strukturen und des sozialen und individuellen Erlebens der Mutterschaft dargestellt.

3.1 Geburt und Mutterschaft

In der traditionellen Maori-Gesellschaft (BFP 1989) lebten die Menschen in Form der Großfamilie *(whanau)* zusammen, die bis zu dreißig Mitglieder zählte. Mehrere Großfamilien residierten als lokale Produktionseinheit und Dorfgemeinschaft, deren Mitglieder durch eine ambilaterale Deszendenz miteinander verwandt waren. Diese Deszendenzgruppen nennt man *hapu*. Betrachtet man die indigenen Bezeichnungen für *Schwangerschaft* und *Geburt*, so läßt sich deutlich die soziokulturelle Einbettung der Geburt, und der Mutterschaft erkennen. Die Schwangerschaft wird *hapu* genannt, und eine Frau die schwanger war, konnte sicher mit Zuwendung und Fürsorge der anderen Mitglieder der Dezendenzgruppe *hapu* rechnen.

Ein Kind befand sich in einem weit größeren sozialen Beziehungsgeflecht als nur in der engen Eltern-Kind-Beziehung. Nicht nur die Mutter, sondern auch andere Betreuungspersonen übernahmen Verantwortung für das Kind. Vor allem eine Erstgebärende wurde während der Schwangerschaft umfassend unterstützt und erlebte die individuellen und sozialen Veränderungen, die mit der Mutterschaft einhergehen, eingebunden in ein psychosoziales Netzwerk. Die Geburt wurde *whaka whanau* genannt. Diese Bezeichnung bedeutet etwa *Familienarbeit* und meint den Prozeß, der zur Bildung oder Erweiterung der Familie *(whanau)* beiträgt.

Die traditionelle Geburt verlief im engsten Familienkreis. Die Gebärende stand im Mittelpunkt des Geschehens. Während der Geburt, die in vertikaler, hockender oder kniender Körperhaltung erfolgte, wurde sie von den anwesenden Helfern physisch und psychisch unterstützt. Streicheln, Massage des Rückens und die verbale Versicherung, die Anwesenden würden den Geburtsschmerz mittragen, halfen Vertrauen in die eigenen Fähigkeiten zu fassen (BINDER-FRITZ 1995).

Die soziale Position einer Frau die Mutter wird, verändert sich auf gesellschaftlicher Ebene in Bedeutung und Funktion (NADIG 1990). Dies wurde darin deutlich, daß die werdende Mutter verschiedene festgelegte Verhaltensweisen und Schwangerschaftstabus einzuhalten hatte. Die Grenzen des vorgeschriebenen Rollenverhaltens wurden selten überschritten, da ein Tabubruch eine übernatürliche Strafe in Form von Krankheit oder Tod mit sich bringen würde. Die sozialen Regelungen brachten für die werdende Mutter insofern psychosoziale Sicherheit, da es deutliche Anweisungen gab, was zu tun und was zu lassen war (BFP 1989).

Ein wesentlicher Aspekt der traditionellen Geburtshilfe ist, daß die werdende Mutter nicht allein gelassen wurde, und der Statusübergang von der Frau zur Mutter durch zahlreiche Riten begleitet wurde. Diese reichten von der Begleitung der Gebärenden durch enge Familienangehörige, die Rezitation des Familienstammbaums mit einer quasi magischen Partizipation der Ahnen an der Geburt, bis zu postpartalen Reinigungszeremonien für die Mutter und ihr Kind, die Rückkehr in die Dorfgemeinschaft und der rituellen Begrüßung des neuen Familienmitglieds (BINDER-FRITZ 1995).

Auch in der Maori-Gesellschaft erscheinen die traditionellen Geburtspraktiken relativ systematisch, standardisiert und ritualisiert. Wie von B. JORDAN (1978) und Maya NADIG (1990) betont, wurde die Mutterschaft mittels sozialer Regeln und Riten, von der traditionellen Kultur mitgetragen.

Im Zuge der Kolonisierung Neuseelands, kam es in den letzten 150 Jahren zu einem tiefgreifenden Kulturwandel und schwerwiegenden soziokulturellen Veränderungen, die auch das traditionelle Geburtssystem zugunsten der Klinikgeburt verdrängten. Als die Geburt wegen der schlechten gesundheitlichen Situation der weiblichen Maori-Bevölkerung in der ersten Hälfte dieses Jahrhunderts in ein Spital verlegte wurde, kam es zu einem Bruch im Erleben der individuellen und sozialen Mutterschaft (BFP 1989).

Die Geburten finden heute fast ausschließlich im Spital statt, wo die Gebärende zwar ein Höchstmaß an medizinisch-technischer Überwachung, aber kaum emotionale Zuwendung erfährt. Sie findet sich an einem fremden Ort, umgeben von fremden Menschen, die sie weder streicheln noch massieren und ihr wenig psychische Stütze bieten. Bei der Geburt wird ihre Angst und der Geburtsschmerz nicht von den anwesenden Verwandten mitgetragen, sondern sie wird zur Disziplin aufgefordert. Bis vor wenigen Jahren wurden Gebärende, die lautstark ihre Schmerzen bekundeten und bei der Entbindung jammerten, von den meisten Hebammen unfreundlich zur besseren Selbstbeherrschung aufgefordert (BINDER-FRITZ 1995).

3.2 Risikofaktoren

Um Risikokinder und Risikogruppen ausfindig zu machen wurde von der NATIONAL COT DEATH DIVISION in Neuseeland die Erstellung eines Interventionsschemas vorgeschlagen. Analysen von SIDS-Statistiken (NATIONAL COT DEATH DIVISION 1986; MITCHELL et al. 1992) brachten folgende Faktoren mit dem plötzlichen Kindstod in Verbindung:
* Maori-Mütter
* Schlechte soziale Lebensbedingungen
* Jugendliche Mütter unter 20
* Alleinstehende Mütter ohne familiäre Unterstützung
* Mütter die rauchen
* Frühgeburten (unter 2.500 Gramm)
* Säuglinge mit einem geringen Geburtsgewicht
* Säuglinge mit Infektionen und Erkältungen
* Säuglinge mit zentraler oder obstruktiver Schlafapnoe
* Mutter (Eltern) mit sehr mobilem Lebensstil

4. Psychosoziale Aspekte

Im Hinblick auf die SIDS-Häufigkeit ist von Bedeutung, daß für einen Großteil der Maori-Mütter mehrere Risikofaktoren der Präventionsliste gleichzeitig zum Tragen kommen. Vor allem die soziokulturellen und psychosozialen Aspekte sind von besonderem Interesse.

4.1 Alleinstehende Mütter

Die größten Veränderungen im Zuge der Akkulturation haben auf gesellschaftlicher Ebene stattgefunden. Landverlust und damit verbundene Abwanderungsbewegungen in die urbanen Zentren haben zur Auflösung intakter Dorfgemeinschaften und zu einer Änderung der Familienstruktur geführt. Veränderte Beziehungen zwischen den Generationen und Geschlechtern sind die Folge. Auf Grund einer generell schlechteren Arbeitsqualifikation oder Vorurteilen von Seiten der Weißen, erwartet junge Maori meistens ein Leben voller sozialer Benachteiligungen in den Städten. Schlechte Wohn- und Arbeitsverhältnisse, niedrige Löhne, oftmals Arbeitslosigkeit, und nicht zuletzt Verlust des sozialen Rückhaltes mit der Großfamilie sind in vielen Fällen für Alkohol- und Drogenprobleme verantwortlich. Die Abwanderung vieler Jugendlicher aus den ländlichen Gemeinden in die urbanen Zentren hat sich zu einem großen Problem der Gegenwart entwickelt. Vor allem junge Frauen finden aufgrund einer schlechteren Schul- und Berufsausbildung nur einen schlecht bezahlten Arbeitsplatz in der Stadt (BINDER-FRITZ 1995).

In den urbanen Zentren von Auckland, Hamilton und Rotorua bietet sich vielfach das gleiche Bild: Arbeitslose Jugendliche sitzen schon vormittags in den Gaststätten, streifen ziellos durch die Straßen oder sitzen stundenlang in Parks herum, meist wird schon tagsüber Alkohol konsumiert. Unter diesen jungen Maori befinden sich auch viele Mädchen und Frauen, die ein Baby oder Kleinkind dabei haben. In vielen Fällen ist der Lebensgefährte ohne Beschäftigung und das Paar lebt von der Sozialfürsorge und flüchtet leicht vor dem tristen Alltag in den Alkohol- oder Drogenkonsum.

Die Sozialarbeiterin Dora betreut etliche Alkohol- und Drogenabhängige in einem Therapiezentrum in Rotorua. Darunter sind auch junge Mütter. Über das soziale Umfeld dieser jungen Mädchen und Frauen meint sie (BFP 1989):

Unemployment, this is were all the problems are starting of! Whether your home environment is like how you are going to feel: Good, sad or left out or lonely. In an unemployment environment you feel as you are missing out.

Viele Probleme der Jugendlichen wurzeln in ihrem Elternhaus und in ihrem sozialen Umfeld. In traditionellen Familien haben nicht nur die Eltern, sondern auch andere Verwandte, meist die Großeltern, einen Teil der Betreuung und Erziehung übernommen. Durch die Auflösung der traditionellen Familienstruktur haben viele Kinder die positiven Seiten und den Zusammenhalt einer Großfamilie *(whanau)* nicht mehr erlebt: „*The family today is not the big extended family. They don't know them any more, and they can't trust them.*" Sie erfahren keine soziale Stütze, fühlen sich zu Hause unverstanden und brechen aus dem Familienleben aus, meint Dora. Gerade in dieser Problemgruppe ist die Zahl der ungeplanten Schwangerschaften aber sehr hoch.

4.2 Jugendliche Mütter unter zwanzig

Vor allem in den urbanen Gebieten bekommen Mädchen ihre Kinder in immer jüngerem Alter. Der Anteil an jugendlichen Müttern ist in der Maori-Bevölkerung dreimal so hoch wie in der Gesamtpopulation. Der Anteil jener Mütter, die vor dem 16. Lebensjahr ihr erstes Kind geboren haben, macht immerhin ein Prozent der Gesamtgeburtenrate aus und 21 % der Erstgebärenden sind zwischen 16 und 19 Jahre alt. Die Sozialarbeiterin Dora ist der Ansicht, daß viele junge Mädchen auf der Suche nach Zuneigung mit ebenfalls arbeitslosen Burschen Beziehungen eingehen und beide bald in einem von Alkohol und Drogen dominierten Milieu landen. Sie erzählt (BFP 1989):

„*The young Maori girls look for someone who would love her, someone to love. And what happens? He is the wrong one. He is not the person with a good job, a good education. He is an unemployed guy, who is smoking cannabis and doing anything else, than the girl likes to do. And this is how our young girls and guys are getting mixed up.*"

Trotz ihrer schlechten sozioökonomischen Lebenssituation werden viele junge Mädchen schwanger, denn „unemployment has a lot to do with pregnancies" meint Dora. Aufgrund ihrer Erfahrung im Beratungszentrum meint sie, daß man diese Mädchen in zwei Gruppen unterteilen kann. Die einen werden ungewollt schwanger, weil sie keine Kontrazeptiva anwenden, oder ihr Menstruationszyklus durch Alkohol- und Drogenmißbrauch sehr unregelmäßig ist, die anderen erhoffen sich durch die Mutterschaft einerseits eine sinnvolle Beschäftigung, andererseits finanzielle Unterstützung durch die staatliche Fürsorge und das Arbeitslosengeld (Domestic purpose benefit). Von einigen Informanten der Maori-Gemeinde war zu hören, daß die Arbeitslosenunterstützung auch einen negativen Aspekt hat. Die mobile Hebamme Harangi meint (BFP 1989):

„*The social benefit is good in one way and bad in the other. Because we have girls come out of school and they say: Oh I can't get a job so I will have a baby and be on the dole[3]*".

Etliche Sozialarbeiter beklagen, daß die jungen alleinstehenden Mütter im urbanen Siedlungsgebiet von Rotorua ihre Babys nur mangelhaft betreuen. Die leitende Krankenschwester im Tunohopu-Health-Centers in Ohinemutu bestätigt, schon etliche sogenannte *Teenager-Mütter* betreut zu haben. Diese bekommen im Alter zwischen vierzehn und siebzehn Jahren ihre Babys, sind aber mit den Anforderungen der Mutterschaft meistens überfordert. Sie erzählt (BFP 1989):

---

[3] To be on the dole= Arbeitslosengeld kassieren, stempeln gehen.

„Yes, we have had a number of very young mothers, fifteen to seventeen years old teenage-mothers. I feel very sorry for them, because they are not much more than children themselves. Some of them, if they have got family support, they manage fairly well. But if they haven't got family support, because of living in the city, they are quite lost. Some of the young girls are living with their boy-friends, that's a most unstable relationship. And the boy-friends are not working, they have no job. That creates more troubles and the child is just a toy for them."

Eine wichtige Grundvoraussetzung für eine positive Einstellung zur Mutterschaft ist noch immer das intakte soziale Netzwerk, welches innerhalb der Großfamilie und Verwandtschaft Beistand und Hilfe für die Mutter gewährleistet. In vielen Fällen wird das Baby in Form der traditionellen Adoption *(whangai)* innerhalb der Verwandtschaft aufgezogen. Für etliche alleinstehende junge Mütter in den Städten, die den Kontakt zu den lokalen Maori-Kommunen auf dem Land abgebrochen haben, steht diese Hilfe allerdings nicht mehr zur Verfügung.

4.3 Rauchen, Alkohol- und Drogenmißbrauch

Gerade das Rauchen während der Schwangerschaft wird im Hinblick auf die hohe Rate am plötzlichen Kindstod (SIDS) in der Maori-Bevölkerung diskutiert (VAN DEN BERG 1985). Aus der Sicht der Pränataltoxikologie bewirkt Nikotin eine plazentare Insuffizienz und damit eine erhöhte Rate an Embryopathien. Solcherart geschädigte Kinder weisen neben einem niedrigen Geburtsgewicht auch eine erhöhte Anfälligkeit für Infektionen auf (SPIELMANN 1992).

Von ALISON et al. (1993) wurden die Ergebnisse einer Studie über *Smoking rates* an Müttern von 4.285 Kindern, geboren im Zeitraum 1990-1991, veröffentlicht. Über 33 % der Mütter hatten während der Schwangerschaft geraucht. Besonders hohe Raten an Raucherinnen fand man unter Teenager-Müttern, Maori-Frauen, alleinstehenden Müttern und solchen mit niedrigem Bildungsniveau: In dieser Gruppe rauchten mehr als 60 % während der Schwangerschaft.

Wiederum kommen für Maori-Mütter mehrere Risikofaktoren zum Tragen. Nach den Aussagen von Maori-Hebammen und Sozialarbeiterinnen stellt die Gruppe jugendlicher Mütter ohne familiäre Unterstützung durch den hohen Anteil an Raucherinnen und Alkoholkonsumentinnen für die Gesundheitsfürsorge ein großes Problem dar. Gemeinsam mit sozioökonomischen Risikofaktoren sind Nikotin und Alkohol häufig Ursachen für Schwangerschafts- und Geburtskomplikationen mit Frühgeburtlichkeit und einer verminderten Lebenserwartung des Neugeborenen. Die Hebamme Harangi arbeitet an der Frauenklinik von Rotorua. Bedauernd mußte sie immer wieder feststellen, daß die werdenden Mütter während der Schwangerschaft weder auf eine gesunde Ernährung geachtet, noch das Trinken und Rauchen aufgegeben hätten (BFP 1989).

Studien zum komplexen Thema Alcohol and the Maori people (AWATERE et al. 1984; HAINES 1987) besagen, daß immer mehr Mädchen und Frauen bereits in jungen Jahren Alkohol in gesundheitsgefährdender Menge konsumieren. Ein besonderes Problem für die Gesundheitsbehörden ist der Alkoholkonsum während der Schwangerschaft. Alkoholismus, vor allem im ersten Drittel der Schwangerschaft, hat ernste gesundheitliche Folgen für das Kind, denn er führt zu einem spezifischen *fetalen Alkoholsyndrom*.

Die Häufigkeit von Spontanaborten und Frühgeburten nimmt zu. Die charakteristischen Merkmale der Alkoholembryopathie sind intrauterine Wachstumsverzögerung, Entwicklungsstörungen und Mißbildungen des Gesichts, Gehirns und Schädels. Postnatal kommt es zu einer Hemmung der frühkindlichen intellektuellen und motorischen Entwicklung, mit bleibenden intellektuellen Entwicklungsstörungen (SPIELMANN et al. 1992: 229).

Etliche junge Mütter haben in Verbindung mit dem Alkoholkonsum finanzielle Probleme. Die Hebamme Harangi beklagte, daß vom Arbeitslosengeld häufig wieder Alkohol und Zigaretten gekauft werden. Den Müttern fehlt in der Folge oft das Geld um Lebensmittel zu kaufen, als auch der psychische Antrieb, sich um ihre Kinder zu kümmern. Harangi erzählte von etlichen Fällen in denen das Baby von der Sozialfürsorgerin unterernährt und auch verwahrlost aufgefunden wurde. Sie meint über diese Mütter (BFP 1989):

„I could see the way the mothers were looking after their babies. They can't afford the milk, they are spending their money on beer and cigarettes. To stop half of these problems for the babies not looked after is: the goverment takes the alcohol away and the cigarettes. Because if anything that causes a lot of troubles for Maori - it's those two things."

5. Das Tragen des Säuglings

Traditionellerweise wurden Säuglinge an der Hüfte oder in einem groben, mittels der Technik der Halbweberei ohne Webstuhl hergestellten Tuch auf dem Rücken transportiert. In der Großfamilie *(whanau)* wurden die Kinder nicht nur von den Müttern umsorgt, sondern es fühlten sich mehrere Personen für das Wohlergehen der Kinder verantwortlich. Die Kinder wurden bereits früh von den Großmüttern, von Tanten, Onkeln und Geschwistern im Tragetuch zum Sammeln von Schalentieren an den Strand, zum Sammeln von Beeren in den Wald oder zur Feldarbeit mitgenommen. Wenn die Frauen in kleinen Gruppen zusammensaßen, und sich mit der Herstellung von Matten und Decken aus Flachsfasern beschäftigten, waren die Kinder immer dabei und unter Aufsicht. Das Tragen im Tuch war optimal im Hinblick auf den Körperkontakt zwischen Mutter und Kind, das Tragen bedeutete auch den engstmöglichen Sozialkontakt zwischen dem Kind und den Mitgliedern der Verwandtschaftsgruppe (BFP 1989).

Die verschiedenen wissenschaftlichen Disziplinen, wie Humanbiologie, Soziologie, Psychologie, Medizin und Ethnologie beschäftigen sich seit langem mit der Frage, welchen Einfluß das Tragen auf die psychische und physische Entwicklung des Kindes hat. Unbestritten ist, daß das Tragen einen günstigen Einfluß auf die kindliche Wahrnehmung und Motorik hat (SCHIEFENHÖVEL 1990). Nicht nur für Humanethologen, sondern auch für viele Kinderärzte, ist das Tragen des Kindes auf der Hüfte oder im Tragetuch auf dem Rücken die günstigste Form der Säuglingsbetreuung (MANNS & SCHRADER 1995). Ein weiterer Aspekt des Tragens und des engen Körperkontakts mit dem Säugling ist die Entwicklung einer engen Mutter-Kind-Beziehung (C. E. GOTTSCHALK-BATSCHKUS & M. M. BATSCHKUS 1990).

6. Stillen und Mundfütterung

Ein Charakteristikum der traditionellen Gesellschaft war, daß sich für ein Kind gleich mehrere Personen der Verwandtschaftsgruppe verantwortlich fühlten. Die Großfamilie bot für verschiedene Probleme einer jungen Mutter auch immer eine Lösung. Eine siebzigjährige Informantin berichtet, daß sie ihr Baby, eine Frühgeburt, nicht stillen konnte. Ihre Großmutter, die der Gebärenden beigestanden hatte, fand rasch Hilfe für die verzweifelte Mutter. E. erzählt (BFP 1989):

I wanted to cry, so my grandmother disappeared and a few minutes later, my neighbour came round. She was my cousin and she had a one month old baby. She did say nothing at all. She took my baby up and breasted it. That's the way we do it. That's the extended family, the whanau-feeling. It does not matter who's baby it is.

In der traditionellen Gesellschaft wurde zwischen den Großmüttern und ihren Enkelkindern eine besonders enge Bindung gepflegt. In vielen Fällen, in denen sich eine junge Mutter nicht um ihr Kind kümmern konnte oder wollte, übernahm die Großmutter mütterlicher- oder väterlicherseits den Säugling. Das traditionelle Adoptionssystem in der Art der Übernahme einer temporären Pflegschaft oder permanenten Adoption durch Personen aus der Verwandtschaftsgruppe nennt man *whangai*. Ein Kind, welches nach den Gesetzen der klassischen Maori-Kultur adoptiert wurde, bezeichnete man als *tamaiti whangai*.

Die Grundbedeutung von *whangai* ist füttern. Aber im Kontext mit der traditionellen Adoption bedeutet es noch viel mehr: Das Kind erfährt nicht nur die Befriedigung der elementarsten Grundbedürfnisse, wie die Nahrungsversorgung sondern auch höchste emotionale Zuwendung und engsten Körperkontakt. Die Großmütter transportierten ihren *whangai* im Tragetuch auf dem Rücken, massierten den Säugling regelmäßig mit Fetten und Ölen, wobei sie die einzelnen Gliedmaßen streichelten und kneteten (BFP 1989). Ein anschauliches Beispiel für die enge emotionale Beziehung zum Kind liefert die Schilderung eines siebzigjährigen Informanten, der im Alter von etwa sechs Monaten von seiner Großmutter aufgenommen wurde und mittels Mundfütterung von dieser vorgekaute Nahrung erhalten hatte. Dieses Beispiel erklärt auch die Symbolik der Bezeichnung *whangai* für das *füttern* eines Adoptivkinds. Henry schildert:

My grandmother fed me like a bird, as birds do it. She used to chew the food and then she put this into my mouth with her fingers. I was six months old and I got it straight up from her fingers, with all her spit and all that. That's how I grew up. She fed me this way till I was able to eat by myself, that was about 18 months or two years. I lived with my grandmother till I was ten, then I went back to my parents.

Er meinte, daß diese Art der Fütterung aus heutiger Sicht wenig hygienisch und appetitlich erscheinen mag, aber „the Maori used to feed their babies like that, after they came off their breast" (BFP 1989). Der Säugling genoß in der Großfamilie engen Körperkontakt, wurde gestreichelt und massiert. Beim Tragen und beim Stillen, sowie der Mundfütterung nach der Stillperiode, bestand eine enge emotionale Nähe zwischen dem Kind und der Mutter, oder einer anderen Bezugsperson. In den urbanen gesellschaftlichen Strukturen wird die körperliche Nähe zwischen der Mutter und ihrem Kind nicht mehr gepflegt. Die Babys werden meist nicht gestillt und nicht mehr ständig am Körper mitgetragen, sondern vor allem von jungen, alleinstehenden Mütter, die in schlechten sozialen Verhältnissen leben, sehr häufig stundenlang alleine liegen gelassen.

Die mobile Hebamme Harangi meint, daß viele junge Mütter aus dem urbanen Gebiet von Rotorua ihre Kinder unzureichend versorgen und wenig Verantwortungsgefühl für eine gesunde Ernährung ihrer Babys zeigen. Diese werden vor allem nicht gestillt, sondern mit dem Fläschchen gefüttert. Vielen jungen Frauen fehlt nach der Geburt einfach der *family support* und die Hilfe erfahrenerer Mütter. Sie meint (BFP 1989):

I could see the way the young mothers were looking after their babies - the lack of understanding and malnutrion. It never happened in the old days, it's because the family structure has changed, and they are living in town now. In the old days if you were living up where my parents live, it's an isolated area, but there was plenty of food. It doesn't matter if you haven't got any money, you can still survive, `cause you have got the bush and the river you can live on.

Auch eine mobile Distrikt-Krankenschwester aus Rotorua berichtet über die erschreckende Nachlässigkeit der jungen Müttern ihren Säuglingen gegenüber, und ist sogar der Meinung, daß dieser lieblose Umgang mit dem Baby in manchen Fällen auch für den plötzlichen Kindstod verantwortlich sei. Weiter meint sie:

The mothers have not been told to care for their babies. It shocks me sometimes when I go into a place and I find baby's bottle lay around. And for hygiene's sake, it's much easier if they can some sort of put the breast away instead of the bottle.

Um die Zahl der Todesfälle zu reduzieren wurden von der NATIONAL

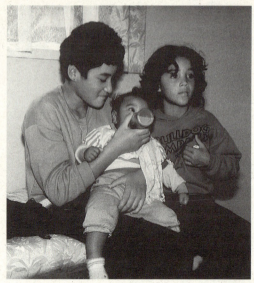

Abb. 2
Die Großfamilie gewährleistet ein soziales Hilfsnetz
Foto: C. Binder-Fritz

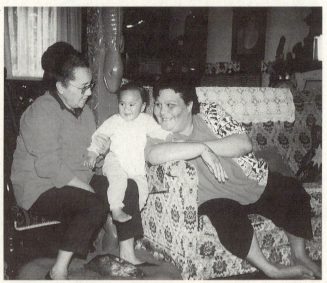

Abb. 3
In schwierigen Lebenssituationen wird der Mutter die traditionelle Adoption (whangai) innerhalb der Verwandtschaft angeboten
Foto: C. Binder-Fritz

COT DEATH DIVISION in Neuseeland präventive Maßnahmen vorgeschlagen. Dazu zählen verstärkte Informationskampagnen in der Maori-Bevölkerung über Risikofaktoren von SIDS, das Bemühen um eine Reduzierung der Teenager-Mütter, Anti-Raucher-Kampagnen, Propagierung des Stillens für mehrere Monate und auch die Aufforderung, bei verdächtiger Atmung oder einem ungewöhnlichen Verhalten des Säuglings sofort einen Arzt aufzusuchen (HASSALL 1986).

Die lokalen Maori-Kommunen bemühen sich weiters, die alleinstehenden Mütter wieder in ihre Verwandtschaftsgruppe zurückzuführen, um ihnen in schwierigen Lebensumständen als Hilfe die traditionelle Adoption *(whangai)* anzubieten (BFP 1989).

6. Diskussion

Die vorangegangenen Beispiele machen die schwierige sozioökonomische Situation vieler junger Maori-Mütter deutlich. Der frühe Schulabgang mit den verminderten Berufsaussichten, das Leben von der Sozialfürsorge, triste Zukunftsaussichten, das Alleinsein in der Stadt und Alkoholismus lösen schwere psychische Krisen aus. Die jungen unerfahrenen Mütter vermissen die sozialen Kontakte der Maori-Gemeinschaft, fühlen sich durch die Mutterschaft überfordert. Fehlende Vertrauensbildung während der Schwangerschaft und Geburt durch soziale Fürsorge und stützende Gespräche mit den Familienangehörigen sowie die Isolation der jungen Mütter bestimmen das individuelle Erleben der Mutterschaft in den urbanen Strukturen. Maya NADIG (1990:64) macht deutlich, daß die Mutterschaft in der urbanen Industriekultur „aus dem öffentlichen kulturellen Raum herausgelöst und in technischen Instituten, den Spitälern (...) isoliert worden" ist.

Das Phänomen Mutterschaft vollzieht sich gleichzeitig auf individueller und auf gesellschaftlicher Ebene. Die psychosozialen Veränderungen, die eine Frau durch die Mutterschaft erfährt, sind tiefgreifend und verändern ihr Leben nachhaltig. Die subjektive Ebene des Individuums erfährt körperliche und psychische Prozesse, die es auch zu verarbeiten gilt. Dabei kommt auch die persönliche Identität in Bewegung und verlangt nach einer Neustrukturierung der Beziehungen zum Partner, aber auch zum eigenen Körper. Für Psychoanalytiker stellt die Mutterschaft ein psychosoziales Ereignis dar, welches die Persönlichkeitsstruktur noch einmal in Bewegung bringt, um sich entsprechend den veränderten Lebensbedingungen neu zu organisieren. Ähnlich wie die Adoleszenz wird die Mutterschaft als kritische Phase im Leben eines Individuums gesehen, welche zu einem akuten psychischen Ungleichgewicht führt (NADIG 1990).

Die von der Großfamilie in den ruralen Maori-Gemeinden zur Verfügung gestellten Ressourcen fehlen in der Stadt. Der Übergang von der Partnerschaft zur Familie verläuft krisenhaft und die jungen, unerfahrenen Eltern sind allein und stehen unter großem psychischen Druck, der durch die allgemein schlechte sozioökonomische Situation noch verstärkt wird. In der Stadt fehlen geeignete Identifikationsmodelle, um die neuen Rollenbilder für die Mutter und den Kindesvater vorzugeben. Die von den Institutionen angebotenen Beratungs- und Informationsdienste für die Maori-Familien werden in der Mehrzahl der Fälle weder von den jungen Eltern, noch der jungen Mutter in Anspruch genommen.

Die Prozesse um Schwangerschaft und Mutterschaft sind als Krise, als Entwicklungsprozeß zwischen zwei Lebensphasen zu interpretieren. Die Frau befindet sich in der frühen Phase der Mutterschaft in einem spezifischen Zustand, den WINNICOTT (1956: 154) „primäre Mütterlichkeit" nennt. Diese seelische Einstellung entwickelt sich allmählich, während und vor allem gegen Ende der Schwangerschaft, zu einem Zustand erhöhter Sensibilität, der bis mehrere Wochen nach der Geburt anhält.

Während die traditionelle Kultur die Mutterschaft in sozialen Regeln und Riten mitträgt, verdrängt die urbane Industriekultur die soziale Seite der Mutterschaft in die Institutionen oder in das Individuum hinein (NADIG 1990: 69).

Sowohl den Kindern, als auch den Müttern fehlt heute der intensive Körperkontakt, der sowohl beim Stillen und der Mundfütterung, als auch beim Tragen im Tuch auf dem Rücken zu einer Vertiefung der Mutter-Kind-Bindung geführt hat. Das Fehlen der körperlichen Nähe zwischen Kind und Mutter, oder einer anderen Bezugsperson, wirkt sich hinderlich auf die psychische Entwicklung des Kindes aus. Dazu kommt die Pränataltoxikologie von Alkohol und Nikotin, die für Frühgeburtlichkeit oder niedriges Geburtsgewicht verantwortlich sind. Alkoholismus der Mutter führt zu motorischen und intellektuellen Entwicklungsstörungen des Kindes, die durch mangelnde Zuwendung und den fehlenden Körperkontakt zur Mutter noch verstärkt wird.

References

Alison L. H. et al. 1993. Smoking during pregnancy in New Zealand. *Paediatrics and Perinatal Epidemiology* 7: 318-333.
BFP 1989 = Binder-Fritz. Aufzeichnungen und Feldprotokolle. Forschungsaufenthalt in Neuseeland 1989.
Binder-Fritz, C. 1995. *Whaka Whanau. Geburt und Mutterschaft bei den Maori in Neuseeland.* Frankfurt.
Hassall, I.B. 1986. Sleep and the Sudden Infant Death Syndrom. *Patient Management*, pp 69-74.
Hassall, I.B. & M.A. Van den Berg. 1985. Infant sleep position - A New Zealand survey. *New Zealand Medical Journal* 98: 97.
Manns, A. & C. Schrader. 1995. Ins Leben tragen. Entwicklung und Wirkung des Tragens von Kleinstkindern unter sozialmedizinischen und psychosozialen Aspekten. In: *Beiträge zur Ethnomedizin.* Edited by C.E. Gottschalk-Batschkus & J. Schuler, Bd 1. Berlin.
Mitchell, E.A. et al. 1992. Four modifiable and other major risk factors for cot death: The New Zealand study. *Journal of Paediatrics and Child Health* 28: 3-8. MSD-Manual1988. MSD-Manual der Diagnostik und Therapie. München.
Nelson, E.A.S. & B.J. Taylor. 1988. Climatic and social associations with postneonatal mortality rates within New Zealand. *New Zealand Medical Journal* 101: 443-446.
Nadig, M. 1990. Die soziale und die subjektive Ausprägung der Mutterschaft bei den Maya in Yucatan und in unserer urbanen Gesellschaft. In: *Der Weg ins Leben. Mutter und Kind im Kulturvergleich.* Vortragsreihe Winterhalbjahr 1987/88. Edited by Museum für Völkerkunde. Frankfurt.
Paky, F. 1993. Plötzlicher Kindstod in Wien. *SIDS Austria Wien.* 1: 16-19.
Schiefenhövel, W. 1990. Ethnologisch-humanethnologische Feldbeobachtungen zur Interaktion mit Säuglingen. In: *Fortschritte der Sozialpädiatrie.* Bd. 13. Edited by Th. Hellbrügge. Lübeck.
Spielmann, Horst et al. 1992. *Taschenbuch der Arzeneimittelverordung in Schwangerschaft und Stillperiode.* Stuttgart.
The National Cot Death Division 1986. *Cot Death in New Zealand.* Auckland.
Tonkin, S.L. et al. 1980. Obstruction of the upper airways as a mechanism of sudden infant death: Evidence for a restricted nasal airway contributing to pharyngeal obstruction. *Sleep* 3: 375.
VandenBerg, M. 1985. Smoking during pregnany and post-neonatal death. *New Zealand Medical Journal* 89: 1075-1078.
Winnicott, D.W. 1956. *The Maturational Process and the Facilitating Environment: Studies in the Theory of Emotional Development.* New York.

Das Neugeborene im andinen Raum[1]
The Newborn in Andine South America
Maria Ofelia Burgos Lingan

Zusammenfassung: Die unterschiedlichen Phasen und Formen der Behandlung des Neugeborenen wie das Bad, die Bekleidung, das Wickeln, die erste Nahrung und Wiege, die Riten zur Entwicklung des Kindes, die Schutzmaßnahmen und die Taufe sind begleitet von einem ausgeprägten kulturellen Symbolismus.
Die magisch-religiösen Empfangs- und Übergangsrituale für das Neugeborene, zeichnen die kulturelle Identifikation des Kindes in sein Gesicht, seinen Körper und seine Umgebung. Sie dienen der Eingliederung des Neugeborenen in den Schoß seiner Familie, Gesellschaft und Kultur. Durch die Rituale werden die kollektiven Inhalte der Mythen in der persönlichen Lebensgeschichte des einzelnen Kindes erneut belebt und für die Zukunft erhalten.

Abstract: The different phases and ways of treating the newborn as regards bathing, clothing, changing nappies, first feeding, and the cradle, the rites for the baby's development, protective measures, and baptism are influenced by a distinct cultural symbolism. The magic-religious rituals of reception and transition for the newborn represent the cultural identification of the child in its face, body, and surroundings. They contribute to the integration of the newborn into the family, the community, and the culture. The collective contents of the myths are revived and preserved for the future with these rituals in the personal life story of the individual child.

Keywords: Peru, Andenraum, Neugeborenenrituale, traditionelle Therapiemethoden, Symbolik, Kosmologie, the Andes, South America, rituals for newborns, traditional therapy, symbolism, cosmology.

1. Das Neugeborene bei den Inca

Ich untersuche hier das Verhalten der Inca gegenüber dem Neugeborenen, um festzustellen, ob es heute starke Abweichungen von der überkommenen Norm gibt, oder ob die grundlegenden Normen noch bewahrt sind.

Laut González HOLGUIN (1952:165; zitiert nach VALIENTE 1979:28) war das Neugeborene in den ersten Tagen nach der Geburt nicht Gegenstand der Aufmerksamkeit seitens der Familienangehörigen. Das Neugeborene - *antayquiru* bei HOLGUIN (1952:28), *moxocapari* bei Santillán (1950:50; beide Zitate nach VALIENTE 1979:31) - wurde bei den Inca in Tücher gewickelt: *o acahuara o huahua pintuma*. Es blieb vier Tage bei der Mutter und durfte von niemandem angesehen werden. Die Mutter war der einzige menschliche Kontakt für das Kind. In dieser Zeit bekam es auch seinen Namen. (VALIENTE 1979:31).

Danach wurde es den nahestehenden Familienangehörigen in einer Zeremonie, die laut MOLINA (1916:82) *ayascaique* hieß, vorgeführt. Das Kind wurde in eine Wiege oder *quirao* (MOLINA 1916:87; COBO 1956:246) gelegt, und die Verwandten äußerten ihre Meinung über das Kind: *quirauman huahuan tachurachi* laut Guamán POMA (1944:791; alle Zitate nach VALIENTE

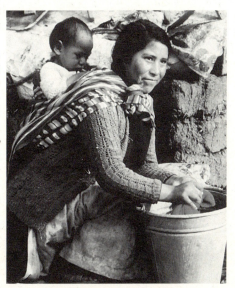

Abb. 1: Foto: Centro Amanta, Perú, Cusco

---

[1] Der Artikel ist Teil einer umfassenden Analyse des reproduktiven Zyklus von Empfängnis, Schwangerschaft, Geburt, Perinatalzeit, Stillen, Geburtenkontrolle und Hebammenwesen im südlichen Andenraum Perus. Er bildet eine Erklärung der Verhaltensnormen aus emischer Sicht. (vgl. BURGOS 1995)
Ich danke Holger Cornelius von Rauch für die einfühlsame und minuziöse Übersetzung des Manuskriptes.

1979:31).

Nach González Holguin (1952:332) bekam das Kind bei dieser Zeremonie den Namen (*sutiyachini*). Darauf folgte das sogenannte *quirauchicui,* bei dem die Verwandten im allgemeinen Gaben in Form von Kleidung und Tieren darbrachten. Laut Guamán Poma (1944: Blatt 232) bekam das Kind gleichzeitig eine Parzelle Landes, die dann zunächst von den Verwandten bearbeitet wurde. (beide Zitate nach Valiente 1979:31)

2. Das Bad des Neugeborenen

Laut Sahagun (1969:187; zit. in Quezada 1977:319) diente das Baden des Kindes dazu, es von der Unreinheit des Vaters und der Mutter zu reinigen.

In Tupe, Yauyos, wird das Kind kurz nach der Geburt zum ersten Male gewaschen und zwar in warmem Wasser, das entweder pur ist oder mit etwas Eukalyptus, Coca, Melisse oder ähnlichem angereichert wurde. Das Kind wird dabei nicht in das Wasser eingetaucht, sondern mit der Hand gewaschen. Gleiches gilt für Babys, die schon einige Monate alt sind. Sehr selten wird Seife gebraucht. (Avalos de Matos 1952:13)

In Junín wird das Neugeborene mit warmem Wasser und Seife oder mit Coca-, Eukalyptus- oder Kamillenaufgüssen gereinigt. Zuvor wird ihm sorgfältig der wegen seiner keratohyalinischen Eigenschaften sehr geschätzte käseartige Hautüberzug abgenommen (Hubi 1954:80).

In Sayllapata, Paucartambo, Cusco wäscht man das Baby und wickelt es entweder in ein neues oder wie meist in ein gebrauchtes Flanelltuch ein. Da die Frauen nicht im voraus Säuglingskleidung vorbereiten, werden die Kleider der Mutter zur Herstellung von Windeln zerteilt. (Zamalloa 1972:23)

In Santa Ana, Huancavelica, wird das Kind nach der Durchtrennung der Nabelschnur von der Hebamme in warmem Wasser gewaschen; bei den Familien, die in der Stadt wohnen, wird Talkum an die Nabelschnur gestreut (Valiente 1979:96).

In Huaylas wäscht die Hebamme das Kind, und nach dem Abtrocknen bestäubt sie es mit getrocknetem und gemahlenem Meerschweinchenmist, um gegen *pishpashca* oder wunde Stellen vorzubeugen (Gamarra Gallardo 1967:45).

In Cusco nimmt die Mutter ihr Kind, wäscht es selbst mit Seifenwasser, behält es bei sich und gibt ihm nach den ersten 24 Stunden die Brust (Braun 1990:140).

In der Folge wird das Baby nicht täglich sondern (sofern es nicht erkältet ist) alle drei oder vier Tage im Hause oder draußen in der Sonne gewaschen. Es wird kaum Seife gebraucht, und es gibt auch keine spezielle Seife für Babys. Man verwendet kleine Wannen aus emailliertem Eisen oder eine Tonschüssel. Der Säugling wird nicht eingetaucht sondern auf die Knie der Mutter genommen und mit Wasser, das mit der Hand über ihn gegossen wird, gewaschen. Er wird mit einem alten Kopftuch abgetrocknet, in saubere Wäsche gekleidet und gestillt. Der Umgang mit den Babys ist sehr zärtlich, die Mütter liebkosen sie häufig, besonders wenn sie sie nähren. Der Gebrauch von Schnullern ist sehr beschränkt. (Avalos de Matos 1952:19)

Das Waschen des Kindes mit warmem Wasser oder mit Aufgüssen aus Coca, Eukalyptus, Kamille oder Melisse ohne es einzutauchen, also quasi als beinah symbolische Reinigung, ist eine allgemein verbreitete Gewohnheit. Nur Sahagún spricht vom Waschen als ritueller Reinigung. Der Gebrauch von Seife ist beschränkt, von ihr ist nur in Gebieten stärkeren westlichen Einflusses die Rede. Offenbar ist es Gewohnheit, keine Seife zu gebrauchen.

Auch wenn nicht ausdrücklich gesagt wird, daß es sich um ein Bad zur rituellen Reinigung handelt, weist die Tatsache, daß es ausnahmslos überall praktiziert wird, auf seine rituelle Bedeutung hin.

Da die Plazenta ebenfalls einer rituellen Waschung oder Reinigung unterzogen wird, bevor man mit den anderen Geburtsriten fortfährt, ist es einleuchtend, daß auch das Neugeborene einer Reinigung im rituellen Sinne unterzogen wird, um es von möglichen Krankheits- oder Ansteckungsstoffen zu säubern und auch als Schutz vor physischen oder magischen Krankheiten. Die Person, die die Waschung durchführt, ist dieselbe, die auch die Mutter versorgt hat: in der Regel die Hebamme.

Braun ist der einzige, der für Cusco vermerkt, daß es die Mutter sei, die das Baby wäscht. Mit Blick auf die Regeln des Wochenbettes, wonach die Mutter besonders direkt nach der Geburt nicht mit Wasser in Berührung kommen darf, glaube ich, daß es sich hier um eine Ausnahme handelt, die auf den fortschreitenden Verlust der Bräuche hindeutet und auf eine Desintegration der alten Familienstrukturen.

3. Die Bekleidung des Neugeborenen

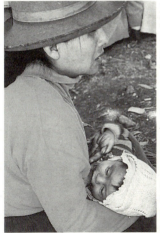

Abb. 2
Foto: José Rueda. Perú, Cusco.

In Tupe, Yauyos liegt das Neugeborene mit Tüchern und Wolldecken bekleidet auf dem Boden, mit dem Kopf in ein weißes Stoffstück gewickelt, das zusammengelegt und auf etwas Schafwolle gebettet wurde, damit der Kopf gewärmt und geschützt war. (AVALOS DE MATOS 1952:13)

In Tupe ist die Kleidung einfach: zwei Baumwollhemdchen, die bis zu den Knien reichen und vorne eine Öffnung für den Hals und lange Ärmel haben. Die Windeln sind aus schwarzer Alpacawolle und mit derselben Technik wie die *katras,* kleine Tücher, die von den Frauen benutzt werden, gefertigt.

In anderen Fällen werden Stoffstücke aus alten Frauenkleidern oder aus einem alten Hemd des Vaters verwendet. Die Windeln werden in der Taille mit einem kleinen Wickelband festgehalten, das aus Wolle ist und somit zugleich den Bauch wärmt. Sie sind fast immer barfuß, und auf dem Kopf tragen sie ein Mützchen aus gehäkelter Wolle und ein weiteres aus Baumwollstoff oder ein gebrauchtes rotes Frauenkopftuch, das in derselben Weise gebunden wird, wie die Frauen es tragen. Häufig wird unter die Mütze etwas Schafwolle gelegt, damit das Köpfchen gut geschützt ist. (AVALOS DE MATOS 1952:19)

In Cusco ist das wichtigste die Mütze mit den Ohrenklappen *(chullo),* die der Erwachsene nur abnimmt, um sich den Schweiß abzuwischen. Sie glauben, daß sich ihr Gedächtnis verflüchtige, wenn sie ihn abnehmen. (SUSUKI LOPEZ 1982:116)

Der Schutz des Kopfes des Kindes mit Schafwolle ist auffällig. Man beachte, daß der erste Schutz ein weißes Tuch ist, während später von einem roten Baumwolltuch wie dem, das die Frauen tragen, die Rede ist, wohl als sichtbares Zeichen der Zusammengehörigkeit von Mutter und Kind. Der symbolische Gehalt der Farben weiß, rot und schwarz ist derselbe, wie der für die Mutter beim Wochenbettritual gültige. Das Kind ist als untrennbarer Teil der Mutter ebenfalls in diesen Ritus einbezogen.

4. Das Wickeln

Es gibt eine besondere - wohl im Nachlassen begriffene - Art, die Kinder in 15 bis 20 cm breite Binden zu wickeln, wodurch ihre Bewegungsfreiheit eingeschränkt wird. Die Binden sind Teil der Aussteuer und, je nach den wirtschaftlichen Möglichkeiten der Eltern, einfach oder aufwendiger gestaltet. (VALDIZAN et al. 1985(1922):349)

In Santa Ana wird das Kind nach dem Anziehen in ein *chumpi,* (ein zehn Zentimeter breites Wickelband aus Wolle) gewickelt, das den Körper und alle Extremitäten festhält und dem Kind jede Bewegungsmöglichkeit nimmt. Die Erklärung dafür ist, daß die Mutter das Kind während der Arbeit in der *lliqlla* (Schultertuch) tragen muß und so verhindert werden kann, daß es herunterfällt. Ein Wollmützchen ist das letzte Kleidungsstück. (VALIENTE 1979:96)

In Cusco wird das Kind von den Schultern bis zu den Füßen in ein aus Wolle gewebtes Wickelband eingewickelt, damit es mehr Kraft bekommt. Dieses Verfahren wird solange täglich angewandt, bis das Kind zu krabbeln beginnt. Später legt man es an die Seite der Mutter, damit es ihre Wärme bekommt. (SUSUKI LOPEZ 1982:116)

In Huaylas empfehlen Mütter und Hebammen, daß die Kinder nach dem Abfallen des Nabels festgewickelt werden: d.h. Arme und Beine werden mit einem Tuch festgebunden, das von einem Wickelband gehalten wird, weil dies die Entwicklung und Kraft der Knochen des Kindes fördern sollte. Wenn schon vor dem achten Tag gewickelt wird, kann dies zum Austreten des Nabels führen. (GAMARRA GALLARDO 1967:45). Braun drückt sich derart aus, daß man die Kinder immer noch wie Mumien einwickle (BRAUN 1990:142).

Es ist möglich, daß, das Wickeln des Babys außer den aufgeführten Gründen, wie Stärkung der Knochen oder das erleichterte Tragen etc., auch noch eine rituelle Bedeutung hat. Man spricht auch bei dem Wickeln der Mutter als von einem Teil der Symbolik im Zusammenhang mit dem Eintritt in die Welt des Zusammenlebens und des Lichts, der nicht erfolgen kann, ohne daß eine Phase der Dunkelheit, der Ungewißheit dem Ritual der Eingliederung, Anerkennung und des Angenommenwerdens vorausgeht. Es scheint, daß das Wickeln des Kindes auch innerhalb der Phase der Wochenbettriten der Mutter vorkommt. GAMARRAY GALLARDO erwähnt, daß nicht vor dem achten Tage gewickelt werde. Auch das Wickeln der Mutter erfolge in der Zeit zwischen dem achten und dem 15. Tag nach der Niederkunft.

5. Die erste Nahrung

In Huaylas gibt man dem Kind sofort nach der Geburt in Zwiebelsaft gelösten Zucker von einem eingetauchten sauberen Tuchzipfel zu saugen, damit es das Fruchtwasser ausscheidet, das es bei der Geburt geschluckt hat. Wenn es ohne Komplikationen zur Welt gekommen ist, so wird es als starker Mensch angesehen und nicht Gegenstand besonderer Zuwendung sein. (GAMARRA GALLARDO 1967:45)

In Cusco gibt man dem Kind, wenn es zu schreien beginnt, einige Tropfen Aniswasser auf die Lippen. (BRAUN 1990:140). Laut SUSUKI LOPEZ gibt man dem Kind während der ersten drei Tage Kräuteraufgüsse, die man von einem Stück Schafwolle in seinen Mund tropfen läßt (SUSUKI LOPEZ 1982:116).

In Santa Ana, Huancavelica beschränkt sich die Ernährung des Babys während der ersten Tage auf den Zichorienlutscher, ein Stück mit gezuckertem Tee getränkter Wolle. Mit ihm werden die Lippen des Neugeborenen benetzt, bis es lernt zu saugen, dann beginnt das Stillen (VALIENTE 1979:97).

In Tupe, Yauyos ist die erste Nahrung des Babys immer ein bis zwei Tage lang Tee, bis die Mutter ihm ihre Milch geben kann. Danach wird es immer genährt, wenn es weint. Man hält das Weinen für ein Zeichen des Hungers, deshalb gibt es für die Ernährung der Babys in den ersten Lebensmonaten keinen regelmäßigen Zeitplan (AVALOS DE MATOS 1952:13).

VALDIZAN et al. beschreiben das Verfahren des *paladeo* (Saugen oder Schmecken), das darin besteht, dem Neugeborenen in den ersten zwei oder drei Tagen tropfenweise einen Sirup aus Zichorie zu verabreichen, den man von einem Stück getränkter Baumwolle in den Mund ausdrückt, um so die völlige Entleerung des Kindspechs vor Beginn des Stillens zu bewirken (VALDIZAN et al. 1985(1922):349).

In den aufgeführten Untersuchungen fällt auf, daß die Gründe für den Gebrauch des ersten Getränks unterschiedlich sind: zur Reinigung von den Resten des Fruchtwassers, zur Stimulation des Saugreflexes, zur Linderung des Hungers bis die Mutter Milch produziert und als Stimulans zur Entleerung des Kindspechs. Der gemeinsame Nenner in allen diesen Fällen ist die Vorbereitung der Ernährung an der Mutterbrust.

Man müßte sich fragen, aus welchen Gründen nicht gleich von Anfang an die Brust gegeben wird, wo doch die erste Milch der Wöchnerinnen für das Kind so unverzichtbar ist, sobald der Saugreflex auftritt. Diese Milch bedeutet nicht nur Nahrung sondern enthält auch alle erforderlichen Antikörper, um das Kind vor Krankheiten zu schützen; und außerdem ist der sofortige Kontakt zur Mutter unverzichtbar.

6. Riten um den Neugeborenen

6.1. Magisch-religiöses: Das Anblasen *soplo*

In der andinen Kultur gibt es eine Reihe von Abwehrmitteln gegen die verschiedensten Krankheiten und Gefahren, die dem Neugeborenen drohen können. In Cusco reicht die Hebamme den Säugling, nachdem sie ihn gewaschen und in seine Windeln gewickelt hat, zuerst der Mutter, dann dem Vater, und dieser gibt ihn dann in strenger hierarchischer Folge an alle Verwandten und Freunde weiter, damit alle das Kind anblasen, „wie um ihm Leben zu geben". (VALDIZAN 1985(1922):349).

Der *soplo* soll Lebensodem geben und gegenüber dem Neugeborenen der *kamay* (Lebensodem der Schöpfung) ausweiten.

6.2. Der Sympathiezauber

In Puno gibt es den Glauben, daß das Kind eine Persönlichkeit ähnlich dem Menschen, der es zum ersten Mal trägt, entwickeln wird. Wenn dieser Mensch einen schlechten Charakter hat, so wird auch das Kind einen schlechten Charakter bekommen. Deshalb soll darauf geachtet werden, wer das Kind als erster trägt. (BOLTON & BOLTON 1976:69)

In Huaylas werden nach dem Baden zum Schein Nadel und Faden vorbereitet, wie um dem Kind den Mund zuzunähen, damit es nicht zuviel schreit und nicht lügt. (GAMARRA GALLARDO 1967:45)

Man empfiehlt auch, Säuglingen ein Salzkorn in den Mund zu geben, damit sie einen kleineren Mund bekommen. Ferner empfiehlt man, das Gesicht der Säuglinge so wenig wie möglich zu waschen, damit die Farbe nicht dunkler wird. In Cajamarca bestreicht man das Gesicht mit dem bei der Geburt angefallenen Blut und in Arequipa mit dem Blut der Nabelschnur, damit die Kinder eine gute Farbe bekommen. (VALDIZAN et al. 1985(1922):349)

6.3. Schutz vor dem bösen Blick *ojeo*
In Huaylas, in Mantaro und Marco, Matahuasi, Chongos Bajo und Huáchac bindet man den Kindern gegen den *ojeo* einen roten Faden oder ein rotes Band an die Handgelenke. (NUÑEZ SOBRERA 1968a:35, GAMARRA GALLARDO 1967:45)

Sie sind sicher, daß das Kind mit Erbrechen und Durchfall reagiert, wenn es von einer Person mit bösen Augen liebkost wird. Sie heilen es mit einer *shokma* (Massage) mit einem am selben Tag gelegten Ei, das sie dann ohne hinzusehen in den Fluß werfen, damit es das Böse mit sich nimmt. (GAMARRA GALLARDO 1967:45)

Laut VALDIZAN ist das rote Band ein Amulett gegen den *ojeo,* das wirkt, indem es den Blick des *ojeador* (der Person, die sehr eindringlich blickt) ablenken soll. (zit. bei VALDIVIA PONCE 1975:102)

Diese rituelle Geste ist im Andenraum sehr verbreitet. Es ist nicht selten, daß man Babys mit etwas auffälligem rotem an den Händchen, am Hals oder am Mützchen sieht. Man müßte sich über die Gründe für den Gebrauch der roten Farbe für diesen Zweck Gedanken machen. Rot ist nach McKees Sicht die Farbe der Welt des Lichts, der Sonne und des Bluts; es kann ein Zeichen für den Eintritt eines neuen Gliedes in die Familie (die Bande des Blutes) und die Gesellschaft sein, und zugleich den Zweck haben, es vor bösen Wesen oder Geistern und Krankheiten zu schützen.

VAN DEN BERG sagt in seinem Bericht über die Riten der Aymara im Monat August im Gebirge, daß sie einen heiligen Ort auswählen, der durch einen speziellen, mit einem roten Faden versehenen Stein gekennzeichnet wird. Dieser Stein wird laut Vellard in den Bergen der Isla del Sol jedes Jahr im August durch den *yatiri* (aymara Wahrsager) erneuert, der dort den *achachilas* (Geister der Berge) der Höhen Trankopfer und andere Gaben bringt. (zit. nach VAN DEN BERG 1989:105; s.a. 59) Hier führt der *yatiri* ein Ritual der Reinigung von Leiden und Schuld der Teilnehmer durch. Nach einer Zeremonie mit Weihrauch binden sie sich einen Faden um den Hals, der dann zu dem Stein hin ausgebreitet wird. Dann wird der Faden mit heftigen Gebärden und Wut zerrissen. Am Ende legt er alle Teile auf den Stein, besprengt ihn mit Alkohol und spuckt auf ihn. Das Zerreißen der Fäden symbolisiert die Ablösung der Schmerzen und Sünden. Er kehrt dann seinen Pullover um und zieht ihn wieder an, die süßen Opfer werden verbrannt, und die Teilnehmer bitten um Vergebung für die Beleidigungen, die sie einander zugefügt haben. (Vellard, zit. nach VAN DEN BERG 1989:51)

Der rote Faden ist in diesem Fall ein Symbol des geheiligten Ortes und wahrscheinlich des Schutzes dieses Ortes.

6.4. Schutz vor Schrecken und Verdammnis
In Mantaro und Marco, Matahuasi, Chongos Bajo und Huáchac, werden gegen:
- den Schrecken der Kamm eines Hahns abgeschnitten und dem Kind in der Weise einer Kette um den Hals gehängt.
- die Verdammnis oder *chacho* ihm ein Stofftäschchen mit Knoblauch, Raute, *huayruros*, Glaskügelchen, Bohnen, Weizen, Salz, Coca und Zigaretten auf den Rücken gehängt.
- Man sagt auch, daß das Kind, wenn man es von dem schwarzen oder *llamish*[2] tragen läßt, nicht mehr krank wird.

Diese Maßnahmen sollen die Kinder schützen, denn man glaubt, daß sie am ehesten disponiert sind, diese Übel anzuziehen. (NUÑEZ SOBRERA 1968a:35)
Außer den vorgenannten Maßnahmen gibt es noch weitere, wie:
- ihm mit Katzen- oder Stinktiertalg über den Körper streichen.
- ihm ein Wieselfell *(unchuchucuy)* in das Wickelband einnähen, was Krankheiten fernhält.
- ihm gegen den *chacho* einen Gegenstand aus Stahl umzuhängen. (NUÑEZ SOBRERA 1968b:51)

---
[2] Händler, die aus der Puna kommen, um ihre Produkte mit den Bewohnern des Tales zu tauschen (NUÑEZ 1968a:35)

6.5. Das Beräuchern des Neugeborenen

In Puno gibt es den Brauch, das Neugeborene, bevor es aus dem Raum genommen wird, in dem es geboren wurde, mit denselben rituellen Mitteln, die die Mutter benutzt, zu beräuchern.

Vom Augenblick der Geburt an beginnen die Voraussagungen über das zukünftige Leben des Kindes. Wenn es mit geöffneten Händen zur Welt kommt, so sagt man, es werde freigebig, aufrichtig und großzügig sein, wenn es hingegen mit zur Faust geschlossenen Händen geboren wird, so werde es mißgünstig und geizig. (CALDERON GAVIDIA 1968:254)

6.6. Andere Schutzmaßnahmen

In den Anden hängt man den Säuglingen eine getrocknete Limone mit einer dünnen Kordel um den Hals.

An der Küste verkaufen die Apotheken Bernstein- oder Glasperlenketten als Schutz für das Neugeborene.

Die Heiler und Heilerinnen haben praktische Brutapparate ersonnen, für die sie die noch warme Haut eines soeben gestorbenen Tieres - so in Cusco, Puno, Apurímac, Huánuco, Junín -, in Puno und Cusco auch einen Rinderpansen verwenden. (VALDIZAN et al. 1985(1922):350)

In Arequipa wird an die Neugeborenen ein Licht angenähert, damit sie sich an die Helligkeit gewöhnen. (VALDIZAN et al. 1985(1922):349)

In Lima wird der Körper des Säuglings zur Bekämpfung des „Siebentageübels" mit *azulacho* (basisches Kupfercarbonat mit Azurit) angemalt, und es werden ihm umgewendete Kleidungsstücke angezogen. (VALDIZAN et al. 1985(1922):349)

Die Deformierung des Schädels ist ein Brauch, der für ausgestorben galt, der aber glaubwürdigen Angaben zufolge an einigen wenigen und abgelegenen Orten im Süden noch erhalten ist. (BRAUN 1990:142)

Zusammenfassend ist zu sagen, daß die rituellen Maßnahmen zum Wohle des Neugeborenen zur Abwehr des Schreckens, des bösen Blickes oder der Verdammnis und der Krankheiten sind, wie die Beräucherungen und die guten Weissagungen. Hierfür werden eine ganze Reihe von Mitteln herangezogen, begonnen damit, daß man sie mit Personen von besonderem Status *llamish*, (Händler in der Puna) in Kontakt bringt, oder daß man ihnen Amulette mit Elementen:

- der Tierwelt - Tiertalg oder -fell mit Schutzkräften -,
- der Pflanzenwelt - rituelle Pflanzen, wie Coca, Tabak, Rute, *huayruro*-Bohne, Getreide - und
- der Welt der Mineralien - Stahl, Ketten aus Bernstein oder Glasperlen - umhängt, sowie der symbolische Gebrauch umgewendeter Kleidungsstücke.

Diese Mittel haben ihre Entsprechung in den drei Ebenen des kosmologischen Raumes. Die verschiedenen Dinge werden vermutlich gemäß der Ebene, in der sich das Kind gerade befindet, eingesetzt, um es ins Gleichgewicht zu den anderen Ebenen zu bringen. Die in den Amuletten enthaltenen Elemente können auch in sich selbst diese drei Ebenen des Universums vereinigen, wie sich an dem Täschchen gegen die Verdammnis, wie es in Mantaro gebraucht wird, zeigt. All diesen rituellen Elementen werden magische Kräfte zugeordnet, und sie tragen dazu bei, das harmonische Gleichgewicht des Kindes mit seiner Umgebung wiederherzustellen oder es vor möglichen Abweichungen von der Norm zu schützen.

7. Die Wiege des Neugeborenen, die *tira, tirau* oder *kirao*

In Tupe, Yauyos bereitet die Sorge um das Baby im ersten Monat keine besonderen Schwierigkeiten, solange die Mutter sich erholt und nicht an der Feldarbeit teilnimmt. Sobald sie aber wieder ihren normalen Beschäftigungen nachzugehen beginnt, kann sie das Kind nicht so viele Stunden lang allein lassen. Sie nimmt es in einem *tira* oder *tirau* genannten Binsenkorb mit sich. Diese Wiegen sind sehr robust und können für mehrere Kinder hintereinander gebraucht werden oder werden unter den Familien verliehen oder halbjahresweise gegen Minimalbeträge oder im Tausch gegen Naturalien oder einen Arbeitstag vermietet.

Die Kinder bleiben den ganzen Tag über in der *tira*. Nachts werden sie herausgenommen und schlafen bei ihrer Mutter, damit sie es wärmer haben. Die *tira* ist ein überkommenes Element der antiken Kultur, das sich bis heute bewahrt hat. Diese Wiege hat bezüglich ihrer Herstellungstechnik und Funktion dieselben Eigenschaften wie die, die Guamán Poma de Ayala gezeichnet hat. Im antiken Perú wurde sie viel gebraucht.

In den Departements Huancavelica, Ayacucho, Apurímac und Cusco sind gegenwärtig ähnliche Wiegen in Gebrauch, die sich von denen in Tupe durch den Aufwand an Schmuck unterscheiden. In Cangallo, Ayacucho spricht man vom *kirao* oder der rustikalen Wiege. (BOLIVAR DE COLCHADO 1969:22) Die von AVALOS DE MATOS beschriebene Wiege ist einfach und leicht und besteht aus zwei Teilen: ein stützendes Gestell und ein flacher Teil, das eigentliche Bettchen:

„Das Gestell hat vier Beine, einen rechtwinkligen Rahmen, der das Bettchen (also den flachen Teil) umgibt und am Kopfende einen darüberliegenden Bogen, der die Verlängerung der beiden Beine bildet." Auf dem flachen Teil liegt das Neugeborene. Zur Herstellung wird ein besonderes robustes grobes Holz namens *shayara* oder *yarkaña* verwendet, für den Boden ein feines, zerbrechliches Holz namens *chejchejtra*, *kapkapo* oder *trekeze*.

Die *tira* kann in einer Stunde gebaut werden, wenn man die nötigen Materialien hat. Die Stäbe für den Rahmen werden mit Sehnen vom Hals der Kuh oder Streifen von Kuhhaut verbunden. Am Kopfende und in dem Zwischenraum zwischen den Verlängerungen der Beine wird ein einfaches Geflecht aus Schafwollkordeln angebracht. (AVALOS DE MATOS 1952:17)

Auf den Boden des Bettchens legt die Mutter ein kleines Fell und Decken, um vor Kälte zu schützen, und wenn das Kind dann darinliegt, wird es ganz zugedeckt zuerst mit einem weißen Laken, auf das dann eine schwarze Decke gelegt wird.

Der Körper des Babys wird mit einem Wickelband fixiert, der Kopf bleibt frei. Das Liegen in der *tira* bedingt keinerlei Deformation des Schädels. Die Wiege wird mit einem Riemen getragen und so von der Mutter zur Feldarbeit und überall, wo sie sonst hingeht, mitgenommen. (AVALOS DE MATOS 1952:18) Die Mutter sieht häufig nach dem Kind. Um es zu nähren, nimmt sie es nicht aus der Wiege, sondern nimmt diese auf den Schoß und deckt nur an der Seite das Gesicht auf, um dem Kind so die Brust zu geben. Und so verbringt der Kleine die ersten sechs Monate seines Lebens. Wenn sie verstrichen sind, wird er endgültig aus der Wiege genommen, denn es ist anstrengend, ihn so zu tragen. Von nun an wird er direkt auf dem Rücken getragen, wobei er durch das vor die Brust der Mutter verknotete *manta* (Tragetuch) geschützt wird. Das Kind wird keinen anderen Leuten zur Aufsicht gegeben, sondern ist ständig bei der Mutter. (AVALOS DE MATOS 1952:19)

Die Wiege des Babys entspricht den Prinzipien der räumlichen Ausrichtung des Maskulinen und des Femininen, und zwar mit einem oberen Teil, das Dach maskulin und einem flachen femininen Teil. Desgleichen treten auch hier die Symbole der Schafwolle beim Bau der Grundkonstruktion und am Kopfende der Wiege auf. Dann zuerst das weiße Tuch und danach die schwarze Decke, um das Kind zuzudecken, während die Mutter auf dem Feld arbeitet. Ich will daran erinnern, daß bei den Incas davon die Rede ist, daß das Neugeborene in den *qirau* gelegt wurde, um den Familienangehörigen präsentiert zu werden.

Es bestehen folgende symbolische Korrelationen:

	maskulin			feminin
Natur	/^\	Berg	----	Flachland (Pampa)
Haus	/^\	Dach	----	Boden, Feuerstelle
Körper	/^\	Kopf Brustkorb	----	Bauch
Wiege	/^\	Bogen grobes Holz	----	Grundkonstruktion feines Holz

---

Bertonio erwähnt, daß bei der rituellen Vicuñajagd für die Jugendlichen das Wort sucullu die Bedeutung „Neugeborenen in ihrer Wiege zum ersten Mal auf die Erde stellen" hat. Dieser Ritus wurde zu

Corpus Christi, in der Zeit, wenn die Kartoffeln reif sind, zelebriert. Guamán POMA spricht von demselben Ritus, der bei ihm *quiraupi churcuy* heißt. In González Holguíns Beschreibung der Transitionsriten im November heißt er: *quirau* (Wiege) und *churccuni* (die Last auf den heben, der sie trägt. (ZUIDEMA & URTON 1976:88)

Diese Berichte weisen auf die rituelle und symbolische Bedeutung hin, die das Legen des Neugeborenen in die Wiege oder den *quirau* hat, und auf ihren Zusammenhang mit der rituellen Jagd, einschließlich des Abschnittes über den Tod als Teil der Transitionsriten im November vor den Sonnenwenden im Dezember und im Juni. Unübersehbar ist auch die Ähnlichkeiten zu dem *sucullu*-Ritus der Aymaras und den Riten zur Kartoffelernte, von denen noch die Rede sein wird.

8. Dinge, die die Entwicklung des Kindes begünstigen
Das Zahnen, der Spracherwerb und das Gehenlernen sind Stationen in der Entwicklung des Kindes, und zu ihrer Förderung gibt es eine Reihe von Mitteln der Volksmedizin.

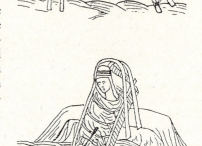

Abb. 3
Guamán Poma de Ayala, Felipe
La 1a Nueva Crónica y Buen Gobierna
(1980: 189, 208)

8.1. Das Zahnen
Die folgenden Angaben sind Beobachtungen von VALDIZAN et al. in den verschiedenen Departements. Es ist zu erkennen, daß in der Regel die Zähne von Tieren mit gutem Gebiß als Amulette zur Begünstigung der Zahnbildung bei Kindern dienen:

In Puno wird dem Kind ein Schweinehauer angehängt oder der Staub, der beim Zerreiben des Hauers anfällt, in den Mund gegeben, um den Zahnwuchs zu fördern.

An der Küste bei Huacho, Lima wird dem Kind ein Schweinehauer zum Kauen gegeben, oder man massiert es am Zahnfleisch mit einem frisch abgeschnittenen Hahnenkamm.

In Ancash wird der zerriebene Schweinehauer verwendet, weil er den Zähnen außerordentliche Kraft verleihe.

In Andahuaylas, Apurímac wird ebenfalls der Hahnenkamm benutzt, hier aber, um zu vermeiden, daß die Zähne schlecht (kariesanfällig) werden. Die Anwendung erfolgt äußerlich, wobei dem Baby am Schluß einige Tropfen des Bluts von dem Kamm zu trinken gegeben werden.

Laut VALDIZAN et al. besteht dieser Brauch auch in Huánuco, Arequipa, Piura, Lambayeque, Libertad, Ayacucho und Callao, Lima. Es wird auch eine Bernstein- oder Glasperlenkette verwendet, um das Zahnen zu fördern. In Arequipa wird dem Säugling ein Säckchen mit Flußkrebszähnen umgehängt.

In vielen Departements wird den Kindern empfohlen, den ersten ausgefallenen Zahn in ein Loch zu geben, von dem man annimmt, daß darin eine Maus wohnt. Man sagt auch, daß sie ein Pflaster mit Mäuseködeln auf dem Zahnfleisch anbringen.

In Cusco wird der sogenannte Zahnungsdurchfall mit einer Lösung aus getrocknetem und zerriebenem Nabel behandelt.

In Chancay, Lima wird ein Hahnenkamm abgeschnitten und noch blutend über das Zahnfleisch des Kindes gestrichen. Wenn die Zahnung verspätet eintritt, läßt man das Kind als Talisman einen in Silber gefaßten Zahn eines schwarzen Hundes tragen, bis die ersten Zähne kommen. (VALDIZAN et al. 1985(1922):352)

8.2. Der Spracherwerb
Um den Spracherwerb zu fördern, zerbricht man in Lambayeque im Mund der Kinder die sogenannte „Papageienblume". VALDIZAN weist auf die Verwandtschaft dieses Hausmittels mit dem medizinischen Aphorismus „similia similibus" hin, da ja die Volksmedizin hier auf etwas den gewünschten Eigenschaften ähnliches zurückgreift. (VALDIZAN et al. 1985(1922):352-353)

Man sieht, daß man bei diesen Behandlungen eine bestimmte Kraft oder Eigenschaft, die Tieren, Pflanzen oder Dingen innewohnt, sucht, um sie symbolisch auf die Kinder zu übertragen.

9. Die rituelle Aufnahme des Neugeborenen in seine soziale Welt
9.1. Der *ununchasqa*
In Sayllapata, Paucartambo, Cusco ist der *ununchasqa* ein Brauch, der nach der Geburt und wenn die Mutter sich wieder erholt hat, praktiziert wird. Es wird eine Person aus der Gemeinde ausgewählt, die gute Eigenschaften hat, um sie zum Paten des Neugeborenen zu ernennen. Die Eltern gehen zu dem Auserwählten und bringen alkoholische Getränke mit, um mit ihm den *rimakuy* zu machen, wobei sie ihn bitten, der *ununchasqa* für ihr Kind zu werden. Danach ist er dann Pate für das Kind.

Diese Zeremonie wird gemacht, wenn kein Pfarrer in der Gemeinde ist, denn es besteht der Glaube, daß der Dämon (*apaqapuma otaq sipirunman*) den Säugling verschleppt oder tötet.

Sicherheitshalber wird der *ununchasqa* praktiziert oder eine Zeremonie, bei der der Pate ein Vaterunser und ein Glaubensbekenntnis betet und den Kopf des Kindes mit etwas Salzwasser (als Weihwasser) benetzt, wobei er eine Rose oder eine andere Blume zur Hilfe nimmt. Danach wird eine Speise namens *lisas uchu* mit *charqui* gereicht und getrunken bis zum Rauschzustand. Die Taufe folgt danach, sie erfordert höhere Ausgaben und der Pate wird unter den *mistis* (Wohlhabenden), nicht unter den Ureinwohnern, wie sie die Eltern sind, ausgewählt. (ZAMALLOA 1972:26)

Die nächste Zeremonie weist wieder dieselben Charakteristika auf wie der *ununchasqa,* mit der Abwandlung, daß sich die Familienangehörigen gegenseitig vergeben.

9.2. Die Nottaufe *agua del socorro*
In Tupe, Yauyos ist die Zeremonie sehr einfach und besteht darin, dem Neugeborenen mit normalem Wasser und mit Hilfe von Blumen ein Kreuz auf dem Kopf und auf der Brust zu machen. Während man das Kreuz macht, sagt man den Namen (den man unter den Heiligen ausgewählt hat), und der Pate und die Patin müssen es berühren. Danach müssen sich die Paten und die Eltern gegenseitig vergeben, erst mit dem Vater, dann mit der Mutter, einer nach dem anderen vor einem Kruzifix, wobei sie versprechen müssen, alle Differenzen, die es unter ihnen gegeben haben mag, zu vergessen, und sich gegenseitig ein fortan harmonisches Zusammenleben anbieten. Dann wird ein Mittagessen serviert, das in diesem Gebiet aus Brühe, Kartoffeln und gekochten Süßkartoffeln besteht. Diese Zeremonie ist in der Gemeinde unter der Bezeichnung *Agua del socorro* bekannt. (AVALOS DE MATOS 1952:14)

In Tupe, Yauyos ist das Bedürfnis nach der Taufe so dringend, daß das *Agua del socorro* zu einer regelrechten Institution in Orten wie diesem geworden ist, die nur einmal im Jahr von einem Geistlichen besucht werden. Nachdem sie von den Geistlichen selbst gelernt haben, daß das *Agua del socorro* die Gültigkeit einer Taufe hat, wenn kein Geistlicher da ist, ist diese Zeremonie nun unabdinglich geworden. Wenn ein Kind stürbe, ohne sie empfangen zu haben, so würden sich die Eltern sehr schuldig fühlen, und es wäre ein schlechtes Omen für alle Angelegenheiten der Familie, abgesehen davon, daß die Seele des Kindes nicht in den Himmel käme. Die Schuld tragen allein die Eltern und die unheilvollen Folgen betreffen nur sie und nicht den Rest der Gemeinde. (AVALOS DE MATOS 1952:17)

Laut VALIENTE wurde dieselbe Zeremonie in der präkolumbischen Gesellschaft gefeiert, um das Neugeborene in die Familie aufzunehmen. Heutzutage richtet sich die Zeremonie hauptsächlich nach der wirtschaftlichen Lage des Kindes. Da die Eltern nicht auf Verwandtschaft zurückgreifen können, versuchen sie durch diese Zeremonie ein Beziehungssystem mit vermögenderen Personen zu schaffen. (VALIENTE 1979:141)

Während in der präkolumbischen Zeit die Verhältnisse durch verwandtschaftliche Beziehungen und gegenseitige Verpflichtungen definiert waren, sind sie es heute durch bestimmte Besitzunterschiede. (VALIENTE 1979:142; MARZAL 1985:118)

9.3. Das Fest des Neugeborenen: die *Wawa-tink'a*
In Chuquibambilla, Apurímac, wird eine Geburt als soziales Ereignis angesehen. Die Familie nimmt daran teil, wenn ein neues Leben begrüßt wird, und auch, wenn jemand stirbt. Wenn eine *wawa* (Neugeborenes) zur Welt kommt, wird das Fest *Wawa-tink'a* gefeiert.

Das Fest dauert einen oder zwei Tage. Man trinkt Alkohol und kaut Coca. Wenn ein Junge geboren ist, dauert das Fest länger, denn er ist wegen seiner größeren Arbeitskraft wichtiger als ein Mädchen. (TOMASO et al. 1985:222)

Laut MARZAL ist der erste Transitionsritus die Taufe, die üblicherweise alle in den ersten Monaten ihres Lebens empfangen, „damit sie Christen sind", damit sie „Leute sind und nicht Urwaldwilde". Die

Taufe ist zu einer Manifestation der andinen Kultur geworden, und es scheinen gewisse Mechanismen des kollektiven Unterbewußtseins zu greifen, was sich in dem Glauben zeigt, der Blitz verfolge die ungetauften Kinder und daß sie sich, wenn sie sterben, in Gnome verwandeln und Gott nicht erblicken könnten, weil sie „das Glockenseil nicht finden", um zu läuten und einzutreten.

Die Taufe ist Anlaß für eine der wichtigsten Gevatterschaften innerhalb des umfangreichen Systems der rituellen Verwandtschaften. Diese Gevatterschaft konzentriert sich zwar auf die Personen der Paten, umfaßt aber zugleich alle Anwesenden. Die Mutter darf hierbei wegen des Inzesttabus nicht teilnehmen, denn sonst würde sie ja zur Gevatterin ihres Ehegatten. (MARZAL 1985:30) Die Rolle, die einst die Namensverleihung hatte, wurde durch die Taufe ersetzt. (MARZAL 1985:119)

10. Analyse der Rituale

Diese drei Versionen der Aufnahme des Neugeborenen in seine kulturelle und soziale Welt sind Teil eines einzigen Ritus mit verschiedenen Bezeichnungen. Der *ununchasqa* geht auf den *unu* zurück, auf den *aguay uno*, die Gabe der *Wamanis* (Götter der Bergen) im metaphysischen Sinne[3] (Arguedas Puquio zit. nach OSSIO 1976:379, das heißt, er weist auf die Aufnahme des neuen Gliedes in das Flußbett der sozial geordneten Gewässer hin. Dies ist ein Begriff, der das Fruchtbarkeitswasser mit dem Blut im Sinne von Blutsverwandtschaft verbindet. Ein Ausdruck davon ist die Suche nach den zukünftigen Paten.

In der rituellen Sprache des *ununchasqa* werden die Elemente des andinen Rituales und des katholischen Ritus vermischt; gleichwohl muß man sich fragen, ob dieses Ritual nicht ein Rückgriff auf das andine Ritual in der Funktion des katholischen Ritus ist, der auf der Ähnlichkeit oder dem Parallelismus der Symbole beruht.

Das *agua del socorro* ist eine stärker hispanisierte und christianisierte Ausprägung des Ritus, aber die rituelle Bedeutung ist dieselbe. Auch die *wawa t'inka* weist auf die Zeremonie der Aufnahme hin, wobei mit *chicha* (Maisbier), oder Schnaps angestoßen wird, um die Gottheiten zu anzurufen, ihnen zu opfern und ihnen für ihre Gaben zu danken. Damit ist sie den an die *Pachamama* (Gottheit, Muttererde) gerichteten Ritualen ähnlicher.

Die Charakteristika des Rituals und auch die Gründe für die "Taufe" des Kindes vermischen sich mit der christlichen Version, die die Conquista eingeführt hat. Wir erinnern uns, daß es sich bei der eingangs des Themas behandelten Version der Inkas um einen Ritus der Präsentation des Neugeborenen vor den Familienangehörigen und der Verleihung des Namens handelte. Der christliche Sinn der Taufe ist jüdisch-christlich, aber in seinen rituellen Grundlagen hat sich die andine Symbolik der Eingliederung des Neugeborenen in den „ideologischen, sozialen und geschlechtlichen Körper" seiner Kultur bewahrt.

Die Analyse des *sucullu*-Rituals um den Erwerb der individuellen Identität bei den Aymaras, die Bouysse-Cassagne durchgeführt hat, erlaubt uns, klar diese andinen Vorstellung von der Eingliederung des Kindes ins Leben, in seine soziale Welt und seine kulturelle Identität zu erkennen. Obwohl es sich um ein Ritual der Aymaras handelt, erlaubt es uns, die Elemente der rituellen Sprache der Geburt in den Anden zu verstehen.

10.1. Ein Transitionsritus: der *sucullu*

Der doppelte Dualismus, der den Raum bei den Aymaras beherrscht, und die sozio-ökonomischen Beziehungen spiegeln sich in einigen rituellen Praktiken wieder, zum Beispiel bei der Einschreibung der Kinder in das soziale Gebilde. Hierbei gilt dieselbe symbolische Grammatik, so daß bei der Anwendung des Ritus keine Störung der binären Struktur des Universums der Aymaras als Volk und des Individuums eintritt.

„Der Ritus stellt das Individuum auf der Grundlage der zu der Gruppe gehörigen Symbole, die das Fundament seiner sozialen Identität bilden, wieder her." (BOUYSSE-CASSAGNE 1987:232)

Der *sucullu* genannte Transitionsritus wird zur Zeit der Kartoffelernte zelebriert. Der biologische Zyklus der Kartoffel als lebenswichtiger Nährpflanze gibt der Zeit ihren Rhythmus.

Der Bastard dagegen[4], der von Geburt an aus der Gesellschaft ausgeschlossen war, wurde *cañahua*

---

[3] J.M. Arguedas Puquino: Cultura en Proceso de Cambio, Lima 1964 (zit. nach OSSIO 1976:379)

[4] Diese Hinweise bringt BOUYSSE-CASSAGNE ein, als Erklärung der Dualität: marginal-integriert, wild-sozialisiert).

(*isualla*) genannt, wodurch seine Verwandtschaft zu wildwachsenden Pflanzen gekennzeichnet und er außerhalb des sozialen Raumes, außerhalb des *pacha,* dem Ort der Übereinstimmung zwischen Natur, Gesellschaft und Individuum, angesiedelt wurde.

Bertonio schreibt: „*Isu alla* - mit diesem Namen nennen sie die Bastarde und die, die nicht legitim sind, *isualla-hupa* heißt die wilde *Quinua* (*Chenopodium* L. Quenopoeliáceas), die sie *cañahua* nennen. *Issu alla:* das durch Ehebruch gezeugte Kind." (zit. nach BOUYSSE-CASSAGNE 1987:232)

Wiederum Bertonio: „*Sucullu:* Das Kind, das in seiner Wiege oder *tira* auf den Platz gebracht wurde, wo es gewickelt und abgestellt wurde. Dann kamen die jungen Männer von der Jagd und brachten Vicuñamägen gefüllt mit Vicuñablut mit. ... Der Onkel oder *lari* bestrich das Gesicht des Kindes und machte ihm ein Kreuz von einer Wange zur anderen und verteilte danach das Vicuñafleisch an die Mütter, die ihre Kinder zu dieser Zeremonie mitgebracht hatten, denn üblicherweise wurden hierbei alle Kinder, die in diesem Jahre geboren waren, versammelt. Dies geschah immer, wenn sie fertig waren mit der Kartoffellese, in der Zeit, wenn wir Christen Corpus Christi feiern.

Anschließend zogen sie den Knaben ein schwarzes Hemdchen an, in das drei farbige Fäden eingewebt waren, einer in der Mitte und zwei an den Seiten, von oben nach unten und nach vorne und nach hinten.

Dasselbe taten sie mit den Mädchen desselben Jahres, nur der Name war da anders, denn sie nannte man *huampaña,* und die rotfarbigen Fäden, derer viele waren, gingen nicht von oben nach unten, sondern außenherum, und hingen von der Mitte ihres schwarzen Kleides (*urquecillo o sayta*) oder etwas weiter unten herab, dort, wo sich die großen Frauen gürten, obgleich die Mädchen dieses Alters keine Leibbinden oder *huaka,* wie sie es nennen, benutzen."

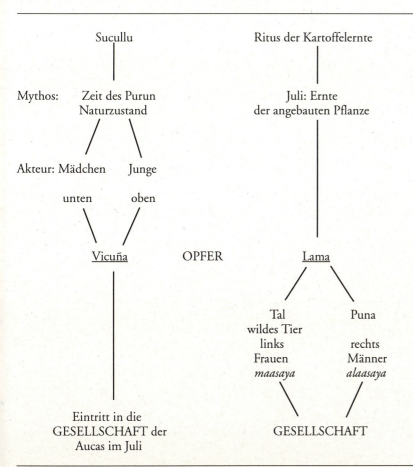

Der *sucullu*-ritus nach BERTONIO. (BOUYSSE-CASSAGNE 1987:234)

Suculluccahua: das Hemdchen des Knaben, *Sucullourco:* die *sayta* (Kleidung) oder *urquecito,* (aus *aym. urcu:* schwarzes Kleid der Frauen) mit der die Mädchen angezogen wurden ... An der Zeremonie waren anwesend: „die Knaben in Reihe an erster Stelle, und die Mädchen hinter ihnen in ihre Wiegen." (zit. nach BOUYSSE-CASSAGNE 1987:233)

BOUYSSE-CASSAGNE analysiert die Elemente des Ritus: zuerst die Auswahl des Tieres für den Ritus, die *Vicuña-wari,* das wilde Tier, das in Höhen lebt, wo keine Landwirtschaft betrieben werden kann. Die Kinder des kalten Landes werden mit dem Blut desjenigen wilden Tieres markiert, das sich am besten an das harte Klima in der Höhe anpaßt. Das Blut bezeichnet eine sichtbare Stufe, einen Wechsel des Status, und das Opferfleisch, das der Onkel mütterlicherseits an die Mütter verteilt, bedeutet in gewisser Weise die Eingliederung in Raum und Zeit der Aymaragesellschaft, und zugleich die Negation des Wilden.

Das Vicuñafleisch gilt als wildes Fleisch *(suni aycha)* und das Wort *lari,* das den Onkel mütterlicherseits meint, bedeutet laut Bertonio, wenn es verdoppelt wird - *lari-lari* -Wilde, die keinen Herrn kennen und in der Puna von der Jagd leben." (BOUYSSE-CASSAGNE 1987:235)

Im Spiel des Ritus sind der *lari,* die Mutter und die Vicuña die Repräsentanten der wilden Welt. In der Mythologie der Aymaras ging dem *aucaruna* (der Zeit der Krieger) eine Zeit der Barbarei voraus.

Der *sucullu* ist der Übergang vom alten Menschen zum neuen, vom wilden Zustand zum sozialisierten. Der neue Status ist durch das ins Gesicht gemalte Zeichen sichtbar, „denn die Gesellschaft hält nur den Körper für fähig, das Zeichen einer Zeit, die Spur eines Wechsels zu tragen."

Beide Hälften des Gesichts sind an der zentralen Achse der Nase orientiert symmetrisch *(yanantin).* Die Augenbrauen, die Augen, die Wangen, die Ohren, die Lippen sind *yanantin,* bilden Paare. Die Nase ist *chulla* (einzig).

Durch das horizontale Zeichen, das der *lari* macht, verbindet er die beiden symmetrischen Hälften zu beiden Seiten der vertikalen Achse, der Nase. An dem Punkt, in dem sie sich berühren *(taypi),* entsteht eine neue Geometrie des Gesichts; waren es am Anfang zwei Hälften (rechts/links), sind es nun vier Sektoren *tawantin* (rechts-oben, links-oben, rechts-unten, links unten).

Diese symbolische Vierteilung können wir mit der Aufteilung des Dorfes vergleichen Insofern besteht ein Zusammenhang zwischen dem Körper des Kindes und dem sozialen Körper. (BOUYSSE-CASSAGNE 1987:236)

Der erste Teil des Ritus ist für beide Geschlechter gleich. In der zweiten Phase fällt dem Kind je nach seinem Geschlecht eine andere Rolle zu.

Das Kind wird mit einem mit drei vertikalen farbigen Fäden geschmückten Hemdchen angekleidet: dem *sucullu cachua,* das die obere Hälfte des Körpers bedeckt (Brustkasten, Erhebung, Luft, Lungen).

Dem Mädchen *(huampaña)* wird ein gewebtes Kleid mit einem horizontalen Band angezogen, das die untere Körperhälfte bedeckt (Bauch, Uterus, Höhlung, Wasser, Eingeweide). Was zu den Männern gehört, ist hoch und vertikal, was zu den Frauen gehört, unten und horizontal.

Die Einheit von Mann und Frau entspricht der der beiden Hälften, der Verwebung der Fäden, der Vierteilung. Hier endet die Aufgabe des *lari.* Das von der Gesellschaft anerkannte Kind wird nun durch die väterliche Linie (die Tante väterlicherseits *ypa*) übernommen.

Die Aymaras schrieben ihre Mythen mit einem blutigen Zeichen auf das Gesicht des Kindes und brachten so einen neuen Menschen in die Welt. Mit farbigen Fäden woben sie die Aufgabe, die dieser Mensch innerhalb der Gesellschaft haben würde. Dies ist eine kurzgefaßte Niederschrift, in der alles zusammenhängt und in der alles entsprechend der Geometrie des Ritus aufgeteilt ist. Wie das Gesicht, so tragen auch die Kleider die Zeichen der Trennung und der Einheit, die oben und unten, Mann und Frau, rechts und links unterscheiden. (BOUYSSE-CASSAGNE 1987:237)

Bezüglich des Patenschaftssystems muß in zwei Ebenen gedacht werden, dem System der Ernennung und dem der Handlungsweisen. Der Onkel mütterlicherseits stellt die Verbindung zwischen beiden Ebenen her. Er ist der Repräsentant derjenigen Gruppe, deren Gegenwart an den Austausch der Frauen *(lari- ypa)* erinnert, aber biologisch spielt er keine Rolle, was ihm erlaubt, das Gleichgewicht im System der Beziehungen herzustellen.

Bei Levi-Strauss heißt es: *„In emotionaler Hinsicht gehen wir davon aus, daß das Verhältnis zwischen Bruder und Schwester gegenüber dem Verhältnis zwischen Ehegatten dem entspricht, was auf einer anderen emotionalen Ebene (und diese unterscheidet sich kaum von der einen) das Verhältnis zwischen Vater und*

Sohn im Vergleich zu dem zwischen Onkel mütterlicherseits und Enkel bestehenden ist."
(zit. nach BOUYSSE-CASSAGNE 1987:238)

BOUYSSE-CASSAGNE meint, daß der Onkel mütterlicherseits in dem Sinne eine soziale Gruppe vertritt, als er in seiner Rolle die Funktion der männlichen Mutter symbolisiert. Der Ritus stellt demnach den "Übergang" der biologischen Mutter durch Vermittlung des Onkels mütterlicherseits (männliche Mutter) zur Tante väterlicherseits (weiblicher Vater) dar.

(lari)	Mann- Frau	Frau- Frau (Mutter)
(Vater)	Mann- Man	Frau- Mann *(ypa)*

Das Verhältnis der an den beiden Teilen des Rituals teilnehmenden Verwandten zu den Eltern ist negativ durch das Verbot sexueller Beziehungen definiert, zugleich haben sie aber ein vollkommen positives Verhältnis zu dem Kind, was sich im reichhaltigen rituellen Zusammenwirken zeigt.

Diese Struktur diadischer Inversionen, die durch physische Antipathien, (Verbote), aber auch durch symbolische Übereinstimmungen geprägt ist, bildet das Grundmuster der Aymarariten. Es schafft die persönliche Identität des Individuums. (BOUYSSE-CASSAGNE 1987:238)

BOUYSSE-CASSAGNE stellt einen Vergleich und einen Zusammenhang zwischen dem Initiationsritus des *sucullu* und dem Ritus der Kartoffelernte her, die zur gleichen Zeit im Juni um das christliche Corpus Christi-Fest zelebriert werden. Demnach unterliegen die Etappen des Lebenszyklus der Individuen einer doppelten Periodizität, wie es der *sucullu*-Ritus zeigt: der Mythos, der die Herstellung einer Beziehung zu den Vorfahren erlaubt, und der landwirtschaftliche Zyklus, der die Beziehung zur Gegenwart herstellt.

In der Aymaragesellschaft, wie auch in vielen anderen traditionellen Gesellschaften, „stellt der Fortschritt des Individuums entsprechend den Phasen des Lebensalters einen jener Prozesse dar, die Mitwirkende am Zyklus der jährlichen Riten liefern."

Der Ritus gliedert das Individuum in das soziale System ein, indem es in den Zyklus der Jahreszeiten einfügt, den man als seinen eigenen biologischen Kalender bezeichnen könnte. (BOUYSSE-CASSAGNE 1987:262)

Das System der Riten schafft eine Art Wechselwirkung (wie ein Pendel) *(cuti)* zwischen der natürlichen und der sozialen Ordnung, ohne daß zwischen beiden irgend ein Vermittler steht, da ja sowohl das Individuum wie auch die Gesellschaft selbst substanzielle Elemente des Ritus sind. Gerade dieser ständige Fluß von Wechselbeziehungen zwischen der oberen Welt *(Alaa Pacha)* und der unteren *(Manca Pacha)* erhält die Einheit der *Pacha* als ganzer. (BOUYSSE-CASSAGNE 1987:274)

(vgl. Diagramm zu den Riten bei BOUYSSE-CASSAGNE 1987:270)

Der Gebrauch von Schafswolle (weiß, rot oder schwarz), sei es bei der Bekleidung des Neugeborenen (Mütze, Windel), bei der Herstellung der Wiege, oder als Schutzamulette, steht in enger Verbindung mit dem Schöpfungmythos der schwarzen Lamakonstellation. Wolle ist ein Segen der Lama und bedeutet Reichtum und Fruchtbarkeit. Außerdem sorgt sie für das Gleichgewicht des Wassers im Kosmos.

Wenn man sich an das Übergangritual des Wochenbettes erinnert, haben die Farben weiß, rot und Schwarz eine bedeutende Rolle beim Übergangsritus der Mutter in ihre neue Rolle und Lebensabschnitt. Sie treten hier auch in Erscheinung bei der Eingliederung des Kindes im Schoß seiner Kultur und sozialen Ordnung. (BURGOS LINGAN 1995b)

Auf diese Weise werden durch die Rituale die kollektiven Inhalte der Mythen in der persönlichen Lebensgeschichte des einzelnen Neugeborene wiederbelebt und institutionalisiert.

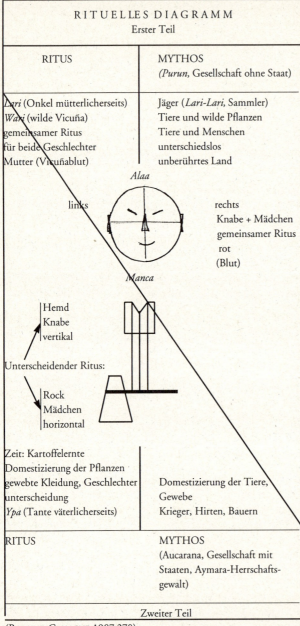
(BOUYSSE-CASSAGNE 1987:270)

11. Die Krankheiten des Neugeborenen
Bestimmte anale Beschwerden *chichichissan,* (unregelmäßiger Stuhlgang) treten auf, wenn der Säugling auf den Mund geküßt wurde. Verdauungsstörungen wie Durchfall sowie nächtliches Weinen treten auf, wenn die Windeln im nächtlichen Tau belassen worden waren. Die Behandlung besteht im "Rufen des Säuglings". Hierfür werden alle Abfälle in den vier Ecken des Hofes, in dem die Windeln vom Tau benetzt worden waren, eingesammelt, mit *Alucema,* (Lavandula L.) Rosmarin, Salbei, Weihrauch und Spinnennetz vermischt und im Wohnraum verbrannt. Die Windeln des Säuglings werden dabei geräuchert. (MARROQUIN 1944:6)

In Huaylas heißt es ganz ähnlich, daß die Kleider des Babys nicht im Tau verbleiben dürften, da das Kind, wenn es auf diese Stücke nieselregne, Hautausschläge (Pusteln am ganzen Körper) erleide. Um diesen Effekt zu neutralisieren, müßten die Windeln durch den Rauch des Küchenfeuers gezogen werden und das Baby mit einem Kraut namens *chirapa* (Aegiphila, Gonania, Psychotria, Vernonia, Wulffia) gebadet werden.

Die Wäsche dürfe auch nicht aufgehängt werden, wo es Eidechsen gibt, weil deren Läuse durch bloßen Kontakt die Kleidung verseuchen könnten, was eitrige Hautausschläge hinter der Ohrmuschel oder in der Umgebung des Nabels hervorrufe. Diese werden mit schwefelhaltigen Salben bekämpft. (GAMARRA GALLARDO 1967:45-46)

Durchfall des Kindes wird auch damit erklärt, daß sich seine Eingeweide gewendet hätten, wenn es bei Gehversuchen gefallen ist. Auf quechua heißt dies *chunchulpascca,* auf aymara *hipilljalsuta.* Die Behandlung erfolgt mit Schütteln, wobei das Kind auf eine Decke gelegt wird, damit die Eingeweide wieder ihre richtige Position einnehmen, die später durch ein Wickelband fixiert wird. (MARROQUIN 1944:7)

In Cusco wird die *macharisca* (Neurose mit psychischer Anspannung) damit erklärt, daß das Kind beim Fallen einen bösen Blick von der Erde bekommen habe. Die Heilerin raucht eine Zigarette und verbreitet den Rauch über den ganzen Körper des Kranken, wobei sie Gebete spricht und den Geist des Kranken anruft. Danach bindet sie ihm Blumen an den Kopf und reibt den ganzen Körper mit Eiweiß ein. (SUSUKI LOPEZ 1982:116)

11.1. Die *yagua, irijua, uriwa, urihua* oder *mipa*

All diese Bezeichnungen meinen ein ähnliches Phänomen, das an Neugeborenen beobachtet werden kann und in verschiedenen Gebieten in Perú sehr verbreitet ist.

Laut MARROQUIN (1944:6) heißt es in Cusco *irijua* und in Apurímac *irihua*; laut HUBI (1954:83) und VALDIVIA PONCE (1986:85) nennt man es in Huánuco *yagua* oder *mipa*; laut FRISANCHO (1973:46) *irijua* und laut CORNEJO (1980:745) *mipa*.

In Ayacucho heißt es *uriwa*. CAYCHO (1981:42) charakterisiert die *irijua* als ein kulturelles Neid- und Eifersuchtsyndrom, das häufig bei genesenden Kindern auftrete oder bei Kindern, die in ihren Wünschen eingeschränkt worden waren. Er stellt fest, daß "dieses psychokulturelle Phänomen in allen sozialen Sektoren auftreten kann, wenn das soziokulturelle System den Auswirkungen von strukturellen Veränderungen unterworfen ist, die Verdrängung, Zurücksetzungen und Mißachtung hervorrufen".

11.1.1. Die Herkunft der Beschwerden

Alle oben erwähnten Autoren stimmen darin überein, daß sich die Herkunft der Beschwerden auf starke Empfindungen oder Eindrücke zurückführen lasse, die die Mutter während der Schwangerschaft gehabt hat. Es heißt auch, daß dies eintrete, wenn die Mutter eine Leiche sieht oder durch nicht befriedigte "Gelüste", die letztlich von dem Baby kommen[5] (HUBI 1954:83).

Man spricht hier von der „*mipa* von einem Tier oder einer Sache" (CORNEJO 1980:745). Die *mipa* widerfährt dem Fötus nicht nur nach der Geburt, sondern schon während er noch im Uterus ist. (HUBI 1954:83)

Für CORNEJO wird die *mipa* durch genetische oder externe Faktoren bewirkt. Die externen Faktoren wirkten danach während der Schwangerschaft und verursachten bei dem Kind Störungen. Die Frau reagiere auf unterschiedliche Weise (emotional, sensorial oder durch ihr Verhalten) auf die externen Einflüsse und werde sich das Phänomen durch einen Glauben erklären. (CORNEJO 1980:747) Alle Autoren sind fast einhellig der Meinung, daß die Ursache im pränatalen Leben liegt.

11.1.2. Die Bedeutung und Ursache

Die Bedeutung der Wörter *yagua, irijua, uriwa, urihua* oder *mipa* beruht in den verschiedenen Versionen des Quechua in der Region auf der "Ähnlichkeit zu etwas". *Mipa* bedeutet im Quechua-Huanca, Ähnlichkeit, Nachahmung oder Ansteckung.

Die Interjektion *mipay* meint den Moment, in dem das Kind die Eigenschaften von jemandem oder etwas annimmt, der oder das die Mutter während der Schwangerschaft beeindruckt hat. (CORNEJO 1980:745)

Die Ursache sind die starken Sinneseindrücke von unangenehmen Dingen während der Schwangerschaft. Es ist ein Volksglaube, daß die Schwangere von starken Eindrücken, vom Anblick von unangenehmen Personen, Tieren oder Dingen ferngehalten werden müsse, weil im Fötus physische oder psychische Spuren von diesen Wesen oder Dingen zurückbleiben könnten, die in schweren Fällen auch eine Fehlgeburt bewirken könnten. Desgleichen müsse die Schwangere davor geschützt werden, Schreie, Weinen oder Gebrüll zu hören, die ebenfalls einen schädlichen Effekt für den Fötus haben könnten. (VALDIVIA PONCE 1986:85)

Laut Frisancho liegt die Ursache darin, daß "sie die Erde gepackt hat", daß sie Opfer eines Hexenzaubers geworden seien, daß die Mutter Leichen gesehen habe (FRISANCHO 1973:46). Er stellt hier einen Zusammenhang zu den sogenannten "Krankheiten der Erde" her. Eine weitere mögliche Ursache sei Eifersucht von Geschwistern, wenn ein neues dazukommt und verhätschelt wird. (MARROQUIN 1944:6)

Die Ursachen sind nicht objektiv anerkannt, es werden auch keine Syndrome an den der *mipa* unterliegenden Kindern nachgewiesen, es gibt nur einige unbestimmte Äußerungen hierzu, die ihrerseits flüchtig sind. (CORNEJO 1980:747)

Die Gründe, die von den Campesinos angegeben werden, sind unterschiedlich:
  „die mipa kommt, weil wir zufassen und essen";
  „weil wir ein Tier gestreichelt haben";

---

[5] vgl. das Kapitel über die "Gelüste" während der Schwangerschaft in der spanischen Originalversion.

„ein Tier kann einen zeichnen";
„eine schwangere Frau darf keine Tiere sehen";
„die mipa kommt, weil die Schwangeren neugierig und erregt
werden, wenn sie einen Affen oder Papageien sehen";
„sie ist erblich, einige Frauen bekommen sie nicht, weil sie
nicht von der Rasse sind";
„es hängt von der Kaste, der Rasse und der Persönlichkeit ab";
„es hängt wohl von der Schwäche ab";
„mipa kommt von Eindrücken oder Schrecken";
„vielleicht ist es eine Krankheit, mag sein, daß sie von einem
Eindruck einen Schreck bekommen hat".

Wenn ein Kind geboren wird, ist es die Hebamme, die die *yaguas* an dem Kind entdeckt (VALDIVIA PONCE 1986:85). Sie werden auch von den Frauen entdeckt, die sich versammeln, um die Wöchnerin zu beglückwünschen und das Kind zu liebkosen. (HUBI 1954:83)

11.1.3. Symptome und Charakteristika

Wenn die Kinder dürr, schwächlich, schlecht gelaunt und weinerlich sind, so nennt man das bei den Quechuas *irijua* (VALDIVIA PONCE 1986:85). Dies meint auch bleiche Gesichtsfarbe, Traurigkeit, Erregbarkeit, Gewichtsverlust, Durchfall und manchmal Erbrechen. (MARROQUIN 1944:6)

Die *yagua* kann sich in folgender Weise äußern: Weinen, Seufzen, Gesten und Bewegungen des Neugeborenen hin zu anderen Wesen oder Dingen. Wenn der Schrei des Kindes katzenähnlich ist, so sagt man, er hat Katzen-*yagua*, wenn es wie ein Huhn klingt, so heißt es Hühner-*yagua*. (VALDIVIA PONCE 1986:85)

HUBI weist auf weitere regionale Varianten und Besonderheiten dieses Mythos hin: Die *cayto* oder Knäuel-*mipa* tritt ein, wenn die Mutter während der Schwangerschaft zuviel gesponnen oder gewoben hat. Nach dem Glauben geht der Fötus davon zum Mageneingang oder zwischen die Eingeweide, was zu Gefahren bei der Geburt führt.

Die Wasser-*mipa* tritt ein, wenn die Schwangere während der Schwangerschaft viel gewaschen hat. Sie ist gefürchtet, weil sie zur "Abkühlung der Wöchnerin und zur Verhärtung des Bauches führt", wie man sagt. Die Behandlung besteht darin, die Patientin am ganzen Körper mit heißem Öl einzureiben und dann einzukleiden.

Die Schlangen-*mipa* ist eine weitere Variante, die eine schwere Geburt betrifft, und eintritt, wenn die Patientin während der Schwangerschaft eine Schlange gesehen hat. Die normale Schuppung der Haut des Kindes gilt wegen der Ähnlichkeit zum Fisch als Fisch-*mipa*. Sie wird durch Einreiben mit Fisch geheilt.

CORNEJO nennt sechs mögliche Verursacher:
Physische: Wasser-, Fluß-, Blitz-*mipa*.
Durch Gegenstände: Puppe, Ofen, Heilige, Martín de Porras (Heiliger), Radio.
Durch Pflanzen: Kürbis, Eukalyptus.
Durch Nahrungsmittel: Ei, Hammelkopf.
Durch Leichen: Leichen-mipa.
Durch Tiere: Schaf, Schlange, Meerschweinchen,
                        Katze, Schwein, Hahn, Henne, Eidechse,
                        Papagei, Ente, Truthahn, Hund, Affe,
                        Kröte, Schildkröte, Kuh oder Stier
(CORNEJO 1980:749)

11.1.4. Typifizierung

Für CORNEJO handelt es sich um eine physische oder psychische Störung, die durch Eindrücke während der Schwangerschaft hervorgerufen wird und sich durch Ähnlichkeit des Kindes mit Zügen von Tieren, Gegenständen oder Personen ausdrückt. (CORNEJO 1980:745)

Für VALDIZAN et al. und MALDONADO (1975) handelt es sich um eine frühkindliche „Krankheit". VALDIVIA PONCE (1975) bezeichnet sie als ein „folkloristisches Syndrom" oder „projektives Syndrom", und PULGAR (1967) als eine Art Allergie unbekannter Herkunft, und für FRISANCHO (1973) ist es eine angeborene Krankheit des Kindes. Die Typifizierung ist sehr weit gestreut, von daher versucht CORNEJO in seiner Untersuchung eine konzeptionelle Annäherung.

Die Campesinos und andere soziale Gruppen im Mantarotal sehen die *mipa* als Krankheit an, andere als Glauben, und manche haben keine genaue Vorstellung davon. (CORNEJO 1980:746)

CORNEJO definiert es als „projektives Syndrom", das auf der paradolischen Interpretation des Gesichtsausdrucks, der Gesten und der Bewegungen des Neugeborenen durch die Hebamme beruht. (CORNEJO 1980:746)

Die Beschreibung als „mentale Krankheit" wurde streng kritisiert und paßt nur auf einige psychatrische Störungen, wie etwa Psychosen. Diese psychatrisch-folkloristische Annäherung zur Charakterisierung der *mipa* als Krankheit ist unbefriedigend. (CORNEJO 1980:746)

11.1.5. Die Therapie

Die Therapeutik dieses Syndroms fußt auf magischen Verfahrensweisen zur Beseitigung der *yagua*. (VALDIVIA PONCE 1986:85)[6] Sie ist darauf ausgerichtet, den Einfluß des bösen Geistes zu neutralisieren und den bösen Kern durch den Gebrauch von Symbolen und das Ritual zu entziehen. Sie besteht aus:
1. Bedrohen der bösen Geister
2. Anwendung des verursachenden Tierkörpers oder Minerals, damit er sich in ihm materialisiert
3. Zauber oder Beschwörung.

Es kommt vor, daß sich der Kern nicht in dem Kranken befindet, weil der Geist ihn mit sich in die Ferne genommen hat. Der Magier muß sich psychologisch spalten, um als Geist zu gehen und die Seele des Kranken zu retten oder den Raub oder Verlust des Geistes rückgängig zu machen (VALDIVIA PONCE 1986:92). In diesem Fall entspricht die Therapie der Heilung des Schreckens, wie sie von MARZAL (1971:268) beschrieben wird.

Man heilt auch durch Ablenkung, indem man den Kranken an ein fließendes Gewässer bringt, damit er Steine hineinwirft, oder indem man um Mitternacht die *Anus* (Hunde) anruft und *ccollpa* (salpeterhaltige Erde) mit dem Körper des Kranken in Kontakt bringt und anschließend verbrennt. Ein hohes Prestige hat die Heilmethode, den Säugling in den Magen einer gerade geschlachteten Kuh zu stecken. (MARROQUIN 1944:6)

Wenn die *yagua* nicht sehr schwer ist, wird die Mutter aufgefordert, sich zu erinnern, wann und unter welchen Umständen sie stark beeindruckt wurde. Jede beliebige der Frauen kann die Heilung übernehmen, die an einem Dienstag oder Freitag stattzufinden hat. (HUBI 1954:83)

Die Eltern selbst vollziehen die Heilung, indem sie das Kind allmählich an das Ereignis annähern, das möglicherweise die Störung hervorgerufen hat. (CORNEJO 1980:747)

Die Campesinos nennen die Heilmethode, den von der *mipa* betroffenen in direkten Kontakt mit der Ursache zu bringen, *uliwa*. Die volkstümliche Redensart „Hundebiß wird mit Hundehaar behandelt" oder „gegen das Feuer - Feuer" beschreibt genau die Technik der Verhaltensänderung durch das Verfahren des rückwirkenden Hemmung/Verbots oder direkten Therapie durch psychischen Schock.

Man heilt Säuglinge auch mit Packungen mit Rindermist, weil dieser „die Eigenschaft hat, den Säugling natürlich werden zu lassen". Die *mipa* kann von selber beim Heranwachsen des Kindes verschwinden, in manchen Fällen aber unheilbar sein. (CORNEJO 1980:748)

---

[6] VALDIVIA analysiert verschiedene Auffassungen über den religiösen Akt und den magischen Akt, wobei er zeigt, daß viele Autoren versucht haben, die Magie von der Religion zu trennen, weil die Magie die Ausübung von Zwang sei, der Kult für die Götter hingegen ein Opferdienst. Die Magie werde mit Formeln betrieben und richte sich auf spezifische Probleme, während die Religion zu den Göttern mit Gebeten für das allgemeine Wohlergehen bete. Magie und Religion vermischen sich, und manchmal ist es unmöglich, sie zu trennen. Der Ureinwohner setzt seine Mittel ambivalent und mit Überlegung ein, bittet Gott mit Gebeten und Flehen, fordert aber auch von ihm mit Magie. Valvidia meint mit Pardal, daß der religiöse Akt ein Beten zu Wesenheiten ist, denengegenüber man sich in einem Abhängigkeitsverhältnis befindet, während die Magie etwas aktives ist, eine Kraft, die sich an die Kräfte wendet, die ganz oder teilweise dem menschlichen Willen unterworfen werden können. (VALDIVIA 1986:93)

11.1.6. Eine Untersuchung über die *mipa* und ihre Ergebnisse

DELGADO (1968) analysiert mit psychologischen Techniken[7] 100 erstmals Schwangere von 14 bis 36 Jahren in der Frauenklinik in Lima und teilt mit, daß 45% der schwangeren Frauen emotionale Reaktionen von Unbefriedigung, Angst oder Unruhe zeigen.

GUTIÉRREZ (1973) versuchte ein Bild der Haltung, Glaubensvorstellungen und der Auffassungen der Mütter hinsichtlich der mentalen und emotionalen Probleme ihrer Kinder zu zeichnen. Sie lehnten ihre eigene direkte Einwirkung ab und nannten als Ursachen äußere Faktoren, erkannten aber eine Einwirkung ihrer eigenen Gefühlsprobleme auf ihre Kinder an. SIHUAY und VALER (1975) zeigten in ihrer Analyse der Haltung schwangerer Frauen zur Geburt, daß ihre Haltung gegenüber der *mipa* im Zusammenhang mit ihrer sozio-ökonomischen Situation steht:

CORNEJO führt seine Studie auf der Basis einer Gruppe von 300 Frauen durch, die aus ländlichen (180 Frauen = 60%) und städtischen Gebieten (120 = 40%) stammen, zwei verschiedenen sozialen Schichten angehören, nämlich den Campesinos und dem Kleinbürgertum, zwischen 20 und 40 Jahre alt sind und deren Bildungsniveau von Analphabetismus bis höherer Bildung reicht.

Die Frauen aus dem Kleinbürgertum kommen aus den Distrikten Huancayo und Tambo-Stadt, und die Campesinas aus neun Distrikten im Mantarotal: Chongos Alto, Chupuro, Pilcomayo, Sapallanga, Viques, Huancán, Huamancaca Chico, Pucará und Ahuac (dörfliches Gebiet).

Die Campesinas leben mehrheitlich alleinstehend oder in nichtehelichen Lebensgemeinschaften, sind Analphabetinnen oder haben Volksschulbildung und leben von Landwirtschaft und Handel bei sehr geringen Einkünften, während die Kleinbürgerinnen mehrheitlich verheiratet sind, Mittelschul- oder höhere Bildung haben und - bei höheren Einkünften - ihrem Beruf nachgehen oder sich dem Haushalt widmen.

Die Ergebnisse der Erhebung zeigen, daß bei den bürgerlichen Frauen Unkenntnis des Phänomens der *mipa* vorherrscht (68%), während sie den Campesinas weitgehend bekannt ist (80%).

Die Campesinas meinten, die *mipa* ist keine Krankheit sondern ein Glauben (82%). Das Kleinbürgertum hat keine genaue Vorstellung von ihr, doch 37% nahmen auch hier an, es handle sich um einen Glauben.

Die Bedeutung der Einwirkung von Tieren wird von 60% anerkannt, die der Gefühlsereignisse Verwunderung, Schreck, Unzufriedenheit hingegen nur von 32%. Äußere Ereignisse spielen eine wichtige Rolle.

Die Frauen aus der Gruppe der Campesinas zeigen in den ersten Monaten (60%) bzw. während der ganzen Schwangerschaft (15%) eine starke Empfänglichkeit für Umweltereignisse. Allgemein reagieren sie in den ersten Monaten der Schwangerschaft stärker auf Ereignisse, die die *mipa* bedingen können.

Die Campesinas zeigen eine deutliche Neigung, die Gegenwart von Tieren zu meiden (19%); 42% zeigen Sorge, ihre Kinder können mit von Tieren hervorgerufener *mipa* zur Welt kommen.

Dies ist bei den Kleinbürgerinnen nicht der Fall. Hier herrscht die Sorge darum vor, daß die Kinder schön und nicht mit körperlichen oder geistigen Schäden behaftet seien.

Als Therapie werden von 62% der Campesinos Methoden angewendet, die auf der Berührung des Kindes mit dem Objekt beruhen, das die Störung hervorgerufen hat *(uliwa)*. Sie wirkt bei Neugeborenen, später bringt die Therapie keinen Erfolg mehr.

Die Faktoren, die die große Sensibilität und Empfänglichkeit der Campesinofrauen auf die Stimuli ihrer Umgebung bedingen, sind Gefühle der Traurigkeit (15%), Wut (30%) und Gewissensbisse (15%), während es bei den Kleinbürgerfrauen auffällig Gefühle der Freude sind (56%).

Der Glaube bietet als kognitiver Bestandteil der Gesamteinstellung eine interpretierende Sicht der Volkswissens der Campesinos. Die Vorstellungen und Glaubenselemente werden durch die soziale Schicht, die wirtschaftliche Situation, das Bildungsniveau und die geographische Region bestimmt und beeinflußt. Die sozialen Glaubensvorstellungen variieren in Abhängigkeit vom Bildungsniveau der einzelnen, und ein hoher Anteil an psychischen Störungen wurde in der niedrigen sozialen Schicht vorgefunden. Sowohl die Streßsituation als auch die Ängste stehen in direktem Verhältnis zur sozialen Klasse

---

[7] Im Zusammenhang mit den zu diesem Thema ausgeführten Untersuchungen erwähnt Cornejo Alabarracín und Colab (1966), die mit Hilfe einer projektiven Technik von Knobel und Videla de Vigneau die Haltung von 50 argentinischen Frauen unterschiedlicher wirtschaftlicher Schichten zur Schwangerschaft erforschten. Sie arbeiteten indes nur den Wert dieses Instruments zur Vorhersage von Geburtsbeschwerden heraus.

und dem Bildungsniveau der Subjekte. (CORNEJO 1980:765)

11.1.7. Analyse

Eine psychologische Interpretation des Verhaltens bestimmter sozialer Gruppen, besonders, wenn es sich um die Gruppe der Campesinos handelt, in einem Sinne, wonach der Grad von Angstempfinden oder das Vorhandensein von Glaubensvorstellungen von dem niedrigen Bildungsniveau der Gruppe bedingt sei, ist zu simpel, auch wenn es einfach scheint, es statistisch nachzuweisen.

Nach den bisherigen Informationen haben wir gesehen, daß es eine andere Art Rationalität ist, die das Verhalten dieser Gruppen bestimmt, und nicht unbedingt ihr Bildungsniveau oder ihre soziale Klasse. Gerade ihre Nichtanpassung an die westlichen Kulturnormen führt zu diesem Ergebnis.

Diese Forschungen spiegeln zweifellos ein Feld von emotionalen Konflikten wieder. Der Konflikt liegt aber um so klarer zutage, je mehr sich die eigenen kulturellen Werte erhalten haben und fortbestehen, oder je höher der Grad der Desintegration von den eigenen kulturellen Bezügen ist, für die es noch keinen adäquaten Ersatz gibt. Das bedeutet, daß diese Gruppen weiterhin und sogar noch intensiver nach den kulturellen Normen der Andenwelt leben, die zu den Verhaltensnormen der westlichen Welt im Widerspruch stehen und ein großes Potential an Ängsten und Konflikten generieren. Sie sind von der Welt, an deren Rand sie leben, abgelehnt, an ihre eigene Kultur hingegen stärker angepaßt.

Dieser Umstand betrifft besonders den weiblichen Teil der Campesinos, weil die Frauen aufgrund ihrer höheren Identifikation mit ihrer Umwelt die letzten Glieder in der Kette der einheimischen Kultur sind und weil sie in hohem Maße die Prinzipien und Regelungen ihrer kulturellen Welt verkörpern und deren Zerfall intensiver erleben.

Wenn wir westlichen Menschen unsere Verhaltensweisen an den leitenden Kriterien der Andenkultur messen wollten, so wäre unser Grad der "Unangepaßtheit" und "Krankheit" im Sinne dieser Kultur extrem hoch.

Ich glaube, daß die Ergebnisse immer dann falsch sind, wenn die Kriterien der Untersuchung den westlichen Verhaltensnormen entsprechen. Die interne Rationalität einer Gruppe kann nicht auf der Grundlage von Kriterien gemessen werden, die einer anderen kulturellen Welt entnommen sind. Die Ergebnisse werden sonst immer nur unsere Außensicht widerspiegeln, nicht aber die dynamische Innensicht der Gruppe und die Rationalität ihrer Reaktionen auf die Einwirkung der eindringenden Kultur.

CORNEJO meint, daß die Vorstellungen und Glaubenselemente der Campesinos signifikativ durch soziale und wirtschaftliche Schichtzugehörigkeit und durch das Bildungsniveau bedingt seien und bestimmte Funktionen bei der Herausbildung von empfindungsmäßigen Erklärungsmustern für manche sozialen Phänomene erfülle, für die „es keine passende rationale Erklärung gibt". (CORNEJO 1980:765)

Die Vorstellungen und Glaubenselemente folgen der Rationalität der Kultur und ihre Antworten entsprechen ihr. Das heißt nicht, daß sie nicht rational wären. Es ist unsere Rationalität, die den sogenannten „Primitivkulturen" Rationalität abspricht.

Zweifellos haben die sogenannten "Primitivkulturen" ein klareres Verständnis des Einflusses des vorgeburtlichen Lebens auf die Mutter und das Kind als wir. Gegenwärtig beginnt die moderne Psychologie den entscheidenden Einfluß der vorgeburtlichen Erlebnisse bei der Entstehung von Neurosen und anderen Krankheitsbildern wiederzuentdecken und in die Psychotherapie einzugliedern (JANUS 1991). VALDIVIA PONCE kommentiert: „Es ist in verschiedenen **Primitivkulturen** interessant zu beobachten, welche Bedeutung der Beziehung zwischen Mutter und Fötus und der emotionalen Beachtung der Einwirkung des Fötus auf die Mutter und umgekehrt beigemessen wird." (Hervorhebung von mir; VALDIVIA PONCE 1986:85)

Gerade die Antwort der Andenvölker folgt dem intuitiven Wissen von der Notwendigkeit einer angemessenen und adäquaten psychosomatischen Behandlung der möglichen von der Mutter während der Schwangerschaft erlittenen Eindrücke, die ihr und dem Kind schaden, um die Gesundheit, das psychische Gleichgewicht und die Harmonie in der Triade Mutter-Kind-Kosmos wiederherzustellen. Die Mittel hierfür sind Magie und Homöopathie.

HUBI erwähnt, daß, wenn die *yagua* nicht sehr schwer ist, die Mutter aufgefordert wird, sich zu erinnern, wann und unter welchen Umständen sie stark beeindruckt wurde. (HUBI 1954:83)

Moderne psychotherapeutische Methoden folgen demselben Prinzip der Rekonstruktion des für die Störung ursächlichen Erlebnisses, um die geschädigte psychische Struktur wiederherzustellen oder zu verändern. Es handelt sich um echte therapeutische Methoden, von einer Kultur geschaffene Antworten zur Lösung eines Problems.

12. Die besonderen Kinder

Im Falle der Geburt eines Kindes mit besonderen Zeichen mußten die Eltern und sogar die ganze Gemeinde bestimmte Maßnahmen oder Rituale durchführen, denn ihnen wurde eine besondere Bedeutung beigemessen.

Basto Girón fand in den erzbischöflichen Archiven des siebzehnten Jahrhunderts einen Bericht von einem Geburtshelfer aus jener Zeit, worin es heißt, "daß Kinder, die mit den Füßen voran geboren wurden, den Rufnamen *chapca* bekamen und als Kinder des Blitzes - *Libiac* -angesehen wurden. Sie wurden mit *chicha* (Maisbier) und Coca getauft, wobei man den Blitz anrief, damit er sich als Fürsprecher für die Gesundheit der Mutter einsetzte, die ihm das Kind weggenommen hatte. Die Indiofrau, der dies widerfahren war, so heißt es, „mußte drei Wochen lang fasten und Buße tun, denn es würde Dürre kommen und der Regen ausbleiben." (zit. nach LESTAGE 1985:23)

Bei Lestage ist die Mutter schuld an der Störung des Gleichgewichts des Universums.

Die *ata*-Kinder, die ein besonderes Merkmal an den Haaren hatten, wurden in den Gebieten von Yauyos und Lima als Kinder des Geistes des Pariacacaberges angesehen. (Avila 1966:195, zit. nach VALIENTE 1979:28) Die Gemeinde berücksichtigte sie ab dem dritten Jahr.

Laut GUAMAN POMA (1944, Blatt 276), wurden Kinder mit Hasenscharte *(guacacinga,* bei GONZALEZ HOLGUIN 1952:165 *huacca, checta cinga, checcta virpa*), als schlechtes Omen, nicht nur für die Familie, sondern für die Gemeinde angesehen. Sie mußten fasten und auf Salz, Gewürze und bestimmte Nahrungsmittel verzichten und außerdem sexuell abstinent sein. (zit. nach VALIENTE 1979: 29)

In Cusco wird der *huak'a royoc japisccan* (Hasenscharte) mit einem Blick des Blitzes in den Mutterbauch während der Schwangerschaft erklärt. Es gibt keine traditionelle Behandlungsmethode dafür. (SUSUKI LOPEZ 1982:116) Oder es wird auch erklärt, daß die Schwangere sich bei einem Friedhof aufgehalten hat und dadurch die *khaikhask'a*-Krankheit bekommen hat.

La Polidactilia se atribuye también a la *k'aikha* (Miasmen aus dem Friedhof oder vom *gentiles* (Ungläugiger). Se le atribuye buena suerte y se llama *sojta*=seis.

Den Kindern *illa,* die während eines Arbeitstages auf dem Feld geboren wurden, wurden besondere Eigenschaften zugesprochen. Sie waren für das geistliche Amt prädestiniert, denn Opfer aus ihrer Hand wurden von den *huacas* (heilige Orte) bevorzugt. Diese Kinder hatten von je her eine besondere Stellung im Dorf. (VALIENTE 1979:29)

13. Der Tod des Neugeborenen

Der Ablauf der Totenwache für Kinder und Erwachsene spiegelt die Haltung gegenüber dem Tod der einen und der anderen wieder. Bei der ersteren gibt es Musik und Tanz, um sich zu freuen, daß "das Kind zum Himmel geflogen ist". Es ist auffällig, daß auch dann, wenn die Hinterbliebenen wirkliche Trauer über den Tod eines Erwachsenen verspüren, bei der Beerdigung animierte Stimmung herrscht. Eine rebellische Haltung gegenüber dem Tod gibt es nicht. Das unverzichtbare "Spiel der fünf" dürfte eine postume Reprise der Ereignisse sein, die den Lebenszyklus jedes Tupino (Bewohner aus Tupe, Yauyos) bilden. (AVALOS DE MATOS 1952: 8)

Wenn in Apurímac ein Kind tot zur Welt kommt, so übernimmt es der Vater, es zu baden. Es muß der Mann sein, denn die Wöchnerin darf nichts kaltes und kein Wasser anfassen, und das Kind kann nicht "schmutzig" beerdigt werden.

Die Familie versammelt sich, und die Beerdigung wird nachts abgehalten, denn tagsüber kann die Seele des Kindes nicht in den Himmel eingehen. Die Familie hält eine Totenwache, es wird Alkohol getrunken und ein Fest gefeiert, daß bis hin zur Grablegung fortdauert, um die Seele zu verabschieden. (TOMASO et al. 1985: 222)

Frühe Kindheit - Early Childhood

Frühkindliche Erkrankungen

Autor	Valdizán	Hubí (1954)	Marroquín (1944)	Frisancho (1973)	Cornejo (1980)	Valdivia (1986)	
Bezeichnung	-	mipa, yagua	irijua, irihua	irijua	mipa	yagua	uriwa
Departement	-	Huánuco	Cusco Apurímac	-	Huancayo	Huánuco	Ayacucho
Ursprung	Eindrücke	- intrauterin - Empfindungen während der Schwangerschaft, die sich auf den Fötus auswirken und ihn töten können	- die Mutter hat eine Leiche gesehen - Eifersucht des Bruders	die Mutter hat eine Leiche gesehen	- Schreck - <repentina> Eindruck der Schwangeren - genetisch - äußerlich - Krankheit - physische oder psychische Störung	- Empfindungen während der Schwangerschaft - Gelüste des Babys	
Definition	-	Ähnlichkeit	-	-	Ähnlichkeit	Ähnlichkeit	
Typifizierung	Komplexe frühkindliche Erkrankung	Mythos	-	-	-	folkloristisches Syndrom	-
Ursachen	-	-	-	"die Erde hat ihn gepackt" Hexenzauber	verschiedene	starke Eindrücke durch Sehen oder Hören unangenehmer Dinge	
Symptomatik	einfach	Sie wird von den Frauen entdeckt, die die Gebärende besuchen.	Blässe, Traurigkeit, Gewichtsverlust, Erbrechen, Durchfall	- dünnes, schwächliches, schlecht gelauntes, weinerliches Baby	-	komplex - sie wird von der Hebamme festgestellt.	
Charakteristika		Knäuel, Wasser, Schlange, Fisch, Ei	-	angeborene Krankheit	externe, physische, Objekte, Pflanzen, Lebensmittel, Tiere, Leichen betreffende	Ähnlichkeit zum Weinen oder zu Bewegungen des Tiers	-
Therapie	einfache Behandlung	- die Mutter erinnert sich an die Umstände des Eindrucks - Behandlung an Dienstagen oder Freitagen - Haare von dem Verursachertier äußere oder innere Anwendung Verursacherpersonen	- Ablenkung - Steine werfen - Gebrauch der "collpa" (salpeterhaltiger Stein) - Anrufungen - das Baby in einen Kuhmagen stecken	-	- "uliwa"=<jubeo> - Kontak mit dem Verursacherstimulus - Hausmittel - psychischer Schock	- einfach - Magie - Bedrohung des Bösen - Kontakt mit der Ursache - Beschwörung - Erholung<<?>> des Geistes - zu beachten: die Bedeutung, die die Beziehung zwischen Mutter und Fötus (und umgekehrt) bei den "Primitivkulturen" hat	

References

ARGUEDAS, J.M. 1956. Puquio, una cultura en proceso de cambio. *Revista del Museo Nacional* 25. Lima, Peru.
AVALOS DE MATOS, R. 1952. Ciclo vital en la Comunidad de Tupe. Universidad Nacional Mayor de San Marcos. *Instituto de Etnología Publicacion* 5: 182. Lima, Peru.
BOLIVAR DE COLCHADO, F. 1968. Actitud de los Campesinos ante el Personal Auxiliar de Salud. *Dos estudios en la zona de Cangallo.* pp 1-31. Ayacucho, Perú.
-----. 1969. Algunos aspectos de la salud en Cangallo. *Cuatro estudios de problemas.* pp 1-42. Ayacucho, Perú.
BOLTON, R. & C. BOLTON. 1976. Concepción, embarazo y alumbramiento en una aldea Qolla. *Antropología andina* 1-2: 58-73. Cusco, Perú.
BOUYSSE- CASSAGNE, T. 1987. *La identidad Aymara. Aproximación histórica.* Siglo XV-Siglo XVI. La Paz Hisbol, Ifea.
BRAUN, P. 1971. *Medicine et Sorcieres de Andes.* París
BURGOS LINGAN, M.O. 1995. *El ritual del parto en los Andes.* Nijmegen, Niederlande.
CALDERON GAVIDIA, J. 1968. *Patrones de Salud y medicina tradicional en Capachica. Seis Estudios en el àrea de Capachica.* pp 183-257. Lima, Perú.
CAYCHO JIMÉNEZ, A. 1981. Nosografía y medicina tradicional. *Boletín de Lima* 16-18: 33-64.
CORNEJO, W. 1980. La Mipa: una creencia social de los campesinos. *El hombre y la cultura andina* 4: 745- 765.
FRISANCHO, D.P. 1978. *Medicina indígena y popular.* Lima, Perú.
GAMARRA GALLARDO, A.M. 1967. La medicina tradicional. *Cinco estudios acerca del Callejón de Huaylas.* pp. 17-48. Lima, Perú.
HUBI, C.M. 1954. Algunas observaciones del folklore médico del departamento de Junín. Perú *Indígena* 5: 70-91. Lima, Perú.
JANUS, L. (Ed). 1991. *Die kulturelle Verarbeitung pränatale und perinatalen Erlebens.* Heidelberg.
MARROQUIN, J. 1944. Medicina aborígen puneña. *Revista Museo Nacional* 12: 1-14.
MARZAL, M. 1971. *El mundo religioso de Urcos. Un estudio de antropología religiosa y de pastoral campesina en los andes.* Cusco, Peru.
NUÑEZ SOBRERA, J. 1968a. *Salud y Medicina Tradicional en el Valle del Mantaro.* Lima. Perú.
-----. 1968b. Medicina tradicional en los distritos de Marco, Malahuasi, Chongos bajo, Huachac. Lima, Peru.
OSSIO, J. 1976. Simbolismo del agua en Andamarca. *Actas del congreso* 4. Ayacucho.
QUEZADA, N. 1977. Creencias Tradicionales sobre embarazo y parto. *Anales de Antropología* 14.
SOUKUP, J. 1970. *Vocabulario de los nombres vulgares de la flora peruana.* Lima, Perú.
SUSUKI LOPEZ, L. 1982. Historia de la atención primaria en Cusco, Apurímac, Madre de Dios. *XI Región de Salud.* pp. 6-10; 17-18; Anexo I. Cusco, Perú.
TOMASO, D., A. Caprara & E. Chiesa. o.J. Equipo socio-sanitario de la prelatura de Chuquibambilla. Trabajo con parteras tradicionales en la provincia de Grau, Apurímac. In: *Experiencias de desarrollo popular en el campo de la medicina tradicional y moderna.* Edited by L.M. SARAVIA & R. SUEIRO. Lima, Perú.
VALDIVIA PONCE, O. 1986. *Hampicamayoq. Medicina Folklórica.* Lima, Perú.
VALIENTE, T. 1979. *Der Lebenszyklus inkaischer Zeit und Quechua Dorfgemeischaften der Gegenwart.* Berlin.
VALDIZAN, H. & A. MALDONADO. 1985(1922). *La Medicina Popular Peruana.* Bd. 1. Lima, Perú.
VAN DEN BERG, H. 1989. *La tierra no da así no más. Los ritos agrícolas en la religión de los aymara-cristianos.* Amsterdam.
ZAMALLOA G.Z. 1972. Ciclo vital en Sayllapata. Estudio de la cultura campesina del distrito de Sayllapata Provincia de Paucartambo (Cusco). *Allpanchis* 4: 21-32.
ZUIDEMA, T. & G. Urton. La constelación de la Llama en los andes peruanos. *Allpanchis* 9: 59-119.

Childhood in Dominica: an Anthropological Contribution
Kindheit in Dominica: ein anthropologischer Beitrag

Anja Krumeich

Abstract: Women with children under the age of five form one of modern Primary Health Care's major target groups. Numerous interventions aim at the education of young mothers. However, communication between these mothers and the PHC staff is often difficult. In applied medical anthropology these difficulties are usually ascribed to different perspectives on (child)health, illness, therapy and prevention. During more than three years of fieldwork Dominican mothers' ideas and practices concerning appropriate care for young babies were studied. The study included their expectations and attitudes with regard to governmental health care initiatives. In this chapter some of the outcomes of the study will be presented. They will show that in order to understand women's child care practices and their attitude towards PHC, one needs to study social and economic relations as well as cultural perspectives.

Zusammenfassung: Die Hauptzielgruppe der modernen medizinischen Grundversorgung (Primary Health Care, PHC) sind Frauen mit Kindern unter fünf Jahren. Zahlreiche Interventionen zielen auf die Erziehung junger Mütter ab. Die Verständigung zwischen diesen Müttern und den PHC-Leuten ist jedoch häufig nicht ganz einfach. In der angewandten medizinischen Anthropologie werden diese Schwierigkeiten gewöhnlich den unterschiedlichen Ansichten über Gesundheit, Krankheit, Therapie und Vorbeugung (im Kindesalter) zugeschrieben. Die Ideen und Praktiken der dominikanischen Mütter in bezug auf eine geeignete Pflege kleiner Kinder wurden in mehr als drei Jahren Feldarbeit untersucht. Die Studie beinhaltet ihre Erwartungen und Haltungen bezüglich Gesundheitspflegeinitiativen der Regierung. In diesem Beitrag werden einige Ergebnisse der Studie dargestellt. Sie zeigen, daß man nicht nur die sozialen und wirtschaftlichen Beziehungen sondern ebenso die kulturellen Perspektiven kennen muß, um die Art der Kinderpflege dieser Frauen und ihre Einstellung zu PHC verstehen zu können.

Keywords: Early childhood, medical anthropology, Dominica, Primary Health Care, PHC,
Frühe Kindheit, medizinische Anthropologie, Dominica, Primary Health Care, PHC.

In 1978 the World Health Organisation officially introduced Primary Health Care (PHC). The approach was developed for countries with a low health care budget and focused on preventive medicine, aiming at high-risk groups which often consisted of pregnant women and women with young children. Combined with *community participation* and an *intersectoral approach* (WHO 1981), preventive health care formed the heart of PHC policy. Involving the members of the community in PHC policy making, planning, delivery, and supervision would open the road to communication and give communities the chance to redefine PHC policy according to their own needs (BRYANT 1969; NEWELL 1975; WHO 1979, 1981; WALT & VAUGHAN 1981). Anthropologists responded to these ideals by presenting applied medical anthropology as a tool with which the required intercultural communication could be improved.

In addition to communicational improvements, the WHO propagated co-operation with other sectors (education, agriculture, industry, housing, sports, churches) was deemed necessary to tackle social and economic constraints on public health.

Now, almost fifteen years after its formal introduction, we must conclude that the PHC approach has failed. There is little evidence that intersectoral imperatives are realised (RIFKIN 1988; WHO 1986). Attempts to co-operate with local medical systems have been primarily directed at isolated aspects of these systems, i.e at the curative practices of local healers (most frequently in the field of psychiatric disorders) (DE JONG 1987; KAKAR 1988) and traditional birth attendants (LEFEBER 1994; PILLSBURY 1982). Applied medical anthropology now rather focuses on ways to convince people with *wrong* ideas of modern health care's value.

If attempts to co-operate and communicate have been limited, and integration with healers and midwives one-sided, local experts in preventive health care and first-line curative care seemed to have been overlooked altogether. Although prevention and basic curative care were presented as the foundation of PHC in underdeveloped countries, the local experts in this sector, the women -the main providers of local preventive and basic curative care and first responsible for PHC- have usually been ignored. The majority of mother-and-child health projects never focused on the cultural and social context of mother-and-child health, nor on women's needs regarding PHC services. Contemporary Selective Primary Health Care (SPHC) projects concerning the health of mothers and children are mainly concerned with growth monitoring, oral rehydration, breast feeding and immunization. Most of these so called GOBI approaches are based on screening and education. They are often characterised by a top-down approach. Apparently, policy makers and planners from the higher echelons of health care systems have decided what women need. The women themselves are still approached as they were in the 1940s and 1950s, when their views and customs were seen as cultural barriers to public health (MCCAULEY et. al 1990; MTERO et. al. 1988; TAYLOR et.al. 1987; WHO 1988; DE ZOYSA 1984).

This gap between PHC ideal and reality intrigued me and I decided on a study on the West-Indian Island Dominica (formally 'The Commonwealth of Dominica'). I left for Dominica in September of 1987. Since 1978 the Dominican government had been engaged in the development of an Island wide PHC with mothers with young babies as a major target group. Its staff was aware that its approach had, in spite of their good intentions, remained one-sided and top-down. The GOBI approach was central to the services offered. Therefore the Ministry of Health was interested in my plans to study beliefs and customs of women mothering young infants. We agreed that I would study local child care customs thus learning about mothers' needs and expectations. This should enable Governmental PHC to truly *complement* existing practices.

Dominica is a small island in the eastern Caribbean. It lies between the French islands Guadeloupe (in the north) and Martinique (in the south). It has approximately 80,000 inhabitants, almost all of African descent. 12,000 live in Roseau, the capital. Until 1978 the island was governed by the British. Now it is independent, but has remained a member of the British Commonwealth. The official language is English, but a creole based on French is still commonly used.

During my stay I studied the lives of 70 Dominican mothers and grandmothers in two villages. I attempted to gain insight into their perceptions, practices, needs, and expectations regarding health, illness, and child care. I combined participant observation with a variety of other ethnographic methods. Among these were open interviews, diaries (kept by the participating women), informal talks, and life-histories. I also organised a seminar to discuss the women's expectations regarding governmental assistance in matters of child-health-care. I stayed in Dominica for over three years.

While preparing for my fieldwork I was inspired by the interpretive approach designed by Arthur KLEINMAN (1980). His principal concept is the *explanatory model* (EM) through which a person gives meaning to certain experiences, in this case to experiences with regard to illness. Whether a doctor educated at a university or a local healer, each generates his own EMs. So do the patients who consult them. Each EM is derived from certain general notions on health and illness that are part of the culture to which doctor, healer or patient belong. It contains etiological and diagnostic opinions, decisions as to when and whom to consult, theories concerning effective treatment, criteria to evaluate treatment and motives to continue or disrupt treatment. All EMs, whether derived from bio-medicine or from other knowledge systems, are the products of culture. When a patient from one culture encounters a healer from another, their EMs clash, Kleinman argues. Knowledge about the views of both is necessary for mutual understanding and consequently for the establishment of forms of communication and co-operation in which all parties involved remain equals. Kleinman's approach provided an attractive starting point for my project, but it was designed for mainly curative interactions. I extended his model and included cultural theories on risk and prevention, and the evaluation of preventive practices. Kleinman's interpretive anthropology gives ample room to the ideologies of those he works with. He studies the other culture from within and allows his subjects to give voice to their own perception of reality. Yet, paradoxically, interpretive anthropology to which Kleinman's EM model belongs, has frequently been reproached for this one-sided emphasis on cognitive aspects of culture. Several authors have criticised interpretive anthropology for ignoring social, political and economic factors that shape perception of reality and determine actual behaviour. NICHTER & KENDALL (1991), YOUNG (1981), MORSY (1990) and many others point out that such factors are not only closely linked to an individual's chance to fall ill, they also determine which type of healer he will consult, whether he will be able to follow the healer's advice and what chance he has to recover.

The tools KLEINMAN offers to study health care systems focus primarily on the comprehension of cognitive processes. To him problems that arise during the interaction between doctor and patient result primarily from perceptional differences. By trying to bridge these differences KLEINMAN overlooks social and economic structures (e.g. cultural dominance, inequality, poverty and injustice) which equally affect an individual's chances to fall ill or to consult the healer of his choice. Because he does not pay attention to such underlying structures, his approach does not lead to an adequate understanding of health care practices, nor of clients' attitudes towards governmental health care projects.

Contrary to KLEINMAN the authors who reproach him for his neglect of social and economic dimensions are less interested in people's interpretation of illness episodes or risky situations. These authors focus primarily on how people act and interact, on the social relations of power and subordination, and on the way these interactions influence people's chances to fall ill or to maintain or restore health. However, by treating people's beliefs as the unconscious results of social and economic relations of power and dominance they ignore the way people experience reality and the actions they may have based upon it. Unlike KLEINMAN they do not allow people to give voice to their expectations and needs. For that reason these authors were criticised on their turn for their one-sided emphasis on social processes. Nowadays many anthropologists (DI LEONARDO 1991; LOCK & SCHEPER-HUGHES 1990, RICHTERS 1989, DEN UYL 1994, and many others) plead for combination of cognitive and social processes in a more complete anthropological theory.

In my study I tried to follow their example and attempted an extension of Kleinman's model with the factors stressed by his critics. In addition to a study of Dominican women's EMs concerning health, illness, therapy, risk and prevention, I tried to trace social and economic factors that, in interaction with EMs, shaped Dominican child care customs as well as women's attitude towards governmental PHC initiatives.

Below I will first discuss some of the general beliefs from which individual Dominican women derive their EMs concerning child care. I will then describe some of the social and economic conditions under which women have to realise their ideals regarding child care. Finally I will link these conditions to PHC and describe how they influence Dominican women's attitude towards PHC. I will show that in many cases social relations and constructions of health illness are woven into patterns that determine women's reactions to governmental PHC projects, and that in order to understand more about Dominican child care practices and women's expectations and needs with regard to PHC, we should treat cultural, social or economic factors as belonging to one and the same socio-cultural construction. I will argue that for additional insight, we will need to treat child care as a construction composed of different elements which can only be understood in their interaction with the others.

1. Dominican women's notions regarding child care

Dominican mothers' perceptions and practices regarding child care cannot be separated from general Dominican notions of health and illness which on their turn are based on perceptions of the human body.

Dominicans perceive the human body as a kind of system that consists of a number of cavities which are connected by pipes. Dominicans often refer to the body as *your system*. In a healthy body the temperature is similar in all cavities. The blood, flowing freely through the body along the cavities, has to maintain the constant temperature or to restore the balance when the temperature in one of the cavities drops or rises. When the temperature is in disbalance (when the temperature in one of the cavities abruptly changes), for instance as a result of strong emotions, contact with cold things, or by consuming cold foods, a person can fall ill. When the blood is of poor quality or when the blood is prevented from flowing freely trough the pipes (resulting from blood clots or abscesses for example), the internal balance can be at risk and a person can also fall ill. Two of the most important illness categories Dominicans distinguish are closely related to this perception of the body as a *plumbing system*. Illnesses belonging to these categories are most common in babies and children. Women have a wide range of remedies at their disposal to treat them (KRUMEICH 1994).

The first category contains illnesses of the blood. Because the blood is essential in maintaining a healthy temperature balance its quality is very important. As Dominicans say: *Blood is necessary to keep the body alive and healthy, to keep your system going.*
- Blood can be *rich* or *poor*. Rich blood looks dark and thick. It is of a good quality. *Poor* blood

looks thin and light. It is of dubious quality. To improve *poor* blood one needs to adjust the diet by eating a lot of *greens,* beetroot (juice), yellow pumpkin, fruits, meat, peas and beans (protein-rich foods, as one woman called them) or, according to some, green bananas. A tonic, Ribena (grape juice in a carton), red wine or iron tablets can be taken as well.

A person with *poor* blood feels weak, has no energy or strength, loses weight and usually looks pale and has pale fingernails and eyes. When asked about the reasons for their blood being or becoming poor, most women blamed it on an insufficient diet.

- Blood can also be *low* or *high.* For some women *low* meant the same as poor, for others it referred to the quantity of the blood. In other occasions *low* blood appeared to mean the same as low blood pressure. The term *anaemia* was sometimes used to refer to poor, at other times to low blood. Some would describe a disease similar to sickle-cell anaemia when explaining anaemia. However, the symptoms of both 'poor' and 'low' blood were similar and a proper diet was the solution for both.

Usually *high* blood referred to a (more than) sufficient volume of blood. Sometimes it was associated with high blood pressure. Others combined these two interpretations. They believed high blood pressure to be the result of too much blood. One woman said that too much blood could cause spontaneous bleeding of the gums or other (internal) parts of the body, five others related a quick temper and aggressiveness to having too much blood. In that case the system has become overactive.

- Blood can be *pure* or *impure* (dirty, old, etc.). According to all women dirty blood was the result of an improper diet. Too much sugar, fat, tin food, soft drinks, alcohol, tobacco, and according to some, meat and chicken all dirtied the blood. The women named skin diseases (in particular lotha, *bobo's* and abscesses) and fever due to *inflammation* as the major diseases resulting from dirty blood. Several pointed out that too much work, lack of rest and too much perspiration, could cause inflammation as well. They usually treated dirty blood, or problems resulting from dirty blood with a *wash-out* followed by a *purge,* but if the patient was feverish, they treated the fever first. Most women said to use *wash-outs* and *purges* regularly, not just as a treatment, but as a way to clean the system, to maintain health and to avoid problems. They might take a *wash out* and a *purge* during pregnancy, after delivery, but also whenever they felt they needed to be fit and strong. In the old days women used to treat their children at the beginning of a new school year, but this habit was dying out and only a few women still did so.

- A few ailments seemed directly related to the *blockage* mentioned above. *Inflammation* was a fever that resulted from internal bleeding. Whenever somebody received a blow, hit himself, or fell, the inside of his body could get damaged. The blood flowing from this internal injury could not escape from the body and consequently it would form a blood clot or an abscess which prevented the blood from flowing freely from cavity to cavity. In most cases these illnesses were treated with a purge combined with a periodic massage.

All of the above mentioned illnesses of the blood, except for those related to 'high blood', could be passed to young babies through the breast milk. It is the mother's responsibility to ensure an adequate diet, not only for her own health's sake but also because of that of the baby's. Just like adults, babies could suffer from skin problems due to dirty blood, and from inflammation and weakness due to low blood or blockages. Very young babies could be treated through the breast milk. The mother just had to adapt her diet or use the proper remedies. Her breast milk would increase in quality and heal the child. Most of the herbal teas were considered too strong to give to the baby directly and thus had to be taken by the mother first.

Diseases caused by a sudden change in temperature in or near the human body form the second category. It was by far the most common and extensive category. When the body is hot, due to hard labour, cooking or ironing, after delivery, during menstruation, at the hottest time of the day, after a hot meal, after sleeping or for any other reason, it is not wise to get into contact with something cold. The contact can cause a sudden fall in temperature in one or more of the bodily cavities. This leads to a disbalance and, consequently, to illness. Water, rain, an opened refrigerator, draft, (night) air and iced drinks or foods are cold, while certain types of food, in particular fruits, can be 'cold' without having a low temperature. These too should be avoided when the body is too warm. The following illnesses belong to this category:

- Flu, common cold, head cold and chest cold, bronchitis, asthma, pneumonia (i.e all kinds of upper respiratory tract infections), and, in certain cases, a bad stomach, are all considered to be the results of a sudden change of temperature within the body or in the body's immediate environment.

Babies and young children are especially at risk. Gripes and illnesses of the respiratory tract are very common. They are caused by sudden exposure to drafts, drizzle, or nappies dried in the night air. As long as the fontanelle has not closed, babies have to wear hats to prevent cold air or drizzle to enter the baby through the fontanelle. Gripes were treated with bush-teas or *gripe-water* from the pharmacy. Both were given directly to the baby. Colds and coughs were often treated by treating the breast feeding mother with the usual herbal teas. Some women pointed out the risk of bathing babies without wetting the head as well. This would cool the body while the head would stay hot. They believed that this causes headaches or dizziness or head colds.

- In addition to diseases of the upper respiratory tract caused by exposure to certain sources of cold outside the body, the women mentioned a *bad stomach* or *boyo fwèt, vat fwèt,* or *mal bouden*. These were related to eating or drinking cold things while the body is in a hot state. The most common complaints in babies were *loose bowe,* cramps, feeling chilly, and sometimes vomiting. Iced drinks, very cold or frozen foods and pineapples, apricots and bananas had a particularly bad reputation. Many avoided drinking water during a hot meal, while others believed this was particularly risky after or even before the meal. To be on the safe side children were often prevented from drinking anything while having a meal.

Whenever babies suffered from bad stomachs (diarrhoea, vomiting) or sometimes when they had gripes, people would immediately believe the mother had taken chances with her diet and had given the disease to her baby through the breast milk. But the illnesses could also result from giving a baby cold bottles or fruit juice when the baby was still hot after waking up.

- Some foods were considered to have a *hot* rather than a *cold* nature. Porridge made out of cornflour was the most common example of a hot food, but mango was also well known. Whether there were any risks besides a feeling of discomfort due to flatulence (which could also be passed to the baby) did not become clear.

-But not only **hot** foods could cause trouble. A new pregnancy as well as strong negative emotions like fear, anger, and envy could also make the mother's bodily temperature rise. As a consequence the breast milk would no longer agree with the baby's temperature and become unhealthy for the baby. Some women immediately weaned their babies if they suspected a new pregnancy. Others did the same if they feared their emotions had rendered the breast milk unhealthy.

2. Social and economic circumstances; men and women

Feminist anthropologists have repeatedly pointed out that women's status can not be explained by their participation in the economic activities alone (DI LEONARDO 1991; MOORE 1988; RICHTERS 1989; WILLEMSE 1991). In her book about Indian women DEN UYL (1994) shows convincingly that social and economic relations are largely determined by gender relations in which reproductivity plays an important role.

During my study it gradually dawned on me that in Dominica male-female relations determined most of the social and economic conditions under which women cared for their children as well (KRUMEICH 1994). For that reason these relations will be the focus of the following description.

Motherhood is seen as the main *raison d'être* for women. Remember the saying *A woman without children is like an apple-tree without apples; you better cut it down cause it's good for nothing*. Women without children are often disrespectfully referred to as mules. In Dominican society female status is closely linked to the number of children a woman has and to her ability to permanently keep a partner.

Especially the second is very difficult. Men are considered to be naturally promiscue. They do not like to show *softness* towards a woman by showing their feelings. They like variety (after all, one does not like to eat beans day after day) and often boast among their friends about the many girl-friends they keep. Although the number of children a man has fathered adds to his virile image, he will not easily *settle down* in marriage. Most relationships are so called *visiting relationships* in which a man visits his girlfriend and his children at their home, while he actually lives at his mother's or his own place.

As a consequence, the majority of the households in Dominica is organised along the principles of matrifocality. In such female-headed households responsibility for the children naturally rests upon women's shoulders. It is a source of pride for them to show their skills in caring and cooking for their families. Because of the economic responsibility it entails, motherhood positively requires that women go out and work. A woman's inventiveness and her skills to care for her family under the hardest of conditions are stressed and receive high esteem. She is praised because of her strength, reliability, and strict, but loving care. Young girls are socialised to reach the ideal these images present.

Women want to show themselves as superior mothers and (house)wives, and are always ready to prove their worth by offering advice and comments to younger and unexperienced women. Having children and being able to find a partner are part of this image. When asked for their occupation most women called themselves *housewife*, even though most were engaged in gardening or petty trade as well. They simply felt that their economic activities belonged to the many tasks of the housewife and the mother.

Whereas motherhood in industrial society is usually linked with emotional lability and *softness*, in Dominica, as in the rest of the Caribbean, women are supposed to be strong rather than soft. They should not let emotions determine their actions, but common sense. Women in Dominica are supposed to actively manipulate circumstances in order to make ends meet, even if they have to put their emotions aside. In addition to their tasks as housewives, mothers and breadwinners, women's motherly image depends on their skills in maintaining and restoring their families' health. When their children fall ill their mothers often get the blame. They have taken chances with temperature disbalances, or with the diet of their families, or with their own diet, which is equally risky for breast feeding infants. On the other hand strong, fast growing, healthy children testify of a mother's skills and add to her social position. Whenever children fall ill a mother will take immediate action to restore their health. Consequently Dominican women have a wide range of preventive measures and a variety of remedies at their disposal. *In this country every single woman is a bush-doctor!* someone at the Ministry of Health told me. And indeed all mothers presented themselves as experts on matters of health and illness. Their self-esteem was partly based on their knowledge of bush-teas and their skills in guarding their families' well-being.

The economic autonomy most women enjoy does not automatically lead to equal relationships between men and women. Many women suffered mental and physical abuse by their partners. Rather than revolt, they would undergo the abuse. Since it is very important for a woman's self-esteem and her prestige within the community to have a partner, even a bad one, they would take the abuse for granted. Also, because it is the woman's pride and responsibility to keep the man happy, she is even blamed for the abuse. She must have given him reason to.

It is the woman's task to convince a man that she is worth his attention. If she is a good woman a man may consider to live with her permanently or even to marry her against his natural inclination while risking his reputation among his friends. Whenever a man is unfaithful, the woman is blamed.

Male promiscuity has led to limited solidarity among women not belonging to the same household or family. Women often have to compete with each other for the partner they need to ensure their social status. A woman cannot criticize her partner, because then she runs the risk of loosing him. It is not surprising under such circumstances that Dominican women frequently talk about other women in similar, negative terms. They are often suspicious about each others motives and they assume that women who get beaten by their men probably deserve it.

3. Dominican women's attitude towards governmental PHC initiatives

Mother-and-child-health-care can be considered as the one of the most important activities of Dominican PHC. There is a health clinic in each village. The clinic is staffed with a nurse who has a number of tasks. She administers basic curative care. She is trained in first aid, she dresses wounds, she provides simple medicines and she refers people to the doctor in town when necessary. Although nurses themselves tend to emphasize these curative activities, formally their main task is to provide preventive care. First of all they hold ante- and postnatal clinics. At post-natal clinics babies' growth is monitored while women receive education on child care. During these meeting babies are immunised as well. Furthermore, nurses are supposed to organise educational sessions concerning hygiene and diet and to pay regular visits to households with newborn babies. During home visits they discuss the virtues of breast feeding, they inform mothers on infant diets, weaning, and family planning, and they advise on water supply, waste disposal, the construction of pit-latrines, eradication of insects and rodents and on bodily hygiene. Their main concern is the eradication of malnutrition and infectious diseases.

As described above the mothers' main concern are with diseases of the blood and with diseases resulting from hot-cold disbalances. These two illness categories partly overlap with the PHC nurses' priorities. Mothers and nurses, for instance, consider diarrhoea as a common and serious illness in young infants. In other cases women and nurses disagree. Nurses do not believe in the causes mothers link to diarrhoea (sudden changes in the temperature of bodily cavities) nor do they recognise diseases of the blood.

However, contrary to what cognitive anthropologists assume, this does not automatically mean that women welcome interference from PHC nurses when their perceptions overlap, nor that they automatically reject nurses' activities which don't coincide with their views. Which elements of governmental initiatives women welcome and which they don't depends on a combination of factors. Here I will show how welcoming or rejection is shaped by a combination of cognitive and social processes, most of which are described in the previous paragraphs. First I will describe what women do use and, secondly, why they ignore other aspects of modern health care.

Women appeared very interested in technological assets of modern health care. While visiting a doctor they usually insisted on medication (often they even knew exactly which particular medicine they wanted), on X-rays or on bloodtests. They were also prepared to visit postnatal clinics. Acceptance however, was hardly due to their admiration of western knowledge. The reasons for their interest had other grounds.

Their attitudes towards X-rays and bloodtests can be explained quite easily and may at first sight even be based on women's perceptions alone. First of all women were not satisfied with the doctor's interpretation of their complaints, nor were they impressed by his explanation of the treatment he suggested. Women insisted on bloodtests primarily to check their own diagnoses of poor blood quality. A bloodtest could confirm their suspicions. They saw the X-ray as a technique which would tell them whether there were any blockages (blood clots or abscesses) which prevented the blood from flowing freely through the body. Western technology fitted easily into traditional perspectives.

Their attitude towards western medicines and postnatal clinics had more complicated grounds. Doctors and nurses often interpreted women's insistence on medicines as purely pragmatic. They felt women must have had positive experiences with these medicines and therefore wanted them. In reality however, women were quite cynic about modern medicine. They often mentioned negative side-effects which traditional remedies did not have.

However, as mentioned above, a woman's position depended on her skills as the guardian of her family's health. Women had a wide range of remedies at their disposal and they often exchanged experiences with certain types of remedies. Older women were frequently consulted about possible diagnoses and alternative remedies, and therefore enjoyed high esteem. Experiments with bush-teas have always been part of Dominican women's health care traditions.

Women derived their own aetiologies, interpretations of symptoms, appropriate actions and evaluations of outcomes from traditional beliefs. They had to do so because leaving everything to the doctor would mean to give up control over an important source of female prestige. Even when women consult a doctor, they do not give up responsibility, neither for the diagnosis nor for the further course of action. They are hardly interested in the biomedical explanations offered by doctors or nurses and simply rely on their own beliefs about hot-cold disturbances, inappropriate diet, or blood quality.

Women's interest in X-rays and bloodtests, which appeared to result simply from the ease which with these technologies could be fitted into Dominican illness perceptions, had the same social dimension as their use of modern medicines. A good women is responsible for, and therefore in control of, the maintenance and restoration of her children's health. To give up control, means to give up self-esteem.

Women's willingness to visit postnatal clinics also had to do with Dominican views of feminity. During these clinics the baby was weighed. If it had not been for the weighing sessions women would not have been that interested. Because a woman's skills as a mother could be measured by the growth of her children, she liked to confirm their growth and to show it to others. The weighing sessions offered the opportunity to do so (in public).

Education on diet and hygiene however was less welcome. PHC nurses, confronted with a high incidence of obesity, hypertension and diabetes in adults, were taught that these were possibly rooted in the overfeeding of young babies. They therefore warned women against overfeeding and often advised to put a baby on diet. Women who believed that the fatter the baby the healthier, and the healthier the baby the better the mother, were not inclined to follow the advise. At home they often joked about the stupidity of the nurse who had suggested it.

Furthermore, women felt that these nurses, by claiming health care as their professional domain, tried to get hold of sources of prestige which were traditionally ascribed to mothers. Since nurses were often young, childless, and unexperienced they would normally have a low social status. This made them even more threatening than male doctors. To allow a young woman to educate you meant that you were insecure about your own capacities. It showed doubt about your own motherly skills and diminished your control over the well-being of your family.

The above examples show how the acceptation of elements from governmental PHC takes place on the women's terms. These terms are rooted in culturally determined perceptions of the human body, health and illness and are simultaneously shaped by social relations between men and women.

It is a similar mixture of social and cultural elements that motivates women to reject parts of PHC. Above I described how advice on diet or hygiene was usually ignored. I showed that this was the result of differences in perceptions between women and nurses, whereas the threat young nurses formed for women's social position added to women's negative feelings. However, even when women's and nurses' views do coincide, women are still not inclined to welcome the latter's interference. What women consider a healthy diet is generally acceptable to nurses. If they can afford it women feed their families adequately without any education from the nurses. Hygiene is important for women as well. A dirty, messy home does not agree with the image of a good mother. Babies, and children too, have to look clean and should be well cared for. In this respect the nurses' recommendations happened to agree with the ideals of mothers. Still, women were sceptical and nurses recommendations undermined PHC's prestige rather than established it. Why take the trouble to have unexperienced women (which the nurses are in the eyes of their target group) tell old hands what they already know? Is it perhaps that women are not trusted to properly take care of their families?

Something similarly complicated occurred when nurses insisted on breast feeding. The 'breast is best' campaign, initiated by PAHO, is perhaps the most evident example of the complexity with which women's reactions to PHC initiatives are determined.

Because fathering many children testifies of a man's virility, men were inclined to publicly demonstrate fatherhood. They could not do so by moving in with a woman, because this could easily lead to the impression that he has been 'caught' by a woman smarter than he. Men therefore found alternative ways. A man offers milk powder or infant formula to the woman who 'made a child for him'. Sometimes he offers the money to buy the powder. The milk powder symbolises fatherhood, without forcing the man to get involved in more threatening ways. A responsible father buys an expensive brand of milk powder or formula.

Women too insist on this form of male support. They would prefer a (common law) husband, because that would prove their worth as a woman, but the symbolic claim through the milk powder is an acceptable alternative. It helps a mother to carry the responsibility for the care of the children and it demonstrates at least some relationship with a male. The more expensive the milk powder offered by the father, the prouder the mother.

The nurses who are supposed to motivate women to breast feed as long as possible have to overcome these customs. In addition these customs disagree with the nurses preference for cheap, government subsidized milk powder. They advise women who insist on feeding their children with milk powder, to spend as little money on it as possible and to use the rest for more sensible purposes.

The nurse's task can become even more complicated. Mothers believe that stress and other strong emotions spoil the breast milk, thus giving the baby diarrhoea, fever or skin rashes. Spoiled milk can also cause inflammation and dirty blood in the baby. The golden rule is that a woman who breast feeds should never get upset. However, conflicts resulting from male promiscuity often occur during pregnancy or soon after birth, because then the consequences of male behaviour become publicly visible and are most embarrassing. Women cannot overcome their emotions by confronting the father because he may leave her altogether. All a woman can do is either stoically accept her partner's betrayal or give up breast feeding. Since women find it very difficult to do the first, conflicts between men and women often lead to discontinuation of breast feeding. Because a certain measure of harmony between mother and father is disadvantageous to breast feeding practices too, nurses have a difficult time demonstrating the value of their activities to the women they work with.

4. Discussion

In this contribution I wanted to show that it is not only different cultural traditions leading to different perceptions of health and illness that determine people's attitude towards the services of PHC. I demonstrated that in order to understand why Dominican women accept certain elements of PHC while rejecting others, one has to look at the interaction between the cognitive processes that are the focus of Kleinman's model and the social relationships which Kleinman's critics stress. I gave several examples that illustrate the interconnectedness of cultural and social factors.

This conclusion, however, leads to a difficult question. What are the consequences for future PHC initiatives in Dominica? One of the major goals of PHC is to provide health care services that are needed by the people, and for which people themselves do not have solutions. Dominican PHC, being no exception to its counterparts in other parts of the world, fails to do so. Nurses offer services that do not exactly coincide with women's needs and that do not fit into the lives of Dominican women. Even when the services do coincide with the mother's views on health and illness, they are often uselesss for women, for women often experience the services as threatening to their social position.

Dominican women, on the other hand, appear not to have any problems with realising PHC ideals. They select certain elements of the services offered to them. As good Dominican women they stay in control and do so according to their own needs and on their own terms. They fit the elements they borrow from PHC into their own notions of health and risk as well as into their social lives as economically autonomous beings and as the guardians of their families' health.

Improved communication, a major PHC ideal, is therefore not a first priority for these women. It is not surprising that during the seminar at which they were asked to comment on Dominican PHC in relation to its main ideals, they had two requests. Firstly they expressed their wish for modern health to remain modern health care and to go on offering technological services (X-rays and bloodtests) and modern medication. This would enable them to keep the initiative and to select elements that appeal to them. Postnatal clinics were interesting provided that the nurses would know their place and treat women with the respect they were entitled to.

If we take these women seriously PHC could just go on being paternalistic and decide on priorities while ignoring women's opinions. Since their social position demands women to keep things in their own hands and since the above shows that Dominican women are indeed very capable of doing so, PHC fear of paternalism becomes slightly ridiculous. PHC policy makers are so convinced of the value of their services that they automatically assume that these will replace traditional customs. They feel bad about the eradication of these practices. Dominican women however do not appear to share such misgivings. They would simply not allow such developments taking place. They are traditionally in control of family health and they mean things to stay that way. Maybe PHC officials could trust more on these women's capacities to stay in control and to realise their own emancipated PHC. All the officials would need to do is to change their attitude towards these women.

On the other hand going on offering PHC projects from which only few isolated aspects are appreciated, while the rest is just taken for granted, or worse, is considered a negative side effect of modern health care, may become quite frustrating. In that case WHO officers may decide to formulate emancipated projects which will seduce its target groups into taking them more seriously. I do not intend to offer a ready-made solution to the dilemma, nor do I wish to advise PHC on a better course of action. I do feel, however, that if PHC decides to design a more emancipated PHC, it should not just look at people's perceptions of health matters, but at the whole of the socio-cultural context in which perceptions, (gender) relations, and needs are embedded.

References

Bryant, J. 1969. *Health and the developing world.* Cornell University Press.
De Jong, J. 1987. *A descent into African psychiatry.* Amsterdam
Kakar, D.N. 1988. Primary Health Care and traditional medical practitioners.
Den Uyl, M. 1992 *Onzichtbare muren. Over het verinnerlijken van seksuele grenzen. Een onderzoek in een dorp in Zuid India.* Utrecht.
DeZoysa, I. et al. 1984. Perceptions of childhood diarrhoea and its treatment in rural Zimbabwe. *Social Science and Medicine* 7: 727-734.
Di Leonardo, M. (ed.) *Gender at the crossroads of knowledge. Feminist anthropology in the postmodern era.* University of California Press.
Kleinman, A. 1980. *Patients and healers in the context of culture.* Berkeley.
Krumeich, A. 1994. *The Blessings of motherhood. Health, pregnancy and child care in Dominica.* Amsterdam.
Lefeber, Y. 1994. *Midwives without training. Practices and beliefs of traditional birth attendants in Africa, Asia and Latin America.* Thesis. Groningen.
Lock, M. & N. Scheper-Hughes. 1990. A critical-interpretive approach in medical anthropology. Rituals and routines of discipline and dissent. In: *Medical anthropology. Contemporary theory and method. Edited by T. Johnson & C. Sargent.* New York.
McCauley et al. 1990. Changing water use patterns in a water-poor area. Lessons for a trachoma intervention project. *Social Science and Medicine* 31:1233-1238.
Morsy, S. 1990. Political Economy in Medical Anthropology. In: *Medical anthropology. Contemporary theory and method.* Edited by T. Johnson & C. Sargent. New York.
Moore, H. 1988. *Feminism and anthropology.* Cambridge.
Mtero, S. et al. 1988. Rural community management of diarrhoea in Zimbabwe. The impact of a health education message on oral rehydration therapy. *Central African Journal of Medicine* 10: 240-244.
Newell, K.W. 1975. *Health by the people.* Geneva.
Nichter, M. & C. Kendall 1991. Contemporary issues of anthropology and international health. *Medical Anthropology Quarterly* 5.
Pillsbury, B. 1982. Policy and evaluation perspectives on traditional health attendants. *Social Science and Medicine* 16: 1825-1834.
Richters, A. 1989. Moderniseringsprocessen en de gezondheid van vrouwen. *Medische antropologie* 1: 144-166.
Rifkin, S. 1986. Lessons from community participation in health programs. *Health Policy and Planning* 1: 240-249.
Taylor, P. et al. 1987. Knowledge, attitudes and practices in relation to schistosomiasis in a rural community. *Social Science and Medicine* 7: 607-611.
Walt, G. & P. Vaughan. 1981. *An introduction to the primary health care approach in developing countries.* London.
WHO. 1979. Formulating strategies for health for all by the year 2000. *Health For All series* no. 2
-----. 1981. *Global strategy for health for all by the year 2000.* Geneva.
-----. 1986. *Intersectoral action for health.* Geneva.
-----.1988. *Education for health. A manual for education in Primary Health Care.* Geneva.
Willemse, K. 1991. *Werken maakt sterk. Een antropologische studie naar de mate van autonomie van FUR-vrouwen in Jebel Marra, Darfur (West-Soedan).* Leiden.
Young, A. 1981. When rational men fall sick. An inquiry into some assumptions made by medical anthropologists. *Culture, Medicine, and Psychiatry* 5: 317-353.

Todesanzeigen für Kinder - einst und jetzt
Obituaries for Children - then and now
Anton Mössmer

Zusammenfassung: Um die Jahrhundertwende kommen Todesanzeigen in der Tageszeitung in Mode. Sie betreffen in der Regel erwachsene Personen. Parallel zu den üblichen Verkündigungen und Bekanntmachungen in Kirchen und Rathäusern bzw. durch Boten und Ausrufer, werden in den Todesanzeigen auch die näheren Umstände des Todes und der Beerdigung mitgeteilt.
Die Tageszeitungen waren damals relativ teuer und die Zahl der Abonnenten relativ klein. Entsprechend gering war die Zahl der Todesanzeigen. Demzufolge gibt es in dieser Zeit, trotz der hohen Säuglings- und Kleinkindersterblichkeit, nur vereinzelt Todesanzeigen für Kinder; sie betreffen überwiegend ältere Kinder.
Heutzutage sind Todesanzeigen von Kindern für alle Altersstufen üblich. Neueren Datums sind die Danksagungen. Private (postalische) Todesanzeigen, ähnlich den Geburtsanzeigen, scheinen an Bedeutung zu gewinnen. Die vorliegende Arbeit befaßt sich mit der Entwicklung solcher Todesanzeigen für Kinder von der Jahrhundertwende an bis in die Gegenwart, vor allem mit den Veränderungen von Inhalt und Darstellung.

Abstract: This essay treats the developments and the differences of obituaries in the 20. century. About 1900 in Germany obituaries begin to appear in the newspapers. At the beginning these notices concerned adults. Altough the mortality of babys and little children was enormous, obituaries for them were extemly rare. Most often they concerned children at advanced ages. The newspapers were to expensive for most of the people.
Today the mortality of children is rare. An obituary appears for every dead child. The private (per mail) notice is increasing, addressed to relatives and friends (similar to birth-cards).

Keywords : obituaries, Europe, 20. century, Todesanzeigen, 20. Jahrhundert, Europa.

Historischer Überblick

Mit dem Tod der Kinder haben sich ehedem vor allem Statistiken befaßt. Erst in der 2. Hälfte des 19. Jh. hat die Säuglingssterblichkeit mit bis zu 4o % und die hohe Kleinkindermortalität durch die sogenannten Kinderkrankheiten die Öffentlichkeit aufgeschreckt und eine nationale Bewegung ausgelöst.

An den Universitäten begannen sich einzelne Ärzte für Kinder und ihre Krankheiten zu interessieren. Sie versuchten Säuglingsheime zu installieren und spezielle Abteilungen für Kinder an den allgemeinen Krankenhäusern einzurichten, Die neugewonnenen Erkenntnisse in der Ernährungslehre, der Bakteriologie, der Hygiene und der Immunologie führten zum speziellen *Kinderarzt*, der zuerst in den Polikliniken und später als praktizierender Arzt die Kinder und Säuglinge behandelte und betreute.

Vor allem in den Städten entstanden Fürsorge- und Vorsorgeeinrichtungen in Form von Kinderkrippen und Kinderbewahranstalten sowie Säuglingsberatungs - und Frauenmilchsammelstellen.

Träger waren, lange vor den Kommunen, private Stiftungen und caritative Vereine. Das Patronat wurde in der Regel einer hochstehenden Persönlichkeit angetragen. *Aushängeschilder* waren beispielsweise die KAISERIN AUGUSTE VICTORIA und ebenso die Gemahlin eines Regierungspräsidenten. Die einsetzende Emanzipation der Frauen tat ein Übriges : FLORENCE NIGHTINGALE (1820 - 1910) wurde zum Vorbild für die Rolle der Frau als Pflegeperson. Soge-

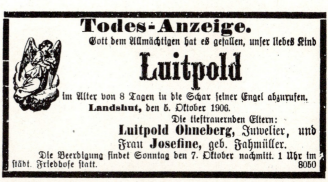

Abb. 1

Abb. 2

> **DANKSAGUNG   STATT KARTEN**
>
> Für die vielen Beweise aufrichtiger Anteilnahme in Wort und Schrift, die schönen Blumenspenden, die große Beteiligung am Trauergottesdienst und an der Beerdigung unseres kleinen Lieblings
>
> ## Vitus Sauerer
>
> sprechen wir allen unseren herzlichen Dank aus. Unser besonderer Gruß gilt H. H. Pfarrer Klaus-Günther Stahlschmidt für die würdevolle Gestaltung des Trauergottesdienstes und der Beerdigung. Ebenso gilt unser besonderer Dank den Ärzten und Krankenschwestern des Kinderkrankenhauses, der Nachbarschaft und all den vielen Freunden und Bekannten, die uns in den letzten Jahren so hilfreich beigestanden sind.
>
> Landshut, 8. Dezember 1988
>
> In stiller Trauer:
> **Anton und Christine Sauerer mit Florian**
> im Namen aller Angehörigen

nannte Schwestern verschiedener Orden und Anstalten und des eben gegründeten Roten Kreuzes standen vor allem in den mörderischen Kriegen des 19. Jh. unermüdlich im Einsatz.

Es war ein jahrzehntelanger, aber erfolgreicher Kampf.

Der stille Tod der Säuglinge

Die Säuglings- und Kleinkindersterblichkeit war so groß, daß man bei der Errichtung neuer Friedhöfe eigene Kinderabteilungen einplante, deren Gräberzahl die der Erwachsenen erreichen konnte.

Es gab bei den beiden großen Konfessionen ein eigenes Ritual der Kinderbestattung. Auf die vor allem im 17. Jh. üblichen wortreichen Leichenreden der evangelischen Pastoren speziell für Kinder sei nur hingewiesen. Selbstverständlich hatte auch die staatliche Obrigkeit das Bestattungswesen für Kinder festgelegt und institutionalisiert. Sowohl bei den Kirchen wie beim Staat waren die Zeremonien bzw. die Durchführung (und damit auch die Kosten!) für die einzelnen Altersgruppen verschieden. Außerdem bestanden deutliche Unterschiede bezüglich der Kinderbestattungen in Stadt und Land. In diesem Zusammenhang sei an die Hofdekrete KAISER JOSEPH II. (1741 - 1790) vor allem aus den Jahren 1772 bis 1788 lediglich erinnert.

Das Gebiet der Kinderbestattung und ihr Umfeld ist noch wenig bearbeitet. Trotzdem kann der nachfolgende Beitrag nur einen Überblick geben. Das Thema ist bewußt eng gestellt und begrenzt; als zeitlicher Ansatz wurde die Jahrhundertwende gewählt. Das Material stammt aus dem überwiegend katholischen Raum um München.

Die Todesanzeige in der Zeitung

Die entscheidende Rolle bei der Nachrichtenübermittlung die mündliche Mitteilung von Haus zu Haus. Eine Medienwelt im Sinne unserer Tage gab es damals nicht. Die Tagespresse erreichte nur einen Bruchteil des jetzigen Umfangs. Die Lebensbedingungen des größten Teiles der Bevölkerung waren so knapp, wenn nicht armseelig, daß die meisten Leute sich keine Zeitungen halten konnten. Deshalb erfolgte ein Aushang der Tageszeitung im Schaukasten und an bestimmten Tafeln, die viele Leute regelmäßig besuchten.

Manche Zeitungen erschienen nur drei- bis viermal die Woche. Entsprechend häufig notierten die standesamtlichen Meldungen über Geburten, Eheschließungen und Sterbefälle.

Eine Bekanntgabe der Sterbefälle erfolgte in der Regel während des Gottesdienstes. Außerdem informierten die Aushänge der Kirchenverwaltung an den besonderen Anzeigentafeln, die meistens am Eingang vor der Pforte ihren Platz hatten. In kleinen Dörfern und Gemeinden meldete ein *Ausrufen* neben anderen Nachrichten auch die Todesfälle.

Todesanzeigen als Zeichen des Auseinanderlebens

Die Städte dehnten sich aus. Die Wohndichte nahm bei den Bürgern ab, bei den Arbeitern extrem zu. Alle diese eben skizzierten Umstände erklären das relativ späte Auftreten von Todesanzeigen, die ein

Kind betrafen. Angesichts der hohen Kindersterblichkeit und der sozialen Armut der meist betroffenen Familien stellen sie eine Seltenheit dar.

Bei der Durchsicht der Zeitungen um die Jahrhundertwende fällt auf, daß - grob gesprochen - umso eher eine Todesanzeige erschien, je älter das Kind und umso höher der soziale Status der Eltern war. (Abb. 1)
Das Format solcher Todesanzeigen ist im allgemeinen klein.
Aber man kann feststellen, daß älteren Kindern eher ein größeres Format zugestanden wurde.

Als Erklärung mag dienen, daß sich ihre längere Lebensspanne mehr in das Bewußtsein der Familie und der Umgebung eingeprägt hat. Während die Lebensflamme eines Säuglings still erlöscht, stellte der Tod eines älteren Kindes ein unmittelbar zu spürendes, schmerzliches und erinnerungsbeladenes Ereignis dar. Das ältere Kind hatte schon ein - wenn auch kurzes - eigenes Leben gehabt, hatte Schmerz und Leid und Freude gekannt und erlebt, war ein Kind, ein Geschwister, ein Teil der Familie gworden.

Der Großvater von Carl AMERY (1862 - 1950) schrieb in *Dortmals,* seinen Erinnerungen, folgende Passage :"*In der anderen Stube schliefen ... die Kleinen, von denen ja alle Jahre eines kam, aber auch starb. Ist einmal vorgekommen, daß ich recht betete, der liebe Gott möchte doch meinen Pepperl wieder lebendig machen und siehe ! Am Morgen lag ein lebendiges neben der Mutter, während in der Stubenecke noch das Särglein für das herzige Büblein stand.*"(S.46)

Heutzutage kann, bei fünf Spalten, eine Anzeige durchaus die halbe Breite und die viertelte Höhe des Seitenformates der Zeitung einnehmen. Todesanzeigen von Kindern - mancherorts und zu mancher Zeit ein fast alltägliches bzw. alljährliches Ereignis - mittels Post an die verstreut lebende Verwandschaft und Bekanntschaft zu verschicken, war schlichtweg zu teuer. Diese Usance blieb, wie andererseits bei den Geburtsanzeigen, der reichen Oberschicht vorbehalten.

In den Todesanzeigen um die Jahrhundertwende unterschreiben *Die Eltern* oder dem Namen und Vornamen des Vaters wird timit *Frau* und deren Vornamen angefügt. Die Angabe des väterlichen Berufes ist wichtig, denn er dokumentiert den hohen Status der Familie. (Abb. 1)
Die Aufzählung von weiteren Angehörigen der Familie ist um die Jahrhundertwende im Gegensatz zu heute ungewöhnlich.

Das *Unschuldige Kind*
Natürlich spiegelt der Text einer Todesanzeige den religiösen Hintergrund der betroffenen Familie wider. Für die Katholiken ist es ein Weiterleben im Himmel, das dem Kind ohne jede Vorbedingungen zufällt. Es wird als *Unschuldiges Kind* gesehen und auch so benannt. Denn es hat ja noch kein langes Leben gelebt; es konnte noch keine Sünde und keine Verfehlung auf sich laden. Die Angst um einen eventuellen Aufenthalt im Fegfeuer wird durch die Identification mit einem Engel sozusagen weggedacht. (Abb. 4)

Eigentlich steht das *Unschuldige Kind* in einem ganz anderen theologischen Kontext. Das *Unschuldige Kind* ist ein ohne Taufe verstorbenes Kind (Heidenkind); es hat deshalb keinen Anspruch auf ein Begräbnis in der geweihten Erde des Friedhofes. Das solches Ereignis kam Übrigens sehr selten vor. Denn jeder Gläubige war zur Nottaufe verpflichtet und konnte sie form- und problemlos durchführen.

In der Regel wurde einem Säugling oder Kleinkind nicht die Letzte Ölung gespendet. Das Besprengen mit Weihwasser genügte. Eine Aussegnung im Sterbezimmer war selten. Im Allgemeinen setzte das kirchliche Ritual erst bei jenen Kindern ein, die schon zum *Tisch des Herrn* (Erstkommunion) gegangen waren. Bei der ländlichen Bevölkerung ist manchmal noch ein Sterberosenkranz, auch für Kinder, üblich. (Abb. 4)

Für die evangelische Bevölkerung bedeutet der Tod eines Kindes dessen Übergang in den ewigen Frieden. Sie kennt die Auferstehung am Jüngsten Tage nicht. Es kann kein *Unschuldiges Kind* geben; ein Gottesdienst in der Kirche ist hinfällig.

Bezüglich des Beerdigungstermins ist bemerkenswert, daß Anfang des Jahrhunderts Bestattungen durchaus am Sonntag erfolgten. (Abb. 1)

Das Bild des toten Kindes
Es war allgemein üblich, Säuglinge und Kleinkinder im Elternhaus aufzubahren und mit Blumen und immergrünen Pflanzen zu schmücken. Man bestellte einen Photographen; das gerahmte Bild des toten Kindes befestigte man an der Wand oder stellte es zu den anderen Photographien auf ein Tischchen.

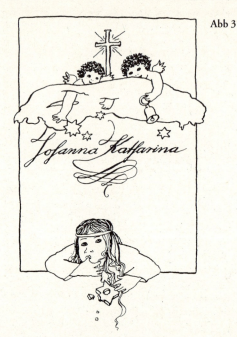
Abb 3

Photographieen waren teuer, erst recht Bilder im Druck. Sicherlich war das mit ein Grund, warum man der Todesanzeige keine Photographie beifügte. Man begnügte sich mit Druckvorlagen, die in der Redaktion zur Auswahl auflagen. Diese entsprachen der für die damalige Zeit relevanten Ikonographie des Kindertodes. In der Regel umfaßte diese Auswahl weißgekleidete Engel in einer Pose, welche die Trauer ausdrücken soll : angelehnt an ein Kreuz, still weinend, eine geknickte Blüte oder einen welken Kranz in den Händen haltend. (Abb. 1)

Man kann freilich den Gedanken nicht ganz vermeiden, daß die exakte photographische Wiedergabe des verstorbenen Kindes bei den Eltern eine wie immer auch spürbare und bezeichnete *Wirkung* auslösen könnte. Deshalb wich man etwa bis zur Jahrhundertmitte auf einen nicht identifizierbaren, a-persönlichen, aber kindlichsymbolhaften Code aus.

Auch heute noch sind Bilder des verstorbenen Kindes in den Todesanzeigen bzw. Danksagungen eine Seltenheit. In den üblichen Sterbebildchen ist ein Foto die Regel.

Worte und Verse
Bildhaft drückt es der Text aus, wenn er das verstorbene Kind in die Schar der Engel einreiht. Die Engel ihrerseits versinnbildlichen den Zustand der Unschuld und leben in dem Bereich der ewigen Seligkeit und des vollen Glückes. Das Kind fliegt sofort in den Himmel. Ja, die Engelein im Himmel haben auf das Kind schon gewartet. Manchmal wird der Vers zitiert : "Als der liebe Gott die Englein zählte, merkte er, daß eines fehlte."
Auf diese Weise wird der Tod bzw. auch der Schmerz sublimiert.

Manchmal schließt der bekanntgebende Text mit einem Wunsch wie folgt :"Herr, schenke du ihr die Fülle des Lebens und laß sie sein bei dir in Ewigkeit"; selbst wenn das Kind wie in diesem Fall nur lo Wochen alt werden durfte.

Das verlorene Glück
In der Regel wird der Vorname des Kindes korrekt angegeben. Verkleinerungen und die Hinzufügung des Hauptnamens sind selten. Die Eigenschaften des verlorenen Kindes werden allgemein nur umschrieben mit: unser kleiner Liebling, unser Sonnenschein, unser liebes Kind, unser liebster Schatz.

Eine echte Überraschung stellt der Text von 1994 dar, der sagt : "Unsere kleine Babymaus, unsere süße Nicola ... Wir haben dich so lieb."

So persönlich wie ergreifend ist die Aussage "Es waren 41 wunderschöne gemeinsame Tage". Sie faßt Leid und Freude zusammen.

Frühe Kindheit - Early Childhood   179

> ✝ Gott, der Herr, nahm unseren kleinen Liebling
>
> **Florian**
>
> geb. 22. 4. 1986   gest. 14. 7. 1990
>
> in die Schar seiner Engel auf.
>
> Landshut, Weihenstephan, den 16. Juli 1990
> Dr.-Gerlich-Str. 11
>
> In unsagbarem Schmerz:
> **Alois** und **Roswitha Schweiger,** Eltern
> **Stefan** und **Michaela,** Geschwister
> **Werner Barsties,** Opa
> im Namen aller Angehörigen
>
> Sterberosenkranz am Dienstag, 17. Juli 1990, um 18.30 Uhr in St. Wolfgang.
> Trauergottesdienst am Mittwoch, 18. Juli 1990, um 9.00 Uhr in St. Wolfgang.
> Beerdigung um 10.30 Uhr im Nordfriedhof.
> **Von Beileidsbezeigungen am Grab bitten wir Abstand zu nehmen.**

Abb. 4

Wenn die Eltern von einer näheren Beschreibung des Kindes absehen oder ihre eigene Verfassung nicht benennen wollen, weichen sie auf ein Zitat, auf ein Motto aus.

Das war meistens religiös motiviert wie : "Herr, dein Wille geschehe / wenn ich ihn auch nicht verstehe"; oder "Verloren, geliebt und unvergessen" kam als Überschrift vor. Der Satz freilich : "gekämpft / gehofft / verloren" bringt die ganze Leidenszeit zum Ausdruck.

Die Todesurache
Die Todesursache wird nicht mit Namen genannt. Sie ist ein Tabu, Man spricht von Leiden oder Krankheit. Manchmal wird ihr heimtückischer und unerbittlicher Charakter, die lange Dauer oder das plötzliche Auftreten angesprochen. Ein Unglücksfall wird in der Mehrzahl als tragisch apostrophiert.

Sehr gerne wird einfach gesagt: Gott holte unser Kind zu sich zurück bzw. nahm es in die Schar seiner Engel auf. Hier klingt kein Vorwurf, sondern eher Ergebung an.

Viel neutraler sind die jetzigen Formulierungen wie : unser kleiner Liebling hat uns verlassen, oder durfte nicht bei uns bleiben. Sie sagen weder etwas aus über die Todesursache des Kindes noch über den Schmerz der Angehörigen. Sie geben eine Tatsache bekannt, die keine Rückkoppelung zuläßt. Solche Texte sind genauso Gefühls-steril und Emotions-los wie die modernen Grabsteine.

Die Eltern
Der Zustand der Eltern wird üblicherweise beschrieben mit "in unsagbarem oder tiefem Schmerz", "in stiller bzw. unendlicher Trauer"; oder einfach nur :"wir sind sehr traurig". Noch einfacher - "in Liebe".

Mancher Text spricht die Ergebung in das Schicksal aus, wenn er lautet : "Wir geben das Kind in Gottes Hand zurück". (Abb. 4)

Eindeutig formuliert der Vers das Leiden eines 9 1/2 jährigen Knaben; die Eltern denken sich sozusagen in das Kind hinein und akzeptieren dadurch das Geschehen:

„Obwohl wir Dir die Ruhe gönnen, ist voller Trauer unser Herz;
Dich leiden seh'n, nicht helfen könne, das war für uns der größte Schmerz."

In den letzten Jahren nimmt die Gewohnheit zu, dem Text der Todesanzeige sozusagen ein Motto voranzustellen. Die früher üblichen Zitate aus der Hl. Schrift werden durch Auszüge aus bekannten und geschätzten Büchern ersetzt. Die Religion wird sozusagen säkularisiert.
Beliebt ist der folgende Text aus *Der kleine Prinz* von Antoine de SAINT - EXYPÉRY:
"Man sieht nur mit dem Herzen gut. Das Wesentliche ist für die Augen unsichtbar."
Der Großteil der Eltern will - zumindest in der Öffentlichkeit - mit seinem Schmerz allein gelassen sein. Die meisten Todesanzeigen schließen mit dem Hinweis : "Von Beileidsbekundungen am Grabe bitten wir Abstand zu nehmen."

In der letzten Zeit kann man eine Zunahme von individuellen Todesanzeigen feststellen, welche, ähnlich den Geburtsanzeigen, mit der Post an Verwandte und Freunde verschickt werden. Bisweilen umfassen sie vier Seiten, enthalten ein Foto des Kindes und erfahren sogar künstlerische Ausgestaltung. Diese ganz persönlich gestalteten Todesnachrichten werden meist erst nach der Beerdigung verschickt und bekommen damit die Funktion eines Sterbbildchens : sie sollen als ein frommes Andenken bzw. als eine liebe Erinnerung beim Adressaten verbleiben. (Abb 3)

Die Danksagung
Eine Danksagung als Gegenstück zur Todesanzeige ist um die Jahrhundertwende nicht üblich. In unseren Tagen nimmt sie an Häufigkeit, Format und Détails zu. Der Text zählt auf, welche Personen sich um das Kind vor dessen Tod gekümmert haben ; das Krankenhaus, die Station, die Schwestern, die Ärzte werden genannt. (Abb. 2)

In gleicher Weise verfährt man mit denjenigen Personen, die dem toten Kind durch die Teilnahme an der Beerdigung, durch Kranz und Blumen oder in Schrift und Wort die Ehre erwiesen haben. Auf diese Weise haben sie auch den Eltern Beistand und Trost gespendet haben.

Man sagt dem Geistlichen, dem Kirchenchor, den MitschÜlern oder Kameraden ein „Vergelt's Gott" - praktisch jedem, der die Beerdigung verschönt hat, als ob dies alles dem Kinde zugute gekommen wäre.

Früher durften die Klassenkameraden den Sarg tragen, der entsprechend der Unschulds - Vorstellung von weißer Farbe war. Ein beliebter Mitschüler (Mitschülerin) trug das Vortrags Kreuz. Bei Volksschülern waren die Ministranten häufig aus der gleichen Klasse.

Immer mehr setzt sich - gerade bei Kindern, die an einer bösartigen Krankheit verstorben sind - die Aufforderung durch, Geldspenden anstelle von vergänglichen Kränzen und Blumen an jene Klinik oder Organisation zu schicken, die sich mit der tödlichen Krankheit des eigenen Kindes befasst. Hierbei schwingt die Hoffnung mit, eines Tages werde die Medizin diese böse Krankheit bei anderen Kindern heilen. Die Eltern möchten vrhindern, daß anderen Menschen das gleiche schwere Schicksal zufallen kann.

Kindliche Gesundheitsrisiken durch die industrielle Nutzung von Blei - Einflußfaktoren, langfristige Entwicklungen und regionale Unterschiede
Health Risk for Children by the Industrial Use of Lead

Klaus Schümann

Zusammenfassung. Messungen der Blutbeikonzentration bei den Bewohnern abgelegene Himalayatäler und bei den Yanomani-Indianern zeigen, daß Blei ein anthropogener Umweltschadstoff ist. Seit dem Altertum wird Blei auf alle möglichen Arten im täglichen Leben eingesetzt und führt so zu gesundheitlichen Schäden beim Menschen schon in geringen Konzentrationen. Obwohl die Exposition von Kindern und Erwachsenen vergleichbar ist, sind Kinder einer größeren Gefahr ausgesetzt. Sie nehmen bezogen auf ihr Körpergewicht durch Ingestion von Dreck sowie durch eine höhere Resorptionsquote ungleich mehr Blei auf und sind durch ihr Wachstum gegenüber Schädigungen durch Blei vulnerabler. Während die Bleibelastung in den Industrienationen in den letzten Jahren deutlich rückläufig ist, ist sie in Slumgebieten sowie in den industrialisierten Regionen der Entwicklungs- und Schwellenländer nach wie vor sehr hoch.

Abstract: Measurements of the blood lead concentration in inhabitants of secluded valleys of the Himalayas and among the Yanomani Indians show that lead is an anthropogene pollutant. For ages lead has been used in many aspects of daily life resulting in a health hazard even at low concentrations. Though the exposition of children and adults is nearly the same the risk is much higher in children. In relation to their body weight they absorb considerably more lead because of ingestion of dirt and a higher resorption rate. Regarding damage due to lead they are more vulnerable since they are still growing. While in the industrialized countries the pollution with lead has markedly decreased over the last few years in slums as well as in industrialized areas of developing and threshold countries it is still very high.

Keywords: Bleibelastung, kindliche Gesundheitsrisiken, Wachstumsschädigungen, Himalaya, Yanomani-Indianer
Lead pollution, infant health risks, disturbance of growth, Himalayan, Yanomani Indians

Geschichte besteht nicht nur aus den militärischen, politischen und technischen Schlüsselereignissen, die in der Schule abgefragt werden, sondern vor allem aus den gewollten und ungewollten Folgen, die sich aus diesen Ereignissen für die Menschen ableiten. Dieser Zusammenhang gilt auch für die Geschichte der Nutzung des Bleis. In den neunziger Jahren des vorigen Jahrhunderts erschienen in Australien und den USA die ersten Berichte über Bleivergiftungen bei Kindern. Die volle Tragweite der bleiinduzierten Schäden im wachsenden Organismus beginnen wir jedoch erst seit einigen Jahren zu durchschauen. Dieser Beitrag belegt die Gefahren der Bleiexposition durch historische Beispiele und kommentiert die Entwicklung der Belastung durch Blei aus der Umwelt.

1. Ursachen für die Empfindlichkeit von Kindern gegenüber Blei

Kinder sind gegenüber Bleibelastungen empfindlicher als Erwachsene. Der kindliche Magen-Darm-Trakt resorbiert fast 50 % eines oralen Bleiangebotes (ZIEGLER et al. 1978), der des Erwachsenen dagegen nur ca. 10 %. Um den Wachstumsanforderungen gerecht zu werden, haben Kinder zudem, bezogen auf ihr Körpergewicht, einen höheren Nahrungsbedarf und sind Nahrungsmittelkontaminationen dadurch stärker ausgesetzt. Außerdem neigen Kleinkinder dazu, alles in den Mund zu stecken. Untersuchungen mit stabilen Isotopen haben gezeigt, daß die unabsichtliche orale Aufnahme von Dreck bei Kindern unter sechs Jahren etwa 0,5 g/d beträgt (KAISER & ROßKAMP 1992). Es wurden jedoch auch Spitzenwerte bis zu 5,8 g Dreck/d beobachtet (BARNES 1990). Dadurch steigt das Risikopotential in einer bleikontaminierten Umgebung erheblich. Nach einer Schätzung von ZIEGLER (WISSENSCHAFTLICHES FACHGESPRÄCH 1981) stammt nur etwa die Hälfte der kindlichen Bleiaufnahme aus der Nahrung. Die andere Hälfte stammt zum großen Teil aus der erhöhten Hand-Mund-Aktivität, was KAISER & ROßKAMP (1992) im wesentlichen bestätigen. Hinzu kommt, daß der Organismus gerade im Wachstum einen erhöhten Bedarf an Spurenelementen hat. Ohne ausreichende Versorgung mit essentiellen Metallen wie Kalzium, Magnesium, Zink, Kupfer und Eisen ist die Funktion vieler lebenswichtiger Enzyme und Metalloproteine eingeschränkt. Deshalb werden diese Metalle in Mangelzuständen vermehrt aufgenommen oder vermindert ausgeschieden. Toxische Metalle wie z. B. Blei oder Kadmium interagieren mit den Funktionen und mit den bedarfsgerecht adaptierten Transport- und Speicherungsmechanismen für essentielle Metalle, die eng an den Bedarf gekoppelt sind (ELSENHANS et al. 1991). So ist die Eisenresorption im Eisenmangel erhöht. Dadurch steigt auch die Resorption von Kadmium (SCHÜMANN ET AL. 1991; HENKE et al. 1970) und Blei (FLANAGAN et al. 1982). Beide Stoffe kommen in der Umwelt und in der Nahrung in niedrigen Konzentrationen vor. Die genannten Mechanismen führen jedoch zu einer Anreicherung, die über längere Zeit durchaus toxische Erscheinungen verursachen kann. Der Haupteintragsweg für Blei aus der Umwelt ist deshalb oral. Diese dunkle Seite der physiologischen Bedarfsanpassungen für Mineralstoffe und Spurenelemente kommt erst zum Tragen, seitdem die Menschen Metalle mit einem hohen toxischen Potential aus der Erde mobilisieren. Die wissenschaftliche Auseinandersetzung mit diesem Problem verdient angesichts der Menge, in der toxische Metalle in der Umwelt vorkommen (NRIAGU & PACYNA 1988) hohe Priorität.

Kinder sind auch empfindlicher gegenüber den Schäden, die Blei bei chronischer Exposition im menschlichen Organismus anrichten kann. Diese Wirkungen können auf die Höhe der Bleibelastung bezogen werden, die man z. B. an Hand der Blutbleikonzentration abschätzen kann. So führen Blutbleikonzentrationen über 60 µg/100 ml bei Kindern zu Erbrechen und Darmkoliken, die wahrscheinlich über die Irritation des Nervus vagus und der Gefäße im Magen-Darm-Trakt verursacht werden (siehe u.a. SCHÄFER et al. 1994). Wegen dieser klinischen Folgen wurden Blutbleikonzentrationen über diesem Wert bis 1970 für schädlich gehalten. Bei Konzentrationen über 70 µg Pb/100 ml Blut entwickeln Kinder eine Anämie. Werte über 85 µg Pb/100 ml können zu einer Bleienzephalopathie führen, die häufig irreversible Folgen für Kinder hinterläßt (Krampfleiden, Hydrozephalus etc.). Bei Erwachsenen kommt es häufiger als bei Kindern zu peripheren Neuropathien (> 40 µg Pb/100 ml Blut), die sich z.B. in einer Lähmung der Streckmuskulatur äußern (Fallhand durch Radialisparese, Fallfuß durch Peroneusparese). Eine eingeschränkte Leitfähigkeit peripherer Nerven findet sich bei Kindern bereits ab 20 µg Pb/100 ml (Angaben nach CHAO & KIKANO 1993; WEITZMAN & GLOTZER 1992).

2. Zum Einfluß niedriger Bleiexpositionen auf die kindliche Gesundheit

Informationen über die Schädlichkeit von niedrigen Bleikonzentrationen für den kindlichen Organismus gehen u.a. auf epidemiologische Untersuchungen zurück. Bereits in den siebziger Jahren wurden retrospektive Kohortenstudien über den Zusammenhang zwischen Blutbleigehalten und kindlicher Intelligenzentwicklung durchgeführt. Das *New York City Lead Screening Programme* zeigt die Schwierigkeiten bei solchen Untersuchungen: In einem ersten Ansatz ergab sich ein klarer Zusammenhang zwischen Blutbleigehalt und der Intelligenzentwicklung der Kinder (PERINO & ERNHART 1974). Eine Nachuntersuchung berücksichtigte zusätzlich den Einfluß von sozioökonomischen Kovariablen und zeigte, daß das unterschiedliche Abschneiden der Kinder nicht nur mit der Bleiexposition korreliert ist (ERNHART et al. 1981). Viele der Kinder mit hohen Blutbleigehalten lebten in Gettos. Entsprechend war die soziale Situation schlecht und der Ausbildungsstand der Eltern niedrig. Das Risiko, sich in den z.T. baufälligen Wohnungen mit Blei aus abgeblätterten alten Bleifarben zu belasten war ebenfalls hoch. Der Bleigehalt in solchen Farbchips ist hoch: Er beträgt bis zu 30% des Trockengewichtes (Durchschnitt: 9 %) (CENTERS OF DISEASE CONTROL 1991). Diese Menge reicht aus, um die Farbpartikel in Röntgenleeraufnahmen des Abdomens sichtbar zu machen (AMITAI et al. 1987). Im Hausstaub wurde in solchen Wohnungen in den sechziger Jahren Bleigehalte von 11 mg/kg gemessen. In Handabwaschungen von Kleinkindern, die hier spielten, fanden sich 2,4 mg Pb/kg. Diese Menge liegt drei Größenordnungen über dem Metallgehalt in der Säuglingsnahrung (MC CABE 1979). In einer dritten Untersuchung des Kollektivs, das Ernhart in New York zusammengestellt hatte, ließ sich kein Zusammenhang zwischen Bleiexposition und kindlicher Intelligenz mehr belegen. Die Zahl der Probanden war inzwischen von 80 auf 63 gefallen, was die statistische Aussagekraft des ohnehin kleinen Kollektivs weiter einschränkte. In dieser Untersuchung lagen die niedrigen Blutbleikonzentrationen unter 30 µg/100 ml, die hohen Werte bewegten sich zwischen 40-70 µg Pb/100 ml. In Übereinstimmung damit fand eine retrospektive Studie in Großbritannien unter Berücksichtigung sozioökonomischer Einflüsse keinen Zusammenhang zwischen einem durchschnittlichen Blutbleigehalt von 15,5 µg/100 ml und der Intelligenzentwicklung (HARVEY et al. 1984). Untersuchungen in der Bundesrepublik führten zu vergleichbaren Ergebnissen (WINNEKE et al. 1982, 1983).

Als Konsequenz aus dieser Untersuchungen sah man den Blutbleigehalt eher als sozialen Indikator an, als daß man ihm einen direkten Einfluß auf die Intelligenzentwicklung zuschrieb. Transversale, retrospektive Untersuchungen lassen die Frage nach der Kausalität eines korrelativen Zusammenhanges schon vom Ansatz her offen. Zudem reicht die schwache statistische Auflösung bei Probandenzahlen unter 100 nicht aus, um eine Beeinflussung der Intelligenzentwicklung bei sehr niedrigen Blutbleigehalten zu beurteilen. Eine Metaanalyse von 13 retrospektiven Studien (NEEDLEMAN 1987) wies allerdings bereits zu diesem Zeitpunkt deutlich auf die hohe Wahrscheinlichkeit eines kausalen Zusammenhanges hin.

Seit Mitte der achtziger Jahre wurden in Boston, in Cincinneti, in Cleveland und in der südaustralischen Minenstadt Port Pirie breit angelegte prospektive Untersuchungen über den Einfluß niedriger aber dennoch unterschiedlicher Bleikontaminationen auf die Intelligenzentwicklung durchgeführt. Das Klientel rekrutierte sich aus der weißen Mittelschicht. Berücksichtigt wurde der mütterliche Alkohol- und Zigarettenkonsum während der Schwangerschaft, der sozioökonomische Status und die häuslichen Verhältnisse.

In der Boston-Studie (BELLINGER et al. 1986, 1987) zeigte sich ein deutlicher Einfluß des Bleigehaltes im Nabelschnurblut auf die Intelligenzentwicklung der Kinder, die 12, 18 und 24 Monate nach der Geburt mit Hilfe des Mental-Development-Index (MDI) und der *Bayle Scales of Infant Development* abgeschätzt wurde. Die Cincinneti-Studie (DIETRICH et al. 1986, 1989) kam zu vergleichbaren Ergebnissen: Eine Steigerung der mütterlichen Blutbleigehalte um 10 µg/100 ml bewirkte einen Abfall des Mental-Development-Index um 8 Punkte. In der Cleveland-Studie lagen die Blutbleikonzentrationen bei 6,5 µg/100 ml im mütterlichen und bei 5,8 µg/100 ml im kindlichen Blut (ERNHART et al. 1986, 1987). Diese sehr niedrigen Blutbleiwerte waren nicht mit einer eingeschränkten geistigen Entwicklung der Kinder assoziiert.

Der Einfluß nachgeburtlicher Bleikonzentrationen auf die Intelligenzentwicklung wurde in der Port Pirie-Studie am deutlichsten, die allerdings auch die höchsten Blutbleikonzentrationen aufwies (BAGHURST et al. 1992; MCMICHAEL et al. 1988). Zwischen den beiden Altersstufen 6 Monate und 15 Monate stieg die Blutbleikonzentration von durchschnittlich 14 µg/100 ml auf 21 µg/100 ml an. Die Blutbleiwerte im Alter von zwei und drei Jahren korrelierten mit dem Mental-Development-Index im Alter von vier Jahren. In der *McCarthy-Scale of Childrens Abilities* schnitten Kinder mit einer Blutbleikonzentration von 30 µg Pb/100 ml um 7,2 Punkte schlechter ab als Kinder mit 10 µg Pb/100 ml. Eine *no-effect*-Schwelle war nicht erkennbar. Eine neue englische Metaanalyse findet keinen Zusammenhang zwischen den mütterlichen Blutbleigehalten und der Intelligenzentwicklung. Ein Anstieg der Blutbleikonzentration von 10 auf 20 µg/100 ml war dagegen mit einer Senkung des IQ um zwei Punkte assoziiert (POCOCK et al. 1994).

Eine Senkung des Mental-Development-Index in den USA um nur vier Punkte würde bewirken, daß die Zahl der Kinder unterhalb des Normalwertes auf das anderthalbfache ansteigt. Diese Abschätzung verleiht selbst diesen zunächst marginal erscheinenden Veränderungen bei niedriger Belastung eine gesundheitspolitische Bedeutung. Der *Second National Health and Nutrition Survey*, der in den USA zwischen 1976 und 1980 durchgeführt wurde, zeigte bei 17 % der Kinder zwischen sechs Monaten und sechs Jahren einen Blutbleigehalt über 15 µg/100 ml (WEIZMAN & GLOTZER 1992). Danach sind in den USA drei bis vier Millionen Kinder von den dargestellten Folgeerscheinungen des Bleis betroffen. Diese Prävalenz liegt höher als die von Asthma, der häufigsten chronisch-entzündlichen Erkrankung im Kindesalter.

Ein kausaler Zusammenhang zwischen der geistigen Entwicklung und der Blutbleikonzentration wurde an Affen gefunden, deren *intellektuelle Leistung* unter kontrollierten Bedingungen deutlich von der Bleibelastung im frühen Wachstumsalter abhängig war (BUSHNELL & BOWMAN 1979). In einer Interventionsstudie an 154 asymptomatischen Kindern wurden Blutbleikonzentrationen zwischen 25 und 55 µg Pb/100 ml durch parenterale Gabe des Chelators Ca-EDTA und durch Bereinigung der Expositionsquellen gesenkt. Dabei entsprach eine Senkung um 3 µg Pb/100 ml Blut einer Steigerung der kognitiven Leistungen im Mental-Development-Index, bzw. bei älteren Kindern in der *Standfort-Binet-Intellektuell-Scale* um einen Punkt (Ruff et al. 1993). Diese Reversibilität weist ebenfalls auf eine Ursache-Wirkungs-Beziehung zwischen Bleibelastung und Intelligenzentwicklung.

3. Geschichtliche Aspekte zur Bleivergiftung

Die Bleikonzentration ist ein arbeitsmedizinisches- und ein Umweltproblem, wobei die Umwelt vor allem im Umfeld der industriellen Standorte belastet ist. Entsprechend entwickelte sich die Geschichte der Bleibelastung, soweit sie sich verfolgen läßt, parallel zur kulturellen und industriellen Nutzung von Blei. Sie reicht bis in das alte Ägypten zurück. Der bislang älteste Bleifund ist eine Statuette aus einem Tempel in Abydas aus dem vierten vorchristlichen Jahrtausend. Die Bleigehalte in Knochenfunden unweit dieser Region im heutigen Sudan stiegen von 0,6 µg Pb/g um 3.000 Jahre v.Chr. auf 1,0 µg Pb/g um 2.000 Jahre v.Chr. und 2,0 µg Pb/g um 1.500 Jahre v.Chr. an, um dann parallel zur kulturellen Bedeutung dieser Region zwischen 500 Jahre v.Chr. und der Zeitenwende wieder auf 1,2 µg Pb/g abzusinken (HAAS 1989). 1984 lag der Bleigehalt in Knochen aus Bayern im Vergleich bei 1,2 µg Pb/g; 1974 dagegen noch bei 4,3 µg Pb/g (DRASCH & OTT 1988). Die Bestimmung der Bleibelastung aus alten Knochenfunden ist möglich, weil Blei ähnlich wie Kalzium im Knochen akkumuliert und in vivo mit einer Halbwertszeit von ca. 20 Jahren gespeichert wird. Entsprechend geben Knochenfunde Auskunft über die kumulative Bleibelastung des Organismus während der letzten Jahrzehnte vor dem Tode.

3.1. Die Bleibelastung in römischer Zeit

Bergbau war in der vorindustriellen Zeit extrem aufwendig und lohnte sich nur bei hohen Erträgen. Blei war ein Nebenprodukt des Silberbergbaus. Entsprechend stieg die geschätzte jährliche Bleiproduktion in der antiken Welt mit der Einführung der Geldwirtschaft und der geprägten Silbermünzen bei den Griechen um fast das eintausendfache an. Dieser Zuwachs läuft parallel zur geschätzten Entwicklung des Handelsvolumens im Mittelmeerraum unter griechischer und später unter römischer Ägide. Die Bleiproduktion kumulierte in der frühen römischen Kaiserzeit mit einem Jahresumsatz von etwa 80.000 t.

Während der Wirren der Völkerwanderung sank sie ab, um dann mit dem beginnenden Silberbergbau in den deutschen Mittelgebirgen und später in der Neuen Welt wieder anzusteigen (SETTLE & PATTERSON 1980). Durch industrielle Nutzung werden heute weltweit etwa fünf Millionen Tonnen Blei pro Jahr genutzt.

Das Blei stellt jedoch auch als Nebenprodukt einen wertvollen Rohstoff dar. Es wurde in Rom hauptsächlich zum Bau von Wasserleitungen benutzt. Weiches Wasser enthält wenig Kalzium und Magnesium. Entsprechend verkalken die Wasserleitungen in Weichwasserregionen weniger stark. Dadurch kommt das Trinkwasser mehr mit der Rohrwandung in Berührung und kann sich stärker mit Blei beladen. Im schottischen Glasgow mit seinem weichen Trinkwasser wurden im Zapfwasser aus bleiverrohrten Altbauten Bleigehalte bis zu 600 µg Pb/l gemessen, was die zulässigen Höchstwerte der EG-Trinkwasserverordnung (50 µg/l) um das zwölffache übersteigt (MOORE 1977). Da das Wasser in weiten Teilen der appischen Halbinsel stark kalziumhaltig ist, dürfte die Bleibelastung von Trinkwasser zur römischer Zeit niedrig gewesen sein. Zudem waren Wasserleitungen selten. Pompei wurde zum Beispiel erst wenige Jahre vor seiner Zerstörung im Jahre 79 n.Chr. an einen Aquädukt angeschlossen, der hauptsächlich zur Versorgung römischer Flotteneinheiten gebaut worden war. Nur reiche Hauseigentümer erhielten eine Wasserzuleitung durch Bleirohre. Die Dächer waren in dieser Stadt entsprechend so geneigt, daß sie Regenwasser in Zisternen leiteten, wo es als Trink- und Brauchwasser bevorratet wurde.

Erheblich höhere orale Bleieinträge dürften dagegen durch Sepa erfolgt sein, einen in Bleidestillen konzentrierter Sirup, der zum Süßen von Wein verwendet wurde. In den gesüßten Weinen dürften Bleikonzentrationen bis zu 1.000 µg Pb/l erreicht worden sein. Da Zuckerrüben und Zuckerrohr den Römern nicht bekannt waren, war Sepa sehr teuer. Der regelmäßige Genuß von Sepa-gesüßtem Wein war deshalb weitgehend auf die aristokratische Ober-

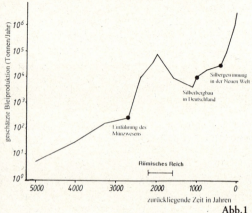

Abb.1
Die geschätzte Entwicklung des Bleiverbrauchs und ihr Zusammenhang mit dem Silberbedarf in den letzten 5000 Jahren (nach SETTLE & PATTERSON, 1980)

Tab. 1
Bleipigmente und Bleiglasuren

Pb3O4	Pb(II)plumbat	Mennige
PbCuO4	Pb(II)chromat	Chromgelb
PbCrO4 xPbO	basisches Pb(II)chromat	Chromrot
Pb(OH)2x2PbCO3	basisches Pb(II)carbonat	Bleiweiß
PbO	Pb(II)oxid	Glasuren

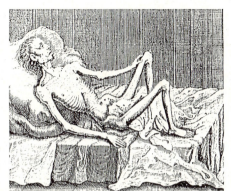

Abb. 2
Bleikachexie oder Silikotuberkulose eines Bergmannes (J. MOLER, Mitte 16. Jahrhundert)

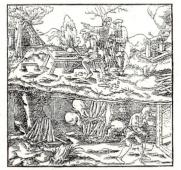

Abb. 3
"Feuersetzen unter Tage". Durch das Erhitzen wurde das Gestein brüchig und konnte leichter abgetragen werden (nach AGRICOLA, 1555)

schicht beschränkt, die sich dadurch allerdings erheblich zu Schaden gebracht haben könnte. Spontane Aborte dürften gehäuft aufgetreten sein, zumal bleihaltige Präparate in römischer Zeit gezielt zur Abtreibung eingesetzt wurden (LEWIN 1920). Auf die eingeschränkte Intelligenzentwicklung bei erheblich niedrigerer Bleiexposition wurde bereits hingewiesen.

3.2. Risiken durch bleihaltige Farbpigmente

Auch bleihaltige Farbpigmente (Tab. 1) können zu erheblichen Bleibelastungen führen. Solche Pigmente wurden u.a. in Steingutglasuren eingesetzt. Dabei können saure Getränke wie Wein und Fruchtsäfte bei längerer Verweildauer in den glasierten Gefäßen erheblich mit Blei belastet werden. Die intestinale Resorption von Bleiweiß liegt etwa anderthalbmal höher als die der üblichen Bleisalze wie z.B. Bleiacetat (BARLTROP & MEEK 1975). Bleiweiß wurde von GOYA (1746-1828) reichlich verwendet, um die gleißende Transparenz seiner Weiß- und Grüntöne zu erreichen, für die er bekannt wurde. Zur Herstellung von Ölfarben wurden die Pigmente in den Ateliers gemahlen und dann in Öl aufgenommen. Da der Maler und seine Gehilfen in den Ateliers auch aßen und tranken, kann es dabei zu erheblichen Bleieinträgen gekommen sein, ebenso wie beim Spitzen des Pinsels mit dem Mund. Der amerikanische Psychiater Nylander (STOLL 1972) bringt diese Beobachtung mit der Vita Goyas in Zusammenhang und hypothetisiert, daß rezidivierende Schübe eine Blei-Encephalopathie die Ursache für Goyas wiederholte Erkrankungen war. Zwischen 1778 und 1781 wurde Goya von Depressionen und alptraumartigen Halluzinationen heimgesucht, die sich nach Abbruch der Arbeit zurückentwickelten. Zehn Jahre später traten die Halluzinationen zusammen mit einem Krampfleiden erneut auf. Die rechte Hand war gelähmt, was zu der Symptomatik einer Bleivergiftung passen würde. Beweisen ließe sich diese Hypothese allerdings nur durch eine Exhumierung Goyas.

Gesteigerte Bleiexposition und entsprechende Vergiftungserscheinungen traten auch bei Gewerbemalern auf. Im Verlauf der *weißen Mode* im Bayern der Jahrhundertwende wurden Innen- und Außenanstriche an Gebäuden mit Bleiweiß gewünscht. In einer retrospektiven Untersuchung zeigte sich, daß schwere Koliken und Paralysen bei den Malern gehäuft aufgetreten waren (zit. nach KOELSCH 1968). Die Bleiexposition erfolgt dabei sowohl beim Auftrag als auch bei der Entfernung der Farbe durch Schleifen oder Erhitzen. Die Verwendung bleihaltiger Farben ist in Deutschland heute verboten. Durch die Kriegsfolgen spielen alte Bleianstriche in Deutschland kaum noch eine Rolle. In den USA kam es jedoch noch 1990 durch Abtragungsarbeiten alter Bleianstriche zu Vergiftungsfällen (CENTERS OF DISEASE CONTROL 1991).

3.3. Historischer Metallbergbau, Metallverarbeitung und Bleibelastung

Erhebliche Bleibelastungen von Arbeitsfeld und Umwelt erfolgten schon im ausgehenden Mittelalter durch den Metallbergbau und die Verhüttung der Erze. Das Heft des Ulrich ELLENBOG. *Von den gifftigen besen Tempffen und Reuchen*, geschrieben gegen 1470, gedruckt im Jahre 1524, gilt als die älteste arbeitsmedizinische Schrift im deutschen Sprachraum (ELLENBOG FAKSIMILE 1927). Sie empfiehlt unter anderem ausreichende Lüftung bei der Metallverarbeitung.

Der Metallbergbau in der beginnenden Neuzeit wurde von Georgius AGRICOLA (1494 - 1555) umfassend beschrieben (AGRICOLA 1556). Als Stadtarzt und Apotheker in der Bergbausiedlung Joachimsthal hatte der auch naturwissenschaftlich vorgebildete Agricola unmittelbaren Einblick in die arbeitsmedizinischen Probleme des Bergbaus und wurde durch seinen Freund Bermann auch in die technischen Belange dieses Gewerbes eingeführt. Er äußerte sich über Ruhepausen, Schichtarbeit und gesundheitsschädigende Stäube unter Tage. Er schreibt: *„... manche Gruben sind dagegen sehr trocken und staubig. Bei den Bergleuten in den (silberhaltigen) Karpaten werden Frauen gefunden, die sieben mal verheiratet waren, so rasch waren ihre Männer weggestorben"* (AGRICOLA nach KOELSCH 1968). Viele der Bergleute zeigten vor ihrem Tode eine *Bleikachexie*, eine extreme Auszehrung, die allerdings nicht von den Folgen einer Silikotuberkulose zu trennen ist.

Durch erhitzen wurde das Gestein brüchig gemacht, bevor es mit der Hacke abgetragen wurde. Dabei entstanden unter Tage Bleidämpfe. Deshalb schreibt Agricola*: „Erfahrene Bergleute zünden am Freitagabend die Holzbündel und fahren dann nicht vor Montag ein."* Um die Grube in der Zwischenzeit von giftigen Dämpfen zu befreien braucht man eine ausreichende Belüftung. AGRICOLA beschreibt einige dieser Einrichtungen in seinen Holzschnitten (AGRICOLA 1556).

Für anderthalb Jahrhunderte berief sich die Hygiene im Bergbau auf AGRICOLAS Werk. Zusätzliche Erkenntnisse brachten die Beobachtungen, die der Bergarzt Samuel STOCKHAUSEN 1656 zu den Gefahren von Bergbau und Verhüttung publiziert. Das Erz wurde in meist wassergetriebenen Pochwerken zerkleinert, wobei sich erheblicher Staub entwickelt haben muß. Es wurde dann auf sogenannten *Röststadeln* eingeschmolzen. Waren diese *Stadel* überdeckt wurden sie *Hütten* genannt. In diesen Hütten konnte es zu erheblicher Rauchentwicklung kommen, wenn z.B. ungünstige Winde die Entlüftung behinderten. *„Diese Räuche sind dick, gelblich, süßlich, ähnlich Honig"*, schreibt STOCKHAUSEN (zitiert nach KOELSCH 1968). Bleiverunreinigungen oder die Wirkung von Blei, das den Erzen zur besseren Abscheidung des Silbers zugesetzt wurde, führten nach STOCKHAUSENS Beobachtungen zu schmerzhaften Darmkoliken, Kachexie, Krämpfe und Lähmungen. STOCKHAUSEN erkannte, daß es sich bei dieser als Hüttenkatze bezeichneten Krankheit um dieselben Symptome handelt, die schon in klassischer Zeit von Dioscurides, Aëtius und Avicenna als Koliken *„ex minerali causa"* bezeichnet wurden. „... Die Arbeiter essen und trinken im Winter auch in den Hütten und Arbeitsräumen und erkranken ..." (STOCKHAUSEN nach KOELSCH 1968). Dieses Zitat belegt, daß neben den Bleidämpfen auch der Bleieintrag durch kontaminierte Nahrungsmittel bereits im 17. Jahrhundert erkannt wurde.

3.4. Bleikontamination durch Verpackung von Lebensmitteln

Nahrungsmittel können auch durch Blei aus Verpackungsmaterialien kontaminiert werden, z.B. aus Konservendosen, die wegen ihrer langen Lötnähte in England *tins* genannt wurden. Ein Beispiel für das Ausmaß der Bleimengen, die aus den frühen, handwerklich gefertigten Dosen freigesetzt wurden, ist das Schicksal der Franklin Expedition. 1845 schickte die britische Admiralität eine nach damaligen Maßstäben auf das Modernste ausgerüstete Expedition in die Arktis. Sie hatte das Ziel, eine Nord-West-Passage nach Indien zu erschließen. Die Expedition scheiterte. Mitgeführt wurde Proviant für drei Jahre; unter anderem 15 Tonnen Fleisch und vier Tonnen Gemüse in über 8.000 Weißblechkonserven. Die dicken Lötnähte, die mit der konservierten Nahrung direkt in Berührung kamen, bestanden zu über 90 % aus Blei. Die Expedition ging unter merkwürdigen, lange ungeklärten Umständen zu Grunde. Einige Spuren wiesen auf Kanibalismus unter den Besatzungsmitgliedern hin. Die Überreste der größten Gruppe wurde zwischen 1858 und 1859 in der kanadischen Arktis aufgefunden, die Leute waren offensichtlich verhungert (VORFELDER 1989).

Mitte der achtziger Jahre dieses Jahrhunderts barg Beattie einige Knochen von Mitgliedern der Franklin-Expedition aus der Arktis und fand als Zufallsbefund einen Bleigehalt von 228 µg Pb/g. Da Blei im Knochen mit einer Halbwertszeit von etwa 20 Jahren akkumuliert blieb zu klären, ob die Bleibelastung dieser Knochen vielleicht schon vor Expeditionsbeginn in England aufgetreten war. Dazu wurden Leichen aus dem ersten Winterlager der Expedition exhumiert. Die Weichgewebe und Haare der Toten waren im Permafrost mumifiziert und erhalten geblieben. Sie enthielten ebenfalls stark überhöhte Bleigehalte. Da Blei aus Weichgeweben sehr viel schneller ausgeschieden wird, belegen diese Befunde eine Belastung der Opfer bis unmittelbar vor dem Tod. Die Toten zeigten zudem eine ausgeprägte Kachexie: Die zu Beginn der Reise kräftigen Seeleute wogen zu Teil nur noch 45 kg. Zu den Symptomen der Blei-Encephalopathie gehören Gereiztheit, Wahrnehmungsstörungen, Paranoia und Konfusion, woraus sich viele der Ungereimtheiten beim Untergang der Expedition erklären lassen.

4. Ursachen und Ausmaß der Bleibelastung heute

Wie zu AGRICOLAS und STOCKHAUSENS Zeiten beeinflußt die Bleiimmission der Industrie die Bleikontamination in der unmittelbaren Umgebung des Standortes. Der Blutbleigehalt von Kindern sinkt deutlich mit zunehmendem Abstand von der Immissionsquelle. Im Umkreis von einem Kilometer um eine belgische Bleihütte wurde bei Schulkindern eine Blutbleikonzentration von 30 µg Pb/100 ml gemessen, im weiteren Umfeld dagegen nur 9,4 µg Pb/100 ml (ROELS et al. 1976). Im jugoslawischen Kossovo fand man 45 µg Pb/100 ml bei Kindern in Hüttennähe und 8,7 µg Pb/100 ml in 40 km Entfernung (POPOVAC et al. 1982). Dabei erfolgt die Bleikontamination nicht allein über die Aufnahme aus den Böden. 20 % der Varianz der Blutbleigehalte von vier- bis fünfjährigen Kindern im Raum Stollberg waren damit korreliert, daß die Väter in Bleihütten arbeiteten (BROCKHAUS et al. 1988). Ein hoher Regionaler *fall-out* von Blei erklärte in Stollberg nur 4,4 % der Varianz der Blutbleikonzentrationen und in Düsseldorf 16 %. In den alten Bergbauregionen des Harzes liegt die Bleibelastung Neugeborener nicht höher als in anderen Regionen des Regierungsbezirkes Braunschweig (MEYER et al. 1992). Die Senkung der durchschnittlichen Blutbleikonzentration von Kindern im Raum Stollberg von 21,2 auf 7,4 µg Pb/100 ml zwischen 1982 und 1986 erfolgte entsprechend auch ohne Beseitigung der Bleikontamination in den Böden, was nicht ausschließt, daß sich einzelne Kinder aus dieser Quelle erheblich belasten können.

Untersuchungen an Bewohnern industrie-ferner Kulturräume zeigen jedoch deutlich niedrigere Blutbleigehalte als in den Industrieländern: So finden sich in entlegenen Himalayatälern Nepals durchschnittliche Blutbleiwerte von 2,9 µg Pb/100 ml (PIOMELLI et al. 1980); bei den Yanomani-Indianern im Orinokogebiet sogar von nur 0,84 µg Pb/100 ml (HECKER et al. 1974). Die Umweltbelastung durch Blei ist also auch in einem weltweiten Maßstab in der Umgebung von Industriestandorten deutlich höher. Andererseits findet man in Bohrkernen aus grönländischem Schnee einen Anstieg des Bleigehaltes von 10 ng/kg auf 210 ng/kg in Lagen, die etwa dem Zeitraum um 1750 und um 1950 entsprechen. Der Bleigehalt stieg hier besonders ab 1940 an, was in etwa mit dem Verbrauch an verbleitem Kraftstoff parallel läuft (HAAS 1989). Den Kraftstoffen wird Blei in Form organischer Verbindungen (Tetraalkylblei) als Antiklopfmittel zugegeben. Im Abgas erscheint es als Pb(II)bromid und Pb(II)chlorid. Diese Art der Bleiimmission zeigt somit eine weltweite Verteilung.

Tab. 2 zeigt, daß die Blutbleikonzentrationen in den westlichen Industriestaaten in der Zeit zwischen 1967 und 1984 deutlich zurückgegangen sind. Diese Entwicklung nahm in Großbritannien ihren Ursprung, wo unter dem Einfluß von Sir Thomas LEGGE 1899 arbeitsmedizinische Bleivergiftungen meldepflichtig wurden (LEGGE 1937). Im Jahre 1900 wurden 1.058 Erkrankungsfälle und 38 Todesfälle durch Blei erfaßt. Zum Vergleich wurden 1973 in Großbritannien nur noch 73 Fälle von Bleivergiftungen am Arbeitsplatz gemeldet, was die erheblichen Fortschritte auf diesem Gebiet dokumentiert.

Der Rückgang der Bleibelastung in der Umwelt ist auch in Deutschland deutlich nachzuvollziehen. In Bayern sanken die Bleigehalte in Oberschenkelknochen von Jugendlichen zwischen 1974 und 1984 von 4,3 µg/g auf 1,2 µg/g, eine Reduktion auf etwa 1/3 (DRASCH & OTT 1988). Die Blutbleigehalte reduzierten sich in Westdeutschland zwischen 1981 und 1986 um 30 - 40% (BROCKHAUS et al. 1988). Zwischen 1976 und 1988 sank der mittlere Bleigehalt von Milchzähnen in Duisburg und Gummersbach um 40-50% (in Duisburg von 4,7 auf 2,4 µg/g) (Ewers et al. 1990). Dieser Parameter ist von besonderem Interesse, weil die Milchzähne die kindliche Bleibelastung über den gesamten Lebenslauf bis zum Zahnwechsel wiedergeben.

Der Rückgang der Bleibelastung ist nicht zufällig. Viele der in den historischen Beispielen belegten Expositionsquellen wurden zum Teil durch gesetzliche Maßnahmen, zum Teil unfreiwillig durch Krieg und negative konjunkturelle Entwicklungen entschärft. Die Altlast mit bleihaltigen Innenanstrichen ist in Deutschland wegen der Kriegsfolgen vernachläßigbar gering, nicht aber in den Slum-Regionen der

Tab. 2
Rückgang der Blutbleikonzentrationen in den USA, Japan und der Bundesrepublik zwischen 1967 und 1984 (Angaben in µg Pb/100 ml Blut)

Jahr	USA	Japan	BRD
1967	18.0	21.0	16.4
1973	-	15.0	-
1976	15.8	-	15.5
1980	10.0	-	13.5
1981	5.5	6.0	11.0
1983	-	5.2	-
1984	-	-	6.0

Die Daten stammen aus unterschiedlichen Untersuchungen; Literatur siehe MYSLAK U. BOLT, 1987

USA (AMITAI 1987). Der Anteil an Altbauten, die noch Trinkwasserleitungen aus Blei haben, ist ebenfalls gering. Im Januar 1976 wurde der Bleigehalt in Treibstoffen in Deutschland von 0,40 g/l auf 0,15 g/l gesenkt. Dadurch reduzierte sich der Luftbleigehalt in den Städten um 60-80% auf etwa 0,3 µg/m3 (Buck et al. 1982). Der Einfluß des Rückgangs auf den Blutbleigehalt in der Bevölkerung war jedoch gering (Senkung um 1-2 µg Pb/100 ml). In den USA führt man dagegen etwa ein Drittel des Blutbleigehaltes auf verbleites Benzin zurück (FERGUSSON 1986).

Der durchschnittliche Bleigehalt in Nahrung und Getränken senkte sich in Deutschland ebenfalls. Das mag zum Teil auf die Reduktion des Bleiausstoßes der Kraftfahrzeuge zurückgehen, zum Teil aber auch auf die konjunkturelle Reduktion der industriellen Bleiimmission. So sank die Immission im Raum Dortmund von 130 t Pb/Jahr in den siebziger Jahren unter anderem durch den Rückgang der Stahlproduktion auf 65 t Pb/Jahr. In der alten Bleihüttenstadt Stollberg reduzierte sich die Bleiimmission in der selben Zeit von 35 t Pb/Jahr auf 18 t Pb/Jahr. Der Bleigehalt in Babynahrung ist zu einem Teil abhängig von der Belastung der verarbeiteten Grundnahrungsmittel, zum anderen muß die Bleiaufnahme aus dem Wasser beachtet werden, mit dem die Kindernahrung rekonstituiert wird. Im Regierungsbezirk Braunschweig waren die Blutbleikonzentrationen bei solchen Säuglingen signifikant erhöht, die in Häusern mit Trinkwasserleitungen aus Blei wohnten (MEYER et al. 1992). Zum Dritten kann Blei durch nachträgliche Kontamination aus dem Verpackungsmaterial eingetragen werden. Die amerikanische Food and Drug Administration reduzierte den „allowable daily intake" 1971 auf 300 µg Pb/Tag und 1977 weiter auf 150 µg Pb/Tag. Diese Vorschriften ließen sich nur durch Einführung von Glas als Verpackungsmaterial einhalten, was an das Desaster der Franklin-Expedition erinnert.

Die Risiken durch Bleiexposition wurden für Kinder in Deutschland in den letzten Jahrzehnten durch die genannten Maßnahmen erheblich reduziert. Tabelle 3 zeigt allerdings, daß diese günstigen Verhältnisse nicht weltweit bestehen. Bei wenig entwickelter industrieller Hygiene kommt es durchaus auch heute noch zu erheblichen Bleibelastungen, wie die Angaben für Bangalore und Mexiko-City exemplarisch zeigen. So fanden sich in den sechziger Jahren in der texanischen Hüttenstadt El Paso bei 42% der Kinder Blutbleiwerte über 40 µg/100 ml (LANDRIGAN et al. 1975). Ähnliche Verhältnisse dürften in vielen Hüttenstädten der dritten Welt heute noch herrschen, wenn auch die Daten in der Literatur zu diesem Punkte spärlich sind.

Tab. 3
Durchschnittliche Blutbleikonzentrationen in einigen Großstädten (1981 - 1984). Die Daten stammen aus verschiedenen Untersuchungen (Literaturhinweise bei MYSLAK U. BOLT (1987)

Dortmund	6.0 µg Pb/100 ml
Peking	6.0 µg Pb/100 ml
Tokyo	6.5 µg Pb/100 ml
Helsinki	6.8 µg Pb/100 ml
Stockholm	7.5 µg Pb/100 ml
Jerusalem	8.9 µg Pb/100 ml
Wien	10.9 µg Pb/100 ml
London	14.0 µg Pb/100 ml
Brüssel	16.0 µg Pb/100 ml
Paris	17.0 µg Pb/100 ml
Bangalore	22.4 µg Pb/100 ml
Mexiko City	25.9 µg Pb/100 ml

Die historischen Beispiele zeigen, daß das Expositionsprofil gegenüber Blei offensichtlich sehr langlebig ist. Die gesteigerte Eisenresorption bei Kindern und die höhere Empfindlichkeit des wachsenden Organismus gegenüber Blei sind physiologische Vorgaben. Die intestinale Resorption von Blei, aber auch von Nickel und Kadmium sind im Eisenmangel gesteigert (ELSENHANS et al. 1991). Deshalb wird in belasteten Wohngebieten der USA für Kinder eine medikamentöse Eisengabe bereits bei marginalem Eisenmangel gefordert (WEITZMAN et al. 1993). Solche Maßnahmen entheben die Verantwortlichen aber nicht von der Aufgabe, die Bleiexposition von Kindern auch in den Industriestandorten der dritten Welt zu reduzieren.

Frühe Kindheit - Early Childhood

Anmerkung

Teile des hier zusammengetragenen Materials wurden bereits für Übersichten in anderem Zusammenhang verwendet: K. SCHÜMANN & S. SCHÄFER. 1994. Bleibelastung von Kindern - Eine Risikoabschätzung. *Bundesgesundheitsblatt* 37: 251-255; K. SCHÜMANN. 1995. Das kindliche Expositionsprofil gegenüber Blei aus historischer Sicht. Sozialpäd. und KiPäd. 17: 48-53; K. SCHÜMANN. 1995. Historische Aspekte zur Bleivergiftung: *Naturwissenschaftliche Rundschau* 48: 129-134.

References

AGRICOLA, G. 1556. *De Re Metallica*. Basel.

AMITAI, Y.; J.W. GRAEF; M.J. BROWN; R.S. GERSTLE; N. KAHN & P.E. COCHRANE. 1987. Hazards of "deleading" homes of children with lead poisoning. *AJDC* 141: 758 - 760.

BAGHURST, P.A.; A.J. MCMICHAEL; N.R WIGG; G.V. VIMPANI; E.F. ROBERTSON; R.J. ROBERTS & S.-L. TONG. 1992. Environmental exposure to lead and children's intelligence at the age of seven years. The Port Pirie Cohort Study. *New England Journal of Medicine* 327: 1279-1284.

BARLTROP D. & F. MEEK. 1975. Absorption of different lead compounds. *Postgrad. Med. J.* 51: 85-89.

BARNES, R.M. 1990. Childhood soil ingestion: How much dirt do kids eat? *Analyt. Chem.* 62: 1023A-1033A.

BELLINGER, D.; A. LEVITON; C. WATERNAUX; H. NEEDLEMAN & M. RABINOWITZ. 1987. Longitudinal analysis of prenatal and postnatal lead exposure and early cognitive development. *New England Journal of Medicine* 316: 1037-1043.

BELLINGER, D.C.; A. LEVITON; H.L. NEEDLEMAN; C. WATERNAUX & M.B. RABINOWITZ. 1986. Low-level lead exposure and infant development in the first year. *Neurobehav. Toxicol. Teratol.* 8: 151-161.

BROCKHAUS, A.; W. COLLE; R. DOLGNER; R. ENGELKE; U. EWERS; I. FREIER; E. JERMANN; U. KRÄMER; N. MANOJLOVIC; M. TURFELD & G. WINNEKE. 1988. Exposure to lead and cadmium of children living in different areas of North-West Germany: results of biological monitoring studies 1982 - 1986. *Int. Arch. Occup. Environ. Health* 60: 211-222.

BUCK, M.; H. IXFELD & K. ELLERMANN. 1982. *Die Entwicklung der Immissionsbelastung in den letzten 15 Jahren in der Rhein-Ruhr-Region*. Landesanstalt für Immissionsschutz des Landes Nordrhein-Westfalen, Essen LIS-Bericht Nr.18.

BUSHNELL, P.J. & R.E. BOWMAN. 1979. Reversal learning deficits in young Monkeys exposed to lead. *Pharmac. Biochem. Behav.* 10: 733-742.

CENTERS FOR DISEASE CONTROL. 1991. Fatal pediatric poisoning from leaded paint - Wisconsin, 1990. *Journal of the American Medical Association* 265: 2050-2051.

CHAO, J. & G.E. KIKANO. 1993. Lead poisoning in children. *Am. Fam. Phys.* 47: 113-120

DIETRICH, K.N.; K.M. KRAFFT; M. BIER; O. BERGER; P.A. SUCCOP & R.L. BORNSCHEIN. 1989. Neurobehavioral effect of fetal lead exposure: The first year of life. In: *Lead exposure and child development: An International Assessment*. Edited by M. SMITH; L.D. GRANT & A. SORS, pp 320 - 331. Lancester, UK.

DIETRICH, K.N.; K.M. KRAFFT; M. BIER; P.A. SUCCOP; O. BERGER & R.L. BORNSCHEIN. 1986. Early effects of fetal lead exposure: Neurobehavioral findings at 6 month. *International Journal of Biosocial Research* 8: 151-168.

DRASCH, G.A. & J. OTT. 1988. Lead in human bones. Investigations on an occupational non-exposed population in southern Bavaria (F.R.G.). II. Children. *Sci. Tot. Environ.* 68: 61-69.

ELLENBOG, U. 1927. *Von den gifftigen besen Tempffen und Reuchen*. München. Faksimile.

ELSENHANS B.; K. SCHÜMANN & W. FORTH. 1991. Toxic metals: interactions with essential metals. In: *Nutrition, Toxicity, and Cancer*. Edited by I.R. ROWLAND, pp 223-258. Boca Raton.

ERNHART, C.B.; B. LANDA & N.B. SCHELL. 1981. Subclinical levels of lead and developmental deficits - A multivariate follow-up reassessment. *Pediatrics* 67: 911-919.

ERNHART, C.B.; M. MORROW-TLUCAK; M.R. MARLER & A.W. WOLF. 1987. Low level lead exposure in the parenteral and early pre-school period. Early pre-school development. *Neurotoxical. Teratol.* 9: 259-270.

ERNHART, C.B.; A.W. WOLF; M.J. KENNARD; P. ERHARD; H.F. FILIPOVICH & R.J. SOKOL. 1986. Intrauterine exposure to low levels of lead. The status of the neonate. *Arch. Environ. Health* 41: 287-291.

EWERS, U.; M. TURNFELD; I. FREIER; S. FERGEL & A. BROCKHAUS. 1990. Blei- und Cadmiumgehalte in Milchschneidezähnen von Kindern aus Duisburg und Gummersbach - Entwicklungstrend 1976-1988. *Zentralblatt für Hygiene* 189: 333-351.

FERGUSSON, J.E. 1986. Lead: Petrol lead in the environment and its contribution to human blood lead levels. *Sci. Tot. Environ.* 50: 1-54.

FLANAGAN, P.R.; M.J. CHAMBERLAIN & L.S. VALBERG. 1982. The relationship between iron and lead absorption in humans. *Am. J. Clin. Nutr.* 36: 823-829.

HAAS H.J. 1989. Blei: Portrait eines seit Jahrtausenden genutzten Metalls. *VitaMinSpur* 4: 133-121.

HARVEY, P.G.; M.W. HAMLIN; R. KUMAR & H.T. DELVES. 1984. Blood lead, behaviour and intelligence test performance in pre-school children. *Sci. Total Environ.* 40: 45-60.

HECKER, L.H.; H.E. ALLEN; B.D., DINMAN & I.V. NEEL. 1974. Heavy metal levels in acculturated and unacculturated populations. *Arch. Environ. Health*

29: 181-185.

HENKE, G.; H.W. SACHS & G. BOHN. 1970. Cadmium-Bestimmungen in Leber und Nieren von Kindern und Jugendlichen durch Neutronenaktivierungsanalyse. *Arch. Toxikol.* 26: 8-16.

KAISER, K. & E. ROßKAMP. 1992. Gesamtbelastung des kindlichen Organismus mit Schwermetallen. *Bundesgesundheitsblatt* 4/92: 197-203.

KOELSCH, F. 1968. Beiträge zur Geschichte der Arbeitsmedizin *Schriftenreihe der Bayrischen Landesärztekammer* 8. München.

LANDRIGAN, P.J.; S.H. GEHLBACH; B.F. ROSENBLUM; J.M. SHOUTS; R.M. CANDELARIA; W.F. BARTHEL; J.A. LIDDLE; A.L. SMREK; N.W. STAELING & J.F. SANDERS. 1975. Epidemic lead absorption near an ore smelter. *New England Journal of Medicine* 292: 123-129.

LEGGE T. 1937. *Industrial maladies.* London.

LEWIN L. 1920. *Die Gifte der Weltgeschichte.* Berlin.

MC CABE E.B. 1979. Age and sensitivity to lead toxicity: a review. *Environ. Health Perspectives* 29: 29-33.

MCMICHAEL, A.J.; P.A. BAGHURST; N.R. WIGG; G.V. VIMPANI; I. ROBERTSON & R.J. ROBERTS. 1988. Port Pirie cohort study: Environmental exposure to lead and children's ability at the age of four years. *New England Journal of Medicine* 319: 468-475.

MEYER, J.; H.-H. GENENICH; B.-P. ROBRA & A. WINDORFER. 1992. Determinanten der Bleikonzentration im Nabelblut von 9189 Neugeborenen eines Geburtsjahrgangs im Regierungsbezirk Braunschweig. *Zentalblatt für Hygiene* 192: 522-533.

MOORE M.R. 1977. Lead in Drinking water in soft water areas - health hazards. *Science Tot. Environ* 7: 109 - 115

NEEDLEMAN, H.L. 1987. Low level lead exposure and children's intelligence: A quantitative and critical review of modern studies. In: *International Conference: Heavy Metals in the Environment,* Vol. I. Edited by S.E. Lindberg & T.L. Hurchinson, pp 1-8. New Orleans, LA.

NRIAGU J.O. & J.M. PACYNA. 1988. Quantitative assessment of worldwide contamination of air, water and soils by trace elements. *Nature* 333: 134-139.

PERINO, J. & C.B. ERNHART. 1974. The relation of subclinical lead level to cognitive and sensory-motor impairment in black pre-schoolers. *J. Learn. Dis.* 7: 616-620.

PIOMELLI, S.; L. CORASH; M.B. CORASH; P. MUSHAK; B. GLOVER & R. PADGETT. 1980. Blood lead concentrations in a remote Himalayan population. *Science* 210: 1135-1136.

POCOCK, S.J.; M. SMITH & P. BAGHURST. 1994. Environmental lead and children's intelligence: a systematic review of the epidemiological evidence. *British Medical Journal* 309: 1189-1196

POPOVAC D.; J. GRAZIANO & C. SEAMAN. 1982. Elevated blood lead in a population near a lead smelter in Kosovo, Yugoslavia. *Archives of Environmental Health* 47: 19-23.

ROELS H.; J.P. BUCHERT & R. LAUWERYS. 1976. Impact of air pollution by lead on the biosynthetic pathway in school-age children. *Archives of Environmental Health* 31: 310-316.

RUFF, H.A.; P.E. BIJUR; M. MARKOWITZ; Y.-C. MA & J.F. ROSEN. 1993. Declining blood lead levels and cognitive changes in moderately lead poisoned children. *Journal of the American Medical Association* 269: 1641-1646.

SCHÄFER S.G.; B. ELSENHANS; W. FORTH & K. SCHÜMANN. 1994. Metalle. In: *Lehrbuch der Toxikologie.* Edited by H. MARQUARDT & S.G. SCHÄFER, pp 504 - 549. Mannheim.

SCHÜMANN, K.; P. FRIEBEL; G. SCHMOLKE; B. ELSENHANS; S. SCHÄFER & W. FORTH. 1991. Anemia and Cd tissue accumulation as a function of growth rate in young rats after short term dietary exposure to low toxic Cd concentrations. *Trace Elements in Man and Animals* 7B: 26/17-26/18. Zagreb.

SETTLE, D.M. & C.C. PATTERSON. 1980. Lead in albacore: guide to lead pollution in Americans. *Science* 207: 1167-1176.

STOLL, E. 1972. Medical portraits: Goya and Van Gogh. *The Sciences*: 16-21

VORFELDER, J. 1989. Das eisige Geheimnis. Die Zeit, 29. Sept: 9-10.

WEITZMAN, M.; A. ASCHENGRAU; D. BELLINGER; R. JONES; J.S. HAMLIN & A. BEISER. 1993. Lead-contaminated soil abatement and urban children's blood lead levels. *Journal of the American Medical Association* 269: 1647-1654.

WEITZMAN, M. & G. GLOTZER. 1992. Lead poisoning. *Pediatrics in Review* 13: 461-468.

WINNEKE, G.; K.-G. HRDINA & A. BROCKHAUS. 1982. Neuropsychological studies in children with elevated tooth lead concentrations. Part I. Pilot study. *Int. Arch. Occup. Environ. Health* 51: 169-183.

WINNEKE, G.; U. KRAMER; A. BROCKHAUS; U. EWERS; G. KUJANEK; H. LECHNER & W. JANKE. 1983. Neuropsychological studies in children with elevated tooth lead concentrations. Part II. Extended study. *Int. Arch. Occup. Environ. Health* 51: 231-252.

WISSENSCHAFTLICHES FACHGESPRÄCH. 1981. In: Schwermetalle und Säuglingsnahrung. *ZEBS-Bericht* 1/8: 17-21.

ZIEGLER, E.E.; B.B. EDWARDS; R.L. JENSEN; K.R. MAHAFFEY & S.J. FOMON. 1978. Absorption and retention of lead by infants. *Pediatric Research* 12: 29-34.

Frühe Kindheit - Early Childhood

Tragen, Betten, Wiegen
Ein kulturhistorischer Vergleich und Überlegungen zur heutigen Situation
A Culture-Historical Comparison about the Different Handling of Universal Basic Needs of Babies

Ines Albrecht-Engel

Zusammenfassung: Gibt es elementare Bedürfnisse von Säuglingen und werden diese unabhängig von kulturellen Einflüssen befriedigt? Welche Eindrücke erlebt das Kind im Mutterleib und welche Veränderungen erlebt es nach der Geburt? Phylogenetische Fakten und die pränatale Forschung erklären die Bedürfnisse des Neugeborenen. Im kulturhistorischen Vergleich wird deutlich, wie verschieden der Umgang mit den universellen Grundbedürfnissen der Babys in allen Ethnien gehandhabt wird - und wie dieser Umgang in die Kultur eingebettet ist. Das ist auch evident bei der Betrachtung des Umgangs mit Babys in sog. westlichen Industriegesellschaften.

Abstract: Do babies have basic needs and are they satisfied independently from cultural influences? What does a baby experience in the womb and what does it undergo after birth? Phylogenetic facts and prenatal research explained the newborn's needs. A culture-historical comparison shows how differently societies deal with universal basic needs of babies - and how this treatment is embedded within the culture. This becomes clear when observing how babies are treated in so called western industrial societies.

Keywords: postnatale Zeit, Neugeborene, Babys, Tragen, Wiegen, Grundbedürfnisse,
post natal period, newborn babies, carrying, beding, cradling, basic needs.

1. Über die Bedürfnisse Neugeborener

„Als hilfloses Wesen wird der Mensch in die Welt gesetzt; soll er nicht den vor ihm sich aufthürmenden Gefahren erliegen und wieder zu Grunde gehen, so bedarf er des Schutzes und der Fürsorge. Große Sorgfalt, ein ganzer Aufwand von Kraft und Liebe ist erforderlich, um ihn nur über das erste Jahr hinüber zu bringen." schrieb Dr. Hans MEYER in *Die Frau als Mutter* (1899: 111) vor knapp hundert Jahren. Wie überall auf der Welt war das Überleben des Kindes nicht selbstverständlich, sorgfältige Fürsorge und Schutz mußte gewährleistet sein.

Es ist offensichtlich, daß menschliche Neugeborene extrem hilflos sind, sie sind auf Pflege und Zuwendung angewiesen zur gesunden Entwicklung und zur sozialen Integration.

Unsere nächsten Verwandten, die Menschenaffenbabys sind nachgeburtlich viel schneller entwickelt. Die Reife eines neugeborenen Menschenaffen hat ein menschliches Baby erst mit zirka neun Monaten. Der Grund für die menschliche *Frühgeburt* ist die Größe - vor allem des Kopfes - und das Gewicht (andere Primatenbabys sind leichter) sowie die Umkonstruktion des Beckens aufgrund des aufrechten Ganges. Durch die veränderten Beckenverhältnisse ist es dem Fötus nicht vergönnt, noch einige Zeit in der schützenden Gebärmutter zu bleiben, da er sonst für eine vaginale Geburt zu groß wird.

Angesichts dieser vorzeitigen Geburt, stellt sich die Frage:
Was brauchen die so unreif und unselbständig geborenen Menschenkinder zum Heranwachsen?

Ausgehend von den Grundbedürfnissen des Menschen nach Sauerstoff, Nahrung und Flüssigkeit (und entsprechende Entleerung), nach Schlaf, Ruhe und Bewegung, und auch nach Meidung von Gefahren und Schmerzen, ergeben sich die elementaren *Grundbedürfnisse* von Babys:

Neben Sauerstoff, Nahrung und Flüssigkeit ist sicher unbestritten das

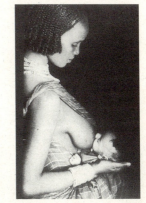

Abb 1
Stillen und Tragen; Boran-Mutter aus Kenia. (Foto aus DUNHAM et al. 1992)

Bedürfnis nach Schlaf und Ruhe. Aber das allein reicht nicht, um als Mensch gesund aufzuwachsen, wie grausame Versuche bewiesen haben.

Die Nähe zu anderen, der Kontakt und die Berührung, Geräusche und Stimmen sind ebenso elementare Bedürfnisse, denn diese Faktoren sind Anreize für die körperliche und psychische Entwicklung.

Das taktile Fühlen ist für die Entwicklung genauso bedeutend wie die Ernährung o.a. Der Berührungs- und Tastsinn ist Voraussetzung für die Wahrnehmung des eigenen Körpers, der Gelenke, Muskeln. Die Erfahrungen, die das Kind - schon intrauterin - damit macht, fördern die Strukturierung des Gehirns. Durch Schaukeln, Bewegung wird die Gehirnentwicklung vorangebracht - fehlen diese Reize können sich die entsprechenden Systeme nicht entwickeln. (KRÜLL 1990; ODENT 1994; VERNY 1981; ZIMMER 1984)

Alle genannten Grundbedürfnisse sind wichtig, um den Organismus am Leben zu erhalten. Aber im Umgang mit Schlaf und auch mit der Ernährung - und ganz besonders mit der Zuwendung durch Berührung und andere Kontakte gibt es große Unterschiede in allen Kulturen der Erde.
Mit Beispielen zum Thema *Tragen, Betten und Wiegen* möchte ich einen Teil der Variationen darstellen, wie Menschen in verschiedenen Kulturen, zu verschiedenen Zeiten mit den universellen Grundbedürfnissen ihrer Nachkommen nach Nähe und Körperkontakt umgehen.

2. Über das Tragen
Primaten sind sogenannte Traglinge, d.h. sie verbringen ihre erste Zeit am Körper der Mutter, wobei sie sich - zum Teil mit Unterstützung - an die Fellbehaarung ihrer Mutter klammern.

Menschliche Primaten haben ihre Körperbehaarung verloren, von daher können sich menschliche Säuglinge nur noch rudimentär anklammern. Viele Abbildungen mit Tragemöglichkeiten zeigen aber auch, daß die Kinder schon ihren Teil mit leisten müssen, sich festzuhalten.

Daß die Kinder in irgendeiner Form mit dorthin getragen wurden, wo die Menschen ihrer Gruppe waren, ist von der Menschheitsgeschichte her einsichtig. Auch heute noch wird das von den meisten Ethnien so gehandhabt - allerdings mit erheblichen Variationen. Das Kind mit sich zu tragen, ist für die Mutter (oder andere) die sinnvollste und einfachste Möglichkeit
- in bezug auf die Mobilität der Mutter und der Gruppe,
- in bezug auf die Arbeitsmöglichkeiten der Mutter und
- in bezug auf alle genannten Bedürfnisse des Kindes: jederzeit Nahrung/Stillen, Schlaf, Nähe, Hautkontakt, Berührung, Anregung durch soziale Reize und auf das Bindungsbedürfnis von Mutter und Kind.

Obwohl das mit-sich-Tragen des Kindes weit verbreitet ist und die optimale Voraussetzung für Mutter und Kind zu sein scheint, wird das Tragen sehr unterschiedlich gehandhabt, und nicht allen Babys werden diese elementaren Bedürfnisse selbstverständlich erfüllt.
Margaret MEAD (1979) beschreibt als besonders gegensätzliche Beispiele den Umgang der *Arapesh* sowie der *Mundugumor* mit ihren Neugeborenen.

Bei den *Arapesh, Neuguinea*, werden die Kinder von ihrer Mutter in einer Schlinge aus Rindenfasern oder einem Korb unter der Brust getragen, die Tasche hängt am Kopf der Frau (wenn das Kind größer ist, wird es vom Mann auf der Schulter transportiert). Die Flechttasche wird mit weichen, flanellartigen Blättern ausgefüttert und in ihr liegt das Kind fast immer. Die Bezeichnung für diese Tasche ist die gleiche wie für Mutterleib und das Kind liegt nach Vorstellung der Arapesh auch genauso darin. Das Netz kann sich elastisch an den Körper des Kindes anschmiegen und stellt keine Trennwand zwischen Kind und mütterlichem warmen Körper dar. (Arapesh-Kinder werden allerdings erst herumgetragen, wenn sie zu lachen begonnen haben.)

Bei den *Mundugumor*, ebenfalls heutiges *Papua Neuguinea*, liegt das Neugeborene in einem grobgeflochtenen Tragekorb, den die Frauen ebenfalls an Bändern von der Stirn hängend tragen. In diesem starren Korb muß das Kind ausgestreckt mit angepreßten Ärmchen liegen. Der Korb ist rauh, steif, undurchsichtig und läßt die Körperwärme der Mutter nicht hindurch. Die Kinder werden nur auf langen Wegen mitgenommen, bei den häufigen kurzen Wegen bleiben sie zuhause, der Korb ist aufgehängt in der Hütte. Erst wenn das Kind anfängt zu sitzen, kann es nicht mehr im Korb alleingelassen werden, es wird immer mitgenommen. Wenn es größer und selbständiger ist und im Korb *rumort*, wird es entweder auf den Boden gelegt oder auf dem Rücken getragen. Beginnt es dann zu laufen, wird es auf den Boden gesetzt und *sich selbst überlassen*. Wenn die Kinder auf der Schulter sitzen, werden sie nicht fest-

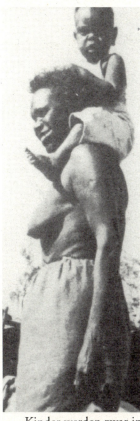

Abb. 2
Dieses schon etwas ältere Kind sitzt sicher auf der Schulter
Foto aus HAMILTON, Nature und Nurture

gehalten, sondern müssen sich im Haar der Mutter festhalten.

Diese am Beispiel des Tragens aufgezeigte Gegensätzlichkeit entspricht nach MEAD dem Umgang miteinander in der jeweiligen Gesellschaft: Bei den Mundugumor sind kriegerische Frauen und Männer das Ideal, sanfte, weiche Menschen gelten als Außenseiter. Daß der Umgang mit Säuglingen etwas mit dem Vorstellungen und Normen der jeweiligen Kultur zu tun hat - und bestimmte Charaktereigenschaften fördern soll, hat aus psychoanalytischer Sicht RENGGLI (1976) in seinem Buch *Angst und Geborgenheit* an verschiedenen Beispielen dargelegt.

Eines seiner Beispiele, die *Tepoztlaner, Mexiko*, tragen ihre Babys eng in Tücher gewickelt, im ersten Lebensjahr ohne viel Bewegungsmöglichkeit und ohne Hautkontakt. Auch werden die Kinder nicht von der Mutter getragen, da diese hart arbeiten müssen. Die von den Tepoztlanern selbst geäußerte negative Haltung gegenüber Kindern widerspricht vielen ihrer Verhaltensweisen: Das Kind schläft z.B. in direktem Körperkontakt mit seiner Mutter, sie genießt das Stillen und spielt dann auch mit dem Kind (eine Ruhephase von ihrer anstrengenden Arbeit), obwohl andererseits in der Gesellschaft negativ über das Stillen geredet wird.

Das Beispiel zeigt, daß es nicht möglich ist, die soziokulturellen Werte einer Ethnie aufgrund einzelner Aspekte - ohne die holistische Betrachtung der Gesamtkultur - zu erfassen. Erst recht können aus einzelnen Verhaltensweisen keine ethnozentrischen psychoanalytischen Schlußfolgerungen gezogen werden. Hier sollen daher nur kulturvergleichend und - relativierend ethnologische und historische Beispiele aufgezeigt werden.

Kinder werden zwar in fast allen Kulturen viel getragen, doch ist das nicht unbedingt immer mit Liebe und Zuwendung verbunden, wie das Beispiel der Mundugumor sehr extrem zeigt. In vielen Kulturen wird das Kind ganz selbstverständlich getragen bei der täglichen Arbeit und allen Verrichtungen, ohne daß es im Mittelpunkt steht und ständige Aufmerksamkeit erhält.

Am Beispiel der *Anbarra*, Aborigines in *Australien*, soll die Behandlung der Kleinstkinder im Zusammenhang mit der entsprechenden Lebens- und Arbeitsweise dargestellt werden, die Annette HAMILTON (1981) beobachtet hat.

Nach der Geburt gelten Kinder der Anbarra solange ihre Haut noch nicht dunkel ist als besonders gefährdet. In dieser Zeit werden sie auf dem Rücken in eine Wiege aus Rinde gelegt ohne weitere Bedeckung. Die Wiege wird von der Mutter oder anderen BetreuerInnen mit beiden Armen unter der Wiege getragen. Die Kinder werden in der Wiege liegend gestillt. Da die Wiege auf den Knien der Mutter steht, müssen sich junge Mütter mit kleinen Brüsten entsprechend vorbeugen zum Stillen. Die Mutter ist in ihren Aktivitäten in dieser Zeit sehr eingeschränkt, d.h. sie geht nicht sammeln.

Die Babys haben in dieser ersten Zeit kaum Hautkontakt, aber viele soziale Kontakte. Andere Personen nehmen die Wiege, es bekommt viel Beachtung und wird mit der Wiege herumgereicht. Wenn das Kind unzufrieden ist, wird es gestillt oder geschaukelt. Gestillt werden Babys bei jeder Äußerung, nach Beobachtung der Autorin in den ersten zwei Monaten im Durchschnitt alle 35 Minuten, im Alter von zwei bis sechs Monaten alle anderthalb Stunden. (Hier führt die Autorin an, daß auch die erwachsenen Anbarras unregelmäßig essen: Sie essen, wenn es etwas gibt und heben sich nichts auf. Einen Zusammenhang herzustellen mit den Still-Intervallen halte ich nicht für gerechtfertigt. Kinder in vielen Kulturen, die nach dem Prinzip des self-demand-feedings ernährt werden, haben so kurze Still-Intervalle.)

Nach den ersten Wochen wird das Kind dann immer öfter auf den Arm genommen: der Kopf des Babys liegt dabei auf der Schulter. Die Wiege wird dann schließlich nicht mehr benutzt und das Kind wird aufrecht über die Schulter oder rittlings auf der Hüfte getragen. Der Kopf wird dabei nicht unterstützt. Die Kinder können ihren Kopf schnell kontrollieren: Mit drei Wochen drei bis vier Minuten und mit sechs Wochen vollständig.

Das Kind ist aber nicht nur bei der Mutter, sondern wandert von einem zum anderen, wird angesprochen und mit bestimmten Lauten, „nhhh", zum Lächeln gebracht etc. Die Kinder lächeln sehr früh zurück, z.B. *antwortete* ein Baby innerhalb von fünf Minuten achtmal auf diese Gestik und die Töne. Ein vier Wochen altes Baby lächelte bereits fünfmal zurück. Je mehr Zeit das Baby jetzt außerhalb der Wiege verbringt, desto mehr physische Stimulation erhält es: klatschen, schütteln, leicht kneifen bis klopfen, z.T. sogar leicht aggressiv. Trotz der unterschiedlichen BetreuerInnen ist die Bindung zur Mutter sehr groß, sie ist die bevorzugte Person: trägt es am meisten, schläft bei ihm und nur sie füttert es (auch wenn andere Frauen manchmal spielerisch dem Kind die Brust anbieten, sie aber im Ernstfall entziehen). Normalerweise stillt nur die eigene Mutter. Stillen ist nicht nur Nahrungsaufnahme, sondern auch als Berührung und Kontakt für die Beziehung wichtig.

Die Babys bleiben nie allein, sie schlafen nur zirka eine Stunde hintereinander, sie haben quasi ständige Unterhaltung um sich herum und sind immer in physischen Kontakt mit anderen (nach ihrer Wiegenzeit). Die Autorin beschreibt das Leben des Kindes als aufregendes Durcheinander.

Damit die Mutter ihrer Beschäftigung, v.a. dem Sammeln, nachgehen kann, muß das Kind einen weiteren wichtigen Entwicklungsschritt leisten. Anbarra-Kinder werden *huckepack* auf der Schulter getragen und müssen sich selbst im Haar der Mutter festhalten. Sie sitzen auf den langen Sammeltouren ohne weitere Unterstützung. Europäische Kinder könnten das erst mit 12-15 Monaten. Anbarra-Kinder können das bereits mit sechs bis sieben Monaten; Europäische Kinder können dann meist noch nicht ohne Unterstützung auf dem Boden sitzen.

Das Tragen der Neugeborenen und Kleinkinder ist auch in anderen Ethnien ein wichtiger Anreiz für die senso-motorische Entwicklung. *San*-Kinder aus der *Kalahari, Süd-Afrika*, sind nach anthropologischen Untersuchungen z.B. in ihrer motorischen Entwicklung zu einem früheren Zeitpunkt weiter als europäische Kinder. Doch auch hier muß man differenzieren, da es für verschiedene afrikanische Ethnien unterschiedliche Ergebnisse über die Motorik (Kopf halten, sitzen, krabbeln etc.) getragener Kinder gibt. (KONNER 1976; AINSWORTH 1963; GEBER 1958)

Das Beispiel der Anbarra, einer Sammlerinnen- und Jäger-Kultur, zeigt, wie Kinder ganz früh an das Leben in der jeweiligen Kultur adaptiert werden. Gerade bei nomadisierenden Ethnien, besonders bei Sammlerinnen und Jägern ist der Transport der Kinder für die Mobilität der Gruppe bedeutend, z.B. bei den San-Frauen in der Kalahari, Südafrika.

Ein Beispiel, daß Kinder **nicht** immer mitgenommen werden, sind die *Iatmul, Papua-Neuguinea*. Die Frauen gehen dort hauptsächlich Fischen und zum Markt, um für den Lebensunterhalt der Familie zu sorgen. Nach der Geburt eines Kindes bleiben sie zunächst einige Tage im Haus und in den ersten Wochen wird das Kind wenig herumgetragen. Wenn niemand zur Betreuung im Haus ist, nimmt die Mutter es in ein Tuch gewickelt mit sich. Die Frau kann also in den ersten Wochen und Monaten ihrer Hauptaufgabe als Ernährerin der Familie (mehrere Personen) nicht nachkommen, sie ist auf die Unterstützung durch die anderen Frauen der Gruppe angewiesen. Nach und nach geht sie dann wieder für ein, zwei Stunden zum Fischen und dann wieder regelmäßig, während ihr Kind von einem älteren Kind betreut wird in einer sogenannten autonomen Kindergruppe. Dadurch hat das Baby schon frühzeitig mehrere Stunden am Tag soziale Kontakte zu anderen Kindern. Das Baby wird dabei zunächst auf der Hüfte getragen, später krabbelt es herum. Die Frauen arbeiten im Durchschnitt sechs Stunden am Tag und teilen sich ihre Zeit selbst ein. Sind die Mütter anwesend, werden die Kinder so oft sie wollen, meist alle zwei Stunden gestillt (nachts zwei- bis dreimal) - dabei erhalten sie aber von

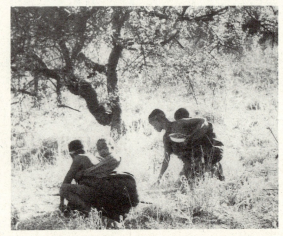

Abb. 3
San-Frauen mit ihren Kindern beim Sammeln.
Foto aus LEE, Kalahari HUNTER-GATHERERS

Frühe Kindheit - Early Childhood

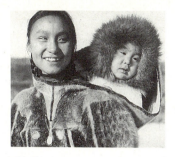

Abb. 4
Inuit-Babys sind im Pelz ihrer Mutter warm aufgehoben.
Foto aus DUNHAM et al. 1992

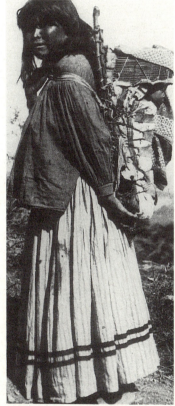

Abb. 5
Die Tragewiege einer Apachin hat sogar einen Sonnenschutz
Foto aus SCHERER, Indianer

Anfang an zusätzlich einen Brei aus dem Mehl der Sagopalme. Ist die Mutter zum Fischen, gibt ihm das betreuende Kind Kokosmilch zu trinken oder bringt es zu einer Frau im Dorf die gerade anwesend ist und stillt. (WEISS 1983)

Die Art des Tragens, wie Babys dabei unterstützt werden, welche Tragehilfen benutzt werden und wer das Kind trägt, ist weltweit sehr unterschiedlich. Es gibt Tücher zum Binden, Netze, Körbe, Bänder etc. Die Kinder werden vor dem Körper, auf dem Rücken, auf der Hüfte oder auf der Schulter getragen.

Tragetücher und Kiepen sind bereits auf alten Darstellungen aus Ägypten und anderen Kulturen bekannt, wie z. B. Kiepenwiegen, die auch in verschiedenen Formen an Esel, Pferde etc. gehängt wurden.

Bei den *Inuit* ist der Pelzparka so weit geschnitten, daß das Baby mit hineinkommt. Es ist nackt bis auf die Mütze und die Karibu-Windel. Unter dem Po wird es gestützt durch eine Binde, die um den Bauch der Mutter geschlungen ist. Daß Babys tragen auch eine Last bedeutet, geht aus einem Wiegenlied der Inuit hervor: „Wenn ich meinen Kopf drehe, lacht es mich an, mein Baby, tief versteckt in meiner Kapuze. Oh, wie schwer er ist. Ya, Ya, Ya, Ya ..." (DUNHAM et al. 1992: 164).

Eine Variante der Tragehilfen sind Brett- und Tragewiegen, die vor allem aus indianischen Ethnien bekannt sind.

Das Einwickeln der Babys, in der Volkskunde *fatschen* genannt, wurde jahrzehntelang als eine Art Mißhandlung des Kindes dargestellt. Die Meinung über Unsinn oder gar Schädlichkeit des fatschens hat sich gewandelt. Heute weiß man, daß es für die Kinder auch ein Gefühl der Sicherheit ist, die *Begrenzung* zu spüren - und es stellt einen Ersatz für fehlenden direkten körperlichen Kontakt dar. Unruhige Kinder werden durch das *Gewickeltsein* ruhiger.

Auch in Mitteleuropa war das Tragen des Kindes sicher die häufigste Form der *Aufbewahrung*. Nach und nach hat sich das geändert: Zur Arbeit auf dem Feld oder im Wald wurden die Kinder mitgenommen und dort entweder abgestellt oder - je nach Tätigkeit - eben mit herumgetragen.

3. Wiegen, Betten und andere *Behältnisse*

Erst die Zunahme der Hausarbeit und der handwerklichen Tätigkeiten, erlaubten, daß das Kind in entsprechenden *Behältern* in der Nähe liegen konnte. Sicher gab es schon lange wiegenähnliche Aufbewahrungsmöglichkeiten für Säuglinge. Vorläufer der Wiege waren ausgehöhlte Baumstämme und Tröge. Mit den Arbeits- und Lebensverhältnissen in Mitteleuropa wurden Wiegen immer populärer und vielfältiger.

Die Wiege ist letztendlich nur künstlicher Ersatz für die Schaukelbewegung des Körpers beim Tragen. Auch MONTAGU bezeichnet in seinem Buch *Körperkontakt* die Wiege als „*bestes Hilfsmittel und besten Ersatz, denn sie kann wie nichts anderes das geborgene Ruhen in den Armen der Mutter ersetzen*" (1974: 211). Daß Schaukelbewegungen auf Kinder beruhigend wirken, war wohl zu allen Zeiten bekannt. „Die Mutter, die ihr Kind schaukelt und streichelt, vermittelt ihm die Anregung durch ihren Atem- und Pulsrhythmus, durch Rhythmen also, die ihm vor der Geburt wesentlich waren und ihm nun das Sicherheitsgefühl einer vertrauten Umgebung vermitteln, die es so sehr braucht." (MONTAGU 1974: 105) Diese Beruhigung durch rhythmisches Schaukeln gilt für alle Primaten. Ein weit beobachtetes Phänomen ist, daß sich Kinder aufgrund fehlender Stimulation selbst beruhigen durch rhythmische Bewegungen.

In seiner umfangreichen Monografie *Die Wiege* hat Friedrich von ZGLINICKI (1979) die Historie der Wiege und die Vielfalt der Modelle zusammengetragen.

Schon der griechische Philosoph Platon empfahl im 5./4. Jh. v.Chr., Kinder zu schaukeln. Der römische Arzt GALEN (129-199 n.Chr.) schlug für unruhige Säuglinge vor: Stillen, Wiegen und Vorsingen von Wiegenliedern. Auch die berühmten Ärzte Soran von Ephesos (98-138 n. Chr.) und Ibn Sina (=Avicenna) empfehlen wiegen - allerdings mit der Einschränkung: nach dem Stillen nur ganz sanft. Auf Avicenna beruht auch der Einwand späterer Autoren gegen das Schaukeln, die Milch würde gerinnen. Weitere Einwände, die immer mal wieder, besonders im 18. Jh., von Wiegen-Gegnern kamen, waren: das Gehirn würde zu sehr erschüttert, die Kinder würden *seekrank* und auch schon das Argument, die Kinder würden verwöhnt, sie könnten sich an das Wiegen gewöhnen. (ZGLINICKI 1979)

Die Mehrzahl der Ärzte in den ersten Büchern zur Frauenheilkunde und später zur Kinderheilkunde befürworteten das Wiegen. Allerdings häufig mit der Einschränkung wie der Arzt ROEßLIN in seinem Buch *Der swangeren Fraven vnnd hebammen Rosengarten* (1513): Die Kinder sollten (v. a. nach dem Füttern) gemächlich geschaukelt werden. Entweder wurden die Kinder teilweise sehr heftig geschaukelt, es gibt Abbildungen, auf denen das Kind aus der Wiege herausgefallen ist, besonders die Ammen wurden dessen verdächtigt. Oder die männlichen Ärzte mußten in ihren Büchern Vorschriften erlassen für das Verhalten der Frauen.

Auch Rousseau, der seine eigenen fünf unehelichen Kinder nach der Geburt ins Findelhaus einliefern ließ, war Gegner der Wiegen. So gab es immer wieder Stimmen und Gegenstimmen, die aber *das Volk* zunächst nicht so sehr beeinflußten, es war eher ein *akademischer Streit*.

Es gibt keine allgemein gültige Chronologie und Typologie der Wiegen. Es waren immer verschiedene Formen in Gebrauch, mit regionalen Schwerpunkten, aber die Grundform blieb über alle Zeiten relativ gleich. Unterschiede sind bedingt durch das Klima, die Landschaft, den Boden, vorhandene Ressourcen, die Soziallage und vor allem die Lebens- und Arbeitsgewohnheiten.

Im altrömischen Reich und in Alt-Griechenland dominierten die sogenannten Trogwiegen. Sie konnten überall aufgestellt werden und wurden zum Teil zum Transport auf dem Kopf getragen. Sprachlich läßt sich die Wiege bereits für Babylon nachweisen. Die Spartanerinnen im alten Griechenland nutzten die runden Schilde ihrer Männer als sogenannten Muldenwiegen. Es gab auch Siebwiegen, den Getreidesieben entlehnt, oder Wannenwiegen, die eine flachere Mulde hatten und nicht so tief waren wie Trogwiegen. Die Schutzgöttin des Kindes in der Wiege hieß in Rom Cunia oder Cunina, Cuna heißt Wiege.

In die Trogwiegen, die zweifellos die ersten bekannten Wiegen waren, wurden die Kinder immer horizontal gelegt und auch getragen, im Gegensatz zu den Indianern Amerikas, die ihre Trog- und Brettwiegen auf dem Rücken, also vertikal, tragen. Die Trogwiege war bis ins Mittelalter verbreitet, zum Teil kostbar geschmückt. Erkennbar sind Wiegen daran, daß sie im Unterschied zu Trögen seitlich Haken, Knöpfe und Schlitze zur Befestigung von Wiegenbändern haben.

Außer den Trogwiegen gibt es Gestellhängewiegen sowie Kufenwiegen.

Neben den seltenen Längskufen gab es sogar eine Verbindung von beiden, die Doppelschwingerwiege, um längs und quer schaukeln zu können. Dann gab es Lattenwiegen, die nur Stäbe, aber keine festen Wände hatten.

Wiegen wurden je nach örtlichen Gegebenheiten ausgeschlagen mit weichen Fellen, auf denen die Kinder oft nackt lagen (auf härteren Fellen waren Kinder dagegen gewickelt) mit Hirsch- oder Kamelhaaren, mit weichem Gras, Rinde, Sägespänen etc. Wenn Kinder nicht am Körper der Mutter getragen werden, muß das Kälteproblem in vielen Regionen gelöst werden. Als es noch keine Heizungen gab, wurde z. B. glühende Holzkohle in sogenannten *Wärmesteine* oder *-pfannen* gefüllt, diese ließen sich dann mit ihrem Stiel ins Bett oder die Wiege schieben.

Erfindungsreich war man auch im Laufe der Zeit mit

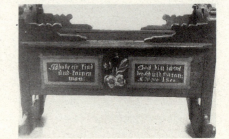

Abb. 6
Querschwingende, hölzerne Kufenwiege, 1800, mit Inschrift: „*Ich habe ein kind und kainen mann. Doch bin ich selber Schuld Daran.*"!
(Foto aus ZGLINICKI 1975)

Abflüssen für die Ausscheidungen. So gab es Roste auf Querhölzern, Bretter, die schräg nach oben liefen und auf denen die Beine des Kindes hochgelagert wurden. Bei Holzwiegen gab es Öffnungen und Rinnen, oft mit darunter stehenden Auffangbehältern, die aufsaugende Materialien enthielten. Manchmal gab es auch Harnröhrchen (z. B. in Rußland und im Orient).

Da in vielen Kulturen die Kinder nur nachts in der Wiege lagen und tags getragen wurden, gab es nicht so große Probleme mit der Hygiene. In Mitteleuropa wurden die Kinder schon lange gewickelt, daher haben die Wiegen keine Abflüsse.

Wiegen haben meist Befestigungsmöglichkeiten für *Wiegenbänder,* die ein Schutz vor dem Herausfallen sind. Außerdem wurden *Bremsklötze* entwickelt, spiralförmige Einrollungen, sogenannte Voluten, die die Wiege vor dem Überschlagen sicherten. Weiterhin als zusätzlicher Schutz für den Kopf: Kopfbügel, Kopfdächer, sogenannte *Spiegel,* an denen auch ein Vorhang z.B. zum Schutz vor Insekten und Lichteinfall angebracht werden konnte. An den *Überrollbügel* konnte nicht nur Spielzeug aufgehängt werden, sondern auch Fetische, magische Figuren gegen den *Bösen Blick.*

Wiegen wurden von holzbearbeitenden Handwerkern in der Stadt und auf dem Land hergestellt. Sie gelten als *Volkskunst.* Bei der Verzierung wurden Malerei und Schnitzerei angewandt, es gab sogar den Berufsstand der Wiegenmaler.

Neben Holzwiegen gab es natürlich auch Korbwiegen und Körbe.

Und es gab feststehende Betten, bzw. nicht-schaukelnde Wiegen - oder auch gar kein Bett oder Wiege. Vor allem zu Zeiten des Ammenwesens sollen die Ammen (und auch die Mütter) die Kinder gerne zu sich ins Bett genommen haben. Diese *Bequemlichkeit* der Ammen und Mütter wurde immer wieder ernsthaft gerügt und auf die Gefahr des *Überschlafens* hingewiesen.

Außerdem gab es in vielen Regionen Hängewiegen, die sich leicht schaukeln ließen und weit verbreitet waren sowie Hängematten.

Nachdem die Wiege jahrhundertelang in unseren Breiten genutzt wurde, folgte eine Zeit der Abkehr von der Wiege. Rousseau hatte ja schon davor gewarnt. Und die Zeit der Aufklärung beeinflußte die Einstellung zur Behandlung der Kinder. Einige Vorschriften aus Büchern des letzten und dieses Jahrhunderts:

Ein Befürworter der Wiege ist Joh. Ehrenfried THEBESIUS : *„Das Wiegen lockt den Schlaf herzu, lindert Schmerzen, dient zur Bewegung des Kindes und durch diese Bewegung der Wiege wird auch die Luft bewegt, welche das gewiegte Kind an sich zieht, und die bewegte Luft, welche man in sich zieht, ist allemal viel erquickender und gesünder, als eine Luft, die stille steht."* (1779: 537). Dann folgt wieder die Mahnung nicht zu stark zu schaukeln, wegen des Gehirns. Er schreibt weiterhin, noch dienlicher als Wiegen sei das Tragen oder Gefahrenwerden des Kindes.

Das am Anfang zitierte Buch *Die Frau als Mutter* empfiehlt ein Bettchen oder Korb, aber auf keinen Fall eine Wiege, und erst recht nicht darf das Kind im Bett der Mutter schlafen. Die Begründung: es kann etwas vom Wochenfluß in die Augen kommen und schwere Augenentzündungen hervorrufen - und auch wegen der Gefahr des *Überschlafens.* Wichtig sei ein transportabler Korb, der überall mit hingenommen werden kann mit einem Schutzdach. *„Beim Ausgehen in den ersten Monaten ist das Tragen dem Fahren vorzuziehen, weil auch bei weicher Wagenfeder die Erschütterung dem Gehirne noch schaden kann. Vom dritten bis sechsten Monat an ist umgekehrt das Fahren in gut gebautem Wagen und auf ebener Straße zugänglicher, weil das schwer gewordene Kind auf weiteren Spaziergängen durch die Wärterin stärker geschüttelt wird als im Wagen; dann auch damit sich das Kleine nicht zu sehr ans Getragenwerden gewöhne; weil ferner durch stets einseitige Tragen der Anfang zu einer Verkrümmung der Wirbelsäule sich ausbilden kann."* (MEYER 1899: 142)

Im *Buch der Mütter* (KÜBLER 1883: 112ff.) wird vor dem Schlafen des Kindes im Bett der Mutter gewarnt, obwohl zunächst die Vorteile aufgezeigt werden. Auch hier wird auf die verderblichen Einflüsse der Wiege eingegangen, besonders auf das Verwöhnen. Körbe sind zwar empfohlen, dürfen aber auch nicht zuviel herumgerollt werden.

Das Buch *Die Seele deines Kindes* (LHOTZKY o.J.) schlägt Anfang dieses Jahrhunderts vor, das Kind viel zu tragen. Aber: *„Hoffentlich hast du keine Wiege. Dieses entsetzliche Marterwerkzeug sollte nirgends mehr sein. Wiegen bedeutet Berauschung auf mechanischen Wege. Es beruhigt, weil es betäubt."* (o.J.: 81)

Betäubung unruhiger Kinder durch Opiate, Alkohol war weit verbreitet und dagegen wurde in den Büchern angegangen. Diese und ähnliche *Beruhigungsmittel* werden in vielen Regionen der Welt zur Sedierung von Babys angewandt.

Nach dieser Zeit der Verdrängung der Wiegen werden im Buch *Mutter und Kind* von Hannah UFLACKER (1956) Wiegen und Tragehilfen gar nicht mehr erwähnt.

Obwohl Räder schon lange erfunden sind zur Vereinfachung der Fortbewegung und des Transportes, sind Kinderwagen in der Menschheitsgeschichte eine junge Erfindung. Im 19. Jahrhundert kamen die ersten Kinderwagen auf. Am Anfang des Jahrhunderts gab es zunächst Holz oder Korbwägelchen für Kinder, die noch nicht laufen konnten. Um 1880 wurde der Kinderwagen in England erfunden. Die ersten waren aus Korb mit vier Rädern und Verdeck. Gefedert wurden sie erst später. Der Kinderwagen diente von Anfang an zur *Außen-Repräsentation* (WEBER-KELLERMANN 1979: 155), daher wurde - und wird - damit größter Luxus betrieben.

4. Umgang in "westlichen Industriegesellschaften" mit Tragen, Betten und Wiegen

Nach diesem kurzen Überblick über das Tragen, Betten und Wiegen im ethnologischen und historischen Kulturvergleich noch ein Blick auf rezente mitteleuropäische Verhältnisse.

Westliche Kulturen bezeichnen sich als mobile Gesellschaften. Mobilität wird gleichgesetzt mit Freiheit und umgekehrt. Die Mobilität wird definiert über Fahrzeuge und Maschinen, die jeden schnell überall hinbringen können. Aufgrund der Gleichsetzung von Mobilität mit Transportfahrzeugen/-geräten werden für den Transport von Kindern auch entsprechende Fortbewegungsmittel benötigt. Die Vielfalt der verschiedenen Trage- und Fortbewegungsgeräte entspricht also ganz den kulturellen und gesellschaftlichen Vorstellungen. Zusätzlich wird das Konsumverhalten durch das umfangreiche und differenzierte Angebot der Werbung stark angeheizt.

Die Liste dessen, was Eltern an Transport- und Aufbewahrungsmöglichkeiten in *modernen mobilen* Gesellschaften benötigen, ist lang:
- Kinderwagen sind unverzichtbar
- eine Tragetasche brauchen die Eltern laut Werbung
- eine Wipp- oder Baby-Liege als Ablage für das wache Kind
- anfangs ein kleines Bett oder Wiege, dann ein größeres Bett
- weiterhin Sportkarren, Buggys etc.
- Reisebettchen für unterwegs
- Hochstühle oder Tischsitze
- um das Schaukelbedürfnis aufzugreifen gibt es Konstruktionen sogar mit Automatik zum Schaukeln
- ganz wichtig für die Kinder ist ein Auto-Babysitz, später ein Auto-Kindersitz, und noch weitere Variationen zu ihrer Sicherheit
- neuester Hit - und sehr praktisch - ist ein Rollerskate für das ältere Kind, das am Kinderwagen des jüngsten eingehängt wird

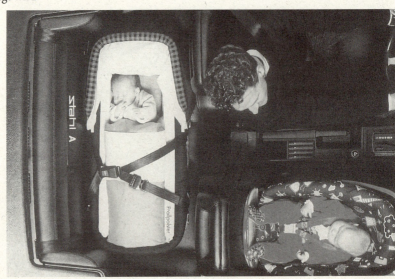

Abb. 7
Für jedes Kind einen Autositz - da wird es manchmal eng.

- selbstverständlich gibt es auch bei uns in der Zwischenzeit eine Fülle von Tragehilfen: *Tücher, Känguruh-Sitze, Snuglis* etc.

Die einfachste Möglichkeit, die Nutzung eines Tragetuch, müssen *westliche* Eltern allerdings erst erlernen, sich zeigen lassen - und viele geben es gleich wieder auf, weil es ihnen paradoxerweise zu umständlich erscheint, obwohl weltweit die Anwendung eines Tragetuches meist sehr einfach gehandhabt wird. Das fehlende Selbstverständnis, Kinder zu tragen, ist m.E. Hauptgrund, warum Eltern solche Schwierigkeiten mit der Handhabung des Tragetuches haben.

Die Fülle der Transportmittel für Babys erweckt den Eindruck, daß Kinder auch immer gern und überall mitgenommen werden - und daß dies mit den vielen Möglichkeiten der Fortbewegung leicht fällt. Im Alltag ist aber schnell festzustellen, daß in Deutschland und anderen Industrieländern die Menschen nicht ständig mit Babys unterwegs sind.

Bei vielen Völkern und in früheren Zeiten reichte eine einzige Tragehilfe, in westlichen Kulturen benötigen wir heutzutage eine Fülle von Aufbewahrungsmöglichkeiten. Paradoxerweise scheint die Betreuung der Kinder dadurch nicht einfacher.

Die Darstellung dieser Vielfalt ist bezeichnend dafür, wie in europäischen und nordamerikanischen Kulturen mit den Bedürfnissen der Kinder nach Nähe, Kontakt und Berührung umgegangen wird. Fast alle oben genannten *Behältnisse*, in denen Kinder liegen oder sitzen gelassen werden, sind *Aufbewahrungs- oder Ablegemöglichkeiten*, die keinen direkten Körperkontakt und Nähe zulassen.

Was bedeutet es für ein Kind in westlichen Kulturen, daß es achtzehn Stunden und mehr im Bett o.ä. liegen muß - je nach vorherrschender Lehrmeinung auf dem Rücken, auf der Seite oder auf dem Bauch? Im Bett zu liegen, entspricht eher *Nesthockern* und nicht *Traglingen*. Gilt die biologische Kategorisierung für menschliche Primaten als *Tragling* nur für außereuropäische Ethnien?

Das statische Liegen ist ein totaler Bruch zum vorherigen intrauterinen Leben. Dort war das Kind immer in Bewegung und konnte sich im Medium Wasser, außer durch die Enge begrenzt, leicht bewegen. Die Geburt ist eine explosionsartige, heftige Befreiung aus dieser Begrenzung:

Der Rücken streckt sich, die Gliedmaßen sind frei beweglich. Ungewohnte, neuartige Bewegungen sind plötzlich möglich. Diese *Freiheit* bedeutet für Neugeborene erstmal Unsicherheit. Daher hilft es einem gerade geborenen Kind, wenn es - wie LEBOYER (1974) vorschlägt - festgehalten wird, vor allem der Rücken gestützt wird, und wenn es, irritiert durch das plötzliche Schweregefühl, im Bad wieder ein Gefühl der Schwerelosigkeit spüren kann.

Es fehlen ihm auch die vielen Geräusche seiner bisherigen uterinen Umwelt (Darm, Gefäße, Atem, Herz) und die ständigen Berührungsreize durch die schaukelnden Bewegungen der Mutter.
Beruhigend für Babys, zumindest das kann global festgestellt werden, scheint immer zu sein, was für Neugeborene und Säuglinge eine Erinnerung an die *verlassene* intrauterine Welt bedeutet: also

* Streicheln
* Festgehalten werden
* Rhythmen:
  Schaukeln, Wiegenlieder, Atem u.a.
* rhythmische Geräusche und Bewegungen
* Stimmen, vor allem die der Mutter

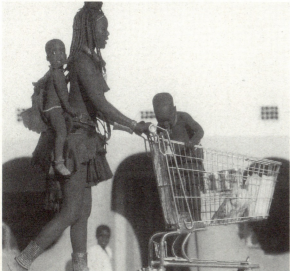

Abb. 8
Das Bild einer Afrikanerin zeigt eine besonders gelungene Kombination für die Fortbewegung mit Kindern: Auf der einen Seite traditionell auf den Rücken gebunden, auf der anderen Seite, ein weiterer gut bekannter Ort der Aufbewahrung für Kinder - der Einkaufswagen. (Foto aus DUNHAM 1992)

Abb. 9
So wird das Baby in Deutschland laut Anleitung mit Tragetuch auf dem Rücken getragen.(Quelle: Didymos Baby-Tragetücher)

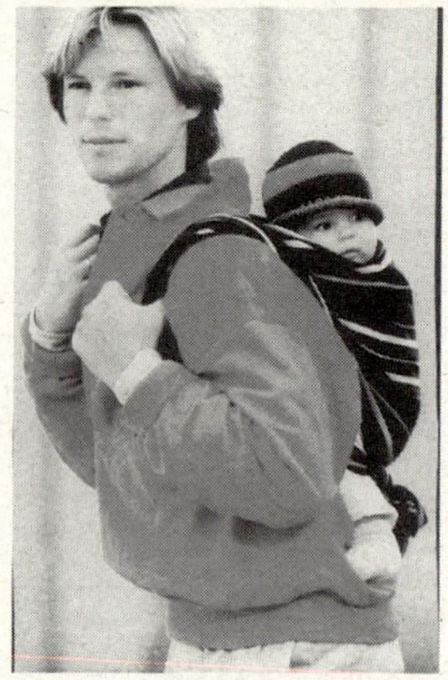

Es ist wenig einleuchtend, daß der Rücken des Babys, der bisher immer rund war, nun unbedingt in einer geraden fixierten Lage sein muß für die Entwicklung der Wirbelsäule im ersten Lebensjahr. Auch für das Vestibulärsystem, den Gleichgewichtssinn, der in der Entwicklung so eine bedeutende Rolle spielt, z.B. auch für die Sprachentwicklung, ist nicht Statik, sondern Bewegung der relevante Anreiz. Und diese ständige Anregung ist beim Tragen des Kindes gegeben. (KRÜLL 1990)

Es ist evident, daß ein eklatanter Unterschied besteht, je nachdem, ob die Sinne eines Kindes am Körper der Mutter mit ihren Bewegungen beim Arbeiten, Tanzen, ihren Atem- Sprechrhythmen usw. geprägt werden oder aus der distanzierten Perspektive eines Kinderwagens oder -bettes.

Alle Argumente, die gegen das Tragen geäußert werden, sind im Grunde absurd. Denn nicht nur historisch wurden Menschenkinder Millionen Jahre getragen, sondern auch heute noch in den meisten außereuropäischen Kulturen - ohne Schaden für den Rücken des Kindes - im Gegenteil: Rückenprobleme scheinen offensichtlich nicht-getragene Europäer und Nordamerikaner zu haben!

References

AINSWORTH, M.D. 1963. The development of infant mother interaction among the Ganda. In: *Determinants of infant behaviour II.* Edited by B.M. FOSS. London.
ALBRECHT-ENGEL, I. 1993. *Geburtsvorbereitung. Handbuch für werdende Mütter und Väter.* Reinbek.
DUNHAM, C. et al. 1992. *Mamatoto: Geheimnis Geburt.* Köln.
GEBER, M. 1958. The psychomotor development of African children in the first year, and the influence of maternal behaviour. *Journal of Social Psychology* 47: 185-195.
HAMILTON, A. 1981. *Nature and Nurture.* Canberra, Australien
KONNER, M.J. 1976. Maternal Care, Infant Behavior and Development among the !Kung. In: *Kalahari Hunter-Gatherers.* Edited by R.R. LEE & I. DEVORE, pp 218-245. Cambridge, Mass.
KRÜLL, M. 1990. *Die Geburt ist nicht der Anfang. Die ersten Kapitel unseres Lebens neu erzählt.* Stuttgart.
KÜBLER, M.S. 1883. *Das Buch der Mütter.* Leipzig.
LEBOYER, F. 1974. *Der sanfte Weg ins Leben. Geburt ohne Gewalt.* München.
LHOTZKY, H. o.J. (ca. 1917). *Die Seele deines Kindes.* Leipzig.
MEAD, M. 1979. Jugend und Sexualität in primitiven Gesellschaften. Bd. 3: *Geschlecht und Temperament in drei primitiven Gesellschaften.* München.
MEYER, H. 1899. *Die Frau als Mutter.* Stuttgart.
MONTAGU, A. 1974. *Körperkontakt.*
ODENT, M. 1993. *Geburt und Stillen.* München.
RENGGLI, F. 1976. *Angst und Geborgenheit. Soziokulturelle Folgen der Mutter-Kind-Beziehung im ersten Lebensjahr.* Reinbeck.
ROEßLIN. E. 1513. *Der swangeren Fraven vnnd hebammen Rosengarten.* Worms.
SCHERER, J.D. & J.B. WALKER. 1975. *Indianer.* Zürich.
THEBESIUS, J.E. 1779. *Hebammenkunst.* Liegnitz und Leipzig.
TOELLNER, R. 1990. *Illustrierte Geschichte der Medizin.* Bd. 5.
UFLACKER, H. 1956. *Mutter und Kind.* Gütersloh.
VERNY, TH.R. & J. KELLY. 1981. *Das Seelenleben des Ungeborenen.* München.
WEBER-KELLERMANN, I. 1979. *Die Kindheit.* Frankfurt a.M.
WEISS, F. 1983. Schwangerschaft, Geburt und die Zei danach - Die Iatmul in Papua Neuguinea. In: *curare* Sonderband 1/1983: 127-130. Edited by SCHIEFENHÖVEL, W. & D. SICH.
WEITZEL, B. 1987. *Das Konzept „Bindung und seine Aussagefähigkeit für Sozialethnologie.* M.A.-Arbeit. Göttingen.
Zglinicki, v., F. 1984. *Das Leben vor dem Leben. Die seelische Entwicklung im Mutterleib.* München. Frankfurt.
ZGLINICKI, F. von. 1979. *Die Wiege.* Regensburg.
ZIMMER, K. 1984. *Das Leben vor dem Leben. Die seelische Entwicklung im Mutterleib.* München.

Frühe Kindheit - Early Childhood

Tragen als Chance
The Renaissance of the Carrying Culture
Anja Manns & Anne Christine Schrader

Zusammenfassung: Der menschliche Säugling ist ein Tragling. Aus dieser Erkenntnis ergibt sich, daß der Tragling auch tatsächlich getragen werden muß, um sich optimal entwickeln zu können. Sowohl auf die physische als auch auf die psychische Entwicklung wirkt sich das Tragen gravierend aus. Im europäischen Kulturkreis ist das Wissen um das Tragen und die Tragepraxis nahezu in Vergessenheit geraten. Das Tragen und seine vielschichtigen Auswirkungen kann durch den Gebrauch eines Kinderwagens nicht angemessen ersetzt werden. Der Kinderwagen stellt lediglich ein Beförderungsmittel, nicht aber eine entwicklungsfördernde Betreuungsform dar. Die Renaissance dieser Betreuungsform, die einer Tragekultur, könnte eine Veränderung des gesamtgesellschaftlichen Bildes von Kindern und den Umgang mit ihnen bedeuten. Das Tragen bietet die Chance einer Integration von Kindern in diese Gesellschaft schon von Geburt an.

Abstract: The human baby is a *parent-clinger*. Resulting from this knowledge the conclusion has been reached that the *parent-clinger* really must be carried in order to be able to develop itself in an optimal way. The carrying has considerable impacts on the physical as well as on the psychical development. Within the European cultural area this knowledge and practical experience of carrying has nearly been forgotten. The carrying with its various effects may not be replaced or substituted by using a pram. The pram is only a form of carriage but not a *kind of care* which progresses the personal development of a child. The rennaissance of this kind of care, the *carrying culture*, could be suited to change the picture of children within the human society and the maintenance with them. The carrying of babies gives the chance to integrate children into our society beginning immediately on the day of birth.

Keywords: Europa, Kinder, Tragling, Kleinstkindbetreuung, psychosoziale Entwicklung, Körperkontakt, Kind in der Gesellschaft, Europe, children, parent-clinger, care for newborns, psychosocial development, body contact, child within the society.

Die frühe Kindheit ist das entscheidende Kapitel im Leben eines jeden Menschen. Dem Grundbedürfnis des Kleinstkindes nach Nähe und Geborgenheit müssen Eltern und andere Bezugspersonen gerecht werden. Während des Studiums der Sozialpädagogik beschäftigten wir uns zunehmend mit der Frage, wie diesem Grundbedürfnis optimal entsprochen werden kann. Dabei stellten wir fest, daß das Tragen als Betreuungsform nicht nur Nähe und Geborgenheit vermittelt, sondern außerdem der kindlichen Entwicklung förderlich ist. Aus diesem Grund setzten wir uns in unserer Diplomarbeit intensiv mit der Thematik des Tragens auseinander. Das darauf basierende Buch *Ins Leben tragen* ergänzten wir mit praktischen Beispielen und Trageanleitungen. Seitdem vermitteln wir Eltern, Hebammen, KrankengymnastInnen, Kinderpflegepersonal und ErzieherInnen in zahlreichen Seminaren das theoretische Wissen und praktische Anleitungen rund ums Tragen. Durch diese Erfahrung wurde uns das große Informationsdefizit bewußt. Außerdem stellten wir fest, daß ein deutlicher Trend hin zum Tragen von Kleinstkindern besteht. Dieser Beitrag soll dazu anregen, sich mit der Thematik des Tragens auseinanderzusetzen und das Tragen als einen festen Bestandteil in die Kleinstkindbetreuung zu integrieren.

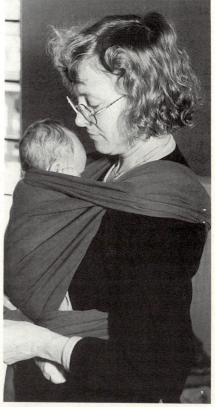

Abb. 1

1. Der Mensch - ein aktiver Tragling

In der Biologie wird der Nachwuchs von Mensch und Tier in drei Haupttypen unterschieden: Die Nesthocker, die Nestflüchter und die Traglinge. Der Biologe B. Hassenstein führte 1970 den Begriff des Traglings ein, der inzwischen fast ebenso etabliert ist, wie die beiden anderen. Alle diese Jungentypen unterscheiden sich voneinander. Während der Nestflüchter unmittelbar nach der Geburt, bzw. dem Schlüpfen versucht, auf die Beine zu kommen, dem Muttertier zu folgen und es bis zu seiner Selbständigkeit stets zu begleiten, verweilt der Nesthocker nackt, blind und hilflos oft stundenlang in Nest oder Höhle, während die Elterntiere auf Futtersuche sind. Beide Jungentypen sind physiologisch darauf angelegt, sich so zu verhalten. Ein nacktes, blindes Vogelkind könnte gar nicht seinen Eltern folgen, wie gleichermaßen ein Antilopenkalb nicht stundenlang ohne den Schutz der Herde auf die Rückkehr der Mutter in der Steppe warten könnte. Beide Jungentypen würden eine solche Rollenverschiebung nicht überleben. Der menschliche Säugling ist jedoch weder bei den Nesthockern, noch bei den Nestflüchtern einzuordnen. Selbständig seiner Mutter oder dem Vater folgen kann er aufgrund seines physiologischen Entwicklungsstandes nicht. Doch stundenlang alleine auszuharren und auf die Rückkehr seiner Eltern zu warten, würde zu emotional, psychischen Störungen führen und der physischen Entwicklung nicht zuträglich sein.

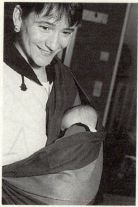

Abb. 2

Der menschliche Säugling ist ein Tragling, dies begründet sich durch folgende Faktoren:
- Greifreflex an Händen und Füßen. Dies ist der selbe Reflex wie beim Menschenaffen, der es ihm ermöglicht, sich am Muttertier festzuhalten. Der aufrechte Gang wie auch der Verlust des Haarkleides beim Menschen innerhalb seiner stammesgeschichtlichen Entwicklung haben es dem menschlichen Säugling unmöglich gemacht, sich an der Mutter eigenständig zu halten. Doch ist der Greifreflex noch immer so stark, daß er sein eigenes Körpergewicht für einige Sekunden halten kann, wenn man ihm z.B. die Zeigefinger reicht und ihn hochzieht. Ebenso versucht der Säugling bedingt durch seinen Fuß-Greifreflex eine Tuchfalte mit den Zehen zu umklammern.
- Spreiz-Anhock-Reflex. Legt man einen Säugling auf den Rücken oder auf einen weichen Untergrund, so nimmt er die Spreiz-Anhock Haltung ein. Die Beine werden abgespreizt und in den Knien angewinkelt. Diese Haltung ist auf die Winkelstellung im Hüftgelenk zurückzuführen. Eben diese Stellung nimmt der Säugling ein in der Erwartung, aufgenommen zu werden bzw. während er aufgenommen wird. Bei häufig getragenen Kindern ist genau dieselbe Spreiz-Anhock-Stellung während des Aufnehmens zu beobachten. Dies ist die gleiche Haltung, die auch unser Verwandter der Menschenaffe während des Getragenwerdens einnimmt. Die ihm angeborenen Reflexe sind daraufhin ausgerichtet, getragen zu werden.

Die Wirkungsweise des Tragens auf das noch nicht vollständig ausgebildete Hüftgelenk des Säuglings:
- Die noch zu flach ausgebildete Gelenkpfanne des Säuglings bedingt, daß das Hüftgelenk wesentlich instabiler ist als beim Erwachsenen. Ein Herausgleiten des Gelenkkopfes aus der Gelenkpfanne ist möglich. Diese Hüftluxation tritt vornehmlich bei Vererbten, zu steil angelegten und dadurch bedingter zu flacher Gelenkpfanne, der Hüftdysplasie auf. Das korrekte Tragen des Säuglings in der Spreiz-Anhock-Stellung übt Druck auf das Hüftgelenk aus, welcher das Wachstum von Knochen und Knorpel beschleunigt. Die selbe Position, wie auch die annähernd gleiche Winkelstellung des Gelenkkopfes in des Gelenkpfanne welche der Säugling beim Getragenwerden einnimmt, wird zur Behandlung von Hüftdysplasie und Hüftluxation angewandt. So wirkt sich das Tragen positiv auf die körperliche Entwicklung (hier speziell das Hüftgelenk) des Säuglings aus und wirkt gleichzeitig als Prophylaxe oder Therapiemöglichkeit bei Hüftdysplasie.

2. Der Mensch - eine physiologische Frühgeburt

Der Baseler Zoologe Portmann erkannte 1969, daß der Säugling eine physiologische Frühgeburt ist. Der Tragling Mensch ist während der Schwangerschaft noch nicht vollständig ausgereift. Seine Besonderheit ist, daß er zwar das Nesthockerstadium im Uterus durchlebt, jedoch noch vor der Reifung zum Nestflüchter geboren wird. Das heißt, er ist zum Zeitpunkt seiner Geburt noch nicht ausreichend entwickelt. Portmann ging davon aus, daß der Mensch zwölf Monate vor seiner eigentlichen Reifung zu

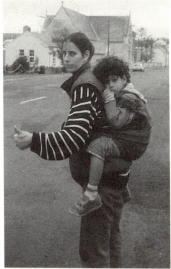

Abb. 3

früh geboren wird. Würde jedoch der Säugling tatsächlich 21 Monate im Uterus verweilen, so wäre ein Passieren des Geburtskanals nicht mehr möglich. Dieser hat sich durch die stammesgeschichtliche Entwicklung und dem daraus resultierenden aufrechten Gang verengt.

3. Körperliche Voraussetzungen des Kleinstkindes

Will man die körperliche Entwicklung des Kleinstkindes und die für das Tragen relevanten Bedingungen beschreiben, so liegt der Ansatz wohl im pränatalen Bereich. Im Mutterleib, sicher und geborgen, wird das Kind getragen, bis sein Körper das Maß erreicht, um noch gerade den Geburtskanal zu passieren. Zu diesem Zeitpunkt zeigen der Skelettaufbau, die runde Körperhaltung und die Reflexe, daß das Neugeborene noch nicht so weit entwickelt ist, daß es sich alleine fortbewegen oder über einen längeren Zeitraum hinweg ohne die versorgende Anwesenheit der sicherheitsspendenden Bezugspersonen auskommen könnte. Sein Entwicklungsstand läßt aber zu, daß es sich an Bewegungen anpaßt, trotz lauter Geräusche einschläft und in wachem Zustand aktiv das Geschehen verfolgt und daran teilnimmt. Diese Fähigkeiten entwickelten sich bereits im Mutterleib. Darauf kann das Neugeborene aufbauen, wenn ihm dazu die Möglichkeit gegeben wird. Eine Möglichkeit, an diese Fähigkeiten anzuknüpfen, bietet das Tragen. Während des Getragenwerdens erlebt es ähnlich beruhigende Bewegungen, Geräusche sowie eine warme, sichere Umgebung. Diese läßt es den bekannten Urzustand mit neuen Eindrücken verknüpfen, ohne durch Verlassens- und Existenzängste in seiner Aufnahmefähigkeit beeinträchtigt zu sein. In dieser Zeit der Abhängigkeit von den Bezugspersonen benötigt das Kind ein hohes Maß an Unterstützung. Erst wenn Knochen und Gelenke ausreichend entwickelt und gefestigt, die Muskeln geübt und willentlich einsetzbar sind, beginnt das Kind, nach Selbständigkeit zu streben.

Der Körper des Säuglings ist in seiner Anatomie auf das Getragenwerden ausgerichtet. Die Krümmung des Schienbeinknochens, die sich erst im Laufalter verliert und die Greif-Klammer-Reflexe, sind die biologisch vorgegebenen Voraussetzungen eines in Spreiz-Anhock-Haltung getragenen Kleinstkindes. Durch das Tragen wird Druck auf Knochen und Gelenke ausgeübt, die deren Wachstum fördern. So wird die Entwicklung des Hüftgelenkes optimal gefördert und eine wirksame Hüftgelenkprophylaxe betrieben, die der Hüftgelenksdysplasie bzw. -luxation vorbeugt. Eine physiologisch korrekte Trageweise kann keine Wirbelsäulenschäden hervorrufen. Das Bild der gerundeten Körperhaltung des Säuglings ergibt sich durch die nahezu gerade Wirbelsäule in Verbindung mit dem nach oben gekippten Becken sowie den angehockten, angewinkelten Beinen.

Wird das Kleinstkind in aufrechter Körperhaltung getragen, wird die Reifung des Gleichgewichtssinnes gefördert, die Grundlage für eine gesunde Gehirnentwicklung ist. Eine äußere und innere Balance vergrößert die Verarbeitungskapazität des Gehirns durch ein begünstigtes Neuronenwachstum. Dem hinzuzufügen ist, das sämtliche Körperfunktionen, wie Atmung, Durchblutung, Verdauung und Ausscheidung während des Tragens nicht behindert werden, sofern auf eine optimale Anpassung der Tragehilfe geachtet wird. Bekannt ist, daß sanfte Massagen, leichter Druck wie auch Klopfen die Körperfunktionen anregen und somit eine gesunde Entwicklung fördern.

4. Psychologische Aspekte des Tragens

Bereits vor der Geburt kann eine starke emotionale Beziehung zwischen Mutter und Kind, ein aufeinander Prägen und aneinander Binden stattfinden. Dies ist der Grundstein für das Urvertrauen. In den ersten Stunden unmittelbar nach der Geburt, der sensiblen Phase wird das Urvertrauen gefestigt und findet das Bonding statt. Dieser wichtige erste Kontakt ist sehr intensiv und findet hauptsächlich über die haptische, olfaktorische und akustische Sinneswahrnehmung statt. Deshalb ist es der Körperkontakt, der das erste Kennenlernen ausmacht. In den ersten Lebensjahren kann das Tragen in entscheidendem Maße dazu beitragen, das Bedürfnis nach Bindung und Geborgenheit zu sättigen. Dies ist die

Grundvoraussetzung für eine gesunde Persönlichkeitsentwicklung des Menschen. Das Getragenwerden stellt einen Urzustand für das Neugeborene dar, eine Sicherheit, und befriedigt sein existentielles Bedürfnis nach Nähe. Zu Menschen, die häufig und intensiven (Körper-)kontakt zum Säugling haben, baut er eine Bindung auf. Nun bietet das Tragen die Möglichkeit, auf etwas Vertrautes zurückgreifen zu können. Der Träger und der Rhythmus sind nicht immer dieselben, doch das Gefühl, vom Tuch umfangen zu werden, bleibt gleich. Das gibt dem Kind die Sicherheit, die es braucht.

Ein Neugeborenes ist durchaus nicht das gleichgültig-passive Wesen, für das es Jahrzehntelang gehalten wurde. Es hat existentielle Bedürfnisse wie Nahrung und Körperkontakt. Auf diese weist er deutlich durch sein *Kontaktrufen* hin. Dieses noch weit verbreitet als tyrannisches Schreien bekannte Rufen, ist der verzweifelte Versuch, Aufmerksamkeit zu erlangen. Ein Nichteingehen auf dieses Rufen würde eine Erschütterung des Urvertrauens bedeuten. Neben dem Kontaktrufen zeigen auch die zahlreichen Reflexe des Säuglings, daß er aktiv bestrebt ist, soziale Kontakte aufzunehmen. Klammer- und Spreiz-Anhock-Reflex signalisieren die Bereitschaft und Erwartung, aufgenommen zu werden. Das Tragen des Kindes trägt dazu bei, daß es sich selbst und den anderen spüren kann, so erfährt es nicht die zum Teil traumatischen Gefühle des Nichterhörtwerdens und Verlassenseins.

5. Soziologische Aspekte des Tragens

In der Phase der primären Sozialisation, den ersten drei Lebensjahren, geht das Kleinstkind verschiedene Bindungen ein. Diese Bindungen unterscheiden sich in Intensität und Qualität. Die Bindungspersonen sind meist die Eltern, Verwandte, Freunde der Eltern - also nahestehende Personen. Vielfältige Bindungen beeinflussen die spätere Entwicklung des Kindes. Während der primären Sozialisationsphase ist der Personenkreis zu dem Bindungen bestehen begrenzt. In der sekundären Sozialisationsphase richtet sich die Aufmerksamkeit des Kleinstkindes immer mehr auf Personen außerhalb des bisherigen Bezugsystems. In diesem biologisch vorgesehenen Ablösungsprozeß beginnt die Selbständigwerdung des Kindes. Sein Selbstbewußtsein ist soweit gefestigt, daß es sich selbst nicht mehr als Mittelpunkt der Welt erlebt. Vielmehr erkennt es, daß es von einer Gesellschaft umgeben ist, die es immer mehr erforschen will. Zu dieser Zeit ist es bereit, seine secure base - den Sicherheitsstützpunkt bei seinen Bezugspersonen zu verlassen, um eigenständig seine Umwelt kennenzulernen. Nur so kann es seine Position in der Gesellschaft finden. Ist das Kind erschöpft, unsicher oder überfordert von den neuen Eindrücken, wird es zu seiner secure base zurückkehren.

Dort (im Tragetuch) erlebt es die Nähe und Sicherheit, die es braucht, um Eindrücke zu verarbeiten und sich auszuruhen. Aus dem Tragetuch heraus verschafft sich das Kind den gewohnten Überblick über seine Umwelt. Ist das Kind gesättigt durch Körperkontakt und Nähe wird es erneut beginnen, seinen Lebensraum zu erforschen. Das Tragen des Kindes unterstützt den Sozialisationsprozeß indem es das Wechselspiel von Nähe und Distanz erlaubt.

6. Einige Gedanken zum Entwöhnen des Traglings

Sowohl im Sozialisationsprozeß, wie auch in der psychischen Entwicklung ist zu erkennen, daß Phasen das Leben des Kindes bestimmen. In manchen Phasen braucht das Kind besonders viel Nähe und Sicherheit wie in der Säuglingszeit. In anderen Phasen ist es wichtig für die Entwicklung des Kindes, selbständig seine Umwelt zu erkunden. Für Eltern ist es mitunter nicht einfach, diese Phasen in ihrer Bedeutung zu erkennen, nämlich als gesunden Entwicklungsprozeß. Häufig wird von Seiten der Eltern - meist unbewußt - versucht, diese Lebensabschnitte zu manipulieren. Ein Beispiel dafür ist, wenn Kleinkinder ständig daran gehindert werden, ihre Umgebung zu erkunden. Den Eltern erscheint es als zu gefährlich, was es aber tatsächlich nicht immer ist. In vielen Situationen gibt es keinen Grund, warum sich das Kind nicht alleine bewegen sollte.

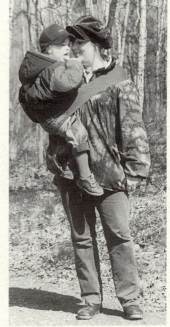

Abb. 4

Nicht selten ist die Ursache für diese Einschränkung der Kinder in der Verlustangst der Eltern zu finden. Erfahrungen der Eltern in der eigenen Kindheit können diese Urängste auslösen. Das macht es so wichtig, die Entwicklungsschritte des Kindes wahrzunehmen und sich mit deren Bedeutung auseinanderzusetzen. Dabei wird die Bearbeitung eigener Verhaltensmuster möglich.

Ob, wie, womit und wie lange getragen wird, entscheiden meist die Eltern. Mit der Entscheidung für das Tragen, wird es notwendig, sich auch mit dem Aspekt des Entwöhnens zu befassen. Ein Kind, das viel getragen wird, ist dieses Gefühl gewöhnt und genießt die Nähe und Bequemlichkeit. Diese wird es kaum ohne Protest aufgeben wollen, wenn sie ihm plötzlich genommen wird. Am natürlichsten ist es, die Phasen der Selbständigwerdung zu nutzen. In dieser Zeit strebt das Kind ohnehin von der Betreuungsperson weg, um seine Umwelt kennenzulernen. Es ist bereit, das Getragenwerden ein Stück aufzugeben - zugunsten der Bewegungsfreiheit. Vollzieht sich das Entwöhnen innerhalb dieser Zeiten, so wird es nicht, wie während einer engen Bindungsphase, zu traumatischen Erlebnissen führen. Die Eltern sollten sich der Ablösephase bewußt werden, um ihr Kind während dieses Prozesses loslassen und wieder aufnehmen zu können.

7. Tragen in unserem Kulturkreis

Im europäischen Kulturkreis ist, wie in keinem anderen, die Tradition des Tragens zugunsten der Technisierung verdrängt worden. Der Umbruch, in dem das Tragen von Kindern durch den Kinderwagen zunehmend ersetzt wurde, erfolgte zu Beginn des zwanzigsten Jahrhunderts. Im Zuge der Industrialisierung kam es dazu, daß immer mehr Eltern ihre Kinder weglegten. Zum Teil, um zu arbeiten oder aber aus Prestigegründen. Auch heute noch stellt der Kinderwagen ein Prestigeobjekt dar. Ähnlich wie beim Kauf eines Autos wird auf die Mode und Details besonderer Wert gelegt. Denn der Kinderwagen ist häufig Symbol der gesellschaftlichen Stellung der Familie und wird im Volksmund als der Kleinwagen der Hausfrau bezeichnet.

In den letzten Jahren ist zu beobachten, daß Eltern wieder häufiger ihre Kinder tragen und die damit verbundenen Vorteile nutzen. Dieser Trend macht deutlich, daß nach einer liebevolleren, körperbetonten Betreuungsform gesucht wird, um den Kindern ein Optimum an Zuwendung zu geben. Deshalb wird auf die alte, hier bei uns fast vergessene Tragetradition zurückgegriffen. Die Schwierigkeit, mit der Eltern konfrontiert werden, ist, daß sie das Tragen nicht durch Weitergabe von Generation zu Generation gelernt haben. Ihnen fehlt es an Vorbildern und Informationen, die sie die Technik des korrekten Tragens lehren. Das fatale daran ist, daß Eltern, die gerne tragen möchten, häufig wenn sie es selbst zu Hause ausprobieren verzweifeln, weil es ihnen am nötigen know how fehlt bezüglich der Bindetechnik. So ist es nicht weiter verwunderlich, daß diesen Eltern Zweifel am Tragen kommen, wenn sie den schlechten Halt des Kindes im Tuch oder ihre eigene verkrampfte Haltung wahrnehmen. Aus diesen Gründen wird das Tragen aufgegeben, wenn sie keine Anleitung und Unterstützung erhalten, durch die sie das richtige Tragen und die Bindetechniken erlernen und ausprobieren können.

In Stillgruppen, Geburtsvorbereitungskursen usw. sollte das korrekte Tragen fester Bestandteil des Angebotes sein. So würden Eltern vorab wie beispielsweise auch über das Stillen informiert und spätere Komplikationen würden nicht das Ende der Tragebeziehung bedeuten. Dem hinzu wäre es sinnvoll, Informationsstellen publik zu machen, an die sich verunsicherte Eltern wenden können. Nur dadurch, daß immer mehr Menschen in der Öffentlichkeit ihre Kinder tragen, ist es möglich, das Bewußtsein der Gesellschaft zu beeinflussen.

So könnte das Tragen als Kleinstkindbetreuungsform wieder größere Anerkennung finden. Wird dieser Trend nicht aufgegriffen, ist es sehr wahrscheinlich, daß das Tragen mit all seinen Vorzügen wieder in Vergessenheit geraten wird. Dies wäre ein Verlust für Kinder und Eltern.

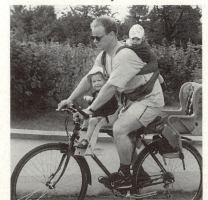

Abb. 5

8. Vom richtigen Tragen

Nach den bisher größtenteils theoretischen Ausführungen, möchten wir uns nun dem wichtigsten Aspekt zuwenden - der Anwendung des Tragens. Falsches Tragen kann möglicherweise Schäden verursachen, deshalb sollte jeder, der tragen möchte einige Punkte beachten: Von höchster Wichtigkeit ist die Körperhaltung des Säuglings während des Tragens. Bei allen Tragehilfen (Tragetuch, Tragegurt, Tragenetz, Trageband, Tragesitz, Tragesack und Tragegestell) ist nicht nur die Qualität in Bezug auf Alter und Gewicht des Kindes ausschlaggebend. Die Tragehilfe muß eine physiologisch einwandfreie Körperhaltung des Kindes und auch des Trägers gewährleisten.

- Die Wirbelsäule des Kindes muß altersgerecht gerundet sein, gleichmäßig gestützt und ein seitliches Wegkippen verhindert werden.
- Das Köpfchen muß abgestützt werden, bis das Kind es aus eigener Kraft halten kann. Auch wenn das Kind in der Tragehilfe einschläft, muß ein Abstützen des Kopfes möglich sein.
- Die Spreiz-Anhock-Position ist entscheidend für die Druckverteilung auf die Wirbelsäule. Das Gesäß muß sich dabei unterhalb der angewinkelten und abgespreizten Knie befinden. Bietet die Tragehilfe nicht die Möglichkeit, diese Haltung zu unterstützen, sollte das Kind nicht oder nur kurzzeitig darin befördert werden.
- Insgesamt soll das Kind weder gestaucht, noch gestreckt, sondern überall gleichmäßig gehalten und gestützt werden.

Bei den verschiedenen Trageweisen muß der Tragende sich bewußt machen, daß jede unterschiedliche Vor- und Nachteile hat. Die Tragehilfe sollte eine Ergänzung zu unseren körperlichen Fähigkeiten darstellen. - Bei der sogenannten Hüfttrageweise ist darauf zu achten, daß das Kind nicht auf dem Beckenknochen der tragenden Person sitzt, da es sonst sämtliche Stöße mit der eigenen Wirbelsäule abfedern muß. Diesen Schutz soll die Tragehilfe bieten. Stattdessen sollte sich die Tragehöhe genau in Taillenhöhe, d.h. direkt unter dem Rippenansatz befinden. In diesem Fall soll die Tragehilfe den haltenden Arm des Trägers ersetzen.

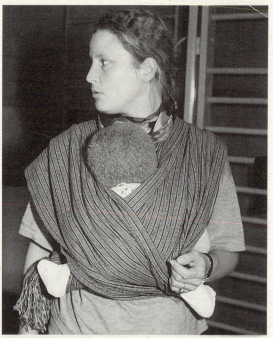
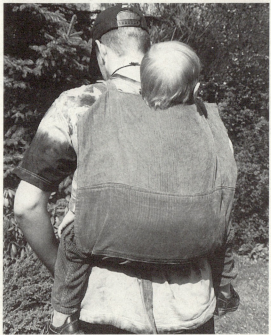

Abb. 6 u. 7

Eine gute Tragehilfe muß folgende Bedingungen erfüllen:
- Die Tragehilfe stützt den gesamten Rücken, gegebenenfalls auch das Köpfchen gleichmäßig ab.
- Die Tragehilfe unterstützt die Spreiz-Anhock-Haltung und läßt weder ein Strecken, noch ein Herunterhängen der Beine zu, was zu einer Streckhemmung bzw. Schädigung der Wirbelsäule führen könnte.

Frühe Kindheit - Early Childhood

- Bewegungen in Knie- und Armgelenken wie auch die Drehung des Köpfchens muß möglich sein.
- Die Tragehilfe soll stufenlos an die Bedürfnisse des Kindes anpaßbar sein.
- Sie darf keine harten Kanten, Wulste oder ähnliche behindernde Eigenschaften haben, die die Blutzirkulation beeinträchtigen könnte.
- Die Tragehilfe muß so nah am Körper des Trägers zu befestigen sein, daß sich sein Schwerpunkt nicht weit verlagert. Seine Muskelkraft muß ausreichen, um eine ausgeglichene Körperhaltung beibehalten zu können. Muß der Träger jedoch seine Hüfte verschieben, sich im Schulterbereich verdrehen oder sich stark nach vorne bzw. hinten lehnen, wirkt sich dies negativ auf seine Hüfte, Wirbelsäule und Gelenke aus. Wird das Kind nicht eng genug an den Körper des Trägers gebunden, kann auch der Brustbereich des Kindes in sich zusammensacken und seine Körperfunktionen beeinträchtigen. Wichtig ist, daß nichts abgeklemmt wird, jedoch auch nichts vom Tuch ungestützt bleibt.

Es ist deshalb allen Eltern und anderen Betreuungspersonen anzuraten, möglichst frühzeitig mit dem Tragen des Kindes zu beginnen, um eigene Muskelkraft proportional zur Gewichtszunahme des Kindes aufzubauen. Fehlhaltungen der Wirbelsäule durch Überlastung der Muskulatur des Trägers und daraus resultierenden Schmerzen kann so vorgebeugt werden. Sollten Unsicherheiten gegen ein frühes aufrechtes Tragen des Säuglings bestehen, kann er auch mit einem Tuch diagonal vor den Brust-Bauch-Bereich gebunden werden.

Bei richtiger Anwendung hat sich das Tragetuch wie auch der Tragesack mit verstellbarem Innenteil als variabel, praktisch und physiologisch einwandfrei erwiesen. Die Bindetechniken des Tragetuches ausführlich zu beschreiben, würde den Rahmen dieses Beitrags sprengen. Dem/r intessierten LeserIn sei deshalb empfohlen, praktische Anleitung durch trageerfahrene Menschen oder in geburtsbegleitenden Veranstaltungen zu suchen, die durch ausschließlich theoretisches Wissen nicht ersetzbar ist. Durch Fotoreihen veranschaulichte Informationen können den Bindeanleitungen in unserer Erstveröffentlichung entnommen werden.

Zu autodidaktischen Maßnahmen kann nur geraten werden, wenn die Tragewilligen sich sämtlicher Kriterien bewußt sind und über ein hohes Maß an Probierfreudigkeit und Ausdauer verfügen. Die Tragetechniken können in praktischer Anleitung mit Möglichkeit zur Rücksprache einfacher erlernt werden.

9. Aktuelle Umsetzung der Trageidee

Abgesehen von der Informationskette von Eltern an Eltern, sind immer öfter Veranstaltungen zum Thema Tragen in Programmen der unterschiedlichsten Institutionen zu finden. Dazu gehören vor allem

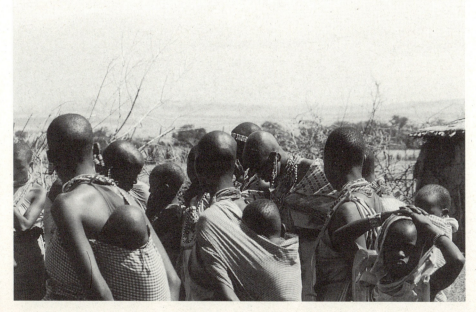

Abb. 8

geburtsbegleitende Kurse, Stillgruppen und Veranstaltungen der Volkshochschulen oder Familienbildungseinrichtungen.

Außerdem findet die praktische Umsetzung der Trageidee mit all ihren Möglichkeiten schon auf den Frühgeborenenstationen einiger Kinderkrankenhäuser, in Frühförderzentren und auch in krankengymnastischen Praxen statt. In der Schweiz wird das Tragen in manchen Kinderkrippen praktiziert. Anregungen gibt es zum Teil in Spielkreisen, Säuglingstreffs oder Kinderarztpraxen. Das Hauptaugenmerk liegt dort auf den Vorteilen der körperlichen Nähe und die Verbesserung der Eltern-Kind-Beziehung. Die gesundheits- und entwicklungsfördernden Aspekte sowie die physiologisch korrekte Trageweise ist leider oft unbekannt. Dort wäre es sinnvoll und wichtig, die physiologisch bedeutsamen Aspekte zu vermitteln.

10. Neue Wege der Verbreitung des Wissens um das Tragen

Wünschenswert ist eine Informationsweitergabe mit einem ganzheitlichen Anspruch, die sich auf alle Lebensbereiche auswirkt und das Tragen von Kindern wieder zu einem Teil unserer Kultur werden läßt.

Angefangen mit der Elternbildung und der begleitenden Elternberatung im Bereich der Geburtshilfe, könnten die im Säuglingspflegebereich Tätigen, wie Pflegepersonal, Hebammen, Geburtshelfer und KinderärztInnen das Wissen um das gesundheitsfördernde Tragen von Kleinstkindern weitergeben bzw. anwenden. Das setzt voraus, daß das Thema Tragen einen Teil der Ausbildung in diesem Bereich ausmacht.

Das Pflege- und Betreuungspersonal in Tageseinrichtungen und Kinderheimen und der im Behindertenbereich Tätigen, wie KinderpflegerInnen, ErzieherInnen, SozialarbeiterInnen, SozialpädagogInnen, HeilpädagogInnen und PhysiotherapeutInnen etc. sollten entsprechend geschult werden. Konzeptionen zu altersgerechten Betreuungspraktiken könnten neu überdacht und das gesundheits- und entwicklungsfördernde Element des Tragens von gesunden, emotional gestörten, geistig- oder körperlich behinderten Kleinstkindern miteinbezogen werden.

Im Rahmen der Schulpädagogik und der Suchtpräventionsarbeit an Schulen können die herkömmlichen Betreuungspraktiken unter diesem Aspekt neu erarbeitet werden und ein erweitertes Wissen um die Grundbedürfnisse des Menschen vermittelt werden.

Der Weg einer aktualisierten und kompetenten Aus- und Weiterbildung ist in vielen Bereichen unserer Gesellschaft möglich und notwendig, um eine adäquate Umgangsform von Erwachsenen und Kindern zu finden.

11. Ausblick

Die optimale Verbreitung des Wissens rund um das Tragen von Kleinstkindern könnte zu einer Bewußtseinsveränderung innerhalb der Gesellschaft führen. Das würde bedeuten, daß Kleinstkinder als soziale Wesen anerkannt werden. Demzufolge kann ein Leben miteinander stattfinden, das bereits vor bzw. mit der Geburt beginnt.

Die Ausgrenzung der Kleinstkinder und deren Bezugspersonen hätte ein Ende. Es wäre selbstverständlich, daß Kleinstkinder in allen Lebensbereichen anzutreffen sind. Das Bewußtsein der Gesellschaft für die Kleinstkindzeit könnte sich ändern und anerkannt werden, daß Kinder weder ein Klotz am Bein sind, noch einen Verlust der Lebensqualität bedeuten müssen. Die Einschränkungen, die heute meist noch mit der Entscheidung für ein Leben mit Kindern einhergehen, sind nicht naturbedingt. Vielmehr sind sie auferlegt durch gesellschaftliche Dogmen, die eine Ausgrenzung von Eltern und Kindern zur Norm gemacht haben. In den Gesellschaften, wo das Tragen Bestandteil der Kultur ist, ist der Umgang und das Leben mit den Kindern in allen Bereichen eine Selbstverständlichkeit.

Das Miteinander im Umgang mit Kindern muß hier bei uns erst wieder erlernt werden, wie auch das Tragen von Kindern. Der liebevolle Umgang, basierend auf Nähe und Körperkontakt würde das Zusammenleben innerhalb dieser Gesellschaft bereichern.

References

MANNS, A. & A.C. SCHRADER. 1995. *Ins Leben tragen - Entwicklung und Wirkung des Tragens von Kleinstkindern unter sozialmedizinischen und psychosozialen Aspekten.* Berlin.

Frühe Kindheit - Early Childhood

Neurologische und psychomotorische Entwicklungsdiagnostik bei indischen Kindern im ersten Lebensjahr
Neurological and Psychomotorical Developmental Diagnostics within Indian Infants during their First Year

Stefan Leps

Zusammenfassung: Innerhalb der Pädiatrie haben die entwicklungsdiagnostischen Methoden in den letzten 20 Jahren zunehmend an Bedeutung gewonnen. Das frühzeitige Erkennen einer abnormalen Entwicklung der Motorik oder des Verhaltens im Säuglingsalter, ist die Voraussetzung für jede Art der Frühtherapie. Auch in Länder der Dritten Welt beginnt die Entwicklungsdiagnostik eine zunehmende Rolle zu spielen. Da alle entwicklungsdiagnostischen Verfahren in Europa oder den USA entwickelt wurden, ist unklar, inwieweit sie in fremden Kulturen anwendbar sind. Dieser Artikel beschreibt eine Untersuchung, mit der geklärt werden soll, ob zwei in Deutschland entwickelte Methoden der Frühdiagnostik unverändert auf indische Verhältnisse übertragbar sind.

Abstract: During the last 20 years, methods of developmental diagnosis have become more significant in the pediatric field. Early perceiving of an abnormal development of motorical or behavioural funktions during infancy, is the precondition for any kind of early therapy. In so called third-world-countries developmental diagnosis is going to get more significant, too. All methods of developmental diagnosis were established in Europe or USA, so it is not clear, if they are applicable to foreign cultures. This article describes a study, which should clarify, if two methods of early diagnosis which where developed in Germany can be transferred to Indian culture without any modification.

Keywords: Indien, Säuglingsalter, Entwicklungsdiagnostik, Lagereaktionen, zentrale Koordinationsstörung, Geburtshilfe, Asphyxie, Verwandtenehe,
India, perinatal age, developmental diagnostic, cerebral coordination defect, obsterics, osphyxy, marriage within relatives.

Im Frühjahr 1993 entstand die Idee, bereits früher am Kinderzentrum München an deutschen Säuglingen durchgeführte entwicklungsdiagnostische Untersuchungen zu wiederholen. Die Neurokinesiologische Entwicklungsdiagnostik (NKED) nach Vojta und die Münchner Funktionelle Entwicklungsdiagnostik (MFED) von Hellbrügge und Mitarbeitern sollten an indischen Säuglingen durchgeführt werden. Die Ziele waren, zum einen an einer ethnisch fremden Population festzustellen, ob die für die deutschen Säuglinge festgelegten Normwerte auch für indische Säuglinge übernommen werden können und somit die Testverfahren übertragbar sind. Zum anderen sollte herausgefunden werden, inwieweit die Untersuchungsergebnisse der beiden Testverfahren bei indischen Kindern miteinander korrelieren.

Ermöglicht durch ein Stipendium der Theodor Hellbrügge-Stiftung, reiste ich im Januar 1994 nach Trivandrum, Hauptstadt des Bundesstaates Kerala in Südindien, um dort am St. Jude Hospital, einer Privatklinik mit Schwerpunkt Pädiatrie und Geburtshilfe in der Ambulanz ca. 300 Säuglinge zu untersuchen.

Dr. Eapen Thomas, Direktor der Klinik, ermöglichte die Untersuchungen, indem er einen geeigneten Raum zur Verfügung stellte, und dafür sorgte, daß alle Säuglinge die zum Zwecke der Impfung oder Vorsorgeuntersuchung seine Ambulanz durchliefen auch gleich entwicklungsdiagnostisch untersucht werden konnten.

1. Allgemeines zur Entwicklungsdiagnostik

„Die dem Kindesalter eigentümlichen Entwicklungsvorgänge bringen bedeutende Veränderungen im ganzen Organismus, und im Verhalten der verschiedenen Systeme zueinander, hervor. Die Wichtigkeit dieser Entwicklung, ihr Eingreifen in den gesamten Lebensprozeß des kindlichen Organismus ist wenigstens in früherer Zeit nicht gehörig erkannt, oder doch von den ausübenden Ärzten nicht richtig gewürdigt und beachtet worden. Auch mag es jetzt noch oft genug geschehen, daß man die so wichtigen Evolutionsvorgänge bei der Behandlung der Kinderkrankheiten übersieht oder unrichtig beurteilt."

(HENKE 1985: 1)

Die Grundlage jeder Entwicklungsdiagnostik ist die Beobachtung. Mit der Zeit wurden standardisierte Tests entwickelt. Hier sind für die psychomotorische Frühdiagnostik besonders drei Verfahren zu nennen: die Bayley-Scales of Infant Development, der Denver Developmental Screening Test und die Münchner Funktionelle Entwicklungsdiagnostik. Letztere bietet den Vorteil, daß sie nicht nur ein Sreening-Verfahren zum Auffinden auffälliger Kinder ist (Denver-Scales), bzw. einen Gesamtentwicklungswert angibt (Bayley-Scale), sondern nach verschiedenen Funktionsbereichen differenziert.

„Ein Gesamtentwicklungsquotient würde beispielsweise nichts darüber aussagen, ob ein Kind in seiner gesamten funktionellen Entwicklung eine Retardierung aufweist oder nur in einem einzelnen Funktionsbereich ... Ein globaler Entwicklungsquotient würde also differentialdiagnostische Hinweise verwischen und könnte damit auch keine therapeutischen Ansatzmöglichkeiten aufzeigen." (HELLBRÜGGE 1985: 65)

Ziel der Psychomotorischen Frühdiagnostik ist es, in ihrer Entwicklung auffällige, gestörte Kinder ausfindig zu machen, um sie dann möglichst schnell einer Therapie zuzuführen.

2. Die entwicklungsdiagnostischen Untersuchungsmethoden
2.1 Neurokinesiologische Diagnostik nach Vojta

Seine jahrzehntelange Erfahrung in der Kinderneurologie ermöglichte es Vojta mit sieben, teils von ihm entdeckten oder modifizierten, teils schon vor längerem in der Literatur beschriebenen Lagereaktionen eine entwicklungsneurologische Diagnostik zu erstellen.

Die bei Anwendung der Lagereaktionen definierte Veränderung der Körperlage im Raum führt über das Gleichgewichtsorgan, Propriozeptoren und die Verarbeitung optischer Eindrücke im ZNS zu typischen, immer gleichen Reaktionsmustern der jeweiligen Altersstufe. Dies macht man sich in der neurokinesiologischen Diagnostik zunutze.

Im Gegensatz zur klassisch neurologischen Untersuchung, bei welcher der Patient passiv bleibt, fordert die Durchführung der NKED die aktive Teilnahme des Kindes heraus.

„Erst der Bewegungsablauf, vom Patienten selbständig durchgeführt, gibt uns die Möglichkeit der Analyse der normalen Abläufe und ihrer Abweichungen." (FLEHMING 1987: 35)

Ziel der NKED ist das Erkennen von Kindern mit zentraler Koordinationsstörung, d.h. einer mangelhaften Verarbeitung multiafferenter Reize im ZNS. So können zerebrale Bewegungsstörungen, insbesondere die Zerebralparese in ihren Frühstadien erkannt und krankengymnastisch therapiert werden.

Folgende Lagereaktionen werden geprüft:

1. Traktionsreaktion
2. Landaureaktion
3. Axillare Hängereaktion
4. Seitenkippreaktion nach Vojta
5. Horizontale Seitenhängereaktion nach Collis
6. Vertikale Hängereaktion nach Peiper und Isbert
7. Vertikale Hängereaktion nach Collis

(Tab. 1 aus: HELLBRÜGGE 1985: 230)

Für jedes Alter des Säuglings gibt es ein typisches Antwortmuster, das dann einer bestimmten Phase in der Entwicklung des Säuglings zugeordnet werden kann.

Vojta schreibt über die diagnostische Bedeutung seiner NKED:

„In verschiedenen Altersstufen führt eine bestimmte Änderung der Körperlage zu einer bestimmten, dem Alter entsprechenden Reflexhaltung und -bewegung. Aus ihrer Art kann man direkt auf das Entwicklungsalter schließen." (VOJTA 1983)

2.1.1. Quantitative Beurteilung der Lagereaktionen

Da das Resultat der Lagereaktionen stark von den Untersuchungsbedingungen, vom Erregungszustand des Kindes bei der Untersuchungssituation abhängig ist, wird nicht die Intensität der Ausprägung der abnormen Lagereaktion, sondern die Anzahl der abnormal verlaufenden Lagereaktionen als Beurteilungsmaßstab gewertet:

„Um leichteste zentrale Koordinationsstörungen (ZKS) handelt es sich, wenn ein bis drei Lagereaktionen

Frühe Kindheit - Early Childhood

Tab. 1
Tabellarische Übersicht über die Lagereaktionen für die kinesiologische Diagnostik nach Vojta. Zusammengestellt von F. LAJOSI und H. BAUER aus dem Buch *„Neurokinesiologische Diagnostik"* (Hrsg. Th. HELLBRÜGGE).

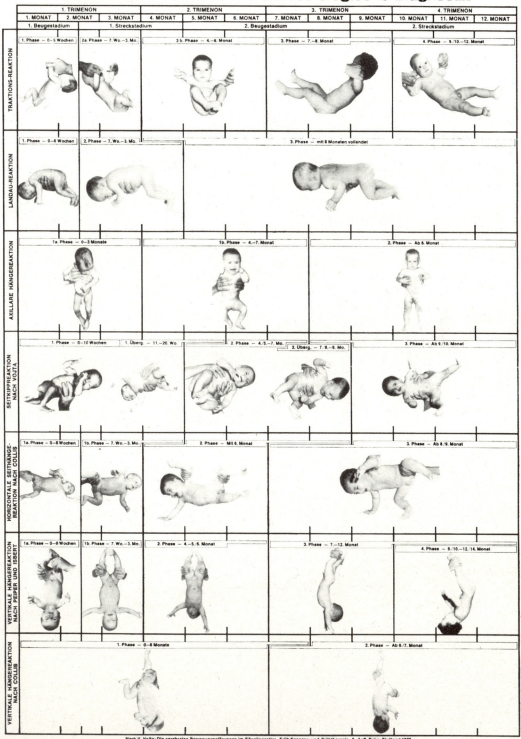

abnormal verlaufen. Bei einer leichten ZKS sind vier bis fünf Reaktionen auffällig, bei einer mittelschweren sechs bis sieben. Von einer schweren ZKS sprechen wir, wenn zusätzlich noch ein auffallender gesteigerter oder geschwächter Muskeltonus vorhanden ist.

Die globalen Lagereaktionen sind in Teilmuster gegliedert. Selbst wenn nur ein einziges Teilmuster von der Norm abweicht, wird die ganze Lagereaktion als abnormal bezeichnet. Nach dem Screening mit Hilfe der Lagereaktionen müssen die wichtigsten primitiven Reflexe und Reaktionen berücksichtigt werden. Außerdem wird das spontane Verhalten des Kindes beschrieben." (VOJTA 1988: 61)

Nach Untersuchungen von Vojta finden sich in der Gruppe der mittelschweren und schweren ZKS am häufigsten zerebralparetisch bedrohte Säuglinge. Daher werden Kinder aus diesen Gruppen unmittelbar einer krankengymnastischen Therapie zugeführt. Bei Kindern mit einer leichten ZKS wird nur dann eine Therapie begonnen, wenn noch zusätzliche neurologische Auffälligkeiten bestehen. Ansonsten werden sie sechs bis acht Wochen später nachuntersucht. Kinder mit leichtester ZKS werden nicht behandelt.

Der Vorteil der NKED liegt in klar definierten und genormten Untersuchungsgängen, die einen Vergleich mehrerer zeitlich aufeinanderfolgender Untersuchungen leicht macht. (Abb.1 und Abb.2)

2.2 Münchner Funktionelle Entwicklungsdiagnostik

Die MFED wurde von Hellbrügge und Mitarbeitern auf der Basis der Entwicklungsphysiologischen Tabellen für das Säuglingsalter entwickelt. Grundlage hierbei ist die Annahme, daß jede höhere Entwicklungsstufe auf einer vorangegangenen aufbaut. Die Entwicklung des Kindes wird hier in Einheiten aufgeteilt, die das jeweilige repräsentative Verhalten zu diesem Zeitpunkt darstellen sollen. Um hierbei der Tatsache gerecht zu werden, daß, das kindliche Verhalten ein Kontinuum mit fließenden Übergängen darstellt, wurden für manche Monatsstufen mehrere Verhaltensweisen angegeben. In den Fällen, in denen der Fortgang bis zum nächsten abgrenzbaren Entwicklungsschritt über einen Monat andauerte, wurde auf die Unterteilung in monatliche Schritte verzichtet. Ansonsten wird in jeden Lebensmonat für jeden Funktionsbereich nur ein bestimmtes Verhalten angegeben.

Die MFED unterscheidet folgende acht Funktionsbereiche:
Krabbeln, Sitzen, Laufen, Greifen, Perzeption, Sprechen, Sprachverständnis und Sozialverhalten. (Tab. 2 aus: ERNST 1983: 32)
Für jeden dieser Bereiche wird das erreichte Entwicklungsalter angegeben, so daß dann ein Entwicklungsprofil des jeweiligen Kindes angelegt werden kann, welches auf den ersten Blick Auskunft darüber gibt, ob nur ein, oder aber mehrere Bereiche von einem Entwicklungsrückstand betroffen sind.

Ziel der MFED ist es also, Entwicklungsrückstände in bestimmten Funktionsbereichen aufzudecken.

„Kinder die in verschiedenen psychomotorischen Funktionen in ihrer Entwicklung gegenüber den Durchschnittswerten ihrer Altersstufe voraus sind, sind vom sozialpädiatrischen und vom klinisch-psychologischen Standpunkt aus, d.h. im Hinblick auf die Therapiebedürftigkeit, uninteressant" (HELLBRÜGGE 1985: 63)

Daher wird in der MFED von einem Mindestverhalten ausgegangen. Es ist das Verhalten, „das von 90 % der untersuchten Kinder einer Stichprobe in einem entsprechenden Lebensmonat oder einer entsprechenden Altersstufe erbracht wurde." (HELLBRÜGGE 1985: 64)

„Zum Beispiel ist ein Krabbelalter von vier Monaten dasjenige Verhalten eines Kindes, das von 90 % der Säuglinge im Alter von vier Monaten beherrscht wird. Im chronologischen Alter von sechs Monaten bedeutet ein Krabbelalter von vier Monaten bereits ein Entwicklungsrückstand. Im chronologischen Alter von drei Monaten ist ein Krabbelalter von vier oder fünf Monaten als normal zu bezeichnen." (HELLBRÜGGE 1985: 64) (Abb. 3 und Abb. 4)

Perzeptionsalter: zwei Monate, jedoch Greifalter von fünf Monaten. Ursache der Diskrepanz: Alle Items des Perzeptionsalters, die die Hörfunktion prüfen, fielen negativ aus. Hörstörungen sind beim Down-Syndrom häufig.

3. Die Durchführung der Untersuchungen in Trivandrum:

Um möglichst zuverlässige Daten zu gewinnen ist es sowohl für die NKED als auch die MFED wichtig, konstante Untersuchungsbedingungen und eine ruhige Umgebung zur Verfügung zu haben. Während den Untersuchungen mußten die Säuglinge wach sein, sie sollten möglichst nicht schreien oder hungrig sein. Untersucht wird immer in Gegenwart der Mutter oder einer anderen Bezugsperson.

Frühe Kindheit - Early Childhood

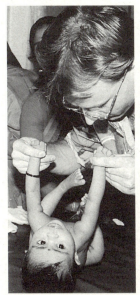
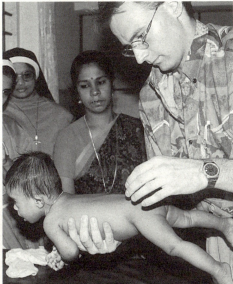
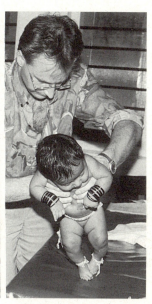

Abb. 1: Prüfung der Traktionsreaktion, fünfmonatiger Säugling mit Down-Syndrom

Abb. 2: Prüfung der Landau-Reaktion, Kind aus Abb. 1, alle sieben Lagereaktionen verliefen abnormal

Abb. 3: Diagnostik des Laufalters, fünfmonatiger Säugling mit Down-Syndrom, Laufalter: drei Monate

Die Eltern können und sollten z.T. durchaus aktiv in die Untersuchung einbezogen werden. (Dies gilt nur für die MFED, nicht jedoch für die NKED.)

Zur Durchführung der MFED für das erste Lebensjahr steht standardisiertes Testmaterial, wie z.B. einfarbige Holzwürfel, bunte Plastikscheibchen, eine Glocke, eine Puppe usw. zur Verfügung. Für die NKED braucht der Untersucher nur warme Hände und einen Reflexhammer für Säuglinge.

Die Eltern und Kinder, welche die Ambulanz des St. Jude Hospitals aufsuchten und somit auch in die Daten dieser Untersuchung eingingen, stammten aus verschiedenen Gesellschaftsschichten. so reichte die Spannbreite vom einfachen Arbeiter, LKW-Fahrer, Mechaniker, über städtische Angestellte, selbständige Goldschmiedehandwerker, Lehrer, bis hin zum Rechtsanwalt oder Chief-Ingenieer der Elektrizitätswerke. Die Berufsangaben sind in der Regel die des Vaters und Ehemannes, selten die der Mutter. Alle Familien mußten vor der Aufnahme in der Ambulanz 35 Rupien bezahlen, was umgerechnet ca. 2,-- DM sind und somit sehr günstig war. Die staatlichen Kliniken bieten zwar eine kostenlose Versorgung an, genießen aber einen eher schlechten Ruf, so daß viele Familien, die sich die niedrigen Gebühren leisten können, das Angebot des St. Jude Hospital bevorzugen. Das Haus verfügt neben mehreren Stationen über eine eigene Apotheke und eine Blutbank. Alle verwendeten Injektionsnadeln und Spritzen werden nur einmal benutzt, es stehen mehrere Sterilisatoren zur Verfügung und im Haus wird zweimal am Tag geputzt.

Tagsüber kamen die Mütter meist allein mit ihren Kindern, oder in Begleitung einer Verwandten, häufig der Schwiegermutter, abends und am Wochenende meist mit dem Ehemann.

Die Verständigung mit den Eltern erfolgte in Englisch, war dies nicht möglich, übersetzte eine Schwester ins Englische. Dies war insbesondere wichtig, um die Daten zu den Items Sprechalter, Sprachverständnisalter und Sozialalter der MFED zu erheben, die nur durch Elternbefragung feststellbar sind.

Die meisten Familien nahmen das Angebot einer zusätzlichen entwicklungsdiagnostischen Untersuchung erfreut an, manchmal etwas zögerlich und skeptisch - was würde wohl der fremde Doktor aus Deutschland mit ihren Babys machen - dürfte der Hintergedanke gewesen sein. In keinem einzigen Fall lehnten die Eltern das Angebot ab.

Anders verhielt es sich bei dem Versuch, Videoaufnahmen von den Untersuchungen zu machen. Obwohl den Eltern erklärt wurde, daß die Aufnahmen ausschließlich wissenschaftlichen Zwecken dienen würden und der Name des Kindes nicht genannt werden würde, lehnten dies viele Familien ab. Auf die Nachfrage, warum sie dies nicht wollten, wurde achtmal die Befürchtung geäußert, von der Videokamera ginge der böse Blick aus.

Ansonsten schien häufig die Angst davor eine Rolle zu spielen, daß Verwandte oder Nachbarn mitbekommen könnten, das daß Kind auf seine (möglicherweise abnormale) Entwicklung hin untersucht wurde, falls Teile der Filmaufnahmen doch irgendwie in das Fernsehen geraten würden. So zeigte sich hier die sehr typische, fast schon ins pathologische reichende Angst vieler indischer Familien, ins Gerede kommen zu können.

Am häufigsten gaben die anwesenden Großeltern den Ausschlag zu der ablehnenden Haltung gegenüber Videoaufnahmen. Mehrfach hatten Mutter oder Vater schon zugestimmt aber Oma oder Opa dann doch noch ihr Veto eingelegt. Überhaupt fiel die sehr dominante Rolle der während der Untersuchungen manchmal anwesenden Großeltern, insbesondere der Schwiegermütter der Frauen auf. Das ging manchmal soweit, daß die Großmutter des Babys die Initiative übernahm, während die leibliche Mutter ziemlich unbeteiligt in der Ecke stand und zusah.

Je moderner und westlicher die Eltern der Säuglinge in Umgangsformen und Kleidung wirkten, desto höher war die Bereitschaft zu Videoaufnahmen.

4. Zum kulturellen und sozialen Hintergrund der Bevölkerung in Kerala

Der Bundesstaat Kerala gehört zu den kleinsten Staaten der indischen Union, dennoch ist er in mehrfacher Weise herausragend: An der Westküste Südindiens gelegen, fand hier schon frühzeitig kultureller und wirtschaftlicher Austausch mit arabischen, europäischen und anderen asiatischen Ländern statt. Durch die Western Gathes, ein langgezogenen Gebirgszug, war Kerala lange Zeit vom Rest des Subkontinents relativ isoliert. Alltagssprache ist, neben Englisch in den höheren Schichten, Malayalam, eine der vielen Regionalsprachen Indiens.

Kerala zeichnet sich auch durch die den verschiedenen Religionsgruppen zugehörige und dennoch friedlich zusammenlebende Bevölkerung aus. So sind ca. ein Drittel der Einwohner katholisch, ein Drittel Hindus und ein Drittel Moslems. Herausragend ist die extrem niedrige Analphabetenzahl von ca. fünf Prozent der Bevölkerung (im Vergleich: die gesamte indische Union mit 55-60 % Analphabeten) und die niedrigste Geburtenrate Indiens mit ca. 1.8 Kindern pro Familie.

Die gute Grundschulausbildung der Bevölkerung liegt auch an der großen Anzahl verschiedener katholischer Orden, die viele Lehrer zur Verfügung stellen und auch eigene Schulen unterhalten.

In Kerala gibt es bisher kaum Industrie. Haupteinnahmequelle ist die Landwirtschaft und hier spielt vor allem die Kokosnuß und der Reis eine Rolle. Im Vergleich zu Restindien, v.a. dem Norden wirkt die Bevölkerung weniger arm, und man sieht erstaunlich wenig Bettler.

Die Regierung Keralas ist bemüht, soziale Absicherungen und eine Mindestrente für die Bevölkerung einzuführen. Außerdem wird versucht, die vergleichsweise wenigen Slums abzureißen und den Bewohnern einfache Häuser zu errichten.

5. Zielsetzung der Arbeit

Insgesamt wurden in Trivandrum 268 Kinder nach der NKED und MFED untersucht. Von diesen Kindern wurden zusätzlich folgende Daten erhoben:
Geburtsdatum, Geschlecht, Art der Geburt (spontan, eingeleitet, Zange, Vakuum, Sektio) und aktuelle Erkrankung.
Bei ca. 170 Kindern wurden darüber hinaus Gewicht, Länge, Kopfumfang, Brustumfang und Bauchumfang gemessen. Diese Daten sollen mit den für indische Säuglinge geltenden Normwerten verglichen werden.
Für die indischen Population der Kinder im ersten Lebensjahr sollen Normen zur NKED und MFED erstellt werden.
Daher gelten besondere Voraussetzungen für die Aufnahme der untersuchten Kinder in diese Arbeit:

1. Sie müssen gesund sein.
Die Kinder durchliefen eine Vorsorgeuntersuchung in der pädiatrischen Ambulanz des St. Jude Hospital, sie wurden dort vom Chefarzt internistisch untersucht. Es wurden nur Kinder in die Stichprobe aufgenommen, die internistisch-pädiatrisch und neurologisch unauffällig waren. Als

neurologisch unauffällig gelten diejenigen Kinder, die in der NKED maximal drei abnormale Lagereaktionen und in den Items der MFED nicht mehr als zwei Monate Entwicklungsrückstand aufweisen.
2. Die Kinder wurden noch nie physiotherapeutisch behandelt.
3. Sie waren nicht mehr als drei Wochen vor dem normalen Termin zur Welt gekommen.

Letztendlich soll diese Arbeit dazu beitragen, herauszufinden, ob die ermittelten Normwerte für die NKED und MFED sich soweit mit den deutschen Normwerten decken, daß beide Untersuchungsverfahren ohne weiteres in Indien angewandt werden können, wie dies schon jetzt in einigen Kliniken geschieht.

Der andersartige kulturelle Hintergrund in Indien wirkt sich durchaus auf das Heranwachsen des Säuglings aus. So sind in Indien der Kinderwagen oder der Laufstall praktisch unbekannt. Die Kinder werden von den Müttern oder Geschwistern im Tragetuch oder seitlich an der Hüfte getragen. Zu Hause genießen sie meist viel Bewegungsfreiheit. Sie krabbeln auf dem Boden umher und spielen dort auch. Dies dürfte sich besonders in den Items Krabbelalter, Sitzalter und Laufalter der MFED mit einem vergleichsweise schnelleren Erreichen der Idealwerte als bei der deutschen Kontrollgruppe bemerkbar machen. In ländlichen Regionen, in denen häufig Schlangen vorkommen, werden die Kinder dagegen oft vom Umherkrabbeln abgehalten. Dies dürfte dann den entsprechend umgekehrten Effekt auf das Erreichen der Normwerte für das Krabbelalter haben.

Die Unmenge an Kinderspielzeug, wie es sie bei uns gibt, ist in Indien unbekannt. Meist spielen die Kinder mit einfachsten Puppen und schlichtem Holzspielzeug, oft nur mit Steinen und anderen Gegenständen, die sie finden. Nach erster Durchsicht der Untersuchungsprotokolle hat dies aber keinen negativen Einfluß auf die Items Greifalter und Perzeptionsalter.

Im Vergleich zu westlichen Standards ist die geburtshilfliche und neonatologische Grundversorgung in Indien, besonders in ländlichen Regionen schlecht. So gibt es vergleichsweise viele Kinder, die an den Folgen einer Asphyxie und des z.T. in Folge entstehenden Hydrozephalus, wie z.B. Krampfanfälle, Zerebralparesen und Entwicklungsretardierungen leiden.

Außerdem ist die relativ hohe Anzahl von Verwandtenehen, meist im Verhältnis Cousin/Cousine zu beachten, die das gehäufte Auftreten von schweren Stoffwechselerkrankungen, oft mit der Folge schwerer geistiger Behinderung, nach sich ziehen.

All dies sollte beim Erfassen und vor allem beim Auswerten und Interpretieren der Daten berücksichtigt werden.

Derzeit befindet sich die Arbeit im Stadium der Auswertung. Konkrete Resultate, die evtl. Auswirkungen auf die Anwendung der NKED und MFED in Indien haben könnten, können daher erst nach Durchführung der statistischen Berechnungen vorgelegt werden.

Anmerkung
Ein Bericht über das Arbeitskonzept und die Durchführung der Untersuchungsreihe zu meiner Dissertationsarbeit aus dem Institut für Soziale Pädiatrie und Jugendmedizin der Universität München Vorstand: Prof. Dr. Dr.h.c. Hubertus von Voss

References
ERNST, B. 1983. *Grundsätze der neuromotorischen und psychologischen Entwicklungsdiagnostik*. Stuttgart.
HELLBRÜGGE, T. (Ed) 1985. *Münchner Funktionelle Entwicklungsdiagnostik*. Lübeck.
HENKE, 1985. In: *Münchner Funktionelle Entwicklungsdiagnostik*. Edited by T. HELLBRÜGGE, p. 1.Lübeck.
FLEHMING, I. 1990. *Normale Entwicklung des Säuglings und ihre Abweichung*. Stuttgart.
VOJTA, V. 1983 In: *Grundsätze der neuromotorischen und psychologischen Entwicklungsdiagnostik*. Edited by B. ERNST, p. 22. Stuttgart.
-----. 1988. *Die zerebralen Bewegungsstörungen im Säuglingsalter*. Stuttgart.

Tab. 2
Tabelle aus: Th. Hellbrügge et al. 1978. *Münchener Funktionelle Entwicklungsdiagnostik* München, Wien, Baltimore.

Psychomotorische Entwicklung des Säuglings
Tabellarische Übersicht nach der Münchener Funktionellen Entwicklungsdiagnostik zusammengestellt
von Theodor Hellbrügge

	Krabbelalter	Sitzalter	Laufalter	Greifalter	Perzeptionsalter	Sprechalter	Sprachverständnisalter	Sozialalter
Ende 12. Monat						Erste sinnvolle Silbe	Befolgt einfache Aufforderungen	Reicht der Bezugsperson einen Gegenstand, wenn es durch Gesten oder Worte dazu aufgefordert wird
Ende 11. Monat							Reagiert auf Verbote	
Ende 10. Monat						Dialog; Nachahmung gekonnter Silben	Sucht auf Befragen nach Person oder Gegenstand durch Kopfdrehen	
Ende 9. Monat						Silbenverdopplung		Deutliches Fremdeln
Ende 8. Monat						Flüstern		Reagiert freudig auf Versteckspiel hinter Möbeln
Ende 7. Monat			- Hopsen			Plaudern durch deutliche Silben bei wechselnder Lautstärke und Tonhöhe		Verfolgt Tätigkeiten der Bezugspersen
Ende 6. Monat								Unterschiedliches Verhalten gegenüber Bekannten und Unbekannten
Ende 5. Monat						Rhythmische Silben		Lacht stimmhaft, wenn es geneckt wird
Ende 4. Monat						Blaserlaute (w-artig) Lippen (m, b) Juchzen		
Ende 3. Monat						rrr-Ketten		„Soziales Lächeln"
Ende 2. Monat						Kehllaute: e-eche ek-che, e-rrhe		Fixiert ein bewegtes Gesicht und folgt ihm
Ende 1. Monat						Vokallaute zwischen ä, e, ähä, hä		Innehalten bei Erblicken eines Gesichtes
Neugeborenes						Schreien bei Unlust		Beruhigt sich auf dem Arm

Kinder im Visier der deutschen Pharmaindustrie
Targetting Children. German Pharmaceuticals in Third World Countries
Karin Pichlbauer & Annette Will (BUKO Pharma-Kampagne)

Zusammenfassung: Eine aktuelle Untersuchung der BUKO Pharma-Kampagne belegt, daß deutsche Pharmafirmen in der Dritten Welt noch immer unsinnige, unwirksame oder gefährliche Arzneimittel vermarkten. Zusammen mit neun Gesundheitsgruppen aus der Dritten Welt wurden deutsche Arzneimittel untersucht, die an Kinder verabreicht werden. Kinder sind weltweit am stärksten von den Krankheiten der Armut betroffen und daher eine lukrative Zielgruppe für die Pharmaindustrie. 26 solcher irrationaler Arzneimittel wurden unter den angebotenen Vitaminpräparaten und Stärkungsmitteln, Erkältungsmitteln sowie Fieber- und Schmerzmitteln gefunden. Die Vermarktung dieser Medikamente in den Ländern der Dritten Welt hat vielfältige negative Folgen: Eine Behandlung mit sinnvollen Medikamenten wird verhindert, in manchen Fällen werden die PatientInnen weiteren Gesundheitsrisiken ausgesetzt, knappe Ressourcen in privaten und staatlichen Gesundheitsbudgets werden verschwendet und Eltern werden falsche Versprechungen gemacht. Die BUKO Pharma-Kampagne fordert die betreffenden Firmen auf, die 26 Arzneimittel unverzüglich vom Markt zu nehmen.

Abstract: A new study of BUKO Pharma-Kampagne shows that German pharmaceutical companies are still marketing ineffective, irrationally combined, or hazardous drugs in Third World countries. In cooperation with nine health action groups from developing countries BUKO Pharma-Kampagne analysed German drugs used by children. Children are a profitable target group for the pharmaceutical industry since they are strongly affected by poverty diseases. Among multivitamine preparations, tonics, cough and cold remedies, analgesics and antipyretics 26 irrational drugs have been found. The marketing of irrational medicines has negative consequences. Patients are not treated with the right drugs, they can be exposed to additional health risks, scarce private and national health resources are wasted and false promises are made to parents. BUKO Pharma-Kampagne demands that the companies in question withdraw these drugs immediately from the market.

Keywords: irrationale Arzneimittel, Arzneimittel für Kinder, Arzneimittelwerbung, Pharma-Industrie, Dritte Welt, irrational pharmaceuticals, drugs for children, drug promotion, pharmaceutical industry, Third World.

1. Kindergesundheit und Arzneimittel in der Dritten Welt

Bei der Frage, wie man Kindern in der Dritten Welt zu einer besseren Gesundheit verhelfen kann, geht oft der erste Gedanke zu Arzneimitteln. Aber Kindergesundheit hat viele Facetten, und die Bekämpfung von Krankheiten ist nur ein Ausschnitt aus dem breiten Spektrum von Faktoren, die die Gesundheit von Kindern in der Dritten Welt bestimmen. Die Gesundheit von Kindern ist vor allem ein Problem der Armut. Zu den von den Vereinten Nationen 1990 festgeschriebenen Kinderrechten gehört auch das Recht aller Kinder auf Gesundheit. Aber wie läßt sich Kindergesundheit wirklich fördern?

Armut macht krank
Die Lebenssituation der meisten Kinder in der Dritten Welt ist durch die Armut geprägt. Armut und Krankheit sind zwei Faktoren, die zusammengehören: Über 30% aller Kinder unter 5 Jahren sind mangelernährt und untergewichtig (ANONYMUS 1994: 2). Ein Viertel der Infektionskrankheiten und knapp 60 % aller Durchfallerkrankungen, die tödlich verlaufen, werden durch Unterernährung mitverursacht.

Chiquitos (Bolivien): Hunger macht krank[1]
Sie heißen Felipe, Rosa oder Maria. Sie sterben an einem Windzug, der in der heißen Trockenzeit plötzlich von Süden aufkommt und den erhitzten Körper im Schlaf so angenehm kühlt. Weil die Kinder von Mangelernährung geschwächt sind, wird aus der Erkältung eine Bronchitis, aus der Bronchitis eine Lungenentzündung. Und obwohl das Antibiotikum teuer ist, ist es schon zu oft und falsch eingesetzt worden: Die Krankheitserreger sind resistent geworden, die Kinder nicht.
Bei einem Drittel aller Krankheiten, die zum Tode von Kindern führen, spielt Mangelernährung eine Rolle. Ob Erkältung, Durchfall oder Masern: für Kinder, die hungern, können sie tödlich sein.

---
[1] Beispiele für Lebenssituationen von Kindern: Peter Strack.

Kinder sind die schwächste und verletzlichste Bevölkerungsgruppe und sollten besondere Aufmerksamkeit und Unterstützung erfahren. Aber gerade Kinder sind von den schlechten Lebensbedingungen in vielen Ländern der Dritten Welt am härtesten betroffen. Die meisten von ihnen haben nicht die Chance, gesund aufzuwachsen. Sie sind häufig schon bei der Geburt unterernährt. Die schlechte körperliche Verfassung ihrer Mütter, unzureichende Ernährung, schlechte hygienische Zustände, Mangel an sauberem Trinkwasser und schlechte Wohnverhältnisse schaffen eine Lebenssituation, in der Krankheiten an der Tagesordnung sind. Solche Verhältnisse schwächen die Widerstandskraft des Körpers und fördern die Ausbreitung von Infektionen. Vor allem Kleinkinder aber haben wenig Chancen, genug Abwehrkräfte zu entwickeln und sterben an banalen Erkrankungen wie Durchfall oder Masern, die bei uns i.d.R. harmlos verlaufen.

Kinderarbeit ist an der Tagesordnung. Schon kleine Kinder müssen oft viele Stunden täglich harte Arbeit leisten, um das Überleben der Familie sichern zu helfen. Viele Kinder erleben ihr fünftes Lebensjahr nicht, und Überlebende tragen häufig genug durch Unterernährung und harte Arbeit schwere körperliche Schäden davon.

Markundi (Indien): Berufskrankheiten
Mit acht Jahren kam Hira in die Teppichmanufaktur. Seitdem knüpft er hockend in stickiger und staubiger Luft von Sonnenauf- bis Sonnenuntergang Teppiche - auch für den deutschen Markt. Wie lange noch? Asthma und Tuberkulose sind bei den jungen Teppichknüpfern weit verbreitet. Schwere gesundheitliche Schäden tragen auch Kinder davon, die in Glasbläsereien, bei der Zigarettenherstellung, in Perlen- und Diamantenschleifereien, auf Baustellen, in Steinbrüchen, Ledergerbereien und Streichholzfabriken oder im Müllrecycling arbeiten.

Obwohl die Kindersterblichkeitsrate seit Anfang der achtziger Jahre erheblich zurückgegangen ist, sterben in den Ländern der Dritten Welt jedes Jahr über zwölf Millionen Kinder unter fünf Jahren an den Krankheiten der Armut. Mehr als vier Millionen sterben an Atemwegserkrankungen, drei Millionen an Durchfallerkrankungen und 1,2 Millionen an Masern (WHO 1995). Die meisten dieser Krankheiten lassen sich durch eine Verbesserung der Lebenssituation verhindern.

Angesichts dieser Zahlen wird der Stellenwert, den Arzneimittel bei der Gesundheitsförderung von Kindern haben können, deutlich: Wer unterernährt ist, braucht zuallererst Nahrung und nicht Arzneimittel. Wer durch schmutziges Wasser immer wieder Durchfall- und Wurmerkrankungen bekommt, braucht vor allem sauberes Wasser. Es ist besser, für ausreichende Nahrung und Sanitäreinrichtungen zu sorgen und damit den Krankheiten vorzubeugen, als immer wieder von neuem die gleichen Krankheiten mit teuren Arzneimitteln zu behandeln.

Guatemala: Für alle Fälle Bayer
Der Landarbeiter Oscar Ovando erzählt dem Journalisten Andreas Boueke von der Arbeit seiner Kinder auf den Baumwollfeldern: „Bevor wir die Gifte versprühen, binden wir den Kindern Tücher um die Nase. Aber manchen wird übel. Dann geben wir ihnen Alka-Seltzer." Da hat der Chemie-Multi Bayer gleich doppelt verdient, und die Kinder können weiterarbeiten. „Wir haben auch schon welche in die Notaufnahme des Krankenhauses bringen müssen", ergänzt Ovando. Auch für die Kinder, die in Deutschland über Textilien mit den Pestiziden in Kontakt kommen und zunehmend unter Allergien leiden, hat die Pharma-Abteilung von Bayer gewiß ein Mittel anzubieten.

Arzneimittel können bei Armutskrankheiten nur begrenzt hilfreich sein. Sie können einen wichtigen Beitrag zur Gesundheitsversorgung leisten, aber nur dann, wenn es sich um sinnvolle und wirksame Arzneimittel handelt, die den Bedürfnissen der Menschen in der Dritten Welt entsprechen. Erschrecken muß in dem Zusammenhang die Feststellung der Weltgesundheitsorganisation (WHO), daß „2/3 aller Arzneimittel, die von Kindern konsumiert werden, vermutlich wenig oder gar keinen Nutzen (haben)" (WHO 1987: 11).

Die deutsche Pharmaindustrie vermarktet eine Vielzahl von Arzneimitteln in der Dritten Welt. Ihr Arzneimittelsortiment ist jedoch den Gesundheitsbedürfnissen der Menschen dort nicht angepaßt. Die Firmen bieten z.B. unwirksame Arzneimittel an, deren Kauf reine Geldverschwendung ist. Bei manchen von ihnen versprechen sie sogar, daß diese Präparate dabei helfen können, ein Kind gesund aufwachsen

Frühe Kindheit – Early Childhood

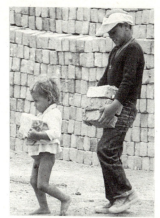

Abb. 1
Kinder arbeiten in einer Ziegelei in Kolumbien

zu lassen. Das können diese Arzneimittel nicht. Andere Medikamente wiederum sind zwar wirksam, aber mit großen Risiken behaftet; hier wird die Gesundheit der Kinder zusätzlich gefährdet.

Der Beschluß der Pharma-Kampagne, das Thema *Kinder und Arzneimittel in der Dritten Welt* genauer zu untersuchen, wurde von Gesundheitsgruppen aus allen Teilen der Welt begrüßt. Wir erhielten nicht nur viel positive Resonanz, sondern auch eine Fülle von Materialien (Ärzte- und Apothekenwerbung, Beipackzettel usw.)[2]. Für diese Broschüre haben wir das eingegangene Material in bezug auf drei Arzneimittelgruppen ausgewertet, bei denen es besonders viele oder krasse Beispiele für unsinnige oder risikoreiche Medikamente gibt:

* Vitaminpräparate und Appetitstimulanzien
* Husten- und Erkältungsmittel
* Schmerz- und Fiebermittel.

Um die Situation von Kindern in der Dritten Welt grundlegend zu verbessern und ihnen die Chance zu geben, gesünder aufzuwachsen, braucht man keine unermeßlichen Geldsummen. Wenig Geld an der richtigen Stelle könnte viel bewirken, was Arzneimittel nicht können. Nach einer Schätzung von Unicef werden jährlich etwa 34 Milliarden Mark benötigt, um die Grundbedürfnisse aller Kinder zu erfüllen: ausreichende Nahrung, medizinische Grundversorgung, eine Grundausbildung und sauberes Trinkwasser. Das ist weit weniger, als pro Jahr weltweit für den Golfsport ausgegeben wird, weniger als ein Siebtel der Ausgaben für Werbung oder Zigaretten, und nur etwas mehr als vier Prozent des jährlichen Militärbudgets. (MEDICAL TRIBUNE 1994)

Arzneimittel sind eine wichtige Hilfe im Krankheitsfall, aber eher eine Notmaßnahme. Armut können sie nicht heilen. Irrationale und risikoreiche Arzneimittel haben in keinem Land der Welt etwas zu suchen. Besonders in der Dritten Welt sind sie eine gesundheitspolitische Fehlinvestition, die nur den Herstellern nutzt. Helfen Sie uns, daß solche Medikamente nicht weiter vermarktet werden! Auf den folgenden Seiten stellen wir Ihnen eine Reihe von Arzneimitteln vor, deren Marktrücknahme wir fordern. Wie Sie diese Forderungen unterstützen können, lesen Sie am Ende des Beitrags.

2. Was braucht ein Kind zum Wachsen?

Die Pharmaindustrie empfiehlt: Appetitstimulanzien, Leberextrakte, Multivitaminpräparate, Mittel zur Blutbildung und dergleichen mehr. Aber Vorsicht! Solche Mittel lassen nur die Firmen wachsen und gedeihen. Sie sind überflüssig, sinnlos, manchmal sogar gefährlich und immer eine Geldverschwendung. Die Pharmaindustrie bietet zahlreiche Präparate an, die das allgemeine Wohlbefinden verbessern, Mangelerscheinungen vorbeugen und besonders Kindern zu einem gesunden Wachstum verhelfen sollen. Dabei ist offenbar nicht nur der deutsche Markt lukrativ. Auch in den Ländern der Dritten Welt finden sich zahlreiche solcher Arzneimittel, die oftmals teurer sind als nahrhafte und wohlschmeckende Lebensmittel.

---

[2] An dieser Studie waren folgende Gruppen und Personen beteiligt, denen wir für ihre Unterstützung danken:
- The Network of Assotiation for Rational Use of Medication in Pakistan, Pakistan
- Sociedade Brasileira de Vigilancia de Medicamentos (Sobravime), Brasilien
- Grupo de Prevencao ao Uso Indevido de Medicamentos (GPUIM), Brasilien
- Accion International para La Salud (AIS), Ecuador
- Health Action International (HAI), Mexico
- Theresa M. Obwaya, Kenya
- Institute for Consumer Protection, Mauritius
- Drug Action Forum, Indien
- Drug Study Group, Thailand
- Health Action International Network (HAIN), Philippinen

Gerade in armen Ländern ist Unterernährung eine der wichtigsten Krankheitsursachen. Sie führt zu einer höheren Anfälligkeit für Infektionen, verschärft und verlängert Krankheiten, sie behindert die Heilung. Unterernährung führt zu Erschöpfung, Müdigkeit und Appetitverlust und behindert das Wachstum und die geistige Entwicklung von Kindern.

Die Gewichtszunahme ist bei Kindern ein entscheidender Faktor zur Bestimmung ihres Gesundheitszustandes. Wenn Kinder nicht mehr zunehmen und keinen Appetit mehr haben, dann sind das keine Bagatellsymptome, die sich mit ein paar Säften beseitigen lassen. Arzneimittel für die Behandlung von Symptomen wie Appetitverlust oder Erschöpfung anzubieten, hilft nicht weiter, selbst wenn sie wirksam wären. Denn Armutskrankheiten lassen sich mit Medikamenten nicht verhindern, vor allem dann nicht, wenn es den Menschen an so grundlegenden Dingen wie ausreichender Nahrung mangelt. Wenn die Ursache für Appetitverlust aber Infektionen oder andere Erkrankungen sind, so müssen diese behandelt und nicht an den Symptomen herumkuriert werden.

Die Pharmaindustrie appelliert bei der Vermarktung solcher Produkte an die Verantwortung der Eltern. Kaum in der Lage ihre Kinder zu ernähren, greifen diese nur allzu bereitwillig nach dem Strohhalm, den die Firmen ihnen anbieten, und zahlen den verlangten Preis. Das Kinderhilfswerk der Vereinten Nationen, die Unicef, hat errechnet, daß in manchen Gegenden die Mangelernährung von Kindern halbiert werden kann, wenn der Betrag von nur 10 US$ pro Kind aufgewendet würde (UNICEF 1991: 10). Das entspricht zwei Packungen eines Appetitstimulans der Firma Byk Gulden (Sanovit®), die in wenigen Tagen aufgebraucht sind.

Aus der Not der Familien schlagen die Firmen Profit. Dabei sind die Präparate nicht nur überflüssig, sie sind auch unwirksam für die beanspruchten Indikationen, irrational kombiniert oder mit beträchtlichen Nebenwirkungen behaftet. Multivitaminpräparate oder Tonika zur Prophylaxe von Mangelerscheinungen anzupreisen, ist vor dem Hintergrund chronischer Mangelernährung zynisch und spricht nicht für das Verantwortungsbewußtsein der betreffenden Firmen.

Guten Appetit!
Appetitstimulanzien stehen seit langem im Kreuzfeuer der Kritik. Schon vor 10 Jahren startete die britische Organisation Social Audit eine Kampagne, um die Vermarktung von Appetitanregern in den Ländern der Dritten Welt zu stoppen. Eine Umfrage unter Professoren für Kinderheilkunde, Klinische Pharmakologie und Tropenmedizin ergab, daß außer bei eng definierten Fällen niemand Appetitanreger als sinnvoll erachtet. Die meisten Befragten lehnten sie komplett ab. Unethisch, ungerechtfertigt, ungeeignet - dieses Urteil tauchte immer wieder auf (SOCIAL AUDIT/HEALTH ACTION INTERNATIONAL 1987).

Hauptsächlich zwei Wirkstoffe werden als appetitanregend angepriesen: Cyproheptadin und Pizotifen. Beides sind Antihistaminika; Cyproheptadin wird hauptsächlich gegen Allergien eingesetzt, Pizotifen gegen Migräne. Da man aber bei einigen PatientInnen eine Gewichtszunahme als Nebenwirkung beobachtete, wurden die Substanzen hinfort mit einer neuen Indikation vermarktet. Die wenigen Studien zu Cyproheptadin als Appetitstimulans waren methodisch fehlerhaft und konnten die Wirksamkeit nicht überzeugend darlegen. Einer der Marktführer, die amerikanische Firma Merck, Sharpe and Dohme (MSD), hat Ende 1993 zugegeben, daß „die derzeitige medizinische Überzeugung den Gebrauch des Produktes für diese Indikation nicht mehr unterstützt" (MALAM 1994) und den weltweiten Rückzug von Cyproheptadin als Appetitanreger für 1994 angekündigt.

Nicht nur die Wirksamkeit ist zweifelhaft, sondern auch die Zahl der Nebenwirkungen recht ansehnlich: Schläfrigkeit, Schwindel, Schwäche, Erbrechen, Durchfall, Kopfschmerzen, Sehunschärfe, Magersucht, Gereiztheit, Alpträume und andere mehr. Besonders bei Kindern kann es auch zu Schlaflosigkeit, Nervosität, Krampfanfällen und Zittern kommen (REYNOLDS 1989: 443-444, 451).

Manche lernen's nie
Wo immer man nachliest: führende Lehrbücher für klinische Pharmakologie, zahlreiche ExpertInnen und Arzneimittelkontrollbehörden lehnen Cyproheptadin als Appetitstimulans oder Appetitstimulanzien generell ab. Völlig unberührt von diesem wissenschaftlichen Standard vermarktet die Firma Byk Gulden nach wie vor solche Mittel. In Mexiko bietet sie Sanovit® an, eine Kombination von Cyproheptadin und Vitamin B12. Die schlichte Packungsbeilage empfiehlt, das Mittel nicht an Kinder unter zwei Jahren (!) zu verabreichen und bei einer Einnahme von mehr als drei Monaten einen Arzt zu konsultieren. Von Nebenwirkungen, Warnhinweisen oder Kontraindikationen keine Spur.

Auch die Firma Boehringer Ingelheim möchte appetitanregend sein. Sie verkauft in Mexiko das Arzneimittel Catovit®, ein Kombinationsmittel, das vier Vitamine und Prolintan enthält. Prolintan ist eine Substanz, die ähnlich wie Dexamphetamin anregend auf das Zentralnervensystem wirkt. Amphetamine sind für zahlreiche Nebenwirkungen bekannt und vor allem für die Gefahr einer Abhängigkeitsentwicklung. Daß Prolintan den Appetit anregt, ist nirgends belegt. Auch die Firma Boehringer verzichtet darauf, Arzneimittelinformationen zu liefern. Außer der Zusammensetzung gibt es keine weiteren Hinweise auf oder in der Packung.

Leberextrakt mit Hefe - immer unwirksam!
Bei Erschöpfung und Müdigkeit empfiehlt die Firma Knoll (BASF) ihren Saft Aktivanad® mit Extrakten aus Leber und Hefe, der im Mittleren Osten mit Coffein angeboten wird. Hier wirkt, wenn überhaupt, nur das Coffein, dessen Menge in der täglich empfohlenen Dosis ungefähr anderthalb Tassen Kaffee entspricht.

Die Firma Bayer bietet seit Jahrzehnten in Indien ihr Bayer's Tonic® an, das bei Appetitverlust und allgemeiner Schwäche helfen soll. Hier werden Extrakte aus frischer Leber und Hefe mit Alkohol aufgepeppt: immerhin elf Volumenprozent. Bayer's Tonic® soll Kindern dreimal täglich verabreicht werden. Folgt man diesem Rat, verabreicht man seinem Kind täglich eine Alkoholmenge, die anderthalb Schnapsgläsern Wein entspricht (30 ml). „Medikamente müssen wirken. Mit möglichst wenig Nebenwirkung. (...) Bayer - Kompetenz und Verantwortung", heißt es in einer allgemeinen Werbeanzeige der Firma in Deutschland (FRANKFURTER RUNDSCHAU 1993). Das Tonikum hat einen stolzen Preis. Anstatt ihrem Kind acht Tage lang Alkohol mit Leber zu verabreichen, können indische Eltern für dasselbe Geld zehn Kilogramm Obst und Gemüse kaufen, was in jedem Fall ratsam und gesünder ist (Preis für 250 ml Bayer's Tonic in Indien, Juli 1995: 39,95 Rupien. Lebensmittelpreise: 1 kg Obst 3-8 Rupien, 1 kg Möhren: 5 Rupien, 1 kg Reis: 10 Rupien, 1 Banane: 1 Rupie). Seit langem gut eingeführt und beworben, ist Bayer's Tonic® eines der umsatzstärksten Produkte Bayers in Indien geworden.

Die Firma Merck hingegen ist überzeugt, Leber-Extrakt müsse gegen Leberfunktionsstörungen und Magersucht helfen, besonders wenn er mit Coffein, Alkohol (knapp 10% v/v) und jeder Menge Vitamine gemischt wird (Orheptal® in Indien). Bei der Firma Byk sieht man das anders: hier wird das Gemisch aus Leber, Hefe, Magenteilen und Vitaminen zur Blutbildung empfohlen (Hemamina® in Mexiko). Wie immer auch die Versprechungen lauten, keine einzige dieser Behauptungen ist wissenschaftlich haltbar.

Wir halten Appetitanreger und Tonika aller Art für überflüssige und unwirksame Präparate und damit für eine reine Geldverschwendung. Kinder brauchen diese Mischungen für ihr Wachstum und ihre Gesundheit nicht. Sie haben auf dem Arzneimittelmarkt in der Dritten Welt nichts zu suchen.

3. Vitamine: Das Geschäft mit den überflüssigen Säften
„Vitamine sind ein großes Schwindelgeschäft. Sie sind vielleicht eines der eklatantesten Beispiele für irrelevante Medizin (...). Diejenigen, die sich Vitamine leisten können, brauchen sie nicht, denn sie sind auch in der Lage, frische Nahrungsmittel zu kaufen. Die Unterernährten und Armen brauchen Nahrungsmittel und keine abgepackten Vitamine" (Herxheimer, zit. nach: Erklärung von Bern 1988: 36). So beschreibt der britische Pharmakologe Andrew Herxheimer kurz und treffend das weltweite und umsatzschwere Vitamingeschäft.

Die Einnahme von Vitaminen ist in den letzten Jahren zu einer alarmierenden Modeerscheinung geworden. In Fernsehen, Zeitschriften und auf großen Werbeplakaten werden wir förmlich mit Anzeigen überschüttet, die uns weismachen wollen, daß wir alle - und vor allem unsere Kinder - zusätzliche Vitamingaben brauchen, um gesund und munter zu bleiben. Mangelndes Wissen und die unvertretbare Werbung der Pharmaindustrie lassen viele Leute glauben, zusätzliche Vitamingaben seien lebensnotwendig.

Vitamine sind unverzichtbar für unsere Gesundheit, der Körper braucht sie. Dieser vielbenutzte Werbespruch der Pharmaindustrie stimmt sogar. Aber Vitamine sind in unzähligen Nahrungsmitteln enthalten. Und bei einer ausreichenden und ausgewogenen Ernährung nehmen wir genug davon mit unserer Nahrung auf. Die zusätzliche Einnahme von Vitaminpräparaten ist dann nicht nur überflüssig, sie kann sogar schädlich sein. Denn was zunächst niemand vermutet: Vitamine können - in zu großen Mengen eingenommen - schwerwiegende Nebenwirkungen haben. Das Bundesgesundheitsamt warnte daher bereits 1986 vor dem unkritischen Gebrauch von Vitaminpräparaten (Anonymus 1986: 20f). Für die Arzneimittelhersteller sind Vitamine und Mineralstoffe ein profitabler Markt. Allein in Deutschland wurden 1991 fast 348 Millionen US$ für nicht-verschreibungspflichtige Vitamine und Mineralstoffpräparate ausgegeben. (ANONYMUS 1992: 4)

Geschäfte mit der Armut
Auch in der Dritten Welt werden Vitaminpräparate zuhauf angeboten und in großen Mengen konsumiert, obwohl die meisten von ihnen überflüssig sind. Vor allem die Multivitaminpräparate werden hier für die unterschiedlichsten Gesundheitsstörungen, für normale Lebenszustände wie z.B. Müdigkeit oder einfach zur Prophylaxe von Vitaminmangel angeboten. 1993 ergab eine Untersuchung in mehreren Dritte-Welt-Ländern, daß von den 636 angebotenen Vitaminpräparaten über 80% nicht empfehlenswert waren. Über die Hälfte war irrational zusammengesetzt, drei von fünf wurden für ungesicherte Indikationen beworben, und knapp die Hälfte enthielt unnötige und unwirksame Inhaltsstoffe sowie viel zu hohe Dosierungen (CHETLEY 1993: 123).

Nahrung statt Vitamine
Ohne Frage ist Vitaminmangel in vielen Ländern der Dritten Welt ein großes Problem. Die Ursache für die meisten Mangelerscheinungen in der Dritten Welt sind Unterernährung und Krankheiten, also Folgeerscheinungen der Armut. Aber Armut ist keine Krankheit. Sie zu bekämpfen helfen keine Arzneimittel, und erst recht keine dubiosen Multivitaminpräparate. Die Menschen dort brauchen Nahrungsmittel, denn diese enthalten neben den nötigen Vitaminen und Mineralstoffen auch noch Eiweiß, Fett und die nötige Energie, die ein Mensch zum Leben braucht. Und sie brauchen bessere Lebensbedingungen. Beides zusammen bietet einen guten Schutz vor vielen Krankheiten.

Es gibt nur wenige spezifische Erkrankungen, bei denen Vitamingaben notwendig sind, und in diesen Fällen ist eine gezielte Behandlung durch eine Ärztin oder einen Arzt erforderlich. Eine Eigenbehandlung mit gängigen Vitaminmischungen ist hier fehl am Platz und u.U. sogar gesundheitsschädlich. Multivitaminpräparate sind darüber hinaus aus Kostengründen abzulehnen, da sie meist viel teurer als einzeln verabreichte Vitamine sind.

Natürlich kann die Verabreichung von Vitaminen im Rahmen einer medizinischen Behandlung eine notwendige Therapiemaßnahme sein, z.B. um dem bei Kindern in der Dritten Welt häufigen Vitamin A-Mangel entgegenzuwirken. Aber gerade für den gezielten Einsatz sind die von der Pharmaindustrie vielgepriesenen Vitaminmischungen ungeeignet. Die verschiedenen Wirkstoffe erlauben keinen gezielten, kostengünstigen und dem wirklichen Bedarf angemessenen Einsatz. Die Liste unentbehrlicher Arzneimittel der WHO enthält daher Vitamine und Mineralien nur als Einzelsubstanzen (WHO 1993: 58).

Wachstumsmarkt Kinder
Bei Kiddi Pharmaton®, einer von Boehringer Ingelheim in Thailand und auf den Philippinen vermarkteten Vitamin- und Mineralmischung, macht schon der Name deutlich, auf welche Personengruppe das Arzneimittel abzielt. Aber weit gefehlt zu glauben, das nur für Kinder beworbene Präparat sei auch nur für Kinder gedacht. Damit die Umsätze steigen, wird gleich die ganze Familie vom Säugling bis zum Greis angesprochen: Es gibt Dosierungen für Säuglinge, Schulkinder, Teenager und Erwachsene, und das, obwohl Boehringer Ingelheim mit Pharmaton® (für Erwachsene) und Geriatric Pharmaton® (für alte Menschen) ohnehin für fast jedes Lebensalter ein eigenes Pharmaton-Präparat anbietet.

Kiddi Pharmaton® enthält zehn Wirkstoffe und ist eine Mischung von mehreren B-Vitaminen, Calcium, Phosphor, den Vitaminen A und D2, Nicotinamid, Dexpanthenol und zu guter Letzt Lysin: eine völlig unsinnige Mischung. Anwendungsgebiete für solche Mischungen gibt es nicht. Laut WHO gibt es keine Hinweise dafür, daß derartige Vitaminpräparate irgendwelchen Wert haben (WHO 1987: 147).

Kiddi Pharmaton® wird mit Phantasieindikationen als Mittel für alle Lebenslagen angeboten und dementsprechend gut verkauft. Die postulierten Anwendungsbereiche von Kiddi Pharmaton® beschränken sich nicht auf mögliche Vitaminmangelzustände. Wirken soll es laut Boehringer u.a. bei Ernährungsdefiziten und als Appetitstimulans(!). Es soll die Lebenskraft und Leistungsfähigkeit erhöhen und „vor allem ein Körperaufbaumittel bei Kindern im Wachstumsalter" sein, das ihnen zu einem „gesunden Wachstum" verhilft. Hier bedarf es nicht erst spezifischen Fachwissens, um festzustellen: Kinder brauchen ausreichende und gute Nahrung, dann wachsen sie auch gesund heran und verfügen über genug Lebenskraft.

Ein Blick auf die bei Kiddi Pharmaton® für Kinder und Säuglinge angegebenen Tagesmengen der jeweiligen Vitamine läßt die Irrationalität des Präparats noch deutlicher werden: Während einige Vitamine in angemessener Menge enthalten sind, werden bei anderen die von Fachleuten empfohlenen Tagesdosen (PSCHYREMBEL 1994: 164) weit überschritten. Und ausgerechnet Vitamin B12, also gerade das Vitamin, das über den Mund zugeführt nur sehr schlecht vom Körper aufgenommen werden kann, ist unterdosiert. Dieses sinnlose Verhältnis der Wirkstoffmengen untereinander zeugt weniger vom angepriesenen Nutzen des Medikaments als von seiner willkürlichen Zusammenstellung.

Verwunderlich ist auch, daß die meisten Wirkstoffe von Kiddi Pharmaton® in Thailand und auf den Philippinen in unterschiedlichen Mengen vorhanden sind, z.B. Vitamin A (1.500 mg bzw. 2.500 mg) und Vitamin B1 (5 mg bzw. 0,8 mg), während die Dosierungen für Kinder und Säuglinge gleich sind. Ob Boehringer denkt, thailändische Kinder hätten einen anderen Vitaminbedarf? Die Logik des pharmazeutischen Denkens geht hier seltsame Wege.

Auch die Qualität der Produktinformation läßt zu wünschen übrig. Unter der Rubrik „Eigenschaften" auf dem Beipackzettel, wo normalerweise die Wirkweise der einzelnen Inhaltsstoffe beschrieben ist, weist Boehringer statt dessen auf den „angenehm fruchtigen Orangengeschmack" von Kiddi Pharmaton® hin. Die Prioritäten sind klar: Verkaufsförderung kommt zuerst.

Lysin, in der Werbung als besonders wertvoller Bestandteil und als ein „natürliches Appetitstimulans" hervorgehoben, wird in der aktuellen pharmakologischen Fachliteratur nicht einmal erwähnt. Es ist eine essentielle Aminosäure, ein Eiweißbaustein des Körpers, der in vielen unserer täglichen Nahrungsmittel enthalten ist.

Viel hilft viel?

Aber auch andere deutsche Hersteller vermarkten solche irrationalen Mischungen. Merck z.B. bietet in Pakistan Polybion Forte® gegen allerlei Arten von Streßerscheinungen an, zu denen auch Fieber, Infektionen und Erschöpfung durch harte körperliche Arbeit gezählt werden. Die angeblich „wohlausgewogene Mischung zur rationalen Ergänzung von B-Vitaminen" mit dem Geschmack von leckeren Früchten enthält vier B-Vitamine, Nicotinamid und Pantothenol. Alle B-Vitamine sind darin erheblich überdosiert. Die angegebene Tagesdosis beträgt z.T. mehr als das zehnfache des von Fachleuten bei Kindern empfohlenen Tagesbedarfs.

Bei Polybion Forte C® geht Merck noch einen Schritt weiter. Polybion Forte C®, dem noch Vitamin C zugesetzt wird, scheint endgültig nach dem irrigen Prinzip zusammengestellt zu sein „viel hilft viel - noch mehr hilft noch besser". Hier sind die in einer Tagesdosis enthaltenen Vitaminmengen noch um ein Mehrfaches höher als in Polybion Forte® und entsprechen daher noch viel weniger dem Vitaminbedarf von Kindern. Die Tagesdosis (eine Tablette) enthält z.B. das über 15fache des Tagesbedarf eines Kindes an Vitamin B1. Auch das hinzugefügte Vitamin C ist mit 300mg pro Tablette völlig überdosiert. Vitamin C ist nur in 50 mg-Einheiten ein sinnvolles und unentbehrliches Arzneimittel. Daher gehört auch ein Medikament wie Cebion® von Merck, das u.a. in Ecuador als Kautablette auch für Kinder angeboten wird und nur Vitamin C (500 mg) enthält, zu den überflüssigen Arzneimitteln. Ein Kind braucht pro Tag etwa 40 mg davon. 500 bis 1.500 mg pro Tag lautet dagegen die Merck'sche Dosierungsempfehlung, sei es einfach nur zur Prophylaxe von Vitamin C-Mangel, bei drohender Erkältung oder grundsätzlich für alle Kinder,

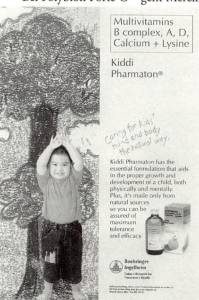

Abb. 2
Werbung auf den Philippinen, 1995

die Sport treiben.

Präparaten wie Polybion Forte® und Polybion Forte C® fehlt jegliche therapeutische Rechtfertigung, auch wenn Merck das Präparat in einer Ärztewerbung als „rationale Vitaminergänzung" mit „optimaler therapeutischer Wirksamkeit" bezeichnet und als „den einzigen Vitamin B-Komplex-Sirup", „der alle Bedürfnisse und Geschmackswünsche Ihrer Patienten aller Altersgruppen erfüllt".

Multivitaminpräparate sind nicht geeignet zur Behandlung von Unterernährung und ihren Symptomen. Sie sind für viele der angegebenen Indikationen unwirksam. Von den Herstellern empfohlene Routinegaben von Vitaminen zur Prophylaxe von Vitaminmangel sind unnötig und wegen möglicher Nebenwirkungen gefährlich. Die angebotenen Präparate sind den vorhandenen Gesundheitsbedürfnissen nicht angepaßt. Trotzdem vermarkten Pharmaunternehmen mit z.T. aggressivem Marketing die überflüssigen Vitaminmischungen. Traurige Tatsache ist, daß ihre Vitamin-Cocktails auch ausdrücklich für Mangelernährung und ihre Symptome beworben werden und so ärmere Menschen dazu anregen, ihr knappes Geld für teure und unnötige Präparate auszugeben. Wir fordern daher, daß Medikamente wie Polybion Forte® bzw. Polybion Forte C® und Kiddi Pharmaton® weltweit so schnell wie möglich vom Markt zurückgezogen werden.

4. Erkältungsmittel: Gefährlicher als die Erkältung

Atemwegserkrankungen sind ein gravierendes Problem besonders für die Kinder in der Dritten Welt. Weltweit sterben jährlich 4,3 Millionen Kleinkinder an diesen Krankheiten, die bei einer Verbesserung ihrer Lebensbedingungen oft gar nicht erst auftreten oder weitaus glimpflicher verlaufen würden. Für die Pharmaindustrie sind Atemwegserkrankungen eine Goldgrube.

Atemwegserkrankungen sind oft leichte Infektionen, die mit typischen Symptomen wie Schnupfen, Husten und evtl. auch Gliederschmerzen und Fieber einhergehen. Gegen solche Erkältungskrankheiten gibt es kein Heilmittel. Sie gehen meist - ob mit oder ohne ärztliche und medikamentöse Behandlung - innerhalb von vier bis zehn Tagen von selbst vorbei. Alle als Grippemittel angebotenen Arzneimittel können bestenfalls einzelne Beschwerden lindern, aber nicht zu einer Heilung beitragen. Die WHO zählt Hustensäfte, Nasentropfen und die sogenannten „Grippemittel" nicht zu den essentiellen, d.h. unentbehrlichen Medikamenten.

Dennoch erhält eine große Anzahl von Kindern zu viele, zudem unnötige und potentiell gefährliche Arzneimittel bei leichten Atemwegserkrankungen (ANONYMUS 1987: 1). 95 % der von deutschen Firmen in der Dritten Welt angebotenen Husten- und Erkältungspräparate sind irrational (SCHRÖDER & WILL 1994: 91). Knapp die Hälfte von ihnen sind irrationale Kombinationspräparate.

Transpulmin®: Kombinierter Unsinn

Transpulmin® Hustensirup wird von Asta in mehreren Ländern als Mittel gegen jede Art von Husten speziell im Kindesalter, aber auch für alle anderen Altersstufen angeboten. Schon Säuglinge sollen den Hustensirup einnehmen. Husten kann aber viele verschiedene Ursachen haben, die ganz unterschiedlicher und oft auch gar keiner medikamentösen Behandlung bedürfen. Mit Transpulmin® wollte Asta offenbar vorsorgen: Die Arzneimischung enthält Wirkstoffe für jede Eventualität, auch wenn sie letztlich nicht in der angegebenen Weise wirken. Daß in der internationalen Fachwelt Arzneimittel mit mehr als drei Wirkstoffen schon lange verpönt sind, stört den Hersteller nicht: er kombiniert gleich sieben Wirkstoffe, von denen einige mehr schaden als nutzen können.

Mit Pipazetat (Hustendämpfer) und Guaifenesin (Husten- bzw. Schleimlöser) enthält Transpulmin® zwei Substanzen, die gegensätzliche Wirkungen haben. Beide gleichzeitig einzunehmen entspricht dem Versuch, gleichzeitig zu bremsen und Gas zu geben. Diese sinnlose Kombination von Hustendämpfer und Schleimlöser kann die Krankheit sogar verschlimmern. In einer Produktbeschreibung aus Ecuador wird sogar behauptet, Transpulmin® könne die Krankheit „objektiv heilen". Atemwegserkrankungen können jedoch mit Medikamenten nicht geheilt werden, höchstens die Beschwerden können gelindert werden. Die WHO benennt die Einwände gegen solche Kombinationen mit aller Deutlichkeit: „Obwohl diese Mittel übe-

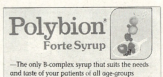

Abb. 3
Werbung von Merck in Pakistan. 1995

rall verschrieben werden, gibt es nicht einen Beweis dafür, daß sie wirksamer sind als Scheinmedikamente ... Die Anwendung solcher Mittel ist irrational und nicht sinnvoll." (WHO 1987: 58)

Risikoreiche Antihistaminika
Ein weiterer Inhaltsstoff von Transpulmin® ist Isothipendyl, ein Antihistaminikum, das nur bei allergischen Atemwegserkrankungen (Asthma) wirksam ist. In Erkältungspräparaten haben Antihistaminika nach einhelliger Meinung von ExpertInnen nichts zu suchen (ARZNEIMITTEL-KURSBUCH 1992: 1350). Die Risiken überwiegen ihren mageren Nutzen, und die Liste ihrer Nebenwirkungen ist lang. Dazu zählen u.a. Krampfanfälle und Halluzinationen, die bei Kindern unter sechs Jahren schon bei geringer Überdosierung auftreten können (ARZNEIMITTEL-KURSBUCH 1992: 1384). Manche Experten fordern sogar, bei kleinen Kindern und Säuglingen Hustenmittel mit Antihistaminika niemals zu verabreichen, da es zu nächtlichem Atemstillstand kommen kann (WOLFFERS 1993: 309).

In der Arzneimittelliste Ecuadors verschweigt die Anbieterin sogar z.T. schwerwiegende Nebenwirkungen von Transpulmin® wie z.B. Schläfrigkeit, Schwindelgefühle, Schlaflosigkeit, Unruhezustände und Herzjagen. Solche irreführenden und unvollständigen Arzneimittelinformationen sind unverantwortlich und gesundheitsgefährdend.

Leider bieten noch immer viele Hersteller Husten- und Erkältungsmittel mit Antihistaminika an. Boehringer Ingelheim verwendet bei Silomat Plus® in Brasilien und Abiadin® in Mexiko sogar ein Antihistaminikum (Doxylamin), das auch noch im dringenden Verdacht steht, krebserregend zu sein.

Mischung mit Macken
Auch andere deutsche Firmen vertreiben in den Ländern der Dritten Welt gefährliche Hustenmittel. Unter den Namen Cori-Tussal® und Rhinotussal® bietet die Firma Mack zwei inhaltsgleiche Arzneimittel an, die als Sirup für Kinder u.a. bei erkältungsbedingtem Husten und Schnupfen beworben werden. Cori-Tussal® und Rhinotussal® enthalten das umstrittene Dextromethorphan, das zwar wirksam den Hustenreiz dämpft, aber zu Abhängigkeit führen und schwerwiegende Nebenwirkungen hervorrufen kann. Dazu gehören auch Störungen des Zentralnervensystems, die durch die Einnahme anderer zentralwirksamer Wirkstoffe noch verstärkt werden. Und ein solcher ist auch in Cori-Tussal® enthalten: Phenylpropanolamin.

Phenylpropanolamin soll die Abschwellung der Nasenschleimhäute hervorrufen und so das Atmen erleichtern, aber seine Wirksamkeit bei Erkältungskrankheiten ist nicht gesichert. Zudem wirkt es aufputschend und blutdrucksteigernd und begünstigt eine Abhängigkeit. Mack mischt es vermutlich deshalb bei, um den müde machenden Effekt des in Cori-Tussal® auch enthaltenen Antihistaminikums Carbinoxamin auszugleichen. Solche Präparate sollten bei Schnupfen unbedingt vermieden werden, da sie nicht nur auf die Nase, sondern auf den ganzen Organismus einwirken und speziell bei Kindern Halluzinationen und Verhaltensstörungen hervorrufen können (WHO 1987: 60).

Vorsicht: Hustenmittel mit Antibiotika
Antibiotika spielen eine wichtige Rolle in der Gesundheitsversorgung der Länder, in denen durch Armut, Unterernährung, schlechte Wohnverhältnisse und schlechte hygienische Bedingungen die Bedrohung durch bakterielle Infektionskrankheiten hoch ist. Sie gehören zu den meistverschriebenen Medikamenten bei Kindern und werden hauptsächlich gegen Atemwegsinfektionen eingesetzt. Aber sie werden viel zu oft und vor allem auch bei Krankheiten verwendet, bei denen sie überhaupt nichts nützen.

Ihre Anwendung bei Virusinfektionen ist weit verbreitet, obwohl sie nur bei bakteriellen Infektionen wirksam sind. Es gibt sogar Beispiele dafür, daß sie auch routinemäßig zur Behandlung von Kleinkindern mit akuten Atemwegserkrankungen empfohlen werden, obwohl dies völlig unsinnig ist. (CHETLEY 1993: 11)

Der falsche und übermäßige Gebrauch von Antibiotika verschwendet nicht nur die knappen Ressourcen vieler Familien und Gesundheitsdienste, er kostet letztendlich auch Menschenleben, indem er in großem Maße zur Resistenzentwicklung beiträgt. Denn im Ernstfall wirken Antibiotika dann nicht mehr. Dies ist inzwischen überall auf der Welt zu einem ernsten Problem geworden, nicht zuletzt durch jahrelange gezielte Fehlinformation und unlautere Werbung für Antibiotika von seiten der Pharmaindustrie.

Mehr an Gewinnen als an der Gesundheit ihrer KundInnen interessiert, versuchen auch deutsche Unternehmen, den Verkauf von Antibiotika zu steigern und sich damit ihren Anteil am äußerst profitträchtigen Weltmarkt für Antibiotika zu sichern. Nach dem Motto „viel Umsatz, viel Gewinn" werfen sie immer neue, meist nur geringfügig veränderte Mittel auf den Markt, die wenig therapeutische Vorteile bringen, aber viel zur Verwirrung der AnwenderInnen und zur Förderung des falschen Gebrauchs beitragen.

Falscher Gebrauch ist vorprogrammiert
Vor allem deutsche Hersteller bieten in der Dritten Welt Kombinationen von Antibiotika mit Hustenlösern für Infektionen der Atemwege an. Von anderen Firmen findet man diese irrationalen Wirkstoffkombinationen selten. International werden sie einhellig abgelehnt.

Dabei bemühen sich die deutschen Firmen nicht einmal, die Antibiotikapräparate von den Hustenmitteln deutlich zu unterscheiden. Sie versetzen sie z.B. mit schleimlösenden Stoffen, die in gängigen Husten- und Erkältungsmitteln enthalten sind, geben aber diesen Antibiotikapräparaten keinen eigenständigen Namen. Die Namensgebung orientiert sich vielmehr an den einfachen Husten- und Erkältungsmitteln. Das Hustenmittel Mucorama® von Boehringer Mannheim wird auf diese Weise zum hustenmittelhaltigen Antibiotikum Mucorama TS®. Bisolvon® von Boehringer Ingelheim mutiert zu Bisolvonat®, Bisolcillin® und Bisolvomox®. Die Gefahr, diese Antibiotika einfach als besser wirksame oder neuere Hustenmittel anzusehen, ist um so größer, wenn in einem Arzneimittelverzeichnis beide Mittel zwar namentlich genannt, aber nur das einfache Hustenmittel beschrieben wird, wie z.B. im Verzeichnis für Zentralamerika 1992 bei Mucorama®. Falscher und übermäßiger Gebrauch ist hier von den Firmen vorprogrammiert worden.

Mucorama TS® von Boehringer Mannheim enthält Cotrimoxazol, eine an sich sinnvolle Fix-Kombination zweier Antibiotika (Trimethoprim und Sulfamethoxazol) und als Schleimlöser jodiertes Glyzerol. Der Einsatz von Cotrimoxazol kann bei bestimmten Arten von bakteriell bedingten Atemwegsinfektionen durchaus sinnvoll sein, Kindern sollte es jedoch bei Atemwegsinfektionen nicht gegeben werden. Hier ist es nicht das Mittel der Wahl, zumal in der Fachliteratur vom Auftreten von Todesfällen bei ansonsten gesunden Kindern berichtet wird (positiv-telegramm 94/95: 876). Beide Antibiotikakomponenten sind außerdem nicht unproblematisch. Sulfamethoxazol kann zu Unverträglichkeitsreaktionen führen und gegen Trimethoprim werden - gerade in den Ländern der Dritten Welt - Bakterienarten zunehmend resistent.

Fragwürdige Anwendungsbereiche
Erschreckend sind bei Mucorama TS® die Angaben zu den Indikationen. Mucorama TS®-Lösung wird in der aktuellen Arzneimittelliste der Philippinen für Kinder ab 6 Monaten empfohlen und zwar bei „Infektionen der oberen und unteren Atemwege wie Mandelentzündung, Rachenentzündung, akuter und chronischer Bronchitis, Bonchiektasie und bei jedem infektiösen Prozeß, bei dem eine Verflüssigung und Entfernung des pathologischen Bronchialschleims erforderlich ist". Die Indikationsstellung ist viel zu weit. Cotrimoxazol ist bei Mandel- und Rachenentzündung nicht mehr geeignet, da über 90% dieser Erkrankungen von Streptokokken verursacht werden, bei denen Cotrimoxazol wegen Resistenzentwicklung unwirksam ist.

Fast noch mehr erschreckt die Tatsache, daß die Rubrik „Indikationen" nicht einmal die wichtige Angabe enthält, daß das Mittel nur bei bakteriellen Infektionen verwendet werden darf. Wegen des weitverbreiteten falschen Gebrauchs von Antibiotika muß in den Produktinformationen mit aller Deutlichkeit darauf hingewiesen werden.

Boehringer Ingelheim vermarktet auf den Philippinen mit Bisolvonat®, Bisolvomox® und Bisolcillin® Antibiotikapräparate mit Hustenlösern. Alle drei enthalten neben je einem spezifischen Antibiotikum den Schleimlöser Bromhexin. Expektorantien wie Bromhexin sind aber nicht in der Lage, durch Förderung der Sekretion den Verlauf einer - bei allen Präparaten als Indikationen angegebenen - Bronchitis relevant zu beeinflussen (positiv-telegramm 94/95: 6). Und bei Lungenabszessen, gegen die Bisolvomox® helfen soll, macht das Bromhexin überhaupt keinen Sinn mehr. Auch hier ist die Indikationsstellung viel zu weit.

Eine Ausnahme macht die Indikationsstellung bei Bisolvonat®. Hier sind die Angaben zu den Indikation klar und korrekt und entsprechen sogar dem deutschen Standard, was häufig bei Produktinformationen in der Dritten Welt nicht der Fall ist. Wir fragen uns, warum Boehringer Ingelheim bei seinen Präparaten solche Unterschiede in der Arzneimittelinformation macht. Warum ist es so schwierig, bei allen Arzneimitteln vollständige und wahrheitsgemäße Angaben zu machen?

Die deutsche Pharmaindustrie vermarktet in den Ländern der Dritten Welt eine enorme Anzahl irrationaler Erkältungsmittel. Sie nutzt das mangelnde Wissen der Menschen und ihr Vertrauen in die Qualität deutscher Arzneimittel dazu, sich einen gewinnträchtigen Absatzmarkt zu sichern. In der Hoffnung, ein wirksames und sicheres Arzneimittel zu erhalten, bekommen KäuferInnen statt dessen für teures Geld nutzlose und potentiell gefährliche Medikamente, deren Produktion schleunigst eingestellt werden sollte.

5. Mit Kanonen auf Spatzen schießen ...

... manche Pharmafirmen, die Schmerz- und Fiebermittel für Kinder anbieten. Unsere Untersuchung ergab, daß einige deutsche Firmen skandalöses Marketing betreiben, wenn es um risikoreiche Arzneimittel geht.

Kinder sind zwar häufiger krank, aber meistens nicht ernsthaft. Besonders in jungen Jahren ist die Ausbildung von Kinderkrankheiten ein normaler Bestandteil des Wachstumsprozesses. Die Behandlung solcher Krankheiten kann mit Medikamenten sinnvoll unterstützt werden, aber nur, sofern sie wirklich notwendig sind. Generell werden Kindern jedoch zu viele Arzneimittel verabreicht. Eine Studie der Gesamthochschule Wuppertal und der Kinderklinik Essen ergab, daß jedes fünfte Schulkind regelmäßig Schmerztabletten einnimmt. (ÖKO-TEST 1994: 80)

Schmerzen bei Kindern sind häufig akut und begrenzt und haben eine klar definierbare Ursache. Nicht immer muß zur Tablette gegriffen werden. Wenn Kinder fiebern, liegt das meist an viralen Infektionen, die keiner Fiebermedikamente bedürfen (Mellis 1990). Vorschulkinder erkranken beispielsweise vier bis achtmal jährlich an Virusinfektionen, die in der Regel von allein ausheilen (Anonymus 1995: 4). Viele MedizinerInnen vertreten die Meinung, daß Fieber normalerweise dem Körper hilft, mit Infektionen fertig zu werden, und daß Fieberarzneimittel diesen Prozeß stören.

Eine Übermedikalisierung von Kindern kann die Reifung ihres Immunsystems behindern und ihre Gesundheit durch die Nebenwirkungen zusätzlich gefährden. Für die Pharmafirmen sind Kinder jedoch ein vielversprechendes Marktsegment, da sie die KundInnen der nächsten Generation sind. Viele Gewohnheiten werden im Kindesalter eingeübt, z.B. der Griff zur Schmerztablette schon bei leichten Störungen. Manche Firmen scheinen jedoch jegliche Verantwortlichkeit für die Gesundheit von Kindern abzugeben, wenn es um ihren Gewinn geht.

Aspirin® für Kinder?

Die Firma Bayer brachte 1899 das Schmerzmittel Aspirin® mit dem Wirkstoff Acetylsalicylsäure (ASS) auf den Markt. Mittlerweile ist der Begriff Aspirin ein Synonym für die Schmerztablette schlechthin. Acetylsalicylsäure wird von vielen Firmen angeboten; der Preis schwankt beträchtlich, obwohl es keinerlei Unterschiede in der Wirksamkeit gibt. Am teuersten ist dabei immer noch das „Original" von Bayer. Aspirin® wird für leichte bis mittelstarke Schmerzen, Fieber, Erkältungskrankheiten, Entzündungen und rheumatische Erkrankungen angeboten. Es ist weltweit bekannt und ohne Rezept erhältlich.

Schon in den sechziger Jahren wurde entdeckt, daß Kinder, die an einer Virusinfektion erkrankt waren (Erkältung, Grippe, Windpocken), nach einiger Zeit plötzlich lebensgefährliche Gehirnschäden und Leberverfettung entwickelten. 20-30 % der betroffenen Kinder starben. Vor zehn Jahren konnte nachgewiesen werden, daß ein Auslöser für dieses sogenannte Reye-Syndrom Acetylsalicylsäure ist, die den Kindern vorher zur Behandlung ihrer Symptome verabreicht wurde.

Seitdem warnen ExpertInnen davor, Kindern ASS zu verabreichen. In vielen Ländern lassen die Arzneimittelbehörden die Anwendung von ASS unter zwölf Jahren (manchmal auch 14 Jahren) nicht zu oder verlangen Warnhinweise, daß das Mittel Kindern mit Virusinfektionen nicht verabreicht werden darf. In allen Pharmakologie-Lehrbüchern finden sich entsprechende Empfehlungen, Kindern unter zwölf Jahren generell kein ASS zu verabreichen, sondern auf andere Mittel, z.B. Paracetamol auszuweichen (siehe z.B. REYNOLDS 1989: 5; WEBER 1988: 70). Nur für juvenile chronische Arthritis wird die Gabe von ASS unter ärztlicher Aufsicht von manchen ExpertInnen noch in Erwägung gezogen. Da es eine ganze Reihe wirksamer und verträglicher Schmerz- und Fiebermittel gibt, ist ein generelles Anwendungsverbot für Kinder unter zwölf Jahren gut vertretbar.

Die Firma Bayer stört sich nicht an solchen Einschränkungen. In Brasilien bietet sie speziell für Kinder Aspirina Infantil® an, für das mit einem Kinderkopf auf großen Plakaten in Apothekenschaufenstern geworben wird. In Fachzeitschriften empfehlen ganzseitige Werbeanzeigen. „Verschreiben Sie Ihren Patienten das Beste: Aspirina® Infantil. Die bekannte Qualität von Aspirina® Bayer jetzt auch in der richtigen Dosierung für Kinder. Ist es von Bayer, ist es gut. Darauf können Sie vertrauen. Aspirina Infantil®", so verrät die Packung, ist ein Schmerz- und Fiebermittel speziell für Kinder.

Auch in Mexiko gibt es „Aspirina® para niños" (Aspirin® für Kinder) als Schmerz- und Fiebermittel. Hier steht auf der einen Seite der Packung die Dosierungsempfehlung für Kinder ab einem Jahr (!), auf der anderen Seite ein Warnhinweis, das Mittel nicht bei Grippe oder Windpocken anzuwenden, da es bei Kindern unter 14 Jahren mit dem Reye-Syndrom in Verbindung gebracht worden sei.

Warum aber nennt Bayer sein Arzneimittel dann „Aspirin® für Kinder"? Warum wird es als Schmerz- und Fiebermittel für Kinder angeboten, wenn gerade Fieber häufig bei Erkältungskrankheiten (virale Infekte) auftritt, es dort aber nicht eingesetzt werden darf? Warum wird Aspirin für Kinder nicht als rezeptpflichtiges Rheumamittel beworben, der einzigen Indikation bei Kindern, die noch gerechtfertigt scheint? Die Antwort ist einfach. Aspirin® ist das weltweit bekannteste Mittel gegen Schmerzen und Fieber. Es in einer Formulierung speziell für Kinder anzubieten, verankert es zusätzlich im Gedächtnis von Eltern und Kindern und sichert seinen Status als Hausmittel für alle Fälle. Unverantwortlicher kann man mit der Gesundheit und dem Leben von Kindern kaum umgehen.

Metamizol kann tödlich sein

Metamizol ist ein Wirkstoff, der bei starken Schmerzen und gegen hohes Fieber wirksam ist. Der Preis dafür sind zwar selten auftretende, jedoch schwerwiegende Nebenwirkungen (anaphylaktischer Schock, Agranulozytose), die tödlich verlaufen können. Insbesondere unter den gegebenen Bedingungen in Ländern der Dritten Welt, wo eine entsprechende ärztliche Betreuung für viele Menschen nicht erreichbar ist, ist die Anwendung von Metamizol ohne ärztliche Aufsicht nicht vertretbar. In zwölf Ländern ist Metamizol wegen seiner Risiken gänzlich verboten, in zwölf weiteren ist seine Anwendung beschränkt worden (UNITED NATIONS 1991: 80ff). In manchen Ländern, so auch in der BRD, sind Kombinationspräparate mit Metamizol verboten, und die Monosubstanz darf nur als letztes Mittel in schweren Fällen, beispielsweise bei TumorpatientInnen, zur Anwendung kommen (ARZNEIMITTELKOMMISSION ... 1993: B-479). Aber selbst für solche Fälle gibt es alternative Wirkstoffe.

Metamizol wird seit 70 Jahren hauptsächlich von der Firma Hoechst vermarktet, die den Wirkstoff weltweit in den verschiedensten Kombinationen und Darreichungen anbietet. Die Liste der Anwendungsgebiete, für die Hoechst und andere Firmen Metamizol empfehlen, ist beeindruckend: Kopfschmerzen, Zahnschmerzen, Rheumaschmerzen, Fieber, Menstruationsbeschwerden, Magen- und Darmkrämpfe und Gallenkoliken. Metamizol ist weltweit als Mittel für praktisch alle Arten von Schmerzen, Koliken und Fieber gut eingeführt, meist ohne Rezept erhältlich und verkauft sich blendend (CHETLEY 1993: 81-86). Schmerzen, Krämpfe und Fieber sind keine lebensbedrohlichen Zustände, Metamizol jedoch kann ein lebensgefährliches Medikament sein.

Novalgin® für Kinder

Hoechst ist dafür bekannt, in der Dritten Welt Metamizol gegen Fieber insbesondere auch für Kinder anzubieten (z.B. Neo-Melubrina® in Mexiko, Baralgin® in Brasilien und Philippinen). Die dortigen Gesundheitsgruppen betrachten dies als großes Problem. Health Action International (HAI) Mexiko schreibt: „Die Nachfrage nach Neo Melubrina ist groß. Es verkauft sich wie warme Semmeln." GPUIM in Brasilien teilte uns mit, Metamizol sei das problematischste deutsche Arzneimittel in Brasilien.

Eine aktuelle Werbung für das Metamizol-Monopräparat Novalgin® aus Brasilien spricht für sich. Auf einer ganzseitigen Anzeige in einer Zeitschrift für Apothekenpersonal ist der berühmte brasilianische Landschaftsarchitekt Burle Marx abgebildet. Er legt fürsorglich einen Arm um einen fußballspielenden Jungen (sein Enkelkind?) und weist mit der anderen Hand auf die Überschrift, die besagt: „Novalgina® - Unübertrefflich seit 70 Jahren bei der Linderung von Schmerz und Fieber." Burle Marx schwärmt davon, daß dies dasselbe Schmerzmittel ist, das schon er in seiner Kindheit bekommen hat. Hoechst führt im nebenstehenden Text aus: „Der therapeutische Wert von Novalgina hat sich seit drei Generationen als unübertrefflich gezeigt. Dank dieser Charakteristik und dank seiner ausschließlich ethischen Verbreitung wird Novalgina als eines der wichtigsten medizinischen Mittel zur Linderung von

Schmerz und Fieber betrachtet." Novalgin® ist stets aggressiv beworben worden und ist in den meisten Ländern ohne Rezept erhältlich. Es handelt sich keinesfalls um eines der wichtigsten medizinischen Mittel für Schmerzen und Fieber, höchstens um eines der risikoreichsten. Zur Anwendung kommen sollte es bei dem vitalen Herrn Marx und dem sportlichen Enkelkind besser nicht. Beide könnten an den Nebenwirkungen von Metamizol sterben.

Anador® für Kinder
Die Firma Boehringer Ingelheim möchte ebenfalls mit Metamizol Geld verdienen, koste es, was es wolle. In Brasilien verkünden große Werbeplakate in Apotheken: „Fieber kann jederzeit kommen. Haben Sie es immer im Haus: Anador®. Eine Tradition bei der Bekämpfung von Fieber." Daneben sitzt ein fröhliches kleines Mädchen auf einer Schaukel und lächelt. Das Poster erklärt: „Anador® bringt das Lächeln zurück."

Anador® war bis 1993 ein Kombinationspräparat aus Metamizol und Diphenhydraminchlorid; jetzt enthält es nach Auskunft der Firma nur noch Metamizol. Boehringer Ingelheim preist dieses risikoreiche und bis vor kurzem noch irrational kombinierte Arzneimittel gegen Fieber und Schmerzen bei Kindern an und fordert die Eltern auf, es immer griffbereit im Haus zu haben. Als direkten Werbeträger für die VerbraucherInnen setzt die Firma ein Faltblatt mit dem Titel „Fieber bei Kindern" ein, das Eltern über den richtigen Umgang mit Fieber aufklären soll. Auf Vorder- und Rückseite prangt groß der Warenname Anador®.

Fast zwei Jahrzehnte währt schon die internationale Diskussion um die Gefährlichkeit von Metamizol und die Überflüssigkeit von Kombinationspräparaten, deren Wirksamkeit der Monosubstanz nicht überlegen ist. Selbst Hoechst gestand 1994 gegenüber der internationalen Ärzteorganisation MaLAM ein, daß Kombinationspräparate keinerlei Vorteil bieten. Die Firma kündigte an, weltweit ihr Kombinationspräparat Baralgin® bis Ende 1995 zurückzuziehen (Hoechst AG 1994). Aber auch Monopräparate sind überflüssig und können durch andere Mittel ersetzt werden, wie in den Ländern bewiesen wird, die ohne Metamizol bei der Schmerztherapie auskommen.

Skrupellose Geschäfte
Obwohl die internationale Fachwelt einhellig vor den Risiken von Metamizol oder ASS bei Kindern warnt und es in beiden Fällen schon zu Todesfällen gekommen ist, vermarkten drei deutsche Firmen unbeeindruckt ihre entsprechenden Arzneimittel für den Gebrauch bei Kindern. Sie profitieren dabei vom guten Bekanntheitsgrad der Warennamen, die jahrzehntelang aggressiv beworben wurden. Daß diese Arzneimittel in vielen Ländern verboten sind, hält die Firmen nicht davon ab, sie weiterhin in allen anderen Ländern zu verkaufen.

Für Bagatell- und mittelschwere Erkrankungen ein Schmerzmittel anzubieten, das im schlimmsten Fall tödlich sein kann, offenbart ein skrupelloses Geschäftsverhalten. Zynisch appellieren die Firmen an die Fürsorge der Eltern mit Produkten, die das Leben der Kinder auf's Spiel setzen können. Für jedes der genannten Mittel gibt es ungefährliche und wirksame Alternativen. Deshalb müssen sie umgehend vom Markt verschwinden.

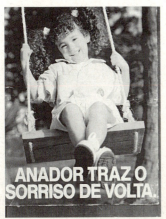
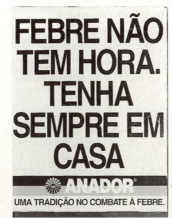

Abb. 4 u. 5
Werbeplakat für Apotheken in Brasilien, 1995

6. Arzneimittelwerbung: Große Worte - leere Versprechungen

Pharmaunternehmen sind wie jedes andere Wirtschaftsunternehmen an einem möglichst großen Absatz ihrer Produkte interessiert. Deshalb bemühen sie sich, Menschen möglichst von der Wiege bis zur Bahre als KonsumentInnen ihrer Medikamente zu gewinnen. Durch geschickte Werbestrategien versuchen sie dafür zu sorgen, daß bereits für Kinder der Arzneimittelkonsum wie selbstverständlich zum Alltag dazugehört. Das bringt nicht nur heute zusätzliche Einnahmen, sondern ist auch eine Investition in die Zukunft der Branche. Schon Kinder wachsen heute in dem Glauben auf, daß Medikamente die Lösung für viele Lebensprobleme darstellen. Die Pharmaindustrie fördert diesen Irrglauben, indem sie z.B. suggeriert, Multivitaminpräparate könnten Kindern zu mehr Kraft und Vitalität, Lebensfreude, gesundem Wachstum, höherer Intelligenz und weniger Streß verhelfen. Abgesehen von diesen falschen Versprechungen ist dies nichts weiter als eine Strategie, um die Einnahme von Medikamenten vom besonderen Ereignis Krankheitsfall abzukoppeln und zu einer alltäglichen Handlung zu machen. Wo dies gelingt, wächst eine neue Generation unbedachter ArzneimittelkonsumentInnen heran. Denn einmal eingeübte Gewohnheiten und Lebenshaltungen wie etwa der schnelle Griff zur Pille schon bei kleineren Gesundheits- und Befindlichkeitsstörungen sind gewöhnlich nicht so leicht zu ändern.

Verantwortungsbewußte Eltern geben Vitamine?
Kinder sind eine beliebte Zielgruppe für die Vermarktung von irrationalen Vitaminmischungen. Und Eltern sind dankbare AnsprechpartnerInnen, besonders wenn sie dem schlechten Allgemeinzustand ihres Kindes hilflos gegenüberstehen, was häufig in armen Ländern der Fall ist. Geschickte Werbestrategien zielen auf das elterliche Gewissen und vermitteln die folgenden und ähnliche Botschaften: „Wenn Sie Ihrem Kind dieses Präparat nicht geben, dann sind Sie verantwortungslos und keine gute Mutter. Sie verbauen Ihrem Kind die Zukunft und sind für seine späteren Mißerfolge und Gesundheitsdefizite verantwortlich. Also sorgen Sie vor: Geben Sie Ihren Kindern ..."

In einer Zeitschriftenwerbung für ein Vitaminpräparat auf den Philippinen (1992) liest sich das dann so: „Sie können nicht wissen wie ihre Zukunft aussieht, aber Sie können sicherstellen, daß ihre Kinder startbereit dafür sind. Mit Kiddi Pharmaton. Wenn Sie Ihrem Kind heute Kiddi Pharmaton geben, geben Sie ihm auch mehr Chancen, morgen das zu sein, was es sein will. Ob sie Piloten, Krankenschwestern, Ingenieure werden oder ganz einfach kinderliebende Erwachsene wie Sie. Kiddi Pharmaton - Ein gutes Morgen fängt mit einem guten Heute an."

Ein Werbeplakat der Firma Nattermann in Bolivien wird noch deutlicher. Hier wird mit einer definitiv falschen Behauptung zum Kauf angeregt: „Um stark und gesund zu sein! Alle Kinder brauchen Mulgatol®." Tatsache ist: Kein Kind braucht Mulgatol®. Für die wenigen Erkrankungen von Kindern, bei denen Vitamingaben wirklich erforderlich sind, ist ein irrationales Multivitaminpräparat wie Mulgatol® vollkommen ungeeignet. Aber Eltern können sich der Suggestivwirkung dieses Spruches, der vom Bild eines pfiffigen, fußballspielenden Jungen ergänzt wird, wohl kaum entziehen: Alle Kinder, betont die Werbung, brauchen dieses Präparat. Wer hätte da nicht das Gefühl, beim Verzicht auf Mulgatol® seinen Kindern etwas Lebenswichtiges vorzuenthalten?

Irreführende Angaben - aggressive Werbestrategien
Die Pharmaunternehmen scheuen sich nicht, in ihren Werbeaussagen weit über die Grenzen gesicherten Wissens hinauszugehen und ihre Präparate mit unbewiesenen Heilsversprechungen hervorzuheben. Risiken werden dabei bagatellisiert oder gar nicht erst erwähnt.

Kiddi Pharmaton® wird u.a. gegen Ermüdung und Erschöpfungszustände angeboten. Es gibt jedoch keine wissenschaftlich belegbaren Hinweise darauf, daß Vitamine gegen Appetitlosigkeit und Erschöpfungszustände helfen. Vitamingaben sind nur bei eng definierten Mangelzuständen angezeigt und auch nur dann therapeutisch wirksam. Laut Hersteller aber brauchen Sport treibende Kinder und Teenager im Wachstumsalter auch ohne das geringste Krankheitsanzeichen das Arzneimittel. Da fragt man sich, wie unsere Eltern es geschafft haben, uns ohne Kiddi Pharmaton® & Co. großzuziehen.

Noch 1989 wurde auf den Philippinen mit der Behauptung geworben, Kiddi Pharmaton® würde die Konzentrationsfähigkeit fördern und den Intelligenzquotienten erhöhen. Wenigstens diese Aussage wurde inzwischen zurückgezogen. Der öffentliche Protest von Fachleuten war offenbar stark genug, um solche völlig unseriösen Werbeaussagen aus der Welt zu schaffen.

Die Werbestrategien der Hersteller zu Vermarktung solcher Medikamente lassen an Deutlichkeit nichts zu wünschen übrig. Gerade in Ländern der Dritten Welt ist die Pharmaindustrie für ihre hochaggressiven Werbepraktiken bekannt. So wird aus Malaysia berichtet, daß Pharmavertreter in Grundschulen Proben eines Vitaminsirups an Kinder verteilen, wenige Tage später zwecks Verkauf der großen Flaschen wiederkommen und die kleinen KäuferInnen anschließend mit einem wertvollen Spielzeug als Geschenk belohnen. Die Schule erhielt als Gegenleistung ein Geldgeschenk (ZAINI 1990: 1). Hier erübrigt sich jeder Kommentar.

Stellt sich schon grundsätzlich die Frage, ob Arzneimittel überhaupt Gegenstand von Werbung sein sollten, so stellt sie sich noch mehr in Anbetracht der unseriösen Mittel, die die Pharmaindustrie zur Verkaufsförderung einsetzt. Die Pharmaunternehmen fördern den schnellen Griff zur Pille, wo es nur geht, und schrecken auch nicht vor falschen und offensichtlich irreführenden Angaben über den Nutzen ihrer Produkte zurück. Wichtige Produktinformation und Werbung werden miteinander vermischt. Und die emotional ansprechenden, farbenfrohen Bilder von lachenden und gesunden Kindern tun auch ohne zusätzliche Aussagen ihre Wirkung.

7. Wie sich die Pharmaindustrie den Umsatz versüßt

Die Zeiten, in denen eine Arznei bitter schmecken mußte, um als solche zu gelten, scheinen vorbei zu sein. Insbesondere Medikamente, die Kindern verabreicht werden, sind gesüßt und mit allerlei fruchtigen Geschmacksstoffen versehen: Das Asthma-Mittel schmeckt nach Erdbeeren (Berotec® von Boehringer Ingelheim), das Zucker-Salzgemisch zur Rehydratation bei Durchfall gibt es in vier Geschmacksrichtungen (Hidrafix® von Byk Gulden), das Antibiotikum schmeckt nach Himbeeren (Erythromycin von Wolff). Dergleichen Beispiele lassen sich viele finden, in Deutschland und in den Ländern der Dritten Welt.

Den Eltern werden süße und bunte Arzneimittel damit schmackhaft gemacht, daß es leichter sei, sie Kindern zu verabreichen, ein Argument, das viele zunächst überzeugen wird. Aber tatsächlich mögen nicht einmal alle Kinder süße Säfte oder Pillen und es gibt viele Kinder, die ungesüßte Arzneimittel problemlos einnehmen. Der Wohlgeschmack, so hoffen die Pharmafirmen vermutlich nicht zu unrecht, wird sich auf den Umsatz des Mittels positiv auswirken.

Ein Arzneimittel jedoch, das im Gewand von Süßigkeiten daherkommt, täuscht und gefährdet Kinder. Nicht nur können fruchtige Lutschtabletten mit Bonbons verwechselt werden, sie gewöhnen das Kind auch an den Geschmack und prägen ihm ein, daß Arzneien süß und lecker schmecken. Auf diese Weise können Kinder zu unbedachten ArzneimittelkonsumentInnen heranwachsen, die später wenig Hemmungen haben werden, bei Befindlichkeitsstörungen nach fruchtigen Pillen zu greifen. Das Arzneimittel als Bestandteil des täglichen Lebens - was für viele Menschen eine bittere Realität ist, wird Kindern, die ein Antibiotikum mit Himbeergeschmack gewöhnt sind, nicht weiter schlimm erscheinen. Bei langfristiger Einnahme können gesüßte Arzneimittel auch Karies verursachen. Deswegen spricht sich die Weltgesundheitsorganisation (WHO) beispielsweise dafür aus, Säfte und Sirupe möglichst durch Tabletten zu ersetzen (WHO 1987: 14).

Kindgerechte Darreichungsformen und Dosierungen sind zweifellos notwendig und sind bisher bei der Arzneimittelherstellung zuwenig berücksichtigt worden. Gesüßte und mit Fruchtgeschmack versehene Arzneimittel sind jedoch keineswegs kindgerecht. Das ist kein Plädoyer dafür, daß Arznei immer bitter schmecken muß. Aber es wirft die Frage auf, wie die Medikamenteneinnahme für Kinder erleichtert werden kann, ohne sie gleichzeitig zu unkritischen KonsumentInnen heranzuziehen, für die Arzneimittel zum täglichen Leben gehören. Dann nämlich versüßen sie der Pharmaindustrie den Umsatz - auf Kosten ihrer Gesundheit.

8. Burkina Faso: Vorbeugung steht im Mittelpunkt (Beitrag von *terre des hommes*)

Das Zentrum zur Rehabilitation unterernährter Kleinkinder (CREN) in Burkina Faso ist ein Beispiel für ein integriertes Kindergesundheitsprojekt, in dem Vorbeugung im Mittelpunkt steht. Nicht nur die medikamentöse Behandlung der Kinder wird als wichtig erachtet, sondern auch die Gesundheit ihrer Mütter, die Verbesserung der Ernährungssituation und die Krankheitsprävention.

„Die Mangelernährung ruft viele Krankheiten im geschwächten Organismus hervor, die behandelt werden müssen," berichtet die Krankenschwester Gabriele Hopf vom Deutschen Entwicklungsdienst aus dem Zentrum CREN in Burkina Faso. Dort erhalten Kleinkinder zunächst alle wichtigen Medikamente gegen Anämie, Würmer, Vitaminmangel, Malaria, Austrocknung und Infektionskrankheiten.

Die medizinische Betreuung der PatientInnen ist notgedrungen zu einem Bestandteil der Arbeit in dem Ernährungszentrum geworden.

Die Aufbruchstimmung im Anschluß an die berühmte Weltgesundheitskonferenz 1978 von Alma Ata ist auch in Burkina Faso spätestens seit dem Sturz des charismatischen Führers Thomas Sankara vorbei, der es zunächst vermocht hatte, insbesondere die Jugend und die Landbevölkerung für den Kampf um bessere Lebensbedingungen zu mobilisieren. Er scheiterte jedoch nicht zuletzt an den wachsenden Erwartungen seiner Landsleute.

Seitdem steht die Landbevölkerung - immerhin 90 Prozent der Gesamtbevölkerung - wieder am Rand und trägt die Hauptlast der Strukturanpassungsmaßnahmen, denen sich Burkina Faso trotz vergleichsweise niedriger Verschuldung unterzogen hat. Der burkinische Staatshaushalt wird zu einem hohen Anteil aus internationaler Entwicklungshilfe gespeist, und wenn die internationalen Geber beschließen, daß der Staat „abspecken" müsse, dann bekommen das vor allem Frauen und Kinder zu spüren. Staatliche Sozialleistungen werden eingeschränkt, für bislang kostenlose Gesundheitsdienste werden Gebühren erhoben. Hinzu kam 1994 die 50prozentige Abwertung der Regionalwährung durch die französische Regierung, die alle ehemaligen französischen Kolonien schwer traf. Die Waren verteuerten sich um 30 bis 50 Prozent.

Wenn die MitarbeiterInnen CRENs in dieser Situation unterernährte Kinder wieder hochpäppeln und den Kranken eine spezifische medikamentöse Behandlung anbieten, so unterscheiden sie sich von einer gewöhnlichen Krankenstation und von klassischen Nothilfe-Maßnahmen dennoch dadurch, daß nicht die Therapie, sondern die vorbeugende Bekämpfung der Ursachen gemeinsam mit den Müttern im Mittelpunkt der Arbeit steht.

Mütter unterernährter Kinder lernen im Zentrum, wie sie anstelle des herkömmlichen kohlehydratreichen, aber eiweiß- und vitaminarmen Hirsebreis oder anstelle der viel zu teuren, importierten Babynahrung einen ernährungsphysiologisch ausgewogenen Brei aus Hirse, Bohnen und Gemüse kochen können. Mobile Teams von Gesundheitshelferinnen fahren regelmäßig in die umliegenden Dörfer, messen dort Gewicht und Größenwachstum der Kinder und demonstrieren und üben auch hier das Kochen ausgewogener Kindernahrung. Sie klären über Hygienefragen, Familienplanung und die Vorbeugung von Krankheiten auf und ergänzen so die staatlichen Impfaktionen.

Die mobilen Teams sind erfolgreich: Immer weniger unterernährte Kinder kommen aus den Dörfern, die von den Helferinnen betreut werden, in die CREN-Zentren. Nun kommen die Frauen mit ihren Kindern vermehrt von weiter her, obwohl sie einen Teil der Kosten selbst tragen müssen, indem sie Brennholz, Wasser und einen kleinen Geldbetrag mitbringen. Während ihres mehrwöchigen Aufenthaltes im CREN-Zentrum fällt zudem ihre Arbeitskraft zu Hause für die Bewirtschaftung des Landes und die Betreuung der übrigen Kinder aus.

Die positiven Erfahrungen mit den CREN-Zentren zeigen, daß aus der Sicht der Betroffenen der vorbeugende Ansatz im Gesundheitswesens mitnichten bankrott erklärt werden kann. Trotz erschwerter wirtschaftlicher Rahmenbedingungen werden die üblichen Argumente gegen solche Projekte widerlegt. Sie seien unrentabel, heißt es, zu teuer, und die Betroffenen würden sich nicht beteiligen. Die CREN-Zentren machen aber gegenteilige Erfahrungen.

Zugegeben, die CREN-Zentren müssen, wollen sie langfristig überleben, von Zuschüssen durch Entwicklungsorganisationen unabhängig werden. Dazu wird versucht, mit Hilfe der Frauen, die sich mit ihren kranken Kindern mehrere Wochen im CREN aufhalten, eine eigene Heilkräuter-, Gemüse- und Getreideproduktion aufzubauen. Doch entscheidend für den Erhalt des personalintensiven Aufklärungs- und Betreuungsprogramms ist eine finanzielle Einbindung in das öffentliche Gesundheitswesen. Bislang wurden die CREN-Zentren als „soziales Frauenprogramm" links liegen gelassen und die medizinische Betreuung der CREN-PatientInnen war in das Belieben wohlgesonnener ÄrztInnen gestellt.

Mittlerweile ist jedoch das Interesse von ÄrztInnen und Krankenhäusern an einer Verbindung der eigenen Arbeit mit den durch CREN aufgebauten Strukturen gewachsen. Dies verwundert nicht angesichts der Dezentralisierung des Gesundheitswesen, knapper Ressourcen und der Reduzierung der staatlichen Vorbeugungsprogramme auf reine Impfkampagnen. Eine solche Verbindung kann aber nur gelingen, wenn die Angebote wechselseitig aufeinander abgestimmt werden. Die Aufklärungs- und Vorbeugungsprogramme der CREN-Zentren müssen davor geschützt werden, unter der Aufsicht der ÄrztInnen auf eine herkömmliche Form kurativer Pädiatrie reduziert zu werden.

9. Pillen heilen keine Armut

In Deutschland ist die durchschnittliche Lebenserwartung der Menschen seit der Jahrhundertwende von ca. 46 Jahren auf 76 Jahre angestiegen, während im südlichen Afrika die Lebenserwartung bei der Geburt noch heute 51 Jahre beträgt. Die Verlängerung der Lebenserwartung und die Verbesserung des Gesundheitszustandes der Menschen in Europa sind fast ausschließlich auf die Verbesserung der allgemeinen Lebensbedingungen zurückzuführen, insbesondere auf ausreichende Ernährung, sauberes Trinkwasser, Abwasserentsorgung, verbesserte Hygiene sowie auf Bildung und Gesundheitserziehung. Die neuen Möglichkeiten der Arzneimitteltherapie spielten hierbei nur eine untergeordnete Rolle. Die Sterblichkeit an Infektionskrankheiten war in Europa schon auf ein Zehntel abgesunken, bevor Impfstoffe und wirksame Arzneimittel zur Verfügung standen.

Heute sterben in vielen Ländern der Dritten Welt die Menschen an den gleichen Krankheiten, die im letzten Jahrhundert in Mitteleuropa zum Tode der Armen führten: Infektionskrankheiten der Atemwege, Durchfallerkrankungen, Tuberkulose und sog. Kinderkrankheiten wie z.B. Masern. Und auch hier gilt: Kinder, die ausreichend und angemessen ernährt werden, sauberes Trinkwasser und angemessene Umwelthygiene zur Verfügung haben, werden mit großer Wahrscheinlichkeit das Erwachsenenalter erreichen. Auftretende Erkrankungen sollten mit den unentbehrlichen Arzneimitteln aus der Modelliste der WHO behandelt werden. Darüber hinaus gibt es nur wenige sinnvolle Präparate.

10. Die Pharmaindustrie im Visier der BUKO Pharma-Kampagne

Was wollen wir?

Seit fast 15 Jahren beobachten wir die Geschäftspraktiken der deutschen Pharmaindustrie in der Dritten Welt und untersuchen, welche Arzneimittel dort angeboten werden. Wir haben im Laufe unserer Arbeit immer wieder belegen können, daß den Firmen oft mehr am Profit als an der Gesundheit der Menschen liegt. Sie vermarkten zu einem erschreckend großen Anteil irrationale, risikoreiche oder unwirksame Präparate und haben auch keine Skrupel, armen Leuten damit Geld aus der Tasche zu ziehen. Wir haben nichts dagegen, daß die Firmen wirksame und sichere Präparate zu einem vernünftigen Preis verkaufen. Aber wir verlangen, daß alle irrationalen Arzneimittel weltweit vom Markt genommen werden, daß die Firmen auf alle unethischen Versuche, den Verkauf ihrer Medikamente zu fördern, verzichten und wahrheitsgemäße und vollständige Arzneimittelinformationen liefern. Sofern sie in Ländern der Dritten Welt aktiv sind, müssen die Firmen ihre Sortimente den Gesundheitsbedürfnissen der Menschen dort anpassen.

Worauf zielt unsere Aktion?

Wir haben bei unserer Recherche über Arzneimittel für Kinder eine Reihe von unwirksamen und gefährlichen Arzneimitteln entdeckt, deren Vermarktung in unseren Augen ein Skandal ist. Arzneimittel dürfen die Gesundheit der Kinder nicht zusätzlich gefährden und dürfen keine Geldverschwendung sein. Wir haben daher die Hersteller aufgefordert, die folgenden Arzneimittel sofort weltweit vom Markt zurückzunehmen:

Asta Medica:	Transpulmin® Hustensirup
Bayer:	Bayer's Tonic®, Aspirina Infantil/para niños®
Boehringer Ingelheim:	Anador®, Catovit®, Kiddi Pharmaton®, Silomat Plus®, Abiadin®, Bisolvonat®, Bisolcillin®, Bisolvomox®
Boehringer Mannheim:	Mucorama (TS)®
Byk Gulden:	Sanovit®, Hemamina®
Hoechst:	Novalgina®, alle Metamizolpräparate!
Knoll:	Aktivanad®
Mack:	Cori-Tussal®, Rhinotussal®
Merck:	Orheptal®, Polybion Forte (C)®
Nattermann:	Mulgatol®

Bitte unterstützen Sie unsere Forderungen!
Nur wenn mehr Menschen bereit sind, sich für die Gesundheit der Menschen in der Dritten Welt einzusetzen und gegen die unverantwortlichen Praktiken der deutschen Firmen zu protestieren, kann es uns gelingen, die Firmen zur Rücknahme der Arzneimittel zu bewegen. Sie können unsere Forderungen unterstützen, indem Sie bei uns Aktionspostkarten oder Unterschriftenlisten anfordern und unterschrieben an uns zurücksenden. Wir werden sämtliche Unterstützungserklärungen an die oben genannten Firmen weiterleiten. Gemeinsam können wir etwas ausrichten!
Wir danken Ihnen für Ihre Unterstützung

BUKO Pharma-Kampagne
Dritte Welt Haus
August-Bebel-Str. 62
D-33602 Bielefeld
Tel: +521-605 50, Fax: +521-637 89

References

ANONYMUS. 1986. *arznei-telegramm* 3: 20-21.
ANONYMUS. 1987. *ARI News* 8: 1.
ANONYMUS. 1992. *Self-Medication Products in Germany.* SCRIP 1773: 4f.
ANONYMUS. 1994. *Go Between* 44: 2.
ANONYMUS. 1995. *arznei-telegramm* 1: 4-5.
ARZNEIMITTELKOMMISSION DER DEUTSCHEN ÄRZTESCHAFT. 1993. Metamizol, Synonym: Novaminsulfon - Anwendungsgebiete zum Schutz des Patienten beachten! *Deutsches Ärzteblatt* 90: B-479.
ARZNEIMITTEL-KURSBUCH. 1992. Fakten und Vergleiche für mehr als 10.000 Medikamente. *Transparenz-Telegramm* 92/93. Berlin.
CHETLEY, A. 1993. Problem Drugs. *Health Action International (HAI)*, Amsterdam
ERKLÄRUNG VON BERN. 1988. Vitaminunfug. Zürich.
FRANKFURTER RUNDSCHAU. 25. 9. 1993
HOECHST AG. 1994: Brief an Dr. Lexchin, *MaLAM,* 16.6.1994
MALAM (MEDICAL LOBBY FOR APPROPRIATE MARKETING). 1994. *Brief vom September 1994 an Laboratorio Prodes.*
MEDICAL TRIBUNE. 19.12.1994
MELLIS, C.M. 1990. Paediatric Prescribing: When is Medication Needed? *Australian Prescriber* 13: 34-36.
ÖKO-TEST SCHMERZMITTEL. 1994: Die verdeckte Sucht. *Öko-Test-Sonderheft Gesundheit Nr.* 13: 80-85.
POSITIV-TELEGRAMM 94/95. 1994. Berlin.
PSCHYREMBEL. 1994. *Klinisches Wörterbuch.* Berlin.
REYNOLDS, J.E.F. (Ed). 1989. *Martindale. The Extra Pharmacopoeia.* London.
SCHRÖDER, M. & A. WILL. 1994. *Zweite Wahl für die Dritte Welt.* BUKO Pharma-Kampagne. Bielefeld.
SOCIAL AUDIT AND HEALTH ACTION INTERNATIONAL (HAI). 1987. *Appetite Stimulants for Children in Developing Countries? Experts Say Don't!* Kampagnenmaterial.
UNITED NATIONS. 1991. *Consolidated list of products whose consumption and/or sale have been banned, withdrawn, severely restricted or not approved by governments.* New York.
UNICEF. 1991. *The State of the World's Children 1991.* Oxford.
WEBER, E. (Ed). 1988. *Taschenbuch der unerwünschten Arzneiwirkungen.* Stuttgart.
WHO. 1987. *Drugs for Children.* Copenhagen.
WHO. 1993. Unentbehrliche Arzneimittel. Siebte Modelliste. Bielefeld. *BUKO Pharma-Kampagne/medico international* (Herausgeber der dt. Ausgabe).
WHO. 1995. *World Health Report* 1995. Genf.
WOLFFERS, I. 1993. *Medikamente.* Berlin
ZAINI, J. 1990. Pushing Children's Vitamins. *Hai News* 51: 11.

Frühe Kindheit - Early Childhood

Brutpflegehilfe, kindliche Geschwisterbetreuung und Puppenspiel, eine humanethologische Feldstudie
Cooperative Rearing, Child-Sibling Care and Rearing Play with Dolls; a Field Study in Human Ethology

Gerhard Medicus

Zusammenfassung: Brutpflegehilfe gibt es bei einigen Vogelarten und wenigen Säugetierarten einschließlich dem Menschen. In vielen menschlichen Gesellschaften kann man immer wieder größere Kinder beobachten, die ein Kleinkind tragen. Solche Kinderpaare wurden in Ceram / Indonesien mit einer Polaroidkamera fotografiert. Nach Abschluß der Fotoserie wurde noch vor Ort anhand der Bilder Verwandtschaftsgrad und Geschlecht der Kinder erfragt. Die Erwartung, daß Träger und Tragling nah verwandt sind, hat sich bestätigt: Die Kinderpaare der vorliegenden Untersuchung sind überwiegend Geschwister. Wahrscheinlich spielen bei den Motivationen von Träger und Tragling ultimate Faktoren eine Rolle. Bei den Trägern wurden mehr Mädchen als Buben angetroffen. Darüber hinaus wurden gleichgeschlechtliche Paare häufiger beobachtet als gemischtgeschlechtliche. Bevorzugt wurden die Kleinen im Hüftsitz links getragen. In vielen Stadtkulturen dürfte die kindliche Motivation zu Betreuungsspielen überwiegend an Attrappen (Puppen) ausgelebt werden.

Abstract: Cooperative rearing is observed among a number of bird species and a few mammal species including mankind. In many human societies one can often witness older children carrying infants. Such pairs of children were photographed in Ceram / Indonesia using a Polaroid camera. After completing the photo series, the pictures were instrumental in determining then and there the relationship and sex of the children. The expectation of a close relationship between the carrying and carried children proved to be correct: the pairs of children in the present study are overwhelmingly siblings. Ultimate factors probably play a role in the motivations of the carrying and carried children. More girls than boys were found among the carriers. In addition, pairs of the same sex were observed more often than pairs of mixed sex. The infants were preferentially carried straddling the left hip. In many urban societies, children's motivation to take part in rearing play is probably conducted primarily on substitutes (dolls).

Keywords: Humanethologie, Brutpflegehelfer, Pflegespiel, Geschlechtsunterschiede, Lateralisation
human ethology, cooperative rearing, alloparental care, rearing play, sex differences, lateralisation.

Einleitung

Wenn man Dörfer besucht, deren Einwohner noch unter vorindustriellen Bedingungen leben, dann ist man oft von einer Schar aufgeweckter Kinder umringt, die einen aufmerksam beobachten. Unter ihnen finden sich häufig zirka fünf bis fünfzehnjährige Kinder, die ein ungefähr ein- bis dreijähriges "huckepack" oder im Hüftsitz tragen. Solche Kinderpaare sieht man dann während des gesamten Feldaufenthaltes mehrmals täglich (Bilddokumente dazu finden sich z.B. in EIBL-EIBESFELDT 1995). Die großen Kinder tragen die kleineren Kinder auch dann, wenn

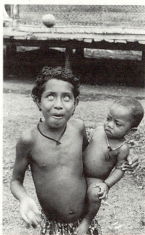

Abb. 1
In vorindustriellen Gesellschaften sind häufig Kinder anzutreffen, die kleinere Kinder mit sich tragen. Das Mädchen aus Tawema / Trobriand trägt ein Kleinkind und jongliert gleichzeitig mit zwei Früchten
Foto Philipp Medicus

---

[1] Der Autor dankt Anton Kathrein für die finanzielle Unterstützung der Forschungsprojekte in Tawema, Margret Schleidt und Wulf Schiefenhövel für Kommentare und Anregungen zu dieser Arbeit und Wulf Schiefenhövel für die tatkräftige Unterstützung und Zusammenarbeit in Tawema.

sie durch unwegsames Gelände unterwegs sind, oder wenn sie an Spielen teilnehmen, bei denen die Kleinen eigentlich hinderlich sind, z.B. beim Schnurspringen und bei anderen Geschicklichkeitsspielen (siehe Abb. 1). Diese Betreuung der Kleinkinder wirkt selbstverständlich und freiwillig. Die Großen machen das entspannt und die Kleinen scheinen davon angetan, als Beobachter bei den Großen mit dabei zu sein. Man gewinnt den Eindruck, daß bei dieser Verhaltensneigung der Kinder geradezu ultimate Träger-Tragling-Abstimmungen eine Rolle spielen (die Begriffe "aktiver Tragling" für nichtmenschliche Primaten und "passiver Tragling" für Menschen wurden von HASSENSTEIN eingeführt, z.B. 1973). Die Träger erinnern an Brutpflegehelfer, wie sie bei einigen Vogelarten und einigen wenigen Säugetierarten vorkommen (z.B. WICKLER & SEIBT 1983; KREBS & DAVIES 1984).

Diese Brutpflegehelfer im Tierreich sind meistens adult und vielfach ältere Geschwister der Jungen, die, z.T. auf Grund schlechter ökologischer Bedingungen, noch kein eigenes Revier erobern konnten. Sie leisten Beiträge bei der Jungenaufzucht, indem sie Nahrung herbeischaffen, das Revier verteidigen und Feinde vertreiben. Anthropomorph gesprochen, handeln adulte Brutpflegehelfer nach der Devise: Lieber mehr Geschwister als keine eigenen Kinder.

Tragehilfe als Beitrag zur Brutpflege gibt es wahrscheinlich nur bei Primaten. Dokumentiert ist das Tragen von kleineren Geschwistern durch juvenile und adulte Weibchen und Männchen z.B. bei Krallenäffchen, bei Gibbons (z.B. DUNBAR 1988), beim Gorilla (FOSSEY 1989) und beim Schimpansen (GOODALL 1986). Vielleicht war brüderliche Brutpflegehilfe eine der stammesgeschichtlichen Vorbedingungen der väterlichen Hilfe beim Großziehen von Menschenkindern (vergl. MEDICUS & HOPF 1995). Wahrscheinlich sind unter anderem durch diese Beiträge beim Menschen kleinere Geburtenabstände möglich als bei anderen rezenten Hominoiden. Bei Berberaffen kann es auch vorkommen, daß fremde Junge von adulten Artgenossen getragen werden, um durch das Juvenilenschema ("Kindchenschema"; LORENZ 1978; SCHLEIDT et al 1980) des Traglings andere Artgenossen zu beschwichtigen ("agonistic buffering"; DEAG & CROOK 1971; EIBL-EIBESFELDT 1995). Dieses Verhalten kann Vorteile beim Anbahnen und Erhalten von sozialen Beziehungen haben.

Diese aus der Tierethologie bekannten Beobachtungen von Brutpflegehelfern waren zusammen mit den eingangs erwähnten 1994 gewonnenen Eindrücken von Kindern in Tawema (Trobriand-Insel / Neuguinea) eine Grundlage dafür, dieses Pänomen der kindlichen Helfer 1995 in entlegenen Ortschaften auf den Molukken (Indonesien) zu untersuchen.

Methode

Die Untersuchung erstreckte sich auf die Ortschaften Waru, Fakar, Akat, Karawatu und Bellis in NO-Ceram. Diese Orte haben zusammengenommen ca. 2500 Einwohner. Sie liegen nahe beeinander und sind nur auf dem Seeweg zu erreichen, Tourismus ist dort unbekannt. Die Orte wurden in der Phase des Datensammelns von Waru aus täglich zweimal besucht.

Um das Phänomen der kindlichen Helfer zu untersuchen, wurden möglichst alle beobachteten Kinderpaare zwischen dem 15. und 22. Juli 1995 mit einer Polaroid-Kamera fotografiert, Datum und

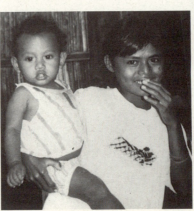
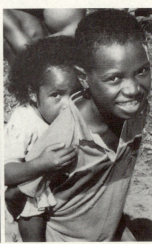

Kinder aus Ceram
Abb. 2
Ein Mädchen trägt einen Buben im Hüftsitz rechts
Abb. 3
Ein Bub trägt ein Mädchen "huckepack".

Uhrzeit wurden festgehalten (siehe Abb. Nr. 2. u. 3). Nur wenige Kinder sind aus Angst vor den fremden Europäern weggelaufen. Kein Paar wurde am selben Tag zweimal fotografiert. Um Fotos von Eltern mit Kindern zu vermeiden, wurden keine erwachsenen Träger mit der Polaroid-Kamera aufgenommen. Keiner der Einheimischen wurde über die Fragestellung informiert, keines der entwickelten Fotos wurde in dieser Phase gezeigt. Zusätzlich wurde mit zwei Spiegelreflexkameras und mit Video dokumentiert, dabei wurden auch viele andere Motive festgehalten. Dadurch war für die Bewohner nicht unmittelbar ersichtlich, daß das besondere Interesse diesen Kinderpaaren galt.

Erst nachdem das vorgesehene Polaroid-Filmmaterial verbraucht war, wurden die Bilder gezeigt. Dabei erfolgte die Befragung nach Namen, Alter, Geschlecht und Verwandtschaftsgrad der fotografierten Träger und Traglinge. Ayub Rumbaremata, ein Einheimischer, der in Bula Englisch unterrichtet, hat dabei geholfen. Da meine Tochter Gertraud etwas Indonesisch gelernt hatte, die Verkehrssprache der Einheimischen über ethnische Grenzen hinweg, wurden die Aufzeichnungen durch sie noch einmal überprüft. Sie überprüfte die Daten zusätzlich anhand der Träger, der Traglinge und der Kinderpaare, die mehrmals fotografiert wurden, sodaß eine Kontrollmöglichkeit bestand. Die Daten erwiesen sich hinsichtlich Namen, Geschlecht und Verwandtschaftsgrad als konsistent. Weil Verwandtschaftsgrad und Geschlecht im Vordergrund der Untersuchung standen, wurden die durch Einheimische geschätzten Altersangaben als ausreichend erachtet. Bezüglich der Altersangaben gab es Divergenzen.

Ergebnisse

Es wurden insgesamt 49 Polaroidfotos mit Kinderpaaren gemacht, einzele Paare sind zwei- bis dreimal fotografiert worden. Die Kinder eines Paares (zwei Mädchen) sind Kusinen, alle übrigen Paare sind Geschwister; wie groß der Anteil an Halbgeschwistern ist, wurde nicht eruiert. In Bezug auf alle 49 Fotos stehen 37 tragenden Mädchen (ca. 6 bis 14 Jahre alt) 12 tragende Buben (ca. 6 bis 12 Jahre alt) gegenüber; getragen werden 25 Mädchen (ca. 4 Monate bis 3 Jahre alt) und 24 Buben (ca. 8 Monate bis 5 Jahre alt).

Drei Paare wurden an verschiedenen Tagen je zwei mal, ein Paar wurde drei mal fotografiert. Zwei der Trägerinnen wurde je zweimal mit verschiedenen Kleinkindern aufgenommen. Drei der Kleinkinder wurden je zweimal und eines dreimal mit verschiedenen TrägerInnen fotografiert. Zählt man die mehrfach fotografierten Paare nur einmal, dann stehen 33 tragenden Mädchen 11 Buben gegenüber und 24 getragenen Mädchen 20 Buben. Bei 20 Paaren sind beides Mädchen, bei 13 Paaren tragen Mädchen Buben, bei 7 Paaren sind beides Buben, bei 4 Paaren tragen Buben Mädchen (siehe Abb. 7). Das Durchschnittsalter der tragenden Mädchen ist ca. 9,2 Jahre, das der Buben ca. 8,3; das der getragenen Mädchen ca. 1,3, das der Buben ca. 1,7.

Nachdem die Fotos gemacht und die erwähnten Daten gesammelt waren, wurden noch sechs Kinder nach dem Grund gefragt, warum sie ihre kleinen Geschwister getragen hätten. Diese Frage wurde gestellt, auch wenn sich die Kinder wahrscheinlich nicht mehr ganz genau an dieses für sie nebensächliche Erreignis erinnert haben, das bei der Befragung bereits 5 - 10 Tage zurücklag. Alle gaben an, daß die Eltern mit Haus- oder Gartenarbeit beschäftigt gewesen wären und sie sich deshalb um das kleinere Geschwister gekümmert hätten. Offensichtlich entlasten die großen Kindern ihre Eltern; die Kinder gaben nicht an, ob sie von sich aus die Kleinen getragen haben oder auf die Initiative ihrer kleinen Geschwister eingegangen sind. Bei einem Teil der Videoaufzeichnungen aus Tawema wurde die auf ein Stativ montierte Videokamera 10 - 15 Minuten auf Spielgruppen gerichtet und unbeaufsichtigt stehen gelassen. Ein Teil der so gewonnenen Aufnahmen zeigt, daß sowohl von den Großen als auch von den Kleinen die Initiative zum Tragen und Getragen werden ausging. Die betreuenden Kinder machen das möglicherweise fast zur Gänze ohne Aufforderung durch Erwachsene.

Bei den Fotos aus Ceram wurde auch die Art des Tragens ausgewertet. Da die an verschiedenen Tagen mehrmals fotografierten TrägerInnen jedesmal dieselbe Trageart zeigen, werden die entsprechenden mehrmals fotografierten TrägerInnen bei folgenden Zahlenangaben nur einmal berücksichtigt. Den Hüftsitz links zeigten die Traglinge von 15 Trägerinnen und 3 Trägern (Hüftsitz rechts 4 / 0; "Huckepack" 6 / 4; auf den Fotos nicht eindeutig zuordnanbare Trageweise 6 / 4). Da insgesamt 18 Kinder links und nur 4 Kinder rechts getragen wurden, war in dieser Untersuchung, wie auch in anderen bei Erwachsenen (z.B. RICHARDS & FINGER 1975; GRÜSSER 1983), eine Seitenpräferenz festzustellen (siehe Abb. 8). Ob es bezüglich dieses Aspektes der Lateralisation Geschlechtsunterschiede gibt, bleibt auf Grund der kleinen Stichprobe dahingestellt.

Diskussion
Die für den Hüftsitz erforderliche Spreizung der Oberschenkel der Traglinge ist als eine effiziente Prophylaxe der Folgen einer angeborenen Hüftdysplasie anzusehen (SCHIEFENHÖVEL z.B. 1988; KIRKILIONIS 1992): Der Winkel, den die Oberschenkel beim Hüftsitz einnehmen, entspricht in etwa der Lorenz Stellung (nach Adolf Lorenz), die durch die Spreizhose und den Gipsstreckverband herbeigeführt wird, um die angeborene Hüftgelenksverrenkung zu behandeln. Wie Kirkilionis zeigte, nehmen Säuglinge und Kleinkinder beim Aufnehmen aus dem Bett von sich aus und angeborenermaßen sofort diese Spreizstellung ein, noch bevor sie in Kontakt mit der Hüfte kommen. Durch das Sitzen an der Hüfte werden die Gelenksköpfe der Oberschenkelknochen in ihr vorgesehenes, noch nicht voll ausgebildetes Pfannendach gedrückt. So ist also das Tragen von Babies im Hüftsitz auch in pädiatrisch-orthopädischer Hinsicht bedeutsam. Da Erwachsene in traditionalen Kulturen, in denen sie als Kleinkinder viel getragen wurden, im allgemeinen ein normal gewachsenes Skelett haben, dürften Befürchtungen bezüglich eventueller Nachteile für die Wirbelsäule der empirischen Grundlage entbehren. Die kulturenvergleichende ethnomedizinische Forschung liefert hier also wichtige Daten für die Diskussion in der Medizin in der industrialisierten Welt (siehe dazu auch z.B. SCHIEFENHÖVEL et al 1995).

Aus verhaltensbiologischer Sicht ist bemerkenswert, daß in der vorliegenden Untersuchung fast nur Geschwisterpaare angetroffen worden sind. Dies hat vermutlich rein praktische Gründe, weil die Kinder auf Grund des gemeinsamen Haushaltes mehr beisammen sind. Die getragenen Kleinkinder werden darüber hinaus Eltern und größere Geschwister, die ihnen am vertrautesten sind, als Träger vorziehen. Darüber hinaus können die Eltern auch ohne Gegenleistung eher die großen Geschwister um Hilfe bitten als Kinder aus der Nachbarschaft. Diesbezüglich errechnet sich aus der Sicht der Soziobiologie der genetische Nutzen einer altruistischen Handlung aus Kosten mal Verwandtschaftsgrad. Das Tragen von Geschwistern als ein Beispiel einer solchen altruistischen Handlung bedarf also so gesehen keiner besonderen Belohnungen durch die Eltern. Auch die Tragenden haben Vorteile, selbst wenn sie mit dem Tragling nicht verwandt sind, weil sie Erfahrungen sammeln, die sie einmal als Eltern brauchen können und die Getragenen haben die Möglichkeit, durch die Beobachtung der Kindergruppen, bei denen ihre Träger mitmachen, sozial zu lernen. Die Behandlung als Tragling bietet den Vorteil, dorthin zu gelangen, wo sozial und intellektuell relevante Dinge geschehen. Eine Sozialisation in gemischtaltrigen Kindergruppen ist für die Reifung und das Erlernen einer entsprechend gut entwickelten sozialen Kompetenz von Vorteil (EIBL-EIBESFELDT 1995; SCHIEFENHÖVEL 1991). Der Start in die Kindergruppen wird wahrscheinlich erleichtert, wenn ein Kleinkind größere Geschwister als Helfer hat. Den gesammelten Daten entsprechend dürfte dieser Effekt am deutlichsten ausgeprägt sein, wenn eine größere Schwester als Helferin vorhanden ist. Ob es Kulturkreise gibt, bei denen mehr Kusinen und Cousins, sowie auch entfernter verwandte Kinder als Träger-Traglings-Paare anzutreffen sind, bleibt dahingestellt.

Bei aller Unsicherheit bezüglich der Altersangaben fällt bei den getragenen Kindern ein Bub mit einem Alter von zirka fünf Jahren auf. Ein Grund dafür war nicht ersichtlich. Wenn man ihn außer acht läßt, dann waren die ältesten getragenen Mädchen und Buben zirka drei Jahre alt. Die obere Altersgrenze bei den Trägern könnte ein Artefakt der Auswahl beim Fotografieren gewesen sein, weil vermieden wurde, erwachsene Träger aufzunehmen.

Unterschiedlich häufig sind gleichgeschlechtliche und gemischtgeschlechtliche Paare angetroffen worden (Abb. 4). Dieser Unterschied ist aller Wahrscheinlichkeit nach nicht durch die Eltern, sondern durch die Kinder selbst bedingt. Mädchen wie Buben dürften also gleichgeschlechtliche Traglinge bzw. Träger bevorzugen. Diesem Ergebnis könnte die von SKRZIPEK (z.B. 1978) beschriebene präpubertäre Präferenz für das Eigengeschlecht zugrundeliegen, die SKRZIPEK als Geschlechtsrollen-Lerndisposition interpretiert. Diese Lerndisposition käme wahrscheinlich vor allem dem getragenen Kind zugute. Auf der Grundlage dieser Präferenz haben dann auch die Kleinsten Gelegenheit, zusammen mit ihren Helfern in gleichgeschlechtlichen Kindergruppen dabei zu sein. Wegen der unterschiedlichen Interessen zwischen Mädchen und Buben passen ferner gleichgeschlechtliche Kinderpaare besser zusammen als gemischtgeschlechtliche; mit anderen Worten: gleichgeschlechtliche Paare sind leichter "synchronisierbar". Die Häufung gleichgeschlechtlicher Kinderpaare spricht dafür, daß das Tragen von Geschwistern vielfach durch die Kinder selbständig ausgeführt wird; würde es überwiegend von den Eltern zu ihrer Entlastung veranlaßt, gäbe es wohl quantitativ keinen so ausgeprägten Hinweis auf eine Präferenz des Eigengeschlechts.

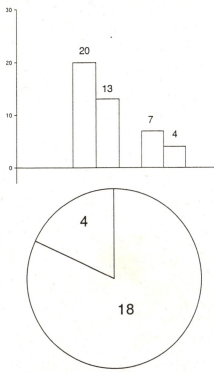

Abb. 4
20 Mädchen tragen Mädchen, 13 Mädchen tragen Buben, 7 Buben tragen Buben, 4 Buben tragen Mädchen: Vermutlich spielen Mädchen bei der Geschwisterbetreuung eine größere Rolle als Buben. Deutlich ist bei den (präpubertären) Mädchen und Buben eine Präferenz für das Eigengeschlecht festzustellen.

Abb. 5
Von 42 fotografierten TrägerInnen haben 22 das Kleinkind im Hüftsitz getragen. Dabei war eine deutliche Seitenpräferenz festzustellen: 18 Traglinge wurden links, 4 rechts getragen.

Auffallend ist bei den Fotos der große Anteil von weiblichen Trägern (obwohl vermutlich bei den wenigen davongelaufenen Kindern mehr Mädchen dabei waren). Zum Teil mag der größere Mädchenanteil dadurch bedingt sein, daß eher die Töchter und weniger die Söhne ihre Mütter bezüglich ihrer Fürsorge für ihre Kinder imitieren. Wie bei fast allen Säugetierarten, so sind auch in allen Kulturen die Mütter im allgemeinen mehr und unmittelbarer mit der Aufsicht und Pflege ihrer Kleinkinder befaßt als die Väter (z.B. SCHLEIDT 1993).
Höchstwahrscheinlich sind Mädchen bereits biopsychisch eher als Buben disponiert, beim Großziehen von kleineren Geschwistern mitzuhelfen. Mädchen zeigen, vermutlich als eine Lerndisposition, ein größeres Interesse an Säuglingen und Kleinkindern als Buben, ein Phänomen, das sogar über unsere Artgrenze hinaus auch bei anderen Primaten beobachtet werden kann, z.B. bei Schimpansen (GOODALL 1986). Dementsprechend zeigen juvenile Weibchen mehrerer Primatenarten eher Pflegespiele als Männchen (z.B. Stummelaffen, z.B. DUNBAR 1988; Orang-Utan, GALDIKAS 1995; Gorillas, FOSSEY 1989; Schimpansen, GOODALL 1986).
Diese werden manchmal sogar ausgeführt, wenn die größeren juvenilen Artgenossen mit dem kleineren Pflegling nicht verwandt sind (z.B. WICKLER & SEIBT 1983). Entsprechende Ähnlichkeiten im Arten- und im Kulturenvergleich sprechen auch hier für das Vorhandensein phylogenetischer Vorprogrammierungen. Auch in unserer Kultur kann dieser Geschlechtsunterschied hinsichtlich des Interesses an Säuglingen beobachtet werden. Mädchen finden auch am Puppenspiel eher Gefallen als Buben. Diese Tendenz zeigt sich auch dann, wenn in der Erziehung vermieden wird, Mädchen anders zu behandeln als Buben.
Die Verhaltensneigung des Betreuungsspielens vor allem bei Mädchen ist so stark ausgeprägt, daß ein ganzer Industriezweig, die Puppenindustrie davon lebt. Es werden marktgerecht, beziehungsweise entsprechend der präpubertären Präferenz für das Eigengeschlecht, sogar mehr weibliche als männliche Puppen produziert. Unklar ist, welche Umweltfaktoren sich geändert haben, daß die Motivationen des Betreuens und Tragens von Geschwistern in der Industriegesellschaft überwiegend an Attrappen (Puppen) ausgelebt wird.
    Immerhin haben noch vor ca. 30-50 Jahren in vielen Gegenden Mitteleuropas größere Kinder relativ häufig ihre kleineren Geschwister getragen, etwa wenn sie mit anderen Spielgefährten im Freien unterwegs waren. Vermutlich war dabei aber der Druck durch die Eltern relativ groß und wahrschein-

lich war der Anteil der tragenden Mädchen höher als in Ceram. In der Industriegesellschaft gibt es kaum mehr vergleichbare gemischtaltrige Spielgruppen und selten sieht man Kinder, die ihre kleineren Geschwister bei Unternehmungen im Freien mitnehmen: Das Auto hat die Kinder von der Ökonische der Gassen, Straßen und Dorfplätzen in die Enge der Kleinfamilie zurückgedrängt und die außerhäusliche berufliche Belastung der Erwachsenen macht eine organisierte, institutionalisierte und in Altersgruppen sortierte Kinderbetreuung notwendig.

References
DEAG J.M., J.H. CROOK 1971. Social behaviour and »agonistic buffering« in the wild Barbary Macaque. *Folia Primatologica* 15: 183-200.
DUNBAR R.I.M. 1988. Primate Social Systems. London.
EIBL-EIBESFELDT 1995 (3. Auflage). *Die Biologie des menschlichen Verhaltens, Grundriß der Humanethologie.* München.
FOSSEY D. 1989. *Gorillas im Nebel.* München.
GALDIKAS B. 1995. *Meine Orang-Utans.* Bern.
GOODALL J. 1986. *The Chimpanzees of Gombe.* Massachusetts.
GRÜSSER O.-J. 1983. Mother-Child Holding Patterns in Western Art: A Developmental Study. *Ethology and Sociobiology* 4: 89-94.
HASSENSTEIN B. 1973. *Verhaltensbiologie des Kindes.* München.
KIRKILIONIS E. 1992. Das Tragen des Säuglings im Hüftsitz - eine spezielle Anpassung des menschlichen Traglings. *Zoologische Jahrbücher, Sektion Physiologie und Verhalten.* 96: 395 - 415.
KREBS J.R., N.B. DAVIES 1984. *Einführung in die Verhaltensökologie.* Stuttgart.
LORENZ K. 1978. *Vergleichende Verhaltensforschung, Grundlagen der Ethologie.* New York
MEDICUS G. S. HOPF 1995. Der natürliche Unterschied: Zur Biopsychologie der Geschlechterdifferenz. *Sexuologie* 3: 148-165.
RICHARDS J.L., S. FINGER 1975. Mother-Child Holding Patterns: A Cross-cultural Photographic Survey. *Child Development* 46: 1001-1004.
SCHIEFENHÖVEL W. 1988. Beitrag in: W. SCHLEIDT (Hrsg.). *Der Kreis um Konrad Lorenz.* Berlin.
SCHIEFENHÖVEL. W. 1991. Ethnomedizinische und verhaltensbiologische Beiträge zur pädiatrischen Versorgung. *Curare* 14: 195 - 204.
SCHIEFENHÖVEL. W., D. SICH & CH. E. GOTTSCHALK-BATSCHKUS (Hrsg.) 1995. *Gebären - Ethnomedizinische Perspektiven und neue Wege.* Berlin.
SCHLEIDT M. 1993. Hier bin ich - wo bist Du? In: *Im Spiegel der Anderen.* Edited by W. SCHIEFENHÖVEL, J. UHER & R. KRELL pp. 78 - 91. München.
SCHLEIDT M., W. SCHIEFENHÖVEL, K. STANJEK & R. KRELL 1980. Caring for a Baby's Behavior: Reactions of Passerby to a Mother and Baby. *Man-Environment Systems* 10: 73-82.
SKRIZIPEK K.H. 1978. Menschliche »Auslösermerkmale« beider Geschlechter. Attrappenwahluntersuchungen der Verhaltensentwicklung. *Homo* 33: 75-88.
WICKLER, W, U. SEIBT 1983. *Männlich, weiblich. Ein Naturgesetz und seine Folgen.* München

An den Wurzeln der Menschheit:
Kulturvergleichende Perspektiven der frühen Kindheit am Fuße des Mountain Arapesh (Papua Neuguinea)[1]
Crosscultural Perspectives on Early Childhood in the Foothills of Mountain Arapesh (Papua New Guinea)

Christine E. Gottschalk-Batschkus & Marc M. Batschkus

Zusammenfassung: Das Aufwachsen der Kinder in einer 1992 und 1994/95 untersuchten, zurückgezogen lebenden Dorfgemeinschaft am Fuße des Mountain Arapesh (Papua Neuguinea) geschieht noch in einer sehr ursprünglichen, traditionellen Art. Verglichen mit der Behandlung von Babys und Kindern in westlichen Kulturkreisen, wachsen diese Kinder in einer sozial optimalen Gemeinschaft auf. Babys werden getragen und gestillt und haben nahezu 24 Stunden Körperkontakt am Tag. Altersgemäß wachsen und lernen die Kinder an verschiedenen Aufgaben für die Gemeinschaft. Lernen geschieht durch Nachahmung und dem Bestreben die Aufgaben der jeweils größeren Kinder zu erlernen. Es wird auf die Forschungsumstände im Busch, Fruchtbarkeit und Schwangerschaft, Namensgebung, Neugeborenen- und Krabbelalter, die Kinderhierarchie zwischen 2 und 12 Jahren, Spielen und Spielzeug, die Übergangsphase ins Erwachsenenalter, die Initiation und Krankheiten, deren Ursachen und medizinische Praktiken eingegangen.

Abstract: The growing up of children in a little village studied in 1992 and 1994/95 in the foothills of Mountain Arapesh (Papua New Guinea) is still not very much influenced by modern life styles. Compared with the rising of babies and children in western societies these children grow up in an optimal social environment. Babies are carried, breast fed and have body contact almost 24 hours a day. According to their age children learn to do the different works for the community. Learning happens by imitation and the motivation to be able to complete the tasks of the older children. Descriptions include the research conditions in the rainforest, fertility and pregnancy, naming, age of newborns and toddlers, hierarchy among children between 2 and 12 years, playing and toys, the transition from childhood to adulthood, initiation rite, illness and the beleived courses, and medical practices.

Keywords: Papua Neuguinea, Mountain Arapesh, Bindung, Tragen, Stillen, Menstruationsblut, Namensgebung, Kinderhierarchie, Lernen, Autonomie von Kindern, Initiationsritual, medizinische Praktiken, Krankheitsursachen, Glaubenssysteme Papua New Guinea, Mountain Arapesh, bonding, carrying of small children, breast-

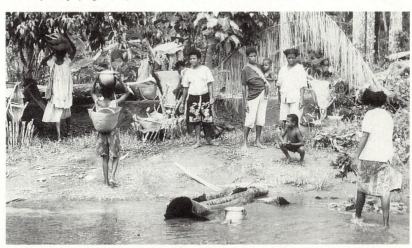

Abb. 1
Sago-Wasch-Platz im Busch: eine Arbeit der Frauen mit ihren Kindern (Foto: C.E. G.-B.)

---

[1] Wir danken folgenden Personen ganz herzlich für die Hilfe bei der Planung und Durchführung des Forschungsprojektes: Prof.Dr. Wulf Schiefenhövel, Friedrich Gottschalk, Ralf Stuttgen, Dr. Wari Iamo, Prof.Dr. Otto Nekitel, Prof. Dr. Don Niles, Prof.Dr. Kerry Pataki-Schweizer, Prof. Dr. Colin Filer, Pater Peter van Hees, Pater Jude Forde, Timoti Nakon und den Dorfbewohnern von Simbrangu und Balup.

feeding, menstruation, naming, learning, autonomy of children, hierarchy of children, initiation rite, medical practices, attributed causes of illness, belief systems.

Einleitung

Zwei Forschungsaufenthalte 1992 und 1994/95 in einem kleinen Dorf einer sehr zurückgezogenen Gemeinschaft am Fuße des Mountain Arapesh in Papua Neuguinea (West Sepik Province) bilden die Grundlage der vorliegenden Arbeit.

Von Prof. Dr. SCHIEFENHÖVEL, dessen Arbeit wir seit langem verfolgen und sehr schätzen, wußten wir, daß wir in Papua Neuguinea auf Menschen treffen konnten, die noch weitgehend ursprünglich an der Wurzel des Menschseins leben. Durch unwegsame Gebirge, die die Insel zerteilen, und den dichten Regenwald sind verschiedene Bevölkerungsgruppen heute noch weitgehend „unbeeinflußt" von der modernen Zivilisation. Die Vorfahren der heutigen Papuas leben seit mindestens 50 000 Jahren auf der Insel, somit trifft man auf eine der ältesten permanent siedelnden Bevölkerungen überhaupt (SCHIEFENHÖVEL, UHER & KRELL 1993: 30).

Im Hauptdorf unseres Forschungsgebietes in der West-Sepik-Province leben etwa 40 Erwachsene mit Kindern und Jugendlichen. In einer Gehentfernung von bis zu 3 Stunden befinden sich verstreut im Wald mehrere kleinere Dörfer bis hin zu Familienwohnstätten von 2 oder 3 Häusern. Die Gemeinschaft beläuft sich auf insgesamt ca 200 Erwachsene. Alte Menschen ziehen sich zum Wohnen in den Busch zurück, ebenso wie der allein mit seiner Frau im Busch lebende Heiler des Dorfes.

Die Frauen bewirtschaften mit ihren Kindern große Gärten, die für die Versorgung der gesamten Familie ausreichen.

Ergänzend dazu legen die Männer kleinere Gärten an, fällen die Sago-Palmen und verarbeiten sie mit Beilen zu Sago-Spänen.

Die Weiterverarbeitung des zu jeder Mahlzeit gereichten Sagos (3 mal täglich) obliegt den Frauen.

Männer sind für den Hausbau, die Deutung der spirituellen Geisterwelt, für die Jagd auf Wild und die Auseinandersetzung mit verfeindeten Stämme verantwortlich. Da die Häuser im feuchten Busch nur etwa 4 Jahre halten, arbeiten Gruppen von Männern fast täglich im Dorf am Hausbau. Die *Garamut*-Trommel wird vor dem Morgengrauen geschlagen und ruft die Männer zur Arbeit. Diese versammeln sich dann im Dorf und beginnen gemeinsam an einem Haus zu bauen. Sie pausieren etwa alle zwei Stunden am Kochbananen-Feuer auf dem Dorfplatz und arbeiten bis zur Dämmerung.

Im Dorf ist sprechen die Dorfbewohner eine eigene Dorfsprache. In Papua Neuguinea gibt es über 700 dieser Dorfsprachen, allgemein auf Pidgin „tok ples", „Dorfsprache" genannt (SCHIEFENHÖVEL, UHER & KRELL 1993: 30).

Um sich über die verschiedenen Dörfer hinweg verständigen zu können benutzt man heute das Pidgin „tok pisin", eine der offiziellen Handelssprachen in Papua Neuguinea. Jeder im Dorf ist des „tok pisin" mächtig, auch die Kinder. Dies vereinfachte uns die Verständigung erheblich.

Leichtere Erkrankungen der Kinder werden von den Müttern oder in Absprache mit dem Vater behandelt. Erst bei Erfolglosigkeit der Behandlung wird ein weiser Mann im Dorf befragt. Wenn die Erkrankung lebensbedrohliche Züge annimmt, so geht man zum Heiler: „Er stoppt jede Krankheit" (tok pisin: *em i stopim ol sick*). Eine erfolglose Behandlung oder der tödliche Ausgang einer Krankheit wird als zu späte Konsultation des Heilers interpretiert. Krankheiten werden in jedem Fall mit Besessenheit von Geistern assoziiert.

Anreise

Als wir das erste Mal nach mehreren anstrengenden Fußmarsch-Stunden das Dorf betraten wurden wir zwar freundlich aber sehr zurückhaltend begrüßt. Unser Führer war entfernt mit einigen Dorfbewohnern verwandt. Das sog. „wantok"-Prinzip in Papua Neuguinea, d.h. „der, der dieselbe Sprache spricht" also aus derselben Dorfgemeinschaft stammt, verpflichtete die Leute, ihm und uns ein Quartier und Essen anzubieten.

In Papua Neuguinea kann man mit derart unangemeldeten

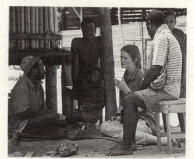

Abb. 2
Gespräche mit Männern über Männergeheimnisse: die Forscherin wird (wenn sie Glück hat) als Halb-Mann-Halb-Frau akzeptiert (Foto: M.M. B.)

Besuchen in Buschdörfern auch böse Erfahrungen machen, wie z.B. der Aufforderung, das Dorf sofort wieder zu verlassen. Dies ist bei Einbruch der Dunkelheit durchaus gefährlich. Eine Abweisung hat immer etwas mit bösen Geistern zu tun, die in den Fremden vermutet werden.

Am Abend saßen wir am Feuer mit unserem Führer und dem Paar, das uns in ihrem Haus Unterkunft gewährte, vor der Hütte. Wir wurden nach dem Grund unseres Kommens befragt und nach unseren Plänen. Trotz der Zurückhaltung unserer Gastgeber fühlten wir uns nicht abgewiesen. Denn zum ersten Forschungsaufenthalt 1992 hatten wir unsere kleine Tochter von drei Jahren mit uns, die ihre Umgebung immer freundlich stimmte. Und wir wußten, daß in Anwesenheit von kleinen Kindern niemals von bösen Geistern besessene Personen vermutet werden. Licht, Tiere und kleine Kinder gelten allgemein als Schutz vor Besessenheit.

Zu uns gesellte sich ein wichtiger Mann des Dorfes, der unsere Pläne ebenfalls erfahren wollte. Im Dorf gibt es einen „wichtigen Mann", der jeweils den Kontakt mit der Außenwelt regelt (tok pisin: kaunseller) und einen „weisen Mann", der für die Angelegenheiten der Dorfgemeinschaft verantwortlich ist (tok pisin: bikman). Ansonsten sahen wir nur vereinzelt Gestalten in der Dunkelheit, die an Pfosten gelehnt zuhörten oder wortlos vorbeihuschten.

Am nächsten Tag sollte der Weitermarsch stattfinden. Doch hatte uns die Wanderung am Vortag durch den heißen, feuchten, rutschigen Busch, die brennende Sonne und die insgesamt 20 Flußdurchquerungen so geschwächt, daß an ein Weitergehen nicht zu denken war.

Nach dem Kennenlernen am Vorabend lud man uns ein zu bleiben. Da die Dorfbewohner vor Sonnenaufgang aufstehen und in die Gärten gehen, wirkte das Dorf verlassen, kein Hund und keine Kinder waren zu hören oder zu sehen. Unser Führer registrierte, daß unser gesundheitlicher Zustand uns an diesem Tag ziemlich langweilig machte und verabschiedete sich bis zum Abend zu Besuchen bei Freunden und Verwandten. An diesem Abend saßen wir in einem größeren Kreis Erwachsener. Wir begannen uns zu wundern, wo die Kinder in diesem Dorf sind.

Der Dorfrat hatte beschlossen, uns für die ganze Zeit unserer Forschung einzuladen - und uns vom Weitermarsch abzuraten. Dies frustrierte uns zwar, doch war der Gedanke nicht abwegig, da wir uns bereits in der Zielgegend der Feldforschung befanden, die Dorfleute mit jenem angestrebten Dorf verwandt waren und die zurückzulegende Wegstrecke noch um ein vielfaches weiter und mühsamer und zudem bergig sein sollte. Im Falle von Krankheit oder Verletzung wäre der Rückweg sehr lang und gefährlich, bis zur nächsten Stadt mit Krankenhaus würde es Tage dauern. So beschlossen wir den bisher verfolgten Forschungsplan zu verlassen und uns auf die neuen Gegebenheiten einzustellen. Die Feldforschung verlangt mitunter ein flexibles Anpassen an unvorhergesehene Situationen (SCHRADER 1971).

Die nächsten zwei Tage wurden wir wieder im Dorf zurückgelassen, wieder waren keine Kinder zu sehen - nur ein einziges neugieriges Mädchen von ca. 7 Jahren mit einem kleinen Geschwisterchen im Tragetuch sah hin und wieder aus sicherer Entfernung zu uns herüber.

Von den Erwachsenen hatten wir erfahren, daß der Umgang mit Weißen wohl geläufig sei, doch sahen wir keinen einzigen Weißen. Am dritten Tag stellte sich heraus, daß die vielen Weißen in dieser Gegend den Beschreibungen nach die weißen Soldaten und Missionare nach dem zweiten Weltkrieg waren. Seitdem kommt nur noch der Pater einer katholischen Mission drei- bis viermal im Jahr für je zwei Tage ins Dorf um einen Gottesdienst abzuhalten.

Die Kleidung, die vor Jahren zur „Zivilisierung der Einheimischen" in die Dörfer gebracht wurde, wird heute immer noch getragen: sie hängt in grauen Lumpen mit Schnüren befestigt am Körper. Nur wenige neuere Teile, die getauscht wurden, sind zu sehen.

Auf die Kinder wirkten wir also sehr fremdartig. Am dritten Tag erst verließen sie ihre Verstecke, wagten, nur kurz in unsere Richtung zu sehen, und rannten dann schreiend oder kichernd wieder weg. Später kamen sie immer näher, betasteten schließlich unsere Haut und unsere Haare.

Die Kinder erschienen uns als sehr ruhige, aber selbstsichere und energische Personen. Sie leben ab dem Alter von etwa 4 Jahren tagsüber im und um das Dorf in

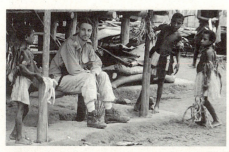

Abb. 3
Kinder betrachten neugierig den „weißen Mann"
(Foto: C.E. G.-B.)

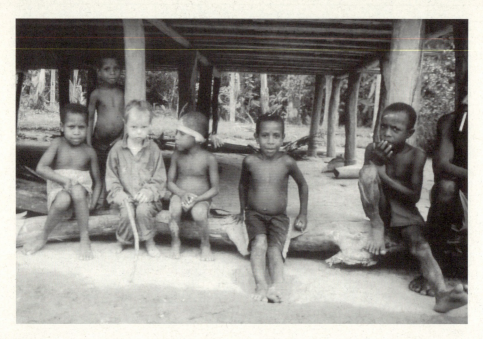

Abb. 4
Nach anfänglicher, beiderseitiger Zurückhaltung wurde unsere Tochter Garance in die Kindergemeinschaft aufgenommen. (Foto: C.E. G.-B.)

Kindergruppen verschiedener Altersstufen bis zu etwa 12 Jahren zusammen. Sie fischen, sammeln in der Nähe des Dorfes Pflanzen, Insekten, jagen Mäuse, Heuschrecken und anderes kleines Getier und bereiten sich kleinere Mahlzeiten selbst zu.

Mütter mit Babys nehmen größere Kinder zur Kinderbetreuung mit in die Gärten.

Kinder ab etwa 4 Jahren werden von Erwachsenen altersentsprechend als Boten, zum Wasserholen oder Kokosnuß- oder Betelnußpflücken geschickt.

Größere Kinder von 8-12 Jahren versuchen durchaus, sich diesen Aufgaben zu widersetzen, was dann zu lauten Auseinandersetzungen und Handgreiflichkeiten führen kann. Ist das Problem gelöst, so lachen alle wieder darüber und der Vorfall macht im Dorf die Runde. Das Kind wird dann „Dickkopf" genannt (tok pisin: *bikhet*). Dies ist aber durchaus ein Charakterzug, auf den die Eltern auch stolz sind.

Fruchtbarkeit, Schwangerschaft, Geburt
Tritt eine Schwangerschaft ein, so hebt diese die werdenden Eltern in ihrem Ansehen in der Dorfgemeinschaft. Das Paar wird zur Familie, und auch der Mann steigt in den Kreis der „erfahrenen" Männer auf. Der eindeutige und positiv besetzte Übergang in einem neuen Lebensabschnitt erleichtert diesen in westlichen Gesellschaften oft als Krise oder Frustration erlebten Prozeß ganz erheblich (vgl. AMENDT & SCHWARZ 1992, DÖHRING & KREß 1986, JANUS 1987: 138, STAUBER 1993).

Nach der Hochzeit wird einige Zeit auf eine Schwangerschaft gewartet. Tritt sie nicht ein, wird nach Gründen gesucht. Als mögliche Gründe gelten der Verstoß der Frau oder des Mannes gegen ein Tabu (tok pisin: *tambu*), die Besessenheit der Frau von einem Naturgeist oder einer verstorbenen Seele oder einem Zauber gegen die Gebärfähigkeit der Frau.

Ältere Männer der Dorfgemeinschaft werden für fähig gehalten, einen solchen Zauber zu bewirken. Ein solcher kann beschließen, daß in einem Haus keine Kinder geboren werden sollten: er besorgt sich nachts ein Bambusrohr und höhlt es aus; er steckt bestimmte Kräuter hinein, die er mit Zauberformeln versieht; er befestigt das Rohr ganz oben im Dachgiebel des Hauses und spricht mit niemanden darüber. Nach den Berichten werden dann werden in diesem Haus keine Kinder mehr geboren.

Frauen haben große Angst vor diesem Zauber, weil dieser nicht oder nur schwer rückgängig zu machen ist. Dies ist auch die Methode der Wahl, wenn eine Frau „genug" Kinder geboren hat (drei oder vier Kinder werden als „genug" angesehen).

In der East Sepik Province ist das Beenden der Fruchtbarkeit indes eine Angelegenheit der Frauen: die Frau begräbt die Plazenta des letzten Kindes unter einem jungen Betelnußbaum. Dieser „ißt" die Placenta mit seinen Wurzeln, so daß sie durch Geister nicht mehr gefährdet ist. Die Rinde des Baumes wird über ein Jahr mit bestimmten Kräutern gekaut. Die Frau darf zu ihrem Mann oder irgendeinem anderen Mann kein Wort darüber sprechen. Danach ist die Frau unfruchtbar und bekommt keine weiteren Kinder mehr.

Die Geburt findet meist im Frauenhaus statt, es sei denn, die werdende Mutter schafft es nicht bis zum Dorf (vgl. SCHIEFENHÖVEL 1988). Dies kommt gelegentlich vor, da die Gärten auch Gehstrecken von Stunden vom Dorf entfernt liegen. Das Frauenhaus, eine niedrige, kleine Hütte, ist für Männer Tabu, verboten. Nur Frauen bringen der Wöchnerin die Mahlzeiten, sie darf die Hütte nicht verlassen und nicht arbeiten, so daß sie mit ihrem Neugeborenen die ersten zwei bis drei Wochen auf engem Raum ohne weitere Arbeiten im Frauenhaus verbringt.

Im Frauenhaus befinden sich ansonsten alle menstruierenden Frauen des Dorfes, denn sie dürfen in dieser Zeit nicht im Dorf herumlaufen, Essen kochen oder Gartenarbeiten verrichten. Das Blut der Frauen wird als für Männer giftig angesehen, es schwächt diese und macht sie für die Jagd unfähig (siehe auch KYAKAS 1992: 97). Wenn ein Mann auf die Jagd geht und ein Schwein oder Baumkänguruh nicht erlegen kann, obwohl es ganz dicht vor ihm war, so handelte es sich entweder um einen Spuk (tok pisin: giaman-pik, kein echtes Schwein, sondern ein täuschender, „lügender" Geist) oder eine Frau kam ihm mit ihrem Menstruationsblut zu nahe und schwächte ihn damit.

Namensgebung
Jeder unserer Dorfbewohner, vom Säugling bis zum Greis, hatte einen für uns überraschend geläufigen Namen: Klara, unsere Gastgeberin, John, der Vermittler, Eddi, unser Ratgeber, Mikel, der bikman, Markus oder Jenni und Alexia, die Töchter von Klara usf.

Von Ralf Stuttgen, unserem (westlichen) Ratgeber in Wewak, waren wir eindringlich gewarnt worden, Einheimische mit ihrem Namen anzusprechen. Namen haben in Papua Neuguinea eine magische Bedeutung, der Angesprochene kann durch die Erwähnung seines Namens verhext oder krank werden. Allgemein wird geglaubt, daß der Zauber von demjenigen ausgelöst wird, der den Namen ausgesprochen hat. Wir waren unterwiesen, möglichst zu sagen: „der, der da drüben in der Ecke sitzt"; oder „die, auf der Veranda" ... So bleibt die Integrität des Angesprochenen gewahrt und man wird nicht „ausversehen" zum Zauberer. (EIBL-EIBESFELDT 1993: 197, WHEELER 1988: 31)

Erstaunlicherweise stellten sich unsere Dorfbewohner mit „ihrem Namen" vor und benutzten diese auch in unserer Gegenwart. John rief nach Eddi, Klara schimpfte auf ihre Töchter Alexia und Jenni. Als wir in ihrem Sinne diese Namen ebenfalls benutzten, schienen sie nicht weiter irritiert zu sein.

Sobald es unser Vertrauensverhältnis zuließ, fragte ich nach: ob es mehrere Namen gebe, wie die Namen an Kinder vergeben werden usw. Eddi erklärte geduldig, daß die Familie eines Kindes einen Namen heraussuche, der ihr gefalle; und dann heiße das Kind eben Kaspar oder Alexia. Ich fragte weiter, ob denn in Familien die Namen von den Großvätern oder Müttern weitergegeben werden, oder ob es andere Regeln gäbe. Nein, sagte Eddi, bestätigt durch John, solche Regeln gäbe es nicht. Weitere Namen, so sagten sie, gäbe es schon: im Dorf gäbe es fünf Clane, und die Familien haben jeweils einen Clannamen: Belfim (Nr. 1-Clan: *nambawan klan*), Nihibilin (Nr. 2-Clan: *nambatu klan*), Subak (Nr. 3-Clan: *nambatri klan*), Aunehin (Nr. 4-Clan: *nambafoa klan*) u.s.f.

Dies schien vergleichbar mit unseren Familiennamen.

Aber, hakte ich nach, es hießen doch noch nicht immer alle Leute: John, Klara, Markus etc. Waren denn alle Namen ihrer Vorfahren, ihrer Großväter und deren Väter und Mütter nun verschwunden?

Eine Weile herrschte nun wieder dieses Schweigen, das ich von anderen Tabu-Themen schon kannte. Einige Männer in unserem Kreis nickten, einige schüttelten den Kopf, ein paar Worte in Dorfsprache wurden getauscht. Eddi erklärte darauf:

„die Missionare gaben uns die christlichen Namen. Dies ist für uns ein Schein, eine Lüge (tok pisin: *trick, giaman*). Wenn Du Eddi zu mir sagst, so bin nicht ich das. Dies ist nicht gefährlich. Unsere Vorfahren geben uns andere Namen (tok pisin: *tumbuna nem*). Dies sind wir wirklich. Diesen Namen darf niemand wissen, der uns böses will, der uns Zauber schickt" (GOTTSCHALK-BATSCHKUS in Vorb.).

Auf die Frage, ob denn hier alle im Kreis einen solchen „tumbuna nem" hätten, auch die Kinder. , sagte Eddi, „ja, alle. Wenn ein alter Mensch in der Familie stirbt, so wird ein *tumbuna nem* frei. Wenn dann ein Baby in der Familie geboren wird, bekommt es diesen Namen."

Neugeborenenalter

Mit ca. 2 Wochen dürfen die Frauen mit ihren Babys aus dem Frauenhaus. Diese werden, aufgrund ihres noch geringen Gewichts, einfach in einem Tuch um den Hals auf Brusthöhe der Mutter gehängt. Nach wenigen Wochen nehmen die Babys im Tragetuch am gewohnten Leben der Mutter oder anderen tragenden Familienangehörigen teil.

Sie werden ausschließlich gestillt und nicht abgelegt. Durch den ständigen Körperkontakt wird der kleine Körper kontinuierlich durchbewegt, und somit sind die in unserer Kultur typischen „Drei-Monats-Koliken" (Trimenonkolik) der liegenden Babys unbekannt (siehe auch CALLENSEE 1996).

Andernorts in Papua Neuguinea werden Babys auch in Tragenetzen (tok pisin: *bilum)* auf dem Rücken getragen. In diesem Dorf werden jedoch keine „bilum" angefertigt. Lasten werden in traditionell gefalteten und zusammengesteckten Bananenblatt-Körben mit einem Band um die Stirn auf dem Rücken getragen, Babys im Tragetuch oder auf den Schultern.

Die Dorfbewohner glauben, daß sich Naturgeister z.B. in Steinen, Bäumen, Flüssen und Geister Verstorbener sich des Kleinen sofort bemächtigen und es krank machen oder töten, wenn sie es ablegen würden. Dagegen sind dann auch Heiler oder Dorfälteste machtlos. Da die Mutter traditionell oben keine Bekleidung trägt ,verbringt es die ersten Wochen Tag und Nacht eng an den Körper der Mutter geschmiegt mit dem Busen im Mund. Dies hat nicht nur psychische Vorteile wie z.B. für das Entstehen des Urvertrauens, sondern die Vielfalt der Reize bieten dem Baby in der Geborgenheit des mütterlichen Körpers und seinem Rhythmus eine optimale Grundlage für seine frühkindliche Entwicklung (vgl. DORNES 1993, GOTTSCHALK-BATSCHKUS & BATSCHKUS 1990, HILSBERG 1988, LIEDLOFF 1989, MANNS & SCHRADER 1995, SICHTERMANN 1988).

Stillzeiten gibt es nicht, es wird 24 Stunden am Tag völlig nach Bedarf gestillt. Dabei scheinen die Mütter nicht im Geringsten dadurch gestört oder in ihrer Tätigkeit beeinträchtigt.

Seit einigen Jahren wird auch in unserer Kultur das „Stillen nach Bedarf" für propagiert und durchgeführt. Viele Mütter und beratende Ärzte stehen dieser Methode jedoch noch skeptisch gegenüber.

Dies mag etwas mit der eigenen frühkindlichen Unsicherheit zu tun zu haben. Denn kaum jemand unserer Elterngeneration hat „nach Bedarf" gestillt. Somit sind die heutigen Eltern der modernen Kul-

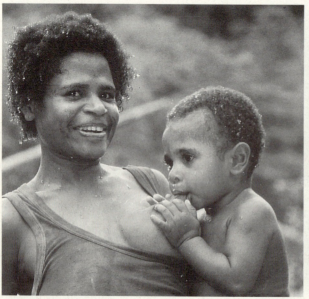
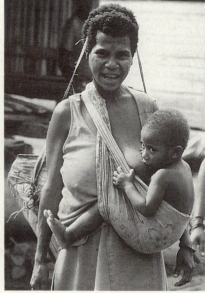

Abb. 5a u. 5b: Mütter mit Babys (Fotos: C.E. G.-B.)

tur geprägt vom frühkindlichen „Entzug" der mütterlichen Brust und der körperlichen Nähe und Wärme, die damit verbunden ist. Mit der Verbannung der Kleinen ins Kinderbettchen und damit der weiteren Isolierung, resultieren Unsicherheit, Verlassenheitsgefühle und Frustration als psychische Basis. Durch diese psychische Instabilität erklärt es sich, warum heutige, westliche Eltern „Erziehung" durch „Stillentzug" und „im Bett schreien lassen, bis es ruhig ist" praktizieren (siehe AMENDT & SCHWARZ 1992, ODENT 1989: 38).

Doch sprechen Erfahrungen mit dem „Stillen nach Bedarf" in unserer Kultur als auch die hier geschilderten Beobachtungen über das Aufwachsen von Babys in dieser vorindustriellen Kultur dafür, daß es in diesem Alter grundsätzlich darum geht, dem Kind zu jeder Tages- und Nachtzeit das zu geben, was ihm die Natur zugedacht hat: die mütterliche Brust und die Geborgenheit am Körper von vertrauten Personen (vgl. LOTHROP 1989, LIEDLOFF 1989).

JANUS spricht darüberhinaus vom Zustand des Neugeborenen als "Suche nach der Sicherheit der vorgeburtlichen Mutterbeziehung" (JANUS 1994: 438).

Dritter Monat bis zwei Jahre
Ab dem 3. - 4. Monat wird neben dem Stillen Sago-Gelee zugefüttert. Dabei bekommt das Baby jeweils zu einigen Schluck Muttermilch ein kleines Stück Sago in den Mund gedrückt. Mit dieser Beobachtung wurde uns schlagartig klar, warum die Assoziation von „gutem" Essen hier untrennbar und zu jeder Mahlzeit mit Sago (einer für unseren Geschmack nicht gerade appetitlichen galertartigen Masse) verbunden ist.

Zwischen ein und zwei Jahren beteiligen sich die Kleinen immer mehr am Essen der Erwachsenen. Dabei werden auf Bananenblättern für alle Mitessenden Portionen bereitet und im oder vor dem Haus auf dem Boden verteilt. Während die größeren Kinder ihre Portionen hastig aufessen, war zu beobachten, daß Kinder zwischen ein und zwei Jahren auch mit dem Essen spielten. Die Erwachsenen amüsierten sich darüber, tadelten die Kleinen spielerisch und aßen dann die umhergeworfene Speise selbst auf.

Dazu ist zu bemerken, daß der Boden der Häuser aus sehr sauber gefegten Holzlatten besteht, durch dessen Ritzen der Schmutz unter das Haus gekehrt wird. Essensreste fallen so unter das auf Stelzen stehende Haus; dort erobern sich dann Hühner und Hunde lautstark den wertvollen Fund.

Kinder werden bis zum nächsten Geschwisterchen gestillt, durchschnittlich zwischen 3 und 8 Jahren. In den Familien des Dorfes gibt es je drei bis vier Kinder, nur eine Familie hatte sechs Kinder. Der Kinderabstand beträgt drei Jahre oder mehr, so daß sich die älteren um die jüngeren Geschwister kümmern können und die Mutter oder der Vater allenfalls das Jüngste zu tragen hat.

Mädchen ab 5-6 Jahren kümmern sich mit Hingabe um ihre jüngeren Geschwisterchen, sie tragen sie, spielen, trösten, füttern sie.

Auch unser Baby (unsere Töchter, Garance mit fünf Jahren und Louise mit 10 Monaten begleiteten uns zum zweiten Forschungsaufenthalt) wurde zum großen Teil von Mädchen entführt. Louise versuchte sich den fremden Gesichtern hin und wieder zu entziehen, indem sie ihr Gesicht verbarg und sich an uns festhielt. Doch weckten die Mädchen ihr Interesse immer so geschickt mit raschelnden Blättern, Stöckchen oder brummenden Insekten, daß sie sich im nächsten unaufmerksamen Moment doch im Arm eines Mädchens um die nächste Hausecke befand.

Die „Babyrechte" an unserem Baby wurden von den Frauen streng kontrolliert. Mal durfte das eine, mal das andere Mädchen, bevorzugt ließen sie jedoch junge Frauen die Betreuung übernehmen. Meistens sah ich unser Baby nur ca. alle zwei Stunden zum Stillen und wunderte mich, warum sie sich zwar immer in der Nähe, aber stets außer

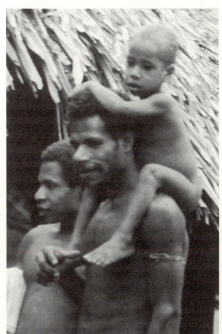

Abb. 6
Markus trägt seinen Sohn im Schultersitz

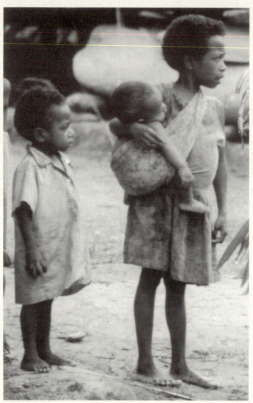
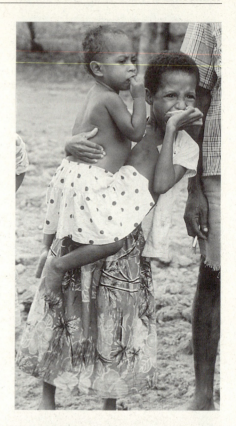

Abb. 7a u. 7b: Geschwister tragende Mädchen (Fotos: C.E. G.-B.)

Sichtweite aufhielten. Auf die Nachfrage erklärte meine weibliche Beraterin Klara: „das ist wie mit unseren Babys auch: wenn es die Mutter sieht, so schreit es!" (tok pisin: *em i lukim mama, em i krai!*). Wenn es mir dann nörgelnd gebracht wurde, und ich war im Gespräch vertieft, wurde ich nachdrücklich darauf hingewiesen, daß ich nun stillen müsse, da das Baby Hunger habe.

Nur ein einziges mal während den Forschungsaufenthalten war so etwas wie eine "Erziehungsmaßnahme" seitens eines Erwachsenen zu beobachten: ein kleines, knapp zwei Jahre altes Mädchen warf mit Steinen auf Menschen. Die sonst wirksamen freundlichen Rügen halfen nichts, die Kleine warf in unbeobachteten Momenten immer wieder mit Steinen. Da ging die Mutter der Kleinen ernsthaft auf sie zu, zeigte der Kleinen auf ihr Genital und tadelte: "sieh hin, was hast du da?" Die Kleine sah an sich herunter, dann zur Mutter. Die Mutter weiter: "Da sieh hin, was du da hast! Nichts hast du da, gar nichts! Du wirfst mit Steinen auf Menschen, da ist es dir weggeflogen, es kommt nicht mehr wieder, weil du mit Steinen geworfen hast! Du mußt aufhören, mit Steinen zu werfen!" Dabei zeigte sie der Kleinen immer wieder, daß da etwas (was die Jungen da haben) weggeflogen sei.

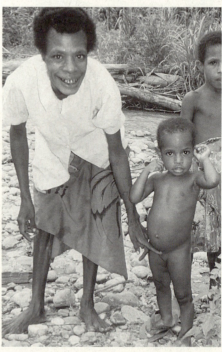

Abb. 8: Mutter tadelt ein Mädchen, daß Steine auf Menschen warf (Foto: C.E. G.-B.)

Frühe Kindheit – Early Childhood

Kinderhierarchie von zwei bis zwölf Jahre

Ältere Geschwister ab ca. 6 Jahre haben die „Babyrechte" an ihren jüngeren Geschwistern (vgl. BOGNER 1982, GROSSE-OETRINGHAUS 1987, KILAGE 1989, MATANE 1990). Weint oder nörgelt ein Baby, so wird jeweils das zuständige Geschwister ermahnt, sich darum zu kümmern. Doch scheint es durchaus keine lästige Pflicht zu sein; denn wenn Kinder zusammensitzen, und ein zuständiges Geschwister entfernt sich kurzzeitig von seinem Baby, so stürzen sogleich alle Mädchen auf das Baby, die diese Betreuungslücke bemerkt haben. Es war zu beobachten, wie sich 5 Mädchen um ein Baby rissen, deren älteres Geschwister sich kurz entfernt hatte. Das erste Mädchen lief, so schnell es konnte mit dem Baby über den Dorfplatz, die anderen folgten ihr schreiend.

So gilt nach Zuständigkeiten und Anzahl der Geschwister eine Rangordnung unter den Mädchen als kleine Mütter. Das Mädchen, das sich mit unserem Baby am geschicktesten anstellte, bekam es dann auch dauerhaft zugeteilt.

Ähnlich, und noch auffallender, ist die Hierarchie unter den Jungen zu beobachten: zwischen 2 und 8 Jahren fallen sie in die Klasse der „Schalenwegräumer". Werden im Dorf Kokosnüsse geschält, Betelnüsse von Stielen befreit, Pfefferschoten gereinigt oder andere Arbeiten verrichtet, bei denen Schalen anfallen, sind die Kleinsten dafür zuständig, den Dorfplatz davon zu reinigen und die Schalen in den Busch zu werfen. Ab 4 Jahren üben diese „Kleinsten" „sozial aufzusteigen": sie trainieren hartnäckig auf Kokospalmen und Betelnußpalmen zu klettern. Denn wer auf eine Betelnußpalme steigen kann und einem Erwachsenen Betelnüsse holt, muß nachher keine Schalen mehr wegräumen. Der Betelnuß- oder Kokosnußpflücker kann, egal wie schmächtig er noch aussieht, nachher danebenstehen und die Kleineren anweisen, die Schalen wegzuräumen. Sie sind dann im sogenannten „Monkey"-Alter, man kann sie auf jeden Baum hinaufschicken. Bis ca. 9-11 Jahre sind sie sehr stolz auf diesen Status.

Dieses Beispiel veranschaulicht das Lernverhalten und Betragen dieses Alters exemplarisch.

Später sieht man sie abseits im Dorf, wo die scharfen Holz-Pfähle zum Kokosnuß-Schälen im Boden stecken, üben: denn wer eine Kokosnuß von ihrer Schale befreien kann, ist ein wirklich "starker Mann". Die Kokosnuß von ihren harten Fasern zu befreien, ist eine sehr anstrengende, schweißtreibende Tätigkeit, die viel Kraft erfordert. Doch wer Kokosnüsse schält, braucht auf keinen Baum mehr zu klettern, es sei denn, es ist gerade kein „Monkey" zur Hand. Der Kokosnuß-Schäler steht unten und weist den Pflücker an, welche Nüsse er abzuschlagen hat. Die Erwachsenen schließlich, erheben sich in der Regel nicht mehr zum Kokosnüsse-Pflücken. Sie weisen einen Jugendlichen darauf hin, daß sie und ihre Gäste Durst haben und gerne Kokosnußsaft hätten. Während dieser Beobachtungen wurde uns klar, daß in dieser sozialen Struktur jede Altersgruppe ihre spezifischen, bewältigbaren Aufgaben hat, die sie mit Stolz erfüllen und gleichzeitig Anreize geben zu lernen und zu wachsen. „Erziehung" erfahren die Kleinen in ihrer Gruppe, nicht von ihren Eltern, die eher nur für Essen und Nestwärme zuständig sind. Im krassen Gegensatz zu unserer Kultur, in der sechsjährige Kinder z.T. noch mit Schnuller im Buggy herumgeschoben werden und oft keinerlei Aufgaben übertragen bekommen.

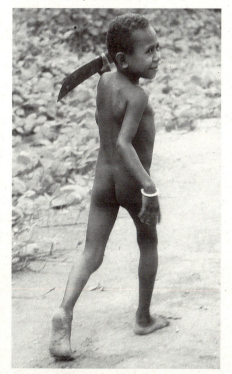

Abb. 9: das „klassische" Alter des „Schalenwegräumers" und „Messerträgers": Jungen zwischen 2 und 8. (Foto: C.E. G.-B.)

Spiele und Spielzeug

Die Dorfbewohner haben kein für Kinder angefertigtes Spielzeug. Die Jungen messen sich an Stärke und Wachstum, üben Klettern, Jagen und Häuser-bauen. Die Mädchen versuchen, sobald wie möglich ein Baby zur Aufsicht abzubekommen und gehen mit den Frauen in die Gärten, zum Sagowaschen und zum Fischen.

Es waren nur in Einzelfällen Kinder mit spielzeu-

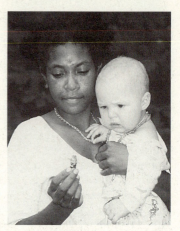

Abb. 10
Mädchen mit Louise auf dem Arm; die Grille gibt wundersame Laute von sich, bis sie für immer schweigt. Für Babies das optimale Ablenkungsmittel
(Foto: C.E. G.-B.)

gähnlichen Gegenständen zu beobachten, so daß man fast zu dem Schluß kommen könnte, es handle sich um eine spielzeuglose Kultur. In einem Fall waren Kinder beim „Spiel mit der Grille", und sie erklärten, daß dies ein beliebtes Kinder-, vor allem aber Baby-Spielzeug sei.

Für Babys gilt dies, analog zu unseren Rasseln, als immer wirkendes Ablenkungsspielzeug: überall an den Baumstämmen im Busch sitzen daumennagelgroße Grillen, die einen ohrenbetäubenden Lärm verbreiten. Nähert man sich den Grillen, so halten sie still. Die Kinder fangen diese Grillen, und für Babys verwendet man sie zur Unterhaltung. Dabei geben die Grillen in der Hand den bekannten Grundton von sich. Drückt man sie fest, so wird das Grillengeräusch immer höher, bis es schrill pfeift. Läßt man dann wieder locker, so wird das Geräusch sehr dunkel und tief. Kinder konstruieren Melodien damit, solange bis die Grille für immer schweigt.

Bei einem weiteren Ausflug durch den Busch zeigten uns die Kinder, was ihnen noch an „Spielzeug" zur Verfügung steht: die wunderschön farbig schillernden Urwald-Schmetterlinge werden gerne gehascht, die kleinen Körper zerdrückt, und die toten Tiere wie Papierflieger durch die Luft geworfen oder die schönen großen Flügel als Schmuck in die Haare gesteckt.

Während eines anderen Buschmarsches warfen die Kinder mit lustigen, knall-orangen, weichen Bällchen um sich. Die etwa tennisballgroßen Bälle fühlten sich an, als wären sie aus weichem geschäumten Plastik. Doch wachsen sie am Wegrand im Busch und werden einfach „Spielbälle" genannt (tok pisin: *ball bilong pilai*).

Die Übergangszeit zwischen Kindheit und Erwachsenenalter

Mit dem ersten Barthaar (tok pisin: *mausgras*) müssen die Jungen aus dem Elternhaus ausziehen.

Sie ziehen in das „haus boy" in dem jeweils ca. 4 Jungen wohnen. Teilt sich eine Jungengruppe, so sind sie immer allein für einen neuen Hausbau zuständig. Dabei werden sie von den Erwachsenen völlig sich selbst überlassen: in einem anderen Dorf durften wir dazu eine amüsante Geschichte hören. Etwas abseits des Dorfes fiel uns ein zusammengefallenes Haus auf. Auf die Frage, wem dieses Haus gehörte reagierte der Kreis von älteren Männern mit lautem Gelächter.

Einer erzählte darauf: „vor einiger Zeit fingen die Jungen an, sich ein besonders schönes, auf sehr hohen Stelzen stehendes Haus mit einer besonders langen Leiter zu bauen. Sie gaben sich viel Mühe. Doch beachteten die Jungen nicht, daß sie das Haus direkt unter einer Kokospalme bauten. Die Alten beobachteten amüsiert den Hausbau, denn sie wußten, daß es bei der nächsten Kokosreife zerstört werden würde. Sie sagten davon nichts. Eines Nachts krachte es fürchterlich. Die Jungen kochten gerade im Haus und verließen es fluchtartig. Es krachte noch mehrmals unter den fallenden Kokosnüssen und brach in sich zusammen. Seitdem liegen die Reste des Hauses, wo es stand und die Jungen mußten sich das Gelächter des ganzen Dorfes anhören."

In dieser Zeit müssen die Jungen anfangen, sich Gärten anzulegen und auf Jagd gehen und sich selbst ernähren. Sie müssen sich als stark, mutig und großzügig erweisen. Sie müssen den Männern beim Hausbau helfen, ihre Gärten müssen so viel Ernte abwerfen, daß sie ihre Familien unterstützen können. Erst nach 4 - 6 Jahren Probezeit, beschließen die älteren Männer, wann es Zeit für die Initiation ist.

Die Initiation (tok ples: *walahas*): das Ende der Kindheit

Für die Mädchen findet mit der ersten Regelblutung, für die jungen Männer nach einer „Bewährungsprobe" von ein paar Jahren mit verschiedensten Aufgaben unausweichlich die Initiation statt. „Unausweichlich" deshalb, weil es ohne die Initiation z.B. der jungen Männer nicht möglich ist, aus dem neutralen Status „Mutter-Vater"-Wesen herauszukommen. Die Dorfbewohner bestätigten, daß zwar eine

Zeit vor vielen Jahren die Regierung die Initiation streng untersagte und auch deren Nicht-Durchführung kontrollierte, doch hätten sie meist die Initiation im Geheimen abgehalten. Die Männer, bei denen das nicht möglich gewesen sei, seien schwach, krank und deren Kinder würden nicht wachsen und gedeihen.

Das Ritual besteht für beide Geschlechter aus Schlägen mit Stöcken und „Salat" (gesprochen „Dschalat", einer sehr schmerzhaft auf der Haut brennenden Brennesselpflanze.

Desweiteren folgt die „Aufklärung" über die Aufgaben, Sexualität und spirituellen Geheimnisse der Erwachsenen. Die jungen Männer werden zum „großen Wasser" geführt (oder, bei Widerstand, gefesselt und getragen), dort mit scharfen Blättern in die Eichel und Urethra geritzt, so daß das Blut in den Fluß tropft und von den Fischen „gefressen" wird. Die Männer erklärten, daß das schwache Blut der Mutter herausfließen müsse, damit Kraft für Jagd und Kampf wachsen kann. Die so geschwächten Jugendlichen werden dann (im Geheimen) ins „haus boy" getragen, und mit von den Männern speziell zubereiteten Speisen gestärkt. Erst ein paar Wochen später wird die Initiationsfeier im Dorf abgehalten.

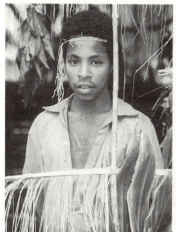
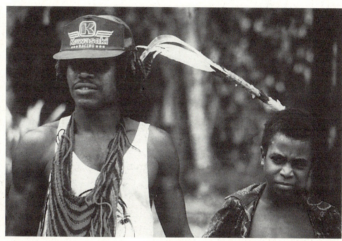

Abb. 11a: Junge mit dem ersten Barhaar, er muß das Elternhaus verlassen und sich mit Gleichaltrigen selbst versorgen
Abb. 11b: Kaspar (12 Jahre alt) und ein junger Mann (18 Jahre alt) aus dem „haus boy". Kaspar schläft noch bei seiner Familie, doch hält er sich schon oft und gern im „haus boy" auf und streift mit den jungen Männern herum (Fotos: C.E G.-B.)

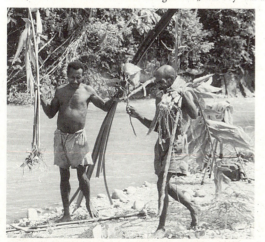
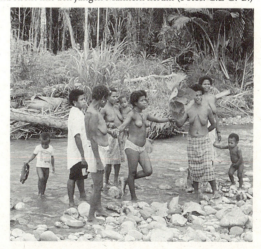

Abb. 12a: Vorbereitungen für das Männerritual: mit scharfkantigen Blättern werden Eichel und Urethra aufgeritzt.
Abb. 12b: Mädchenritual: Maria (rechts) hält einen Strauch „Salat" in der Hand und zeigt, daß sie nun das von den älteren Frauen festgehaltene Mädchen damit schlagen will (Fotos: C.E G.-B.)

Die Mädchen dürfen während ihrer Periode (tok pisin: *sik bilong mun*, tok ples: *weise bal*) das Frauenhaus nicht verlassen. Sie dürfen kein Fleisch (tok ples: *maheis´ua´* oder *quoum hais*) essen, sonst „fällt ihnen die Haut ab" (tok pisin: *skin i lus*) Sie legen nach der Initiation Bündel mit verschiedenen Blättern und Steinen an den Rand des Dorfes. Sie sagen, es solle als eine Art Signal für Passanten aus anderen Dörfern dienen. Diese könnten sich daran orientieren, ob in diesem Dorf wieder ein Mädchen „reif" für die Hochzeit geworden ist.

Krankheiten, Ursachen und medizinische Praktiken

Neben Malaria sind Infektionen systemischer oder lokaler Art (infizierte Tropengeschwüre) häufige Krankheiten. Mit Tropengeschwüren, egal welcher Größe, geht man nicht zum Arzt oder Heiler.

Die kleine ca. sechsjährige Jenni, Tochter unserer Gastgeberin litt augenscheinlich sehr unter einem eitrigen Tropengeschwür am Schienbein, der Durchmesser war ca. 3 cm, der ganze Unterschenkel war hart und prall geschwollen. Sie hielt sich in einiger Entfernung zu Menschen, spielte nicht mehr, der Gesichtsausdruck war traurig. Nur, wenn sie sich unbeobachtet fühlte, sah man sie still weinen und einen Ausdruck von Schmerz im Gesicht.

Die Mutter Klara erklärte auf unser Drängen, daß sie nicht zur Krankenstation gehen würde (diese ist in ca. 4 Stunden Fußmarsch zu erreichen), da das Kind ja nicht mehr laufen könne. Und tragen könne sie es nicht. Auch sonst würde sie niemand tragen, da sie in diesem Alter selber laufen müsse. Der Heiler, sagte sie, behandle „so etwas" nicht.

Mir zum Gefallen -so schien es uns- ließ sie es zu, daß ich mich um die Wunde des Mädchens kümmerte.

Ein Baby von 7 Monaten im Dorf hatte erhöhte Temperatur, trank schlecht, weinte viel und hing sehr kraftlos im Tragetuch. John, der Vater bat uns um Hilfe. Bisher versuchten die Eltern, das weinende Baby durch Umherlaufen im Tragetuch zu trösten, eine weitere Behandlung war nicht vorgesehen. Nach einer Behandlung unsererseits machte das Baby im Laufe von ein paar Tagen einen immer besseren Eindruck. „Nein", erklärte John, der Vater, bestimmt, „das sei nicht wegen unserer Medizin, das Baby wäre sowieso wieder gesund geworden."

Das dritte Adoptivkind von Klara hatte einen Malaria-Fieberschub, und wir wurden um Hilfe gebeten. Das ca. 7jährige Mädchen lag zitternd und gekrümmt auf dem Boden des Hauses. Wir gaben ihr Resochin und sagten, daß wir am nächsten Tag noch einmal Medizin bringen würden. Am nächsten Tag wurde für uns ein Abschiedsfest ausgerichtet, und wir fanden das Kind nicht im Haus. Klara wußte nicht, wo das Mädchen war. Später, beim Tanz, sahen wir sie putzmunter unter den anderen Kindern.

Dr. Sairere vom Krankenhaus in Wewak bestätigte, daß sowohl die Kinder als auch Erwachsene aus den Buschdörfern oft erstaunliche Selbstheilungskräfte besäßen. Oft würden fast sterbende Kinder mit Malaria eingeliefert, die sich dann innerhalb von wenigen Stunden mit einer Minimaldosis der richtigen Medizin erholten.

John erklärte, daß es für Kinder „traditionelle" Medizin (tok pisin: *tumbuna marasin*) gäbe, die die Eltern selbst anwenden würden; er sagt, wenn die Kinder krank sind, holt man ein Stück Rinde. Klara zeigt ein Stück solcher Rinde: es ist Zimtrinde (tok ples: *mana´o´*). John erklärt weiter: die Rinde wird besprochen: „praise to papa god, givim magic, holi spirit". Die traditionellen Zauberformeln werden heute auch mit christlichen Motiven versehen. (GOTTSCHALK-BATSCHKUS in Vorb.)

Man mischt sozusagen noch „weißen" Zauber hinzu, um die Wirkung noch effektiver zu machen. Der Wortschatz der Bibel ist den Dorfbewohnern durch Gottesdienste in Pidgin geläufig. Das neue Testament und Kirchengesangbücher werden von der Bible Society of PNG, bzw. der Salvation Army verbreitet (THE BIBLE SOCIETY OF PAPUA NEUGUINEA 1989, THE SALVATION ARMY 1985).

John erklärte weiter: „Dann wird die Rinde von einem Erwachsenen gekaut, Zähne und Zunge werden dabei sehr heiß. Den gekauten Saft der Rinde spuckt man auf die Haut des Kindes. Diese wird dann sehr kalt. Dann gehen die bösen Geister (tok pisin: *spirit nogut*) aus dem Körper des Kindes."

Gegen Bauch- und Kopfschmerzen, Müdigkeit und Hautschmerzen werden Erwachsene mit „Salat" (tok ples: *sarbuku*) eingerieben, einer sehr schmerzhaften Brennesselart. Die Wirkung wird so erklärt: Die Nadeln (tok ples: *papar*) der „Salat"-Blätter dringen in die Haut ein. Das Blut fängt an zu arbeiten, es bekommt dadurch mehr Kraft, Stärke. Salat ist nicht zur Behandlung von Kindern geeignet, ihre Haut ist noch nicht stark genug.

Krankheitsursachen bei Kindern werden vorwiegend Naturgeistern zugeschrieben. Außer den

Naturgeistern, die großteils durch „masalai" repräsentiert werden, gibt es noch andere Kategorien Geister: „devil", dies sind ebenso wie Naturgeister magische Wesen, die verschiedene Gestalten (Mensch oder Tier) annehmen können. Sie wollen den Menschen böses. Masalai hingegen bleiben friedlich, wenn man sie nicht durch Unkenntnis oder Achtlosigkeit (meist Fremde oder Kinder) in ihrem Lebensraum stört. Daneben gibt es noch „Sangumas", eine Menschen-tötende Geisterart, die von Feinden beauftragt werden und die Geister Verstorbener, die ihr Unwesen treiben können (vgl. GILLISON 1978: 88, GESCH 1985: 197, MORGENTHALER, WEIß & MORGENTHALER 1986).

Dorfbewohner erklären sich die Anfälligkeit der Kinder für durch Naturgeister verursachte Krankheiten damit, daß Kinder noch zu klein sind, um die Plätze zu wissen, die man nicht betreten darf, um die Steine zu kennen, auf die man sich nicht setzen darf oder die Bäume zu kennen, unter denen man sich nicht aufhalten darf. Diese Plätze sind bewohnt von mehr oder weniger „gefährlichen" Naturgeistern namens „masalai". „masalai" umfaßt eine ganze Geister-Familie, deren Eltern in der Rangordnung höher stehen und mehr Macht haben als die Kinder oder Enkelkinder, die z.B. nur einen einzigen Stein bewohnen und nur Bauchschmerzen bei Menschen verursachen. Eine gefährlichere Kategorie sind „devils", die immer böse Absichten verfolgen und Menschengestalt annehmen können. Dies können sonst nur Masalais höherer Rangordnung.

Das Glaubenssystem bezüglich Geistern und Krankheit veranschaulicht John in einer Erklärung (GOTTSCHALK-BATSCHKUS in Vorb.): „es gibt hier einen Masalai namens Saibom. Er ist nicht immer böse, aber er bringt Krankheiten. Die Leute sehen ihn ab und zu im Fluß. Er ist schon als weißer Australier oder als Schwarzer auf einem Motorrad gesehen worden oder als Hund. Er hat viele Kinder. Dies sind Tiere, z.B. „kasuari" (großer Laufvogel: wallaby, bandicoat, siehe MIHALIC 1989), „sikau" (Baumkänguruh), Schlangen oder Fische. Wenn man z.B. einen Fisch sieht und glaubt, dies ist ein „masalai", so spricht man zu ihm. Der „masalai" des kleinen Flusses „haiben", ein Nebenarm des Damap-rivers, ist ein freundlicher Masalai (tok pisin: *masalai bilong haiberi - liklik wara bilong damap - kaindli masalai*).

Einmal schoß ein Maprik-Mann eine Tochter von Saibom (Maprik ist ein in der Gegend liegender größerer Ort. Typisch ist auch, daß in Geistergeschichten Fremde verwickelt sind, da sie die heimischen Geister nicht kennen und so ihre Regeln mißachten). Der Mann war von Suain nach Maprik über das Gebirge unterwegs. Die Tochter von Saibom war in der Gestalt eines Baumkänguruhs (tok pisin: *sikau*). Sie war kein echtes Baumkänguruh, sondern ein Trick-, Schein- oder „Lügner"-Känguruh (tok pisin: *trick-sikau, giaman-sikau*) ein . Dies war um die Mittagszeit. In der Mittagszeit, wenn die Sonne sehr heiß ist, sieht man hin und wieder einen Masalai. Der Mann wurde krank. Die Familie von Saibom war sehr böse auf ihn und wollte ihn töten. Doch „Papa-Saibom" schützte ihn: der Maprik-Mann hörte abends eine Stimme aus dem Busch. Sie sagte, er hätte eine Masalai-Tochter geschossen. Er müsse die Teile des Känguruhs verschenken, er dürfe selbst nichts davon essen. Er machte ein Essen für den Masalai: Reis, „kakaruk" und Zimt. Er stellte das Essen für den Masalai in den Busch. Und er gab ein Fest (tok pisin: *singsing*). Saibom aß das für ihn zubereitete Essen. Er akzeptierte den Handel. Darauf war der Zauber im Busch vorbei, der Mann wurde gesund."

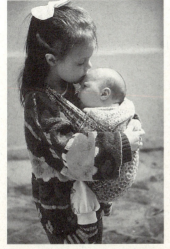

Garance (5 Jahre) mit ihrer Schwester
Louise im Tragetuch (Foto: W. Schiefenhövel)

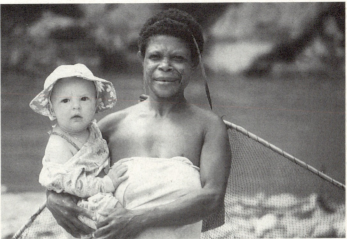

Louise neun Monate später in Papua Neuguinea
(Foto: C.E. G.-B.)

References

AMENDT, G. & M. SCHWARZ. 1992. *Das Leben unerwünschter Kinder.* Frankfurt, M.

BOGNER, P. 1982. *In der Steinzeit geboren.* Bornheim-Merten.

CALLENSEE. 1996. Attrappen in der Säuglingspflege. In: *Ethnomedizinische Perspektiven der Frühen Kindheit.* curare Sonderband Nr. 9. Edited by GOTTSCHALK-BATSCHKUS, C.E. & J. SCHULER. Berlin.

DÖHRING, B. & B. KREß. 1986. *Zeugungsangst und Zeugungslust. Gespräche mit Männern über Fruchtbarkeit und Vaterschaft.* Darmstadt.

DORNES, M. 1993. *Der kompetente Säugling. Die präverbale Entwicklung des Menschen.* Fankfurt, M.

EIBL-EIBESFELDT, I. 1993. Das verbindende Erbe. Expeditionen zu den Wurzeln unseres Verhaltens. München.

GESCH, P. 1985. *Initiative and Initiation. A cargo Cult - Type Movement in the Sepik Against Its Background In Traditional Village Religion.* Studia Instituti Anthropos, Anthropos Institut St. Augustin, Germany.

GILLISON, G. 1978. Ihre Toten leben in Australien. in: *GEO* Nr. 12, Dez. 1978. Hamburg.

GOTTSCHALK-BATSCHKUS, C.E. & M.M. BATSCHKUS. 1990. *Unser Kind - ein Mensch ohne Fesseln. Ein Elternratgeber für die Zeit der Schwangerschaft, der Geburt und des ersten Lebensjahres.* Boltersen.

GOTTSCHALK-BATSCHKUS, C.E. in Vorb. *An der Wurzel der Menschheit. Berichte von einer Forschungsreise nach Papua Neuguinea.*

GROßE-OETRINGHAUS, H.-M. 1987. *Nini und Pailat.* Nördlingen.

HILSBERG, R. 1988. *Körpergefühl. Die Wurzeln der Kommunikation zwischen Eltern und Kind.* Hamburg.

JANUS, L. 1987. Das Trauma der Geburt im Spiegel des psychoanalytischen Prozesses. In: *Pränatale und Perinatale Psychologie und Medizin.* Edited by FEDOR-FREYBERGH. Saphir, Schweden.

JANUS, L. 1994. Pränatalpsychologische Aspekte in Freuds "Massenpsychologie und Ich-Analyse". *International Journal of Prenatal and Perinatal Psychologie and Medicine.* Vol 6, No.3, Sept. 1994.

KILAGE, I. 1989. *My Mother calls me Yaltep.* Oxford University Press. Melbourne, Australia.

KYAKAS, A. & P. WIESSNER. 1992. *From Inside the Women's House. Enga Women's Lives and Traditions.* Robert Brown & Associates (Qld) Pty Ltd. 7 Aherton Street Buranda Qld 4102 Australia.

LOTHROP, H. 1989. *Das Stillbuch.* München.

LIEDLOFF, J. 1989. *Auf der Suche nach dem verlorenen Glück. Gegen die Zerstörung unserer Glücksfähigkeit in der frühen Kindheit.* München.

LUDINGTON, S.M. & S.K. GOLANT. 1993. *Kangaroo Care. The Best You Can Do For Your Preterm Infant.* New York, New York, USA.

ODENT, M. 1989. *Von Geburt an gesund.* München.

MANNS, A. & A.C. SCHRADER. 1995. Ins Leben tragen. Entwicklung und Wirkung des Tragens von Kleinstkindern uner sozialmedizinischen und psychosozialen Aspekten. *Beiträge zur Ethnomedizin* Bd.1. Berlin.

MATANE, P. 1990. *My Childhood in New Guinea.* Oxford Universiy Press. Melbourne, Australia.

MIHALIC, F. 1989. *The Jacaranda Dictionary of Melanesian Pidgin.* Web Books Ltd. Papua Neuguinea.

MORGENTHALER, F., F. WEISS & M. MORGENTHALER. 1986. *Gespräche am sterbenden Fluß. Ethnopsychoanalyse bei den Iatmul in Papua Neuguinea.* Frankfurt, M.

SCHIEFENHÖVEL, W. 1988. Kulturvergleichende und verhaltensbiologische Überlegungen zur Geburt. In: *Wissenschaftskolleg Jahrbuch* 1988/89. Edited by LEPENIES, W. Institute for Advanced Studies. Berlin.

SCHIEFENHÖVEL, W., J. UHER & R. KRELL. 1993. *Im Spiegel der anderen. Aus dem Lebenswerk des Verhaltensforschers Irenäus Eibl-Eibesfeldt.* München.

SCHIEFENHÖVEL, W. 1995. Geburten bei den Eipo. in: *Gebären - ethnomedizinische Perspektiven und neue Wege.* curare Sonderband Nr. 8. Edited by SCHIEFENHÖVEL, W., D. SICH & C.E. GOTTSCHALK-BATSCHKUS. Berlin.

SCHRADER, A. 1971. *Einführung in die empirische Sozialforschung,* Kapitel: Das Forschungsprojekt als Prozeß. Ein Leitfaden für Planung, Durchführung und Bewertung von nicht-experimentellen Forschungsprojekten. Stuttgart.

SICHTERMANN, B. 1988. *Leben mit einem Neugeborenen.* Frankfurt, M.

STAUBER, M. 1993. *Psychosomatik der ungewollten Kinderlosigkeit.* Berlin.

THE BIBLE SOCIETY OF PAPUA NEUGUINEA. 1989. *Nupela Testamen bilong bikpela Jisas Krais. Buk bilong olsam.* Port Moresby, Papua Neuguinea.

THE SALVATION ARMY. 1985. *Buk Song bilong Lotu.* Wewak, Papua Neuguinea.

WHEELER, T. 1988. *Papua New Guinea Travel Survival Kit.* Lonly Planet Publ. Victoria, Australia.

Frühe Kindheit - Early Childhood

Das Aufwachsen in unserer Kultur und was wir hierfür von ursprünglichen Kulturen lernen können[1]
Growing up in our Society and what We can Learn for it from Other Cultures

Marc M. Batschkus & Christine E. Gottschalk-Batschkus

> *Der Mensch von heute ist genauso leichtgläubig wie der Mensch im Mittelalter. Im Mittelalter glaubte man mit unerschütterlicher Standhaftigkeit an die Autorität der Religion. Heute glauben wir mit unerschütterlicher Standhaftigkeit an die Autorität unserer Wissenschaft.*
> GEORGE BERNARD SHAW

Zusammenfassung: In einer kurzen Zusammenfassung werden die sich schnell verändernden Bedingungen der frühen Kindheit in der westlichen (beinahe post-) industriellen Gesellschaft Deutschlands dargestellt. Es wird aufgezeigt, daß die Technologie einen sehr starken und immer noch wachsenden Einfluß auf Schwangerschaft, Geburt und frühe Kindheit ausübt. Als Kontrast werden die beinahe unveränderten Bedingungen der frühen Kindheit in einer Dorfgesellschaft in Papua Neuguinea dargestellt. Grundlegende Prinzipien werden erklärt, die das Leben für Eltern und Kinder vereinfachen und gleichzeitig die physiologischen Grundbedürfnisse der Babys erfüllen. Im letzten Teil werden Wege aufgezeigt, dieses uralte und dringend benötigte Wissen und Verhalten in das tägliche Leben junger Familien in westlichen Kulturen zu integrieren.

Abstract: This text gives a very short summary of the rapidly changing conditions for early childhood in the western (almost post-) industrialized society of Germany. It is shown that technology has a very strong and still growing influence even on the conditions of pregnancy, birth and childhood. As contrast the almost unchanged conditions for early childhood in a village society in Papua New Guinea is outlined. Basic principles that make the life for parents and children easy and at the same time fullfill the physiologic needs of the babies are explained. The final part intends to demonstrate possible ways of integration of this ancient and needed behaviour and knowledge in the everyday life of young families in western cultures.

Keywords: Technologie, Schwangerschaft, Geburt, frühe Kindheit, Stillen, Körperkontakt, Tragen von Kindern, Selbstverantwortung von Kindern, Technology, Pregnancy, Birth, early childhood, breast feeding, body contact, carrying of children

1. Eltern und Kinder in den westlichen Industrienationen

Unsere Gesellschaft entfernt sich zunehmend von ihren Wurzeln und das, obwohl wahrscheinlich noch niemals vorher so viel Wissen über gerade diese Ursprünge zugänglich war. Im vorliegenden werden, ausgehend von einer Beschreibung derzeitiger Entwicklungen, diese anschließend mit dem Zustand in einer noch ursprünglich lebenden Bevölkerungsgruppe in Papua Neu Guinea kontrastiert (siehe auch GOTTSCHALK-BATSCHKUS 1996 in diesem Band). Wenn nicht gesondert vermerkt, beziehen sich alle Vergleiche auf dort gemachte Erfahrungen. Im letzten Teil werden dann die wesentlichen und übernehmenswerten Verhaltensweisen geschildert und verdeutlicht, wie diese geeignet sind, das Zusammenleben von Eltern und Kindern zu erleichtern und den Kindern gleichzeitig ein optimales Fundament für ihr weiteres Leben mitzugeben.

Eine Vielzahl technologischer Errungenschaften haben das Leben in den Industrienationen in

---

[1] Im folgenden wird versucht, überaus nützliche Erfahrungen und Verhaltensweisen ursprünglich lebender Ethnien (besonders in Papua Neuguinea) zur frühen Kindheit zur praktischen Umsetzung in unserer Kultur zugänglich zu machen. Eine Vielzahl eigener Erfahrungen und Erfahrungsberichte anderer sind hierin eingeflossen und vieles bleibt durch den beschränkten Umfang notgedrungen unausgeführt oder bruchstückhaft. Die Anregung zur Nachahmung und die Untermauerung mit Argumenten stehen ganz im Vordergrund und sollen das Leben für Eltern und Kinder erleichtern helfen. Zu denen, die uns die Übertragbarkeit dieser uralten Handlungsweisen bestätigten und manchmal mutig darüber hinausgingen zählen: Sylvia Umbreit, Wulf und Grete Schiefenhövel, Peter A. Mäurer, Ulrike Huxoll, Erich und Gabi Scheungraber, Heike Frieß, Bernd Gooß, Henriette Köhler, Alexander und Almuth Galach.

wenigen Jahrzehnten maßgeblich verändert. Die zunehmende Bedeutung moderner Technologie für fast alle Lebensbereiche bringt Veränderungen, die sich mit der weiteren technologischen Entwicklung zunehmend beschleunigen. In einigen Bereichen hat sich dieser Innovationsdrang bereits verselbständigt und läuft ohne Kopplung an rational begründbare Bedürfnisse und Anforderungen ab. Effizienz, Meßbarkeit und Technologisierung werden so zu dominierenden Werten. POSTMAN prägte den Begriff des "Technopols" für die Unterwerfung aller Formen des kulturellen Lebens unter die Vorherrschaft von Technik und Technologie (er gebraucht den Begriff im Hinblick auf die U.S.A., sieht aber die anderen Industrienationen als nicht wesentlich davon entfernt, POSTMAN 1992 S.59ff). Viele Bereiche, die ursprünglich, und oft, wie bei Schwangerschaft, Geburt und früher Kindheit, zu Recht, nicht oder wenig technologisch bestimmt waren, werden so zunehmend mit Technologie durchsetzt und in der Folge auch durch deren eigene Gesetze verändert. Wahrgenommen wird der Umfang dieser Veränderung in seiner ganzen Tragweite nur von wenigen, wie z.B. dem Computerwissenschaftler WEIZENBAUM, der resümiert, daß wir das Versprechen von Macht, das uns die Naturwissenschaft (und damit die Technologie) machte, mit Ohnmacht und Abhängigkeit bezahlen (WEIZENBAUM 1978 S.338ff) und vor weiterer Technikglorifizierung eindringlich warnt (s.a. DREYFUS & DREYFUS 1987, POSTMAN 1995 S.239f). Als Vergleich und Demonstration unserer anthropologischen Wurzeln dienen in der vorliegenden Arbeit verschiedenen Volksstämme aus Papua Neuguinea. Eigene Forschungsaufenthalte, sowie eine breite Basis von Literatur zu diesen Völkern und ihrem Verhalten bilden die Grundlage für die folgenden Betrachtungen. Die nach persönlichem Interessensschwerpunkt und Erfahrungen getroffene Wahl gerade dieser Region, die als Beschränkung gesehen werden könnte, birgt für den beabsichtigten interkulturellen Vergleich zur frühen Kindheit jedoch Vorteile. Einerseits wurde von verschiedenen Forschern gezeigt, daß gerade in dieser Region noch menschliches Zusammenleben auf einer frühen Kulturstufe in authentischster Art zu beobachten ist (z.B. SCHIEFENHÖVEL 1988, WEISS 1995) und andererseits hat sich gezeigt, daß gerade in bezug auf die frühe Kindheit wesentliche Verhaltensweisen in den verschiedensten noch ursprünglichen Kulturen als Gemeinsamkeiten finden (KUNTNER 1995, LIEDLOFF 1986 u.a.). Das entspricht gut der Absicht dieses Vergleiches, in dem versucht werden soll ausgehend von ursprünglichen kindlichen Bedürfnissen und dem Umgehen damit in kaum industriell beeinflußten Gesellschaften für den Status quo in unserer Kultur mögliche Verhaltensänderungen abzuleiten, die für Kinder und Eltern ein ihren tatsächlichen Bedürfnissen angepaßtes Zusammenleben ermöglichen.

Gravierend verändert haben sich die Bedingungen für Schwangerschaft, Geburt und frühe Kindheit. Die Medizin wird immer mehr mit komplexen Technologien durchsetzt, deren Auswirkungen auf Diagnostik und Behandlung, sowie auf die Medizin selbst, kaum abzusehen sind.

Schwangerschaft und Geburt werden so zunehmend medikalisiert und pathologisiert (z.B. LINDER & LINDER 1995, WAGNER 1996). Mit der fortschreitenden Entfremdung von Körpervorgängen auf individuellem wie gesellschaftlichem Niveau wird die Medizin immer mehr als zuständig für alle, also auch physiologische Körpervorgänge angesehen. Die Menschen empfinden sich zunehmend als nicht mehr als für ihren Körper zuständig. Treffend scheint hier der Einwand von MAX FRISCH zu sein: "Technologie ist das Geschick, die Welt so herzurichten, daß wir sie nicht erfahren" (zitiert nach POSTMAN 1995 S.24). Ärzte und Patienten arbeiten bei der Veränderung der Medizin, wenn auch unbewußt, Hand in Hand, wenn es darum geht, neue Methoden von der in vitro Fertilisation bis zur Organtransplantation zu erproben und einzuführen. Hierbei soll aber nicht unerwähnt bleiben, daß es in den letzten Jahren eine Gegenbewegung, hin zu mehr Beziehungsorientierung in Schwangerschaft und Geburt gibt (z.B. GOTTSCHALK-BATSCHKUS & BATSCHKUS 1990, JANUS 1995, LINDER & LINDER 1995), deren Reichweite jedoch beschränkt ist und das Aufwachsen von Kindern noch viel zu wenig beeinflußt.

Die Schwangerschaft wird somit eingeteilt nach Vorsorgeuntersuchungen, in denen dann Meßgrößen von Mutter und Kind erfaßt werden. Da das hauptsächlich durch männliche Gynäkologen geschieht, ist ein Eingehen auf Empfindungen und Gedanken der Schwangeren, sowie ein Bestärken von Hoffnung und Zuversicht äußerst selten (es soll hier nicht verschwiegen werden, daß es durchaus positive Ausnahmen gibt). Bei fehlender eigener Schwangerschafts- und Geburtserfahrung halten sich diese naheliegenderweise an ihre technischen Hilfsmittel und die Daten, die sie damit ermitteln. Wie ich in Gesprächen zwischen Ärzten und Schwangeren wiederholt erfahren konnte, kann Unsicherheit und Skepsis des Untersuchers sich äußerst negativ und destabilisierend auf die psychische Verfassung der Schwangeren auswirken. Dies trifft umso mehr zu, als die meisten Gynäkologen kaum psychologische oder psychotherapeutische Kenntnisse und Fertigkeiten besitzen, die eine Gesprächsführung in einer solchen psychischen Ausnahmesituation erleichtern könnten.

Die Problematik ungewollter Schwangerschaften mit deren gesetzlich verankerten Beratungspflicht bei Abtreibungswunsch wird auch auf diesem ungünstig vorbereiteten Terrain ausgetragen. Das erscheint umso paradoxer als hier eine Gesellschaft, die nur ungenügend auf die Bedürfnisse von Kindern eingerichtet ist, mit drastischen Mitteln versucht ungewollte Schwangerschaften zu erhalten. Daß dies auf lange Sicht nur mit negativen Folgen für die Beteiligten (und besonders die Kinder) abgeht, ist inzwischen nachgewiesen (AMENDT & SCHWARZ 1990).

Auch ist die frühe Kindheit immer weniger an den tatsächlichen Bedürfnissen der Kinder orientiert. Aus der Industrialisierung stammenden Werte wie Sauberkeit, Reinlichkeit und hygienische Nahrung werden betont und durch Einsatz vielfältiger Konsumartikel realisiert. Die Wahrnehmung grundlegender Bedürfnisse der Kinder nach Körperkontakt, Gestillt- und Getragenwerden und dem Annehmen ihrer Persönlichkeit, geraten dabei leicht aus dem Blickfeld. Sicherlich ist es kein Zufall, daß gerade diese vernachlässigten Bedürfnisse der Kinder nicht durch Erwerb und Nutzung von Konsumartikeln zu erlangen sind. Verhaltensweisen, die einen gesteigerten Umsatz von Waren mit sich bringen, werden durch verschiedene Mechanismen wie Werbung und Berichterstattung ungleich mehr gefördert als solche, die nicht maßgeblich auf Waren, sondern auf Verhalten aufbauen. Hierzu zählt das Stillen ebenso wie das Tragen von Kindern am Körper (z.B. in Tragetüchern).

Hinzu kommt eine zunehmende Entfremdung allen natürlichen körperlichen Vorgängen gegenüber, die es Frauen erschwert, ausreichend lange zu stillen und ihr Kind am Körper zu tragen. Junge Frauen haben in der Regel kaum die Möglichkeit, Vorerfahrungen mit Schwangerschaft und Geburt bei Verwandten oder befreundeten Frauen zu sammeln. Angst und Abhängigkeit von Äußerungen anderer und besonders offizieller "Experten" sind daher groß. Vor diesem Hintergrund ist die geringe Stillrate und kurze Stilldauer der meisten Mütter leicht nachzuvollziehen.

Ohne jede rational begründbare Notwendigkeit werden Säuglinge ab ihrer Geburt mit speziellen Artikeln "behandelt", gewaschen, gepudert, gekremt, gefüttert und schließlich in ebensolchen abgelegt und bewegt. Das alles lenkt die jungen Mütter nicht nur von den wirklichen und grundlegenden Bedürfnissen ihrer Kinder ab, sondern schafft tatsächlich sogar eine Distanz, die unphysiologisch ist und der Entwicklung nicht förderlich (CALLENSEE 1996). Da auch auf gesellschaftlicher Ebene ein angepaßtes, also übliches und "unauffälliges" Konsumverhalten als wichtiger Wert, ja sogar Status angesehen wird, tritt die Notwendigkeit von Körperkontakt und nicht-zielgerichteter Aufmerksamkeit in den Hintergrund. Dies umso mehr als das Erlernen der korrekten Anwendung aller dieser neuen Produkte und Produktkategorien einen nicht unerheblichen Teil der Zeit und Aufmerksamkeit der jungen Mütter in Anspruch nimmt. Die Kinder selbst werden von Anfang an mit scheinbar an ihren Bedürfnissen orientiertem Spielzeug umgeben. Hierbei wird ihnen gleich mehrfach unrecht getan. Zum einen wird versucht, sie damit (von der psychischen wie physischen Abwesenheit der Mutter und des Vaters) abzulenken. Wobei die "gewonnene" Zeit meist darauf verwendet wird, den Umgang mit einem der vielen Babyprodukte zu üben oder diese zu erwerben. Zum anderen erfahren die Kinder hier eine Kunstwelt, deren Eigenschaften kaum etwas mit der tatsächlichen Umgebung des Kindes, in der es sich später zurecht finden soll, zu tun haben.

Das Phantom einer "unbeschwerten" Kindheit wird aufrecht zu erhalten versucht, indem Kinder in der Regel keinerlei wirkliche Aufgaben zugeteilt bekommen, bevor sie nicht 10-14 Jahre alt sind. Daß sie dadurch in einer Kunstwelt aus buntem Spielzeug eingesperrt sind und vom Leben der Erwachsenen ausgeschlossen werden, wird hierbei nicht erkannt. Es kann angenommen werden, daß verschiedene Kindheits- und Jugendprobleme in Industrienationen in diesem Verhalten ihren Ursprung haben (Flucht in die Scheinwichtigkeiten von Videospielen, Konsum, Drogen, Gewalt). In letzter Konsequenz wird hier auch eine Botschaft an die Kinder weitergegeben, die einen späteren Verlust der Kommunikationsbasis zu den Eltern verursachen kann, "du bist nicht wichtig". Ein Aufbauen einer künstlichen "Kinderwelt" aus buntem Spielzeug, das Verwenden von Distanz schaffenden Gegenständen wie Kinderwiegen, Kinderwagen und Kinderbetten kann diese Botschaft nur verstärken.

Zusätzlich sind Verhaltensbotschaften an die Kinder nicht nur inkonsistent sondern oft ausgesprochen widersprüchlich. Das von Kindern gewünschte Verhalten wird fast ausschließlich negativ definiert und kommuniziert ("sei nicht so laut", "geh mir nicht auf die Nerven"). Auch wenn es kaum von Erwachsenen wahrgenommen wird, sind diese negativen Forderungen für kleinere Kinder praktisch unerfüllbar. Da sie oft die tatsächlich gewünschten Verhaltensmuster nicht erkennen (können), halten sie sich an das offensichtliche und erzeugen so paradoxerweise mehr des unerwünschten Verhaltensmusters. Zusätzlich kann sich die Großelterngeneration in den westlichen Kulturen einen Einfluß auf ihre Kinder bewahren, den sie bei der Geburt von Enkelkindern (meist unbewußt) einsetzt. Bewußt oder unbewußt, ausgesprochen oder unausgesprochen werden hier den jungen Eltern ihre Kompetenzen abgesprochen und auf eigenen Werten beharrt. Die mangelnde Erfahrung durch frühen Kontakt mit Schwangerschaft, Geburt und Kindheit machen die jungen Eltern für diese Einflüsse anfällig.

All diesen umwälzenden Entwicklungen stehen jedoch kaum Veränderungen menschlicher Bedürfnisstrukturen gegenüber. Die ersten Lebensjahre sind somit der Anfang einer oft lebenslangen Vernachlässigung grundlegender psychischer wie physischer Bedürfnisse. Institutionalisiert findet sich diese Lebenseinstellung dann deutlich in der Schule.

Nur wenige grundsätzliche Änderungen fanden im Bereich der schulischen Ausbildung statt. Sie hat sich der beschleunigten Veränderung besonders erfolgreich entzogen. PAPERT führt als Metapher an, daß z.B. Ärzte, die aus einem früheren Jahrhundert in unseres reisen könnten, kaum noch in der Lage wären medizinischen Prozeduren zu folgen. Lehrer eines früheren Jahrhunderts hingegen, könnten in einer heutigen Schule Lernziele und Methoden, wenn auch inzwischen verändert, so doch verstehen und nach kurzem auch den Unterricht übernehmen (PAPERT 1993 S. 1f). Dies hat, betrachtet man die Technologielastigkeit vieler anderer Lebensbereiche, sicherlich seine positiven Seiten. Allerdings ist fraglich, wie gut eine Schule, die in ihrer Grundstruktur immer noch der mittelalterlichen Klosterschule ähnelt, von der sie unter anderem die Sitzordnung übernommen hat, auf das Leben in einer sich schnell verändernden technologischen Gesellschaft vorbereiten kann, besonders hinsichtlich der Wahrnehmung und Befriedigung grundlegender (nicht materieller) Bedürfnisse bei sich selbst und anderen.

Die Ausrichtung des Lebens ist im Westen durch eine spirituelle Leere geprägt, die durch das Aufziehen von Kindern (als einem der wenigen nicht rein materiellen Ziele) nur bedingt kompensiert werden kann. Eine oft resultierende ausschließliche Ausrichtung besonders der nicht erwerbstätigen Frauen auf die Kinder, läßt schließlich deren Fortgehen besonders schmerzhaft und belastend erscheinen. Das geschilderte Fehlen spiritueller Inhalte und die fehlende Weitergabe fundamentaler gesellschaftlicher Werte gepaart mit dem fehlenden Eingehen auf grundlegende Bedürfnisse der Kinder entziehen wahrscheinlich den westlichen Gesellschaften zunehmend ihre Basis. Wenn Kinder und Jugendliche nicht vermittelt bekommen, *warum* es sich lohnt in die Schule zu gehen, zu arbeiten und für die Gemeinschaft Beiträge zu erbringen, so wird die Stabilität der gesamten Gesellschaft an der Wurzel untergraben. POSTMAN schildert eindrucksvoll die in den amerikanischen Großstädten sichtbaren Konsequenzen und mögliche Maßnahmen, diese anzugehen (POSTMAN 1995 S.16ff). Auch wenn die europäischen Gesellschaftsstrukturen sich in wesentlichen Faktoren von den amerikanischen unterscheiden, so ist doch diese Bedrohung nicht zu unterschätzen. Eine nur auf kurz- und mittelfristiges Funktionieren ausgelegte industriell geprägte Gesellschaftspolitik übersieht fast zwangsläufig die Grundlagen für eine organische Familien- und Erziehungsstruktur. Die frühe Kindheit ist für Eltern und Kinder ein prägender Lebensabschnitt, da hier die Weichen für das spätere Zusammenleben gestellt werden. Die Gestaltung dieser wichtigen Zeit liegt in der Hand der Eltern und ist vielleicht eine der verantwortungsvollsten Aufgaben überhaupt. Hier können wir in entscheidendem Maße von ursprünglichen Gesellschaften lernen.

Welche Wirkungen, die geschilderten Veränderungen haben, und was für positive Aspekte dabei verlorengehen, läßt sich besonders im Vergleich mit noch wenig industriell beeinflußten Gesellschaften erkennen. Für ein Aufwachsen, das Kindern und Eltern optimale Bedingungen schafft, können wir vieles lernen von Menschen, die sich in ihrer Entwicklung noch kaum von den Ursprüngen des Menschseins entfernt haben.

2. Eltern und Kinder in ursprünglichen Kulturen

Die Schwangerschaft findet in wenig westlich beeinflußten Gesellschaften in einem ganz anderen Rahmen statt. Die jungen Frauen haben in der Regel viele Erfahrungen bei Schwangerschaften in ihrer Umgebung sammeln können und auch Geburten miterlebt. Gestützt durch das Wissen und die Erfahrung der älteren Frauen erleben sie Schwangerschaft von Anfang an als etwas, das vollkommen normaler und integraler Bestandteil des Lebens der Frauen ist. Möglicherweise erfahren sie von einem Fall, in dem eine Geburt mit negativen Folgen für Mutter und/oder Kind belastet war. Dem gegenüber stehen jedoch die vielen und durch die im Dorf umherlaufenden Kinder manifestierten positiven Ausgänge.

Auch die erfahrenen Frauen, von denen ja jede eventuell bei der späteren Geburt unterstützend beistehen muß, geben Zuversicht weiter. Da alle kleinen Mädchen ab einem Alter von etwa vier Jahren mit der Betreuung von Babys und Kleinkindern betraut werden, haben sie bis zu ihrem eigenen ersten Kind ausreichend Übung im Umgang mit Kindern. Auf fremde Hilfe sind sie also als junge Mütter nicht angewiesen und daher auch sehr selbstsicher. Wie bereits kurz angeklungen, haben hier auch die Mütter und Schwiegermütter spätestens nach der Heirat keinen Einfluß mehr auf die jungen Mütter und ihre Familien (auch wenn es vereinzelt Ausnahmen gibt).

Das Stillen der Kinder ist den Frauen nicht nur selbstverständlich, sondern es gibt auch (hoffentlich noch lange) keine künstliche Alternative. In den sehr seltenen Fällen, in denen eine Frau tatsächlich nicht stillen kann, wird diese Aufgabe von einer anderen Frau (eventuell sogar ihrer eigenen Mutter) übernommen. Es ist bekannt, daß durch häufiges Anlegen eine Frau, auch ohne vorausgegangene Schwangerschaft, stillen kann. Ein Wissen, das bei uns fast vollständig verlorengegangen ist.

Einige weitere z.T. in einer Vielzahl ursprünglicher Kulturen angetroffener Verhaltensweisen kommen den Frauen zugute (KUNTNER 1995, LIEDLOFF 1986, NAST-KOLB 1995, SCHIEFENHÖVEL 1988, WEISS 1995). Die Kinder werden *nach Bedarf gestillt*, so daß sich ein individueller Rhythmus zwischen Mutter und Kind allmählich einstellen kann.

Da die Kinder über den größten Teil des Tages und der Nacht *Körperkontakt* haben und tagsüber bei verschiedensten Tätigkeiten in Tragenetzen oder Tüchern *getragen* werden, sind sie äußerst ruhig. Zusätzlich ist die Mutter in der Lage alle gewohnten und notwendigen Tätigkeiten fast ungehindert auszuüben. Auch das Stillen der Kinder findet bei fast allen Tätigkeiten statt.

In der nächsten Umgebung stehen immer erfahrene Frauen und Familienmitglieder zur Verfügung, um kurzzeitig die Kinderbetreuung oder andere Hilfestellung zu übernehmen. Etwa ab dem Alter von einem Jahr werden die Kinder zunehmend Mädchen (zwischen 4 und 12 Jahren) meist aus der eigenen Familie zur Betreuung übergeben. Diese sind dann eigenverantwortlich für die Kinder zuständig und werden getadelt, falls sie nicht in der Lage sind das Kleinkind ruhig und zufrieden zu halten. Die kleinen Mädchen sind bestrebt, den Umgang mit Babys früh zu lernen, da sie dann diese als ehrenvoll erlebte Aufgabe selbständig übernehmen können.

Auffallend ist die Direktheit, mit der Kinder in ursprünglichen Kulturen angesprochen werden. Forderungen werden ohne Umschweife und auf positive Art ausgedrückt. Eltern in ursprünglichen Gesellschaften scheinen hier wesentlich mehr Gespür zu haben für das, was von den Kindern verstanden und geleistet werden kann. Schon als Säuglinge bekommen die Kinder hier kleine und kleinste Aufgaben zugeteilt und es wird erwartet, daß sie diese erfüllen. Es entsteht eine Art positiver Regelkreis, in dem die Kinder durch ihr Handeln früh Kompetenz erleben können, positiv bestätigt werden und dadurch weiter bestrebt sind zu lernen und neue Kompetenzen zu erwerben. Alle zugeteilten Tätigkeiten haben, auch das im Gegensatz zum "westlichen" Verhalten, eine wirkliche praktische Bedeutung. Schon die kleinsten Kinder, die für die Mutter Schalen wegzuräumen üben, erfahren so, daß sie ein sinnvoller Teil der Familie sind. Unterhalten wird das System der frühen Kinderselbstverantwortung durch mehrere Faktoren. Zum einen benötigen die Mütter tatsächlich die Hilfe der Kinder. Sie haben Gärten zu bestellen, zu fischen und sich um die manchmal aufwendige Nahrungszubereitung zu kümmern. Viele Handgriffe müssen daher an die Kinder abgegeben werden. Die Kinder hingegen stehen in einer Art Hierarchie der Dorfkinder und finden ihre Stellung auch anhand der Fertigkeiten, die sie beherrschen. Sie drängen darauf von den Größeren zu lernen um ihre eigenen Fertigkeiten dann wieder den Kleineren zu überlassen (Bsp. Schalenwegräumen und Baumklettern zur Nahrungsbeschaffung). Den Eltern wird das Zutrauen von Eigenverantwortung dadurch leicht gemacht, daß sie auf ein traditionelles, konsistentes Wertesystem aufbauen, das in der Regel auch nicht hinterfragt wird.

Bei traditionell geprägten Gesellschaften mit spiritueller Lebensausrichtung ist das Heranwachsen und schließliche Fortgehen der Kinder integraler Lebensbestandteil, der die Eltern nicht ihrer weiteren Aufgaben und Inhalte beraubt. Vielmehr bestehen hier auch, bedingt durch die gesammelte Lebenserfahrung, verschiedene Aufgaben z.B. im Dorfrat, sowie Forderungen durch Altersinitiationen.

3. Folgerungen für die Übernahme grundlegender Verhaltensweisen

Die Idee, daß bestimmte grundlegende Verhaltensweisen im Bezug auf Umgang mit Kindern, so wie er in ursprünglichen Kulturen gehandhabt wird, auf uns übertragbar und, noch wichtiger, gewinnbringend sein kann, wurde von verschiedenen Autoren und erfreulicherweise in den letzten Jahren zunehmend geäußert (u.a. LIEDLOFF 1986, LOTHROP 1982, SCHIEFENHÖVEL 1984 &1990, MANNS & SCHRADER 1995, GOTTSCHALK-BATSCHKUS 1996).

Oft wird angenommen, daß solche Erkenntnisse nicht oder schwer in westliche Gesellschaften integriert werden können, da zu verschiedene Voraussetzungen vorliegen. Hierzu gibt es zwei gewichtige Gegenargumente. Zum einen handelt es sich in beiden Fällen um soziale Systeme, und der Mensch an sich hat sich trotz beachtlicher kultureller Leistungen kaum hinsichtlich seiner Bedürfnisse und Reaktionsmuster verändert (EIBL-EIBESFELDT 1987). Die Wahrnehmung dieser Nähe zu unseren anthropologischen Wurzeln beginnt erst seit wenigen Jahren weiter um sich zu greifen.

Zum zweiten gibt es funktionierende und stabile Gruppen, die zeigen, daß auch innerhalb einer westlichen Industriegesellschaft Raum für traditionell verwurzelte Systeme ist, die nach alten und eigenen Regeln funktionieren und gegenüber negativen Entwicklungen der Gesamtgesellschaft kaum anfällig sind. Als ein Beispiel aus eigener Beobachtung möchte ich hier die sog. Amish People anführen, eine Gruppe von deutschstämmigen Mennoniten, die heute noch nach Regeln des 18. Jahrhunderts hauptsächlich in Pennsylvania, U.S.A. leben (YODER 1979). Fast alles haben die Amish genau von ihren Vorfahren übernommen, die vor etwa 200 Jahren Deutschland verließen. Ihre Häuser sind nach damaliger Tradition gebaut, sie fahren in Pferdekutschen und arbeiten mit Tieren auf ihren Feldern. Ihre strenge christliche Tradition hat auch die Familienstrukturen bewahrt und so läßt sich bei ihnen ein seltener Blick in die (deutsche) Vergangenheit werfen. Auffallend ist die Größe der Familien, die um die zehn Kinder zählen. Frauen und Männer haben eine genaue Aufgabenteilung und auch alle Kinder bekommen, sobald sie dazu in der Lage sind, ihre Aufgaben zugeteilt. Sie wachsen, ähnlich den geschilderten ursprünglichen Bevölkerungsgruppen in Papua Neuguinea, in Kindergruppen auf. Dort entsteht dann von selbst eine Kinderhierarchie, die die Kleineren motiviert Fähigkeiten und Kenntnisse von den Größeren zu erlernen, um "wichtigere" Aufgaben übernehmen zu können und selbst wieder Kleinere unterweisen zu können. Als Spielzeug dienen fast ausschließlich Gegenstände des täglichen Lebens auf dem Feld im Haus und in der Scheune. Interessant ist vor allen Dingen, daß es dieser Bevölkerungsgruppe gelingt, fast alle Nachkommen wieder für ihr Wertesystem und ihre Lebensform zu gewinnen. Dies geschieht ohne Zwang, allerdings mit aktivem Ausschluß z.B. der Medien und des Konsum-Lebensstils der sie umgebenden Kultur. Nach Angaben der Ältesten verläßt nur etwa eines von 100 Kindern die Gemeinschaft z.B. um in die Stadt zu ziehen oder ein Hochschulstudium zu absolvieren. Wesentliche Problemkreise unserer Gesellschaft wie Sucht, Diabetes und Übergewicht treten nicht auf.

Desweiteren gibt es Beispiele für gesellschaftliche Gruppen, Subkulturen, die nach selbst gewählten Regeln und stabil über lange Zeit funktionieren. Eine spirituelle oder spirituell geartete Ausrichtung bildet die Grundlage dieser Gemeinschaften. POSTMAN führt als markantes Beispiel die konfessionellen Universitäten in den U.S.A. auf, die von den massiven Problemen, die andere Hochschulen mit ihren Studenten, mit Drogen und Motivationsmangel haben, praktisch unberührt geblieben sind.

Alle im Folgenden geschilderten Verhaltensmuster beziehen sich, auch wenn das nicht gesondert angeführt wird, auch auf alleinerziehende Mütter und Väter. Auch in dieser Situation ist der Spielraum, den das Elternteil für die frühe Kindheit hat, beträchtlich und sollte aktiv für ein harmonisches und wachstumsförderndes Zusammenleben genutzt werden.

Die Basis des Säuglings ist in allen ursprünglichen Kulturen die Mutter und die natürliche Ernährungsform, das Stillen. Auch in unserer technisierten Welt ist noch keine annähernd so vollkommen auf die Bedürfnisse des Säuglings abgestimmte Ernährungsmethode gefunden worden. Mit einer einzigen Handlung wird die Mutter den Bedürfnissen ihres Kindes nach Nahrung, Nähe, Wärme und dem Vereinnahmen der Mutter gerecht und schützt es zusätzlich optimal vor Infektionen und Allergien. Gleichzeitig wird auch die Mutter mit ihrem Kind in fundamentaler (und später nicht nachholbarer) Art verbunden. Es ist mehr als erstrebenswert alles daranzusetzen das Stillen nach Bedarf (also ohne feste Zeiten) als festen Bestandteil im eigenen Leben zu etablieren. Ausführliche und vielfach erprobte Literatur ist erhältlich (z.B. LOTHROP 1982).

Selten nur erfahren die Frauen, daß sie mit einem gestillten kleinen Kind, das sie am eigenen Körper tragen vollkommen mobil und selbständig sein können. Es bedarf außer einigen Windeln keiner weiteren Geräte und Hilfsmittel, keiner Fläschchen, Sterilisatoren, Kinderwagen und anderen Ballasts.

Das Tragen des Kindes am Körper ist die natürliche Fortbewegungsform. Auch über die Fortbewegung hinaus ist es der natürlichste Platz für einen Säugling. Der kleine Mensch wird daher auch als Tragling bezeichnet (HASSENSTEIN 1987). Das Tragen ist eine der besten Formen, mit denen ein Vater

in unserer Gesellschaft einen engen Kontakt zu seinem Kind herstellen und zudem die Mutter entlasten kann. Von Anfang an gemeinsam und auch nach außen sichtbar die Verantwortung für ein Kind zu übernehmen ist eine bedeutsame Erfahrung, die den Begriff der Partnerschaft in seiner ganzen Tiefe erlebbar macht. In unserer Gesellschaft ist das Tragen von Kindern erst in den letzten Jahren wieder im Zunehmen. So werden junge Eltern, die ihr Kind tragen, oft mit Argumenten und möglichen Problemen durch Dritte konfrontiert, die in der Regel keinerlei Trageerfahrung mit Kindern haben. Es sei hier nur kurz darauf hingewiesen, daß das Tragen in einem Tragetuch eine physiologische Haltung des Kindes, gegenüber passivem Liegen im Kinderwagen eben gerade fördert. Bei getragenen Kindern sind Haltungsschwächen seltener, die Hüftdysplasie sogar gar nicht anzutreffen, da das Tragen auf der Hüfte hier eine natürliche Prophylaxe darstellt. Sogar die eigene Haltung kann bei richtigem, d.h. (bei Tragetüchern) die Trageseite regelmäßig wechselndem Trageverhalten verbessert werden. Das Neugeborene stellt dabei den größten Anpassungssprung dar, das weitere Wachsen des Kindes vollzieht sich so langsam, daß es bei ständigem Tragen nicht wahrnehmbar ist.

An dieser Stelle ist es notwendig darauf hinzuweisen, daß die Hindernisse, unser Verhalten nach den Bedürfnissen eines Säuglings auszurichten und allen Beteiligten somit ein harmonisches Zusammenleben zu ermöglichen, nicht nur innerer Natur sind. Der größte Teil der werdenden Eltern ist selbst nicht so aufgewachsen, daß alle wesentliche frühen Bedürfnisse gestillt wurden. Zweifel, Angst und Überforderungsgefühle haben hier ihre Wurzeln.

Auch von außen werden die jungen Familien (Alleinerziehende noch mehr) mit vielerlei Hinweisen, Ratschlägen und sozialem Druck in verschiedenster Form konfrontiert. Es ist notwendig, sich in dieser Phase selbst daran zu erinnern, daß die Verantwortung für die Gestaltung des gemeinsamen Lebens mit dem Kind ganz allein in der Hand der Eltern liegt und alle Äußerungen Dritter daher nicht allzu wichtig genommen werden sollten. Nicht nur die junge Familie, sondern eben auch ihre Umgebung unterliegen in dieser Zeit einem Anpassungsprozeß, in dem die veränderte Situation und ihre Konsequenzen verarbeitet werden. Um Konfliktpotential sowohl innerhalb als auch außerhalb der Partnerschaft gering zu halten, ist eine eindeutige Vereinbarung zwischen den werdenden Großeltern zu den grundlegenden Verhaltensweisen sehr hilfreich. Auch gilt es herauszufinden, wo Reserven an gemeinsamer Zeit für das aktive Gestalten des Zusammenlebens zu mobilisieren sind. Gerade diese zeitliche Flexibilität wird oft unterschätzt, was leicht daran erkannt werden kann, wie Zeit für Hobbys oder ehrenamtliche Tätigkeiten organisiert wird. Da in der frühen Kindheit Versäumtes später kaum nachgeholt werden kann, ist es sinnvoller, sofort Zeit und Aufmerksamkeit für das Kind zu verwenden und z.B. berufliche Weiterentwicklung eher zu verschieben. Aufbauend auf einer gesunden und tragfähigen Beziehungsstruktur der Eltern und des Kindes kann diese später oft sogar besser angegangen werden. Eine regelmäßige Fremdbetreuung eines Säuglings sollte unter allen Umständen vermieden werden.

Alle Kinder wollen am Leben der Erwachsenen teilhaben. Diese Erkenntnis besteht noch rudimentär auch in unserer Gesellschaft, werden doch Gegenstände der Erwachsenenwelt als Spielzeug nachgebildet. Jedoch wird Kindern in der Regel keinerlei Möglichkeit gegeben eine tatsächlich relevante Aufgabe zu erlernen und zu übernehmen. Geschieht das dann später, wenn mit 6-8 Jahren oder noch später Kinder plötzlich im Haushalt helfen sollen, so ist eine wirkliche Integration dieses Verhaltens verpaßt. In dieser Altersstufe wird in ursprünglichen Gesellschaften schon eine in vielen Schritten erlernte Kompetenz bei der Beschaffung oder Verarbeitung der Nahrung und anderer alltäglicher Aufgaben vorausgesetzt, das Alter der einfachsten Botengänge ist bereits vorbei.

Die Lösung besteht hier in der möglichst frühen Integration der Kleinkinder in alltägliche Abläufe des eigenen Lebens. Kleine Aufgaben beginnen oft als Spiele in denen ein Kind z.B. etwas von einem Erwachsenen annimmt und woanders ablegt. Analog zum Schalenwegräumen können hier notwendige Tätigkeiten schon früh geübt werden, auch wenn anfangs natürlich durch die geringe Aufmerksamkeitsspanne und Zielgerichtetheit eine wirkliche Erleichterung bei der Hausarbeit eintritt. Kinder lernen so, daß sie etwas "wichtiges" also notwendiges tun und sie werden später die weiteren Abläufe im täglichen Leben leichter verstehen. Konsistenz ist ein zentraler Faktor. Ein Kleinkind, das auf Anforderung mehrmals z.B. etwas in den Mülleimer geworfen hat, kann es nicht verstehen, wenn es das in einer ähnliche Situation nicht tun soll, weil die Mutter vielleicht gerade in Eile ist. Gelingt es, sich gemeinsam auf den Weg dieser vielen kleinen Stufen zu begeben und den Kindern auf jeder Ebene eine sinnvolle eigene Aufgabe anzuvertrauen, so können sie später tatsächlich und kompetent unterstützen. Viele Werte, Verhaltensweisen und Abläufe verstehen die Kinder so im Laufe der Zeit von selbst. Wer jetzt einwirft, es würden so die Kinder ihrer Kindheit beraubt, dem möchte ich zu bedenken geben, daß die Kinder sich in der Regel eben nicht den ganzen Tag in direkter Nähe zu den Eltern (und ihren Aufgaben) befinden und ihnen mit manchen scheinbar "kindgerechten" Beschäftigungen wie Fernsehen und Videobetrachten tatsächlich ihre Zeit gestohlen wird.

Nur wesentliche Aspekte des Aufwachsens eines Kindes konnten hier knapp behandelt werde. Daß der Phantasie und der Freiheit einer jungen Familie (oder eines Elternteiles mit einem Kind) entgegen allen Vorurteilen kaum Grenzen gesetzt sind, haben wiederholt die vielen Gespräche mit jungen Eltern gezeigt, die nach der Lektüre unseres Elternratgebers auf uns zukamen (GOTTSCHALK-BATSCHKUS & BATSCHKUS 1990). So möchte ich mit der Aufforderung schließen, die eigenen Vorstellungen zusammen mit Kind(ern) und Partner um- und durchzusetzen. Es geht!

References

AMENDT, G. & SCHWARZ, M. 1990. *Das Leben unerwünschte Kinder*. Bremen.
CALLENSEE, W. 1996. Mutter-Ersatzmittel und Attrappen in der Säuglingspflege. In: *Ethnomedizinische Perspektiven zur frühen Kindheit*. Edited by GOTTSCHALK-BATSCHKUS, C.E. & SCHULER, J. Berlin.
DREYFUS H. L. & DREYFUS S. E. 1987. *Künstliche Intelligenz - Von den Grenzen der Denkmaschine und dem Wert der Intuition.*. Reinbek bei Hamburg.
EIBL-EIBESFELDT, I. 1987. *Zur Naturgeschichte elementarer Verhaltensweisen*. München.
GOTTSCHALK-BATSCHKUS, C.E. 1996. An den Wurzeln der Menschheit: Kulturvergleichende Perspektiven der frühen Kinheit am Fuße des Mountain Arapesh (Papua Neuguinea). In: *Ethnomedizinische Perspektiven zur frühen Kindheit*. Edited by GOTTSCHALK-BATSCHKUS, C.E. & SCHULER, J. Berlin.
GOTTSCHALK-BATSCHKUS, C.E. & BATSCHKUS, M. M. 1990. *Unser Kind - Ein Mensch ohne Fesseln. Ein Elternratgeber*. Boltersen.
HASSENSTEIN, B. 1987. *Verhaltensbiologie des Kindes*. München.
JANUS, L. 1995. Entwicklung zu einer neuen Kultur im Umgang mit Schwangerschaft und Geburt. In: *Gebären - Ethnomedizinische Perspektiven und neue Wege*. Hrsg. SCHIEFENHÖVEL, W., SICH, D. und GOTTSCHALK-BATSCHKUS, C.E. Berlin. S.391-399
KUNTNER, L. 1995. Geburtshilfe außerhalb des Krankenshauses in traditionellen Gesellschaften. in: *Gebären - Ethnomedizinische Perspektiven und neue Wege*. Hrsg. SCHIEFENHÖVEL, W., SICH, D. und GOTTSCHALK-BATSCHKUS, C.E. Berlin. S.127-138
LIEDLOFF, J. 1986. *Auf der Suche nach dem verlorenen Glück - Gegen die Zertsörung unserer Glücksfähigkeit in der frühen Kindheit*. München.
LINDER R. & LINDER C. 1995. Zur Diskussion der hausgeburtshilfe ind Deutschland. In: *Gebären - Ethnomedizinische Perspektiven und neue Wege*. Hrsg. SCHIEFENHÖVEL, W., SICH, D. und GOTTSCHALK-BATSCHKUS, C.E. Berlin. S.323-328
LOTHROP, .H. 1982. *Das Stillbuch*. München.
MANNS, A. & SCHRADER, A.C. 1995. Beiträge zur Ethnomedizin: *Ins Leben Tragen*. Hrsg. GOTTSCHALK-BATSCHKUS, C.E. & SCHULER, J. Berlin.
NAST-KOLB, C. 1995. Penaherrera- ein kulturspezifisches Geburtshilfesystem im andinen Ecuador.In: *Gebären - Ethnomedizinische Perspektiven und neue Wege*. Hrsg. SCHIEFENHÖVEL, W., SICH, D. und GOTTSCHALK-BATSCHKUS, C.E. Berlin. S.165-174
PAPERT, S. 1993. *The Childrens Machine. Rethinking School in the Age of the Computer*. BasicBooks. New York.
POSTMAN N. 1985. *Wir amüsieren uns zu Tode - Urteilsbildung im Zeitalter der Unterhaltungsindustrie*. Frankfurt am Main.
POSTMAN, N. 1992. *Das Technopol - Die Macht der Technologien und die Entmündigung der Gesellschaft*. Frankfurt am Main.
POSTMAN, N. 1995 *Keine Götter mehr - Das Ende der Erziehung*. Berlin.
SCHIEFENHÖVEL, W. 1984. *Bindung und Lösung. Sozialpraktiken im Hochland von Neuguinea*. in: *Bindung und Besitzdenken beim Kleinkind*. Hrsg. EGGERS, C. München.
SCHIEFENHÖVEL, W. 1988. *Geburts- und Reproduktionverhalten bei den Eipo und den In im Hochland von West-Neuguinea*. Berlin.
SCHIEFENHÖVEL, W. 1990. Ethnologisch-humanethologische Feldbeobachtungen zur Interaktion mit Säuglingen in: *Der unruhige Säugling*. Hrsg. PACHLER, M.J. & STRAßBURG, H.-M. Lübeck.
WAGNER, M.1994. *Pursuing The Birth Machine - The serach for appropriate birth technology*. ACE Graphics. Camperdown, Australia.
WAGNER, M. 1996. Whose Baby is it anyway? Medicalisation of infancy in postindustrial western society. In: *Ethnomedizinische Perspektiven zur frühen Kindheit*. Edited by GOTTSCHALK-BATSCHKUS, C.E. & SCHULER, J. Berlin
WEISS, F. 1995. Schwangerschaft, Geburt und die Zeit danach. Die Iatmul in Papua Neuguinea. In: *Gebären - Ethnomedizinische Perspektiven und neue Wege*. Hrsg. SCHIEFENHÖVEL, W., SICH, D. und GOTTSCHALK-BATSCHKUS, C.E. Berlin. S.51-53
WEIZENBAUM J. 1978. *Die Macht der Computer und die Ohnmacht der Vernunft* Frankfurt am Main.
YODER, P. 1979. *Eine Würzel: Tennessee John Stoltzfus*. Sutter House, Lititz, Pennsylvania

Frühe Kindheit - Early Childhood

Am evolutionären Modell -
Stillen und frühe Sozialisation bei den Trobriandern
Along the Evolutionary Model -
Breastfeeding and Early Socialization among Trobriand Islanders

Siwanto Schiefenhövel & Wulf Schiefenhövel

Zusammenfassung: In den Industrieländern des Ostens und Westens sind die weitgehend uniformen Maximen frühkindlicher Sozialisation bestimmt von der Angst, daß die Beantwortung der kindlichen Signale im Sinne des Lernens am Erfolg dazu führe, daß der Säugling die so erworbene Macht zur Manipulation parentaler Zuwendung ungebremst anwenden und seine soziale Umwelt auf diese Weise tyrannisieren werde. Auch wird die Notwendigkeit betont, Kleinkinder an die zeitliche Strukturierung des Tagesablaufs und generelle Ordnungsprinzipien gewöhnen zu müssen. Auf diese Weise entstand eine kindferne Form der Sozialisation, die sehr wahrscheinlich ungünstige Auswirkungen auf die weitere ontogenetische Entwicklung hat.

Die evolutionsbiologische Sicht der frühen Kindheit geht im Gegensatz davon aus, daß es in traditionalen Kulturen erhaltene speziestypische Muster der kindzentrierten Betreuung von Säuglingen und Kleinkindern gibt, die ihren biopsychischen Bedürfnissen gerecht werden.

In diesem Beitrag werden Daten aus Interaktionsprotokollen vorgestellt, die im Zuge langfristiger interdisziplinärer Felduntersuchungen auf einer der Trobriand Inseln in Papua Neuguinea erhoben wurden (vgl. die Beiträge von Renate Siegmund et al., Karin & Klaus Großmann und Gerhard Medicus in diesem Band). Vier Säuglinge im Alter von 1, 3, 6 und 10 Monaten wurden über insgesamt 856 Minuten beobachtet. Anhand von Diagrammen werden Aussagen zur Gesamtheit der Mund-Mamillen-Kontakte ("Stillen") und den darin enthaltenen Anteilen von nutritivem Saugen und Nuckeln (Trostsaugen) sowie zu Ruhe/Schlaf, Spiel, Weinen und Interaktionen mit der Mutter und anderen Personen gemacht und in medizinischer, anthropologischer und evolutionsbiologischer Hinsicht analysiert.

Abstract: Early socialization in eastern and western industrialized countries is largely determined by the fear that once the infant's signal has been answered appropriately she or he will, according to the principle of operant learning, hence use this method to manipulate the parents permanently and, later on, other persons as well. Also, socializing traditions stress the necessity to entrain temporal structures and general principles of order very early in life. In this way a rather distanced form of bringing up children developed which is likely to have negative effects for further ontogeny.

The evolutionary view of early childhood, in contrast, postulates that there are certain species specific patterns of child-centered maternal and paternal care which are better adapted to the infant's needs. These patterns have survived in many traditional cultures.

In this contribution we present interactional data gathered in the framework of a longterm interdisciplinary fieldstudy on one of the Trobriand Islands in Papua New Guinea. (cp. the contributions of Renate Siegmund, Karin & Klaus Grossman and Gerhard Medicus in this volume) Four infants of 1, 3, 6 and 10 months of age were observed for a total of 856 minutes. Diagrammes on total mouth-mamilla-contact (>breastfeeding<, consisting of nutritive and psychosocial suckling) as well as on rest/sleep, play, crying and interactions with the mother and other persons are presented. Analyses are given in medical, anthropological and evolutionary perspectives.

Keywords: Trobriand Inseln, Säuglinge und Kleinkinder, Sozialisation, Stillen (Mund-Mamillen-Kontakte), Mutter-Kind-Verhalten, parentale Betreuung, Evolutionsbiologie, Biopsychologie
Trobriand Islands, infants, socialization, breastfeeding (mouth-mamilla-contacts), mother-child-behaviour, parental care, evolutionary biology, biopsychology.

Einleitung

Wie mögen australopithecine Eltern ihre Kinder behandelt haben, welche Grundformen der Interaktion mit Neugeborenen, Säuglingen und Kleinkindern waren und sind typisch für unsere eigene Spezies und wie sind die verschiedenen Kulturen in den etwa 200.000 Jahren seit dem Erscheinen des Homo sapiens auf die evolutionär vorgegebenen Bedürfnisse ihrer kleinsten Mitglieder eingegangen? Kann man überhaupt von einem evolutionsbiologisch bedingten arttypischen Basismodell der frühen Sozialisation ausgehen oder haben die im weitesten Sinne ökologischen Randbedingungen der ja doch so unterschiedlichen Habitate der Populationen nicht zu gänzlich verschiedenen Lösungen des Problems "Wie bekomme ich meine Kinder groß" geführt? Und haben nicht die Kräfte der kulturellen Traditionen das biologische Fundament unseres Seins so zugedeckt, daß man es kaum noch erkennen kann?

Postmoderne Paradigmen stellen die Suche nach zeitübergreifenden, supraindividuellen und transkulturellen Mustern menschlichen Erlebens und Verhaltens generell in Frage. Wir sind davon überzeugt, daß solche Grundmuster unseres Seins existieren, daß sie entdeckbar und beschreibbar sind und daß aus ihrer Beschreibung Erkenntnisse gewonnen werden können, die für die Art und Weise des Umgehens mit Säuglingen und Kleinkindern in den Industriegesellschaften, d.h. in unseren eigenen Familien bedeutsam sind. Versuche, evolutionäre Szenarien menschlicher Existenz zu entwerfen, orientieren sich zweckmäßigerweise auch an jenen Modellen, die uns unsere nächsten Verwandten im Tierreich anbieten. Die Feldstudien der letzten Jahrzehnte und die Dokumentationen aus freilandähnlichen Gehegen ergeben ein immer differenzierteres Bild der jeweiligen Sozietäten (DUNBAR 1988), die sowohl speziestypische Gemeinsamkeiten als auch Unterschiede aufweisen, die als Folge der Einnischung in ökologische Gegebenheiten und als Folge unterschiedlicher Traditionen, also protokultureller Differenzierung entstehen. Bezüglich der Sozialstruktur und, insbesondere, der Rolle der Sexualität haben beispielsweise Schimpansen und die ihnen so nahe verwandten Bonobos überraschend verschiedene Lösungen gefunden, deren evolutionsbiologische und ökologische Anpassungsleistungen derzeit noch weitgehend unbekannt sind. Auch der Vergleich mit den anderen beiden Menschenaffenarten belegt die hohe soziale Varianz: die geselligen Gorillas und die eher solitären Orang Utans formen sehr unterschiedlich zusammengesetzte Einheiten.

Während also die Sozialstruktur mit matri- oder patrifokalen Gruppen oder die Reproduktionsbedingungen mit haremsartiger, eher promisker bis eher monogamer (bei den von einigen Autoren zu den Menschenaffen gezählten Gibbons) Charakteristik eine erstaunliche Spielbreite aufweisen, ist das Grundmuster der Nachkommen-Betreuung sehr ähnlich: Die Kleinen werden außerordentlich liebevoll und in der Regel kompetent umsorgt, als typische Primaten-Traglinge (HASSENSTEIN 1987) überall mitgenommen und wachsen somit in einer an Stimuli reichen, in vielerlei Hinsicht strukturierten Umwelt auf, die ihnen all das bietet, was sie zu ihrer Entwicklung brauchen. Ihre Mutter stillt sie für einige Jahre und bekommt erst dann ein neues Kind, wenn das zuvorgeborene den Schritt in eine zunehmende Unabhängigkeit getan und in die Spielgruppen und andere soziale Konstellationen integriert ist.

Es ist kennzeichnend für uns, daß wir abschätzig von Affenliebe sprechen. In der "Ersten Welt" haben wir Bedingungen der frühen Sozialisation geschaffen, die sich sehr weit von dem entfernt haben, was unser Primatenerbe zu sein scheint und was wir in traditionalen Kulturen heute noch studieren können - denn Gewicht bekommt das evolutionsbiologische Argument auch dadurch, daß die in den vorindustriellen Gesellschaften gefundenen Lösungen untereinander prinzipiell so ähnlich und dem postulierten Primaten-Grundmuster so vergleichbar sind.

Dieser Beitrag präsentiert Ergebnisse von Felduntersuchungen, die seit 1982 vor allem im Dorf Tauwema auf Kaileuna, einer der Trobriand Inseln, durchgeführt werden (vgl. SCHIEFENHÖVEL et al. 1993), und steht daher in engem Zusammenhang mit den Kapiteln, die von RENATE SIEGMUND et al., KLAUS und KARIN GROSSMANN und von GERHARD MEDICUS für diesen Band verfaßt wurden.

Zur Kultur der Trobriander

In der Solomon-See nördlich der Ostspitze Festland-Neuguineas, etwa auf dem 151. östlichen Längengrad und zwischen dem 8. und 9. südlichen Breitengrad liegen die Trobriand Inseln, zumeist flache Korallenatolle. Politisch gehört diese Region zu Papua Neuguinea, das 1975 aus der australischen Treuhänderschaft in die Unabhängigkeit entlassen wurde; geographisch sind die Trobriand Inseln Teil Melanesiens, das bisweilen auch als "Near Oceania" bezeichnet wird. Westlich von Kiriwina, der größten Insel mit Regierungsstation, einem kleinen nicht-ärztlich geleiteten Krankenhaus und dem großen von den Alliierten im zweiten Weltkrieg erbauten Flugplatz, liegt Kaileuna. Von den mittlerweile etwa 25.000 Trobriandern wohnen etwa 2.000 auf dieser Insel mit ihren 7 Dörfern.

Tauwema (in anderer Schreibweise Tawema), wo die dieser Arbeit zugrunde liegenden Untersuchungen durchgeführt wurden, liegt im Norden Kaileunas direkt am Meer. Die Bewohner haben damit leichten Zugang zu den marinen Ressourcen. Die Bevölkerung des Dorfes ist von ca. 260 im Jahre 1982 auf derzeit deutlich über 300 angestiegen.

Die Sprache der Trobriander wird *Kilivila* (vgl. Kiriwina als Name für die Hauptinsel) genannt. Es handelt sich um eine austronesische Sprache, d.h. es besteht eine linguistische Verwandtschaft zu den anderen austronesischen Sprachen, die von der taiwanesischen Urbevölkerung, auf den Philippinen, auf der malayischen Halbinsel, in Indonesien, in vielen Küsten- und Inselbereichen Melanesiens, in Mikronesien und im gesamten Polynesien gesprochen werden. Von Madagaskar, das von Sumatra aus besiedelt wurde und wo heute noch austronesisch gesprochen wird, bis zur Osterinsel bzw. nach Hawaii reichen die austronesischen Sprachen über den halben Globus und zeugen so von einer der erfolgreichsten Besiedlungen in der Geschichte der Menschheit. - Seit 1994 versuchen wir, einen Teil dieser Migrationsgeschichte über 'genetic fingerprinting' und den Vergleich kultureller und linguistischer Merkmale zu rekonstruieren.

Für die Geisteswissenschaften erlangten die Trobriand Inseln eine im Vergleich zu anderen Ethnien ungewöhnlich große Bedeutung durch die Felduntersuchungen und anschließenden Publikationen des Begründers der Sozialanthropologie, BRONISLAW MANISLOWSKI. Er führte seine etwa zweijährigen Arbeiten während des ersten Weltkrieges in Omarakana durch, jenem Ort auf der Hauptinsel, in dem der "paramount-chief" aller Trobriander lebt. MALINOWSKI erlernte *Kilivila* und hat eine Fülle genauer Beobachtungen publiziert, die er in einer funktionalistischen Sicht interpretierte (1922, 1929, 1935 u.a.). Bezüglich des sexuellen Verhaltens hat er sich allerdings vermutlich mehr von postviktorianischer Sehnsucht nach einem Paradies der körperlichen Liebe als von den Fakten leiten lassen. Denn sowohl seine Behauptung, daß die Trobriander die Rolle des Koitus für die Zeugung nicht gekannt hätten, als auch jene, daß Kinder schon sexuellen Verkehr hätten und daß die vorehelichen Liebesbeziehungen ohne Eifersucht und andere Probleme abliefen, sind inzwischen widerlegt (VGL. SCHLESIER 1979). Desungeachtet waren und sind MALINOWSKIS Arbeiten aber weiterhin ein wichtiges Fundament für die Kenntnis der trobriandischen Kultur. Andere Publikationen stammen u.a. von WEINER (1976), LEACH & LEACH (1983) und von unserem Team: u.a. SENFT (1986), SCHIEFENHÖVEL und BELL-KRANNHALS (1986), BELL-KRANNHALS (1990), EIBL-EIBESFELDT 1991), SCHIEFENHÖVEL et al. (1993), SIEGMUND et al. (1994).

Auf den Trobriand Inseln, die seit Ende des letzten Jahrhunderts in regelmäßigem Kontakt mit der westlichen Zivilisation stehen, hat die bisherige Akkulturation vergleichsweise "organische" Züge gehabt. Viele Bereiche der Kultur, der Anbau von Yams (Dioscorea alata) als Hauptnahrungsmittel, das Sammeln und Fischen von Meerestieren, das Häuptlingswesen, die matrilineale Deszendenz, das System der Wetternten und der Erntegaben sowie wesentliche Inhalte der religiösen Grundüberzeugungen bestehen fort. Die Trobriander sind sehr stolz auf ihre Traditionen und möglicherweise dadurch etwas besser vor den negativen Auswirkungen des Kulturwandels geschützt als andere Ethnien.

Abgesehen von Infektionskrankheiten im weitesten Sinne, die dafür verantwortlich sind, daß die mittlere Lebenserwartung eines neugeborenen Kindes etwa 40 - 50 Jahre beträgt, spiegelt die gesundheitliche Situation der Trobriander die günstigen Bedingungen wider, wie sie während langer Perioden der Menschheitsgeschichte geherrscht haben: Bluthochdruck, koronare Herzerkrankung, Apoplexe der verschiedenen Genese und andere für unsere Industriegesellschaften typische Krankheitsbilder waren unter den traditionellen Lebensbedingungen unbekannt (LINDEBERG & LUNDH 1993, SCHIEFENHÖVEL 1994, BRAUN 1995).

Zur Methode

Mit Beginn der interdisziplinären Felduntersuchungen im Jahre 1982 (Kaileuna war 1979 zum ersten Mal besucht und dabei Tauwema als günstigster Ort für die Studie ausgewählt worden) galt der frühen Kindheit besonderes Interesse. Verschiedene Methoden der Datenaufnahme wurden dabei eingesetzt: Direkte ereignisgesteuerte Verhaltensbeobachtung und Aufzeichnung per schriftlicher Notizen oder per Tonbandprotokoll, Film- und Videodokumentation, biographische Längsschnittangaben zu allen Personen, chronobiologische Datenaufnahme (vgl. RENATE SIEGMUND et al. in diesem Band) und gezielte Befragung. 1990 fertigte Grete Schiefenhövel Protokolle vor allem zur Betreuung von frühgeborenen Zwillingen an. Die diesem Beitrag zugrundeliegenden Daten zum Stillverhalten wurden während eines sechswöchigen Aufenthaltes in Tauwema per direkter Beobachtung von vier Mutter-Kind Paaren gewonnen (S. Sch. mit Unterstützung durch Lana Schiefenhövel). Das Protokollmuster wurde von Renate Siegmund entworfen, die es in den Begleituntersuchungen der chronobiologischen Studie verwendet hat, an der auch Christopher Roberts und Aniruddh Patel teilnahmen.

Folgende Verhaltensmuster und Interaktionen wurden erfaßt:

A (Dauer über eine volle Minute hindurch)
- I.1 Saugen, I.2 Nuckeln, I.3 Augen auf, I.4 Augen zu, I.9 Kind schläft, I.10 Kind spielt,
- II.2: körperliche Zuwendung

B (Ereignisse kürzer als 1 Minute)
- I.5 Kind vokal(isiert), I.6 Kind verliert Brust, I.7 Kind wehrt Brust ab, I.8 Mutter nimmt Kind von der Brust
- II.1 Blickkontakt, II.3a+b verbale Zuwendung (sozial- bzw. handlungsorientiert), II.4 Weinen

Anmerkungen zu den Rubriken

Die Unterscheidung zwischen I.1 >Saugen< und I.2 >Nuckeln< wurde zunächst durch Befragen der stillenden Mutter getroffen: *Enunu kena esusu?* (Saugt es oder nuckelt es gerade?). Die beiden Termini der Trobriand Sprache, von den Müttern offensichtlich kompetent und korrekt verwendet, erlauben somit eine Differenzierung der Mund-Mamillen-Kontakte in solche nutritiver und sozialer Art. Mit der Zeit konnten die Beobachterinnen den Unterschied selbst erkennen: an den Bewegungen der Lippen, der Backenmuskeln und an den Schluckbewegungen. - Bei I.1 und I.2 wurde auch die Länge der Stillepisoden genau festgehalten.

Unter I.5 >Kind vokal< wurden alle kindlichen Äußerungen außer den unter II.4: >Weinen< und dessen genauerer Kennzeichnung fallenden verzeichnet. Da die meisten der Lautäußerungen nur kurz und der Altersstufe entsprechend unzusammenhängend waren, wurden die Daten von I.5 als Ereignisse und nicht als über die Dauer von einer Minute hinausgehende Verhaltensmuster gewertet.

Das Ereignis I.6 >Kind verliert Brust< beinhaltet zwei unterschiedliche Möglichkeiten: Entweder "verliert" das Kind die Brust im eigentlichen Sinn, möchte aber weitersaugen bzw. -nuckeln, oder es hört von selbst auf zu trinken. Die Unterscheidung wurde für die Auswertung nachträglich anhand der Daten von I.1 und I.2 getroffen.

Notiert wurden auch Situationen, in denen das Kind die von der Mutter zum Stillen gebotene Brust ablehnte oder abwehrte (I.7).

Das aktive >Wegnehmen des Kindes von der Brust< durch die Mutter (I.8), damit das Kind aufhört zu saugen bzw. zu nuckeln, wurde abgegrenzt von kurzzeitigen Unterbrechung des Lippen-Brust-Kontaktes z.B. durch Bewegungen der Mutter oder beim Brustwechsel.

Zur Unterscheidung zwischen >Augen zu< und >Schlaf< (I.9) wurde die Mutter befragt: *Emala?* (Schläft es?) Da jedoch auch die Mutter nicht unbedingt wissen konnte, ob das Kind schlief oder nicht, wurden für die Erstellung der Graphen die Werte von I.4 und I.9 zusammengefaßt.

Unter >Spielen< des Kindes (I.10) wurde sowohl die Beschäftigung des Kindes mit einem Gegenstand als auch die spielerische Interaktion mit einer anderen Person notiert und näher spezifiziert.

Jeder direkte Blickkontakt (II.1) zur Mutter, zu anderen Personen sowie zur Protokollführerin wurde aufgenommen, wobei durch Anmerkungen zwischen den oben genannten Partnern unterschieden wurde.

Von Naseputzen bis Klatschspiele wurden alle >körperlichen Zuwendungen< (II.2) vermerkt. Die Form der Zuwendung sowie deren Einzelheiten sind als Ergänzungen näher ausgeführt.

Die Unterscheidung zwischen >sozialer< und >handlungsorientierter verbaler Zuwendung< (II.3a+b) war nicht immer einfach, die Daten wurden wegen dieser Unsicherheit in ihrer Summe unter >verbale Zuwendung< gewertet.

Da >Weinen< bei den Kindern (II.4) meist nur einige Sekunden anhielt, bedeutet hier ein Kreuz nicht, daß das Kind eine Minute lang weinte, sondern daß ein einmaliges, kurzes Weinen auftrat. Neben dem eigentlichen Weinen, wie kurz es auch war, konnte eine weitere vokale Äußerung der Kinder beobachtet werden, die offensichtlich zur Zuwendung auffordernden Charakter hatte. Diese Lautäußerung wurde als >Stimmfühlungslaut< gesondert in die Auswertung einbezogen.

Frühe Kindheit - Early Childhood

Vorstellung der vier Kinder

Tobibida (Abb. 1)
Er wurde am 17. Juli 1994 geboren und in seiner dritten, vierten und fünften Lebenswoche beobachtet. Im folgenden Text ist sein Alter mit dem Durchschnittswert von einem Monat angegeben. Seine Mutter Bomlisi - Tetumadada ist 20 Jahre alt, gehört zum Klan der Malasi (s. Abb. 1). Sein Vater Gwelawa ist 28. Tobibida hat eine Schwester namens Bwedagala, die am 27. April 1992 geboren wurde. - Die Gesamtbeobachtungszeit betrug 142 min.

Idukolola (Abb. 2)
Sie kam am 17. Mai 1994 zur Welt, war also während der Beobachtungszeit durchschnittlich drei Monate alt. Ihre Mutter Namyogai (Abb. 2) ist zirka 28 Jahre, sie ist ebenfalls eine Malasi. Idukololas Vater Buligesi - Mekiasi ist etwa gleichalt wie seine Frau. Idukolola hat zwei ältere Brüder: Gibai, geboren am 30.12.1988, und Mlakwebila, geboren am 15.10.1991. - Die Gesamtbeobachtungszeit betrug 233 Minuten.

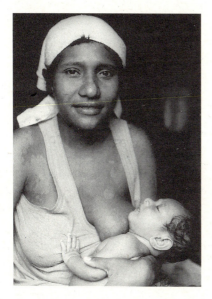

Abb. 1
Bomlisi, 20 Jahre alt, und der einen Monat alte Tobibida; er ist ihr zweites Kind (Photo: S. Schiefenhövel).

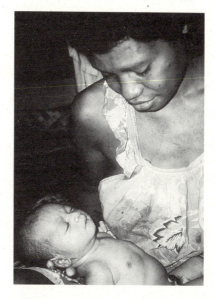

Abb. 2
Namyogai, damals 25 Jahre alt, mit ihrem zweiten Kind. 1994, drei Jahre später, wurde sie mit ihrer drei Monate alten Tochter Idukolola in die Untersuchung einbezogen (Photo: W. Schiefenhövel).

Sogeya (Abb. 3)
Sie wurde im Februar des Jahres 1994 geboren und war damit etwa sechs Monate alt. Ihre Mutter heißt Iborogwemi, wird aber nur kurz "Emi" (Abb. 3) genannt. Emi ist 27 und mit Gayoboda-Wayayamala verheiratet, der 34 Jahre alt ist. Beide sind vom Klan der Malasi, doch haben sie sich über das tabuisierte Verbot, das Angehörigen desselben Klans die Heirat verbietet, hinweggesetzt. Sie sind nicht direkt miteinander verwandt, die Tabuverletzung stellt also keinen Inzest aus unserer Sicht dar; die Dorfbewohner haben, wie in ähnlich gelagerten Fällen auch, den Regelbruch akzeptiert. Yamwana, das erste Kind Emis, wurde am 15.7.1988 geboren. Diese Tochter hat Emi sehr früh abgestillt, sie bestrich sich damals die Brüste mit Ruß (vgl. Abb 4), damit das Kind davor zurückschrecke. Yamwana wurde nach dem Abstillen von Emis Mutter Tavakaya adoptiert, die selbst keine Kinder bekommen kann und Emi vor vielen Jahre adoptiert hatte. Ihre zweite Tochter Jessica-Wapwesatukwau brachte Emi im September 1990 zur Welt. Jessica zog Emi selber groß. - Die Gesamtbeobachtungszeit betrug 205 Minuten.

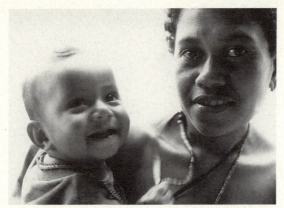
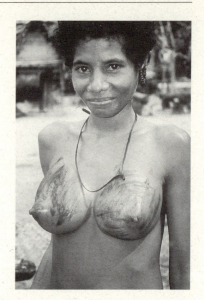

Abb. 3 (oben)
Emi, 26 Jahre alt, mit ihrer sechs Monate alten Tochter Sogeya; sie ist ihr drittes Kind (Photo: S. Schiefenhövel).
Abb. 4 (rechts)
Namnabai im Prozeß des Abstillens. Sie hat ihre Brüste mit Ruß bestrichen, damit ihr Kind vom Trinken abgeschreckt wird (Photo: W. Schiefenhövel).

Motaesa (Abb. 5)
Er wurde Ende Oktober 1993 geboren und war damit etwa 10 Monate alt. Er wurde nach dem Häuptling des Dorfes benannt. Seine Mutter Nameruwa (Abb. 6) ist 45 Jahre, eine Malasi. Sein Vater Topiesi-Abraham ist 43 Jahre alt. Er ist einer der wichtigsten Männer im Dorf, auf jeden Fall der reichste. Er besitzt eine Art Kiosk, wo man Zucker, Mehl und einige wenige andere Dinge wie z. B. Glühstrümpfe für Kerosinlampen kaufen kann. Topiesi und Nameruwa haben außer Motaesa 8 eigene Kinder und ein adoptiertes Kind; drei der eigenen Kinder wurden wiederum von kinderlosen Ehepaaren adoptiert. Die beiden ältesten Söhne Luluwasigweguyau, 22, und Melawatu, 19, sind bereits ausgezogen, so daß noch fünf der Kinder einschließlich Motaesas in der Hütte ihrer Eltern leben. Die älteste Tochter Ipilasi, die adoptiert wurde, ist 17, die nächste Tochter namens Pulula ist 15 - sie kümmert sich besonders um Motaesa. Der jüngste zuhause lebende Bruder ist Kilagola, 10 Jahre; seine jüngste Schwester Bobudava ist 3. - Die Gesamtbeobachtungszeit betrug 276 Minuten.

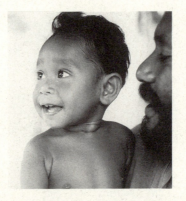
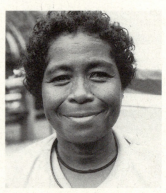

Abb. 5 (links)
Der 10 Monate alte Motaesa auf dem Arm eines Nachbarn (Photo: S. Schiefenhövel).
Abb. 6 (rechts)
Nameruwa, 45 Jahre alt, die Mutter von Motaesa, der ihr achtes Kind ist (Photo: S. Schiefenhövel).

Die kleine Zahl von nur vier Kindern wirft die Frage nach der Repräsentativität der ermittelten Zahlen auf. Es muß aber bedacht werden, daß die Notwendigkeit, umfangreiche Statistiken zur Erzielung einer möglichst hohen Aussagegenauigkeit zu erstellen, vor allem in vielschichtig strukturierten Gesellschaften entsteht. In einer Gesellschaft wie der der Trobriander erscheint es gerechtfertigt, allgemeine Aussagen auch bei geringem statistischem Umfang zu treffen, da zwischen den einzelnen Familien des Dorfes

Frühe Kindheit - Early Childhood

nur wenige Unterschiede bezüglich Sozialstatus, Erlebnisumfeld und persönlichen Erfahrungen bestehen. - Feldstudien der hier beschriebenen Art haben, im Vergleich zu experimentellen Untersuchungen, stets den Nachteil der kleinen Stichprobe. Ihr Vorteil liegt darin, daß ereigniszentrierte Protokolle aus tatsächlichen Lebenssituationen wesentlich reichere Informationen über das wirkliche Verhalten enthalten als beispielsweise Labormessungen.

Ergebnisse

1. Ruhen, Schlafen und Stillen

Die Diagramme 1 und 2 zeigen die Verteilung der mit Stillen bzw. Saugen oder Nuckeln, Spielen oder Ruhen/Schlafen verbrachten Zeit während der Beobachtungsperioden, Diagramm 1 in einer auf die individuellen Säuglinge bezogenen Form, Diagramm 2 bezogen auf die jeweiligen Verhaltensweisen. Zur Rubrik >Spielen< folgen weiter unten nähere Ausführungen.

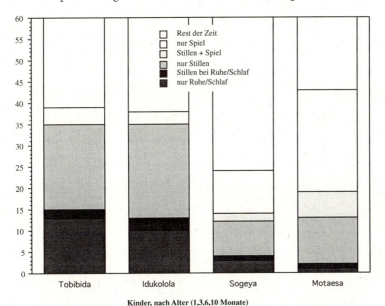

Diagramm 1:
Ruhe, Stillen, Spiel - Zeitverteilung und Überschneidungen bei den vier Säuglingen

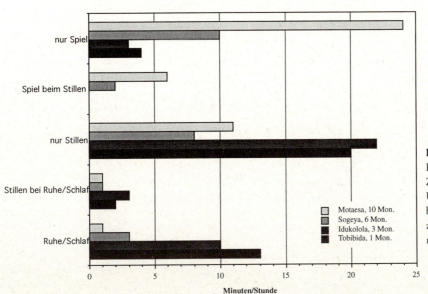

Diagramm 2:
Ruhen, Stillen Spiel - Zeitverteilung und Überschneidungen bezogen auf die einzelnen Verhaltensmuster

Säuglinge unter einem Jahr verbringen - auch bei uns - ihre Zeit mit Schlafen, Saugen bzw. Nuckeln und Spielen. Die mit >Ruhe/Schlaf< pro Stunde verbrachte Zeit nimmt, wenn man die vier Kinder vergleicht, von Tobibida, dem erst einmonatigen Buben, über Idukolola, drei Monate, und Sogeya, sechs Monate, stetig ab. Motaesa, 10 Monate, schläft während der beobachteten Zeit duchschnittlich gerade eine Minute im Gegensatz zu Tobibida, bei dem es 13 Minuten sind, also fast ein Viertel der Beobachtungszeit. Die Unterschiede zwischen den Kindern in Bezug auf die während >Ruhe/Schlaf< an der Brust verbrachten Minuten pro Stunde hingegen sind wesentlich geringer. Offenbar behalten die Mütter ihre Kinder meist etwas länger an der Brust, als dies zum Stillen notwendig wäre; unter anderem wird so das Einschlafen auf natürliche Weise gefördert.

Auch in der Rubrik >nur Stillen< liegen die Zahlen von Tobibida und Idukolola wesentlich über denen von Sogeya und Motaesa. Sogeyas Mutter Emi hatte auch ihre Tochter Yamwana vergleichsweise früh abgestillt und so die Zeit der postpartalen Koituskarenz abgekürzt, die die trobriandische Tradition den stillenden Müttern abverlangt. Möglicherweise stillte Emi auch ihre Tochter Sogeya aus diesem Grunde vergleichsweise wenig. Aus der anderen Lebenssituation mag zu erklären sein, daß Motaesa insgesamt mehr gestillt wurde als Sogeya; seine Mutter Nameruwa ist bereits 45 Jahre alt und hat schon 8 eigene Kinder. Das Karenzgebot war möglicherweise für sie nicht so schwerwiegend.

Die beiden älteren, Sogeya und Motaesa, spielten während eines Teils der an der Brust verbrachten Zeit mit der freien Brust. Diese Stimulation findet man in vielen Kulturen, auch in Europa, wenn dem Säugling unbehinderter Zugang gewährt wird, sie regt nachweislich die Hormon- und damit die Milchproduktion an (vgl. HASSENSTEIN 1987). Außerdem wurde z. B. die Kette der Mutter oder das T-Shirt der großen Schwester zum Spielzeug auserkoren, bzw. mit der Mutter oder einem Geschwisterchen selbst gespielt, wobei die beiden älteren Säuglinge ihre Bewegungen so gut koordinieren konnten, daß Saugen und Nuckeln nebenher weiterliefen. Mit den genannten Objekten beschäftigten sich die Kinder auch während der nur spielend verbrachten Zeit (s.u.).

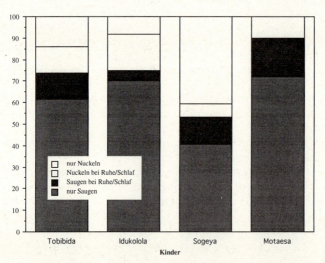

Diagramm 3:
Saugen, Nuckeln, Ruhen - Verteilung auf die Gesamtstillzeit

Zum zeitlichen Verhältnis zwischen >Saugen< (nutritive Mund-Mamillen-Kontakte) und >Nuckeln< (psychosoziale Mund-Mamillen-Kontakte) während des Stillens wurden von Renate Siegmund im Jahre 1990 erste Daten von Kindern verschiedener Altersgruppen unter einem Jahr erhoben. Die Ergebnisse dieser Beobachtungen zeigen den Trend, daß der Anteil des Saugens in der ersten Zeit nach der Geburt über 60 % liegt, dann ansteigt und sich ca. ein halbes Jahr nach der Geburt auf einen Wert von etwas über 50% einpendelt (R. SIEGMUND, persönliche Mitteilung). Die Zahlen (Diagramm 3) von Tobibida, Idukolola und Sogeya entsprechen diesen Ergebnissen recht gut. Motaesa, das mit 10 Monaten älteste Kind in der Stichprobe, trinkt sehr häufig an der Brust der Mutter, während sein Bedürfnis nach Trostnuckeln offenbar gering ist. Er war ein sicher an die ruhige und sehr erfahrene Mutter gebundenes Kind, wurde von kompetenten Geschwistern mitbetreut und zeigte auch in Situationen allgemeiner

Erregung (Kampf unter einigen Männern im Dorf) keine Angst. Daß die 45jährige Nameruwa (die Trobriander haben zwar ein leistungsfähiges Zählsystem, zählen aber herkömmlicherweise ihre Lebensjahre nicht) ihren Sohn so ausgiebig stillte, steht möglicherweise damit in Zusammenhang, daß sie sich nach 8 Geburten bewußt oder unbewußt darauf eingestellt hatte, daß Motaesa ihr letztes Kind sein würde.

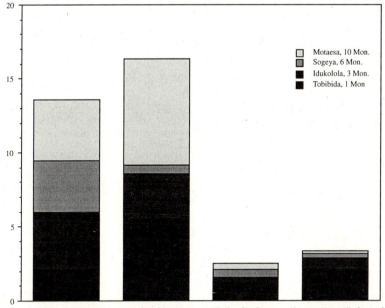

Diagramm 4:
Stillunterbrechungen

Wie die meisten Stillunterbrechungen geschehen zeigt, daß die Länge der Stillperioden vom Säugling selbst bestimmt wird (Diagramm 4). Die Mutter greift nur selten ein, um den Stillvorgang zu beenden. Bomlisi, die Mutter Tobibidas, tut das noch am häufigsten - sie stillte erst seit wenigen Wochen; möglicherweise hatte sie sich an die hohe körperliche Belastung noch nicht vollkommen angepaßt. Je älter die Kinder sind, desto weniger häufig wird ihnen von der Mutter die Brust entzogen, Mutter und Kind spielen sich offenbar aufeinander ein. Auch die Abwehr der Brust durch das Kindes ist mit zunehmendem Alter weniger häufig zu beobachten.

Daß die Stillvorgänge bei Tobibida, dem jüngsten Säugling, am häufigsten dadurch unterbrochen werden, daß das Kind die Brust verliert, liegt vermutlich an der noch eingeschränkten Bewegungsfähigkeit. Die Motorik der Kopfmuskulatur als auch des restlichen Körpers ist noch nicht genügend entwickelt, um die Bewegungen der Mutter auszugleichen, die sich mit etwas anderem beschäftigt. Die Stillunterbrechungen wegen Verlust der Brust sind dementsprechend geringer bei Idukolola und Sogeya, letztere verliert während der Gesamtbeobachtungszeit von 205 Minuten nur zweimal die Brust. Da erstaunt zunächst die hohe Rate bei Motaesa - er verliert sogar öfter pro Stunde die Brust als Tobibida. Die Erklärung liegt wohl darin, daß Motaesa dem Geschehen in seiner Umgebung sehr viel mehr Aufmerksamkeit schenkte als die drei anderen Kinder. Und so verliert er häufig die Brust, weil er abgelenkt wird von den Personen um ihn herum. Die Zahlen zur Rubrik ›Kind hört auf zu trinken‹ sind sich relativ ähnlich. Zur Berechnung der Dauer (hier Episode genannt) der jeweiligen Mund-Mamillen-Kontakte (›Stillen‹) mit ihren beiden Spielarten ›Saugen‹ und ›Nuckeln‹ wurden die jeweils ermittelten Gesamtzeiten durch die Anzahl der Unterbrechungen dividiert (Diagramm 5):

$$\frac{\text{Gesamtdauer aller Episoden (jeweils für Stillen, Saugen und Nuckeln)}}{\text{Anzahl der Unterbrechungen (›Kind hört auf‹ + ›Mutter nimmt Kind von Brust‹)}} = \text{durchschnittl. Episodenlänge (von Stillen, Saugen und Nuckeln)}$$

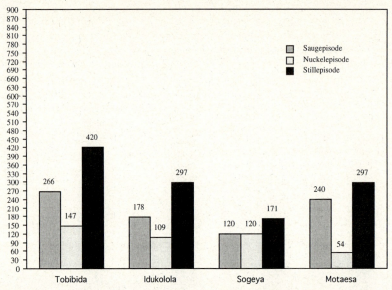

Diagramm 5: Durchschnittliche Länge der Episoden bei Saugen, Nuckeln und Stillen (letzteres = Gesamtheit der Mund-Mamillen-Kontakte)

Das jüngste Kind, der einmonatige Tobibida, hat die längsten Episoden in allen drei Rubriken. Vermutlich reflektiert das die typischen Bedürfnisse eines Säuglings wenige Wochen nach der Geburt: Der Bedarf an Flüssigkeit und Nährstoffen ist groß, das Saugvermögen und die gesamte Koordination des komplexen Pumpsaugens aber noch nicht voll entwickelt. Das Kind bleibt also von sich aus länger an der Brust, von der es die Mutter auch weniger oft als bei älteren Kindern abnimmt. Auch in diesem Detail zeigt sich also wieder eine feine Verhaltensabstimmung in der Mutter-Kind-Dyade. Der 10monatige Motaesa hat ebenfalls lange Saugepisoden. Das dürfte auf den höheren Bedarf an Muttermilch beim größeren Säugling zurückzuführen sein. Sein Nuckelbedürfnis befriedigt er in relativ kurzen Episoden.

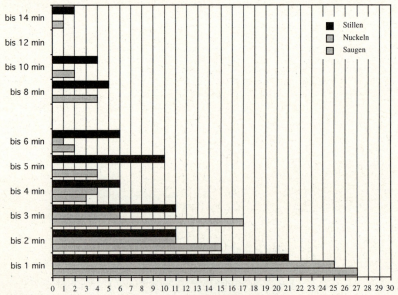

Diagramm 6: Häufigkeiten der Episodenlängen bei Stillen, Saugen und Nuckeln

In Diagramm 6 ist die Häufigkeit der Verteilung der Episoden dargestellt. Sehr auffällig ist die Häufigkeit der kurzen Still-, Saug- und Nuckelepisoden, d.h. sehr oft waren die Kinder nur eine, zwei oder drei Minuten an die Brust. Innerhalb der Gesamtmenge der erhobenen Daten war die längste Nuckelepisode sechs Minuten, auch die Dauer der Saugepisoden war selten länger. Die längste an der Brust verbrachte Zeit betrug 14 Minuten, was in der Gesamtbeobachtungsdauer von 856 Minuten nur zweimal vorkam. Diese frequenten, kurzdauernden Brustkontakte, durchaus auch jene nutritiver Art, mögen den europäischen Betrachter überraschen, der das Stillgeschäft als einen "geordneteren" Vorgang zu sehen geneigt ist. Diese Form der zeitlichen Verteilung spricht sehr dafür, daß die Säuglinge die Weise der Nutzung der mütterlichen Brust weitgehend mitbestimmen: Kindgesteuertes Stillen in dieser Konsequenz bedeutet, daß die Mutter über lange Strecken des Tages Körperkontakt zum Kind hält. Stillmuster und die anderen Muster der dyadischen Interaktionen hängen also funktional voneinander ab.

2. Spielen

Als erster Aspekt des Spielens wurde ja bereits unter Stillen bei den Diagrammen 1 und 2 das Spiel während des Stillens betrachtet. Hier folgen nun einige weitere Aspekte. Zunächst ist die insgesamt spielend verbrachte Zeit als Teil der Gesamtzeit dargestellt. Auffällig bei der hier auf Minuten pro Stunde umgerechneten Spielzeit (Diagramm 7) ist der große Anstieg vom jüngsten Kind zum ältesten.

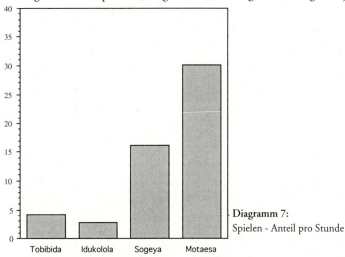

Diagramm 7:
Spielen - Anteil pro Stunde

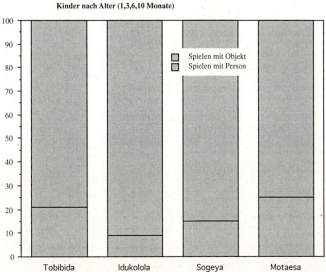

Diagramm 8:
Spielen, partner- und objektbezogen

Unter ›Spielen mit Objekt‹ (Diagramm 8) wurden alle Spielsituationen gewertet, in denen das Kind entweder mit einem Gegenstand spielte oder mit einem Körperteil einer am Spiel unbeteiligten Person, so z. B. mit dem Fuß der Mutter. Auch das Spielen an den Brüsten während des Stillens ging hier in diese Rubrik ein. >Spielen mit Person< hingegen ist gegeben, wenn jemand selbst mit dem Kind interagierte.

Welche bedeutende Rolle Spielen auch für die Trobriand Kinder hat, zeigt sich daran, daß die sechsmonatige Sogeya und der 10monatige Motaesa etwa ein Viertel bzw. die Hälfte der Beobachtungszeit mit spielerischen Aktivitäten verbringen. Im Gegensatz zur Situation bei uns haben Trobriand Kinder nur sehr wenig eigens gefertigtes Spielzeug.

Die Tatsache, daß der Anteil >Spiel< in Diagramm 7 und jener >Spielen mit Person< in Diagramm 8 bei dem einmonatigen Tobibida höher ist als bei der dreimonatigen Idukolola, verblüfft zunächst. Die Erklärung dazu liefern die ergänzenden Protokollnotizen. Zu Tobibida kamen viele Personen, auch Kinder, z. B. seine Schwester und ihre Freunde, offenbar neugierig auf das noch sehr kleine Baby, und fingen an, mit ihm zu spielen. Hier wurde also der Spielkontakt von anderen Personen angeregt. Auf Idukolola, die schon drei Monate alt ist, mögen die Geschwister und andere Dorfbewohner nicht mehr so neugierig gewesen sein. Ein weiterer Faktor in dieser Mutter-Kind-Dyade ist möglicherweise darin zu sehen, daß Idukololas Mutter Namyogai selbst nicht allzuviel mit ihrer Tochter spielte. Namyogai machte oft einen etwas niedergeschlagenen Eindruck, wofür vom Standpunkt eines außenstehenden Betrachters jedoch kein Grund zu erkennen war.

Bei Sogeya war >Spielen mit Person< teilweise schon von ihr selbst angeregt, sie baute z. B. zu ihrer Schwester Yamwana Spielkontakte auf. Motaesa war in dieser Beziehung der aktivste: Seine Spielpartner umfaßten, bei Geschwistern und Verwandten angefangen, über vorbeikommende Erwachsene bis hin zum Häuptling eine besonders große Zahl von Personen.

3. Interaktionen

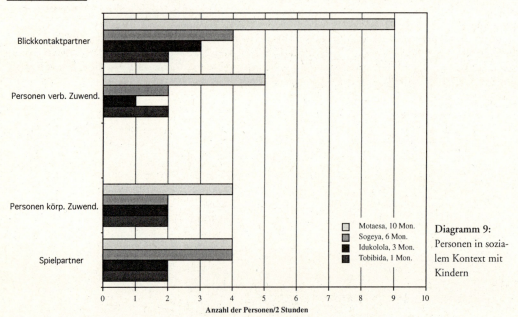

Diagramm 9: Personen in sozialem Kontext mit Kindern

Auch bezüglich der Anzahl der Personen, die im sozialen Kontakt mit den Kindern stehen (Diagramm 9), fallen die im Vergleich niedrigen Zahlen bei Idukolola auf. Ansonsten ist mit zunehmendem Alter ein deutlicher Anstieg der Zahl der sich mit dem Säugling beschäftigenden Menschen zu erkennen. Sowohl bei körperlicher, als auch bei verbaler Zuwendung ist, mit Ausnahme des etwas höheren Wertes bei Tobibida, die Vergrößerung des Personenkreises mit zunehmendem Alter der Kinder zu beobachten. Zu dieser Veränderung der Zuwendungspartner direkt korrespondierend ist die steigende Anzahl der Blickkontaktpartner mit dem Alter der Kinder. Daß der Wert von Tobibida hier nicht über dem von Idukolola liegt, obwohl er so viele "Spielpartner" hat, liegt möglicherweise an seiner noch nicht ausreichenden Kontrolle über die Muskulatur zur Bewegung des Kopfes.

Frühe Kindheit - Early Childhood

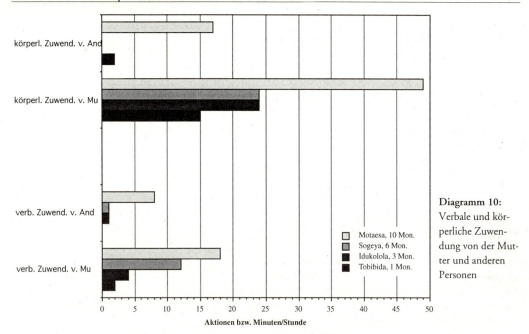

Diagramm 10: Verbale und körperliche Zuwendung von der Mutter und anderen Personen

Zur genaueren Analyse der in Diagramm 9 aufgeführten Daten zur körperlichen und verbalen Zuwendung dient Diagramm 10. Es ist ersichtlich, daß die Werte mit zunehmendem Alter der Kinder ansteigen, daß aber andererseits trotz ansteigender Kontaktpersonenzahl die Mutter in Bezug auf die beiden wesentlichen Formen der Zuwendung immer der wichtigste Mensch für das Kind bleibt. Diese Erkenntnis ist wichtig, denn es spielt eine große Rolle, daß auch ältere Säuglinge in traditionalen Kulturen wie jener der Trobriander noch diese eine Hauptbezugsperson haben und nicht einfach von einer großen Zahl für das Kind gleich wichtiger Menschen umgeben sind.

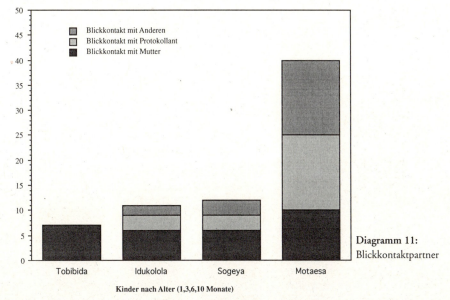

Diagramm 11: Blickkontaktpartner

Im Gegensatz dazu ist die Anzahl der Blickkontakte pro Stunde mit der Mutter bei allen vier Kindern fast gleich, während die der Blickkontakte mit anderen Personen mit dem Alter stark zunimmt (Diagramm 11). Daß Motaesa im Vergleich zu den anderen Kindern so bemerkenswert oft Blickkontakt hat, liegt sicherlich zum Teil in seinem höheren Alter begründet, das ihn instand setzte, das Geschehen um ihn herum besonders aufmerksam zu verfolgen. Den vielen Menschen, die täglich zum Haus seiner Eltern kamen (sein Vater Topiesi war wie erwähnt ein besonders einflußreicher Mann), begegnete er mit seiner typischen Kontaktfreudigkeit. Sogar die Aufmerksamkeit des Häuptlings Motaesa, seines Namensvetters, erregte der aufgeweckte Säugling. Nach visueller Kontaktaufnahme begannen der große und der kleine Motaesa miteinander zu spielen.

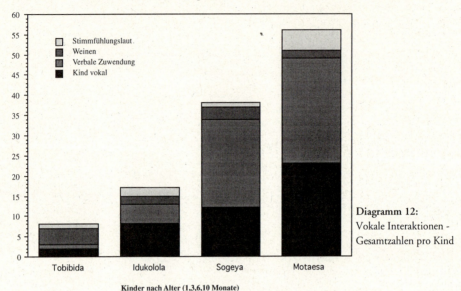

Diagramm 12:
Vokale Interaktionen - Gesamtzahlen pro Kind

Die in Diagramm 12 zusammengefaßten Ergebnisse zeigen den klaren Anstieg der vokalen Interaktion zwischen Säugling und Umwelt mit zunehmendem Alter. Aus Diagramm 10 war bereits deutlich zu erkennen, daß die Trobriander sich verbal wesentlich weniger oft, zudem wesentlich weniger lang (>verb. Zuwendungen< in Aktionen, >Körperliche Zuwendung< in Minuten pro Stunde angegeben) als körperlich dem Säugling zuwenden.

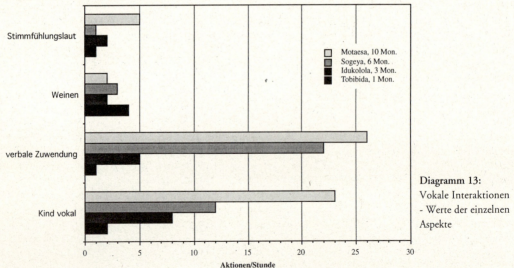

Diagramm 13:
Vokale Interaktionen - Werte der einzelnen Aspekte

In Diagramm 13 sind einzelne Ausdrucksfomen der vokalen Kommunikation zwischen Säugling und Umfeld der vier Trobriand Kinder angegeben. Mit zunehmendem Alter steigen, wie zu erwarten, sowohl die vokalen Äußerungen des Kindes als auch die verbalen Zuwendungen, die es von anderen erhält. Zwischen >Weinen< und >Stimmfühlungslaut< ergibt sich eine fast spiegelbildliche Konstellation. Tobibida weint noch am häufigsten - hochgerechnet viermal pro Stunde, jeweils kürzer als eine Minute. Dazu meldet er sich durchschnittlich einmal pro Stunde in einer vokalen Äußerung mit Aufforderungscharakter, die hier als >Stimmfühlungslaut< bezeichnet wird. Er teilt also seiner Umgebung fünfmal pro Stunde mit: "Bitte kümmert Euch um mich!" - Diese Signale von Säuglingen werden wie in anderen traditionalen Kulturen auch fast immer prompt und kompetent mit Zuwendungs- und Betreuungsverhalten, meist dem mütterlichen Stillen, beantwortet. Die beiden drei und sechs Monate alten Mädchen äußern sich etwa gleich häufig über Weinen und per vokaler Aufforderung, der 1o Monate alte Motaesa weint im Schnitt nur einmal pro Stunde, meldet sich aber fünfmal vokal. Bei der geringen Stichprobengröße könnte es sich bei dieser Verteilung um ein Artefakt handeln, doch möglicherweise ist hier ein ontogenetischer Prozeß abgebildet, der generell für Kinder gelten könnte.

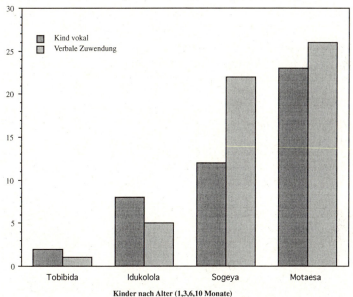

Diagramm 14:
Vokale Interaktionen - Vom Kind ausgehend bzw. an das Kind gerichtet

Diagramm 14 zeigt, daß zwischen der Häufigkeit der vokalen Äußerungen der Säuglinge und der Häufigkeit, in der sich andere ihm verbal zuwenden, eine Beziehung besteht, die offenbar das entwicklungspsychologische Potential des jeweiligen Kindes und sein Vermögen, die soziale Umwelt zu beeinflussen, widerspiegelt.

Diskussion

<u>Medizinische Aspekte des Stillens</u>
Für die Frauen auf den Trobriand Inseln ist es ganz selbstverständlich, daß sie ihre Kinder nach Bedarf und ohne zeitliche Vorgaben (wie sie ja bei uns immer noch in Kliniken gehandhabt und in Ratgeberbüchern empfohlen werden, vgl. R. Siegmund et al. in diesem Band) stillen. In Papua Neuguinea kann man Babymilch, Flaschen und Sauger nur auf ärztliches Rezept erhalten. Fehlentwicklungen wie in afrikanischen Ländern, wo infolge einer massiven Werbung für künstliche Babymilch und fehlendem Wissen, damit richtig umzugehen, ein hoher Prozentsatz der "Bottle-Babies" starb, ist so bestens vorgebaut. Auch in den urbanen Zonen ist dank gezielter Programme in den Schulen (vgl. Abb. 7) Bruststillen die weitaus verbreitetste Form der nutritiven und emotionalen Säuglingsbetreuung. Daumenlutschen oder Saugen am Schnuller, bei vielen europäischen Kindern nahezu Dauerzustand, kommt auf Kaileuna nicht vor.

Abgesehen davon, daß die Muttermilch kostenlos und in der Regel keimfrei ist, zeichnen sie eine Reihe anderer Eigenschaften aus. Ihre Zusammensetzung ist ganz genau auf den menschlichen Säugling abgestimmt, so daß die Belastung seiner Verdauungsorgane und des Stoffwechsels so gering wie möglich sind. Verstopfung sowie Blähungen treten so gut wie nie auf, auch das Warten auf das "Bäuerchen" ist bei den brustgestillten Trobriandkindern nicht notwendig. Das Immunsystem des Säuglings wird von

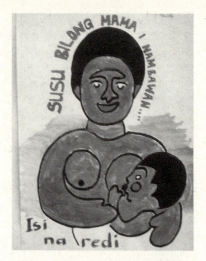

Abb. 7

In Papua Neuguinea wird auch seitens der Gesundheits- und Schulpolitik sehr großer Wert auf das Bruststillen gelegt. Schülerinnen werden aufgefordert, Plakate zu diesem Thema zu malen. Der Text dieses Posters lautet im neomelanesischen Pidgin: 'susu bilong mama i nambawan - isi na redi' und bedeutet: Die Milch der Mutter ist die Nummer eins - einfach und fertig. In der Tat (Photo: W. Schiefenhövel).

vor allem mit der Vormilch übertragenen Antikörpern unterstützt, späteren Autoimmunerkrankungen wird so vorgebeugt (HASSENSTEIN 1987).

Als Beispiel für eine Funktion des menschlichen Körpers, die durch das Bruststillen nicht nur gestützt, sondern erst in die richtigen Bahnen gelenkt wird, sei hier das richtige Schlucken erwähnt. Beim Saugen an der Mutterbrust drückt die Zunge die Brustwarze an den Gaumen, die Wangenmuskeln ziehen sich zusammen, ein starker Unterdruck entsteht, und die so herausgesaugte Milch wird durch spezifische Bewegungen der Zunge, besonders des hinteren Teils, in die Speiseröhre gedrückt. Dabei vermischt sich die Milch mit Speichel und kann vorverdaut werden.

Da Saugen ein Instinktverhalten ist, kann es auch durch eine Attrappe, in diesem Fall dem Sauger des Fläschchens, ausgelöst werden. Dabei umschliessen die Lippen den Sauger allerdings nicht so fest wie die Brustwarze; der Musculus orbicularis oris wird entsprechend weniger trainiert. Die Zunge drückt nicht gegen den Gaumen, sondern stößt nach vorn gegen das Zahnfleisch, um den Milchstrom zu kontrollieren, der aus dem zu großen Loch fließt; sie verhindert so den Vorgang des physiologischerweise mit dem Saugen parallel geschehenden Schluckens. Diese falsche Zungenbewegung ist eine der Ursachen späteren Lispelns. Lippen und Wangen müssen keinen ausreichenden Druck ausüben, nur das Kinn wird aktiv bewegt. Diese Kontraktionen von Ersatzmuskeln können zu Schäden am Bau der betroffenen Gewebe führen (G. SCHIEFENHÖVEL, 1994).

Das Erlernen des richtigen Schluckens ist also ein wichtiger, folgenreicher Baustein in der Ontogenese des Neugeborenen und kann, wenn falsch begonnen, zu kieferorthopädischen Fehlanpassungen, Verdauungsproblemen und anderen Störungen führen. Außerdem ist die saugmotivationsmindernde Wirkung des Trinkens an der Flasche um ein Vielfaches geringer als die des Saugens an der Brust, was etwa sechzigmal anstrengender ist. Um das nach der Sättigung des Hungers immer noch vorhandene Bedürfnis nach Saugen bzw. Nuckeln zu befriedigen, wird dem daumenlutschenden Kind der Industriegesellschaft ein Schnuller, die zweite Attrappe, in den Mund gesteckt oder das Dauertrinken von Kindertees gefördert - zu spät wurde klar, daß die kontinuierliche Zufuhr von Säuren und Zucker zur völligen kariösen Zerstörung der Milchzähne führen kann.

Biopsychische und psychosoziale Aspekte der Sozialisation am evolutionären Modell

Aus der Auswertung der gesammelten Daten ist zu erkennen, wie gut die trobriandische Mutter-Kind-Dyade eingespielt und wie sehr auch die Umwelt auf den Säugling abgestimmt ist. Beeindruckend ist vor allem, mit welcher Ruhe, Gelassenheit und Kompetenz die Mütter auf ihre Kinder eingehen (Abb. 8, 9). Daß die Fähigkeit dazu durchaus auch in unseren Gesellschaften vorhanden ist, belegen die Arbeiten von H. und M. PAPOUSEK (1987 und in diesem Band) und K. und K. GROßMANN (1990 und in diesem Band).

Wenn man allerdings in Betracht zieht, daß in unseren pädiatrischen und psychotherapeutischen Kliniken und Praxen "Schreikinder" eines der größten Probleme darstellen, die definitionsgemäß minimal **drei Stunden** pro Tag und das über mindestens **drei Tage** pro Woche für mehr als **drei Wochen**

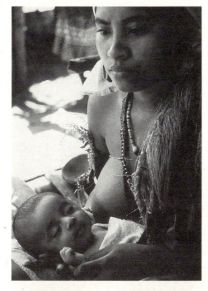

Abb. 8 (oben)
Eine Frau aus dem Dorf Koma mit ihrem ersten Kind. Sie ist mit der typischen Stola (*sekeulo*) der Erst-Wöcherinnen bekleidet. Insbesondere nach der ersten Geburt wird den jungen Mütter in der Öffentlichkeit besondere Aufmerksamkeit zuteil. Wochenbettdepressionen sind unbekannt (Photo: W. Schiefenhövel).

Abb. 9 (unten)
Bomsamwesa aus Tauwema mit ihrem neugeborenen Kind. Von Beginn ist die Mutter-Kind Dyade durch engen Körperkontakt charakterisiert (Photo: W. Schiefenhövel).

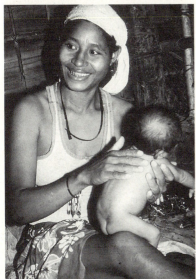

unbeeinflußbar schreien (STRAßBURG 1989), wird einem besonders bewußt, wie günstig die Sozialisationsbedingungen auf Trobriand, bei den Eipo im Bergland von West-Neuguinea und anderswo sind. Selten hört man Kinder längere Zeit weinen; meistens handelt es sich dann darum, daß die Mütter mit dem Prozeß des Abstillens und Entlassens aus dem engen Körperkontakt begonnen haben. Diese Phase ist für etliche Kinder durchaus traumatisch und kann nicht immer dadurch gelöst werden, daß andere Bezugspersonen die emotionale Stabilisierung des leidenden Kindes übernehmen. Aus den Fugen, wie in den bedauernswerten Familien mit Schreikindern oder in Fällen kindlicher Mißhandlung, sexueller oder anderer Art, gerät die Sozialisation in traditionalen Kulturen aber wohl nur äußerst selten. Der wesentlichste Grund dafür ist unserer Meinung nach, daß die parentalen und anderen Interaktionen mit Säuglingen und kleinen Kindern eng am evolutionären Modell bleiben. Und das hat immerhin seit etwa 8.000 Generationen das physische Überleben und die psychisch-geistige Entwicklung der meisten der in oft kritischen Habitaten lebenden Kinder sichergestellt.

Die Maxime traditionaler Kulturen im Umgang mit Säuglingen und Kindern ist "Gehe auf die erkennbaren Bedürfnisse der Kleinen ein". So entsteht das hohe Ausmaß an Körperkontakt mit der Mutter und anderen Personen (um 60 % der Tagesstunden, vgl. MELVIN KONNER 1977 für die Kalahari San und SCHIEFENHÖVEL 1991 für Eipo und Trobriander, vgl. Abb. 10). Die Kinder sind stets da, wo die anderen sind, und genau dort bekommen sie das reiche Spektrum an unterschiedlichen Stimuli, deren sie zu ihrer Entwicklung bedürfen: haptische, olfaktorische, akustische und visuelle Reize, emotionale, soziale und mentale "Inputs", die das Zentralnervemsystem seit Urzeiten zu seiner vollen Leistungsfähigkeit benötigt. Die Verhaltensantwort auf diese evolutionsbiologische Grundbedingung ist das Bedürfnis des Kindes nach exklusiver Bindung an seine Mutter, wie es von der Attachment-Theorie formuliert und nachgewiesen wurde (BOWLBY 1969, AINSWORTH 1985, MAIN et al. 1985, GROSSMANN & GROSSMANN 1990).

Im Westen und interessanterweise ebenso im Osten Europas sowie in Nordamerika sind unsere Sozialisationsmaximen vom Behaviourismus amerikanischer Provenienz bzw. der Reflexlehre Pawlows bestimmt. "Don't spoil your baby!" (Verzieh Dein Baby nicht!), ist die noch immer gängige Devise (vgl. SCHLEIDT 1994). Man befürchtet, das Eingehen auf die Signale eines Säuglings, also insbesondere auf sein Weinen, werde im Sinne des Lernens am Erfolg dazu führen, daß das Kind von nun an diesen Hebel zur Manipulation seiner Umwelt mehr und mehr bedienen werde. Als Folge entstehe ein sozialer Tyrann, der seine Mutter und andere Bezugspersonen bis ins eigene Erwachsenenalter hinein drangsaliere. Demgegenüber steht die evolutionsbiologische-biopsychische Sicht der frühen Ontogenese, die uns erkennen läßt, daß Signale von neugeborenen und sehr jungen Lebewesen in der vorgesehenen Pas-

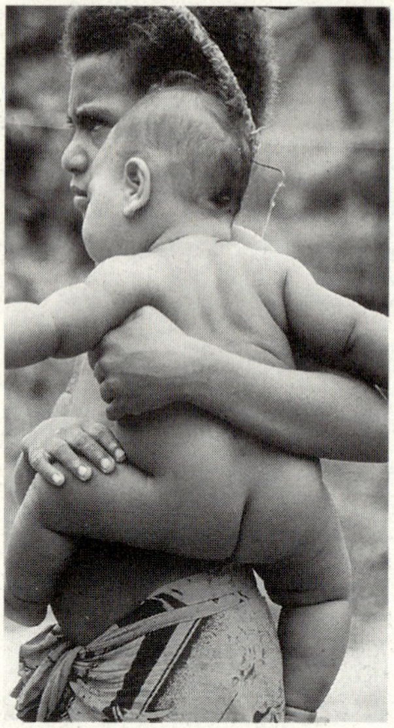

Abb. 10
Betreuung eines Säuglings durch den Bruder. Meist sind die älteren Schwestern die typischen ‚Allomothers' von Säuglingen und Kleinkindern. Die Kompetenz im Umgang mit den Kleinen ist sehr groß. - Der Sitz auf der Hüfte bedingt weites Spreizen in den Hüftgelenken und Aktivation der Adduktorenmuskeln. Dadurch werden die Hüftgelenke in eine Stellung gebracht, die ein eventuell zu steil angelegtes Dach der Hüftpfanne durch physiologischen Druck korrigiert (vgl. den Beitrag von G. Medicus in diesem Band; Photo: W. Schiefenhövel).

sung ("Stillen" u.a.) beantwortet werden müssen, damit sich das Vertrauen darauf ausbilden kann, daß die Umwelt so regiert, wie es speziestypisch erforderlich ist. Die Ausbildung dieses "Urvertrauens" (ERICSON 1984) bedeutet, daß das Kind die ersten so prägenden Abschnitte seiner Ontogenese ohne größere Frustration oder andere Störungen erreichen kann. Auf diesem Fundament, der „secure base", kann es dann weiterreifen und seine Welt erobern. Mit Frustrationen umzugehen, wird es ohnehin sehr bald lernen, denn ein Paradies ist seine soziale Umgebung natürlich nicht.

Das Modell der trobriandischen Sozialisation kann uns wohl weiterhelfen bei dem Versuch, wieder ein Stück näher an unsere Wurzeln heranzukommen, unser Verhalten besser zu verstehen und auf das unserer Kinder angemessen einzugehen. Andererseits können die Ergebnisse einer solchen Studie natürlich nicht in toto in unsere eigene Gesellschaft hineintransportiert werden; die Lebensbedingungen, angefangen beim Klima, das meist mehr Bedeckung des Körpers verlangt, bis hin zu den anderen Formen der Erwerbstätigkeit und der Zusammensetzung der viel kleineren Familien sind in vielerlei Hinsicht nicht mit jenen in traditionalen Kulturen vergleichbar.

Zudem sind die Trobriand Inseln in ihrer heutigen historischen Situation keinesfalls die heile Welt. Zwar sind im Gegensatz zu den Verhältnissen in der Hauptstadt Port Moresby oder den Städten des Hochlands aggressive Handlungen mit Verletzungs- oder gar Todesfolge sehr selten (pro Jahr geschehen bei ca. 25.000 Trobriandern etwa null bis zwei Homizide), doch beginnen sich manche Traditionen zu verändern. In früheren Jahrzehnten waren die Geburtenabstände, gesteuert vor allem durch zwei- bis dreijähriges Bruststillen und das etwa für dieselbe Zeitdauer geltende postpartale Koitustabu deutlich größer als heute. Die grundsätzlich recht unvollkommenen Leistungen der staatlichen Gesundheitsfürsorge haben dennoch zu einer leichten Absenkung der Säuglings- und Kindersterblichkeit geführt. Die kombinierte Folge dieser Faktoren ist eine starke Zunahme der Bevölkerung. Schon jetzt stehen auf der Hauptinsel nicht mehr genügend Flächen zur Anlage von Gärten zur Verfügung; die früher etwa 15 Jahre währende Brachzeit wird zunehmend verkürzt. Von 1992 bis 1994 wurden in Tauwema 11 neue Häuser gebaut, um die gewachsene Anzahl der Bewohner unterzubringen; 1995 legte man auf einer außenliegenden Insel neue Gärten an, weil der Boden auf Kaileuna knapp wird. Der soziale Druck wird weiter steigen, denn Papua Neuguinea ist das Land mit der rasantesten Bevölkerungszunahme weltweit.

Doch zurück zu den Erkenntnissen, die wir aus kulturenvergleichenden ethnomedizinischen und humanethologischen Untersuchungen gewinnen können. Die chronobiologische Datenerhebung in verschiedenen Familien des Dorfes Tauwema, die Renate Siegmund und W. Sch. 1992 mittels Aktometermessungen vorgenommen hatten (s. dieser Band), hatte bereits ergeben, daß die trobriandischen Säuglinge und Kleinkinder viel weniger schlafen, als es den in unseren pädiatrischen Lehrbüchern festgeschriebenen "Normwerten" entspricht ("15 - 20 Stunden", CZERMAK 1982, der allerdings auch feststellt, daß dabei große individuelle Unterschiede bestehen). Inzwischen von den Berliner Humanethologinnen durchgeführte Untersuchungen an deutschen Kindern zeigen in dieselbe Richtung. - Wir wissen über die komplexen biopsychischen Vorgänge im Leben kleiner und großer Menschen herzlich wenig, greifen aber mit Vorschriften und Interventionen unbekümmert in die neurobiologischen Regelprozesse ein. Wie viele Generationen von Kindern wurden in unseren Landen von ihren Eltern, die nur ihr Bestes und dazu ein bißchen Disziplin wollten, zum Schlafen gezwungen oder in den Schlaf geschlagen?

Daß wir eine Kultur der Distanz zwischen Eltern und Kindern entwickelt haben, läßt sich partiell mit unseren Bedingungen der Arbeit außer Haus erklären. Aber warum haben wir die Kinder auch nachts verbannt, ins eigene Bett im Kinderzimmer, wo das künstlerisch wertvolle Mobile von der Decke baumelt? Wissen wir nicht aus eigener Erfahrung, wie ängstigend für uns tagaktive Wesen das Alleinsein in der Nacht ist? Wenn wir den Schlaf der Kinder wirklich wichtig nähmen, dürften wir sie nicht aufs pünktliche Zubettgehen dressieren und ihre Schlafzimmertür nicht schließen, sondern müßten sie eingehüllt lassen in die normalen Geräusche ihrer lebendigen sozialen Umwelt. - Damit wir den Abend etwas beruhigter verbringen können, stecken wir akustische Überwachungsgeräte in die Steckdose des Kinderschlafzimmers. So können wir hören, wenn das Kind sein Verlassensein und sein Gefühl der Bedrohung durch Weinen kundtut. Dem technischen Fortschritt sei gedankt.

Der elektronische Prozeß der Signalübertragung müßte, wenn schon, dann anders herum laufen. Kinder, die von den Eltern räumlich und noch dazu akustisch getrennt sind, müssen Angst haben. Evolutionär bedingte Angst, daß sie verlassen, den bedrohlichen Mächten der Nacht ausgeliefert sind. Solange sie Eltern und Bezugspersonen um sich haben, wissen sie, daß alles in Ordnung ist. Kein Wunder, daß Kinder, die so sozialisiert werden, auch bei hohem Geräuschpegel, wie er durch menschliche Gespräche entsteht, bestens schlafen können.

Die relativ geringen Frequenzen der verbalen Kommunikation zwischen Mutter und anderen Bezugspersonen und dem Kind in der trobriandischen Kultur mögen europäische Leser überraschen, doch gibt es unserer Kenntnis nach aus westlichen Ländern keine Verhaltensprotokolle der langfristigen Alltags-Interaktionen zwischen Säuglingen und Betreuungspersonen, so daß der direkte Vergleich fehlt. Intuitiv wird man vermuten, daß wir als Eltern oder Bezugspersonen häufiger und intensiver vokal/verbal mit Säuglingen interagieren. Das ist vermutlich eine Auswirkung der kognitiv-verbal betonten Welt, in der wir leben. Die Beziehungen der Trobriander wie der Mitglieder anderer traditionaler Ethnien zu ihren Kleinkindern sind eher haptisch und psychosozial als kognitiv-verbal. Die naheliegende Vermutung, daß die intellektuellen Leistungen der Trobriand Kinder auf diese Weise hinter denen von europäischen Kindern zurückblieben, ist nach alledem, was wir wissen, falsch. Das überwiegende Gros der Kinder auf Kaileuna oder in den Bergen Neuguineas (SCHIEFENHÖVEL 1993) ist geistig hellwach und nicht nur ausgezeichnet fähig, die Anforderungen des Alltags zu erfüllen und die Umwelt mit naturwissenschaftlicher Präzision wahrzunehmen und zu beschreiben, sondern auch, falls sie sich für den Schulbesuch entschließen, die von der eine Stunde entfernten Inselschule angebotenen Wissensstoffe zu erlernen. Viele Frauen und Männer in Tauwema haben sich selbst Lesen und Schreiben beigebracht. Man kann also folgern, daß die trobriandische Weise der frühen Sozialisation auch in Hinblick auf die geistige Entwicklung günstige Voraussetzungen schafft. In der 'Umwelt der evolutionären Angepaßtheit' (Environment of Evolutionary Adaptedness, EEA), in der unsere Vorfahren gelebt haben, dürften die Konstellationen sehr ähnlich gewesen sein. Um mit neolithischem Technologie-Inventar Megalithmonumente zu errichten, wie sie in verschiedenen Regionen des Pazifik, auch auf den Trobriand Inseln, heute noch angetroffen werden, die Domestikation von Nahrungspflanzen zu erfinden oder in geplanten Expeditionen die ungeheuren Weiten des Ozeans zu befahren, bedarf es der ganzen Intelligenz, zu der unsere Spezies fähig ist. Sie konnte sich offenbar unter evolutionären Lebensbedingungen entfalten. So müssen wir auch in dieser Hinsicht keine Sorge haben, daß Kinder durch die Sozialisationsbedingungen, wie sie auf den Trobriand Inseln und in anderen Ethnien bestehen, infantilisiert würden.

Wir machen, induziert durch neue gesellschaftliche Trends sowie durch neue Technologien und die entsprechende Vermarktung der Produkte, ständig Menschen-Experimente im ungeprüften Raum - auch und gerade in der so sensiblen Phase der frühesten Kindheit. Der Hinweis auf die vor einigen Jahrzehnten aufgrund plausibler Argumente enthusiastisch eingeführte Bauchlage der Säuglinge (Czermak 1982), die die Aspiration von Erbrochenem verhindern, die Rückenmuskulatur stärken und manch andere Vorteile haben sollte, mag genügen. Nun ist die nie statistisch geprüfte und erst recht nicht langfristig getestete Neuerung in Mißkredit geraten, weil sie vermutlich kausal am plötzlichen Kindstod beteiligt ist. Die Evolution dagegen hat die entscheidenden Elemente der kindlichen Ernährung und Betreuung aber in der langen Prüfzeit der Säugetier- und Hominidenentwicklung auf beste Tauglichkeit getestet und staunenswerte biologische und kybernetische Lösungen gefunden. Diese Elemente mag man also getrost bedenken, wenn man sich Gedanken über eine möglichst optimale Sozialisation der Kinder im ausgehenden 20. Jahrhundert macht.

References

AINSWORTH, M. D. S. 1985. Attachment across the life span. *Bulletin of the New York Academy of Medicine*, 61,9: S. 792-812

BELL-KRANNHALS, I. 1990. Haben um zu geben. *Basler Beiträge zur Ethnologie*, Band 31

BOWLBY, J. 1969. *Attachment and Loss*. Hogarth, London

BRAUN, A. 1995. *Häufigkeit und Verteilung von Erkrankungen bei zwei Naturvölkern Neuguineas*. Medizinische Dissertation, RWTH Aachen

CZERMAK, H. 1982. *Die erste Kindheit. Ein ärztlicher Ratgeber für das 1. und 2. Lebensjahr*. Wien

DUNBAR, R. I. M. 1988. *Primate Social Systems*. London

EIBL-EIBESFELDT, I. 1991. *Das verbindende Erbe*. Köln

ERICSON, E. H. 1984. *Kind und Gesellschaft*. Zürich (9. Auflage)

GROSSMANN, K. E. and K. GROSSMANN. (1990) The wider concept of attachment in cross-cultural research. *Human Development* 33,1: S. 31-47

HASSENSTEIN, B. 1987. *Verhaltensbiologie des Kindes*. München (4. Auflage)

KONNER, M. 1977. Infancy Among the Kalahari Desert San. In:*Culture and infancy*. Edited by LEIDERMAN, P. H., TULKIN, S. R., ROSENFELD, A. New York: 287-328

LEACH, J. W. and E. LEACH (Eds.) 1983. *The Kula. New perspective on Massim exchange*. Cambridge

LINDEBERG, S. and B. LUNDH. 1993. Apparent absence of stroke and ischemic heart disease in a traditional melanesian population. *Journal of Internal Medicine*. 233: 269-275

MAIN, M., N. KAPLAN and J. CASSIDY. 1985. Security in infancy, childhood and adulthood: A move to the level of representation. In: *Growing points of attachment theory and research*. Edited by BRETHERTON, I. and WATERS, W. Monographs of the Society for Research in Child Development 50: 66 - 106

MALINOWSKI, B. 1922. *Argonauts of the Western Pazific*. London

- (1929) *The sexual life of savages in North-Western Melanesia*. London
- (1935) *Coral gardens and their magic. 2 Bände*. New York

PAPOUSEK, H. and M. PAPOUSEK.. 1987. Intuitive parenting: A dialectic counterpart to the infant's integrative competence. In: *Handbook of Infant Development*. Edited by OSOFSKY, J. D. New York: 669-720

SCHIEFENHÖVEL, G. 1994. Stillen und richtiges Schlucken - Myofunktionale und evolutionsbedingte Zusammenhänge. *Stillnachrichten* 1/1994: 5-10

SCHIEFENHÖVEL, W. 1991. Ethnomedizinische und verhaltensbiologische Beiträge zur pädiatrischen Versorgung. *curare* 14,4: 195-204

- 1993. Pragmatismus und Utopie als Reaktionen auf kulturellen Wandel. Beispiele aus Melanesien. In: *Kulturvergleichende Psychologie*. Edited by A. THOMAS. Göttingen u.a.: 323-337
- 1994. Krankheit, Altern und Tod. In: *Zwischen Natur und Kultur. Der Mensch in seinen Beziehungen*. Edited by W. SCHIEFENHÖVEL, CH. VOGEL, G. VOLLMER und U. OPOLKA. Stuttgart: 217 - 244

SCHIEFENHÖVEL, W. and I. BELL-KRANNHALS. 1986. Wer teilt, hat Teil an der Macht. Systeme der Yamsvergabe auf den Trobriand-Inseln, Papua Neuguinea. *Mitteilungen der Anthropologischen Gesellschaft in Wien* 116: 19 - 39

SCHIEFENHÖVEL, W., J. UHER and R. KRELL (Hrsg.). 1993. *Im Spiegel der anderen*. München (bzw. als Buchhandelsausgabe mit dem Titel 'Eibl-Eibesfeldt - Sein Schlüssel zur Verhaltensforschung', München)

SCHLEIDT, M. 1994. Kind und Eltern. In: *Zwischen Natur und Kultur. Der Mensch in seinen Beziehungen*. Edited by SCHIEFENHÖVEL, W., VOGEL, CH., VOLLMER, G. and OPOLKA, U. Stuttgart: 69 - 93

SCHLESIER, E. 1979. Me'udana. Die Empfängnistheorie und ihre Auswirkungen. *curare* 2,2: 97-104

SENFT, G. 1986. *Kilivila - The Language of the Trobriand Islanders*. Berlin; New York; Amsterdam

SIEGMUND, R., M. TITTEL and W. SCHIEFENHÖVEL. 1994. Time patterns in parent-child interactions in a Trobriand village. *Biological Rythm Research* 25,3: 241-251

- persönliche Mitteilung

STRAßBURG, H.-M. 1989. Einführung. In: *Der unruhige Säugling*. Edited by PACHLER, J.M. and STRAßBURG, H.-M. Lübeck: 3 - 14

WEINER, A. 1976. *Women of value, men of renown. New perspectives in Trobriand women*. University of Texas Press, Austin

Frühe Kindheit - Early Childhood

Kindsein auf einer Südseeinsel
Kindliche Bindungen in kulturvergleichender Sicht[1]
Being a Child on a South See Island
Childrens´ Attachments from a Cultural-Comparison Perspective

Klaus E. Grossmann & Karin Grossmann

Zusammenfassung: Die Bevölkerung der Trobriand-Inseln, Papua Neuguinea, wird seit den 20er Jahren unseres Jahrhunderts erforscht, angefangen vom Sozialanthropologen Bronislaw MALINOWSKI bis heute durch die Forschungsstelle für Humanethologie in der Max-Planck-Gesellschaft. Diese unterhält eine Forschungsstation im Dorf Tauwema auf der Insel Kaleuna, so daß dessen Bewohner sei vielen Jahren an Besucher aus Europa gewöhnt sind.

Aus der Sicht der entwicklungsbiologischen Bindungstheorie erfahren die Kleinkinder dieses Inseldorfes eine poimale Umwelt, bestehend aus liebevoller Zuwendung von Eltern und Nachbarn, Schutz und Geborgenheit in ihrer Familie und die gefahrlose Erforschung ihrer dinglichen Umgebung. Ihre Bedürfnisse nach Bindung und Explorationkönnen sie weitgehend nach ihrem Befinden steuern, beides wird wohlwollend von allen akzeptiert. Lernen geschieht durch Nachahmung, Lob und Spott. Formelle Schulbildung sellt ein Dilemma dar. Die Schule vermittelt Inhalte, die in den Städten gebraucht werden, aber das Leben im Dorf erfordert auch viel Lernzeit im Gartenbau und Fischfang. Noch entscheidet sich die Mehrheit der Familien dieses Dorfes für ihre traditionellen Werte und Fertigkeiten.

Abstract: The people of the Trobriand Islands, Papua New Guinea, have been observed and described ever since the work of the social - anthropologist Bronislaw MALINOWSKI in the twenties. For the last 15 years, the research team of the Section Human Ethology of Max-Planck-Society has a field station in the village Tauwema on the island Kaileuna. Thus, the people of he village are quite used to being observed and questionned by visitors from Europe.

The babies and toddlers of the village experience an environment that is optimal from the viewpoint of the developmentally oriented Attachment Theory. The attachment needs and behaviors of the children are lovingly and patiently responded to by their large families. They can freely explore their concrete environment because it holds no major dangers for them. The toddlers can exhibit attachment or exploration behavior according to their feelings and are rarely restricted by others. Learning for the older children happens through imitation, praise and ridicule. Formal schooling proves to be a dilemma for the people. The school teaches topics that are of no use in the village life but are essential for living outside in the cities. The time spent in school is lost to learn the village skills of gardening and fishing. Up to this time most families of the village have opted for their tradiional values and skills.

Keywords: Trobriand Inseln, Papua Neuguinea, Entwicklungspsychologie, Bindung, Schulbildung vs. traditionelle Werte, Trobriand islands, Papua New Guinea, developmental psychology, attachment, schooling vs. traditional skills.

Was braucht ein Kind, um seelisch gesund und sozial verantwortlich heranzuwachsen? Diese Frage beschäftigte bereits Plato. Sie bewegt die Entwicklungspsychologie seit über 100 Jahren. Im Rahmen der Bindungstheorie des englischen Psychiaters John BOWLBY erforschen wir die Gefühls- und Sozialentwicklung von Kindern in ihren Familien. Die Bindungstheorie besagt, daß es für den Menschen charakteristisch ist, starke gefühlsgetragene Bindungen zu einzelnen, nahestehenden Menschen einzugehen, und daß die stärksten Gefühle des Menschen die Art und den Verlauf dieser Bindungen begleiten. Die menschliche Neigung, Bindungen aufzubauen, sieht man heute als stammesgeschichtlich, d. h. biologisch verankert. Durch diese biologische Ausrichtung wurde das Interesse der Bindungsforscher schon sehr früh auf kulturvergleichende Untersuchungen gelenkt, zum einen um die biologische Basis der Bindungsentwicklung eines Kindes zu dokumentieren und, zum andern, um die Variationsbreite elterlichen Verhaltens festzustellen, unter der eine gesunde seelische Entwicklung möglich ist. Die erste empirische Dokumentation der Bindungsentwicklung von Kindern im häuslichen Familienverband erstellte die Psychologin Mary AINSWORTH in Uganda. Anschließende Längsschnittuntersuchungen in den USA

---

[1] Überarbeitete Fassung eines Beirags für „Blick in die Wissenschaft" Heft 2, 2. Jahrgang 1993

und Europa, in denen die Kleinkinder über mehrere Jahre hinweg untersucht wurden, bestätigten die Gesetzmäßigkeiten der kindlichen Bindungsentwicklung trotz großer Unterschiede in den kulturell vorgeschriebenen Versorgungs- und Erziehungspraktiken der Eltern.

In Zusammenarbeit mit dem Ethnomediziner Prof. Dr. Wulf SCHIEFENHÖVEL und dem Ethologen Prof. Dr. I. EIBL-EIBESFELDT von der Forschungsstelle Humanethologie der Max-Planck-Gesellschaft in Andechs bei München bot sich für uns eine willkommene Möglichkeit, selbst kulturvergleichende Beobachtungen auf den Trobriand Inseln, Papua Neuguinea, unter Bedingungen größtmöglicher und ständig beobachtbarer Bewegungsfreiheit der Kleinkinder durchzuführen.

Die kulturanthropologische Bedeutung der Trobriand-Inseln

Die Trobriand-Inseln sind ein Teil des seit 1975 unabhängigen Staates Papua Neuguinea. Sie liegen nördlich der australischen Ostküste, nordöstlich der Ostspitze von Papua Neuguinea, nördlich der D'Entrecasteaux-Inseln und südlich von New Britain in der Solomon-See. Es sind Korallen-Inseln. Die größte Insel mit den meisten Einwohnern und Dörfern heißt Kiriwina. Das Hauptdorf Losuia hat eine Poststation und wird zweimal wöchentlich mit kleinen Maschinen von Port Moresby, der Hauptstadt des Staates, aus angeflogen.

Auf der Hauptinsel Kiriwina befindet sich u.a. das Dorf Omarakana. Dort lebte während des Ersten Weltkriegs der Anthropologe Bronislaw MALINOWSKI. Seine mehrjährigen Studien dort, durch spätere wiederholte Besuche ergänzt, haben die damalige Völkerkunde, die Kultur-Anthropologie, zutiefst beeinflußt. MALINOWSKI kam zur Überzeugung, daß eine wissenschaftlich tragfähige Anthroplogie nur durch Feldbeobachtungen gelingen könne, durchgeführt von Forschern, die am Leben der zu erforschenden Bevölkerung teilnehmen und deren Sprache möglichst perfekt sprechen. Diese Sozial-Anthropologie begann wesentlich im Dorfe Omarakana auf der Hauptinsel Kiriwina. Beobachtungen und intensive Gespräche mit diversen Gewährsleuten, die in ihrer Glaubwürdigkeit durch komplementäre Befragungen überprüft wurden, waren die Grundlage. Allmählich entstand eine faszinierende Welt vor den Augen des gebildeten Europäers. Sie hatte nicht mehr viel zu tun mit der im 19. Jahrhundert vorherrschenden Naturschwärmerei und rassischen Abwertung sogenannter Wilder oder Primitiver. Malinowski legte die Standards für die zukünftige anthropologische Feldforschung von so berühmten Forschern wie Margaret Mead und Ruth Benedikt, die, in seinen Fußstapfen, kulturelle Unterschiede und kulturspezifisches Lernen bis in den Bereich der Geschlechtsrollen hinein untersuchten. Sie übten damit einen ebenso großen Einfluß auf die Pädagogik, die Soziologie und die Psychologie aus wie Malinowski auf die kulturvergleichenden Wissenschaften.

Die Arbeit von MALINOWSKI war eine der Grundlagen für die Einrichtung einer Forschungsstation der Abteilung für Humanethologie in der Max-Planck-Gesellschaft, Andechs, unter der Leitung von Prof. Dr. I. EIBL-EIBESFELDT und Prof. Dr. Wulf SCHIEFENHÖVEL. Sie besteht seit 1982. Die Sprache der Trobriander, Kilivila, die bisher nur mündlich überliefert wurde, konnte von der Forschungsgruppe schriftlich fixiert werden. Die Kilivila-Sprache ist eine von etwa 750 Sprachen, die von den verschiedenen Volksgruppen in Papua Neuguinea gesprochen werden. Übergreifende Sprachen sind das ständig an Popularität gewinnende melanesische Pidgin (Tok Pisin) und, vor allem im Süden, das Motu (Hiri Motu); in den gebildeten Kreisen spricht man englisch. Dr. SCHIEFENHÖVEL übernimmt während seiner Anwesenheit auf der Forschungsstation die medizinische Versorgung der Insel, deren Bewohner sonst weitgehend unbehandelt bleiben.

Nach Auskunft der Forscher bestanden gerade für Beobachtungen des Verhaltens von Kindern im Krabbelalter, wie wir sie durchführen wollten, also etwa ab dem zweiten Lebenshalbjahr, ideale Voraussetzungen. Das Leben spielt sich, vor allem in der sogenannten *trockenen* Jahreszeit dieser Südseeinseln, nahezu ausschließlich im Freien ab. Die Beobachtungsinhalte richteten wir nach der Bindungstheorie und unseren Beobachtungen an deutschen Familien aus. Bei diesem ersten Besuch von insgesamt fünf Wochen Dauer konnte ein guter Eindruck von der Lebensweise der Trobriander und den Entwicklungsbedingungen der Kinder gewonnen werden.

Ein zweites Thema war den möglichen Veränderungen gewidmet, die seit Malinowski eingetreten waren, und vor allem der mögliche Einfluß von Schule auf das Verhalten der Jugendlichen.

Die Dorfbewohner waren es, wegen des langen Bestehens der Forschungsstation, gewohnt, gefilmt, fotografiert und befragt zu werden. Nur die meisten Kleinkinder hatten anfangs noch Angst, sowohl vor den Fremden als auch vor der Kamera. Der langjährige Kontakt mit der Forschergruppe hat zu gutem

Frühe Kindheit - Early Childhood   285

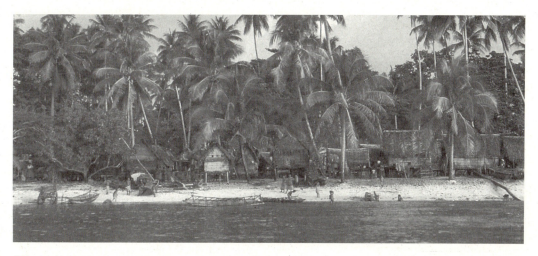

Abb. 1
Das Dorf Tauwema auf Kaileuna vom Meer aus gesehen. Alle Dörfer sind am Meer gebaut, da das Fischen die einzige Einnahmequelle ist und das Meer auch die Entsorgung der Abfälle übernimmt. Untereinander sind die Dörfer dieser Insel nur durch beschwerliche Fußwege verbunden.

gegenseitigen Verständnis geführt. Die Einheimischen behandeln die Wissenschaftler als gern gesehene Gäste und wissen, daß die Informationen, die sie geben, und Fotos und Filme dazu dienen, draußen in der Welt der Fremden von ihnen und ihrer Kultur zu berichten. Sie spüren auch, daß die wißbegierigen Besucher sie schätzen und in vielerlei Hinsicht, etwa bezüglich ihrer besonderen handwerklichen Fähigkeiten, bewundern. In letzter Zeit allerdings häufen sich - neben Forschungsbesuchen - auch Anfragen kommerzieller Reporter und Filmteams nach Besuchsgenehmigungen. Ressentiments entstehen, weil die gelegentlichen Genehmigungen durch die Zentralregierung, in Absprache mit der Provinzregierung, teuer bezahlt werden, die Leute vor Ort selbst aber nichts von dem Geld zu sehen bekommen. Auf der Hauptinsel Kiriwina wurden wir mehrfach mit dem Problem konfrontiert und am Fotografieren gehindert, leider auch in Omarakana, dem Forschungsort MALINOWSKIS.

Inseldorfleben
In 50 Minuten mit dem Motorboot ist die kleine Insel Kaileuna, auf der sich insgesamt 7 Dörfer befinden, von der Hauptinsel Kiriwina aus zu erreichen. Die Dörfer sind untereinander nur auf Waldpfaden oder mit dem Boot erreichbar. Das Dorf Tauwema, wo die humanethologische Forschungsstelle ist, umfaßt 76 Hütten verschiedener Größe und hat 268 Einwohner. Alle Häuser stehen auf Stelzen, bestehen aus ein bis drei Räumen und haben Außenmaße von 2 x 4 bis etwa 3 x 5 m. Die meisten Häuser haben eine Veranda, auf der die Bewohner meistens sitzen, arbeiten und reden. Nahrung kommt im wesentlichen aus den Korallengärten, die alle zwei Jahre neu angelegt und mit hohen Holzzäunen gegen verwilderte Schweine geschützt werden. In den Gärten werden Yams, eine Knollenfrucht mit kartoffelartigem Geschmack, und Taro, ebenfalls eine stärkehaltige Knollenfrucht, angepflanzt, sowie diverse Gemüsearten. Sauberes Trinkwasser gibt es aus zwei Quellen abseits des Dorfes.
    Einflüsse der Modernisierung zeigen sich, neben der Schule, u.a. auch in der Gründung von dörflichen Fußballclubs. Durch sportliche Wettkämpfe, so berichtet z.B. Matane, wurden die traditionellen Ängste, Ablehnungen und Feindseligkeiten zwischen benachbarten Dörfern allmählich abgebaut. Bei unserer Ankunft war der Fußballclub des Dorfes dabei, eine Hütte für uns zu erstellen. Sie sollte nach unserer Abreise auch anderen Mitarbeitern des Forschungsteams dienen. Ein mit Lianen zusammengebundenes Gestell aus dünnen Rundhölzern wurde auf Stelzen errichtet, in 1 m Höhe mit Stöcken als Fußboden belegt und mit sattgrünen geflochtenen Kokosmatten behängt. Beim Flechten halfen viele Kinder mit. Das Dach wurde mit den trockenen Blättern der Pandanus-Palme gedeckt. Mit Luftmatratzen, Kerosin-Herd, Kerosin-Lampe, Moskitonetz und zwei Metallkästen mit Kieselgel zum

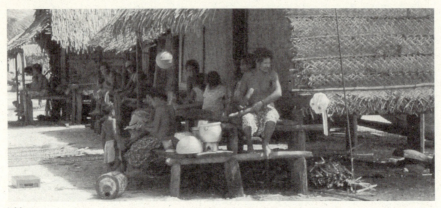

Abb. 2
Alle Häuser des Dorfes stehen im Halbkreis um den Dorfplatz, die Terrasse zur Mitte. In diesem Haus leben die beiden Eltern mit ihren fünf Kindern. Der größte Teil des Familienlebens spielt sich im Freien auf der Terrasse ab, kochen, essen, handwerkliches Tun, Kleinkinder baden. Interesse und Mitwirken der Nachbarn ist akzeptiert und oft erwünscht.

Trockenhalten der Foto- und Filmgeräte war das Haus komfortabel und privilegiert eingerichtet. Den Boden aus Stöcken belegten wir mit Matten, die die Frauen dort flechten und gerne verkaufen. Trinkgefäße aus Kokosschalen, riesige Muscheln verschiedenster Formen und Größen, zwei Blechteller und -becher bildeten das Geschirr.

Die Dorfbewohner kochen einmal täglich am frühen Abend ihre Yams-Knollen und bereichern ihre Abendmahlzeit durch Gemüse und gelegentlich durch Fische oder Krebse, selten durch Hühnerfleisch. Die im Dorf frei herumlaufenden schlanken Schweine werden nur höchst selten, eigentlich nur zu festlichen Anlässen geschlachtet. Auch unsere Abendmahlzeit ließen wir von Frauen des Dorfes gegen ein Entgelt kochen. Uns wurden auch Langusten zum preiswerten Kauf angeboten. Auch große Fische, einmal ein 11 kg schwerer Thunfisch, wurden gelegentlich gefangen und an Ort und Stelle gegrillt. Neben den Yams sind die Kokosnüsse ein wichtiger Bestandteil des täglichen Lebens. Sie bieten Flüssigkeit zum Trinken und Kochen, süßes Fruchtfleisch für Süßspeisen, fertige Kopra läßt sich verkaufen, Schalen werden beim Kochen verheizt und aus den Blättern der Kokospalme fertigt man die Hauswände. Schließlich kann der Stamm beim Hausbau verwendet werden.

Das Dorf Tauwema liegt halbkreisförmig zum Meer hin. Die Boote liegen am Strand, und alle Säuberungen geschehen im Meerwasser. Die Kinder sind oft und lang im Wasser. Die älteren jagen kleinere Fische in Küstennähe mit selbstgefertigten Lanzen, die manchmal mit Hilfe von Gummisträngen aus alten Autoschläuchen zu Katapulten erweitert sind.

Die jüngeren Kinder spielen z. T. mit Spielbooten, die ihnen ihre Väter basteln, und schauen den größeren Kindern zu, wie man Fische fängt. Zu umfangreicheren Fischzügen fahren die Männer weiter aufs Meer hinaus und verkaufen ihre Beute bisweilen Fischhändler von auswärts. Die größeren Jungen werden oft mitgenommen, und ihr möglicher Fischfang wird hinterher von ihnen stolz vorgezeigt. Durch den Fischverkauf der Männer verfügen alle Familien über ein kleines Einkommen, das es ihnen ermöglicht, gelegentlich Kerosin, Metallwaren, Tabak, Stoffe, Mehl, Zucker, Backöl und Töpfe zu kaufen. In den manchmal langen Ruhepausen wird allerdings auch um Geld gewürfelt. Zwei Familien besaßen ein Boot mit Außenbordmotor. Eines davon konnte als "Taxi" zur Hauptinsel gemietet werden.

Die Erlebniswelt der Kleinkinder

Die Trobriand-Kinder sind eingebettet in eine große Familie und wohlwollende Nachbarschaft. Ab drei Jahren erwartet man von ihnen, daß sie etwas im Haushalt, im Garten oder beim Fischen helfen, aber sie haben viel Zeit zum Spielen.

Die Kleinkinder genießen die liebevolle Zuwendung ihrer Familie, bestehend aus Eltern, Geschwistern, Großeltern und oft weiteren Verwandten, und erleben die Arbeit der Erwachsenen, das Spiel der Kinder und die Feste des Dorfes meist auf der Hüfte eines Familienmitglieds.

Unser besonderes Interesse galt dem Bindungs- und Erkundungsverhalten der Kleinkinder, die schon krabbeln, d. h. sich selbständig fortbewegen können, die aber noch zu klein sind, um in den Kinderspielgruppen mitmachen zu können. Die Altersspanne liegt etwa zwischen neun Monaten und drei Jahren. Säuglinge in praktisch allen Kulturen entwickeln bei regelmäßiger Versorgung und vor allem liebevoller körperlicher Nähe, also Schmusen, mit den Familienmitgliedern in den ersten sechs bis neun Monaten eine individuelle Bindung an ihre Familien. Die Bindung zeigt sich darin, daß sich der Säugling am Körper oder in der Nähe der Bindungspersonen wohl fühlt, sich von ihnen trösten läßt, sich freut, wenn er sie sieht, und traurig und verzweifelt wird, wenn er von ihnen verlassen wird, ohne eine andere Bindungsperson dabei zu haben. Die Mutter, meist wichtigste Bindungsperson, ist Sicherheitsbasis und Zufluchtsort für das Kind. Von dieser Sicherheitsbasis aus erkundet das Kleinkind sein Umfeld und lernt so, sich mit wachsender Selbständigkeit in ihr zu bewegen.

Die Bindung des Kleinkindes an die Familie und Fremdenangst verhindert jedoch, daß es sich ungeschützt zu weit von der Familie entfernt. Wenn sich das Kleinkind ängstigt, bemüht es sich aktiv, zur Bindungsperson zu gelangen, etwa durch Hinkrabbeln, Rufen oder Weinen, bis es mit der Bindungsperson wieder vereint ist. Dies sind die biologisch verankerten Verhaltensmuster des Kleinkindes. Sie sind nicht erworben durch Belohnung durch Nahrung und Körperpflege, sondern stellen eine stammesgeschichtliche Disposition dar, die folglich universell in allen Kulturen auftritt. Große Unterschiede gibt es dagegen sowohl zwischen verschiedenen Kulturen, als auch innerhalb von Kulturen und zwischen den Persönlichkeiten der Eltern, aber auch abhängig von der Gefährlichkeit des Umfeldes für das Kleinkind, und davon, wieviel Selbstbestimmung dem Kleinkind bei diesem Wechselspiel von Erkundungsfreude und Rückzug zur Bindungsperson zugestanden wird. In der deutschen Kleinfamilie hat ein Kleinkind oft nur seine Eltern als Bindungspersonen und nur einen Teil der Wohnung sowie Spielzeug als Explorationsfeld. Kindliche Neugier wird manchmal ignoriert, manchmal entmutigt oder auch gefördert. Vor allem aber bei Kummer wird Trost sehr unterschiedlich gewährt. Wird die liebevolle Nähe bei Trauer, Kummer, oder bei berechtigtem Ärger und Wut häufig verweigert, dann hat das langandauernde Folgen für die emotionale Entwicklung des Kindes, vor allem für die Organisation seiner Gefühle in belastenden Situationen.

In Tauwema bestehen die Familien aus vielen Mitgliedern, und sie wohnen nahe bei den Verwandten. Nach einer Geburt sorgen Mutter und Großmutter für das Baby, das oft gestillt wird.

Sobald das Baby sitzen kann, überläßt die Mutter häufig die Aufsicht über das Kind den älteren Geschwistern, die gern ihr kleines Geschwister mit sich herumtragen. Die Geduld, liebevolle Ruhe und das Verständnis für das Kleinkind war bei den Geschwistern bemerkenswert. Wenn das Kleine z. B. Angst vor uns Fremden hatte, beruhigten und beschützten sie es. Allerdings foppten sie die Kleinen auch oft mit ihrer Fremdenangst, indem sie sie so nahe an uns herantrugen, bis sie weinten, um sie dann

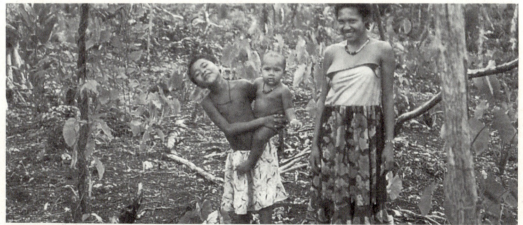

Abb. 3
Frauen wie Männer arbeiten etwa jeden zweiten Tag etliche Stunden in ihrem Garten, um Gemüse zu ziehen und das Unkraut von den Yams- und Taropflanzen fernzuhalten. Die Mütter nehmen ihre Säuglinge mit aber auch ein älteres Geschwister, das ihnen sowohl im Garten als auch mit dem Kleinkind hilft (siehe auch Bild 7).

lachend zu trösten. Die Kleinkinder vertrauen sich ganz ihren Geschwistern an und fühlen sich sichtlich wohl bei ihnen.

Dem Krabbelkind läßt man alle Freiheit, seine Umwelt zu erforschen. Dreck vom Boden, die Feuerstellen, Messer und die Hühner und Schweine des Dorfes hält man nicht von den Kindern fern, es sei denn, in ihrer Unachtsamkeit würden sie andere damit gefährden. Dann wird aber z. B. eher der Gefahrenbereich frei gemacht, als dem Kleinkind etwa einen spitzen Stock wegzunehmen.

Wenn ein Kleinkind aus irgendeinem Grund weint, ist stets ein Familienmitglied nah und kommt, um zu trösten oder das Kind zu rufen. Die Mutter bleibt allerdings meist bei ihrer Tätigkeit hocken, und das Kind, auch wenn es über Steine, Korallen, Holz und spitze Blätter krabbeln muß, kommt aus eigener Anstrengung zu ihr. Da stillende Mütter ihre Brüste meist unbedeckt lassen, kann das Kleinkind meist sofort an die Brust, weil die Frauen die meisten Tätigkeiten am Boden verrichten. Es war verblüffend zu beobachten, wie weitreichend die Kleinkinder ihre Bedürfnisse selbständig befriedigen konnten: Waren sie neugierig und in Spiellaune, war immer ein Kind als Spielpartner in der Nähe. Wollten sie aber Körperkontakt, Trost oder die beruhigende Brust der Mutter, so konnten sie dies unmittelbar aus eigener Kraft erreichen. Diese Situationen sind hervorragende Beispiele für kulturvergleichende Beobachtungen im Rahmen der Bindungstheorie, die in allen Kulturen durchgeführt werden können. Dieses Gesamtspektrum kindlichen Bindungsverhaltens unter uneingeschränkten, also idealen Beobachtungsbedingungen haben wir in unserer eigenen und anderen westlichen Kulturen so nie zu sehen bekommen. Es war der wichtigste Grund für die weite Reise. Es bestätigt eindrucksvoll die Grundannahme der Bindungstheorie: für Kleinkinder gibt es bei Verunsicherung nur ein Ziel, nämlich die Vergewisserung in Form von Trost und Körperkontakt durch die Bindungsperson. Dieses Verhalten ist universeller Natur.

Jedes der 21 Kleinkinder, die wir beobachten und ausführlich auf Videoband dokumentieren konnten, hatte mindestens fünf Bindungspersonen: Mutter und Vater, ein bis zwei Großeltern, ein bis zwei Tanten und mindestens ein Geschwister, an die es sich wenden konnte. Wenn eine junge Mutter ihr erstes Kind bekam, kam meist eine ihrer Nichten oder jungen Schwestern in ihren Haushalt, um ebenfalls für das Kleine da zu sein. Die Väter arbeiteten z. B. oft in der Nähe des Hauses an ihren Fisch-Gerätschaften, Booten oder an sonstigen Handarbeiten. Die Kleinkinder beobachteten sie dabei, setzten sich zu ihnen und wurden oft vom Vater zwischendurch zärtlich gestreichelt oder liebevoll angesprochen. Am Abend wanderten die Väter gern mit ihren Kleinkindern auf der Hüfte durch das Dorf zu den Nachbarn.

Aus der Sicht der Entwicklungspsychologie erfahren die Kleinstkinder dieses Inseldorfes eine optimale Umwelt und liebevolle Zuwendung, die ihnen ein grundlegendes Gefühl der Sicherheit und des Vertrauens in ihre Mitmenschen gibt. Ihnen bleiben zwar Schmerzen, Eifersucht und Zorn genauso wenig erspart wie allen anderen Kleinkindern auf der Welt, aber die liebevolle Geduld ihrer Familie hilft ihnen, diese negativen Gefühle beherrschen zu lernen. Erst wenn sie in die Gruppe der Kinder hineinwachsen, spüren sie häufiger die Macht und den Spott von älteren Kindern. Es schien uns, als ob Vorbild, Lob und Spott die Hauptantriebe der Kinder sind, sich die Kulturtechniken ihrer Gemeinschaft anzueignen.

Es bleibt einem späteren Besuch vorbehalten, die Bindungsqualität mit Hilfe der von Mary Ainsworth entwickelten *Fremden Situation* durch Beobachtungen des emotionalen Ausdrucks und der Qualität des Miteinanders zu bestimmen und die Folgen für die Kinder vergleichend zu untersuchen. Das westliche Kind ist auf den ersten Blick sehr viel mehr auf distale Kommunikation eingestellt, die auf das Verhalten der Bindungspersonen gerichtet sind als das Trobriand-Kind, das sein Bindungsverhalten direkt und weitgehend aus eigener Kraft gestaltet.

Das Dilemma der Schulbildung

Im Verlaufe einer mehrtägigen Zählung aller Bewohner von Tauwema fragten wir die jüngeren Erwachsenen nach ihrer Schulbildung. Etwa die Hälfte (35 von 72) der jungen Eltern war nicht zur Schule gegangen, elf Erwachsene allerdings 6 oder 10 Jahre lang, die übrigen vierundzwanzig 1 bis 5 Jahre. Diese jungen Eltern konnten lesen und schreiben, und sie verfügten vor allem über Grundkenntnisse in Englisch. Mit ihnen war eine, wenn auch sehr einfache, Unterhaltung möglich. Wesentlich mehr Frauen als Männer waren zur Schule gegangen, und diese auch im Durchschnitt länger.

Die staatliche Gemeindeschule für alle sieben Dörfer liegt in dem Dorf Kaduwaga, in dem auch der

Frühe Kindheit - Early Childhood

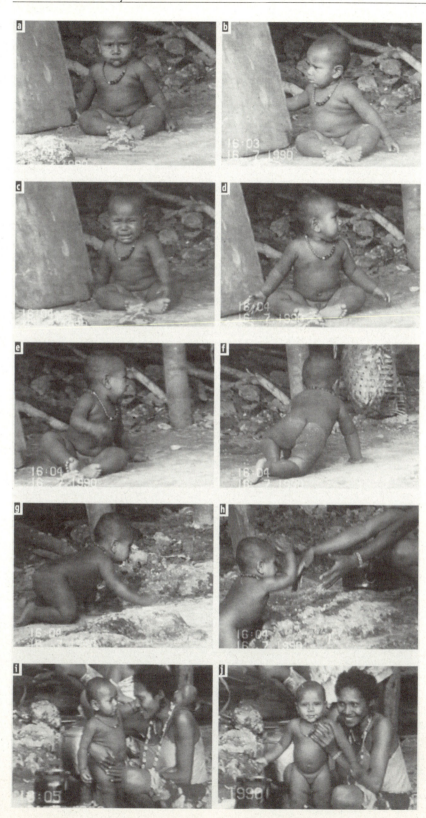

Abb. 4 a-i (Bildersequenz vom Videoband): Sobald die Kinder krabbeln können, müssen sie sich mit dem koralligen Sandboden vertraut machen. Ihrem Erkundungsdrang setzen die Erwachsenen keine Hindernisse entgegen, aber die eigene Angst der Kleinkinder schützt sie davor, sich zu weit von ihrem Haus zu entfernen. Wenn sie sich bedroht fühlen (a,b, c), dann suchen sie (d) nach einer Bindungsperson (wobei das Weinen aussetzt) (e), suchen, weinend (f) ihr Ziel auf, wobei sie oft lange Wege über Korallen zurücklegen (g), finden Sicherheit durch liebevolle Nähe im Angesicht des angstmachenden Ereignisses (h) und beginnen bald - wieder fröhlich und neugierig gestimmt - mit einem neuen Erkundungszyklus (i). Dieses Verhalten ist universell, bietet aber - im Rahmen unserer westlichen Untersuchungen - Möglichkeiten der emotionalen Verunsicherung mit manchmal langjährigen Störungen kohärenten Verhaltens.

Häuptling von Kaileuna lebt. Die Insel wurde von der anglikanischen Kirche christianisiert, allerdings stets von einheimischen Evangelisten und Pastoren. Die Kirche gründete auch die Schule. Die Bewohner Tauwemas können wunderbare polyphone Choräle singen. Vor allem sonntags erklangen sie mehrere Male aus der offenen, kleinen, mit Blech gedeckten Kirche, immer mehrstimmig und mit sicherer musikalischer Intonation.

Erstaunlich war es für uns zu erfahren, daß die Tauwema-Kinder und Jugendlichen zwischen 6 und etwa 16 Jahren heutzutage nicht zur Schule gehen. Sie sagen, ihnen sei der Weg zu weit. Die wahren Gründe sind vielfältig. Einmal besteht seit einigen Jahren eine gewisse Animosität zum Dorfe Kaduwaga, zum anderen nützt Schulbildung nur dann, wenn man anderswo bezahlte Arbeit finden will. Aber dann muß man das Dorf verlassen und verliert seinen Garten als Nahrungsquelle. Es ist ohnehin schwierig, in Papua Neuginea nur mit Grundschulausbildung eine Anstellung zu finden. Zwei junge Männer fanden Anstellung in der Tourismus-Industrie, aber ein anderer, der nach der Grundschule noch weitere 5 Jahre, bis kurz vor Ende der 10. Klasse zur High-School auf die Hauptinsel gegangen war, hatte monatelang in Port Moresby vergeblich auf Arbeit gehofft, was auch immer die wahren Gründe dafür gewesen sein mögen. Der sehr schwierige Weg zu einem Erziehungssystem im Papua Neuguinea der vierziger Jahre wird in einer kleinen Monografie des späteren Staatssekretärs für das Erziehungswesen, Paulinas Matane, beschrieben.

Der Konflikt zwischen Tradition und Schule ist deutlich. Die jungen Leute werden im Dorf danach beurteilt, ob sie gute Gärtner, Fischer oder handwerklich geschickt sind. Schon im Alter von 10 bis 12 Jahren bearbeiten Buben ihren eigenen Garten und bekommen viel Lob, wenn es ihnen gut gelingt.

Dasselbe gilt für Fischen und für soziale Fertigkeiten. Die Dorfgemeinschaft bildet sich eine Meinung über jeden, und jeder lernt diese Beurteilungen mit in Rechnung zu stellen, wenn er mit zunehmendem Alter mehr und mehr Aufgaben übernimmt und einen Ehepartner sucht. Die Menschen in Tauwema leben, mit wenigen Ausnahmen, in der Tradition, wie sie bereits vor 70 Jahren von Malinowski beschrieben wurde. Schulbildung ist dafür nicht nützlich. Im Gegenteil: Die Zeit, die das Kind in der Schule verbringt, fehlt ihm, um geschickt im Garten, beim Fischen und beim Jagen zu werden. Andererseits muß damit gerechnet werden, daß von außen einwirkende Veränderungen stattfinden werden: Tourismus, Konsumwünsche, politisch gewollte medizinische Versorgung usw., Planungsfähigkeit, Kenntnis der modernen Wirtschaft und Politik und die zur Durchsetzung von notwendigen Veränderungen erforderlichen Führungsqualitäten sind auf Kaileuna - jenseits ererbter Häuptlingswürden - kaum entwickelt und nur vereinzelt zu finden. Innerhalb der traditionellen Aufgaben allerdings sind die individuellen Talente, das Ansehen und die Wertschätzung der einzelnen Personen sehr verschieden und von außen schwer durchschaubar. Ein Forschungsprojekt in diesem Bereich könnte sich keineswegs auf die traditionellen Untersuchungsmethoden der Sozial-Anthropologie oder auf die Verhaltensforschung beschränken. Dazu kämen auf jeden Fall die politischen Perspektiven des Landes, seines Schulsystems und seiner Bevölkerungspolitik. Diese Themen haben in Tauwema bislang noch so gut wie keine Bedeutung.

Ein weiterer Grund für die Duldung des Schulunwillens der Kinder durch ihre Eltern ist auch die Tatsache, daß die Schulen des Landes ein Glaubens- und Wissenssystem vermitteln, das sich mit den traditionellen magischen Vorstellungen im Widerspruch befindet. Das Beispiel eines 16jährigen, der als einer von nur zwei Jugendlichen heute zur High-School nach Kiriwina geht, mag dies belegen. Seine 8jährige Schwester litt an einem dicken Abszeß hinter dem linken Auge. Der Augapfel wurde nach oben gedrückt, und die Geschwulst hatte das Auge geschlossen. Das Kind wurde mit Antibiotika behandelt, auch um das Übergreifen der Infektion auf das Gehirn zu verhindern. Eine Weile lang sah es so aus, als ob dies nichts

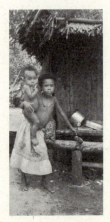

Abb. 5

Jüngere Kinder reiten meist im Spreitzsitz auf der Hüfte ihrer älteren Geschwister zu allen interessanten Ereignissen. Die Annäherung geschieht zunächst zögernd und distanziert, bald aber nah und entspannt. Die Säuglinge dirigieren dabei ihre älteren Geschwister, die gegenüber ihren Gesten, Vokalisationen und ihrem mimischen Ausdruck oft sehr aufmerksam sind.

nütze. In seiner Not holte der Vater, ein einflußreicher Sohn des Häuptlings, aus einem anderen Dorf den für Krankheiten zuständigen Zauberer. Die Spezialität dieses Mannes besteht darin, aus dem Leidenden durch Beschwörungen und Wedeln mit einer grünen magischen Pflanze, Fremdkörper zutage zu fördern und damit eine Heilung zu suggerieren. In einem früheren Fall waren vier kleine Steine gekommen, die nach vielen Zaubersprüchen aus der kranken Stelle *herausgewedelt* wurden. Steine kommen auf Koralleninseln nicht vor und sind deshalb etwas Besonderes. Im Falle des 8jährigen Mädchens waren es fünf größere Steine und ein etwa vier Quadratzentimeter großes, feuchtes Gebilde, das eine Art Blutkuchen darstellen könnte (es handelte sich wahrscheinlich um ein pflanzliches Substrat). Die mögliche psychologische Spannung zwischen dem traditionellen Arzt und dem westlichen Arzt mußte (und konnte) geschickt aufgefangen werden. Der Vater des kranken Mädchens hat schließlich selbst die Schwellung aufgestochen, um den Eiter abfließen zu lassen, wie Dr. Schiefenhövel geraten hatte. Die Antibiotika taten schließlich ihre Wirkung. Der 16jährige Bruder mochte nun an den Zauber nicht mehr glauben, andererseits war seine Schulbildung noch keineswegs so weit, daß er die krankheitsbedingten physiologischen Zusammenhänge erkannt hätte.

Nachdem der Bruder sich vorsichtig und ausdauernd erkundigt hatte, und nachdem ihm der Sitz des Augapfels und der optischen Nerven und der mögliche Ort der Infektion aufgezeichnet worden war, faßte er Mut und fragte viele Fragen, vor allem im Zusammenhang mit Aids. Dies wurde auf der politischen Ebene in Papua Neuguinea viel diskutiert, ohne daß darüber für die Schüler klare Informationen verfügbar gewesen wären. Er machte sich seine eigenen Gedanken, konnte aber für sich eine klare Alternative zu den gelernten Traditionen noch nicht finden. Wir werden uns in ein paar Jahren erkundigen können, ob und welche Vorbilder er für seine eigene Lebensgestaltung in der Stadt oder in seinem Heimatdorf gefunden hat.

Zurück zur Natur?
In der populären Literatur werden gerne Beschreibungen von *natürlichen* Lebensformen gegeben, meist im Zusammenhang mit Geburt, Säuglings- und Kleinkinderziehung ein wenig romantisch, schwärmerisch, aber auch sensibel für Fehlentwicklungen in der eigenen Kultur, *auf der Suche nach dem verlorenen Glück*. Dabei wird allerdings oft übersehen, daß beim Menschen beides, eine naturgegebene Veranlagung sowohl zum Erlernen der kulturellen Tradition als auch zum Lernen von neuen Inhalten, woher sie auch kommen mögen, im Rahmen der kulturgeschichtlichen Entwicklung zusammenwirken.

Der Begriff *Natürlichkeit* hat je nach Weltanschauung des einzelnen in einer Kultur sehr unterschiedliche Bedeutung. Für die Bewohner von Tauwema ist es Tradition, daß sie ihre Grundbedürfnisse weitgehend aus ihrer Umwelt befriedigen können, daß aber z. B. auch Verletzung, Krankheit und Tod ohne chemisch-technische, medizinische Hilfe hingenommen werden müssen. Aber schon von ihren Verwandten auf der Hauptinsel bekommen sie erzählt, mit welchen Folgen des Konsums und weiterer Fehlentwicklungen, z.B. Alkohol, Entwurzelung usw., sich auch der noch junge Staat Papua Neuguinea beim Eintritt in die Neuzeit auseinandersetzen muß.

Auf der Insel Kaileuna herrscht noch die alte Tradition. Die meisten jungen Erwachsenen fühlen sich in ihr wohl und eifern ihren Eltern nach. Da ihre Umwelt vertraut und vorhersagbar ist, und Eltern oder Geschwister stets verfügbar sind, erlaubt man den Kleinstkindern große Freizügigkeit, aber es wird auch viel Initiative von ihnen verlangt. Sie sollen einerseits schon in jungen Jahren im Haushalt und Garten helfen, aber es wird ihnen andererseits auch viel Zeit und Unterstützung beim Lernen dieser besonderen Fähigkeiten gegeben. Wir sehen darin eine fundamentale Voraussetzung für eine emotional ausgeglichene, seelisch gesunde und sozial verantwortliche Entwicklung. Auch japanische Kinder erfahren in den ersten Lebensjahren sehr viel liebevolle Zuwendung ohne Erzwingung von Gehorsam durch Strafe und andere disziplinarische Maßnahmen. Die von Malinowski stark beeinflußte Anthropologin Ruth Benedict sah darin schon 1946 die Grundlagen für die heute viel diskutierten japanische Form von Zugehörigkeit, Loyalität und Zusammenhalt. Von solchen Freiheiten japanischer Kleinkinder konnten wir unter ökologisch völlig anderen Lebensbedingungen anläßlich eines mehrmonatigen Forschungsaufenthaltes in Japan einen Eindruck gewinnen.

In der Schule, nach allem, was nach unserem kurzem Aufenthalt auf Kaileuna gesagt werden kann, scheinen die angebotenen Lerninhalte jedoch nicht zu denen der Trobriander zu passen, vielleicht mit Ausnahme des gemeinsamen Singens. Die Lebensumstände sind stabil, es besteht also kaum ein Bedürfnis nach *neuen* Inhalten, die vielleicht besser zu neuen, veränderten Lebensweisen passen könnten. Die

Tradition mit ihrer Magie und ihren Geschichten erfült noch ihren Zweck: beim Hausbau, beim für sie intimen Essen, im Garten, beim Miteinander, in der Kindererziehung, in der Liebe und im Andenken an verstorbene Verwandte und Mitmenschen. Noch paßt sie, denn sie behindert keineswegs einen gesunden Pragmatismus beim Umgang mit einfachen technischen Erfindungen. Sie fördert einen gesunden Ehrgeiz, der das eigene Ansehen steigert und der, z. B. bei besonderen Erfolgen im Gartenbau, dem eigenen Clan zugute kommt. Wahrscheinlich werden jedoch durch das allmähliche Eindringen *moderner Lebensformen* wie die erwähnten Fußballclubs, aber auch steigender Tourismus, auch die Trobriander bald gezwungen, in die Schule zu gehen, um die neuen Lebensinhalte und Sprachen ihres Staates zu lernen. Das wird auch den Erwachsenen von Tauwema allmählich bewußt. Diesbezügliche Erfahrungen aus anderen Kulturen, vor allem aus Afrika, sind einerseits widersprüchlich, andererseits scheinen Schulen die beste Gewähr für Anpassungen an kulturelle Veränderungen zu bieten. Die meisten Unterhaltungen über solche Themen fanden in den Abendstunden statt, wenn nicht die Kinder und ihre Eltern von Tauwema von uns, sondern wir von ihnen beobachtet und besucht wurden.

Die Menschen in Tauwema sind fleißig, geschickt, freundlich und liebenswürdig, allerdings in ihren Wünschen an unsere Freigiebigkeit gelegentlich unmäßig. Die Fremden sind nicht in das sozial genau geregelte Spiel von Geben und Nehmen, von Verpflichtungen und Erwartungen eingebunden. Nach fünf Wochen hatten wir den Punkt erreicht, wo es notwendig geworden wäre, die Sprache zu erlernen und uns in das soziale Netz des Dorfes einzufügen. Aus der Sicht unserer theoriebestimmten Interessen als Entwicklungspsychologen für das Bindungs- und Erkundungsverhalten der Kleinkinder war der Besuch abgerundet. Die Auswertung des Videomaterials hat die Möglichkeit genauerer Untersuchungen über Zusammenhänge von emotionaler Zuwendung und Bindungssicherheit bei Kindern in einer von uns so weit entfernten Kultur wie den Trobriandern eröffnet. Bei unserem nächsten Besuch soll neben den obligatorischen Beobachtungen auch die *Fremde Situation* durchgeführt werden, um die bisherigen eher informellen Beobachtungen auch interkulturell vergleichbar zu machen.

References

BELL-KRANNHALS, I. 1990. Haben um zu geben: Eigentum und Besitz auf den Trobriand-Inseln, Papua New Guinea. *Basler Beiträge zur Ethologie* 31. Basel: Wepf & Co.

BOWLBY, J. 1988. *A secure base. Clinical applications of attachment theory.* London: Tavistock/Routledge.

GROSSMANN, K.E. & K. GROSSMANN. 199). The wider concept of attachment in cross-cultural research. *Human Development* 33: 31 - 47.

MALINOWSKI, B. 1983 (Orig.: 1929). *Das Geschlechtsleben der Wilden in Nordwest-Melanesien. Liebe, Ehe und Familienleben bei den Eingeborenen der Trobriand-Inseln, Britisch-Neuguinea.* Frankfurt: Syndikat Autoren- und Verlagsgesellschaft.

Time Patterns in Infants — Activity, Rest and Mother-Child Interactions in Crosscultural Comparison
Interkultureller Vergleich von Zeitmustern im Aktivitäts- und Ruheverhalten bei Säuglingen

Renate Siegmund[1*], Wulf Schiefenhövel[2], Matthias Tittel[1]

Abstract: Families with infants from Tauwema (Papua New Guinea) and Berlin (Germany) were continuously observed using locomotor activity monitoring devices (micro-electronic acceleration sensors) for 7 days. In the younger infants (1 to 3 months of age) dominating ultradian rhythms were found and also a high synchronisation in locomotor activity between mother and child characterising the mother-child interactions. This high synchronisation could not be observed between other family members. In the older infants (5 and 11 months of age) circadian rhythms predominate and activity time patterns of mother and child are different. We assume that these changes in activity patterns observed in infants of different ages reflect the process of ontogenetic development. The mean sleep duration in the infants yielded from activity data is considerably shorter than the sleep duration reported in the paediatric literature.

Zusammenfassung: An Familien mit Säuglingen aus Tauwema (Papua Neuguinea) und Berlin (Deutschland) wurden Aktivitätsmessungen mit Hilfe von Aktometern (mikroelektronische Beschleunigungsaufnehmer) jeweils kontinuierlich im Zeitraum von 7 Tagen durchgeführt. Bei den jüngeren Säuglingen (1 bis 3 Monate alt) dominieren zunächst ultradiane Rhythmen. Mutter und Kind bilden eine Interaktionsgemeinschaft, was sich in einer hohen Synchronisation in der motorischen Aktivität zeigt, die nicht bei anderen Familienmitgliedern gefunden wurde. Bei den älteren Kindern (5 und 11 Monate alt) dominieren dann circadiane Rhythmen und die Zeitmuster von Mutter und Kind unterscheiden sich. Wir vermuten, daß es sich bei dem an unterschiedlich alten Kindern gefundenen Phänomen um ontogenetische Veränderungen handelt. Die aus den Aktometerdaten ermittelte durchschnittliche Schlafdauer der Kinder liegt unter der Norm, die in der pädiatrischen Literatur angegeben wird.

Keywords: locomotor activity, sleep, circadian rhythms, parent-child interaction, infants, crosscultural comparison
motorische Aktivität, Schlaf, circadiane Rhythmen, Eltern-Kind-Verhalten, Säuglinge, Kulturenvergleich

Introduction

During prenatal life, in premature babies and in the first weeks after birth circadian rhythms of motor-activity, rest and food intake are not yet well developed. In early ontogeny rhythmic temporal structures show marked variation of their spectral components. Despite the fact that the chronobiology of infants should be taken into account for feeding and administering medicines, there are still few studies of the postnatal development of ultradian and circadian rhythms.

In a similar line the importance of various physiological rhythms and their phase-relationship for the physical and psychological wellbeing of mother and child are not understood and underestimated. It seems that temporal structures in the interactions between child and mother and other caregivers are instrumental for the development of circadian rhythms in early infancy. Caregiving behaviours can have decisive effects on the development of the sleep-wake rhythm (SANDER et al. 1970, TOMIOKA & TOMIOKA 1991).

The wellbeing of pregnant women as well as of mothers and their infants is a growing concern. Heuristic models of how the bonds to infants are formed are provided by crosscultural research, as traditional cultures represent, also in this context, 'natural wisdom'. The more remote villages of the Trobriand Islands render good opportunities for the study of familial structures and the forms of interaction with infants and children, as life in this Austronesian culture has only been partially influenced by the modern world. - The chronobiological study presented here is the first quantitative analysis of socially

---

[1] Institut für Anthropologie, Universitätsklinikum Charité, Humboldt-Universität, Berlin und
[2] Forschungsstelle für Humanethologie in der Max-Planck-Gesellschaft, Andechs
* Supported by Deutsche Forschungsgemeinschaft (DFG)

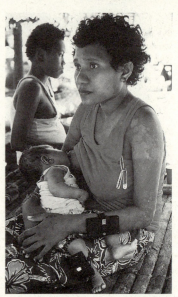

Fig. 1
Trobriand mother with her 2 months old child wearing Aktometers.
Foto: R. S.

induced activity patterns recorded through a non-invasive method which had no or little effect on the volunteers participating in the investigation.

Background and methods

The Trobriand Islands are situated in the Solomon Sea east of the New Guinea mainland at approximately 8,5° southern latitude and belong to the state of Papua New Guinea. Climatic conditions are tropical. Daylight time is quite constant (sunrise is at approximately 6 h, sunset at approximately 18 h). In the period of our study (June and July 1992) the average temperatures were 33° C during the day and 22° C during the night. Kaileuna, the island were interdisciplinary research is carried out since 1982 (SCHIEFENHÖVEL et al. 1993), has seven villages of which Tauwema, the centre of the project is one of the bigger ones. In 1992 it was inhabited by 280 persons. The nutritional situation is good. There is no electric light in the houses.

Of the seven families with a total of 39 persons which were studied in 1992, four nuclear families with infants of the age of 1, 2, 5 and 11 months form the basis for this analysis. Motor activity was registered automatically and continuously for one complete week through microelectronic "Aktometers" (ZAK, Germany) attached to the wrist of the non-preferred arm in adults and to the upper arm or lower leg in infants (figure 1). The registration window was such that the accumulated activity measure was stored by the chip every 2 minutes. The adults participating in the study said that they were not bothered by the small Aktometers, which were furnished with a special casing to protect them against the very high humidity. Due to this non-invasive, non-interfering method, which did not require the permanent presence of the investigators (R.S, W. Sch.), we were able to document the rhythms of sleep-wakefulness and the distribution of activity. The electronic data registration was supplemented through behavioural protocols, tape-recordings, photographic and videographic documentation.

The steps of analysis taken so far were the following. The stored data were first transformed into actogrammes and, after a process of comparing these raw data with the protocols and of testing them for plausibility, analysed with regard to
- comparison of different family members, especially of mother and child
- spectral components, using the programme „Timespectra„ by W. MENDE (MENDE, HERZEL, WERMKE 1990)
- periods of inactivity (rest and sleep), using the programme "Actograph" (ZAK Company).

Results and discussion
1. Ontogenetic aspects of rhythmicity in the domains of sleeping/waking and feeding

Despite the fact that with birth the infant is exposed to the natural light-dark cycle and other circadian Zeitgebers (for example social Zeitgebers) well-developed circadian rhythms in the domain of waking-sleeping and of food intake become evident only in the later course of ontogeny. This is demonstrated by the data from the four Trobriand infants (SIEGMUND, TITTEL, SCHIEFENHÖVEL 1994) as well as from data obtained from German infants (SIEGMUND, RUMPF, SCHIEFENHÖVEL 1992): Early in life ultradian rhythms (shorter than 24 hours) dominate over circadian ones (approximately 24 hours duration; figure 2).

The younger Trobriand infants (1 and 2 months old) and their mothers have a very high degree of synchronization in their motor activity, especially during the night. The mothers told us that this is connected to their nightly breastfeeding their babies, who sleep in body contact to them. Mother and child, thereby, represent an *interaction unit* detectable through this form of chronobiological analysis. In the older children (5 and 11 months) this high degree of nocturnal synchronization between mother and child is not present any more (figure 3). The infants still drink from the breast during the night but the

Fig. 2

Actogrammes (original activity data plot) of a Trobriand baby compared with a German baby. In both infant's locomotor activity obvious ultradian rhythms are found.

German baby AL (3 months, male)

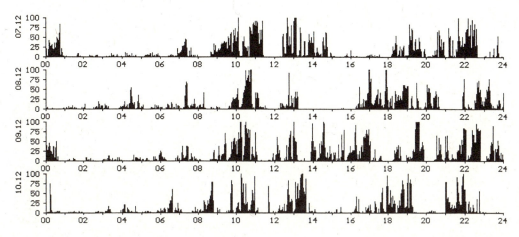

Trobriand baby BW (2 months, male)

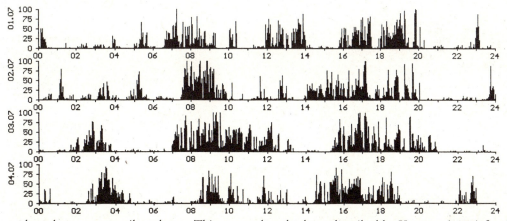

mothers do not necessarily wake up. This pattern has also been described by KONNER (1977) for the Kalahari San.

The power spectra of the mother and her two months old infant of family A show an interesting shift of the sleep-wake rhythm towards a 25-hour period (table). Such free-running rhythms of newborns were also found by KLEITMAN & ENGELMANN (1953) and TOMIOKA & TOMIOKA (1991). The 2 months old Trobriand infant shows a dominant 8-hour rhythm which can be detected in the mother, too, besides her circadian rhythm and other ultradian components (table, family A). The father, who sleeps in the same room and thereby close to the baby as well, does neither exhibit motoric synchronization nor a change towards a longer periodicity.

Spectral analysis indicates furthermore that the two older infants (5 an 11 months) have developed circadian rhythms while ultradian components are still present. The babies continue to be active during the night but they seem to be able to drink from the breast without the mother waking up; the mother's sleep rhythm is thereby not influenced so much any more. Also in these cases the fathers, as well as elder siblings, do not exhibit any chronobiological influence of the infant on them (cp. table, family B).

We interpret the differing patterns of sleep and wake rhythmicity in infants of different ages as being brought about by normal ontogenetic processes. A similar view has been presented by MA et al. (1993)

Fig. 3
Activity data of two Trobriand mothers (BL and IB) with their infants BW (2 months old) and MW (5 months old).

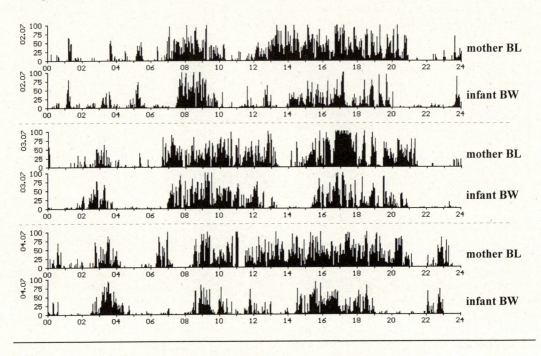

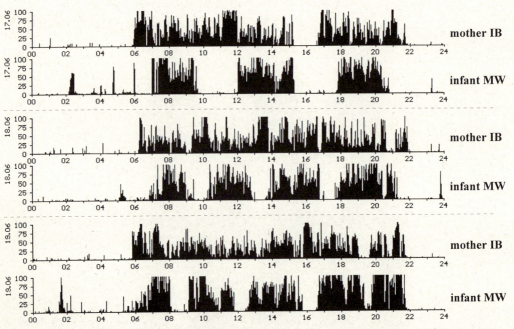

Table

Mean periods derived on spectral analysis of data from 7 consecutive days of 2 Trobriand families for comparison (in order of decreasing magnitude). Corresponding spectral components are highlighted.

Family A			Family B		
Mother BL (18 years)	Child BW (2 months)	Father GW (26 years)	Mother IB (30 years)	Child MW (5 months)	Sister LI (10 years)
25,27 hrs.	8,13 hrs.	24,03 hrs.	**24,27 hrs.**	**24,26 hrs.**	24,01 hrs.
8,36 hrs.	**25,13 hrs.**	12,73 hrs.	**11,82 hrs.**	**11,94 hrs.**	12,12 hrs.
11,89 hrs.	6,23 hrs.	7,88 hrs.	4,82 hrs.	6,03 hrs.	6,04 hrs.
5,38 hrs.	11,54 hrs.	4,84 hrs.	6,43 hrs.	3,32 hrs.	8,05 hrs.
3,45 hrs.	4,00 hrs.	4,82 hrs.	2,83 hrs.	5,03 hrs.	4,03 hrs.

who carried out a large cross-sectional study of Japanese infants: In one month old infants ultradian rhythms dominate, whereas a clear circadian rhythmicity was shown to exist in the four months old ones.

Also between German infants, who are breastfed on demand, and their mothers a high correlation of their activity patterns can be observed (figure 4). The 3 months old infant is breastfed several times during the night, but is dropping one to two nocturnal feeding episodes. According to HASSENSTEIN (1987) this process of leaving out an increasing number of nocturnal feeding episodes is a spontaneous and natural event which is not brought about by a change in ultradian (nocturnal) rhythmicity. — It is remarkable that this German infant is still active during the night without being fed at these times and without waking the parents up, as is shown by a comparison of the individual activity data (see figure 4 on 8.12. at 0400 to 0500) of the infant, the mother and the father.

Fig. 4
Activity data of a German mother KL and her 3 months old baby AL.

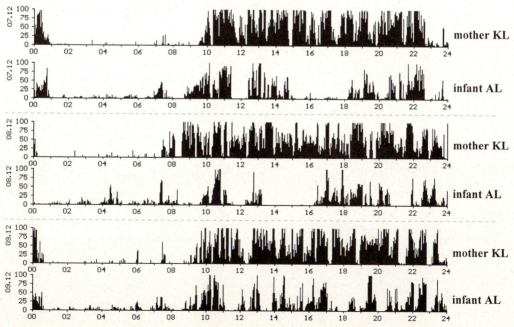

The causal relationship between feeding rhythms and sleep-wake rhythms in early ontogeny is still unclear. Older publications (e.g. KLEITMAN & ENGELMANN 1953) postulate a close connection between these two chronobiological mechanisms whereas investigations by SALZARULO et al. (1980) have indicated that both mechanisms can develop independently of each other.

2. Sleep duration of infants

Trobriand infants and children grow up in an emotional and social environment characterized by rich natural stimuli, mostly prompt reaction to their signals and little restraint. This becomes apparent also in their sleep behaviour. In sharp contrast to our own society, which tends to separate the world of infants and children from that of the adults, children are not forced to go to bed at certain times and in certain places, they fall asleep wherever they are and that is usually in the company of the older members of the family.

In our sample we measured an average sleep duration of 12 hrs in the very young infants (1 and 2 months) and of a mere 9 hrs in the ones who were 5 and 11 months old. This is much below the "norm" which has been derived from the conditions in Europe and is stated, with due authority, in paediatric textbooks as well as in more popular works (cp. HOBSON 1990).

Also our new data (derived from protocols written by the mothers) on German infants suggest that average sleep duration per day is shorter than expected and that there is pronounced interindividual variation with regard to times spent sleeping and waking. Observations during the first month of 8 infants resulted in a period of between 12.9 and 16.4 hours spent sleeping, with a median value of 15.0 hours (v. STREIT 1993). An infant of 3 months of age whose activity pattern was monitored by Aktometer for comparison had a maximum sleep duration of 12.3 hours per day. — It seems possible that the parents' assessment of their child's sleep episodes yield longer durations than when the objective method of activity registration via Aktometer is used. The parents may assume at times that their baby is sleeping because they don't perceive any acoustic signs of her or him. This may be especially true when the parents sleep themselves or the bed of the infant is outside their visual control in a separate room.

3. Chronobiological and other needs

Newborns are capable of autoregulation but they need the intensive care and emotional as well as mental stimulation by their mothers or other caregivers (e.g. father or grandparent) to thrive well. The quality of early attachment has clear consequences for later social and emotional behaviour (GROSSMANN 1990 and in this volume). The development of "basic trust" and the natural presentation of social and intellectual stimuli are best achieved when the person, with whom a close bond has been established, is bodily present and keeps close contact to the infant. The archetypic patterns of interaction found in traditional cultures are likely to be decisive elements for the overall health of infants and children (SCHIEFENHÖVEL 1991).

Social interactions create, in this way, specific dyadic synchronicities. This individual pattern formation seems to be true particularly for ultradian rhythms in infants. In a German sample phases of instability and stability in the temporal patterns of rest/activity and feeding were highly variable and showed up at different points of ontogeny (SIEGMUND, RUMPF, SCHIEFENHÖVEL 1992). Such ultradian rhythms can have a marked variability with periods between 2 and 6 or more hours duration.

The tradition to externally govern these biological rhythms, e.g. through paediatric advice that infants should follow a 4 or 6 hour rhythm in the intake of fluid and food, is still very strong in the industrialized world and perpetuated in various leaflets provided for young mothers by babyfood companies (v. STREIT 1993). This chronobiological corset is likely to violate the individual and dyadic periodicity of infants and mothers. Infants in the newborn ward of a German clinic exhibited synchronization with the administratively set four-hour-rhythm in cases where the mothers were not much involved in their care. However, infants who were taken care of by their mothers in the rooming-in technique developed an individual sleep-wake rhythm (which can be different from 4 hours) and showed much less agitation and crying than the infants in the ward (SANDER et al. 1970).

Our data from the Trobriand Islands and our investigations on German infants as well as results from international studies suggest that forcing an external sleep-wake and feeding rhythm onto infants unnecessarily intervenes in their biological rhythmicity and leaves unfulfilled important social and emotional needs of both infants and parents.

References

Grossmann K. 1990. Entfremdung, Abhängigkeit und Anhänglichkeit im Lichte der Bindungstheorie. *Prax Psychother Psychosom* 35:231-238

Hassenstein B. 1987. *Verhaltensbiologie des Kindes.* 4. Aufl. München. Zürich.

Hobson J. A. 1990. *Schlaf: Gehirnaktivität im Ruhezustand.* Heidelberg, S. 87

Kleitman N. Engelmann G. 1953. Sleep characteristics of infants. *J. Appl. Physiol.* 6:269-282

Konner, M. 1977. Infancy among the Kalahari Desert San. In: *Culture and Infancy. Variations in the Human Experience.* Edited by Leidermann, P.H., Tulkin, S.R. & Rosenfeld, A.. New York: 287 - 328

Ma G. Segawa M., Nomura Y., Kondo Y., Yanagitani M., Higurashi M. 1993. The development of sleep-wakefulness rhythm in normal infants and young children. Tohoku *J. Exp. Med.* 171(1): 29-41

Mende W., Herzel HP., Wermke K. 1990. Bifurcation and Chaos in Newborn Infant Cries. *Physics letters* A 145 (8,9):418-424

Salzarulo P,. Fagioli I., Salomon F., Ricour C., Raimbault G., Ambrosi S., Cicchi O., Duhamel J.F., Rigoard M.T. 1980. Sleep patterns in infants under continuous feeding from birth. *Electroencephalography and Clinical Neurophysiology* 49, 330-336

Sander L.W., Stechler G., Burns P., Julia H. 1970. Early mother-infant interaction and 24-hour patterns of activity and sleep. *Journal of the American Academy of Child Psychiatry* 9:103-123

Schiefenhövel W. 1991. Ethnomedizinische und verhaltensbiologische Beiträge zur pädiatrischen Versorgung. *Curare* 14:195-204

Schiefenhövel W., Uher J. & Krell R. (Eds.) 1993. *Im Spiegel der anderen.* Realis. München

Siegmund R., Rumpf M., Schiefenhövel W. 1992. Interindividual Differences in the Development of Sleep-Wake and Food-Intake Cycles in Infants. *J. Interdiscipl. Cycle Res.* 23 (3):202-204

Siegmund R., Tittel M., Schiefenhövel W. 1994. Time patterns in parent-child interactions in a Trobriand village (Papua New Guinea). *Biological Rhythm Reserch* 25 (3):241-251

v. Streit I. 1993. *Untersuchungen zum Schlaf-Wach- und Nahrungsverhalten von Säuglingen unter Berücksichtigung der Geburtssituation.* Dipl.Arb. FB Biologie der J.-W.-Goethe-Univ. Frankfurt/Main und Inst. f. Anthropologie der Humboldt-Univ. (Charité) Berlin

Tomioka K., Tomioka F. 1991. Development of circadian sleep-wakefulness rhythmicity of three infants. J. interdiscpl. Cycle Res. 20:71-80

Acknowledgements

We thank the families of Tauwema village and Berlin, particularly K. Lind, for their co-operation, without which our investigations would not have been possible. The Deutsche Forschungsgemeinschaft has financed the fieldwork of R.S.

Frühe Kindheit - Early Childhood

Ein transkultureller Blick auf den Anfang der menschlichen Kommunikation und seine medizinische Bedeutung
A Cross-Cultural View of the Beginning of Human Communication and its Medical Significance

Hanus Papoušek, Mechthild Papoušek & Miriam Rothaug

Zusammenfassung: Die symbolische Kommunikation erreicht unter den Primaten beim Menschen ihre höchste Ebene. Die soziokulturelle Förderung ihrer Frühentwicklung war lange unbekannt, weil sie im Bereich der unbewußten elterlichen Fähigkeiten zu suchen ist. Die transkulturelle bzw. auch transmodale Universalität dieser Fähigkeiten zeugt indirekt von ihrem biologischen Ursprung im Rahmen der Koevolution von kindlichen und elterlichen Verhaltensbereitschaften, die mit bedeutsamen inneren Motivationsmechanismen verknüpft sind. Transkulturelle Vergleichsstudien der kommunikativen Frühentwicklung in Kulturen mit einer Betonungssprache (Deutsch, Angloamerikanisch) und mit einer Tonsprache (Mandarin Chinesisch) werden berichtet. Anschließend wird die Rolle der Kommunikation in der Entwicklungspathogenese früher Verhaltensstörungen diskutiert.

Abstract: Among primates, the human speech has reached the most complex level of symbolic communication. Until recently, the sociocultural support to early development of this communication has not been sufficiently known because the substantial parts of this support belong to the nonconscious forms of parental capacities. The cross-cultural and/or cross-modal universality of parental supportive capacities indirectly indicates their biological origins resulting from a coevolution during which both parental and infantile predispositions have been selected and functionally related to effective systems of intrinsic motivation. Cross-cultural comparisons of the early communicative development between cultures using stress-languages (German, American English) vs. tone-languages (Mandarin Chinese) as reported in this chapter reveal cross-culturally universal tendencies in infant-directed speech. The present evidence on the functions of early communication elucidates its significance for the pathogeny of behavioral disorders.

Keywords: Psychische Frühentwicklung, Säuglingsalter, Mensch, Deutschland, USA, China, Vorsprachliche Kommunikation, Sprache zum Säugling, Soziale Interaktionen, Didaktik, elterlich, intuitiv, Verhaltensstörungen,
early mental development, infancy, human, Germany, USA, China, preverbal communication, infant, directed speech, social interactions, didactics, parental, intuitive.

1. Einführung

Das Bild des Säuglings hat sich in den vergangenen drei Jahrzehnten drastisch geändert. Früher wurde er als ein unreifer Organismus gesehen, der auf Reize relativ passiv mit unvollkommenen angeborenen Antworten reagierte. Neue Forschungen entdeckten bei ihm altersspezifische Fähigkeiten, sich durch Lernen, Kognition und Kommunikation aktiv an die postnatalen Lebensbedingungen anzupassen und die Umweltbedingungen für seine Entwicklung zu nutzen. Während frühere Sichtweisen den Schwerpunkt ausschließlich auf die emotionale Bindung zwischen Mutter und Säugling legten, wird heute den engen Zusammenhängen zwischen den integrativen, kommunikativen und somatischen Aspekten der Selbstregulation wachsende Aufmerksamkeit gewidmet.

Auch die älteren psycholinguistischen Auffassungen, die die Sprachentwicklung überwiegend als Ergebnis der Reifung angeborener Programme betrachteten und die Unterstützung durch die Umwelt beim Spracherwerb zu wenig berücksichtigten, sind revisionsbedürftig. Das Interesse hat sich auf die präverbale Periode der Säuglingsentwicklung verlagert. Dazu haben interdisziplinäre Zusammenarbeit und Fortschritte in der vergleichenden Biologie, Ethologie, Entwicklungspsychologie und Ethnomedizin wesentlich beigetragen.

Für den Bereich der Medizin führten die erweiterten Kenntnisse über die präverbale Säuglingsperiode zu der Einsicht, daß eine Beeinträchtigung der vorsprachlichen Interaktionen Konsequenzen für die

---

[1] Die Vorbereitung des Manuskriptes wurde dankenswerteweise von der Alexander von Humboldt Stiftung unterstützt.

psychische Entwicklung des Kindes haben kann. Hier erscheinen pathogenetische Zusammenhänge, die zu späteren Entwicklungsverzögerungen und Verhaltensstörungen führen können.

Aus heutiger Sicht sind zwei Forschungsbereiche besonders interessant, in denen ethnomedizinische Ansätze die erreichten Kenntnisse der Säuglingsforschung wertvoll ergänzen können. Sie werden in den nachfolgenden Abschnitten dieses Beitrags näher erklärt. Der eine Bereich betrifft psychobiologische Aspekte der frühen vorsprachlichen Kommunikation zwischen dem Säugling und seiner sozialen Umwelt, insbesondere den Anteil von biologischen und kulturellen Determinanten an ihrer Entwicklung. Der andere bezieht sich auf die Rolle der frühen sozialen Interaktionen in der gesunden Kindesentwicklung.

2. Vorsprachliche Kommunikation und ihre Bedeutung für den Spracherwerb

Es gehört zu den faszinierenden transkulturellen Universalien, daß Kinder aller Kulturen ihre Muttersprache in den ersten Lebensjahren erlernen. Keine Sprache der Welt scheint so schwer zu sein, daß sie ein gesundes Kind nicht *"wie von selbst"* erwerben könnte. Auch Eltern können in der Regel nicht erklären, ob und wie sie ihrem Kind die Sprache beibringen. Um dies Rätsel zu lösen, hat sich die Tradition der Sprachentwicklungsforschung lange Zeit einseitig auf die Analyse angeborener Kompetenzen und Spracherwerbsprogramme auf seiten des Kindes ausgerichtet. Dabei konzentrierte sich die Suche nach sprachrelevanten Kompetenzen in den neurolinguistischen (LENNEBERG 1967) und psycholinguistischen (CHOMSKY 1965) Spracherwerbstheorien fast ausschließlich auf das zweite und dritte Lebensjahr des bereits sprechenden Kindes, während die Phase der vorsprachlichen Kommunikation und damit auch die Bedeutung der sozialen Umwelt lediglich als Phase neuroanatomischer und neurolinguistischer Reifungsprozesse anerkannt, sonst aber ausgeklammert wurde.

In den frühen siebziger Jahren begannen Vertreter der kognitiven Sprachentwicklungstheorien, die Aufmerksamkeit auf die präverbale Periode zu lenken. Sie betrachteten die Entwicklung der Denkfähigkeiten wie Konzeptbildung und Symbolisation nicht mehr nur wie zuvor als Ergebnis einer funktionierenden Sprache, sondern als eine der vorsprachlichen Voraussetzungen für Spracherwerb und sprachlich vermittelte Denkprozesse. Noch wichtigere Anstöße zur Einbeziehung der vorsprachlichen Kommunikation in die Spracherwerbsforschung erfolgten durch neue psychobiologisch und systemtheoretisch orientierte Forschungsansätze, die den Spracherwerb im natürlichen Kontext der Eltern-Kind-Kommunikation untersuchten (BRUNER 1975; GREENFIELD & SMITH 1976) und dabei bereits die Anfänge der Kommunikation nach der Geburt einbezogen (PAPOUŠEK & PAPOUŠEK 1977).

Dies führte unweigerlich zu der Frage, ob nicht das komplexe System Sprache in einem früher funktionsfähigen System verankert ist, nämlich in den vorbewußten intuitiven Prozessen der vorsprachlichen Kommunikation. Wird hier der Weg gebahnt zu den für das Sprachverständnis erforderlichen Wahrnehmungs- und Integrationsprozessen und zur Entwicklung von Vokalisation und expressiver Sprache, zu Wortschatz (Lexikon), Sprachinhalten (Semantik), grammatisch-morphologischen Regelsystemen (Syntax) und kommunikativem Gebrauch der Sprache im sozialen Kontext (Pragmatik)?

Wichtige Impulse aus der vergleichenden Biologie haben nicht nur die Evolution der audiovokalen Kommunikation sondern auch die Besonderheiten der Sprachentwicklung des menschlichen Säuglings erhellt. Dabei zeigte sich, daß der menschliche Säugling im Vergleich mit anderen Tierarten über einzigartige artspezifische Voraussetzungen für den Erwerb einer sprachlichen Kommunikation verfügt. Nach PLOOG (1992) bestehen die vier Hauptkomponenten des audiovokalen Kommunikationssytems aus dem peripheren Stimmapparat, dem neuromotorischen Steuerungssytem für die Produktion artspezifischer Vokalisationen, dem peripheren Hörorgan und dem zentralen auditiven Wahrnehmungssystem zur Dekodierung der artspezifischen Vokalisationen.

Wichtige Voraussetzungen für den Spracherwerb finden sich im Tierreich vereinzelt, z. B. die Fähigkeiten zur stimmlichen Nachahmung (Vogelarten), zur Symbolisation (Schimpansen), oder zur Abstraktion (Bienen). Beim menschlichen Säugling sind diese Voraussetzungen nicht nur auf einzigartige Weise vereint, sondern er verfügt darüber hinaus z. B. über einen speziell ausgestatteten Stimmtrakt und über motorische Bahnen zur kortikalen Steuerung von Stimmgebung und Artikulation.

Im vorsprachlichen Alter wächst das Hirn besonders rasch. Das Hirngewicht des Neugeborenen hat sich bis zum Ende des ersten Lebensjahres mehr als verdoppelt. Für das Verständnis der vorsprachlichen Denkfähigkeiten ist vor allem die Entwicklung der Hemisphärenspezialisierung von Interesse, die in der letzten Zeit intensiv erforscht wird. Die linke Hemisphäre ist bei etwa 92% der Menschen für die sensorischen und motorischen Sprachfunktionen spezialisiert. Ihr werden beim Erwachsenen das bewußte und sprachlich vermittelte, sequentielle, logisch-deduktive und analytische Denken und das deklarative Lernen zugeschrieben. Demgegenüber werden mit der rechten Hemisphäre visuell-räumliche, simultan-induktive, global-holistische und intuitive Fähigkeiten verbunden, sowie das prozedurale Lernen, das physiognomische Erkennen von Gesichtern und die Wahrnehmung von Musik und emotionalem Ausdruck.

Anzeichen einer sensorischen, expressiven und intermodal-integrativen Spezialisierung lassen sich beim Säugling bereits lange vor dem Erlernen der Sprache feststellen. Die für das vorsprachliche Alter typischen holistischen Wahrnehmungsprozesse, das prozedurale Lernen und die emotionalen Bewertungen lassen sich vermutlich vor allem mit der rechten Hemisphäre assoziieren.

Wie PAPOUŠEK (1967, 1969, 1977) in seinen frühen Lernstudien zeigte, ist bereits der Säugling im vorsprachlichen Alter zu Konzeptbildung, transmodaler Integration, Abstraktion und Symbolisation fähig. Insbesondere ist der Säugling in der Lage, Bedingungszusammenhänge zwischen seinem eigenen Verhalten und den Konsequenzen dieses Verhaltens in der Umwelt zu entdecken (Kontingenz) und die Umwelt dementsprechend zu beeinflussen. Aus der Kontrolle kontingenter Ereignisse entwickeln sich Intentionalität, zielgerichtetes Handeln und intentionale Kommunikation.

Das Lernen im vorsprachlichen Alter betrifft vor allem prozedurale Lernprozesse. Es geht um das *Know-how,* das Wissen, wie etwas gemacht wird, das vom sog. deklarativen Lernen, dem Erwerb faktischen Wissens zu unterscheiden ist. Prozedurales Lernen wird nachweislich früher und dauerhafter gespeichert und dem limbischen System und der rechten Hemisphäre zugeordnet. Der Säugling lernt im vorsprachlichen Alter überwiegend prozedural, wie man etwas macht. Nach PAPOUŠEK (1967, 1969, 1977) lernt er durch vorangegangene Lernerfahrungen auch, wie man lernt. Das Hören und Sprechen von Sprache erfordert eine äußerst rasche Koordination, für die der Säugling nach neueren sprachwissenschaftlichen Erkenntnissen durch das prozedurale Einüben und Automatisieren von verschiedenen Teilfähigkeiten vorbereitet werden muß (STUDDERT-KENNEDY 1983).

Zu den besonderen Merkmalen des menschlichen Säuglings und den artspezifischen Voraussetzungen für den Spracherwerb gehört aber auch, daß er in seinem Lernen von Umweltfaktoren abhängig ist. Neugeborene lernen am besten, wenn sie sich in einem aktiv-aufmerksamen Wachzustand befinden, wenn sie einfache, kontrastreiche und häufig wiederholte Anregungen bekommen, die in langsamem Tempo, mit ausreichenden Pausen und als kontingente Antworten auf ihr eigenes Verhalten angeboten werden (PAPOUŠEK 1977). Die angeführten Außenbedingungen sind in der unbelebten Umgebung des Babys kaum zu finden, wohl aber in den Interaktionen mit seinen vertrauten Bezugspersonen im Rahmen natürlicher Alltagssituationen. Im elterlichen Kommunikationsverhalten findet der Säugling die ihm angemessenen Voraussetzungen zum Lernen und Integrieren seiner Erfahrungen und eine artspezifische Unterstützung für den Spracherwerb.

Lange sind die Charakteristika des elterlichen Umgangs mit dem Säugling der Aufmerksamkeit der Forschung entgangen, weil dieses Verhalten weitgehend im unbewußten Bereich liegt. Erst mit Hilfe von mikroanalytischen Auswertungen audiovisuell dokumentierter Verhaltensbeobachtungen (PAPOUŠEK & PAPOUŠEK 1974) ist es gelungen, im elterlichen Verhalten intuitive erzieherisch wirkende Kommunikationsformen zu entdecken. Die *intuitive elterliche Didaktik* (PAPOUŠEK & PAPOUŠEK 1981) bewegt sich in zeitlichen Reaktionsbereichen, die unter den für eine bewußte rationale Verarbeitung benötigten Zeitspannen liegen. So erfolgt beispielsweise die sog. *Grußreaktion* (PAPOUŠEK & PAPOUŠEK 1979), mit der das Baby für Aufnahme und Aufrechterhaltung eines Blickkontaktes belohnt wird, mit einer zeitlichen Latenz, die meistens unter der Grenze von 500 ms für das bewußte Wahrnehmen einer Stimulation liegt. Gezielte Interviews mit den Eltern (SCHÖTZAU & PAPOUŠEK 1977) über ihr Verhalten gegenüber dem Baby führten zu dem erstaunlichen Ergebnis, daß Eltern sich weitgehend nicht bewußt sind, daß und wie sie ihr Verhalten den speziellen Bedürfnissen des Säuglings anpassen.

Die *intuitive elterliche Kompetenz* umfaßt eine Vielzahl unterschiedlicher Verhaltensformen (PAPOUŠEK & PAPOUŠEK 1987), für die in diesem Rahmen nur Einzelbeispiele gebracht werden können. So versuchen die Eltern, den kindlichen Verhaltenszustand zu erfassen und stimmen ihre weitere Stimulation feindosiert darauf ab. Sie testen den kindlichen Muskeltonus, indem sie versuchen, Mund oder Händchen des Kindes zu öffnen. Schlaffer Muskeltonus spricht für Müdigkeit. Ein hungriger Säugling reagiert mit Suchbewegungen des Mundes. Fingerspiel bei leicht geöffneten Händchen bedeutet Interaktionsbereitschaft. Zeigt das Baby Zeichen von Spannung, Erschöpfung oder Übererregung, reduziert die Mutter Häufigkeit und Intensität der Stimulation und beruhigt es.

Um Blickkontakt zu erreichen, bringen Eltern ihr Gesicht zentral ins kindliche Blickfeld. Dabei stimmen sie die Entfernung vom Kind auf dessen Sehvermögen ab: der Säugling wird beim Zwiegespräch in einer Blickentfernung von 20-25 cm gehalten. Den erreichten Blickkontakt *belohnen* Eltern mit der bereits erwähnten Grußreaktion, einer der ersten Kontingenzen, die der Säugling nach der Geburt erlebt und bearbeiten kann. Vom ersten Tag an neigen die Eltern dazu, Mimik und Vokalisationen des Babys nachzuahmen. Sie bieten dem Säugling damit einen *biologischen Spiegel* bzw. ein *biologisches Echo*. Als kontingente Antwort auf kindliches Verhalten kann dies die Entwicklung der Selbstwahrnehmung des Kindes fördern.

Unterstützung eines aufnahmebereiten Verhaltenszustandes mit wechselseitigem Blickkontakt, Wecken der kindlichen Aufmerksamkeit für die elterlichen Artikulationsbewegungen und Nachahmung kindlicher Vokalisationen gehören zu den frühesten Beispielen der intuitiven elterlichen Didaktik zur Anbahnung der Sprachentwicklung.

Die bisher am besten untersuchten Verhaltensbereitschaften der intuitiven Didaktik sind die prototypischen Veränderungen in der elterlichen Sprechweise zum Säugling im vorsprachlichen Alter, die Merkmale der sog. Ammensprache (PAPOUŠEK 1994). Im Zwiegespräch mit dem Baby sprechen Mütter ebenso wie Väter in erhöhter Stimmlage und mit erweitertem Stimmumfang. Am auffälligsten sind die Veränderungen der Sprechmelodik. Anstelle der komplexen Intonation der Erwachsenensprache finden sich stark vereinfachte melodische Muster mit ausgeprägten Tonhöhenschwankungen, die mit wechselndem Wortlaut, verlangsamtem Tempo und gedehnten Vokalen häufig wiederholt werden (PAPOUŠEK, PAPOUŠEK & SYMMES 1991; PAPOUŠEK, PAPOUŠEK & KOESTER 1986).

Experimentelle Studien haben gezeigt, daß die elterliche Sprechmelodik in der frühen Kommunikation eine Reihe wichtiger Funktionen erfüllt. Schon im Neugeborenenalter wecken die Eltern die Aufmerksamkeit für die Sprache; durch Modulationen von Intensität, Tonhöhe und Dynamik tragen sie zur Steuerung von Erregung und Aufmerksamkeit bei; einfache gedehnte Vokale mit melodischer Modulation dienen dem Baby als Modelle für diejenigen Merkmale seiner Vokalisation, die es als erstes zu kontrollieren lernt. Vor allem aber vermittelt die Melodik der elterlichen Sprechweise die ersten kategorischen Botschaften in engem Zusammenhang mit dem jeweiligen Interaktionskontext. Eltern benutzen steigende Melodien - die Fragekonturen der Erwachsenensprache - wenn sie das Baby anregen und zu einer Antwort ermuntern; fallende Melodien, wenn sie ein aufgeregtes oder schreiendes Baby beruhigen; glockenförmige Melodien, wenn sie das Baby für ein Lächeln oder Tönchen kontingent belohnen, kuckuckrufartige Melodien, um Blickkontakt zu gewinnen.

Im Verlauf des ersten Lebensjahres übernimmt die Sprechmelodik auch zunehmend linguistische Funktionen, indem sie den Sprachfluß in sinnvolle sprachliche Einheiten segmentiert und schließlich sprachlich relevante Informationen, z. B. eine bestimmte Aussprache oder ein neu zu erlernendes Wort hervorhebt (PAPOUŠEK 1994).

In ihrer Abstimmung auf die jeweiligen Wahrnehmungs- und Integrationsfähigkeiten des Säuglings stellt die elterliche Sprechmelodik eine abgestufte didaktische Unterstützung der vorsprachlichen Kommunikation dar.

Es liegt nahe, anzunehmen, daß die einzigartige Entwicklung von Denken und Sprache beim Menschen erst durch das Zusammenspiel von spezifischen angeborenen Voraussetzungen auf seiten des Kindes und komplementär dazu angelegten Voraussetzungen auf seiten der sozialen Umwelt möglich geworden ist.

3. Transkulturelle Studien als Schlüssel zum Verständnis der Grundlagen des elterlichen Verhaltens

Ob auch der unbewußt gesteuerten elterlichen Didaktik biologisch verankerte, angeborene Programme zugrundeliegen, läßt sich beim Menschen nur indirekt beantworten. Als Teil des kulturellen Erbes oder pädagogischer Tradition finden sich in der Literatur keine entsprechenden Handlungsanweisungen zur Förderung von Kommunikation und Sprache für Eltern von Kindern im vorsprachlichen Alter.

Transkulturelle Vergleichsstudien können in der Regel wichtige Hinweise dafür liefern, ob ein bestimmtes Verhaltensmuster eher biologische oder kulturelle Wurzeln hat. Auch wenn sich die Annahme einer angeborenen Grundlage nicht beweisen läßt, können folgende indirekte Kriterien eine solche Annahme bestätigen (PAPOUŠEK & PAPOUŠEK 1987):

1. das Verhaltensmuster ist artspezifisch;
2. es wird mit hoher Wahrscheinlichkeit durch Schlüsselreize oder bestimmte Interaktionskontexte ausgelöst;
3. es ist universell bezüglich Geschlecht, Alter oder Kultur;
4. es tritt früh in der Ontogenese auf;
5. die Verhaltenssteuerung erfolgt unbewußt und läßt sich nur schwer rational kontrollieren;
6. das Verhalten hat sich als Gegenstück zu biologisch relevanten Verhaltensbereitschaften bei Artgenossen im Sinne der Koevolution entwickelt;
7. das Verhalten betrifft biologisch relevante Aspekte wie Ernährung, Reproduktion, Überleben in Gefahr und die Kommunikation.

Auch eine transmodale Universalität kann für den biologischen Ursprung eines Verhaltens sprechen. So tauchen viele Merkmale der typischen Sprechweise zum Säugling auch beim Zwiegespräch einer tauben Mutter mit ihrem tauben Baby mit Hilfe der Gebärdensprache (American Sign Language) wieder auf (ERTING, PREZIOSO & HYNES 1990).

Legt man die genannten Kriterien zugrunde, so spricht transkulturelle Universalität eines Verhaltens für eine biologische Grundlage, kulturelle Spezifität für kulturelle Wurzeln.

4. Kulturvergleichende Untersuchung der mütterlichen Sprechweise in der vorsprachlichen Kommunikation

Die Verhaltensanalysen der vorsprachlichen Kommunikation und der intuitiven elterlichen Didaktik betrafen primär deutsche Mutter-Kind- und Vater-Kind-Paare. Um die Annahme einer biologischen Grundlage zu überprüfen, wurde eine transkulturelle Vergleichsstudie (PAPOUŠEK & PAPOUŠEK 1991) zum elterlichen Kommunikationsverhalten durchgeführt.

Als besonders prägnantes Merkmal des intuitiven elterlichen Verhaltens wurde die Sprechmelodik von Müttern im Zwiegespräch mit ihrem zweimonatigen Säugling ausgewählt. Die Auswahl war auch dadurch begründet, daß sich die Melodik in Form von Grundfrequenzkonturen genau messen und beschreiben läßt. Für den transkulturellen Vergleich fiel die Wahl auf Kulturen, die sich nicht nur in ihren kulturellen und erzieherischen Traditionen, sondern auch speziell in den Grundstrukturen ihrer Sprache deutlich unterscheiden: eine fernöstliche Kultur mit einer sog. Tonsprache (Mandarin-Chinesisch) und westliche Kulturen mit sog. Betonungssprachen (Amerikanisch-Englisch und Deutsch).

Ton- und Betonungssprachen unterscheiden sich vor allem in Funktionen und Gebrauch der Grundfrequenzkonturen. In Betonungssprachen hat die Melodik in erster Reihe syntaktische, semantische und expressive Funktionen, d.h. sie dient der Differenzierung von Frage und Aussage, der Hervorhebung bedeutungstragender Wörter und dem Ausdruck von Emotionen. In Tonsprachen sind diese Funkionen deutlich eingeschränkt zugunsten der tonalen Struktur der Sprache. Umschriebene Grundfrequenzmuster im Bereich einzelner Silben *(tones)* dienen neben Vokalen und Konsonanten der phonologischen Differenzierung von Wörtern. Die gleiche Silbe *ma* kann beispielsweise im Mandarin Chinesischen vier verschiedene Wortbedeutungen haben, je nachdem, mit welcher Grundfrequenzmodulation sie ausgesprochen wird: gleichbleibend, steigend, fallend oder fallend-steigend.

In translingualen Vergleichsstudien der Erwachsenen-Kommunikation wurde gezeigt, daß Mandarin-Chinesische Sprecher die Grundfrequenz wesentlich rascher und stärker variieren als amerikanische Sprecher (EADY 1982). Vor diesem Hintergrund war vor allem die Frage interessant, ob Mandarin-Chinesische Mütter ihre Sprechmelodik auf ähnliche Weise den vorsprachlichen Bedürfnissen des Säuglings anzupassen vermögen, wie deutsche oder amerikanische Mütter. Eine Einschränkung oder Aufhebung der intuitiven Sprechmelodik zugunsten der tonalen Struktur der Sprache würde auf eine sprachspezifische und damit kulturelle Grundlage hinweisen. Gleichheit oder Ähnlichkeit in Form und Funktion spräche dagegen im Sinne einer transkulturellen Universalität für eine biologische Grundlage. Ebenso wäre eine Vernachlässigung der tonalen Ausspracheregeln zugunsten der universellen prototypischen Melodik zu werten.

Zehn chinesische Mütter, die ausschließlich Mandarin-Chinesisch mit ihren Kindern sprachen, wurden mit zehn kaukasisch-amerikanischen Müttern der Mittelschicht verglichen. Die Babys (fünf Mädchen und fünf Jungen in jeder Stichprobe) waren jeweils zwei Monate alt. Auch Daten einer früheren Studie von 21 deutschen Müttern der Mittelschicht konnten zum Vergleich herangezogen werden, da die Untersuchung in einer vergleichbaren standardisierten Interaktionssituation im Labor durchgeführt worden war (PAPOUŠEK et al. 1986).

Die Mütter erhielten die Anweisung, sich eine Weile mit ihrem Baby ganz wie zu Hause zu unterhalten. Die Interaktionssequenzen wurden durch Einwegspiegel mit drei synchronisierten Kameras aufgezeichnet. Bei allen mütterlichen Äußerungen wurden die melodischen Konturen kategorisiert und akustisch analysiert; unabhängig davon wurde der dazugehörige Interaktionskontext videographisch ausgewertet. Die Beurteilung erfolgte durch erfahrene Beobachter mit Methoden, die in früheren Untersuchungen an deutschen Mutter-Kind-Paaren erarbeitet worden waren (PAPOUŠEK & SANDNER 1981; PAPOUŠEK et al., 1986).

In den Ergebnissen überwogen bei weitem die transkulturellen Ähnlichkeiten der mütterlichen Sprechweise. Bei chinesischen, amerikanischen und deutschen Müttern war die Anzahl ihrer Äußerungen gleich. Im Vergleich zur Konversation mit einem Erwachsenen erhöhten sie die Stimmlage und erweiterten den Stimmumfang. Sie bevorzugten die einfachsten Konturen (steigend, fallend, U-förmig, glockenförmig) in überraschend gleicher Verteilung und akustischer Form. Ebenso ergab sich in allen drei Kulturen der gleiche Form-Funktions-Zusammenhang. Die Wahl der melodischen Muster war in erster Linie von dem dazugehörigen Interaktionskontext bestimmt, nicht aber von Sprache bzw. Kultur. Selbst die Interaktionskontexte waren in den Stichproben annähernd gleich verteilt. Chinesische und amerikanische Mütter gaben in den einzelnen Kontexten die gleichen melodischen Botschaften, wie sie eingangs für deutsche Mütter beschrieben wurden.

Die frappierende Übereinstimmung in Form und Funktion der mütterlichen Sprechmelodik und in basalen Interaktionskontexten der frühen vorsprachlichen Kommunikation weist deutlich auf eine transkulturelle Universalität eines Kernstückes der intuitiven elterlichen Didaktik hin und bestätigt damit die Annahme einer biologischen Grundlage.

Noch deutlichere Hinweise fanden sich bei einigen Müttern, die gelegentlich sogar die für die Erwachsenensprache gültigen tonalen Aussprachregeln zugunsten der für den Interaktionskontext angemessenen prototypischen melodischen Kontur verletzten. Sie gaben der universellen melodischen Botschaft den Vorrang gegenüber einer korrekten Aussprache der Wörter.

Im allgemeinen vermieden die chinesischen Mütter sprachliche Mitteilungen und benutzten in der Mehrzahl der Äußerungen wie die amerikanischen und deutschen Mütter Ausrufe, Anredeformen und Introjektionen, die im Chinesischen keine tonale Struktur haben.

Kinder, die eine Tonsprache lernen, erlangen die Beherrschung der Tonstruktur nicht vor dem Erwerb der ersten Wörter. Nach eigenen Untersuchungen fanden sich keine Anzeichen dafür, daß chinesische Mütter ihren Säuglingen bereits im Alter von zwei Monaten die tonale Struktur ihrer Sprache etwa durch besonders korrekte und übertriebene Aussprache und Hervorhebung zu vermitteln suchten. Von welchem Alter an auch die linguistischen Funktionen der mütterlichen Sprechmelodik zur Geltung kommen, wurde bisher in Tonsprachen noch nicht untersucht. Die chinesischen Mütter schienen immerhin den Anfängen melodischer Modulationen in den kindlichen Vokalisationen mehr Aufmerksamkeit zu widmen als die amerikanischen Mütter, indem sie jene häufiger nachahmten oder als Modell zum Nachahmen präsentierten.

Wie die anschließenden Interviews zeigten, waren sich auch die meisten chinesischen und amerikanischen Mütter dessen nicht bewußt, wie sie ihren Sprachgebrauch veränderten, wenn sie mit ihren Babys kommunizierten. Mit der unbewußten Steuerung des mütterlichen Kommunikationsverhaltens ist ein weiteres wichtiges Kriterium eines biologischen Ursprungs erfüllt.

Im Rahmen der Universalität in Form und Funktion fanden sich aber auch einige wenige kulturabhängige Variationen. So erhöhten die amerikanischen Mütter die mittlere Stimmlage signifikant mehr und erweiterten den gesamten Stimmumfang und den Tonumfang einzelner Äußerungen mehr als die chinesischen oder deutschen Mütter. Bei den amerikanischen Müttern waren damit die typischen Modifikationen der Ammensprache noch ausgeprägter oder expressiver als in beiden anderen Sprachgruppen. Dieser Befund läßt sich nicht auf Unterschiede in der Sprachstruktur zurückführen. Er weist vielmehr auf den Einfluß unterschiedlicher kultureller Konventionen im nonverbalen Ausdruck von inneren Einstellungen und Emotionen hin.

Ähnliche Unterschiede wurden eingehend im Vergleich der japanischen und amerikanischen Kulturen analysiert: während Japaner in bestimmten sozialen Situationen ihre Emotionen verbergen müssen, ist in der amerikanischen Mittelschicht, insbesondere kleinen Kindern gegenüber, das Zur-Schau-Tragen von Emotionen durchaus angemessen (FERNALD et al. 1989; KUNO 1973). KUCHNER (1989) berichtet entsprechende Befunde für chinesische und amerikanische Mütter und ihre Kinder. Interessant ist, daß, nach eigenen Befunden, auch die deutschen Mütter in der Ausprägung und Expressivität ihrer Sprechmelodik verhaltener waren als die amerikanischen Mütter. Insgesamt stellen die Unterschiede in der Ausprägung jedoch nicht das Hauptergebnis der transkulturellen Universalität in Frage.

Die berichtete transkulturelle Vergleichsstudie wurde in diesem Fall gezielt eingesetzt, um die Frage zu klären, ob ein Kernstück des intuitiven elterlichen Kommunikationsverhaltens, die Sprechmelodik im frühen vorsprachlichen Alter, angeboren oder kulturell begründet ist. Die Ergebnisse bestätigen die Annahme, daß die vorsprachliche Kommunikation nicht nur auf seiten des Kindes sondern auch auf seiten der erwachsenen Bezugspersonen auf angeborenen Verhaltensbereitschaften und Programmen beruht.

Wir vermuten, daß sich die intuitive elterliche Didaktik als adaptives Gegenstück zu den biologischen Prädispositionen des Kindes im Sinne einer Koevolution herausgebildet hat, um die einzigartige Differenzierung der integrativen und kommunikativen Fähigkeiten beim Menschen zu gewährleisten. Hierauf gründet sich auch die einzigartige Bedeutung der vorsprachlichen Kommunikation für die Entwicklung von Wahrnehmung, Denkfähigkeiten, Integration der Erfahrungen, Kommunikation und Sprache. Die Kommunikation zwischen Eltern und Kind läßt sich als der natürliche Kontext verstehen, in dem der Säugling seine heranreifenden Fähigkeiten erprobt und einübt und - unterstützt durch das intuitive elterliche Kommunikationsverhalten - optimal entfalten kann. Gleichzeitig entwickelt sich aus den Erfahrungen der vorsprachlichen Kommunikation heraus die emotionale Bindung der Eltern-Kind-Beziehungen, die langfristig die Grundlage für eine ungestörte psychische Entwicklung des Kindes bildet.

5. Zur medizinischen Bedeutung der vorsprachlichen Kommunikation

Es ist anzunehmen, daß die vorsprachliche Kommunikation an der Schaltstelle zwischen biologischen, immunologischen, soziokulturellen und anderen Belastungsfaktoren und kindlicher Verhaltensregulation und Entwicklung eine wichtige Rolle spielt. Ihr Ablauf bestimmt mit, in welche Gleise die Entwicklung gelenkt wird. Wie in **Abb. 1** schematisch dargestellt, können unterschiedliche Risiken und Belastungen auf seiten des Kindes und/oder der Eltern den Ablauf der Kommunikation gefährden und

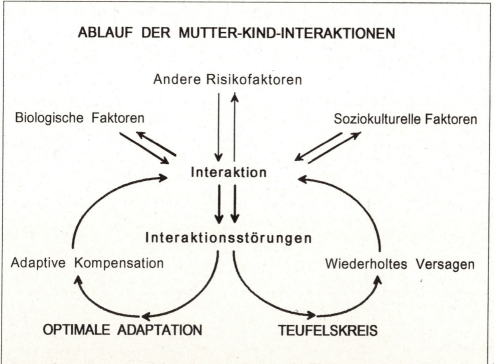

Abb. 1

vorübergehend Störungen der Interaktion auslösen.

Die vorsprachliche Kommunikation ist durch die angeborenen Prädispositionen auf beiden Seiten so wirksam geschützt, daß sie auch unter gestörten Bedingungen erfolgreich ablaufen und Eltern und Kind durch kleine Entwicklungsfortschritte und angenehme emotionale Erfahrungen bestärken und motivieren kann. Sie kann damit als Puffersystem wirksam werden, das Auswirkungen von Krankheiten, ungünstigen sozioökonomischen Lebensbedingungen oder anderen Risikofaktoren kompensiert und mildert. Wenn sich dagegen unter dem Einfluß langdauernder oder vielfältiger Belastungen die wechselseitige Kommunikation nicht ausreichend entwickelt, kann es auf beiden Seiten zu Frustration und Hemmung der kommunikativen Verhaltensbereitschaften kommen. Daraus kann ein Teufelskreis entstehen, in dem sich Belastungsfaktoren umso ungünstiger auswirken.

Läuft das Zusammenspiel zwischen elterlichen und kindlichen Verhaltensbereitschaften nicht störungsfrei ab oder fehlen entspannte Zwiegespräche zwischen Eltern und Baby, so entbehrt das Kind die für eine optimale Sprachentwicklung erforderliche intuitive elterliche Förderung. Wenn dies nicht durch andere Bezugspersonen kompensiert werden kann, ist je nach Dauer und Schweregrad der Störung mit leichteren oder ausgeprägteren Beeinträchtigungen der Sprachentwicklung und basaler integrativer Funktionen zu rechnen.

Klinische Erfahrungen und gezielte klinische Studien zeigen, daß die intuitive Steuerung der elterlichen Kompetenzen durch eine Reihe psychosozialer Belastungsfakoren, vor allem aber auch durch die verunsichernden Erfahrungen mit einem von Geburt an irritierbaren, exzessiv schreienden Säugling ernsthaft gefährdet werden kann (Papoušek et al. 1994).

Auf seiten der Eltern kommen psychische Erkrankungen und Probleme, Partnerschaftskonflikte und soziale Schwierigkeiten als Störfaktoren in Betracht. Oft entstehen unter den Risikofaktoren unausweichliche Kombinationen, und Abweichungen einer Art können neue Abweichungen anderer Art verursachen. Alkoholismus kann beispielsweise die pränatale Entwicklung des Kindes und gleichzeitig die Ehe bedrohen; eine unerwünschte Schwangerschaft kann schwere soziale Konflikte auslösen und auch die intuitiven elterlichen Fähigkeiten der Mutter hemmen.

Derartige ungünstige Voraussetzungen können dazu führen, daß die Mutter kindliche Signale nicht genügend wahrnimmt oder aber inadäquat beantwortet, indem sie zu wenig, zu viel oder zu ungünstigen Zeitpunkten stimuliert. Auch wenn die Mutter unvoraussagbar reagiert, kann eine Störung der Interaktion eintreten, weil dann die für die Konzeptbildung des Säuglings notwendige Kontingenz im mütterlichen Verhalten fehlt. Depressive Störungen hemmen vor allem die Ausprägung der elterlichen Sprechmelodik und anderer intuitiver Verhaltensbereitschaften.

Von seiten des Kindes kann es nicht nur bei ausgeprägten geistigen und körperlichen Behinderungen, sondern bereits bei leichteren funktionellen Störungen der Verhaltensregulation, bei Hypotonie, erhöhten oder erniedrigten Reizschwellen oder konstitutionellen Abweichungen der Erregungssteuerung zu Schwierigkeiten im Zusammenspiel zwischen Eltern und Säugling kommen. Der Säugling wird dann in seinen Signalen schwer interpretierbar. Er ist überwiegend passiv oder rasch irritierbar, oder er schreit unstillbar und ohne erkennbaren Grund. Ein schwieriges Baby der einen oder anderen Art kann die Eltern überfordern, so daß es zu einem Syndrom elterlichen Versagens mit Ohnmachts- und Schuldgefühlen kommt (Papoušek & Papoušek 1990; Papoušek et al. 1994).

Da die intuitive elterliche Kompetenz im vorsprachlichen Alter überwiegend unbewußt gesteuert wird, können therapeutische Konzepte, die rational und dirigistisch ausgerichtet sind, nur beschränkte Hilfe bieten. Im Gegenteil können sie die freie Entfaltung der intuitiven Didaktik noch zusätzlich beeinträchtigen und hemmen. In solchen Situationen sollte man sich vielmehr darauf konzentrieren, entlastende Rahmenbedingungen für entspannte Zwiegespräche in natürlichen Alltagssituationen zu schaffen. Eine zeitweise körperliche und psychische Entlastung der Eltern kann dazu beitragen, daß sie sich erstmals oder erneut

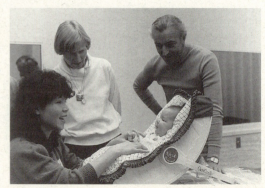

Abb. 2

in aller Ruhe auf ihr Baby, auf seinen Entwicklungsstand und sein Entwicklungstempo einlassen und sich von den kindlichen Signalen leiten lassen.

Die intuitive didaktische Kompetenz ist unabhängig von Alter, Geschlecht und Kultur biologisch angelegt. Auch problembelastete Eltern können sich daher in der Regel auf ihre intuitiven Kompetenzen verlassen. Sie können sich aber auch zeitweise ohne Gefährdung der kindlichen Entwicklung durch eine andere entsprechend motivierte, vertraute Bezugsperson ersetzen lassen.

Die Mannigfaltigkeit von kulturellen Ritualen, Volksweisheiten, organisierten Maßnahmen und alltäglichen Gewohnheiten, die sich in einzelnen Kulturen in Bezug auf die frühe Eltern-Kind-Kommunikation entwickelt haben, kann die Aufmerksamkeit der Ethnomedizin sowohl auf schützende Faktoren als auch auf bisher ungeahnte Gefährdungen lenken. Gelegentlich können sich derartige kulturspezifische Besonderheiten als eine Art Naturexperiment anbieten, um die Auswirkungen solcher Faktoren und Eingriffe zu analysieren, die sonst einem wissenschaftlichen Zugriff unzugänglich sind.

References

BRUNER, J. 1975. The ontogenesis of speech acts. Journal of Child Language 2: 1-19.
CHOMSKY, N. 1965. Aspects of the theory of syntax. Cambridge, MA.
EADY, S.J. 1982. Differences in the F Patterns of speech: Tone language versus stress language. Language and Speech 25: 29-42.
ERTING, C.J.; C. PREZIOSO & M.O. HYNES. 1990. The interactional context of deaf mother-infant communication. In: From gesture to language in hearing and deaf children. Edited by V. Volterra & C. Erting, pp. 97-106. Berlin.
FERNALD, A.; T. TAESCHNER; J. DUNN; M. PAPOUSEK; B. BOYSSON-BARDIES & I. FUKUI. 1989. A cross-language study of prosodic modifications in mothers' and fathers' speech to preverbal infants. Journal of Child Language 16: 977-1001.
GREENFIELD, P. & J. SMITH. 1976. The structure of communication in early development. New York.
KUCHNER, J.F. 1989. Chinese-American and European-American mothers and infants: Cultural influences in the first three months of life. Presentation at the 7th Biennial Meeting of the Society for Research in Child Development. Kansas City.
KUNO, S. 1973. The structure of Japanese language. Cambridge.
LENNEBERG, E.H. 1976. Biological foundations of language. New York.
PAPOUSEK, H. 1967. Experimental studies of appetitional behavior in human newborns and infants. In: Early Behavior: Comparative and developmental approaches. Edited by H.W. STEVENSON, E.H. HESS & H.B. Rheingold, pp. 249-77. New York.
PAPOUSEK, H. 1969. Individual variability in learned responses in human infants. In: Brain and early behaviour. Edited by R.J. Robinson, pp. 229-52. London.
-----. 1977. Entwicklung der Lernfähigkeit im Säuglingsalter. In: Intelligenz, Lernen und Lernstörungen. Edited by G. Nissen, pp. 89-197. Berlin.
PAPOUSEK, H. & M. PAPOUSEK. 1974. Mirror image and self-recognition in young human infants: A new method of experimental analysis. Developmental Psychobiology 7: 149-57.
-----. 1977. Mothering and the cognitive headstart: Psychobiological considerations. In: Studies in mother-infant interaction. Edited by H.R. Schaffer, pp. 63-85. London.
-----. 1979. Care of the normal and high risk newborn: A psychobiological view of parental behavior. In: The at risk infant. Edited by H. Harel, pp. 368-71. International Congress Series No. 492. Excerpta Medica. Amsterdam.
-----. 1987. Intuitive parenting: A dialectic counterpart to the infant's integrative competence. In: Handbook of infant development, 2. Aufl. Edited by J. Osofsky, pp. 669-720. New York.
-----. 1991. Innate and cultural guidance of infants' integrative competencies: China, the United States, and Germany. In: Cultural approaches to parenting. Edited by M.H. Bornstein, pp. 23-44. Hillsdale NJ.
PAPOUSEK, H.; M. PAPOUSEK & KOESTER, L.S. 1986. Sharing emotionality and sharing knowledge: a microanalytic approach to parent infant communication. In: Measuring emotions in infants and children. Bd. 2. Edited by C.E. Izard & P. Read, pp. 93-123. Cambridge.
PAPOUSEK, M. 1994. Vom ersten Schrei zum ersten Wort: Anfänge der Sprachentwicklung in der vorsprachlichen Kommunikation. Bern.
PAPOUSEK, M. & H. PAPOUSEK. 1981. Intuitives elterliches Verhalten im Zwiegespräch mit dem Neugeborenen. Sozialpädiatrie in Praxis und Klinik 3: 229-238.
-----. 1990. Intuitive elterliche Früherziehung in der vorsprachlichen Kommunikation II: Früherkennung von Störungen

und therapeutische Ansätze. Sozialpädiatrie in Praxis und Klinik 12: 579-83.

PAPOUŠEK, M.; H. PAPOUŠEK & D. SYMMES. 1991. The meanings of melodies in motherese in tonal and nontonal languages. Infant Behavior and Development 14: 415-40.

PAPOUŠEK, M. & G.W. SANDNER. 1981. Mikroanalyse musikalischer Ausdruckselemente in Sprache und praeverbaler Lautentwicklung. Sozialpädiatrie in Praxis und Klinik 3: 326-331.

PAPOUŠEK, M.; N. VON HOFACKER; M. MALINOWSKI; T. JACUBEIT, & B. COSMOVICI. 1994. Münchner Sprechstunde für Schreibabys. Erste Ergebnisse zur Früherkennung und Prävention von Störungen der Verhaltensregulation und der Eltern-Kind-Beziehungen (The Munich Fussy Baby Program: The first data on early detection and prevention of disorders in behavioral regulation and parent-infant interaction). Sozialpädiatrie in Klinik und Praxis 16: 680-86.

PLOOG, D. 1992. The evolution of vocal communication. In: Nonverbal vocal communication: Comparative and Developmental Approaches. Edited by H. Papousek, U. Jürgens and M. Papousek, pp. 6-30. New York.

SCHOETZAU, A. & PAPOUŠEK, H. 1977. Mütterliches Verhalten bei der Aufnahme von Blickkontakt mit dem Neugeborenen. Zeitschrift für Entwicklungspsychologie und pädagogische Psychologie 9: 1088-1089.

STUDDERT-KENNEDY, M. 1983. On learning to speak. Human Neurobiologie 2: 191-95.

Frühe Kindheit - Early Childhood 311

Das Bindungsverhalten von Kindern aus Wien
Ein inter- und intrakultureller Vergleich[1]
Attachment Behaviour of Children in Vienna
An Intra- and Crosscultural Comparison

Peter Zumer

Zusammenfassung: Insgesamt wurden in dieser Untersuchung mit 31 Kindern 56 Beobachtungen im Rahmen der Fremde-Situation durchgeführt. Dabei nahmen 31 Kinder im Alter von 12 Monaten mit ihren Müttern und 25 Kinder im Alter von 16 Monaten mit ihren Vätern teil. Von diesen 56 Beobachtungen konnten 54 zur Gänze durchgeführt und nach dem Klassifikationsschema von AINSWORTH (Ainsworth et al. 1978) eingeordnet werden. In diesem Sample konnte nach dem dreiteiligen Klassifikationsschema von Ainsworth (AINSWORTH et al. 1978) folgende Verteilung festgestellt werden: Bei neun Kinder wurde eine unsicher-vermeidende Bindung (A) klassifiziert. Bei 44 Kindern wurde eine sichere Bindung (B) und bei einem Kind eine unsicher-ambivalente Bindung (C) klassifiziert. Die Unterschiede des Verhaltens und der Klassifikationsverteilung in Abhängigkeit von der Variable „Entbindung" wurden im Lichte eines frühen Einflusses der Umgebung auf die spätere Bindung und als Effekt unterschiedlicher kultureller Gegebenheiten diskutiert. Im Bezug auf die Positionierung der vorliegenden Studie im internationalen Vergleich wurde festgestellt, daß die Verteilung der Bindungsqualitäten der vorliegende Studie mit den Verteilungen der meisten westeuropäischen Studien konform geht. Auch in Bezug auf insgesamt acht Studien aus den USA, insbesondere auch auf die „Standardstudie" von AINSWORTH et al. (1978), konnte keine signifikant abweichende Verteilung festgestellt werden. Beträchtliche Unterschiede fanden sich in Bezug auf die japanischen und die israelischen Studien, weiters auf eine Studie über die chinesische Subkultur in den USA, sowie auf vier Studien aus den USA und eine Studie aus der BRD.

Abstract:: 31 infants were observed in the strange situation (AINSWORTH et al. 1978) with their mothers (N=31) and fathers (N=25) at 12 and 16 months. Each visit was tape-recorded. 44 cases were rated as securely attached (B). 9 cases were classified as avoidant (A) and 1 case was classified as resistantly attached (C). The differences in the distribution of attachment-classification and behavior, as the result of various environmental circumstances (at home versus clinic) under parturition, were discussed. Two alternative interpretations were offered: different environmental influences immediately after birth, or the influence of different cultural circumstances, were offered The comparison of the sample with 2000 Ainsworth strange situation classifications obtained in 8 different countries (van Ijzendoorn and KROONENBERG 1988) showed that the classification distribution of the sample corresponds with the distribution pattern of Western Europe.

Keywords: Bindung, Fremde-Situation, Kulturvergleich, attachment, strange-situation, cultural comparison.

1. Theoretischer Teil
1.1. Einleitung

In der Arbeit „The nature of a child's tie to his mother" entwickelte John BOWLBY 1958 seine Hypothese über die Bindung von Kindern an ihre Mutterfigur. In der Trilogie *Bindung* (BOWLBY 1975), *Trennung* (BOWLBY 1976) und *Verlust* (BOWLBY 1980) schließlich formulierte BOWLBY seine Bindungstheorie.

1948 war BOWLBY, ein Psychiater und Psychoanalytiker, von der WHO beauftragt worden, eine Untersuchung über Waisen-, Pflege-, und Heimkinder in aller Welt zu erstellen. Er verfaßte eine Literaturübersicht über diese Problematik und bereiste viele Länder. Im Jahre 1951 faßte er die Ergebnisse über die Folgen einer frühen Muttertrennung in dem Bericht „Maternal care und mental health" zusammen. BOWLBY, der die Psychoanalyse als sein Bezugssystem ansah (BOWLBY 1975), konnte seine Überlegungen zur frühen Mutterentbehrung innerhalb der damaligen theoretischen Konzepte nicht

---

[1] Dank schulde ich Fr. Susanne PRINZ für die gelungenen Illustrationen für diesen Beitrag, meiner Frau Gudrun PRINZ für die aktive Mithilfe bei der Durchführung der Arbeit und vor allem den Kindern und Eltern, die diese Arbeit durch ihre Mithilfe erst möglich machten.

einordnen. In Verbindung mit den experimentellen Arbeiten von HARLOW (HARLOW 1958, 1961) an Rhesusaffen, deren Ergebnisse eine Interpretation innerhalb der Sekundärtriebtheorie nicht zuließen, entwickelte er ein neues Paradigma in der Entwicklungspsychologie (AINSWORTH et. al. 1978). Er selbst stellte sich in die Tradition der ungarischen Schule der Psychoanalyse (HERMANN,1933; M. BALINT 1937; A. BALint 1939) und der Ethologie (LORENZ 1935), die beide Primärreaktionen bezüglich der Bindung des Kindes an die Mutter betonen.

Aufgrund der zentralen Erkenntnis, daß Nähe zu einer bestimmten Person zu den notwendigen Bedingungen für das Überleben und das unbeschadete Heranwachsen eines Säuglings zählt, entwickelte Bowlby eine Hypothese, deren Kern darin bestand, daß ein, dem Kind eingeborener Mechanismus („Verhaltenssystem") besteht dessen Zweck es ist, die Nähe zu einer bestimmten Person herzustellen. Dieses neue Paradigma (AINSWORTH et al. 1978) beruhte auf Konzepten der Verhaltensbiologie, der Psychoanalyse und der Systemtheorie.

1.2. Das Bindungskonzept

Das Bindungsverhalten ist nach Bowlby auf phylogenetischem Weg entstanden und hat *„eine spezifische biologische Funktion"* (BOWLBY 1975). Bowlby sah die biologische Funktion der Nähe eines Säuglings zu einer Bezugsperson im Schutz des Säuglings vor lebensbedrohenden Situationen. Dabei soll das „Bindungsverhaltenssystem" (BOWLBY 1975) gewährleisten, daß diese Nähe zwischen Kind und erwachsener Person hergestellt wird. AINSWORTH erweiterte dieses Konzept um den Aspekt der kindlichen Exploration. Sie formulierte damit das eindirektionale in ein zweidirektionales Modell von Bindungs-Explorations-Gleichgewicht um (WATERS 1982). Das Kind „benutzt" nach diesem Konzept den Betreuer als sichere Basis von der aus Exploration ihren Ausgang nehmen kann. Diese Sichtweise hatte zur Folge, daß nicht mehr „Nähe" sondern „gefühlte Sicherheit" als gesetztes Ziel des Verhaltenssystems angesehen wurde (SROUFE & WATERS, 1977). In neueren Stellungnahmen zu diesem Problem wird vor allem die soziale Ebene betont. Die Bindung des Kindes zu seinen Bezugspersonen ermöglicht dem Kind sich in einem sozialen Netz zurecht zu finden, indem es von vertrauten Personen lernt. „Die Evolution einer biologischen Notwendigkeit zur Bindung der Mitglieder einer Kernfamilie aneinander wird vielfach als Grundlage aller darauf aufbauenden hominiden Eigenschaften gesehen" (GROSSMANN & GROSSMANN 1986). Zu diesen Eigenschaften zählen GROSSMANN & GROSSMANN z.B. die Werkzeugherstellung, den Gebrauch von Werkzeugen und den Aufbau einer komplexen arbeitsteiligen Sozialstruktur.

Das Konstrukt des „Verhaltenssystems" wurde von BOWLBY aus der Ethologie entlehnt. Dort dient es zur Beschreibung und Erklärung von Verhaltenskreisen, wie zum Beispiel des reproduktiven Verhaltens (BAERENDS 1976). Dieses Konzept postuliert nicht, daß eine isomorphe Struktur im Gehirn vorhanden ist (BAERENDS 1976; HINDE 1982). Hinde vergleicht die innere Repräsentation eines Verhaltenssystems mit der Software in der EDV (HINDE 1982).

Die Entwicklung des Bindungsverhaltens erfolgt nach Bowlby und Ainsworth in vier Phasen. Die erste Phase, von AINSWORTH die „Präbindungsphase", von BOWLBY „Phase der Orientierung" und *„Signale ohne Unterscheidung der Person"* genannt, beginnt mit der Geburt und dauert bis zur achten bis zwölften Lebenswoche. Diese Phase ist gekennzeichnet durch nicht differenzierende Kommunikation mit allen Artgenossen. Die zweite Phase, in der sich nach BOWLBY *„Orientierung und Signale auf eine (oder mehre) unterschiedene Person(en) richten"*, AINSWORTH spricht von der *„Phase der wachsenden Bindung"*, beginnt mit der 12. Woche und dauert bis ins sechste Lebensmonat oder länger. Das Baby kann nun schon bekannte Personen von unbekannten Personen unterscheiden, und die bekannten Personen können auch voneinander unterschieden werden. AINSWORTH hält das Kind in dieser Phase noch nicht für bindungsfähig. Erst in der dritten Phase, die sie „Phase der klar umrissenen Bindung" nennt, bei BOWLBY „Phase der Aufrechterhaltung der Nähe zu einer unterschiedenen Figur durch Fortbewegung und durch Signale", tritt aktives Bindungsverhalten auf. Der Beginn dieser Phase ist durch den Beginn der Lokomotion und anderer Verhaltensweisen wie Hochklettern an und Umarmen der Bindungsperson gekennzeichnet. Erst jetzt entwickelt sich nach AINSWORTH und BOWLBY eine Bindung. AINSWORTH schrieb 1978: „Man könnte behaupten, daß es für ein Baby solange unnötig ist, an eine Person gebunden zu sein oder sein Verhalten an einer zielkorrigierten Basis zu organisieren, bis es ihm die eigenständige Fortbewegung ermöglicht, sich zur Erforschung der Welt von seiner Mutterfigur zu entfernen." (AINSWORTH 1978). Die Phase drei beginnt gewöhnlich zwischen dem 6. und 7. Lebensmonat und hält bis ins zweite, dritte Lebensjahr hinein an. Die vierte Phase schließlich wird sowohl von AINSWORTH wie auch von BOWLBY die *„Phase einer zielkorrigierten Partnerschaft"* genannt. Das Kind erlangt nun die Möglichkeit, Dinge von dem Standpunkt der Mutterfigur aus zu sehen. Wird in der Phase drei die Nähe zur Bindungsfigur durch „einfach organisierte zielkorrigierte Systeme aufrechterhalten, die eine mehr oder weniger primitive kognitive Landkarte verwenden" (BOWLBY 1975), entwickelt das Kind mit zunehmenden Fähigkeiten ein Repräsentationsmodell seiner Mutter. In weiterer Folge erlangt das Kind „Einblick in die Gefühle und Motive seiner Mutter" (BOWLBY 1975) und die Beziehung zwischen Kind und Bezugsperson erreicht eine größere Komplexität.

Nach den theoriebegründenden Arbeiten begann Mary Ainsworth die Theorie empirisch zu überprüfen. Im Mittelpunkt standen dabei Kinder, die unter normalen Bedingungen aufwuchsen und keine längere Trennung von ihren Bezugspersonen hinter sich hatten. Dabei ging es vorerst um die Ontogenese des Bindungsverhaltens und der Bindung (AINSWORTH 1967). Anschließend verlagerte sich der Schwerpunkt der Arbeiten auf die Bestimmung der Qualität (AINSWORTH & WITTIG 1969; AINSWORTH 1972) der Bindung eines Kindes an eine Bezugsperson und die Frage, wodurch unterschiedliche Qualitäten begründet seien. Den Anstoß zu diesen Arbeiten gab AINSWORTH durch ihre Arbeiten in Uganda 1967 und Baltimore 1978. Sie fand einen Zusammenhang von mütterlichem Verhalten im ersten Lebensjahr und der Bindung des Säuglings an die Mutter. Das Verhalten der Kinder, deren Mütter feinfühlig und responsiv auf die Signale ihrer Kinder reagierten, unterschied sich signifikant vom Verhalten der Kinder, bei denen das nicht der Fall war. Interessanterweise konnten nun Ähnlichkeiten im Verhalten der Kinder „wenig sensitiver" Mütter und im Verhalten von Kindern, die eine längere Trennung von ihrer Bezugsperson hinter sich hatten, wodurch die Bindung sichtlich gelitten hatte, festgestellt werden (AINSWORTH & BELL 1970).

Zur Bestimmung der Qualität der Bindung eines Kindes an eine Bezugsperson wurde von Ainsworth die Wichtigkeit einer Dimension, der *Sicherheit* beziehungsweise *Unsicherheit* der kindlichen Bindung betont (AINSWORTH 1972). In ihrer Baltimore Studie fand sie einen Zusammenhang zwischen dem Verhalten der Mutter im ersten Lebensjahr und verschiedenen Bindungsmustern am ersten Geburtstag des Kindes. Zur Bestimmung der Qualität der Bindung eines Kindes an eine Bezugsperson entwickelten Ainsworth und Wittig die Fremde Situation. Er ist eine standardisierte Beobachtung an Kindern im zweiten Lebensjahr. In einer, weder der Mutter noch dem Kind bekannten Umgebung werden die Reaktionen des Kindes in Situationen, die das Bindungssystem des Kindes aktivieren, beobachtet. Es wird beobachtet wie das Kind auf seine Umgebung, auf eine fremde Person und auf die Bezugsperson reagiert. Ein Kind von zwölf Monaten, das spontanes Neugierverhalten in einer fremden Situation zeigt, die Mutter dabei als sichere Ausgangsbasis benutzt, während der Abwesenheit der Mutter zu wissen scheint, wo sich diese befindet und die Mutter bei der Rückkehr begrüßt und Nähe oder Körperkontakt mit ihr sucht, bezeichnet Ainsworth als sicher an die Mutter gebunden. Diese Kinder lassen sich auch, falls sie bei der Trennung geweint haben, schnell und dauerhaft von der Bezugsperson beruhigen. Das Verhalten der Mütter dieser Kinder im ersten Lebensjahr wird von Ainsworth als sehr feinfühlig und responsiv beschrieben. Die Kinder sind kooperativ, explorieren viel und weinen zu Hause wenig. Demgegenüber stehen Kinder, die die Mutter nach der Trennung ignorieren. Diese vermeiden Blickkontakt, Nähe und Körperkontakt. Das Verhalten der Mütter dieser Kinder im ersten Lebensjahr wird als wenig feinfühlig beschrieben. Die Kinder werden öfter ignoriert oder zurückgewiesen. Die dritte Kategorie von Beziehungen, die AINSWORTH beschrieben hat, ist durch Ambivalenz gekennzeichnet. Die Kinder sind während der Trennung von der Mutter sehr verzweifelt, suchen nach der Trennung die Nähe der Mutter, lassen sich aber nicht beruhigen und werden mitunter sogar ärgerlich. Diese Kinder verhalten sich daheim ähnlich wie die vermeidenden Kinder. Das Verhalten der Mutter wird als schwankend zwischen hoher Feinfühligkeit und starker Zurückweisung beschrieben.

Es finden sich aber auch Interdependenzen zwischen dem Verhalten von Kindern und physiologischen Systemen (DONOVAN & LEAVITT 1985; GUNNAR ET AL. 1989; SPANGLER & GROSSMANN 1993; SROUFE & WATERS 1977). Im speziellen Fall der Fremde Situation waren vor allem die Herzaktivität und das adrenokortikale System von Interesse. Die Ergebnisse dieser Studien zeigten unter anderem, daß auch die Kinder, die ihre Mutter nach einer Trennung vermieden hatten und scheinbar von der Trennung unberührt wirkten, genauso wie die sicher-gebundenen Kinder eine erhöhte Herzfrequenz aufweisen (SPANGLER & GROSSMANN 1993). Spangler und Grossmann führt dieser Umstand zu folgender Schlußfolgerung: „...., the attachment system in avoidant babies seems to be activated in a way comparable to the secure babies." (SPANGLER & GROSSMANN 1993)

Im letzten Jahrzehnt betonen immer mehr Arbeiten die Wichtigkeit des Temperaments für die Klassifikation des Bindungsverhaltens in der Fremden Situation (DAVISON & FOX 1989; FOX 1989, LEWIS & FEIRING 1989; GOLDSMITH, BRADSHAW & RIESER-DANNER 1986; KAGAN 1982; THOMPSON, CONELL, BRIDGES 1988; WEBER, LEVITT & CLARK 1986). Das Verhalten in der Fremde - Situation sei demnach mit dem Temperament des Kindes assoziiert. Goldsmith und Campos (GOLDSMITH & CAMPOS 1982) geben drei Möglichkeiten einer Relation zwischen dem Verhalten in der Fremde - Situation und dem Temperament des Kindes an.
1. Das Temperament beeinflußt die soziale Responsivität der Bezugsperson, was wiederum die Bindung und die Klassifikation der Fremden Situation beeinflußt.
2. Die soziale Responsivität der Bezugsperson beeinflußt Bindung und Temperamentsausdruck
3. Temperamentsunterschiede beeinflussen direkt das Verhalten in der Fremde-Situation.

Die dritte Möglichkeit impliziert, daß in der Fremde - Situation nicht die Bindung gemessen wird und widerspricht der Interaktionstheorie, wonach Feinfühligkeit und Responsivität die Bindungsqualitäten determinieren. So meint etwa Kagan (KAGAN 1982; 1984), daß Dimensionen wie „vulnerability to anxiety" und „irritability" direkte und wichtige Determinanten des Verhaltens von Kindern in der Fremde- Situatiuon darstellen. Diese Interpretation wird von Campos et al. (CAMPOS et al. 1983) und VON GOLDSMITH & ALANSKY (GOLDSMITH & ALANSKY 1987) relativiert. Auch VAUGHN et al. (VAUGHN et al. 1989) kommen in ihrer Untersuchung zum Schluß, daß *„temperamental difficulty and attachment security are not directly related"*, wobei sie nicht in Abrede stellen, daß sich diese beiden Bereiche überlappen. BELSKY und ROVINE (BELSKY & ROVINE 1987) geben zu bedenken, daß das Verhalten in der Fremde-Situation zum Teil vom Temperament des Kindes bestimmt sein kann, auch wenn die Sicherheit oder Unsicherheit der Bindung nicht vom Temperament beeinflußt wird.

1.3. Über die Universalität des Bindungsverhaltens

Seit der Entwicklung der „Fremde - Situation" durch AINSWORTH und WITTIG (1969), wurden etliche Untersuchungen gemacht, in denen diese eine zentrale Rolle spielte (Übersicht in: AINSWORTH et al. 1978; BRETHERTON et al. 1985 und LAMB et al. 1985; VAN IJZENDOORN et al. 1988 und 1992). In der Untersuchung von AINSWORTH et al. (AINSWORTH et al. 1978), die als „Standard-Untersuchung" bezüglich der Verteilung der Bindungsklassifikationen angesehen wird (VAN IJZENDOORN et al. 1988), waren ca. zwei Drittel der Kinder als sicher an ihre Mutter gebunden, ca. ein Fünftel der Kinder als unsicher-vermeidend und 13% als unsicher-ambivalent gebunden klassifiziert worden. Es fanden sich nun in anderen Untersuchungen, die die Fremde-Situation verwendeten mehr oder weniger große Abweichungen von dieser „Standard-Verteilung" (VAN IJZENDOORN et al. 1988) und es stellt sich die Frage, wie diese Abweichungen zu erklären seien. Dies ist vor allem deshalb so interessant, weil AINSWORTH und BOWLBY davon ausgegangen sind, daß die sichere Bindung die artgerechte Beziehung darstellt und die unsichere Bindung das Produkt eines nicht adaptiven Verhaltens ist (LAMB et al. 1984).

Eine besonders interessante Verteilung der Bindungsmuster fand man bei einer Untersuchung in Bielefeld (BRD) (GROSSMANN et al. 1982). Es konnten nur 33% der Kinder als sicher gebunden klassifiziert werden. Einen deutlichen Überhang in dieser Untersuchung hatten mit 49% die unsicher-vermeidenden Kinder. In dieser Längsschnittstudie wurde versucht, die Ergebnisse der „Baltimorestudie" von AINSWORTH zu replizieren. Auch in Bielefeld wurde ein Zusammenhang zwischen mütterlicher Feinfühligkeit und der Bindungsqualität gefunden. Die Mütter der vermeidenden Kinder waren allerdings nicht in dem Ausmaß zurückweisend, wie es in Baltimore der Fall gewesen war. Hinde (HINDE 1982) spricht im Zusammenhang mit dieser Studie von einem „provisorischen" Ergebnis, da sich nicht nur die Verteilung der Bindungsqualitäten in diesem Sample aus Bielefeld vom „amerikanischen Standard" unterscheidet, sondern auch in anderen deutschen und westeuropäischen Untersuchungen deutlich andere Verteilungen gefunden wurden. Die Ergebnisse aus Bielefeld müßten repliziert werden, um ernsthaft Vermutungen über, für diese Population typische, kulturelle Hintergründe der gefundenen Ergebnisse anstellen zu können. (HINDE 1982) Aber auch in Japan und Israel wurden Verteilungen von Bindungsklassifikationen gefunden, die stark von der, von AINSWORTH aufgestellten Norm abwichen. In den Untersuchungen mit Stichproben aus diesen Ländern wurden überproportional viele ambivalente und kaum vermeidende Kinder beobachtet, während die Anzahl der sicher gebundenen Kinder ungefähr der Anzahl bei AINSWORTH entsprach (MIYAKE, CHEN, & CAMPOS 1985; TAKAHASHI 1986;

SAGI et al. 1985). TAKAHASHI (TAKAHASHI 1990) interpretiert die Unterschiede bei den Verteilungen dahingehend, daß die Fremde-Situation auf einer Basis steht, die von dem Verständnis der amerikanischen Mittelklasse von Erziehung und interpersonaler Interaktion geprägt ist. Er faßt seine Sichtweise folgendermaßen zusammen: "*..., the Japanese data indicate that the key assumption of the „strange Situation" procedure are based on the child rearing customs of American middle-class Caucasian families. Japanese studies suggest that the basic assumption should apply flexibly to other cultures.*" (TAKAHASHI 1990). Van IJZENDOORN & KROONENBERG (VAN IJZENDOORN & KROONENBERG 1988) fanden in ihrer Metaanalyse, in der sie 2.000 Fremde-Situations Klassifikationen aus acht verschiedenen Ländern berücksichtigten, daß in westeuropäischen Ländern eine „distale" Form der Bindung vorherrscht, während in Japan und Israel die „proximale" Form der Bindung typisch zu sein scheint. Zwischen diesen beiden Polen sind die amerikanischen Samples angesiedelt. Relativiert wird diese Erkenntnis durch das Ergebnis, daß die intrakulturelle Variation der Bindungsklassifikation ungefähr 1,5 mal so groß ist wie die interkulturelle Variation der Bindungsklassifikation (VAN IJZENDOORN & KROONENBERG 1988). Diese hohe intrakulturelle Variation läßt sich durch die Wirkung von Streßfaktoren erklären (VAUGHN, EGELAND, SROUFE & WATERS 1979). So unterscheiden sich amerikanische Untersuchungen über Kinder mit niederem sozioökonomischen Status respektive afro-amerikanischen Kindern aus einer Population mit niedrigen Einkommen und labilen Familienverhältnissen und mißhandelten Kindern (KENNEDY & BAKEMAN 1984; EGELAND & FARBER 1984 ; SCHNEIDER-ROSEN & CICCHETTI 1984) durch einen höheren Anteil an ambivalent-gebundenen Kindern von Untersuchungen über amerikanische Mittelklassefamilien (z.B. EASTERBROOK & LAMB 1979). HINDE (1982) meint, daß das Repertoire von Bindungsverhalten in allen Ländern gleich groß ist und die Auswahl von kulturellen Gegebenheiten abhängt. Durch den Paradigmenwechsel (KUHN 1962) innerhalb der Verhaltensforschung von der Ethologie zur Soziobiologie hat sich auch die Sicht des „artgerechten Verhaltens" verschoben. Die unterschiedlichen Bindungsmuster werden als Ausdruck von „conditional strategies" (MAYNARD-SMITH 1979) angesehen (HINDE 1982, MAIN 1990). Das Bindungsverhalten des Kindes kann sich am Eltern (Betreuungs-) Verhalten orientieren. Unterschiedliche Umstände führen so zu den verschiedenen Bindungsmustern. HINDE (1982) formuliert seine Schlußfolgerung so: „On this view there is no best mothering style, for different styles are better in different circumstances, and natural selection would act to favor individuals with a range of potential styles from which they select appropriately."

1.4. Fragestellung

Betrachtet man das Konstrukt *Bindung* aus einer kulturvergleichenden Perspektive, ist als erster Schritt eine Überprüfung angebracht, ob sich die Kinder der jeweils untersuchten Kultur mit Hilfe des von AINSWORTH et al. vorgeschlagenen Klassifikationsschemas (AINSWORTH & WITTIG 1969;AINSWORTH et al. 1978) einordnen lassen. Das Auftreten gleicher Muster läßt allerdings noch keine Aussage über zugrundeliegende Mechanismen zu. So meint GROSSMANN, daß das Auffinden gleicher Muster es zwar plausibel erscheinen läßt, daß auch die hinter diesen Mustern stehenden Mechanismen sich ähneln, es bedarf aber für jede Kultur einer Überprüfung dieser Mechanismen (GROSSMANN 1987). Wie eine Übersichtsarbeit, die 2000 Fremde Situationen aus acht verschiedenen Ländern berücksichtigt, zeigt (VAN IJZENDOORN & KROONENBERG 1988), findet sich sowohl eine interkulturelle wie auch eine intrakulturelle Variation der Bindungsklassifikationen. Die Autoren stellen bezüglich der kulturellen Variation ein Kontinuum fest, in dem der eine Pol eine distale Form der Bindung und der andere Pol eine proximale Form der Bindung darstellt. Die distale Form wird als typisch für Westeuropa bezeichnet (VAN IJZENDOORN & KROONENBERG 1988).

Von diesen Ausführungen ausgehend stellt sich die Frage, ob sich Kinder eines Samples aus Wien mit Hilfe der Fremde Situation klassifizieren lassen und wenn dem so ist, welche Stellung das Sample im Kulturvergleich einnimmt, beziehungsweise ob eine intrakulturelle Variabilität auftritt. Konkret lassen sich vor diesem Hintergrund drei Fragestellungen formulieren:

Können Beobachtungen von Eltern-Kind-Dyaden in Wien durch den Fremde-Situations-Test (AINSWORTH et al. 1978) klassifiziert werden?

Welche Stellung hat das untersuchte Sample im Kulturenvergleich?

Finden sich intrakulturelle Unterschiede bezüglich der Verteilung der Klassifikation und des kindlichen Bindungsverhaltens bei einem Vergleich von Kindern, die zu Hause oder ambulant entbunden wurden und Kindern die konventionell in der Klinik entbunden wurden?

2. Methode
2.1. Stichprobe
Um Personen für die Teilnahme an der Untersuchung zu gewinnen, wurde zu Beginn der Untersuchung der Kontakt zu Kinderärzten in der näheren Umgebung, im Bezirk und in den Nachbarbezirken, gesucht. Die Idee war, daß die Kinderärzte direkt relevante Personen vermitteln sollten. Da die Ausbeute mit dieser Methode eher bescheiden war, lediglich die Eltern von zwei Kindern konnten auf diese Weise kontaktiert werden, wurde dazu übergegangen, mit Hilfe von A3-Plakaten und Postkarten, die an öffentlichen Plätzen, in Mutter-Kind-Zentren und bei Kinderärzten angebracht beziehungsweise aufgelegt wurden, die in Frage kommenden Personengruppen anzusprechen. Weiters wurde um Vermittlung durch die freien Hebammen in Wien gebeten. Auf diese Weise wurden die restlichen Teilnehmerinnen und Teilnehmer für die vorliegende Untersuchung gewonnen.

Insgesamt wurden in dieser Untersuchung mit 31 Kindern 56 Beobachtungen im Rahmen der Fremde-Situation durchgeführt. Dabei nahmen 31 Kinder im Alter von 12 Monaten +/- 14 Tage mit ihren Müttern und 25 Kinder im Alter von 16 Monaten +/- 14 Tagen mit ihren Vätern teil. Von diesen 56 Beobachtungen konnten 54 zur Gänze durchgeführt und nach dem Klassifikationsschema von Ainsworth et al. 1978 eingeordnet werden. 2 Beobachtungen mußten abgebrochen werden, da die Kinder unter zu starken Streß zu kommen drohten. Diese zwei Beobachtungen betrafen Väter mit ihren Kindern. Die Beobachtungen wurden zwischen März 1991 und Juni 1992 durchgeführt. 25 Beobachtungen (44,6%) wurden mit männlichen Kindern durchgeführt. 31 Beobachtungen (55,4%) wurden mit weiblichen Kindern durchgeführt.

Fünf Bezugspersonen (8.9 %) waren zwischen 20 und 25 Jahre alt. 20 Bezugspersonen (35,7%) waren zwischen 25 und 30 Jahre alt. 18 Bezugspersonen (32,1%) waren zwischen 30 und 35 Jahre alt. 10 Bezugspersonen (17,9%) waren zwischen 35 und 40 Jahre alt. Eine Bezugspersonen (1,8%) war zwischen 40 und 45 Jahre alt. Von 2 Bezugspersonen (3,6%) gibt es keine Angaben.

27 (48,2%) der untersuchten Bezugspersonen waren Angestellte. 8 Personen (14,3%) waren Beamte. 10 Personen (17,9%) waren Studenten und ebensoviele fanden sich in der Rubrik „Sonstiges". Von einer Person war keine Angabe zu bekommen.

30 Beobachtungen (53,6%) wurden mit Kindern durchgeführt, die in der Klinik entbunden worden waren. 26 Beobachtungen (46,4%) wurden mit Kindern durchgeführt, die ambulant oder zu Hause entbunden worden waren.

2.2. Die Fremde-Situation
Die *Fremde-Situation* wurde 1969 von AINSWORTH & WITTIG entwickelt. In der vorliegenden Untersuchung wurde bezüglich Durchführung und Klassifikation nach den Instruktionen von Ainsworth et al. (AINSWORTH et al. 1978) vorgegangen. Die Fremde-Situation dauert ca. 20 Minuten und wird in acht Episoden geteilt. Die ersten beiden Episoden dienen dem Kind und der Bezugsperson, sich mit der unbekannten Umgebung etwas vertraut zu machen. In der dritten Episode kommt zu den beiden eine weitere Person in den Raum, die sogenannte „Fremde". In der vierten Episode verläßt die Bezugsperson den Raum, die Fremde bleibt bei dem Kind. In der fünften Episode kehrt die Bezugsperson in den Raum zurück, die Fremde verläßt den Raum. In der sechsten Episode verläßt die Mutter den Raum und läßt das Kind alleine zurück. In der siebenten Episode kehrt die Fremde in den Raum zurück. In der achten Episode kommt die Bezugsperson wieder in den Raum und die Fremde verläßt den Raum.
Eine genauere Beschreibung der einzelnen Episoden erfolgt in den folgenden Anweisungen für die fremde Person.

EPISODE 1:
    * Mutter, Kind, Versuchsleiter
    * Dauer: ca. 30 Sek.
    * Mutter und Kind werden in den Versuchsraum geführt. Der Mutter wird gezeigt, wo sie das Kind absetzen soll und wo sie sich hinsetzen soll.

EPISODE 2:
    * Mutter, Kind
    * Dauer: 3 Minuten
    * Mutter setzt das Kind zu den Spielsachen (zwischen die Stühle der Fremden und der Mutter). Danach setzt sie sich auf ihren Stuhl und liest eine Zeitschrift beziehungsweise gibt vor in der Zeit-

schrift zu lesen. Hier wird erwartet, daß das Kind den Raum erkundet und an Objekten, speziell den Spielsachen manipuliert. Die Mutter wird angewiesen, nicht von sich aus aktiv zu werden, aber auf das Kind wie gewohnt zu reagieren. Falls das Kind in den ersten beiden Minuten nicht mit der Exploration der Spielsachen begonnen hat, wird der Mutter ein Signal gegeben, auf das hin sie versuchen soll, das Interesse des Kindes auf die Spielsachen zu lenken.
Nach drei Minuten erhält die dem Kind unbekannte Person (die Fremde) Anweisung den Versuchsraum zu betreten.

EPISODE 3:
* Fremde, Mutter, Kind
* Dauer: 3 Minuten
* Die Fremde tritt in den Raum und begrüßt die Mutter. Danach setzt sie sich sofort auf ihren Stuhl und verharrt eine Minute. Nach dieser Minute beginnt die Fremde ein Gespräch mit der Mutter. Nach einer weiteren Minute beginnt die Fremde eine Interaktion mit dem Kind. Nach der dritten Minute verläßt die Mutter den Raum.

EPISODE 4:
* Fremde, Kind
* Dauer 3 Minuten oder weniger
* Die Mutter bleibt vor der Türe stehen und beobachtet die Szene durch einen Spiegel. Nachdem die Mutter den Raum verlassen hat, verringert die Fremde die Interaktion mit dem Kind, das dadurch die Abwesenheit der Mutter bemerken soll. Die Fremde setzt sich auf ihren Stuhl und verharrt, falls das Kind weiterspielt, in Ruhe. Sie antwortet aber auf die Signale des Kindes. Falls das Kind unruhig wird, soll die Fremde versuchen das Kind zu beruhigen und das Interesse des Kindes wieder auf die Spielsachen zu lenken. Falls das Kind sich nicht beruhigen läßt, soll diese Episode frühzeitig abgebrochen werden.

EPISODE 5:
* Mutter, Kind
* Dauer: 3 Minuten oder mehr
* Die Mutter spricht vor der Türe so laut, daß das Kind sie hören kann. Anschließend tritt sie in den Raum, macht eine kurze Pause, um dem Kind eine Begrüßung zu erlauben. Die Mutter beruhigt das Kind falls nötig und lenkt anschließend das Interesse wieder auf die Spielsachen. Inzwischen verläßt die Fremde den Raum. Nachdem sich das Kind beruhigt hat, signalisiert die Mutter, daß sie den Raum verläßt. Sie geht zur Tür, verharrt einen Moment, verabschiedet sich und verläßt den Raum.

EPISODE 6:
* Kind
* Dauer: 3 Minuten oder weniger
* Die Mutter bleibt vor der Türe stehen und beobachtet die Szene durch einen Spiegel. Falls das Kind hochgradig verstört reagiert, sollte die Episode abgebrochen werden.

EPISODE 7:
* Fremde, Kind
* 3 Minuten oder weniger
* Bevor die Fremde eintritt spricht sie laut genug, damit das Kind sie hört. Nach einer kurzen Pause tritt sie ein. Falls das Kind weint, sollte die Fremde versuchen das Kind zu beruhigen. Falls ihr das gelingt, soll das Interesse des Kindes auf die Spielsachen gelenkt werden. Anschließend kann sich die Fremde auf ihren Stuhl zurückziehen. Wenn das Kind nicht schreit bzw. nicht aufgeregt ist, soll die Fremde versuchen das Kind zu veranlassen zu ihr zu kommen. Kommt das Kind nicht zu ihr, begibt sich die Fremde zu dem Kind und versucht mit ihm zu spielen. Wenn das Kind mit den Spielsachen spielt, kann sich die Fremde auf ihren Stuhl zurückziehen. Falls das Kind sich nicht beruhigen läßt, soll diese Episode frühzeitig abgebrochen werden.

EPISODE 8:
* Mutter, Kind
* Dauer 3 Minuten
* Mutter tritt in den Raum und begrüßt das Kind, redet mit ihm und nimmt es auf den Arm. Inzwischen verläßt die Fremde den Raum.

Klassifikation des interaktiven Verhaltens:
Das im Beobachtungsverlauf gezeigte interaktive Verhalten, Kontakt- und Näheverhalten (Kontakt- und Nähesuchverhalten, Kontakt- und Nähehalteverhalten), Distanzinteraktion, Widerstand- verhalten gegen Interaktion und Kontakt, vermeidendes Verhalten und Suchverhalten, wurde durch ein definitionsmäßig festgelegtes Klassifikationsschema (siehe AINSWORTH et al. 1978) eingeteilt. Das Verhalten wurde auf einer siebenteiligen Skala eingeteilt, wobei eins der niedriegsten Intensität des Verhaltens und sieben der höchsten Intensität des Verhaltens zugeordnet wurde. So bedeutet zum Beispiel bezüglich des Suchverhaltens eine Klassifikation 1, daß keinerlei Suchverhalten in dieser Episode beobachtet werden konnte.

Folgendes Verhalten wurde neben dem interaktiven Verhalten als relevant registriert:
kommunikatives Verhalten: Schreien, Lächeln
exploratives Verhalten: exploratives Visualisieren, exploratives Manipulieren, explorative Lokomotion

Zur Registrierung dieses Verhaltens wurden die einzelnen Episoden, deren Richtwert 3 Minuten sein sollte, in 15 Sekunden-Zeitabschnitten unterteilt und registriert, ob relevantes Verhalten in den einzelnen Abschnitten auftrat oder nicht. Unterschiedlich lange Episoden wurden auf 3 Minutenlänge nivelliert. Daraus folgt, daß für die einzelnen Verhaltensweisen außer dem interaktiven Verhaltens in der Episode ein Wert zwischen 0 und 12 auftreten konnte.

Klassifikation der Bindungsqualität
Die Klassifikation der einzelnen Beobachtungssitzungen erfolgte ebenfalls nach den Richtlinien von AINSWORTH et al. (1978), in denen eine Unterscheidung zwischen sicher gebundenen Kinder (B) und unsicher gebundenen Kindern (A/C) getroffen wird. Die Klassifikation „unsicher gebundenen" erfährt eine Differenzierung in unsicher-ambivalent (C) und unsicher-vermeidend (A), es werden also hier drei Qualitäten unterschieden. In einem weiteren Schritt wurde eine achtteilige Skala (A1, A2; B1, B2, B3, B4; C1, C2) erstellt (siehe auch Abbildungen unten) (für eine kurze Beschreibung der achtteiligen Skala siehe auch LAMB et al. 1985).

Bindungsqualität „A": Die Bezugsperson wird in den Wiedervereinigungsepisoden deutlich vermieden und die Kinder zeigen selten Tendenzen sich an die Bezugsperson anzunähern. Wenn Kontaktverhalten zu beobachten ist, so tritt es nur in Kombination mit Vermeidungsverhalten auf. Das Kind beschäftigt sich mitunter mehr mit der fremden Person als mit der Bezugsperson.
Bindungsqualität „B1": Bei der Wiedervereinigung begrüßt das Kind die Eltern mit positiver Distanzinteraktion und nähert sich der Bezugsperson nicht an. Auch wenn es zu Körperkontakt zwischen der Bezugsperson und dem Kind kommt, zeigt das Kind nur wenig Bestrebungen den Kontakt länger aufrechtzuerhalten. In den Trennungsphasen zeigen diese Kinder wenig Streß.
Bindungsqualität „B3": In den Wiedervereinigungsepisoden sucht das Kind aktiv den Körperkontakt mit der Bezugsperson und hält den Kontakt auch aktiv aufrecht. Nach einer Phase der Beruhigung sind diese Kinder fähig nach der Trennung in der Anwesenheit der Bezugsperson wieder zu explorieren. Diese Kinder zeigen selten und wenig intensives Vermeidungsverhalten.

2.3. Statistische Verfahren
Da ordinal- bzw. nominalskalierte Daten vorlagen, wurden verteilungsfreie Signifikanztests angewendet. Mithilfe des Programmes SPSS-PC 4.0 wurde zum Vergleich der zentralen Tendenzen der Mann-Whitney-U-Test angewendet und im Rahmen des Programmpaketes BMDP wurde eine Korrespondenzanalyse gerechnet.

2.4. Der Beobachtungsraum
Der Raum in dem die Beobachtungssequenzen abliefen war rechteckig und ungefähr 4x5 Meter groß. Er hatte an einer kürzeren Seite eine Tür und der Tür gegenüberliegend zwei Fenster. In dem Raum befand sich ein 140cmx220cm großes Bett gleich neben der Türe, ein Schreibtisch, ein Kasten, ein Regal, zwei Sessel, ein kleiner Kaffeehaustisch, ein Teppich, darauf diverses Spielzeug und drei Videokameras. Die Anordnung der Einrichtung ist dem Einrichtungsplan unten zu entnehmen. In die Tür war ein sogenannter „Spionspiegel" (ca. 25cmx100cm) eingearbeitet, ein weiterer Spionspiegel befand sich vor einem Durchlaß in das benachbarte Zimmer. Durch diesen Durchlaß war einerseits eine verbale

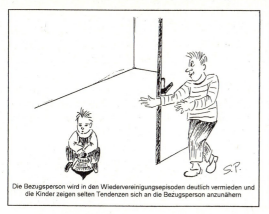

Abb. 1: Klassifikation A **Abb. 2**: Klassifikation A

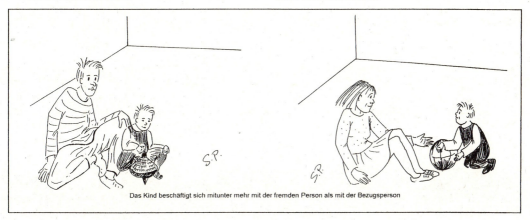

Abb. 3: Klassifikation A

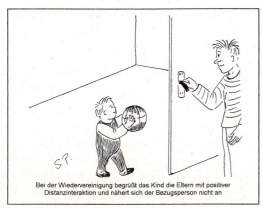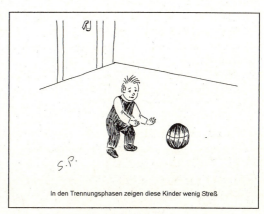

Abb. 4: Klassifikation B1 **Abb. 5**: Klassifikation B1

Kommunikation möglich, anderseits verlief hier die gesamte Kabelage für die Videoanlage und die Fernsteuerung der Motorköpfe auf denen die Videokameras montiert waren.

Zwei Videokameras, Kamera 1 und 3, waren auf Motorköpfen montiert, die eine vertikale und horizontale Drehung der Videokameras ermöglichten. Die Steuerung der Motorköpfe erfolgte aus einem Raum der an das Beobachtungszimmer angrenzte und in dem sich auch die Monitore befanden.

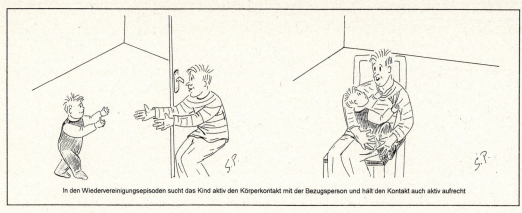

Abb. 6: Klassifikation B3

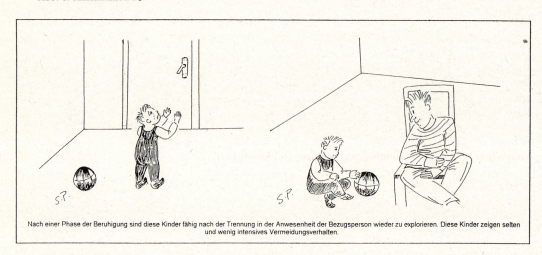

Abb. 7: Klassifikation B3

Bindungsqualität „C": Die Kinder dieser Kategorie geraten durch die Trennungsphase unter großen Streß. Sie suchen in den Wiedervereinigungsepisoden intensiv die Nähe und den Kontakt zur Bezugsperson, geben aber gleichzeitig ihrem Ärger Ausdruck.

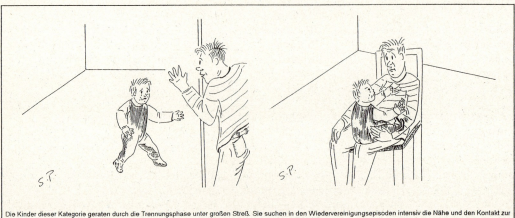

Abb. 8: Klassifikation C

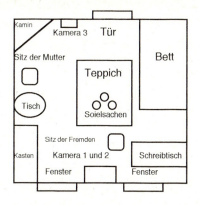

Abb. 9
Einrichtungsplan des Beobachtungszimmers

Kamera 1 war gegenüber der Tür in ca. 100 cm Höhe auf einem Regal montiert. Kamera 2 war ebenfalls gegenüber der Tür in ca. 180cm Höhe montiert und Kamera 3 war neben der Tür in ca. 100 cm Höhe montiert.
An Spielsachen waren ein roter Ball, ein Kreisel, Bauklötze, eine Rassel, ein Nachziehtier, eine Stoffpuppe, ein Holzauto und ein Telefon vorhanden.

3. Ergebnisse und Diskussion
3.1. Einleitung:

Insgesamt wurden in dieser Untersuchung mit 31 Kindern 56 Beobachtungen im Rahmen der Fremde-Situation durchgeführt. Dabei nahmen 31 Kinder im Alter von 12 Monaten +/- 14 Tage mit ihren Müttern und 25 Kinder im Alter von 16 Monaten +/- 14 Tagen mit ihren Vätern teil. Von diesen 56 Beobachtungen konnten 54 zur Gänze durchgeführt und nach dem Klassifikationsschema von AINSWORTH et al. 1978 eingeordnet werden. 2 Beobachtungen mußten abgebrochen werden, da die Kinder unter zu starken Streß zu kommen drohten. Diese zwei Beobachtungen betrafen Väter mit ihren Kindern. In diesem Sample konnte nach dem dreiteiligen Klassifikationsschema von Ainsworth (AINSWORTH et al. 1978) folgende Verteilung festgestellt werden: Bei neun Kinder wurde eine unsicher-vermeidende Bindung (A) klassifiziert, bei 44 Kindern eine sichere Bindung (B) klassifiziert und bei einem Kind wurde eine unsicher-ambivalente Bindung (C) klassifiziert.

Nach dem achtteiligen Klassifikationsschema von Ainsworth (AINSWORTH et al. 1978) konnte in diesem Sample folgende Verteilung festgestellt werden:

    A1: sieben Kinder;   A2: zwei Kinder;
    B1: drei Kinder;   B2: dreiundzwanzig Kinder;
    B3: neun Kinder;   B4: neun Kinder;
    C1: ein Kind

Um die Datenanalyse bezüglich des Bindungsverhaltens übersichtlicher zu gestalten, wurden folgende Datenreduktionen und Datenmodifikationen durchgeführt:

Die Variable „Nähe- und Kontaktsuchverhalten" und die Variable „Nähe- und Kontakthalteverhalten" wurde zu einer Variable „Nähe- und Kontaktverhalten" zusammengefaßt. Ebenso wurden die drei Explorationsverhaltenskreise zu einer Variable „Exploration" zusammengefaßt.

Auch die Zeitabschnitte, in denen das Verhalten der Kinder beobachtet wurde, wurden für die Auswertung modifiziert. So wurden die sieben Episoden der Fremden-Situation zu vier Zeitabschnitten zusammengefaßt. Die *Episoden 2* und *3* bildeten den Abschnitt „Vortrennungszeit", die *Episoden 4* und *7* bildeten den Abschnitt „Zeit, die das Kind mit der Fremden alleine im Untersuchungsraum verbracht hat", die *Episoden 5* und *8* bildeten gemeinsam die „Wiedervereinigungszeit" und die *Episode 6*, in der das Kind alleine im Untersuchungsraum war, blieb unverändert.

3.2. Zusammenfassende Betrachtung des Bindungsverhalten der Kinder
Vortrennungszeit:

In den *Episoden 2* und *3*, also bevor die erste Trennung von der Bezugsperson stattgefunden hatte, zeigten die Kinder insgesamt wenig Nähe- und Kontaktverhalten. Bei dem Vergleich der unterschiedlichen Gruppen ließ sich beobachten, daß Kinder, die zu Hause oder ambulant entbunden worden waren, signifikant mehr Nähe- und Kontaktverhalten zeigten, als „Klinik-Kinder".

Auch Distanzinteraktionsverhalten zeigten die Kinder in diesen Episoden wenig, wobei gegenüber der Fremden in der *Episode 3* wesentlich mehr Distanzinteraktionsverhalten beobachtet wurde, als gegenüber der Mutter. Im Vergleich der unterschiedenen Gruppen wurde festgestellt, daß die Kinder die zu Hause oder ambulant entbunden worden waren im Vergleich mehr Distanzinteraktionsverhalten zeigten.

Kein Unterschied zwischen den Medianen der Gruppen fand sich bei dem Verhalten „Schreien" in der Vortrennungszeit. Dies nimmt nicht Wunder, denn dieses Verhalten wurde lediglich bei drei Kindern in diesem Zeitabschnitt registriert.

Das Explorationsverhalten wurde in der Vortrennungszeit am häufigsten beobachtet.

Episoden in der das Kind mit der Fremden alleine im Raum war:

In den *Episoden 4* und *7*, in denen das Kind mit der Fremden alleine im Untersuchungsraum war, zeigten nur wenige Kinder ausgeprägtes Nähe- und Kontaktverhalten.

Während Nähe- und Kontaktverhalten der Fremden gegenüber selten auftrat, zeigten die Kinder ausgeprägtes Distanzinteraktionsverhalten gegenüber der Fremden. Vor allem in der *Episode 4* war dies deutlich zu sehen. In dieser Episode wurde die Hälfte der Kinder mit einem hohen Score klassifiziert.

Das Suchverhalten der Kinder war in den Episoden mit der Fremden nicht so stark ausgeprägt wie in der Zeit, in der die Kinder ganz alleine im Untersuchungsraum waren.

Widerstrebendes Verhalten gegenüber der Fremden wurde, wie widerstrebendes Verhalten generell, selten beobachtet. Bezüglich der Unterschiede zwischen den beobachteten Gruppen wurde ein Trend in die Richtung festgestellt, daß die Kinder, die zu Hause oder ambulant entbunden worden waren, und die Kinder, die sich mit einer männlichen Bezugsperson in der Fremde-Situation befanden, eher widerstrebendes Verhalten gegenüber der Fremden zeigten.

Auch vermeidendes Verhalten gegenüber der Fremden wurde nicht häufig beobachtet, und wenn dieses Verhalten auftrat, war die Intensität nicht so hoch wie in den Wiedervereinigungsepisoden gegenüber den Bezugspersonen. Signifikante Unterschied zwischen einzelnen Gruppen fanden sich bezüglich dieser Variable keine.

Die Verhaltensweise „Schreien" war in *Episode 4* bei ca. einem Viertel der Kinder und in Episode 7 bei ca. der Hälfte der Kinder zu beobachten. Ein Unterschied auf signifikantem Niveau fand sich bezüglich der Variable „Entbindung". Kinder, die zu Hause oder ambulant entbunden worden waren, zeigten dieses Verhalten häufiger als „Klinik-Kinder".

In der Zeit, in der die Kinder mit der Fremden alleine im Untersuchungsraum waren, wurde am meisten gelächelt. Männliche Kinder zeigten dieses Verhalten öfter als weibliche Kinder. In der Zeit, die die Kinder mit der Fremden alleine im Untersuchungsraum waren, explorierten die Kinder weniger als in der Vortrennungszeit.

Episode 6:

In der *Episode 6*, in der die Kinder ganz alleine im Untersuchungsraum waren, wurden die höchsten Werte beim Suchverhalten registriert. Über 50% der Kinder wurden mit einem hohen Score klassifiziert.

Auch für das Verhalten „Schreien" wurde in der Episode 6 der höchste Wert der gesamten Beobachtungszeit registriert. Signifikante Unterschiede bezüglich dieses Verhaltens fanden sich keine. Es wurde allerdings ein Trend ausgemacht, daß Kinder, die zu Hause oder ambulant entbunden worden waren in dieser Zeit mehr schrien als „Klinik-Kinder".

Exploratives Verhalten wurde in der *Episode 6* am seltensten beobachtet. Signifikante Unterschiede zwischen den beobachteten Gruppen traten für diesen Zeitabschnitt nicht auf.

Wiedervereinigungsepisoden:

Die Wiedervereinigungszeit ist die Zeit in der die Kinder am häufigsten und intensivsten nach Nähe und Kontakt strebten, wobei eine Steigerung der Intensität von der *Episode 5* zur Episode 8 zu bemerken war. Kinder, die zu Hause oder ambulant entbunden worden waren erreichten dabei signifikant höhere Werte als Kinder, die in der Klinik entbunden worden waren.

Bezüglich des Distanzinteraktionsverhaltens konnte ein, dem Nähe- und Kontaktverhalten gegenläufiger Trend beobachtet werden. Hier zeigten die Kinder in der *Episode 5* mehr Aktivität als in der *Episode 8*. Signifikante Unterschiede zwischen den beobachteten Gruppen wurden hier nicht festgestellt.

Vermeidendes Verhalten trat gegenüber der Bezugsperson in den Wiedervereinigungsepisoden häufiger auf als gegenüber der Fremden. Bei dem Vergleich der Gruppen, die nach der Art der Entbindung gebildet worden waren, wurde ein Trend in die Richtung festgestellt, daß Kinder, die zu Hause oder ambulant entbunden wurden ihre Bezugspersonen weniger stark vermieden als Kinder, die in der Klinik entbunden wurden.

Widerstrebendes Verhalten wurde in den Wiedervereinigungsepisoden nicht oft beobachtet, wodurch die gefundenen Ergebnisse relativiert werden.

Insgesamt kann gesagt werden, daß Explorationsverhalten in den Wiedervereinigungsepisoden öfter zu sehen war als in den Episoden mit der Fremden, aber daß nicht mehr so hohe Werte wie in der Vortrennungszeit erreicht wurden.

Für das Verhalten „Schreien" kann gesagt werden, daß im Vergleich zu der Zeit mit der Fremden oder im Vergleich zur *Episode 6* in den Wiedervereinigungsepisoden dieses Verhalten seltener beobachtet wurde. Signifikante Unterschiede in Bezug auf dieses Verhalten fanden sich bei keiner der untersuchten Gruppen.

Hinsichtlich der Frage, ob sich signifikante Unterschiede im Bezug auf die Verteilung der Klassifikationen der jeweils miteinander verglichenen Gruppen fanden, kann auf Ergebnisse hingewiesen werden, die darauf hindeuten, daß die Variable „Entbindung" einen Einfluß auf die Verteilung der Bindungsklassifikaton ausübte.

Abschließend kann gesagt werden, daß das von den Kindern im Laufe der Fremden-Situation gezeigte Verhalten mit den von AINSWORTH et al. 1978 beschriebenen Ergebnissen in Einklang gebracht werden kann.

3.3. Das Verhalten in Abhängigkeit von der Art der Entbindung

Es besteht ein signifikanter Zusammenhang zwischen der Art der Entbindung und der Klassifikation der Kinder (siehe Kreuztabelle unten). Unterschiede in der zentralen Tendenz von wesentlichen Verhaltenskomplexen belegen den deutlichen Einfluß dieser Größe. So zeigten die Kinder, die bei einer Hausgeburt oder ambulant entbunden wurden, signifikant mehr Nähe- und Kontaktverhalten

		Hausgeburt/ Ambulante Geburt	„Klinikgeburt"	Unterschiede in der zentralen Tendenz
		Mediane:	Mediane:	Mann-Withney U-Test
Nähe- und Kontaktverhalten	Vortrennungszeit	2	1	p= 0,028 n= 56
	Zeit mit der Fremden	1	1,5	nicht signifikant n= 55
	Wiedervereinigungszeit	5	2,5	p= 0,005 n= 55
Distanzinteraktion	Vortrennungszeit	2	4	p= 0,053 n= 56
	Zeit mit der Fremden	5	4	nicht signifikant n= 55
	Wiedervereinigungszeit	4	4	nicht signifikant n= 55
Suchverhalten	Zeit mit der Fremden	4	3	nicht signifikant n= 55
	Kind ganz alleine	6	6	nicht signifikant n= 54
Widerstrebendes Verhalten	Zeit mit der Fremden	1	1	p= 0,087 n= 56
	Wiedervereinigungszeit	1	1	nicht signifikant n= 55
Vermeidendes Verhalten	Zeit mit der Fremden	2	1	nicht signifikant n= 55
	Wiedervereinigungszeit	2	4	p= 0,068 n= 56
Schreien	Vortrennungszeit	0	0	nicht signifikant n= 56
	Zeit mit der Fremden	2	0	nicht signifikant n= 55
	Wiedervereinigungszeit	1	0	nicht signifikant n= 55
	Kind ganz alleine	12	1	p= 0,072 n= 54
Exploration	Vortrennungszeit	8	8	nicht signifikant n= 56
	Zeit mit der Fremden	6	6	nicht signifikant n= 55
	Wiedervereinigungszeit	5	6	nicht signifikant n= 55
	Kind ganz alleine	0	0	nicht signifikant n= 54

Lächeln	Vortrennungszeit	1	1	nicht signifikant	n= 56
	Zeit mit der Fremden	1	1	nicht signifikant	n= 55
	Wiedervereinigungszeit	1	1	nicht signifikant	n= 55
	Kind ganz alleine	0	0	nicht signifikant	n= 54

Tab. 1: Mediane und Vergleich der zentralen Tendenzen des interaktiven Verhaltens

sowohl in der Vortrennungszeit als auch in den Wiedervereinigungsepisoden, aber tendenziell weniger Vermeidungsverhalten. Kinder, die in der Klinik und nicht ambulant entbunden wurden, schrien in den Trennungsepisoden weniger, suchten die Bezugsperson in den Episoden, in denen sie mit der Fremden alleine waren, weniger und zeigten auch weniger Distanzinteraktion in der Vortrennungszeit. Bezüglich des Suchverhaltens, der Exploration und des Lächelns wurde in keinem Zeitabschnitt ein signifikanter Unterschied der Mediane gefunden. Es ergeben sich also in Bezug auf die Unterschiede des Verhaltens und der Klassifikationsverteilung in Abhängigkeit von der Variable *Entbindung* zwei Interpretationslinien. Entlang der ersten Linie ließe sich interpretieren, daß die Umgebung in der sich das Kind und die Bezugsperson nach der Geburt befindet einen entscheidenden Einfluß, wie auch immer der Mechanismus im einzelnen sein mag, auf die weiteren Beziehungen zwischen dem Kind und seinen Bezugspersonen ausüben könnte. Das heißt, daß die ersten Tage nach der Geburt, wenn sie mit dem Kind zu Hause verbracht werden, eine proximale Bindungsform (VAN IJZENDOORN & KROONENBERG 1988) begünstigen würden. Gegen diese Interpretation stehen die Ergebnisse aus Studien über Frühgeborene (weniger als 37 Wochen p.m.) und adoptierte Kinder (EASTERBROOKS, M.A. 1989; FRODI, A.M. 1983; FRODI, A.M. & THOMPSON, R. 1985; GOLDBERG, S 1988; GOLDBERG, S ET AL. 1986 & SINGER et al. 1985). So stellen die Untersuchungen über Frühgeborene bezüglich der Bindungsklassifikation bei einem Alter von einem Jahr keine Unterschiede zu den Vergleichskindern fest (EASTERBROOKS, M.A. 1989; FRODI, A.M. 1983; FRODI, A.M. & THOMPSON, R. 1985; GOLDBERG, S. 1988; GOLDBERG, S. et al. 1986). Auch für Adoptivkinder wurde kein Unterschied zu nichtadoptierten Kindern bei der Bindung festgestellt. Diese Kinder kamen aber nicht nur wenige Tage, sondern zum großen Teil erst Monate nach ihrer Geburt in die Familien. SINGER et al. äußerten sich zu diesem Thema folgendermaßen: „The adopted infants were placed for adoption between 3 days and 10 month following birth, with a mean age of 1 month, 9 days for the intraracial group and 3 month, 25 days for the interracial group" und bezüglich der Resultate meinten sie weiters, „The results indicated no differences in mother-infant attachment between nonadapted and intraracial adopted subjects or between intraracial and interracial adopted subjects." (SINGER et al. 1985) Die zweite Interpretationslinie geht dahin die Unterschiede im Sinne von HINDE (1982) als den Ausdruck unterschiedlicher kultureller Gegebenheiten zu interpretieren. Die Art der Entbindung stellt in diesem Denkmodell einen Indikator für eine Subkultur dar, in der eine eher proximale Form der Bindung vorherrscht, die einer distalen Form der Bindung, wie sie in westreuropäischen Ländern typisch zu sein scheint (VAN IJZENDOORN & KROONENBERG 1988) gegenübersteht. Abschließend sei hier noch GROSSMANN (GROSSMANN 1987; GROSSMANN et al. 1985) zitiert, der zu kulturvergleichenden Studien anmerkt, daß es notwendig ist für jede Kultur eine *„überzeugende Verbindung zwischen der Fremde-Situation und Beziehungen in anderen bindungsrelevanten Situationen zwischen dem Säugling oder Kleinkind und seiner Bezugsperson"* (GROSSMANN,1987) herzustellen. Nach Grossmann macht zwar „die Tatsache, daß die gleichen Muster überall beobachtet werden konnten ... es plausibel, daß ähnliche Mechanismen zugrundeliegen", (GROSSMANN,1987) für einen fundierten Kulturenvergleich müßten allerdings Daten aus dem ersten Jahr vorliegen. In diesem Licht müssen auch die hier präsentierten Ergebnisse betrachtet werden.

	A/C	B	Chi-Quadrat	Wert	Signif.:	Fisher's Exact Test:	Signif.:
„Hausgeburt"	2	23	Pearson	3,41334	0,06467	One-Tail	0,06511
„Klinikgeburt"	8	21	Likelihood Ratio	3,64927	0,05609	Two Tail	0,08607
			Zellen mit einer erwarteten Häufigkeit <5:				:1 (4,63)

Tab. 2 (Klassifikation und Art der Entbindung)

3.4. Stellung des untersuchten Samples im Kulturenvergleich

Im folgenden Kapitel wurde die Verteilung der ABC-Klassifizierung, die in dem untersuchten Sample gefunden wurde, mit Verteilungen, die in anderen Regionen der Welt gefunden wurden, verglichen. Zu diesem Zweck wurde eine Korrespondenz-Analyse durchgeführt und außerdem überprüft, ob sich zwischen der hier vorliegenden Verteilung der Bindungsklassifikationen und den Verteilungen in den Vergleichsstudien signifikante Unterschiede finden ließen. Als Grundlage des Vergleiches dient die Studie: *Cross-cultural Patterns of Attachment: A Meta-Analysis of the Strange Situation* (M.J. van IJzendoorn & P.M. Kroonenberg 1988).

Der Vergleich der vorliegenden Arbeit mit 32 ähnlich gelagerten Studien brachte die folgenden Ergebnisse. Die Klassifikationsverteilungen von 12 Studien ließen sich nicht signifikant von der in Wien gefundenen Verteilung unterscheiden. Unter diesen 12 Studien waren fünf (von insgesamt neun) westeuropäische Studien und sechs Studien aus den USA, darunter auch die „Standardstudie" von Ainsworth et al. (Ainsworth et al. 1978). Dieser Befund wird durch die Korrespondenzanalyse verdeutlicht. Die fünf westeuropäischen Studien (Smith & Noble 1987 Großbritannien; Beller & Pohl 1986 Berlin, BRD; Lamb et al. 1982, Schweden; Goosens 1986 & van den Boom 1987, Niederlande) und eine Studie aus den USA (Benn 1985, USA 5) stehen der vorliegenden Studie in der Korrespondenzanalyse räumlich am nächsten (Ebene 1). In einiger Entfernung (Ebene 2) befinden sich die fünf Studien aus den USA, die sich ebenfalls nicht signifikant von der Wiener Verteilung unterscheiden (Ainsworth et al. 1978, USA 1; Antonucci & Levitt 1984, USA 2; Easterbrooks & Lamb 1979, USA 8; Frodi & Thompson 1985, USA 10; Main 1983, USA 12; Owen et al. 1984, USA 14; Thompson et Lamb 1983, USA 16).

Auf der Ebene 2 finden sich außerdem noch vier Studien, die sich auf dem 5%-Niveau von der Wiener Verteilung unterscheiden, wobei eine Studie aus Deutschland (Grossmann 1986, BRD 3) und drei Studien aus den USA (Belsky et al. 1984, USA 4; Connell 1976, USA 6; Weston 1983, USA 18) kommen. Auf der Ebene 3 finden sich die restlichen Studien, die sich von der Wiener Verteilung auf dem 5%-Niveau unterscheiden. Das sind drei Studien aus den USA (Bates et al. 1985, USA 3; Crockenberg 1981, USA 7; Moss 1979, USA 13) zwei Studien aus den Niederlanden (Koot 1986, NED 2; van Ijezdoorn 1986, NED 4) und eine japanische Studie (Durett et al. 1984).

Die Studien, die sich in der Korrespondenzanalyse räumlich am weitesten entfernt von der vorliegenden Studie befinden, weisen eine Verteilung der Bindungsklassifikationen aus, die sich von der hier vorliegenden Verteilung hochsignifikant (1%-Niveau) unterscheiden läßt. Es sind dies vier Studien aus den USA (Egeland & Farber 1984, USA 9; Kennedy & Bakeman 1984, USA 11; Schneider-Rosen & Cicceti 1984, USA 15; Waters 1978, USA 17), die zwei israelischen Studien (Sagi et al. 1985 und Sagi & Lewkowicz ,1987), eine japanische Studie (Takahashi 1986), eine Studie über die chinesische Subkultur in den USA (Li-Repac 1982) und eine Studie aus Deutschland (Bielefelder Studie, Grossmann et al. 1981). Das Kennzeichen dieser Studien, mit Ausnahme der Bielefelder Studie, die einen hohen Anteil an *A-Kindern* aufzuweisen hat, ist ein hoher Anteil an Kindern, deren Bindungsqulität mit C klassifiziert ist. Es kann also folgendes Resümee im Bezug auf die Positionierung der vorliegenden Studie im internationalen Vergleich gezogen werden:

Die Verteilung der Bindungsqualitäten der vorliegenden Studie geht mit den Verteilungen der meisten westeuropäischen Studien konform. Auch in Bezug auf viele Studien (insgesamt acht) aus den USA, insbesonders auch auf die „Standardstudie" von Ainsworth et al. (Ainsworth et al. 1978), kann keine signifikant abweichende Verteilung festgestellt werden. Beträchtliche Unterschiede finden sich in Bezug auf die japanischen und die israelischen Studien sowie auf eine Studie über die chinesische Subkultur in den USA, vier Studien aus den USA und eine Studie aus der BRD. Diese Unterschiede sind wahrscheinlich auf den, in diesen Studien hohen Anteil an Kindern, deren Bindungsqulität mit C klassifiziert wurde, zurückzuführen. Eine Ausnahme, die Bielefelder Studie, die einen hohen Anteil an „A-Kindern" aufzuweisen hat, unterscheidet sich aufgrund dieses Merkmals.

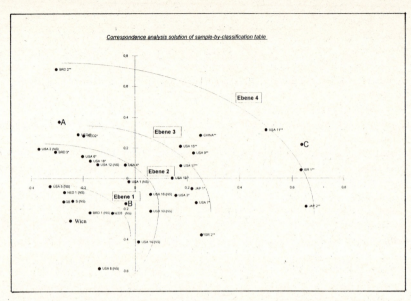

Abb. 10
Korrespondenzanalyse und Vergleich der Verteilungen der Bindungsqualitäten

References

AINSWORTH, M.D.S. 1967. *Infancy in Uganda: Infant care and the growth of attachment.* The Hopkins Press, Baltimore.

-----. 1972.: Attachment and dependency: A comparison. In: *Attachment and dependence.* Edited by J.L. GEWIRTZ. Winston/Wiley, New York.

-----. & WITTIG B.A. 1969. Attachment and exploratory behaviour of one-year-olds in a strange situation. In: *Determinants of infantbehaviour,* 4. Edited by B.M. FOSS. Methuen, London; Barnes & Noble, New York.

AINSWORTH, M.D.S. & BELL S.M. 1970. Attachment exploration and separation: illustrated by the behavior of one-year olds in a strange situation. *Child Development* 41: 49-67.

AINSWORTH et al. 1978: *Patterns of attachment.* Hillsdale, NJ: Erlbaum.

ANTONUCCI T. C. & LEVITT M. J. 1984. Early prediction of Attachment security: A multivariate approach. *Infant behavior and Development* 7: 1-18.

BAERENDS G.P. 1976. The functional organization of behaviour. *Animal Behaviour* 24: 726-738.

BALINT, A. 1939. Liebe zur Mutter und Mutterliebe. In: *Die Urformen der Liebe und die Technik der Psychoanalyse.* .Edited by M. BALINT. Klett, Stuttgart.

BALINT, M. 1937. Frühe Entwicklungsstadien des Ichs. Primäre Objektliebe. In: *Die Urformen der Liebe und die Technik der Psychoanalyse.* Edited by M. BALINT. Klett, Stuttgart.

BATES J.E. et al. 1985. Attachment security, mother-child interaction, and temperament as predictors of behavior problem ratings at age three years. In: Growing points of attachment theory and research.Edited by I. BRETHERTON & E. WATERS (*Monographs of the society for research in child development* 50), pp 167-193.

BELLER, E.K. & POHL, A. 1986. *The strange situation revisited. Paper presented at the Fourth International Conference on Infant Studies,* Beverley Hills, CA. (zitiert nach van IJZENDOORN & KROONENBERG 1988)

BELSKY, J. et al. 1984. The Pennsylvania infant and family development project III: The origins of individualdifferences in mother-infant attachment: Maternal and infant contributions. *Child Development,* 55: 718-728.

BELSKY, J. & ROVINE, M. 1987. Temperament and security in the Strange Situation: An empirical rapproachment. *Child Development* 5: 787-795.

BENN, R.K. 1985. Factors associated with security of attachment in dual career families. *Paper presented at the biennial meeting of the Society for Research in Schild Development,* Toronto. (zitiert nach van IJZENDOORN & KROONENBERG 1988).

BORTZ, J. 1989. *Statistik.* Springer Verlag, Berlin, Heidelberg, New York.

BOWLBY, J. 1958. The nature of the child's tie to his mother. *International Journal of Psychoanalysis* 39: 350-373

BOWLBY, J. 1973. *Attachment and Loss, Bd. 2: Separation: Anxiety and Anger,* Hogarth Press, London.

-----. 1975. *Bindung. Eine Analyse der Mutter-Kind-Beziehung.* Kindler Verlag GmbH, München.

-----. 1980. *Attachment and Loss,* Bd. 3: Loss, Basic Books, New York.

BRETHERTON, I. & E. WATERS. (Eds.) 1985. Growing points of attachment theory and research. *Monogr. of the society for research in child development* 50.

CAMPOS J.J. et al. 1983. Socioemotional development. In: *Handbook of child Psychology,* Vol. II. Infancy and developmental psychobiology. Edited by P.H. MUSSEN. Wiley, New York.

CONELL, D.B. 1976. *Individual differences in attachment behavior: Long-term stability and relationship to language development.* Unpublished doctoral dissertation, Syracuse University, Syracuse, NY) (zitiert nach VAN IJZENDOORN & KROONENBERG 1988).

CROCKENBERG, S.B. 1981. Infant irritability, mother responsiveness, ans social support influences on the security of infant-mother attachment. *Child*

Development 52: 857-865.

DAVIDSON, R.J. & N.A.. FOX. 1989. Frontal brain asymmetry predicts infants responses to maternal separation. *J. of abnormal Psychology* 98: 127-131.

DONOVAN, W.L. & L.A. LEAVITT 1985. Cardiac responses of mothers and infants in Ainsworth's Strange Situation In: *The psychobiology of attachment and seperation*. Edited by M. REITE & T. FIELD. AcademicPress.

DURETT, M.E. et al. 1984. Attachment and the mother's perception of support from the father. *Int.Journal of Behavioral Development* 7: 167-176.

EASTERBROOKS, M.A. & M. E. LAMB. 1979. The relationship between quality of infant-mother attachment and infant competence in initial encounters with peers. *Child Development* 50: 380-387.

EASTERBROOKS, M.A. 1989. Quality off attachment to mother and to father: Effect of perinatal risk status. *Child Development,* 60: 825-830.

EGELAND, B. & E.A. FARBER. 1984. Infant-mother attachment. Factors related to its development and change over time. *Child Development* 55: 753-771.

FOX, N.A. 1989. The psychophysiological correlates of emotional reactivity during the first year of life. *Developmental Psychology* 25: 364-372.

FRODI, A. M. 1983. Attachment behavior and sociability with strangers in premature and fullterm infants. *Infant Mental Health Journal* 4: 13-22.

FRODI, A.M. & R. THOMPSON. 1985. Infants affective responses in the strange situation: Effects of prematurity and of quality of attachment. *Child Development* 56: 1280-1290.

GOLDBERG, S. 1988. Risk factors in infant-mother attachment. Special issue: Child Development: When things go wrong. *Canadian Journal of Psychology* 42: 173-188.

GOLDBERG, S. et al. 1986. Maternal behavior and attachment in low-birth-weight twins and singeltons. *Child Development* 57: 34-46.

GOLDSMITH, H.H. & J.J. CAMPOS. 1982. Toward a theory of infant temperament. In: *The development of attachment and affiliative systems.* Edited by R.N. EMDE & R.J. HARMON.Plenum, New York.

GOLDSMITH, H.H. et al. 1986. Temperament as a potential influence on attachment. In: *Temperament and social interaction during infancy and childhood: New directions for child development.* Edited by J.V. LERNER & R.M. LERNER . Jossey-Bass, San Francisco.

GOLDSMITH, H.H. & ALANSKY, J.A. 1987. Maternal and infant temperamental predictors of attachment: A meta-analytic review. *Journal of consulting and clinical Psychology* 55: 805-816.

GOOSENS, F.A. 1986. *The quality of attachment relationships of two-year-old children of working and nonworking mothers and some associated factors.* Doctoral dissertation, University of Leiden,Netherlands (zitiert nach VAN IJZENDOORN & KROONENBERG 1988).

GROSSMANN K. et al. 1985. Maternal sensitivity and newborns orientation responses as related to quality of attachment in Northern Germany. In: Growing points of attachment theory and research.Edited by I. BRETHERTON & E. Waters. (*Monographs of the society for research in child development* 50). pp 233-256.

GROSSMANN, K.E. 1987. Die natürlichen Grundlagen zwischenmenschlicher Bindungen. In:*Erbe und Umwelt.* Edited by C. NIEMITZ., Frankfurt, M.

GROSSMANN, K.E. et al. 1981. German children's behavior toward their mothers at 12 months and their fathers at 18 months in Ainsworth's Strange Situation. *International Journal of behavioral Development* 4: 157-18.

GROSSMANN, K.E. & K. GROSSMANN. 1982. Eltern-Kind Bindung in Bielefeld. Ein vergleichender Forschungsbericht. In: *Verhaltensentwicklung bei Mensch und Tier.* Das Bielefeld-Projekt. Edited by K. IMMELMANN et al. Parey, Berlin.

-----. 1986. Phylogenetische und ontogenetische Aspekte der Entwicklung der Eltern-Kind-Bindung und der kindlichen Sachkompetenz. *Zeitschrift für Entwicklungspsychologie und Pädagogische Psychologie* 18: 287-315.

GUNNAR, M.R. et al 1989. Attachment, temperament, and adrenocortical activity in infancy: A study of psychoendocrine regulation. *Developmental Psychology* 25: 355-363.

HARLOW, H.F. 1958. The nature of love. *American Psychologist* 13: 673-685.

-----. 1961. The development of affectional patterns in infant monkeys. In: *Determinants of infant behavior,* Bd 1. Edited by B.M. FOSS. Wiley, New York.

HERMANN, I. 1933. Zum Triebleben der Primaten. *Imago* 19: 113

HINDE, R.A. 1982. Attachment: Some conceptual and biological issues. In: *The place of attachment in human behavior.* Edited by J. STEVENSON-HINDE & C. MURRAY PARKES. Basic Books, New York.

KAGAN, J. 1982. *Psychological research on the human infant: An evaluative summary.* New York.

-----. 1984. *The nature of the child.* Basic Books, New York.

KENNEDY, J.H. & R. BAKEMAN. 1984. The early mother-infant telationship and social competence with peers and adults at three years. *Journal of Psychology* 116: 23-34.

KOOT, J.M. 1986. Tension regulation of anxiously and securely attached children after blocking of their play. Paper presented at the dutch Conference of Psychologists, Groningen (zitiert nach VAN IJZENDOORN & KROONENBERG 1988).

KUHN , T. 1962. *The structure of scientific revolutions.* The University of Chigago Press, Chigago.

LAMB, M.E. et al. 1982. Security of mother- and father-infant attachment and its relation to sociability with strangers in traditional and non-traditional Swedish families. *Infant Behavior and Development* 5: 355-367.

LAMB, M.E. et al. 1984. Security of infantile attachment as assessed in the „strange situation": Its study and biological interpretation. *The behavior and brain sciences* 7: 127-171.

-----. 1985. *Infant-mother attachment: The origins and developmental significance of individual differences in Strange Situation behavior.* Hillsdale, NJ, Erlbaum.

LEWIS, M. & FEIRING, C. 1989. Infant, mother, and mother-infant interaction behavior and subsequent attachment. *Child Development* 60: 831-837.

LI-REPAC, D.C.1982. *The impact of acculturation on the child-rearing attitudes and practices of Chinese-American families: Consequences for the attachment process.* Doctoral Dissertation, University of California, Berkley. (zitiert nach VAN IJZENDOORN & KROONENBERG 1988).

LORENZ, K. 1935. Der Kumpan in der Umwelt des Vogels. *Journal f. Ornithologie* 83: 137-213; 289- 331.

LYONS-RUTH, K. et al. 1987. Infants at social risk: Relations among infant maltreatment, maternal behavior, and infant attachment behavior. Developmental Psychology 23: 223-232.

MAIN, M. 1983. Exploration, play, and cognitive functioning related to infant-mother attachment. *Infant Behavior and Development* 6: 167-174.

MAIN, M. 1990. Cross-cultural studies of attachment organization: Recent studies, changing methodologies, and the concept of conditional strategies. *Human Development* 33: 48-61.

MAYNARD SMITH, J. 1979. Games theory and the evolution of behavior. *Proceedings of the Royal Societ,* Series B 205: 475-488.

MIYAKE, K. et al. 1985. Infant temperament, mothers mode of interaction, and attachment in Japan: An interim report. In: Growing points of attachment theory and research. Edited by I. BRETHERTON & E. WATERS. (*Monographs of the society for research in child development* 50) pp 276-297.

MOSS, A.L. 1979. *Parent-child interaction, attachment, and competence: A study of interrelationship.* Master of arts thesis, University of Texas at Austin (zitiert nach VAN IJZENDOORN & KROONENBERG 1988)

OWEN, M.T. et al. 1984. The relation between maternal employment status and the stability of attachment to mother and to father. *Child Development* 55: 1894-1901.

SAGI, A. et al. 1985. Security of infant-mother, father, metapelet attachments among kibbutz-reared Israeli children. In: Growing points of attachment theory and research. Edited by I. BRETHERTON & E. WATERS. Growing points of attachment theory and research. (*Monographs of the society for research in child development* 50) pp 257-275.

SAGI, A. & LEWKOWICZ, K.S. 1987. A crosscultural evaluation of attachment research. In: *Attachment in social networks.* Edited by L.W.C. TAVECCIO & M.H. VAN IJZENDOORN. Elsevier Science, Amsterdam.

SCHNEIDER-ROSEN, K & D. CICCETTI, D. 1984. The relationship between affect and cognition in maltreated infants: Quality of attachment and the development of visual self-recognition. *Child Development* 55: 648-658.

SCHUBÖ, W. et al. 1991. *SPSS. Handbuch der Programmversionen 4.0 und SPSS-X 3.0.* Gustav Fischer Stuttgart, New York.

SINGER, L.M. et al. 1985. Mother-infant Attachment in adoptive families. *Child Development* 56: 1543-1551.

SMITH, P.K. & R. NOBLE. 1987. Factors affecting the development of caregiver-infant relationships. In: *Attachment in social networks.* Edited by L.W.C. TAVECCIO & M.H. VAN IJZENDOORN. Elsevier Science, Amsterdam.

SPANGLER, G. & K.E. GROSSMANN. 1993. Biobehavioral organization in securely and insecurely attached infants. *Child Development* 64: 1439-1450.

SROUFE L.A. & E. WATERS. 1977. Attachment as an organizational construct. *Child Development* 48: 1184-1199.

TAKAHASHI, K. 1986. Examining the strange situation procedure with Japanese mothers and 12-month-old infants. *Developmental Psychology* 22: 265-270.

TAKAHASHI, K. 1990. Are the key assumptions of the „Strange Situation" procedure unversal? A view from japanese research. *Human development* 33: 23-30.

THOMPSON, R.A. & LAMB, M.E. 1983. Security of attachment and stranger sociability in infancy. *Developmental Psychology* 19: 184-191.

THOMPSON, R.A. et al. 1988. Temperament, emotion, and social interactive behavior in the strange situation: An analysis of attachment system functioning. *Child Development* 59: 1102-1110.

VAN DEN BOOM, D.C. et al. 1987. *Individual differences in attachment behavior in a dutch sample: Stability and its relationship to changing life circumstances.* Leiden: Department of Psychology (zitiert nach VAN IJZENDOORN & KROONENBERG 1988).

VAN IJZENDOORN, M.H. 1986. The cross-cultural validity of the strange Situation from a Vygotskian perspecticve. *Behavioral and Brain Sciences* 9: 558-559.

VAN IJZENDOORN, M.H. & KROONENBERG, P.M. 1988. Cross-cultural Patterns of Attachment: A meta-analysis of the strange situation. *Child Development* 59: 147-156.

VAN IJZENDOORN, M.H. et al. 1992. The relative effects of maternal and child problems on the quality of attachment: A meta-analysis of attachment in clinical samples. *Child Development* 63: 840-858.

VAUGHN B. et al. 1979. Individual differences in infant-mother attachment at twelve and eighteen months: Stability and changes in families under stress. *Child Development* 50: 971-975.

-----. 1989. Attachment behavior, attachment security, and temperament during infancy. *Child Development* 60: 728-737.

WATERS, E. 1978. The reliability and stability of individual differences in infant-mother attachment. *Child Development* 49: 483-494.

-----. 1982. Persönlichkeitsmerkmale, Verhaltenssysteme und Beziehungen: Drei Modelle von Bindung zwischen Kind und Erwachsenen. In: *Verhaltensentwicklung bei Mensch und Tier.* Das Bielefeld-Projekt. Edited by K. IMMELMANN et al. Parey, Berlin.

WEBER, R.A. et al. 1986. Individual variation in attachment security and strange situation behavior: The role of maternal and infant temperament. *Child Development* 57: 56-65.

WESTON, D.R. 1983. I*mplications of mother's personality for the infant-mother attachment relationship.* Doctoral Dissertation, University of California, Berkley (zitiert nach VAN IJZENDOORN & KROONENBERG 1988).

Frühe Kindheit - Early Childhood

Evaluation von Elternbriefen beim Übergang zur Elternschaft: Erste Ergebnisse einer Längsschnittstudie aus der Schweiz
Transition to Parenthood: The Evaluation of Parent Letters: First Results of a Longitudinal Study in Switzerland

Muna El-Giamal

> *Eltern werden ist ein unvorstellbarer Irrsinn, nüchtern betrachtet;*
> *Erstaunlich, daß sich so viele Leute darauf einlassen.*
> *Dennoch bereu' ich nichts, meistens. Manchmal jedoch alles.*
> *Diese neue Situation ist eine unglaubliche Veränderung.*
> *Das Leben wird intensiver, im Positiven und Negativen.*
> (Fazit eines Vaters zum 3. Meßzeitpunkt.)

Zusammenfassung: In der vorliegenden Studie mit Ersteltern aus der Schweiz wird überprüft, ob sich Elternbriefe als Informationsmedium *vor* der Geburt eignen und ob auf diese Weise Belastungen in den ersten Lebensmonaten eines Kindes reduziert werden können. Eigens innerhalb dieser Studie entwickelte Elternbriefe werden im Rahmen einer Time Sampling Längsschnittstudie mit 156 Ersteltern eingesetzt und einer Evaluation unterzogen. Zudem werden die Effekte bezüglich Veränderungen in der Partnerschaftszufriedenheit sowie hinsichtlich Alltagsbelastungen nach der Geburt im Vergleich mit einer Kontrollgruppe ohne Intervention geprüft. Hierbei zeigt sich, daß die Elternbriefe von den Eltern hinsichtlich formaler Kriterien sehr positiv bewertet werden. Im Bereich der Partnerschaftszufriedenheit ergeben sich keine Interventionseffekte. Die Ergebnisse im Bereich von Belastungen weisen darauf hin, daß tendenziell eher die Personen von der Präventionsmaßnahme profitieren, die bereits vor der Geburt geringer belastet waren. Die Ergebnisse zeigen, daß Elternbriefe auch vor der Geburt als kostengünstige und breitstreubarer Präventionsmaßnahme eingesetzt werden können. Aufgrund des auch aus anderen Studien bekannten Effekts der „differentiellen Wirksamkeit„ von Präventionsmaßnahmen wird diskutiert, daß Elternbriefe vor der Geburt eher als ergänzende Möglichkeit zu bestehenden Maßnahmen der ganzheitlichen Geburtsvorbereitung angesehen werden sollten.

Abstract: In some countries, parent letters are sent to first-time parents after the birth of their first child and can therefore be considered as a form of *parental* education. This study from Switzerland explores the usefulness of a prenatal implementation of parent letters in order to reduce stress/strain in a sample of first-time parents. Parent letters were developed, implemented and evaluated within a time-sampling longitudinal study (156 subjects). Effects on postnatal marital satisfaction and daily stress are evaluated. Results show an overall positive evaluation by the parents. Comparing the intervention with a non-intervention group, no effects on marital satisfaction could be shown. Concerning stress/strain, a tendency exists, showing that the intervention has an effect only for those participants who already had a low level of daily stress in the prenatal phase. No effects are visible for persons with high prenatal stress level. Overall, parent letters can be considered as an interesting approach to implement prevention-efforts at low costs. They could be offered in addition to existing birth preparation and parent education programs.

Keywords: Schweiz, Übergang zur Elternschaft, Elternbriefe, Evaluation, Belastung, Prävention, Switzerland, transition to parenthood, parent letters, evaluation, stress/strain

1. Einleitung

Übergänge im Lebenslauf, wie das Elternwerden, sind entwicklungspsychologisch bedeutsame Phasen, in der neue Situationen die Anpassungs- und Bewältigungspotentiale von Paaren herausfordern. Schneewind äußert die Vermutung, daß die Ankunft des ersten Kindes „die vielleicht wichtigste und am frühesten einsetzende Herausforderung für das Leben von Paaren im Sinne eines familienzyklisch kritischen Überganges„ darstellt (SCHNEEWIND 1983: 162). Das einleitende Zitat eines Studienteilnehmers verdeutlicht dies sehr anschaulich. Dieser Übergang vom Paar zur Familie wird von den meisten Personen gut bewältigt - dies sei vorweggesagt. Dennoch spielt sich die Ankunft eines Kindes nicht in einem luftleeren Raum ab. Das Hinzukommen eines neuen Familienmitglieds bedeutet für ein Paar eine starke Umstellung, um so mehr als in unserem westlichen Kulturkreis zum Beispiel einer zufriedenstellenden Paarbeziehung ein hoher Stellenwert zugemessen wird. Der Übergang zur Elternschaft ist ein Lebensereignis, daß sowohl mit freudigen als auch belastenden Erlebnissen verbunden ist - für die Eltern also zum einen ein Entwicklungspotential darstellen kann, aber gleichzeitig auch mit Unsicherheiten besetzt ist (vgl. Überblick bei OLBRICH & BRÜDERL 1986; BRÜDERL 1988). In dieser Übergangszeit werden jungen werdenden Eltern zahlreiche Unterstützungsangebote in Form von Geburtsvorbereitungskursen und Säuglingspflegekursen zugänglich gemacht. Eine intensive Vorbereitung auf Veränderungen durch die Elternrolle findet hier jedoch nicht immer genügend Niederschlag. Das Ziel der vorliegenden Studie ist es, verschiedene psychologische Konzepte aufzugreifen und diese den werdenden Eltern bereits in der Schwangerschaft in Form von Elternbriefen zugänglich zu machen. Dies wird als Beitrag zur ganzheitlichen Geburtsvorbereitung (vgl. STADLHUBER-GRUBER 1990) sowie zur Prävention von elterlichen und partnerschaftlichen Belastungen verstanden. Die Elternbriefe werden in diesem Rahmen einer direkten und indirekten Evaluation unterzogen.

2. Elternbriefe

Elternbriefe, eine Form der Elternbildung, werden jungen Eltern nach der Geburt des ersten Kindes über mehrere Jahre regelmäßig zugesendet. Sie wurden ursprünglich in den USA entwickelt (vgl. ROWLAND 1989) und haben seit Mitte der sechziger Jahre auch im deutschsprachigen Raum eine weite Verbreitung gefunden (zu deutschsprachigen Elternbriefserien vgl. LÜSCHER, GIEHLER & STOLZ 1977; LÜSCHER, KOEBBEL & FISCH 1982 a,b). Das Ziel dieser Elternbriefe besteht (mit leichten Abweichungen bei den unterschiedlichen Briefserien) vor allem in der Vermittlung von neueren Erkenntnissen zu Entwicklung und Erziehung sowie Erhöhung der elterlichen Kompetenz. Die wenigen (älteren) Evaluationsstudien zum Thema Elternbriefe weisen auf eine hohe Akzeptanz dieses kindzentrierten Präventionsansatzes hin (vgl. LANGE 1975; LÜSCHER, GIEHLER & STOLZ 1977; GIEHLER & UGARTE 1978, CUDABACK et al. 1985).

In der Längsschnittstudie, die hier für den Teilbereich *Einsatz von Elternbriefen* vorgestellt wird, leiten uns drei Fragestellungen:
1. Ist das Medium Elternbrief eine geeignete Möglichkeit der Elternbildung schon *vor* der Geburt?
2. Wie wird die Vermittlung von *psychologischer* Information von Eltern bewertet und
3. Sind Elternbriefe eine Möglichkeit zur Verbesserung der Partnerschaftszufriedenheit und zur Prävention von Belastungen nach der Geburt?

Befunde zur Effektivität von Präventionsbemühungen (z.B. LEPPIN 1995) weisen auf die eingeschränkte Wirksamkeit gesundheitspsychologischer Maßnahmen hin. Offensichtlich profitieren besonders jene Personen, die bereits über genügend Ressourcen verfügen. In Anlehnung an diesen Befund wird in der vorliegenden Studie davon ausgegangen, daß besonders die Untergruppe von vor der Geburt niedrig belasteten werdenden Eltern von einer Intervention mit Elternbriefen profitieren werden.

3. Vorstellung der Fribourger Längsschnittstudie Erstelternschaft
3.1 Einbettung des Themas *Elternbriefe* in die Fribourger Studie

Die Längsschnittstudie besteht aus drei Meßzeitpunkten (32. Schwangerschaftswoche, einem Monat und vier Monaten nach der Geburt). Die Elternbriefe, die wir eigens für diese Studie konzipiert haben (vgl. FRAUTSCHI 1994) kommen wöchentlich in den 8 Wochen vor der Geburt zum Einsatz (vgl. Abbildung 1).

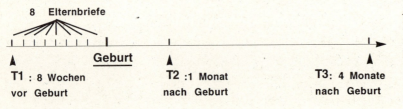

Abb. 1
Einbettung der Elternbriefintervention in die Fribourger Längsschnittstudie

(angelehnt an Schwangerschaftsphasen von Gloger-Tippelt, 1988)

Zu allen drei Meßzeitpunkten kommen diverse Fragebogen zum Einsatz und die Eltern protokollieren detailliert ihren Tagesablauf. Wie dies funktioniert wird im folgenden Exkurs erläutert.

3.2 Exkurs
In der hier berichteten Studie verwenden wir zur Erhebung von Alltagsdaten und zur näheren Untersuchung von Streß- und Streßbewältigungsprozessen einen für diesen Themenbereich neuartigen Erhebungsansatz, das sogenannte Time-Sampling.

3.2.1. Erhebungsmethode: Time Sampling
GLOGER-TIPPELT (1985) hält fest, daß das „methodische Instrumentarium von Untersuchungen zur Elternschaft noch wenig entwickelt" ist (1985: 63) - eine Einschätzung, die uns darin bestärkt einen neuen Weg zu gehen. Wir setzen zur längsschnittlichen Erhebung der Alltagsereignisse von Erstelltern eine Selbstbeobachtungsmethode, das sogenannte Zeitstichproben- oder Time-Sampling-Tagebuch ein. Auf diese Weise ist es möglich, den Alltag von Personen mit einem Minimum an retrospektiven Erinnerungsfehlern abbilden zu können. Die Methode des Time Sampling erwies sich in mehreren Untersuchungen als reliables Erhebungsinstrument (vgl. zusammenfassend EL-GIAMAL, in Druck). Das Vorgehen ist angelehnt an Arbeiten von SCHWENKMEZGER & HANK (1994), BRANDSTÄTTER (1983), CSIKSZENTMIHALYI & LARSON (1987) sowie KIRCHLER (1988; 1989). Mit Hilfe eines Protokollheftes sollen die teilnehmenden Personen ihren Tagesablauf zu vorher festgelegten Zeitpunkten siebenmal täglich auf mehreren festgelegten Dimensionen (Aktivität, Ort, anwesende Personen, begleitende Emotionen, Coping in Belastungssituationen) festhalten. Insgesamt protokolliert jede Person pro Meßzeitpunkt vier ganze Tage von 9:00 bis 21:00 Uhr. Die Protokollierung erfolgt alle zwei Stunden. So liegen neben allgemeinen Fragebogendaten zur Situation vor und nach der Geburt auch detaillierte *Alltagsdaten* vor, die bezüglich Streß- und Copingprozessen in Anlehnung an die Theorie von LAZARUS (vgl. LAZARUS & FOLKMAN 1984) und die Weiterentwicklung durch PERREZ & REICHERTS (1992) untersucht werden. Einige Variablen in der Ergebnisdarstellung beziehen sich auf Daten aus diesen Tagesprotokollierungen.

3.2.2 Fragestellungen der Gesamtstudie
Mittels der vorliegenden Erhebung sollen u.a. folgende komplexe Forschungsfragen näher beleuchtet werden:
(1) Art und Häufigkeit von Tätigkeiten und deren emotionale Bewertung
(zum Vorgehen vgl. BRANDSTÄTTER, 1983; BUBA & VASKOVICS 1994; BUSE & PAWLIK 1994; CSIKSZENTMIHALYI 1982; DIENER & LARSEN 1984; HORMUTH 1986, KIRCHLER 1988; SCHWENKMEZGER & HANK 1994)
(2) Häufigkeit und Veränderungen von Streßereignissen und Coping im Verlauf des Elternwerdens
(zum Thema Streßepisoden, DAILY HASSLES & COPING vgl. PERREZ, REICHERTS & PLANCHEREL 1990; REICHERTS & PERREZ 1992; KANNER, COYNE, SCHAEFER & LAZARUS 1981; LAZARUS & FOLKMAN 1984)
(3) Effekte einer Intervention mit <u>Elternbriefen vor der Geburt</u>

4. Ziele und Inhalte der Fribourger Elternbriefe
Die inhaltsanalytische Literaturdurchsicht bestehender Elternbriefserien (vgl. GIEHLER 1978; GIEHLER & UGARTE 1978) zeigt, daß *elternbezogene* Themenanteile (Partnerschaftszufriedenheit, Kommunikation, Belastungsbewältigung ...) und *Übungsanteile* fast vollständig fehlen. Diese beiden Bereiche sowie die *Belastungsreduktion* sind Ziele der Fribourger Elternbriefe. Die Themenauswahl der Fribourger Elternbriefe erfolgte in Anlehnung an wichtige in der Literatur beschriebene elternbezogene Themen sowie aufgrund eigener Forschungsschwerpunkte (vgl. Tabelle 1 im Anhang). In jedem Brief werden Literaturangaben zur weitergehenden Lektüre angeführt und Adressen von Beratungsstellen angegeben, an die sich die Eltern bei Problemen wenden können.

5. Evaluation der Elternbriefe: Fragestellungen
In Anlehnung an die Evaluationsstudien von LANGE (1975) sowie LÜSCHER et al. (1977) wurden die EmpfängerInnen der Elternbriefe gebeten, zunächst jedes Briefthema bezüglich verschiedener formaler Kriterien zu bewerten. Zudem sollten sie die subjektive Wirksamkeit einschätzen (vgl. Tabelle 4, 5; Ska-

len *Beurteilung* und *Wirkung*). Dies erfolgt direkt über einen jedem Brief beiliegenden Evaluationsbogen. Alle Auswertungen bezogen auf Fragebogendaten werden im folgenden als *direkte Evaluation* bezeichnet. Weiterhin werden die Effekte im Alltag über die Daten aus der Tagesprotokollierung untersucht. Dies wird als *indirekte Evaluation* der Elternbriefe bezeichnet. Nun zu den konkreten Fragestellungen.

A: Fragestellungen der direkten Evaluation
- Wie werden Elternbriefe im Vergleich zu anderen Informationsquellen genutzt?
- Wie ist die subjektiv eingeschätzte Beurteilung und Wirkung der Elternbriefe?
- Wie werden die verschiedenen Briefthemen von den Eltern beurteilt?
- Wie werden die Elternbriefe aus der Retrospektive bewertet?

B: Fragestellungen der indirekten Evaluation
- Lassen sich Interventionseffekte in Hinblick auf den Verlauf der Partnerschaftszufriedenheit und Belastung nach der Geburt nachweisen?

Angeregt von einer Untersuchung von LEPPIN (1995), wird wie in der Einleitung angesprochen im Rahmen dieser Studie gezielt die Frage überprüft, ob es Untergruppen von Personen gibt, die z.B. in Abhängigkeit vom vorgeburtlichen Belastungsniveau unterschiedlich gut von der Intervention mit Elternbriefen profitieren. LEPPIN (1995) stellte in einer Untersuchung zur Wirksamkeit einer Maßnahme schulischer Gesundheitsförderung bei Jugendlichen fest, daß personale und soziale Ressourcen eine wichtige Rolle für die Wirksamkeit dieses Programms spielen. Jugendliche, die bereits über hohe Ressourcen verfügten, profitierten am meisten von diesem gesundheitspsychologischen Programm. Ein niedriges Alltagsbelastungsniveau vor der Geburt wird in unserer Studie im weitesten Sinne als Ressource interpretiert.

6. Methode
6.1 Datenerhebung und Stichprobe
Die Datenerhebung erfolgte schweizweit im Zeitraum von April 1994 bis Juni 1995. Insgesamt nahmen an der Studie 156 Ersteltern (78 Paare) teil, die zu Beginn randomisiert drei Untersuchungsbedingungen zugeordnet wurden. Die Gruppe 1 (U1) besteht aus 26 Paaren. Diese Gruppe protokolliert ihren Tagesablauf. Die zweite Gruppe (U2, 27 Paare) bekommt zusätzlich nach der ersten Phase der Tagesprotokollierung ab der 32. Schwangerschaftswoche die acht Elternbriefe zugesendet. Die dritte Gruppe (KG, 25 Paare) fungiert als Kontrollgruppe, füllt keine Protokollhefte aus, sondern nur die diversen Fragebögen der Untersuchung. Die näheren Angaben zur Stichprobe finden sich in Tabelle 2.

Tab. 2
Stichprobenbeschreibung

Stichprobe	n = 156
	(78 Paare)
	entspricht 87% der Ursprungsstichprobe zu T1 (32. Schwangerschaftswoche)
Alter	Frauen M = 28.9 SD = 3.5
	Männer M = 31.1 SD = 4.1
Untersuchungsgruppen	**Protokollgruppe** ohne Intervention
	(U1: Fragebögen und Tagesprotokolle) n = 52
	Protokollgruppe mit Intervention
	(U2: Fragebögen, Tagesprotokolle und Elternbriefe) n = 54
	Kontrollgruppe
	(KG: nur Fragebögen) n = 50

Frühe Kindheit - Early Childhood

Die TeilnehmerInnen sind zu 94 % verheiratet, die Partnerschaftsdauer liegt zu Beginn der Untersuchung bei durchschnittlich 6.7 Jahren (SD = 4.1). 61.5 % haben einen Berufschulabschluß, 20.8 % einen Technikum- oder Universitätsabschluß. Die Schwangerschaft war in 13.5 % der Fälle nicht geplant und nur in 43 % der Fälle ausdrücklich geplant, jedoch zu 73 % erwünscht.

6.2 Meßinstrumente

Zu den Time-Sampling Protokollheften wurde bereits einiges gesagt (vgl. Punkt 3.2.1). Der Prägnanz halber soll das eingesetzte Untersuchungsinstrumentarium mit den dazugehörigen Meßzeitpunkten lediglich tabellarisch aufgeführt werden (vgl. Tabelle 3).

Tab. 3
Erhebungsinstrumente

(1)	Soziodemographische Daten und allgemeiner Belastungsgrad (eigenes Erhebungsinstrument, T1, T2, T3)*
(2)	Persönlichkeitsvariablen (Freiburger Persönlichkeitsinventar FPI-R; Fahrenberg, Hampel & Selg 1989; T1)
(3)	Partnerschaftszufriedenheit (Partnerschaftsfragebogen, PFB; Hahlweg 1982; T1, T2, T3)
(4)	Alltagsbelastungen (Tagesprotokollhefte, eigenes Erhebungsinstrument; T1, T2, T3)
(5)	Evaluationsbögen Elternbriefe (Fragebogen 15-Items, eigenes Erhebungsinstrument; T1)

*(T1, T2, T3 entspricht den Meßzeitpunkten, bei denen das Verfahren zum Einsatz kam)

7. Ergebnisse

7.1 Stellenwert der Elternbriefe als Informationsquelle

Generell gaben die EmpfängerInnen der Elternbriefe an, alle Elternbriefe gelesen zu haben. Innerhalb der direkten Briefevaluation werden die EmpfängerInnen von Elternbriefen beim letzten Brief nach der Intensität der Nutzung verschiedener Informationsquellen vor der Geburt gefragt. Die Ergebnisse zeigen, daß die Elternbriefe bezüglich der Intensität der Nutzung noch vor Schwangerschafts- und Geburtsvorbereitungskursen auf dem dritten Rangplatz liegen (vgl. Abbildung 2).

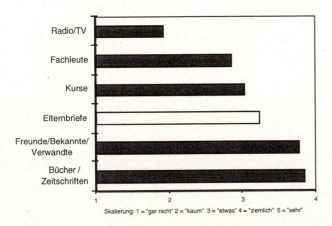

Abb. 2
Intensität der Nutzung verschiedener Informationsquellen zu Schwangerschaft und Geburt (EmpfängerInnen von Elternbriefen U2, n=54)

81 % der TeilnehmerInnen fanden den Einsatz von Elternbriefen in der retrospektiven Einschätzung (vgl. Abbildung 3) sinnvoll für die Zeit der Schwangerschaft. Zudem empfanden 51 % die Elternbriefe auch als hilfreich für die Zeit nach der Geburt. Geschlechtseffekte ergaben sich im übrigen in keiner der Auswertungen zur Beurteilung und subjektiven Wirkungseinschätzung der Elternbriefe.

Abb. 3
Retrospektive Bewertung der Elternbriefe vier Monate nach der Geburt. (EmpfängerInnen von Elternbriefen U2, n=54)

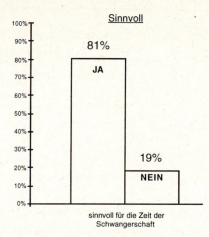
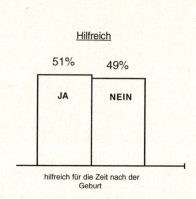

7.2 Subjektiv eingeschätzte Beurteilung und Wirkung der Elternbriefe

Wie bereits angesprochen, liegt jedem Brief liegt ein Evaluationsbogen bei, durch den der Brief subjektiv hinsichtlich Beurteilung und Wirkung eingeschätzt werden soll. Er besteht aus 15 fünffach gestuften Items (gar nicht =1; kaum =2; etwas =3; ziemlich =4; sehr =5).

z.B. Item Skala *Beurteilung*
„Den (2.) Brief an werdende Eltern ‚Streß-laß nach!!!' finde ich *informativ*"

Beispielitem Skala *Wirkung*
„Der Brief hat *Gespräche* mit meinem Partner/meiner Partnerin ausgelöst"

7.2.1 Beurteilung

Betrachten wir uns die einzelnen Items der Skala *Beurteilung* (vgl. Tabelle 4), zeigt sich, daß sie als in hohem Ausmaß übersichtlich, interessant, informativ und einfach eingestuft werden.. Dargestellt sind die Mittelwerte für jedes Item bezogen auf alle Briefthemen.

7.2.2 Wirkung

In der Skala *Wirkung* geht es vor allem um die Umsetzungsmöglichkeiten der Briefinformationen und -übungen im Alltag. Die Werte fallen hier allesamt geringer aus als in der vorigen Skala Beurteilung. Generell zeigt sich, daß die Briefe durchaus zum Reflektieren einladen und Gespräche mit dem Partner/der Partnerin auslösen können. Alle weiteren Wirkungsitems (Rang 3-8) spielen eine eher geringe Rolle (vgl. Tabelle 5).

Tab. 4
Items der Skala *Beurteilung*: Mittelwerte bezogen auf alle 7 Briefthemen
(EmpfängerInnen von Elternbriefen U2, n=50)

Rang	Item	M	SD
1	übersichtlich	4.03	.44
2	interessant	3.93	.57
3	informativ	3.86	.67
4	einfach	3.80	.61
5	prägnant	3.54	.65
6	nützlich	3.52	.59
7	attraktiv	3.33	.82

(1=gar nicht, 5=sehr)

Tab. 5
Items der Skala „Wirkung": Mittelwerte bezogen auf alle 7 Briefthemen
(EmpfängerInnen von Elternbriefen U2, n=50)

Rang	Item	M	SD
1	Anregung zum Nachdenken	3.39	.67
2	Auslöser für partnerschaftliches Gespräch	3.06	.74
3	Einsichten verschafft	2.91	.77
4	Briefinhalte erinnert	2.72	.74
5	Umsetzung der Tips und Übungen	2.68	.67
6	positiver Einfluß auf Partnerschaft	2.62	.83
7	bewußteres Erleben der Schwangerschaft	2.17	.66
8	Veränderung im Alltag	1.99	.60

(1=gar nicht, 5=sehr)

Eine getrennte Betrachtung der Skalen *Beurteilung* und *Wirkung* zeigt also, daß trotz positiver *Beurteilung* durch die Eltern die subjektiv eingeschätzte *Wirkung* viel geringer ausfällt. Beide Skalen *Beurteilung* und *Wirkung* sind jedoch hoch miteinander korreliert (r = .81, p < .01), so daß beide Skalen für die Themenevaluation als Gesamtevaluationsscore zusammengefaßt werden. Tendenziell beurteilen Untersuchungsteilnehmerinnen mit zunehmendem Alter die Wirkung (r = -.27, n.s.) und Beurteilung (r = -.28, n.s.) negativer, die angegebenen Korrelationskoeffizienten erreichen jedoch nicht die Signifikanzgrenze.

7.3 Beurteilung einzelner Briefthemen

Außer der Bewertung der Briefe in der gesamten Beurteilung interessiert uns, welche Elternbriefthemen auf die positivste Resonanz stießen (vgl. Abbildung 4). Es fällt auf, daß besonders kind- und schwangerschaftsbezogene Themen wie Erziehung und Bindungsverhalten *(Eltern-Werden)*, das Thema Vater-Werden und Entwicklung des Kindes im Mutterleib, Einfluß von mütterlichen Emotionen etc. *(Kind/Schwangerschaft)* am positivsten eingeschätzt werden.

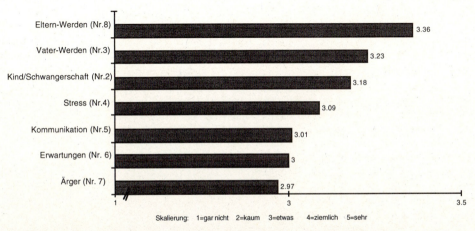

Abb. 4
Elternbriefthemen im Urteil der Eltern: Gesamtevaluation

** Effekt Briefnr. F (6,222) =3.34; p < .004, bezieht sich vor allem auf die signifikant besserer Bewertung dieses Briefs im Vergleich zu allen anderen Themen

Von den eher elternbezogenen Briefen wurde das Thema *Streß* mit den Copingregeln (für welche Situation eignet sich welche Form der Streßbewältigung) und der Anleitung zur Entspannung am positivsten eingeschätzt. Der Spitzenreiter *Eltern-Werden* hebt sich varianzanalytisch deutlich vom Rest der Briefe ab (F (6,222) = 3.34, p < .004).

7.4 Interventionseffekte bezüglich der abhängigen Variable *Partnerschaftszufriedenheit* (Indirekte Evaluation)

Zudem interessiert uns natürlich vor allem, ob sich Effekte auf verschiedenen abhängigen Maßen, wie z.B. Partnerschaftszufriedenheit oder Belastungshöhe zeigen lassen. Im Hinblick auf Gruppenunterschiede bezüglich der Variable Partnerschaftszufriedenheit (Werte aus dem Partnerschaftsfragebogen PFB, HAHLWEG 1982), werden die Gruppen mit und ohne Elternbrief-Intervention (einschließlich der Personen aus der Kontrollgruppe) verglichen. Der Partnerschaftsfragebogen PFB (HAHLWEG 1982) ist ein Partnerschaftsinventar zur Einschätzung der Ehequalität, das vor allem zur Diagnose und Therapieevaluation eingesetzt wird. Der Test besteht aus 30 Items, die drei Skalen (Streitverhalten, Zärtlichkeit, Gemeinsamkeit/Kommunikation) zuzuordnen sind. Die Items sollen nach der Häufigkeit ihres Auftretens auf einer Werteskala von 0-3 beurteilt werden (nie/sehr selten, selten, oft, sehr oft). Die Reliabilität und Validität des Inventars wurden untersucht und werden als gesichert betrachtet (vgl. HANK, HAHLWEG & KLANN 1990: 57/58).

In einer Varianzanalyse mit Meßwiederholung mit den unabhängigen Variablen Gruppenzugehörigkeit und Geschlecht, ergibt sich in Übereinstimmung mit Befunden aus der Literatur ein Absinken der Partnerschaftszufriedenheit von T1 auf T2 (vgl. Tabelle 6, Mzp-Effekt, F (2,200) = 7.33, p < .001). Es ergeben sich weder Geschlechtseffekte noch Interventionseffekte. Die Gruppen mit und ohne Elternbriefintervention unterscheiden sich bezüglich des Verlaufs der Partnerschaftszufriedenheit nicht signifikant voneinander, es werden daher die Mittelwerte für die Gesamtstichprobe dargestellt.

Tab. 6
Mittelwerte und Standardabweichungen der Partnerschaftszufriedenheit im Verlauf

	T1 PFB-WERT		T2 PFB-WERT		T3 PFB-WERT	
	M	SD	M	SD	M	SD
Gesamtstichprobe (n=154)	2.30	.31	2.22	.37	2.27	.36

7.5 Interventionseffekte bezüglich der abhängigen Variable *Alltagsbelastung* (Indirekte Evaluation)

Als Belastungsindikator eignen sich die situativen Gesamteinschätzungen aus den Protokollheften, die 7 x pro Tag erhoben werden (Item: „Die Situation war für mich insgesamt ..." Skalierung sehr erfreulich (1) bis sehr belastend (6)). Die Einschätzung beziehen sich jeweils auf die vergangene halbe Stunde, wobei nochmals in zwei Viertelstunden-Einheiten unterteilt wird.

Um die Hypothese der ressourcenabhängigen Wirksamkeit von Interventionen zu prüfen, wird die *Belastungshöhe vor der Geburt* als unabhängige Variable in die Analyse eingeführt. Niedrige Belastung wird wie bereits angemerkt in diesem Zusammenhang im weitesten Sinn als Ressource interpretiert. Die Variable Belastungshöhe vor der Geburt wird gebildet, indem für jede Person der Anteil als *eher, ziemlich* oder *sehr* belastend angegebenen Situationen an der Gesamtzahl angegebener Episoden (jeweils bezogen auf vier Protokolltage in der 32. Schwangerschaftswoche) relativiert wird. Hier gehen sowohl Daily Hassles - tägliche Widrigkeiten - als auch stärkere Belastungsepisoden in die Auswertung mit ein. Es wurden zwei Gruppen gebildet, die im folgenden als hoch- und niedrigbelastete Personen bezeichnet werden. Die Gruppenzuweisung zur hochbelasteten Gruppe erfolgte, wenn TeilnehmerInnen einen Belastungswert von mehr als 10% (entspricht dem Medianwert der Belastungsprozente zum ersten Meßzeitpunkt) angaben. Entsprechend erfolgte die Zuordnung zur Gruppe der niedrig belasteten, wenn die Teilnehmenden weniger als 10 % Belastungsereignisse im Alltag berichteten. Ganz allgemein kann man feststellen, daß die TeilnehmerInnen innerhalb eines Protokollierungszeitraumes von vier Tagen zu T1 (erster Meßzeitpunkt) im Durchschnitt 12%, einen Monat nach der Geburt 10 % und vier Monate nach der Geburt 9 % Belastungsereignisse berichten. Es kommt also eher zu einem Absinken der Belastungshäufigkeit im Alltag nach der Geburt des ersten Kindes. Dieser Effekt wird in der Diskussion noch einmal beleuchtet werden.

Bei der in den folgenden Auswertungen verwendeten *abhängigen Variable Belastung*, handelt es sich um eine zusammengefaßte *Mittelwertsvariable* aus den situativen Belastungseinschätzung der Tagesprotokollierungen (sehr erfreulich = 1 bis sehr belastend = 6). Die Werte bewegen sich eher im positiven, erfreulichen Bereich - was bei der geringen prozentualen Anzahl von Belastungsepisoden nicht erstaunt.

Für die Untergruppe von Personen, die vor der Geburt einen hohen Prozentsatz an Belastungen angibt, zeigt sich folgendes Ergebnis: Beide Gruppen (mit und ohne Elternbriefe) zeigen einen signifikanten Abfall des Belastungsmittelwertes von T1 auf T2 (Effekt Meßzeitpunkt ($F_{(2,98)}$ = 9.92, $p < .000$, vgl. Abbildung 5). Danach bleibt das Niveau recht stabil auf dem nachgeburtlichen Belastungsniveau. Ein Interventionseffekt zeigt sich bei dieser Gruppe hochbelasteter Personen nicht. Hochbelastete Personen zeigten in beiden Untergruppen einen identischen Verlauf der Belastungsverläufe.

Erwartungsgemäß anders stellt sich das Ergebnis für die Gruppe mit prozentual weniger Belastungen vor der Geburt dar. Hier zeigt sich im Gegensatz zur Gruppe der hochbelasteten Personen kein Meßzeitpunkteffekt, d.h. kein Absinken des Belastungsmittelwertes nach der Geburt. Vielmehr zeigt sich ein tendenzieller Interaktionseffekt Gruppenzugehörigkeit x Meßzeitpunkt ($F_{(2,102)}$ = 2.79, $p < .07$, vgl. Abbildung 6). Anders ausgedrückt läßt sich dies folgendermaßen beschreiben: Während sich bei der Gruppe ohne Elternbriefintervention ein tendenzieller Anstieg der Belastungshöhe zu T2 (ein Monat nach der Geburt) verzeichnen läßt, bleibt das niedrige Belastungsniveau der Interventionsgruppe über alle drei Meßzeitpunkte hinweg erhalten. Geschlechtsunterschiede ergaben sich in keiner der hier dargestellten Auswertungen bezüglich des Belastungsniveaus. Männer und Frauen erleben ein ähnliches Ausmaß an Belastungen im Alltag nach der Geburt. Möglicherweise handelt es sich dabei um Belastungen in verschiedenen Bereichen, bei den hier vorgestellten Auswertungen geht es jedoch um ein Gesamtbelastungsmaß.

Abb. 5
Subjektive Belastungseinschätzung bei Personen mit hoher T1 Belastung
(Mediansplit: T1 Belastung > 10%, n = 51)

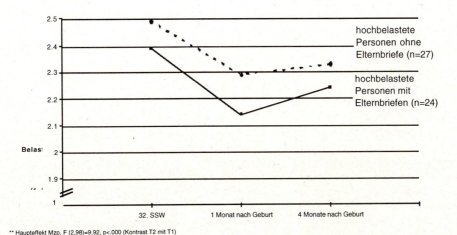

** Haupteffekt Mzp, $F_{(2,98)}$=9.92, p<.000 (Kontrast T2 mit T1)

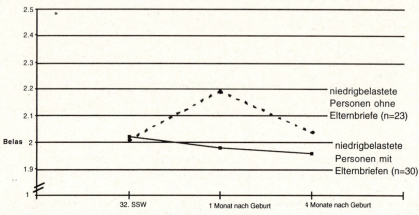

Abb. 6
Subjektive Belastungseinschätzung bei Personen mit niedriger T1 Belastung
(Mediansplit: T1 Belastung < 10%, n = 53)

** kein Haupteffekt Mzp, jedoch tendenziellen Interaktionseffekt Gruppe x Mzp, $F_{(2,102)}=2.79$ $p<.07$

8. Diskussion
8.1 Zur formalen Beurteilung dieses Pilotversuches *Elternbriefe für werdende Eltern*

Zusammenfassend kann man festhalten, daß unser Versuch einer präventiven Intervention mit Elternbriefen vor der Geburt auf positive Resonanz gestoßen ist. Festhalten kann man auch, daß kind- und schwangerschaftsbezogene Informationsbriefe offensichtlich einen größeren Anklang finden als elternbezogene Briefe, die nicht nur Relevanz für die Zeit des Elternwerdens haben. Kindbezogene Informationen, konkrete Handlungsanleitungen sind während dieser Übergangsperiode für junge, werdende Eltern scheinbar von größerer Bedeutung als die Information über allgemeine psychologische Prozesse, deren Bedeutung für werdende Eltern noch nicht spürbar ist. Von den Eltern selbst kam im Rahmen freier Antwortmöglichkeiten der Vorschlag, früher mit der Versendung zu beginnen und nicht erst 8 Wochen vor der Geburt. Die Nachfrage ist also da, die Briefe werden in Anspruch genommen. Nun stellt sich die Frage, ob es genügend Effekte im Alltag durch diese Intervention gibt, um eine breite Anwendung zu befürworten. Hierzu folgt nun die Beurteilung der Effekte auf Verhaltensebene - also bezüglich der Maße der Partnerschaftszufriedenheit und der Entwicklung der Alltagsbelastung in der Zeit der *frühen Elternschaft*.

8.2 Zur Beurteilung der Effekte auf Verhaltensebene

In Bezug auf die Partnerschaftszufriedenheit konnten keine Effekte der Intervention mit Elternbriefen gezeigt werden. Dies ist natürlich auch ein großes Ziel, wenn man bedenkt, wie schwer es schon mit wissenschaftlich anerkannt effektiven Partnerschaftstherapien ist, Veränderungen im Verhalten und Erleben zu erzielen. Wir wissen, daß gerade beim Übergang zur Elternschaft häufig die partnerschaftliche Kommunikation als wichtiges Bestimmungsstück der Partnerschaftszufriedenheit durch den Mangel an Zeit der Partner füreinander leidet. Hierfür können sicherlich durch entsprechende Themen in den Elternbriefen Anregungen für die Partner gegeben werden. Diese Anregungen und die Hinweise auf mögliche psychologische Hilfsangebote in Problemfällen sind längerfristig eine Möglichkeit, die Scheu vor der Inanspruchnahme psychologischer Hilfestellungen zu vermindern.

Bezüglich des Ziels der Reduktion von Alltagsbelastungen, wurde die Hypothese geprüft, daß nur besonders *privilegierte*, schon mit guten Ressourcen ausgestattete Personen diese Informationen adäquat und effektiv für sich nutzen können. Tendenziell konnte diese Hypothese gestützt werden. Das Ergebnis bei den vor der Geburt niedrigbelasteten Personen zeigt, daß eine Intervention mit Elternbriefen das Ansteigen der Alltagsbelastung nach der Geburt verhindern kann. Dieser Effekt ist im Kontext von älteren Arbeiten zur Überprüfung von Maßnahmen mit pädagogischen Programmen (vgl. z.B. Evaluation der Effekte der Kindersendung *Sesamstraße*, BALL & BOGATZ 1972) ebenfalls bekannt. Personen mit größeren Ressourcen (in diesem Fall sozial privilegierte Kinder) profitieren mehr von einer Intervention als jene, die die Intervention als Unterstützung viel nötiger hätten. Dieser *Sesamstraßeneffekt* weist meiner Ansicht nach auf die Grenzen und den Kosten/Nutzen-Aspekt breitangelegter primärer Präventionsstrategien hin. Bei der Gruppe der hochbelasteten Personen ergab sich kein Effekt der Intervention mit Elternbriefen. Hier zeigt sich sowohl für EmpfängerInnen als auch für Nicht-EmpfängerInnen von Elternbriefen interessanterweise ein Absinken der Belastungshöhe über die Zeit. Durch die Erhebung vieler kleiner Episoden im Alltag mittels Selbstbeobachtung, wird möglicherweise das in der Literatur beschriebene Phänomen des *Baby Honeymoon* sichtbar. Dies äußert sich in erhöhten Wohlbefindenswerten nach der Geburt (vgl. MILLER & SOLLIE 1980). Viele Studien berichten zwar auch von erhöhter Belastung gerade von Müttern nach der Geburt des ersten Kindes, jedoch darf man nicht vergessen, daß die oft verwendeten Interviewtechniken sehr anfällig für retrospektive Erinnerungseffekte sind (vgl. zusammenfassend EL-GIAMAL im Druck). So werden einzelne Belastungsereignisse in der Erinnerung sehr viel stärker und länger erinnert und der vergleichsweise streßfreie Alltag verschwindet hinter diesen *Anker-Ereignissen.*

Zurück zu unseren Ergebnissen. Vor der Geburt hochbelastete Personen erleben die Zeit nach der Geburt möglicherweise im Vergleich zur belasteteren Zeit vor der Geburt - in den aktuellen Situationseinschätzungen - als eine *Oase der Ruhe.* Aufgrund der hohen Belastungswerte *vor* der Geburt wäre es denkbar, daß die positiveren Situationsevaluationen nach der Geburt, sich aus einem aus der Zufriedenheitsforschung bekannten befindlichkeitssteigernden internen Vergleichsprozeß von angestrebten und erreichten Ziele ergibt (vgl. DIENER 1984; HOFSTÄTTER 1986). Laut dieser in der Psychologie als *Urteilstheorien (judgement theories)* beschriebenen Ansätze, ergeben sich individuelle Wohlbefindenswerte aus dem Vergleich zwischen Wunsch und Wirklichkeit. Die Ereignisse haben sich für die Gruppe der hochbelasteten Personen möglicherweise besser entwickelt als erwartet. Diese kognitiven Theorien der Zufriedenheit (judgement theories) beziehen sich zwar eigentlich auf eine retrospektive Bewertung des eigenen Wohlbefindens, dieser Effekt wird sich jedoch kurzfristig durchaus im Alltag manifestieren. Gleichzeitig postulieren diese Theorien, daß es nach kurzfristiger Erhöhung des Wohlbefindens nach einiger Zeit wieder zu einer Annäherung an alte Wohlbefindenswerte kommen wird. In der Gruppe der niedrigbelasteten Personen ist dies nach dem kurzfristigen Anstieg der Belastung der Eltern ohne Elternbriefe schon nach vier Monaten zu beobachten. Die Belastungshöhe ist fast wieder auf dem habituell niedrigen Belastungsmittelwert angelangt. Bei der Gruppe der hochbelasteten Personen in dieser Studie ist dieses Einpendeln auf das vorgeburtlich hohe Belastungsniveau ansatzweise sichtbar. In Anbetracht der Schwierigkeiten im Rahmen dieser Studie die Variable *Ressourcen* zu operationalisieren, sind die Ergebnisse sicherlich eher vorsichtig zu interpretieren. Zudem sind die Effekte unserer Intervention vier Monate nach der Geburt möglicherweise noch nicht in vollem Ausmaß im Alltag sichtbar. Weitere mögliche Effekte im Bereich von Alltagsaktivitäten und Streßbewältigungsprozesse werden noch überprüft.

9. Ausblick

Längerfristige Längsschnittstudien, die mehr als einen Zeitraum von 6 Monaten erfassen, sind sicherlich geeigneter, weitergehende Effekte auf emotionaler- und Verhaltensebene zu erfassen. Grossman (1988) äußert sich nach einer Literaturanalyse der Interventionsbemühungen beim Übergang zur Elternschaft jedoch generell eher pessimistisch über die Effektivität von Unterstützungsprogrammen für junge Eltern bezüglich Partnerschaftszufriedenheit und Belastungen. Die Effekte der reinen Vorbereitung auf die neue Rolle als Eltern- und das gilt ebenfalls für die Vorbereitung mittels Elternbriefen - ist nach GLOGER-TIPPELT (1985) nicht immer trennbar von den allgemeinen Ausgangsbedingungen eines Paares, also welche Paare die Möglichkeit eines Vorbereitungsangebotes überhaupt wahrnehmen und welche Paare vom Angebot profitieren (z.B. abhängig vom Ausbildungsniveau, Güte der partnerschaftliche Kommunikation etc.). Dies und die hier vorliegenden Ergebnisse zu Effekten einer Intervention mit Elternbriefen, deuten darauf hin, daß wir uns nicht fragen dürfen „Wirken Vorbereitungsmaßnahmen für werdende Eltern?" sondern ähnlich wie die psychologische Forschung zu differentiellen Therapieeffekten (GRAWE 1992) zeigt, sollte die Frage lauten, „Welche Art der Vorbereitung eignet sich für welche Gruppe von Eltern?"

Gemeinsam mit Maßnahmen zur Elternbildung durch *Elterngruppen,* die schon in der Schwangerschaft beginnen, wie sie durch COWAN & COWAN (1988) in den USA eingesetzt werden und die die

Arbeitsgruppe um FTHENAKIS (1995) in Deutschland entwickelt, können *Elternbriefe* durchaus früh eingesetzt werden. Sie stellen eine breitstreubare und kostengünstige Ergänzung zur Unterstützung werdender Eltern dar. Ich schließe mich der Forderung von NICKEL (1993) an, daß die pränatalen Unterstützungsmaßnahmen in einer weiteren Begleitung während der frühen postnatalen Zeit münden sollen, um neu entstehende, nicht antizipierte problematische Situationen auffangen zu können. Die Grenzen einer Unterstützung mittels Elternbriefe liegen auf der Hand - der Übungs- und Unterstützungseffekt einer Gruppe mit gleichen Erfahrungen ist hier nicht gegeben. Eine Absicherung der Effekte auf Verhaltensebene - also eine Überbrückung der Kluft zwischen Wissensvermittlung und Handeln - müßte über längere Zeit gewährleistet werden. Hierzu ist eine stärkere Einbeziehung von Modellen zur Handlungsregulation aus dem gesundheitspsychologischen- und Präventionsbereich (Überblick bei SCHWARZER 1993) sicherlich ein sinnvoller Ansatzpunkt. Auf diese Weise können Bedingungen herausgefiltert werden, die die Umsetzung von Wissen in Handeln erleichtern.

References

BALL, S. & G. A. BOGATZ. 1972. Das erste Jahr von Sesame Street. Eine Evaluation. In: *Evaluation. Beschreibung und Bewertung von Unterricht, Curricula und Schulversuchen*. Edited by Ch. WULF. München.

BORTZ, J. 1984. *Lehrbuch der empirischen Forschung für Sozialwissenschaftler*. Berlin.

BRANDSTÄTTER, H. 1983. Emotional responses to other persons in everyday life situations. *Journal of Personality and Social Psychology* 45: 871-883.

BUBA, H.-P. & L.A. VASKOVICS. 1994. Arbeitsteilung und Tagesablauf beim Übergang junger Paare zur Elternschaft. *Zeitschrift für Familienforschung* 6: 150-176.

BUSE, L. & K. PAWLIK. 1994. Differenzierung zwischen Tages-, Setting- und Situationskonsistenz ausgewählter Verhaltensmerkmale, Maßen der Aktivierung, des Befindens und der Stimmung in Alltagssituationen. *Diagnostika* 40: 2-26.

BRÜDERL. L. 1988. Auseinandersetzung mit Problemen und Anforderungen im Prozeß der Familienwerdung. In: *Belastende Lebenssituationen: Untersuchungen zur Bewältigungs- und Entwicklungsforschung*. Edited by L. BRÜDERL, pp. 76-95. Weinheim.

COWAN, C.P. & P.A. COWAN. 1988. A preventive intervention for couples becoming parents. In: *Research on support for parents and infants in the postnatal period*. Edited by C.F.Z. BOUKYDIS. New Jersey.

CSIKSZENTMIHALYI, M. 1982. Toward a psychology of optimal experience. In: *Review of personality and social psychology*. Edited by L. WHEELER, pp. 13-36. Beverly Hills CA.

CSIKSZENTMIHALYI, M. & R. LARSON. 1987. Validity and reliability of the experience-sampling method. *The Journal of Nervous and Mental Disease* 175: 526-536.

CUDABACK, D.; C. DARDEN; P. NELSON; S. O'BRIEN; D. PINSKY & E. WIGGINS. 1985. Becoming successful parents: Can age-paced newsletters help? *Family Relations* 34: 271-275.

DIENER, E. 1984. Subjective well-being. *Psychological Bulletin* 95: 542-575.

DIENER, E. & R.J. LARSEN. 1984. Temporal stability and cross-situational consistency of affective, behavioral, and cognitive responses. *Journal of Personality and Social Psychology* 47: 871-883.

EL-GIAMAL, M. im Druck. Die Analyse von Übergängen im Lebenslauf: Methodische Aspekte eines Zeitstichproben Ansatzes Time Sampling zur Untersuchung von Streß und Coping bei Erstelternschaft. In: *Schwangerschaft, Geburt und der Übergang zur Elternschaft*. Edited by E. BRÄHLER & U. UNGER.

FAHRENBERG, J.; R. HAMPEL & H. SELG. 1989. *Das Freiburger Persönlichkeitsinventar FPI-R*. Göttingen.

FRAUTSCHI, M. 1994. „Liebe werdende Mutter, lieber werdender Vater!„ Untersuchung zum Einsatz von pränatalen Elternbriefen beim Übergang zur Elternschaft. Unveröffentlichte Lizentiatsarbeit.

FTHENAKIS, W.E. 1995. *Wenn aus Partnern Eltern werden. Elternbildung im Deutschen Familienverband*. Projektbeschreibung. München.

GIEHLER, W. 1978. *Gestaltung und Struktur von „Elternbrief-Serien„*. Ergebnisse einer vergleichenden Inhaltsanalyse. Universität Konstanz, Projektgruppe „Familienforschung", Arbeitsbericht 6.

GIEHLER, W. & W. UGARTE. 1978. *Zielsetzung und Trägerschaft von „Elternbrief-Serien„*. Ergebnisse einer Inhaltsanalyse. Universität Konstanz, Projektgruppe „Familienforschung", Arbeitsbericht 5.

GLOGER-TIPPELT, G. 1985. Der Übergang zur Elternschaft. Eine entwicklungspsychologische Analyse. *Zeitschrift für Entwicklungspsychologie und Pädagogische Psychologie* 17: 53-92.

-----. 1988. *Schwangerschaft und erste Geburt. Psychologische Veränderungen der Eltern*. Stuttgart.

GRAWE, K. 1992. Psychotherapieforschung zu Beginn der neunziger Jahre. *Psychologische Rundschau* 43: 132-162.

GROSSMAN, F.K. 1988. Strain in the transition to parenthood. *Marriage and Family Review* 12: 85-104.
HAHLWEG, K. 1982. *Partnerschaftsfragebogen* PFB. Berlin.
HOFSTÄTTER, P.R. 1986. *Bedingungen der Zufriedenheit.* Zürich.
HORMUTH, S.E. 1986. The sampling of experiences in situ. *Journal of Personality* 54: 262-293.
KANNER, A.D.; J.C. COYNE; C. SCHAEFER & R.S. LAZARUS. 1981. Comparison of two modes of stress measurement: daily hassles and uplifts versus major life events. *Journal of Behavioral Medicine* 4: 1-39.
KIRCHLER, E. 1988. Marital happiness and interaction in everyday surroundings: A time-sample diary approach for couples. *Journal of Social and Personal Relationships* 5: 375-382.
-----. 1989. Everyday life experiences at home: an interaction diary approach to assess marital relationships. *Journal of Family Psychology* 2: 311-336.
LANGE, E. 1975. *Zur Aufnahme, Beurteilung und Wirkung der „Briefe an junge Eltern" bei den Eltern in Bielefeld.* Untersuchung im Auftrag des Jugendamtes der Stadt Bielefeld.
LAZARUS, R.S. & S. FOLKMAN. 1984. *Stress, appraisal, and coping.* New York.
LEPPIN, A. 1995. *Maßnahmen schulischer Gesundheitsförderung: Wer profitiert unter welchen Bedingungen?* Vortrag 2. Tagung der Fachgruppe Gesundheitspsychologie der Deutschen Gesellschaft für Psychologie/Trier, 8.-10 Juni 1995.
LÜSCHER, K.; W. GIEHLER & W. STOLZ. 1977. Elternbildung durch Elternbriefe. In: *Familiäre Sozialisation.* Edited by K. SCHNEEWIND & H. LUKESCH. Stuttgart.
LÜSCHER, K., KOEBBEL, I. & FISCH, R. 1982a. *Elternbriefe als Elternbildung. Möglichkeiten und Grenzen einer aktuellen familienpolitischen Maßnahme.* Universität Konstanz, Projektgruppe „Familienforschung", Arbeitsbericht 14.
LÜSCHER, K.; I. KOEBBEL & R. FISCH. 1982b. Elternbriefe und Elternbildung. Eine familienpolitischen Maßnahme im Urteil der Eltern. *Zeitschrift für Pädagogik* 28: 763-774.
MILLER, B.C. & D.L. SOLLIE. 1980. Normal stresses during the transition to parenthood. *Family Relations* 29: 459-465.
NICKEL, H. 1993. Möglichkeiten und Grenzen einer psychologischen Unterstützung des Übergangs zur Elternschaft. Eine quasi-experimentelle Vergleichsstudie über die Wirkung audiovisueller Intervention während der Prä- und Perinatalzeit. *The International Journal of Prenatal and Perinatal Psychology and Medicine* 5 1: 55-66.
OLBRICH, E. & L. BRÜDERL. 1986. Frühes Erwachsenenalter: Partnerwahl, Partnerschaft und Übergang zur Elternschaft. *Zeitschrift für Entwicklungspsychologie und Pädagogische Psychologie* 18: 189-213.
PERREZ. M. & M. REICHERTS. 1992. *Stress, coping, and health: a situation-behavior approach. Theory-methods-applications.* Seattle.
PERREZ, M.; M. REICHERTS & B. PLANCHEREL 1990. Die Messung von Merkmalen der Belastungsverarbeitung im Zusammenhang psychoimmunologischer Studien. In: *Aids und Psyche. Zum Einfluß von Psyche und Immunsystem auf den Verlauf der HIV-Infektion.* Edited by W. HECKMANN, H. JÄGER, D. KLEIBER & R. ROSENBROCK. Berlin.
REICHERTS, M. & M. PERREZ. 1992. *UBV -Fragebogen zum Umgang mit Belastungen im Verlauf.* Bern.
ROWLAND, L. 1989. Pierre the Pelican. *Prevention in Human Services* 6: 117-122.
SCHWARZER, R. 1993. *Streß, Angst und Handlungsregulation.* Stuttgart.
SCHWENKMEZGER, P. & P. HANK. 1994. The contribution of time sampling methods in the promotion of healthy life-styles. In: *Psychology and the promotion of health*. Edited by J.-P. DAUWALDER, pp 170-177. (Swiss monographs in psychology, Vol. 2) Seattle.
STADLHUBER-GRUBER, A. 1990. *Der Übergang zur Elternschaft. Mit einer empirischen Untersuchung über Geburtsvorbereitung.* Dissertation Salzburg.

Anhang
Tab. 1
Titel und Inhalte der Fribourger Elternbriefe

Titel	Inhalt	Schwerpunkt			
		Information	Übung/ Reflexion	kind-/ schwangerschaftsbezogen	elternbezogen
1. „Wir stellen uns vor"	- Vorstellung, Beschreibung der Ziele: Vermittlung von psychologischer Information; Unterstützung in Belastungssituationen; Anregung geben, um „Schwieriges besser verstehen, Neues einzuüben, Lebendiges bewußter zu erleben..."	X			
2. „Wir und unser Kind"	- Entstehende Beziehung zum Kind während der Schwangerschaft; Wie erlebt das Kind die Schwangerschaft (Entwicklung der Sinne, Einfluß mütterlicher Befindlichkeit und Einstellungen auf kindliche Entwicklung)	X		X	
3. „Mann wird Vater"	- Was verändert sich bei Vätern, welche Bedenken und Ängste haben sie? Darstellung von Forschungsergebnissen; Anregungen zum Erfahrungsaustausch mit der Partnerin.	X	X	X	X
4. „Streß-lass nach !!"	- Wann und wie entsteht Streß? Unterschied zwischen Kritischen Lebensereignissen und täglichen Widrigkeiten (Daily Hassles). Anregung zum Austausch über erlebte, belastende Ereignisse in der kürzeren Vergangenheit; Betonung der Bedeutung von subjektiven Einschätzungsprozessen (appraisal); Regeln zum Umgang mit Streß (5 Coping-Regeln); Anleitung zur Progressiven Muskelrelaxation.	X	X		X
5. „Miteinander Reden"	- Bedeutung der Kommunikation in der Partnerschaft, Aktives Zuhören; verschiedene Aspekte einer Nachricht (Sachinhalt, Selbstoffenbarung, Beziehung, Appell); Streiten (6-Schritt Methode).	X	X		X
6. „In Erwartung"	- Bedeutung von Erwartungsprozessen für Wahrnehmung und Verhalten (self-fulfilling prophecy; überhöhte Erwartung an sich selbst und Umwelt)	X			X
7. „So ein Ärger!"	- Entstehung und Zusammenhang von Wut, Ärger, Feindseligkeit, Aggression. Verschiedene Ärgerausdrucksformen, Ärgerverarbeitungs-möglichkeiten. Umgang mit Wut auf das eigene Kind.	X	X	X	X
8. „Eltern-Sein"	- Entstehung von Bindung, Bedeutung für Entwicklung von Kontrollüberzeugung. Kind und Beruf. Auswirkungen von Lob und Strafe auf kindliche Entwicklung, Betonung positiver Wertschätzung und Verstärkung.	X	X	X	

Säuglingsschwimmprogramme in Norwegen.
Organisation, praktische Durchführung, Risikofaktoren, Einfluß auf die frühkindliche Entwicklung.
Infant Aquatic Programmes in Norway

Bernhard Weidle

Zusammenfassung: Seit der Einführung von *Baby-Schwimmkursen* in Norwegen 1979 haben etwa 30.000 Säuglinge mit ihren Eltern regelmäßig an diesen spielerischen Wasseraktivitäten teilgenommen. Die Bewegung im Wasser mit ihrer dreidimensionalen Stimulation gibt auf lustbetonte Art und Weise Impulse für die frühkindliche sensomotorische Entwicklung, zu einem Zeitpunkt, an dem die Bewegungsmöglichkeiten des Säuglings an Land noch relativ eingeschränkt sind. Abgesehen von einigen wenigen Kursen in privater Regie wird Säuglingsschwimmen in Norwegen im Rahmen der Norwegischen Lebensrettungsgesellschaft und des Norwegischen Schwimmverbandes organisiert. Mit der Ausbildung und Autorisierung qualifizierter Instrukteure durch diese Verbände wurde eine Organisationsstruktur geschaffen, die einen relativ sicheren Rahmen zur Vermeidung potentieller Risiken darstellt. Mögliche Gefahrenmomente sind vor allem Unterkühlung, Wasserintoxikation, verlängerter Apnoereflex und Infektionen besonders der oberen Luftwege und der Haut.
Keywords: Säuglingsschwimmen, Norwegen, sensomotorische Stimulation, Risikofaktoren.

Abstract: Since the intoduction of swimming classes for infants and toddlers in Norway in 1979, about 30.000 infants have participated together with their parents in infant aquatic programmes. Water allows a three-dimensional motoric training at an age, when the motoric experiences of the infant in the land environment still are limited. Thus infant swimming provides a stimulation of early childhood sensomotoric development, in a pleasant form for both infants and parents. Except of some few private courses swimming classes for infants are organised by the Norwegian Lifesaving Society andœthe Norwegian Swimming Federation. These organizations have also established an education programme for their swimming teachers. Only qualified infant aquatic instructors get the accreditation, after they have passed an examination. This model of organization constitutes a framework of safety in order to avoid possible risks. The most important risk factors are heatloss, waterintoxication, prolonged apnea and infections particularly of the upper respiratory tract and the skin.

Keywords: Säuglingsschwimmen, Norwegen, sensomotorische Stimulation, Risikofaktoren.
infant swimming, Norway, sensomotoric stimulation, risk factors.

In Norwegen gibt es seit 1979 *Schwimmkurse* für Säuglinge. Von einem bescheidenen Angebot für einige Enthusiasten in den größten Städten Oslo, Trondheim, Bergen und Stavanger entwickelte sich *Babyschwimmen* innerhalb von zehn Jahren zu einer populären, nahezu landesumfassenden Aktivität. Nach vorsichtigen Berechnungen haben seit 1979 etwa 30.000 Säuglinge in Norwegen an Schwimmprogrammen teilgenommen. Eine ähnliche Entwicklung gab es auch im Nachbarland Schweden. Abgesehen von einigen wenigen Kursen in privater Regie wird Säuglingsschwimmen in Norwegen im Rahmen der Norwegischen Lebensrettungsgesellschaft und des Norwegischen Schwimmverbandes organisiert. Beide Vereinigungen bilden ihre eigenen Kursinstrukteure aus.

Diese Instrukteure müssen ein Ausbildungsprogramm absolvieren und erhalten ihre Autorisation erst nach Ablegen eines Examens. Auf diese Weise wurde eine Organisationsstruktur geschaffen, die einen relativ sicheren Rahmen zur Vermeidung potentieller Risikomomente darstellt. Der

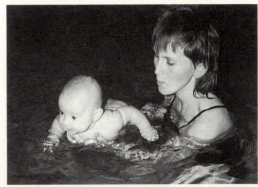

Abb. 1
Säugling in Brustlage, Arme und Beine werden frei bewegt.

auch in Norwegen gebräuchliche populäre Begriff *Babyschwimmen* ist irreführend. Freies selbständiges Schwimmen ist für Säuglinge unmöglich. Dagegen kann man Säuglingen beibringen, auf dem Rücken im Wasser liegend über eine Viertelstunde und länger das Gleichgewicht zu halten. Mit *Babyschwimmen* bezeichnet man jegliche spielerische Aktivität, die Säuglinge bzw. Kleinkinder im ersten und zweiten Lebensjahr zusammen mit ihren Eltern im Wasser durchführen.

Geschichtliche Entwicklung

In Gegenden mit entsprechenden klimatischen Voraussetzungen praktizieren verschiedene Kulturen spielerische Wasseraktivitäten für Kleinkinder und Säuglinge. H. MELVILLE läßt in seinem auf den Marquesa-Inseln spielenden Roman *Typee* (1848: 285) den Ich-Erzähler von der Beobachtung einer jungen Frau beim Baden ihres wenige Tage alten Neugeborenen in einem Fluß berichten. LESSA (1966: 95-96) beschreibt das Spiel der Mütter auf dem Ulithi-Atoll (Insel Mogmog, nördlichste der Karolinen-Inseln), die ihr Baby im Takt eines Kinderliedes im Wasser wiegen und dann plötzlich mit einer raschen Bewegung aus dem Wasser heben, wenn im Lied vom Haifisch gesungen wird (eine melanesische Version des *Hoppe, hoppe, Reiter* mit umgekehrter Bewegungsrichtung). Von den Yokut-Indianern in Kalifornien wird berichtet, daß die Mütter die Zeit des Wäschewaschens am Fluß dazu benutzen, ihren Babys das Schwimmen beizubringen (LATTA 1949: 228). Djolé berichtet vom Besuch zweier Dörfer der Asmat am Sentani-See (Irian Jaya). Ihm wurde erzählt, daß hier die Kinder schneller schwimmen als laufen lernen. Die frühe Vertrautheit der Kinder mit dem Wasser des Sees, die er beobachten konnte, schien ihm diese Aussage zu bestätigen (DJOLÉ 1976: 63-64).

In unserer westlichen Zivilisation begann das Experimentieren mit Säuglingsschwimmen vor etwa 30-35 Jahren. Ende der 60er Jahre tauchten an der West- und Südküste der USA *Schwimmschulen* für Babys auf, motiviert durch die Hoffnung, die hohe Anzahl von Todesfällen bei Kleinkindern infolge Ertrinkens durch sogenannte *Drownproofing*-Programme (SCHIEFFLIN 1977) reduzieren zu können. Neben diesem teilweise ziemlich rohen Überlebenstraining entwickelte sich nach und nach eine sanftere Methode, deren Grundlage die Entwicklung des kindlichen Vertrauens und die Freude am spielerischen Bewegen im Wasser darstellte. Virginia Hunt NEWMAN (1967) in den USA und Claire TIMMERMANS (1975) in Australien waren die Pioniere dieser Entwicklung. In Deutschland erregte Mitte der 60er Jahre Heinz BAUERMEISTERS *Erste Baby- und Kleinkinderschwimmschule der Welt* mit Ihren Schwimm- und Tauchrekorden einiges Aufsehen (BAUERMEISTER 1972). Eine äußerst kontroverse Form des Babyschwimmens propagiert Igor TJARKOVSKIJ in Rußland. Nach positiven Erfahrungen mit seiner eigenen frühgeborenen Tochter begann er, mit einer extremen Form von Babyschwimmen und Unterwassergeburten zu experimentieren. Seine umstrittenen Gesichtspunkte werden in dem Buch *Wasserbabys* des schwedischen Journalisten SIDENBLADH (1984) dargestellt.

Wissenschaftliches Interesse

Schon früh gab es ein wissenschaftliches Interesse für das natürliche Verhalten von Säuglingen im Wasser. Schon 1897 beschrieb MUMFORD spontane, an Schwimmen erinnernde Bewegungen, wenn er Neugeborene frei in der Luft hielt. Die ersten experimentellen Untersuchungen führte wahrscheinlich WATSON 1919 durch. Seine Versuche mit drei Neugeborenen, die er in Rückenlage in körperwarmes Wasser eintauchte, ohne den Kopf unterzutauchen, resultierten in *heftigem Ausdruck von Angst und schnellem, total unkoordinierten Schlagen mit Händen und Füßen*. Seine Schlußfolgerung war die, daß Schwimmbewegungen im Bewegungsmuster von Neugeborenen nicht vorkommen.

1939 veröffentlichte Myrtle MCGRAW Ergebnisse ihrer Untersuchungen über das Schwimmverhalten bei 42 Kindern im Alter von elf Tagen bis zweieinhalb Jahren. Sie beschrieb bereits damals die wichtigsten Voraussetzungen für das Säuglingsschwimmen, nämlich rhythmische und synchrone, reflektorische Schwimmbewegungen sowie die Existenz eines atmungshemmenden Reflexes während des Untertauchens bei nur wenigen Wochen alten Säuglingen. Kinder über vier Monate und älter verloren dieses rhythmische Bewegungsmuster, kämpften mehr und hatten Probleme, den Atem während des Eintauchens anzuhalten (Husten oder andere Störungen der Atmung). Keines der untersuchten Kinder konnte jemals selbständig den Kopf zum Atmen aus dem Wasser strecken. MAYERHOFER (1953) untersuchte Schwimmbewegungen bei 113 Kinder im Alter von 10 Tagen bis 22 Monaten in einer Badewanne, ohne den Kopf unterzutauchen. Wie McGraw fand er koordinierte Schwimmbewegungen bei Säuglingen, die ab dem Alter von fünf Monaten verschwanden.

Eine wissenschaftliche Bewertung des Einflusses von Säuglingsschwimmen auf die kindliche Entwicklung führten DIEM et al.(1980) an der Sporthochschule in Köln durch. In einer Längsschnittuntersuchung wurden 189 Säuglinge in sozio-demographisch vergleichbare Gruppen eingeteilt. Jede Gruppe bekam ein unterschiedliches Programm zur motorischen Stimulation, unter anderem Säuglingsschwimmen ab dem dritten Lebensmonat. Eine Gruppe ohne organisiertes Trainingsprogramm diente als Kontrollgruppe. Dreimal im Lauf des 4.- 6. Lebensjahres wurde die psychische, intellektuelle, soziale und motorische Entwicklung der Kinder in einem standardisierten Testverfahren untersucht. Zusätzlich wurden Elterninterviews und Fragebogenerhebungen durchgeführt, um familiären Hintergrund, Erziehungsstil, soziale Entwicklung des Kindes usw. zu erfassen. 165 Kinder durchliefen die vollständige Untersuchung. Die Ergebnisse zeigten bei allen Kindern, die an einem motorischen Trainingsprogramm, gleich welcher Art, teilgenommen hatten, einen Vorsprung in der psychomotorischen Entwicklung im Vergleich zur Kontrollgruppe. Frühzeitige Stimulation durch Säuglingsschwimmen ab dem dritten Lebensmonat und in geringerem Grad auch durch motorische Trainingsproramme ab dem zweiten Lebensjahr hatten einen günstigen Einfluß auf folgende Bereiche:

Sozialverhalten: Tendenz zu größerer Kontaktbereitschaft, Integrationsfähigkeit und Frustrationstoleranz gegenüber Enttäuschungen im Spiel mit Gleichaltrigen.

Persönlichkeitsentwicklung: Tendenz zu größerer Selbständigkeit und Anpassungsfähigkeit in neuen Situationen.

Motorische Fähigkeiten: Auffallend bessere Bewegungsqualität, genauere Bewegungen, bessere Gleichgewicht- und Reaktionsfähigkeit.

Intellektuelle Fähigkeiten: Die Frühschwimmer erzielten höhere Werte bei Intelligenztesten (Wechsler Preschool and Primary Scale of Intelligence, WPPSI und Hamburg-Wechsler Intelligenztest für Kinder, HAWIK, für Kinder über fünfeinhalb Jahre). Diese Unterschiede waren statistisch signifikant bei der ersten Untersuchungsrunde im Alter von vier Jahren, verglichen mit den Kindern, die motorische Trainingsproramme erst ab dem zweiten Lebensjahr hatten, und mit der Kontrollgruppe. Auch noch bei der dritten Untersuchungsrunde der sechsjährigen erzielten die Frühschwimmer bessere Resultate, aber da hatten die anderen Gruppen ihre Leistungen so sehr verbessert, daß die Unterschiede nicht mehr signifikant waren.

Im Gegensatz zu manchen Presseberichten *(Wasser macht aus Babys kluge Kinder* DER STERN 1979) waren die Verfasser der Untersuchung zurückhaltend in der Interpretation ihrer Ergebnisse: „*Die Studie hat gezeigt, daß eine frühzeitige motorische Stimulation Auswirkungen auf die Gesamtentwicklung des Kindes im vierten bis sechsten Lebensjahr hat. Allerdings stellt sich die Frage, inwieweit derartige Effekte allein im Sinne einer Ursachen-Folgen-Relation zu deuten sind*" (DIEM 1980: 231). In ihren „*Hinweisen für die praktische Durchführung des Säuglingsschwimmens*" (DIEM 1981) unterstreicht DIEM jedoch die einzigartigen Möglichkeiten der Stimulation sämtlicher Sinne des Säuglings, die das Wasser erlaubt. Durch die Bewegung im Wasser werden neue Erfahrungen vermittelt, die ihrerseits die Grundlage für die Kategorisierung neuer Erlebnisse bilden. Daher erscheint es als nicht unwahrscheinlich, daß regelmäßige spielerische Wasseraktivitäten Impulse für die intellektuelle wie für die Selbständigkeitsentwicklung des Säuglings geben. PLIMPTON (1986) untersuchte den Einfluß von Wasser als stimulierenden Umgebungsfaktor im Gegensatz zu Bewegungsprogrammen an Land. 29 Eltern-Kind-Paare mit Kindern im Alter von 6 bis 18 Monaten wurden nach dem Zufallsprinzip auf Aktivitätsprogramme entweder in einem Schwimmbecken oder einem mit einer Matte und Spielzeug ausgestatteten Raum verteilt. Diesen 20minütigen Aktivitätsprogrammen wurde zwei mal wöchentlich sieben Wochen lang durchgeführt. Die Eltern erhielten die Anweisung nach eigenem Gutdünken mit den Kindern in Aktion zu treten. Außer schriftlichen Vorschlägen zur Benutzung der verschiedenen Räume, die am Beginn der Studie ausgeteilt worden waren, erhielten die Eltern keinerlei Instruktion. Das Verhalten der Kinder wurde systematisch beobachtet und ihre motorische Entwicklung vor Beginn und nach Abschluß des Programms mit Hilfe der Bayley Motor Scale bewertet. Eine statistische Analyse der Bewertung der motorischen Entwicklung und der Bewegungsqualität ergab offenbare Trends aber keine signifikanten Unterschiede zwischen den verschiedenen Gruppen. Eine klare Begrenzung für die Aussage der Untersuchung war, wie die Autorin selbst bemerkte, die geringe Gruppengröße, wodurch z.B. die jeweilige Tagesform der Kinder (Müdigkeit, Zahnen o.ä) einen großen Einfluß auf die statistischen Ergebnisse bekam.

Die Autoren einer russischen Untersuchung (KLIORIN 1989) verglichen die psychomotorische Entwicklung bei 100 Kindern, die im ersten Lebensjahr an Schwimmprogrammen teilnahmen, mit 50 nichtschwimmenden Kindern und fanden deutliche Fortschritte bei der motorischen und emotionellen Entwicklung der Schwimmer bereits einen Monat nach Beginn des Schwimmens. In der englischen Zusammenfassung des russischen Originalartikels sind allerdings Art, Dauer und Häufigkeit des Schwimmtrainings sowie die Zusammensetzung der Kontrollgruppe nicht angegeben.

Praktische Durchführung
Neben Einflüssen aus den USA und Australien hat sich in Norwegen hauptsächlich die von Diem und Bresges in Deutschland entwickelte Methode durchgesetzt, die ein kurzzeitiges, vorsichtiges Untertauchen des Säuglings propagiert (DIEM ET AL. 1981; BRESGES 1973). Voraussetzung für das Säuglingsschwimmen ist ein Schwimmbecken mit einer Wassertemperatur von mindestens 32 - 35 °C. Im Allgemeinen wird empfohlen, im Alter von sechs bis acht Wochen oder nach dem Erreichen eines Gewichtes von vier Kilogramm mit dem Säuglingsschwimmen zu beginnen. Das ist keine absolute Bedingung, hat sich jedoch als praktisch erwiesen: Der Nabel ist verheilt, die Temperaturtoleranz, die u.a. vom Körpergewicht abhängt, ist besser, und Eltern und Kind hatten Gelegenheit, miteinander vertraut zu werden. Beim ersten Badebesuch verwendet man viel Zeit für die Gewöhnung an die Atmosphäre im Schwimmbad und in der Garderobe. Die neue Umgebung bringt viele ungewohnte akustische und optische Eindrücke für das Kind. Mutter oder Vater vermitteln Sicherheit dadurch, daß sie das Baby fest an ihren Körper halten. Der erste Aufenthalt im Schwimmbecken wird in der Regel auf 10-15 Minuten begrenzt. Es ist faszinierend zu sehen, wie die allermeisten Babys schon beim ersten Besuch im Becken das warme Wasser genießen.

Die Eltern werden instruiert, das Baby sicher zu halten, ohne die Bewegungsfreiheit der Extremitäten einzuschränken (Abb. 1). Nach und nach macht man das Kind mit den speziellen Eigenschaften des Wassers bekannt: dem Auftrieb und der Friktion der Strömung an der Haut bei schnellen Bewegungen. Die Eltern verändern die Lage des Babys und die Bewegungsgeschwindigkeit: Von Brust- auf Rückenlage, von ruhiger Balance zu gleitenden Bewegungen. Die meiste Zeit behalten Mutter oder Vater und Baby Augenkontakt, die Eltern sprechen mit dem Kind, streicheln es und schmusen mit ihm. Durch Äußerung von Zufriedenheit oder Mißvergnügen entscheidet das Kind über das Vorgehen. Das Ziel ist Vertrauen und Wohlbefinden und nicht sportliche Leistung oder Rekorde. Bei späteren Besuchen kann die Dauer des Aufenthaltes im Wasser auf ca. 30 Minuten ausgedehnt werden.

Tauchen
Die Freude am Wasser scheint angeboren bzw. durch intrauterine Erfahrung vermittelt. Angst vor dem Wasser ist erlerntes Verhalten. Wenn das Kind eine größtmögliche Freiheit im Umgang mit dem Wasser erleben will, sollte es die Möglichkeit haben, auch mit dem Kopf unter die Wasseroberfläche zu kommen, ohne dadurch in Panik zu geraten. Bei Säuglingen unter vier Monaten löst das Eintauchen unter Wasser eine reflektorische Atempause aus, die vor der Aspiration von Wasser in die Lungen schützt. Ältere Kinder müssen das Atemanhalten beim Tauchen als bewußten, also nicht reflexbedingten Vorgang in einem mühsameren Prozeß erlernen. Der durch das Eintauchen ausgelöste Apnoereflex ist ein sehr potenter Reflex der zu komplexen und eingreifenden physiologischen Veränderungen führt. Wir wissen wenig über das psychische Erleben eines Säuglings, wenn er untergetaucht wird. Bei Verhaltensbeobachtungen in den Schwimmkursen sieht man jedoch, daß das hier praktizierte kurze Eintauchen von zwei bis fünf Sekunden Dauer im allgemeinen keine oder geringere Äußerungen von Unbehagen auslöst als viele andere Erlebnisse im Alltag eines Säuglings. HERTSGAARD und Mitarbeiter (1992) fanden, daß die erstmalige Teilnahme an einer Schwimmstunde in einem „emotionell positiven Kontext" keine adrenokortikale Streßreaktion auslöste, auch dann nicht, wenn das beobachtete Verhalten des Säuglings von der Angst vor etwas Neuem *(Fear-of-Novelty)* geprägt war. Die untersuchten Kinder waren allerdings zwischen 6 und 13 Monaten alt und wurden auch nicht untergetaucht.

Praktisch wird das Eintauchen z.B. auf folgende Weise durchgeführt: Das Baby wird auf einer Hand in Bauchlage gehalten. Mit der anderen spritzt man ihm einen Wasserstrahl ins Gesicht als Signal für das Eintauchen. Unmittelbar danach wird die Hand langsam abgesenkt, so daß das Baby vollständig untergetaucht wird (Abb. 2). Nach wenigen Sekunden wird das Kind mit einer ruhigen abgerundeten Bewegung aus dem Wasser gehoben, an den Körper der Eltern gedrückt, gestreichelt und gelobt. In der

Regel wird die ersten Male ein- bis zweimal untergetaucht, wenn das Baby mit dem Wasser vertraut ist. Je nach Reaktion des Babys kann nach und nach sowohl Häufigkeit wie Dauer des Eintauchens verlängert werden. Wenn sich die Kinder über und unter Wasser wohl fühlen, können sie anfangen, vom Beckenrand zu springen oder zwischen den Eltern hin und her zu schwimmen, wobei der Abstand gradweise verlängert wird. Eine Fortbewegung wird in dieser Phase durch mehr oder weniger koordinierte Bewegung der Extremitäten erzielt. Die Distanz wird an der Wasseroberfläche aber mit dem Gesicht unter Wasser zurückgelegt. Nur wenigen Kindern dieser Altersstufe gelingt es, Mund und Nase zum Atemholen aus dem Wasser zu heben. Durch schwimmende Spielsachen, Bälle, Schwimmreifen und gemeinsame Sing- und Bewegungsspiele wird die Phantasie von Eltern und Kindern angeregt.

Tauchreflex
Von Beobachtungen bei Enten und tauchenden Säugetieren ist seit langem bekannt, daß das Tauchen unter Wasser reflektorisch Apnoe (HUXLEY 1913), Bradykardie sowie periphere Vasokonstriktion mit einer Umverteilung des Blutvolumen zugunsten von zerebraler und myokardialer Durchblutung auslöst. Dieser sogenannte *Tauchreflex (diving-reflex)* wurde später auch bei nicht tauchenden Säugetieren (TSCHOBROUTSKY 1969) und beim Menschen gefunden (WOLF 1965; PERKETT 1982).

Der Reflex wird ausgelöst, wenn Wasser mit der Larynxschleimhaut in Kontakt tritt (Laryngealer Chemoreflex: LCR). Die Applikation von physiologischer Kochsalzlösung führt nicht zur Auslösung der Reflexantwort. Dagegen wird der Reflex durch folgende Substanzen ausgelöst: Glukose, Sukrose, artfremde Milch oder Milchersatzprodukte, saure oder alkalische Lösungen und Natriumchlorid in hypo- oder hypertoner Konzentration (JOHNSON 1973; DOWNING 1975). Die Rezeptoren scheinen in den aryepiglottischen Falten und auf der laryngealen Epiglottisoberfläche zu liegen. Durch die Applikation eines Lokalanästhetikums in diesem Bereich wird die Reflexantwort unterdrückt. Bei der histologischen Untersuchung dieser Gebiete ließen sich in den Epithelien große Mengen geschmacksknospenähnlicher Strukturen sowie Nervenenden nachweisen (JOHNSON 1973; BLOOM 1968: 515; HARDING 1978). Der Reflex wird über den *Nervus laryngeus superior*, einem Ast des *Nervus vagus* vermittelt. Elektrische Reizung dieses Nerven führt zur Auslösung des Reflexes (LAWSON 1981). Nach einer bilateralen Resektion des Nerven bleibt die Reflexantwort aus (JOHNSON 1973). Der Tauchreflex kann auch durch ein nasales Reflexsystem ausgelöst werden, vermittelt über den *Nervus trigeminus*. Hier ist der auslösende Stimulus Wasser oder eine andere Flüssigkeit im Gesicht, speziell auf der Nasenschleimhaut. Dieses System unterscheidet nicht zwischen den chemischen Qualitäten der auslösenden Flüssigkeit und kann deshalb auch durch physiologische Kochsalzlösung ausgelöst werden (ANGELL-JAMES 1973). Die Reizung von jedem dieser beiden Apnoereflexe beim Lamm führt zu identischen kardiovaskulären Reaktionsmustern (GRØGAARD 1983). Diese Reflexe beschützen die Atemwege vor Aspiration und

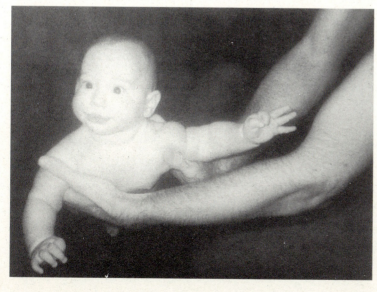

Abb. 2
Die 4 Monate alte Maiken beim Untertauchen (mit der Unterwasserkamera aufgenommen).

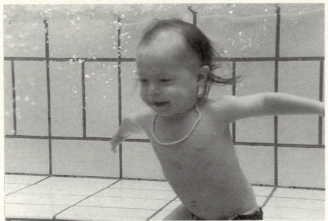

Abb. 3
Garance, 11 Monate al, unter Wasser nach einem Sprung vom Beckenrand. Wenn sich die Kinder über Wasser und unter Wasser wohlfühlen, können sie anfangen, vom Beckenrand zu springen oder zwischen den Eltern hin- und herzuschwimmen, wobei der Abstand gradweise verlängert wird.
Foto: C. Batschkus

erhalten vitale Funktionen während eines passageren Atemstillstandes.

Der Tauchreflex schwächt sich im Alter von vier bis sechs Monaten ab (McGraw 1939; Rosén 1984) kann aber in geringerem Grad auch noch bei Erwachsenen vorkommen (Wolf 1965). Kinder, die erst nach dem Alter von sechs Monaten mit dem Schwimmen beginnen, benötigen wesentlich mehr Zeit für die Gewöhnung an das Tauchen. Mit Hilfe kontinuierlicher EKG-Ableitung untersuchte Rosén das Reaktionsmuster während des Untertauchens bei 27 Säuglingen, die regelmäßig am Babyschwimmen nach dem oben beschriebenen Muster teilgenommen hatten (Rosén 1984). Genau wie bei den Modellen der Tierversuche löste ein Untertauchen von zwei bis vier Sekunden Dauer Apnoe und ein Absinken der Herzfrequenz bis auf ca. 50 % des Ausgangswertes aus. Die Bradykardie war am stärksten bei den jüngsten Kindern und nahm mit zunehmendem Alter ab. Nach dem sechsten Lebensmonat ließ sich eine Veränderung der Herzfrequenz durch Untertauchen nicht mehr nachweisen. Rosén interpretierte diese Ergebnisse dahingehend, daß die normale physiologische Entwicklung, die mit einer gradweisen Abschwächung des Apnoereflexes einhergeht, auch bei den Kindern abläuft, die regelmäßig am Säuglingsschwimmen teilnehmen. Entsprechend der kindlichen Gehirnreifung übernehmen in dieser Altersstufe voluntäre, kortikal erlernte Muster die Steuerung der Atmung während des Untertauchens. Frühe Tauchübungen scheinen diese Entwicklung zu stimulieren (Rosén 1984).

Risiko und Komplikationen
Ertrinken

Man könnte sich denken, daß Kinder ohne Angst vor dem Wasser leichter Wasser aufsuchen und sich dadurch in gefährliche Situationen bringen könnten. Speziell von nordamerikanischer Seite werden Eltern gewarnt, sich in falscher Sicherheit zu wiegen, nachdem ihr Kind an Schwimmkursen teilgenommen hat (American Academy of Pediatrics 1980). Diese berechtigten Warnungen richten sich an die Adresse der in den 70er Jahren in den USA populären sogenannten *Drownproofing*-Kurse. Bei den skandinavischen Schwimmprogrammen erleben die Eltern, wie ihre Kleinkinder im Wasser reagieren, und erfahren die Notwendigkeit kontinuierlicher Aufsicht, wodurch die Gefahr von Fehleinschätzungen im Umgang mit Wasser eher abnimmt. In der 15jährigen Geschichte des Babyschwimmens in Norwegen und Schweden gibt es keinen einzigen Fall von Ertrinken in Verbindung mit Säuglingsschwimmkursen. Durch die Art der Durchführung der Schwimmstunden unter Anleitung eines qualifizierten Instrukteurs mit mindestens einem Elternteil in der unmittelbaren Nähe des Kindes besteht die Gefahr des Ertrinkens wohl nur theoretisch.

Wasserintoxikation/ Krampfanfall

Vier eindeutige Fälle von Wasserintoxikation in Verbindung mit Babyschwimmen sind publiziert, alle aus den USA (Bennett 1983; Geda 1982; Goldberg 1982; Kropp 1982). Alle vier Kasuistiken waren einander ähnlich: Die beschriebenen Kinder waren vorher gesund, und 5, 6, 10 bzw. 11 Monate alt. Alle hatten ungewöhnlich viel Wasser geschluckt (in einem der Fälle auf etwa 800 ml geschätzt, was ca. 10 % des Körpergewichtes entsprach). Alle entwickelten Hyponatriämi (Serum-Na zwischen 118 und 123 mmol/l) und generalisierte Krämpfe. Klinische Symptome stellten sich innerhalb einer Stunde nach

Abschluß der Schwimmstunde ein und bestanden in Schwäche, Erbrechen und nach und nach generalisierten Krampfanfällen. Alle wurden mit intravenöser Natrium-Substitution und moderater Flüssigkeitsrestriktion behandelt und konnten nach wenigen Tagen entlassen werden. In keinem Fall kam es zu Spätfolgen. Die meisten Kinder schlucken eine gewisse Wassermenge während des Säuglingschwimmens. Manche trinken direkt aus dem Schwimmbecken wegen des Geschmacks oder aus Durst. Bei Säuglingen unter vier Monaten ist das reflektorische Verschlucken des Wassers aus dem Larynxbereich ein Teil des Tauchreflexes. ROSÉN (1984) untersuchte die Gewichtszunahme nach Babyschwimmen bei 47 Kindern im Alter von 2-20 Monaten. 15 von ihnen waren unter sechs Monaten und von diesen hatten sieben eine Gewichtszunahme von mehr als 10 Gramm. Die größte Gewichtszunahme in dieser Gruppe war 140 g, was etwa 1,6 % des Körpergewichtes entsprach. Die 32 über 6 Monate alten Kinder hatten sehr unterschiedliche Flüssigkeitsmengen zu sich genommen. Hier war die größte Gewichtszunahme 310 g bei einem ein Jahr alten Jungen, der aus einer Wasserkanne getrunken hatte. Bei beiden Gruppen ließen sich keine anderen Konsequenzen beobachten als eine gesteigerte Diurese. Die Umstände, die bei den referierten Fällen zur Wasserintoxikation führten, waren folgende: in einem Fall (GEDA 1982) wurde das sechs Monate alte Baby als Teil des *Drownproofing*-Trainings an den Fersen festgehalten und kopfüber untergetaucht, von wo es zur Wasseroberfläche schwimmen sollte. Der letztgenannte Fall (KROPP 1982) ereignete sich in einem privaten Schwimmbecken ohne Instrukteur. Die Eltern hielten das fünf Monate alte Kind in Rückenlage im Wasser, wobei es zu wiederholtem Eintauchen des Kopfes kam. Bei den beiden anderen Fällen wurde nur angeführt, daß eine ungewöhnlich große Wassermenge eingenommen wurde, ohne auf die näheren Umstände einzugehen. PHILLIPS in TORONTO (1987) befragte die Eltern von 118 Kindern im Alter von 6-24 Monaten, die an mindestens zehn Schwimmstunden teilgenommen hatten, nach Symptomen von Wasserintoxikation. Er fand dabei keinerlei Anzeichen für diese Komplikation. Auch in Norwegen und Schweden ist kein Fall von Wasserintoxikation nach Babyschwimmen bekannt. Bei älteren Kindern etwa ab dem zweiten bis dritten Lebensjahr ist eine Wasservergiftung durch einfaches Trinken infolge der inzwischen eingetretenen Reifung der Nierenfunktion nahezu unmöglich, außer bei bestimmten seltenen Erkrankungen der Nieren oder der endokrinen Organe.

Verlängerte Apnoe
Einzelne Kinder reagieren mit einer verlängerten Apnoe nach dem Tauchen. Die Atempause kann bis zu 15 Sekunden dauern und wird spontan mit Schreien aufgehoben. ROSÉN, der diesen Zustand eingehend diskutiert, veranschlagt die Häufigkeit des Vorkommens von verlängerter Apnoe auf ca. eins von 1000 Kindern (1 ‰, ROSÉN 1984). Er sieht in einer zentralen Atemhemmung, vermittelt durch Rezeptoren in den oberen Luftwegen, die wahrscheinlichste Ursache einer verlängerten Apnoe. Mit einem Klaps auf den Po oder ähnlicher Stimulierung wie bei der primären Apnoe von Neugeborenen unmittelbar nach der Geburt kann sie aufgehoben werden. Beim wiederholten Untertauchen kann die verlängerte Apnoereaktion erneut auftreten, allerdings tendiert sie dann zu einer kürzeren Dauer. Alle sechs von ROSÉN beobachteten Fälle zeigten ab dem Alter von fünf Monaten ein normales Reaktionsmuster nach dem Tauchen. WENNERGREN (1989) fand eine deutlich verstärkte Apnoereaktion bei Kindern mit einer experimentell verursachten milden Hypoxie. Weil Entzündungen der oberen Luftwege gelegentlich zu Hypoxie und damit zu verlängerter Apnoe führen können, wird bei erkälteten Kindern von Tauchübungen abgeraten. Bestimmte Asthmamedikamente (Beta-Sympathomimetika wie z.B. Terbutalin) können zu einem deutlich abgeschwächten Apnoereflex führen, jedenfalls im Tierexperiment (GRØGAARD 1983).

Infektionen/ Wasserqualität
Wegen den notwendigen hohen Wassertemperaturen sind routinemäßige Kontrollen der hygienischen Verhältnisse besonders wichtig. Automatische Chlorung garantiert ein gleichmäßiges Chlorniveau, Handchlorung ist ungünstig, da sie zu sehr unterschiedlichen Chlorkonzentrationen im Wasser führen kann. Das im Wasser als Hypochlorsäure gelöste Chlor ist ein relativ mildes Desinfektionsmittel und nicht für die Schleimhautreizung verantwortlich. Durch seine chemische Reaktion mit Verunreinigungsstoffen wie Harnstoff oder Kreatinin von Schweiß oder Urin der Besucher entsteht jedoch Nitrogentrichlorid, das für die intensive Reizung der Augen und eventuell der Schleimhäute der Luftwege verantwortlich ist (PENNY 1983). Bei Eliteschwimmern können asthmatische Beschwerden infolge von

bronchialer Hyperreaktivität auftreten (MUSTCHIN 1979; FJELLBIRKELAND 1995). Organische Chlorverbindungen können eine derartige Reizung der Atemwegsschleimhäute verursachen. Alle betroffenen Schwimmer hatten lange Trainingszeiten im Schwimmbad zugebracht. Bei den kurzen Aufenthalten im Schwimmbecken im Rahmen des Säuglingsschwimmens ist diese Komplikation eher unwahrscheinlich. Chlorung und Wasserqualität entsprechend den Bestimmungen für öffentliche Badeanstalten ist auch für Säuglingsschwimmen ausreichend. Sichere chlorbedingte Nebenwirkungen ließen sich nicht nachweisen. Bei Kindern mit atopischem Ekzem kann sowohl Chlorung wie Feuchtigkeit allein eine Verschlimmerung hervorrufen. In einzelnen schwierigen Fällen muß gegebenenfalls vom Säuglingsschwimmen abgeraten werden. Eine ausgeglichene chemische Wasserqualität und die Anwendung von Feuchtigkeitscreme unmittelbar nach dem Bad kann die Reizung der Haut reduzieren.

Daß Schwimmbäder eine Infektionsquelle darstellen können, ist allgemein bekannt und belegt. In Bädern mit den entsprechenden hygienischen Maßnahmen und einer adäquaten Wasserqualität kommen Infektionen jedoch selten vor (GALBRAITH 1980). In Becken mit warmem Wasser und ungenügender Chlorung können Infektionen mit *Pseudomonas aeruginosa* ein Problem darstellen (ANONYM 1976).

Aus dem Staat Washington ist der Fall einer Giardiasis-Epidemie bekannt, die sich durch Babyschwimmen in einem Schwimmbecken mit mangelhafter Hygiene ausbreitete (HARTER 1984). Von 70 Kindern im Alter von null bis drei Jahren ließ sich bei 61 % (und bei 39 % der Mütter) Giardia-Zysten im Stuhl nachweisen. 13 % der infizierten Kinder (47 % der Mütter) hatten fünf oder mehr Tage Diarrhöe. Der Rest war asymptomatisch.

Otitis

Das Trommelfell eines Säuglings ist fast so groß, wie das eines Erwachsenen. Der Gehörgang dagegen ist wesentlich enger und hat die Form zweier mit dem dünnen Ende gegeneinander gerichteter Trichter, wodurch in der Mitte eine sanduhrähnliche Verengung mit wenigen Millimeter Durchmesser gebildet wird. Bei älteren Kindern und Erwachsenen dagegen ist der Durchmesser des Gehörgangs so groß, daß Wasser leicht zum Trommelfell vordringen kann. Wenn Kopf und Ohren vier Minuten unter Wasser gehalten werden, findet man bei 50 % der erwachsenen Versuchspersonen Wasser auf dem Trommelfell. Schon nach zweieinhalb Minuten Haarewaschen unter der Dusche ließ sich bei 13 % der Versuchspersonen Wasser auf dem Trommelfell nachweisen (MORGAN 1987). Die Ohrtrompete *(Tuba eustachii)*, die das Mittelohr mit dem Rachenraum verbindet und den Druckausgleich zwischen Mittelohr und Umgebung gewährleisten soll, ist beim Säugling sehr kurz und schlaff. Wasser (oder z.B. auch Brustmilch nach dem Stillen) kann so relativ leicht vom Rachen ins Mittelohr vordringen, es kommt dafür aber auch leichter zum Druckausgleich.

Drei unterschiedliche entzündliche Veränderungen des Ohres wurden mit Schwimmen assoziiert:
1. Entzündung des Gehörganges *(Otitis externa, swimmer's ear)*. Gehörgangsentzündungen sind bei Schwimmern häufiger als bei Nichtschwimmern und treten häufiger im Sommer und in einem feuchten und warmen Milieu auf (FEINMESSER 1982; WEINGARTEN 1977; WRIGHT 1974) Die Feuchtigkeit z.B. durch Schweiß kann in dem mit Haut ausgekleideten Gehörgang bis zu 100 % ansteigen, was für Bakterien ideale Wachstumsbedingungen darstellt. Die Zeit, die im bzw. unter Wasser zugebracht wird, scheint eine entscheidende Rolle für eine Infektion zu spielen (Calderon 1982). Bei Säuglingen kann Wasser im Gehörgang eine gewisse reinigende Funktion haben indem das Ohrenschmalz anschwillt und so leichter abtransportiert werden kann.
2. Mittelohrentzündung *(Otitis media)*. Bakterien in verunreinigtem Badewasser können durch die Ohrtrompete ins Mittelohr gelangen (ROBSON 1990), im allgemeinen ist jedoch nicht das Badewasser die Ursache einer Mittelohrentzündung, sondern die im Rachenraum in genügender Menge vorliegenden potentiell infektiösen Bakterien, die auf demselben Weg ins Mittelohr gelangen. Druckveränderungen beim Schwimmen und Tauchen können zum Transport von Schleim durch die Ohrtrompete ins Mittelohr beitragen.
3. Otitis serosa *(glue ear)*. Diese chronische Form der Mittelohrentzündung ist charakterisiert durch Mittelohrschwerhörigkeit und ein eingezogenes, unbewegliches Trommelfell. Zur Behandlung wird ein dünnes Röhrchen durch das Trommelfell geführt (Tympanostomierohr), das für die Belüftung des Mittelohres sorgen soll. Es wird dort belassen, bis es nach etwa sechs bis zwölf Monaten von selbst herausfällt. Im Säuglingsalter wird dieser Eingriff äußerst selten durchgeführt. Da die Problematik der Tympanostomie in Verbindung mit Schwimmen kontrovers diskutiert wird, soll

sie hier erörtert werden, auch wenn sie vor allem etwas ältere Kinder betrifft. Die Implantation des Drainageröhrchens führte früher meistens zu Schwimmverbot (ANONYM 1978, HEAD 1978). Experimentelle Untersuchungen zeigen, daß Wasser durch das Tympanostomieröhrchen ins Mittelohr gelangen kann (MARKS 1985). Wie erwähnt, ist ein feuchtes Milieu ungünstig für den hautbedeckten Gehörgang. Das Mittelohr dagegen ist mit derselben Schleimhaut ausgekleidet wie die Atemwege (ziliäres Respirationsepithel) und nicht mit Haut. Feuchtigkeit allein hat deshalb eine eher günstige Wirkung, da ein Austrocknen die Funktion des Zilien-Epithels schwächt (Marks 1985). Bakteriell oder chemisch kontaminiertes Wasser dagegen kann auch hier zu Infektionen führen. In der Praxis scheint es für das Auftreten von Mittelohrinfektionen nach Tympanostomie keine Rolle zu spielen, ob die Kinder schwimmen oder nicht. In sechs klinischen Studien mit zusammen über 600 Kindern hatte Schwimmen keinen Einfluß auf das Vorkommen von Infektionen nach Tympanostomie (Tab. 1). Die Schlußfolgerung sämtlicher Verfasser war die, daß Schwimmen auch bei Kindern mit Mittelohrdrainage gefahrlos erlaubt werden kann. Allerdings waren nur wenige der untersuchten Kinder jünger als zwei Jahre alt, die allermeisten waren drei Jahre und älter.

Mehrere Autoren (ARCAND 1984; DEBRUYNE 1993) fanden deutlich häufigeres Auftreten von Otorrhoe bei Kindern unter zwei Jahren, zeitlich (möglicherweise auch ursächlich) zusammenfallend mit der erhöhten Anfälligkeit für Infektionen der oberen Luftwege.

Tab. 1
Otorrhoe nach Tympanostomie:

Autor	Jahr	Anzahl Infektionen Schwimmern	(Otorrhoe) bei Nichtschwimmern
Chapman	1980	9 von 63 (14%)	9 von 49 (18%)
Smelt	1984	3 von 43 (7%)	6 von 40 (15%)
Sharma	1986	8 von 125 (6%)	7 von 101 (7%)
El Silimy	1986	9 von 45 (20%)	14 von 41 (34%)
Becker	1987	12 von 55 (22%)	9 von 30 (30%)
Parker	1994	42 von 62 (68%)	18 von 30 (60%)

Ein mechanischer Schutz des Gehörganges vor dem Eindringen von Wasser durch Ohrstöpsel o.ä. scheint nicht notwendig, möglicherweise sogar eher ungünstig zu sein. ARCAND (1984) untersuchte 1.000 Kinder nach der Einlage von Paukenröhrchen. Alle durften schwimmen, aber die eine Hälfte erhielt die Anweisung, den Gehörgang vor dem Eindringen von Wasser zu schützen (Bademütze, Ohrstöpsel). Bei der anderen Hälfte bestand der einzige Schutz in der einmaligen Applikation antibiotischer Ohrtropfen nach dem Schwimmen. Mit einer Infektionsrate von 28% in der Gruppe mit mechanischem Schutz des Gehörgangs gegenüber 22% in der zweiten Gruppe ließ sich kein statistisch signifikanter Unterschied nachweisen. Zwei der Untersuchungen in Tabelle 1 (BECKER 1987; PARKER 1994) enthielten auch eine kleine Gruppe von Schwimmern, die irgendeine Form des Gehörgangschutzes anwendeten. Beide fanden keine signifikanten Unterschiede zwischen den drei Gruppen. Parker hatte jedoch eine größere Rezidivtendenz bei den Schwimmern mit mechanischem Gehörgangschutz. Die ungewöhnlich hohen Otorrhoeraten bei PARKER können möglicherweise durch seine sehr strenge Definition von Otorrhoe (jegliche Sekretion, unabhängig von deren möglicher Ursache) bedingt sein. In einer tierexperimentellen Studie am Meerschweinchen (SMELT 1986) wurde das Mittelohr drei Wochen lang dreimal täglich mit Wasser unterschiedlicher Qualität gespült (Meerwasser, Wasser aus der Badewanne nach dem Baden von drei Kindern und aus einem chlorierten Schwimmbad). Nur das Wasser aus der Badewanne führte zu entzündlichen Veränderungen. Zusammenfassend kann man sagen, daß das Vordringen von Wasser aus dem Schwimmbecken durch das Paukenröhrchen ins Mittelohr sehr selten zu einer Infektion führt. Die ärztliche Empfehlung, Schwimmen nach Mittelohrdrainage zuzulassen oder zu verbieten, scheint eher davon abzuhängen, ob der Arzt selber gerne schwimmt oder nicht, als von medizinischen Notwendigkeiten (GROVES 1983).

Unterkühlung

Wegen der großen Körperoberfläche im Verhältnis zum Gewicht und der geringeren Wärmeisolation der Haut im Vergleich zu Erwachsenen ist es für Säuglinge schwieriger, ihre Körpertemperatur aufrecht zu erhalten. Die obligatorische Wassertemperatur von mindestens 32-34 °C sowie sofortiges Abtrocknen und Einpacken in warme Handtücher nach dem Verlassen des Beckens verhindert einen Wärmeverlust bei den kleinsten Kindern.

Säuglingsschwimmen und plötzlicher Kindstod

Bei Tierversuchen wurde gezeigt, daß eine Stimulierung des *Laryngealen Chemoreflexes (LCR)* oder direkt des *Nervus laryngeus superior* zu einer potentiell letalen Apnoe führen kann (DOWNING 1975, LAWSON 1981). Man kann sich deshalb die Frage stellen, ob *Säuglingsschwimmen* zu einem erhöhten Risiko für das Auftreten des plötzlicher Kindstodes (SIDS) infolge eines überschießenden Apnoereflexes führen könnte (z.B. DOWNING 1975). Der norwegische Physiologe KAADA (1986) präsentierte die Hypothese, daß der aus dem Tierreich bekannte *Totstellreflex (Fear Paralysis Reflex)* eine Triggerrolle beim Eintreten des plötzlichen Kindstodes spielen könnte. Gleichzeitig wies er auf die nahe Verwandtschaft zwischen diesem Totstellreflex und dem Tauchreflex hin. Nach KAADA kann das frühere angstbesetzte Erleben eines aversiven Stimulus die Angst-Paralyse-Reaktion auf den selben oder einen mit ihm assoziierten Stimulus verstärken. Umgekehrt kann die Gewöhnung an einen Stimulus die Angst davor reduzieren. Bei Säuglingen, die am Babyschwimmen teilnehmen, nimmt die Bradykardie beim Eintauchen ab, nachdem sie mehr Erfahrung mit dem Tauchreflex bekommen (ROSÉN 1984). Hypothetisch läßt sich denken, daß Tauchübungen beim Säugling zu gut eingeübten Mechanismen sowohl der Auslösung als auch der Aufhebung der Reflexantwort führen könnten. André KAHN (persönliche Mitteilung) und ERIKSON (1984) sehen keinerlei Zusammenhang zwischen plötzlichem Kindstod und Säuglingsschwimmen.

Schwedische Richtlinien

Auf Initiative der schwedischen Vereinigung der Kinderärzte und des nationalen Schwimmverbandes konstituierte sich 1982 in Schweden eine Arbeitsgruppe medizinischer Experten mit der Aufgabe, die praktischen und theoretischen Aspekte des Säuglingsschwimmens zu klären. Deren Arbeit resultierte in einer Artikelserie im schwedischen Ärzteblatt (ERIKSON 1984) und in Empfehlungen zur Durchführung des Säuglingsschwimmens (Tabelle 2, Übersetzung des Verfassers)

Kinder mit Behinderungen

Einige wenige Veröffentlichungen berichten von Erfahrungen mit frühem Training im Wasser für Kleinkinder mit verschiedenen orthopädischen Leiden oder anderen Behinderungen wie *Osteogenesis imperfecta* (BINDER 1984), Skoliose und Luxationshüfte (WALTER 1968). Erfahrungen mit Schwimmaktivitäten für Säuglinge mit Behinderungen referiert BILLE (1984, 1989): An einer gemischten Gruppe von Kindern mit und ohne Behinderung nahmen Kinder mit Downs Syndrom, Cerebraler Parese, Meningocele, Autismus, Epilepsie, Fehlbildungen der Extremitäten sowie stark eingeschränktem Sehvermögen teil. Kinder mit schwereren Herzfehlern wurden vom Schwimmtraining ausgenommen. Die behinderten Kinder erhielten ein sensomotorisches Training an Land zur Vorbereitung, und Tauchübungen wurden nur da mit einbezogen, wo sie einen natürlichen Teil des Spielens im Wasser darstellten, z.B. beim Hin- und Herschicken zwischen den Eltern oder beim Ins-Wasser-rutschen von der Beckenkante oder Rutschbahn. BILLE sieht in der *dreidimensionalen* Behandlung, die das Wasser erlaubt, eine wertvolle und lustbetonte Ergänzung zur konventionellen sensomotorischen Behandlung. Nebenwirkungen negativer Art konnte er nicht beobachten.

Babyschwimmen und frühkindliche Entwicklung

Von Ultraschalluntersuchungen über die intrauterine Entwicklung wissen wir, daß der Fetus ab der 10.-12. Woche Bewegungsmuster aufweist, die sämtliche Körperteile umfassen, unter anderem sporadisches Abstoßen von der Fruchtblasenwand mit solcher Kraft, daß der Fetus seine Ruhelage verändert, in die er dann langsam wieder zurückgleitet (VAN DONGEN 1980). Auf mütterliche Bewegungen und Lageveränderung reagiert auch der Fetus mit Bewegungen. Um den Fetus für diagnostische oder therapeutische Eingriffe ruhigzustellen, muß die Mutter zuerst 15-20 Minuten in ruhiger und bequemer Lage verharren (LILEY 1972). LILEY hat auch auf Filmaufnahmen dokumentiert, wie sich der Fetus spätestens ab der 26. Woche in einer spiralförmigen Bewegung ausgehend von Kopf und Schultern um die eigene Achse dreht, eine Fähigkeit, die er nach der Geburt unter dem Einfluß der Schwerkraft zunächst wieder verliert.

Ab der achten Schwangerschaftswoche reagiert der Fetus auf Berührung, zuerst im Bereich der Lippen und der Haut um den Mund, danach im übrigen Gesicht, an den Handflächen (10. Woche), der Genitalregion, den Fußsohlen und nach und nach den Armen, Rücken und Brust. Spätestens ab der 20. Woche reagiert fast jeder Bereich des Körpers auf leichte Berührung, was das Vorhandensein eines relativ entwickelten Systems der Berührungsempfindung voraussetzt (HUMPHREY 1978; ANAND 1987).

Das Vestibularissystem, das u.a. Kopf- und Körperbewegungen sowie die Einwirkung der Schwerkraft auf den Körper registriert und dadurch grundlegend ist für die Balance des Kindes, entwickelt sich frühzeitig. Augenbewegungen als Respons auf Lageveränderung des Feten lassen sich früh beobachten. Die Neuronen der Vestibulariskerne sind ab der 14. Schwangerschaftswoche hinreichend differenziert, um derartige Reflexe zu vermitteln (HUMPHREY 1978).

Kurz nach der Entwicklung des taktilen und vestibulären Systems beginnt auch die Funktion des proprioceptiven Systems, das durch Rezeptoren in Sehnen, Muskeln und Gelenken Information über deren Lage und Bewegung vermittelt (HUMPHREY 1964). Proprioceptive Information ist die Voraussetzung für die Durchführung zielgerichteter Bewegungen und aktiver Kontrolle der Körperstellung. Alle drei Systeme der Bewegungserfahrung und Beherrschung wurden bereits intrauterin stimuliert: durch die Eigenbewegungen des Fetus, durch die Bewegungen und Stellungsänderungen der Mutter, durch das Erfahren der Grenzen im Uterus sowie das Erleben der taktilen Qualitäten des Fruchtwassers.

Durch das in Stammeskulturen übliche Tragen des Säuglings im Tragetuch oder Netzbeutel am mütterlichen Körper wird nicht nur Geborgenheit sondern auch Rhythmus und Bewegung der Mutter vermittelt, sozusagen eine Fortsetzung der intrauterinen motorischen Stimulierung. Man denke etwa an die intensiven Bewegungen beim rhythmischen Zerstoßen von Nahrung, die das Kind an seiner Mutter hängend miterlebt. HASSENSTEIN (1987: 67-72) hat diese Bedürfnisse des menschlichen Säuglings mit dem Konzept des *Traglings* beschrieben. In unserer westlichen Kultur mit Kinderbett und Kinderwagen sind die motorischen Anreize ungleich geringer. Neben einer allseitigen Stimulierung der kindlichen Sinne, scheinen spielerische Wasseraktivitäten für Säuglinge geeignet, insbesondere Impulse für die Ent-

Tab. 2
Empfehlungen zur Durchführung des Säuglingsschwimmens: (ERIKSON 1984)

Umgebungsfaktoren
1. Säuglingsschwimmen soll mit der aktiven Teilnahme der Eltern durchgeführt werden.
2. Säuglingsschwimmen erfordert ein entspanntes, stressfreiesœMilieu und soll Rücksicht auf alle teilnehmenden Kinder und Eltern nehmen.
3. Säuglingsschwimmen soll nur unter Aufsicht einer Person durchgeführt werden, die mit den Bedürfnissen eines Säuglings vertraut ist und sowohl theoretische wie praktische Kentnisse auf diesem Gebiet hat.
4. Die Anzahl der am Säuglingsschwimmen teilnehmenden Kinder und Eltern pro Instrukteur soll begrenzt werden.
5. Säuglingsschwimmen soll auf Verantwortung der Eltern durchgeführt werden.
6. Die Wassertemperatur im Schwimmbecken muß mindestens 32°Cbetragen.
7. Die Wasserqualität muß den gegebenen Normen für öffentliche Schwimmbäder entsprechen.

Für das Kind gilt
1. Die Haut sollte intakt und der Nabel abgeheilt sein.
2. Das Kind sollte ein Mindestalter von 6 Wochen und ein Körpergewicht von 4 kg erreicht haben.
3. Während der Dauer eines Infekts der oberen Luftwege ist vom Säuglingsschwimmen abzuraten, speziell bei Kindern unter 6 Monaten.
4. Um am Säuglingsschwimmen teilnehmen zu können, sollten die Eltern ihr Kind als im Wesentlichen gesund beurteilen.
5. Bei chronischen Krankheiten oder Behinderungen sollte der behandelnde Arzt um Rat gefragt werden.

wicklung der Motorik, des Gleichgewichtsempfindens und der Orientierung im Raum zu vermitteln, wobei dem warmen Wasser als ein dem Kind vom intrauterinen Dasein vertrautes Element eine besondere Rolle zukommt.

Das soziale Milieu, in dem sich das Säuglingsschwimmen abspielt, bildet den Rahmen für ein aktives und intensives Zusammensein zwischen Säugling und Eltern. Auch für Väter, die sich in der täglichen Pflege weniger engagieren, kann diese Art des sportlichen Zugangs zu ihrem Baby Enthusiasmus und Nähe vermitteln.

Insgesamt erscheint das Säuglingsschwimmen als eine für Eltern und Kind gleichermaßen lustbetonte Aktivität zur Vermittlung sinnlicher Erfahrungen und motorischer Impulse zu einem Zeitpunkt, an dem die Bewegungsfreiheit an Land noch ziemlich eingeschränkt ist. Bei den in Norwegen und Schweden angebotenen Kursen ist das Risiko für negative Effekte gering. Wegen der angeführten theoretischen Gefahrenmomente empfiehlt es sich, die gegebenen Empfehlungen zu beachten.

References

AMERICAN ACADEMY OF PEDIATRICS. 1980. Committee on pediatric aspects of physical fitness, recreation and sports. Swimming instruction for infants. *Pediatrics* 65: 847.

ANAND, K.J.S, D. PHIL & P.R. HICKEY. 1987. Pain and its effects in the human neonate and fetus. *New England Journal of Medicine* 317: 1321-1329.

ANGELL-JAMES, J.E & D.M. DEBURGH. 1973. The interaction of reflexes elicited by stimulation of carotid body chemoreceptors and receptors in the nasal mucosa affecting respiration and pulse intervall in the dog. *Journal of Physiology* 229: 133-49.

ANONYM. 1976. Swimming pool rash. *British Medical Journal* 2: 344.

ANONYM. 1978. What is present management after inserting grommets in children. *British Medical Journal* 2: 420.

ANONYM. 1981. Clinical implications of the diving respons. *Lancet* 8235(I):1403-4

ARCAND, P.; P. GAUTHIER & G. BILODEAU. 1984. Post-myringotomy care: A prospective study. *Journal of Otolaryngology* 13: 305-308.

BAUERMEISTER, H. 1982. *In der Badewanne fängt es an.* München.

BECKER, G.D.; T.J. ECKBERG & R.R. GOLDWARE. 1987. Swimming and tympanostomy tubes: A prospective study. *Laryngoscope* 97: 740-741.

BENNETT, H.J.; T. WAGNER & A. FIELDS. 1983. Acute hyponatremia and seizures in an infant after a swimming lesson. *Pediatrics* 72: 125-127.

BILLE, B. 1989. Early therapy and integration of handicapped children through baby-swimming. *World Pediatrics and Child Care* 4: 39-47.

BILLE, B. & B. EKSTRÖM. 1984. Bassengbad för spädbarn med handikapp. *Läkartidningen* 81: 2929-2930.

BINDER, H.; L. HAWKS; G. GRAYBILL et. al. 1984. Osteogenesis imperfecta: Rehabilitation approach with infants and young children. *Archives of Physical and Medical Rehabilitation* 65: 537-541.

BLOOM, W. & D.W. FAWCETT. 1968. *Textbook of histology.* Philadelphia.

BRESGES, L. 1973. *Schwimmen im 1. und 2. Lebensjahr.* München.

CALDERON, R. & E.W. MOOD. 1982. An epidemiological assesment of water quality and swimmer's ear. *Archives of Environmental Health* 37: 300-305.

CHAPMAN, D.F. 1980. Swimming and grommets. *Clinical Oto laryngology* 5: 420.

DEBRUYNE, F. & M. DEGROOTE. 1993. One-year follow-up after tympanostomy tube insertion for recurrent acute otitis media. *ORL (Journal for Oto-Laryngology and its borderlands)* 55: 226,229.

DER STERN. 1979. Wasser macht aus Babys kluge Kinder. Titelgeschichte. *Der Stern* Nr.16.

DIEM, L.; U. LEHR; E. OLBRICH & U. UNDEUTSCH. 1980. Längsschnittuntersuchung über die Wirkung frühzeitiger motorischer Stimulation auf die Gesamtentwicklung des Kindes im 4. -6. Lebensjahr. *Schriftenreihe des Bundesinstituts für Sportwissenschaft* 31. Schorndorf.

DIEM, L.; R. BÜRGER; U. BURSMANN; et.al. 1981. Säuglingsschwimmen. Hinweise für die praktische Durchführung. *BMBW-Werkstattberichte* 30. Bonn: Bundesminister für Bildung und Wissenschaft.

DJOLÉ, P. 1976. *The forgotten people of the Pacific.* New York.

DOWNING, S.E. & J.C. LEE. 1975. Laryngeal chemosensivity: possible mechanism for sudden infant death. *Pediatrics* 55: 640-649.

ERIKSON, B.O.; K.G. ROSÉN; J. GRØGAARD; et. al. 1984. Babysim - erfarenheter och riktlinjer: Barnmedisinska synpunkter.

Läkartidningen 81: 2920-2931.

FEINMESSER R.; Y.M. WIESEL; M. ARGAMAN & I. GAY. 1982. Otitis externa - bacteriological survey. *Oto-Rhino-Laryngology* 44:121-125.

FJELLBIRKELAND, L.; GULSVIK, A. & A. WALLØE. 1995. Svømme- indusert astma (Exercise induced asthma in swimmers). *Tidsskrift for Den norske Lægeforening* 115:2051-2053.

GALBRAITH, N.S. 1980. Infections associated with swimming-pools. Environmental Health 88: 31-33.

GEDA, M.W. 1982. „Waterbabies" intoxication. *Texas Med* icine 78: 6.

GOLDBERG, G.N.; E.S. LIGHTNER; W. MORGAN & S. KEMBERLING. 1982. Infantile water intoxication after a swimming lesson. *Pediatrics* 70: 599-600.

GRØGAARD, J.; LINDSTRÖM, D.P.; STAHLMAN, M.D.; et.al. 1982. The cardio vascular response to laryngeal water administration in young lambs. *Journal of Developmental Physiology* 4: 353-370.

GRØGAARD, J. & SUNDELL, H. 1983. Effect of betaadrenergic agonists on apnea reflexes in newborn lambs. *Pediatric Research* 17: 213-219.

GROVES, J. 1983. Grommets and swimming. *Journal of the Royal Society of Medicine* 76: 6.

HARTER, L.; F. FROST; G. GRUNENFELDER; et.al. 1984. Giardiasis in an infant and toddler swim class. *American Journal of Public Health* 74: 155-156.

HARDING, R.P.; P. JOHNSON & M.E. MCCLELLAND. 1978. Liquid-sensitive laryngeal receptors in the developing sheep, cat and monkey. *Journal of Physiology* 277: 409-422.

HASSENSTEIN, B. 1987. *Verhaltensbiologie des Kindes.* München.

HEAD, P.W. 1978. Grommets and swimming. *British Medical Journal* 2: 1497.

HERTSGAARD, L.; G. MEGAN; M. LARSON; et.al. 1992. First time experiences in infancy: When they appear to be pleasant, do they activate the adren-cortical stress response? *Developmental Psychobiology* 25: 319-333.

HUMPHREY, T. 1964. Some correlations between the appearance of human foetal reflexes and the development of the nervous system. Progress in Brain Research 4: 93-133.

-----. 1978. Function of the nervous system during pre-natal life. In: *Perinatal Physiology.* Edited by U. STAVE, pp.651-683. New York.

HUXLEY, F.M. 1913. On the reflex nature of apnoea in the duck in diving. 1. The reflex nature of submersion apnoea. *Quarterly Journal of Experimental Physiology* 6: 147-57.

JOHNSON, P.; J.S. ROBINSON & D. SALISBURY. 1973. The onset and control of breathing after birth. In: *Foetal and neonatal physiology.* Edited by R.S. COMLINE , pp. 217-221. Cambridge.

KAADA, B. 1986. *Sudden infant death syndrome. The possible role of the fear paralysis reflex.* Oslo.

KLIORIN, A.I. & N.Z. ALEKSANDROVICH. 1989. Osobennosti nervno-psikhicheskogo razvitiia detei pervogo goda zhizni, zanimaiushchikhsia plavaniem. (Characteristics of the neuro-psychological development of infants during the first year of life, engaged in swimming). *Pediatriia* 2: 16-18.

KROPP, R.M. & J.F. SCHWARTZ. 1982. Water intoxication from swimming. *Journal of Pediatrics* 101: 947-948.

LATTA, F.F. 1949. *Handbook of Yokuts Indians.* Oildale. Reprint: Santa Cruz 1983.

LAWSON, E.E. 1981. Prolonged central respiratory inhibition following reflex-induced apnea. *Journal of Applied Physiology* 50: 874-879.

LESSA, W.A. 1966. *Ulithi: A micronesian design for living.* New York.

LILEY, A.W. 1972. The fetus as a personality. *Australian and New Zealand Journal of Psychiatry* 6: 99-105.

MARKS, N.J. 1985. Secretory otitis media: grommets and swimming. *Clinical Otolaryngology* 10:1-2.

MARKS, N.J. & R.P. MILLS. 1983. Swimming and grommets. *Journal of Social Medicine* 76: 23-26.

MAYERHOFER, A. 1953. Schwimmbewegungen bei Säuglingen. *Archiv für Kinderheilkunde* 146: 137-42.

MCGRAW, M.B. 1939. Svimming behaviour of the human infant. *The Journal of Pediatrics* 15: 485-490.

MELVILLE, H. 1924. *Typee.* London.

MORGAN, N.J. 1987. Penetration of water down the external auditory meatus to the tympanic membrane. *Journal of Laryngology and Otology* 101: 536-537.

MUMFORD, A.A. 1897. Survival movements of human infancy. *Brain* 20: 290.

MUSTCHIN, C.P. & C.A.C. PICKERING. 1979. Coughing water: bronchial hyperreactivity induced by swimming in a chlorinated pool. *Thorax* 34: 682-683.

NEWMAN, V.H. 1967. *Teaching an infant to swim.* New York.

PARKER, G.S.; T.A. TAMI; M.R. MADDOX & J.F. WILSON. 1994. The effect of water exposure after tympanostomy tub insertion. *American Journal of Otolaryngology* 15: 193-196.

PENNY, P.T. 1983. Swimming pool wheezing. *British Medical Journal* 287: 461-462.

Perkett, E.A. & R.L. Vaughan. 1982. Evidence for a laryngeal chemoreflex in some human preterm infants. *Acta Paediatrica Scandinavia* 71: 969-972.

Phillips, K.G. 1987. Swimming and water intoxication in infants. *Canadian Medical Associtation Journal* 136: 1147.

Plimpton, C.E. 1986. Effects of water and land in early experience programs on the motor development and movement comfortableness of infants aged 6 to 18 months. *Perceptual and Motor Skills* 62: 719-728.

Robson, W.L.M & A.K.C. Leung. 1990. Swimming and ear infection. *Journal of the Royal Society of Health* 6: 199-200.

Rosén, K.G. 1984. Reaksjonsmønster vid dykøvning. *Läkartidningen* 81: 2923-2927.

Schieffelin, J.W. 1977. A new technique in water survival training for infants and toddlers. *Pediatric annals* 6: 710-712.

Sharma, P.D. 1986. Swimming with grommets. *Scandinavian Audiology Supplement* 26: 89-91.

Sidenbladh, E. 1983. *Wasserbabys*. Essen.

El Silimy, O. & P.J. Bradley. 1986. Bacteriological aspects of swimming with grommets. *Clinical Otolaryngology* 11:323-327.

Smelt, G.J. & L.H. Yeoh. 1984. Swimming and grommets. *Journal of Laryngology and Otology* 98: 243-245.

Smelt, G.J. & M.A. Monkhouse. 1985. The effect of bath water, sea water and swimming pool water on the guinea pig middle ear. *Journal of Laryngology and Otology* 99: 1209-1216.

Timmermans, C. 1975. *How to teach your baby to swim*. New York.

Tchobroutsky, C.; C. Merlet & P. Rey. 1969. The diving reflex in rabbit, sheep and newborn lamb and its afferent pathways. *Respiration Physiology* 8: 108-117.

Van Dongen, L.G.R & E.G. Goudie. 1980. Fetal movement patterns in the first trimester of pregnancy. *British Journal of Obstetrics and Gynecology* 87: 191-193.

Walter, R. 1968. Das orthopädische Kleinkinderschwimmen in Aschersleben. *Beiträge zur Orthopädie und Traumatologie* 15:744-747.

Watson, J.B. 1919. *Psychology from the standpoint of the behaviorist*. Philadelphia.

Weingarten, M.A. 1977. Otitis externa due to pseudomonas in swimming pool bathers. *Journal of the Royal College of General Practitioners* 27: 359-360.

Wennergren, G.; T. Hertzberg; J. Milerad; et.al. 1989. Hypoxia reinforces laryngeal reflex bradycardia in infants. *Acta Paediatrica Scandinavia* 78: 11-17.

Wolf, S. & M.E. Groover. 1965. Neural influences affecting the oxygen-conserving (diving) refleks in man. *Federation Proc* 24: 204.

Wright, D.N. & J.M. Alexander. 1974. Effect of water on the bacterial flora of swimmer's ears. *Archives in Otolaryngology* 99: 15-18.

Frühe Kindheit - Early Childhood

Music Therapy and its Implications for Child-Development
Musiktherapie und ihre Bedeutung für die Entwicklung des Kindes
David Aldridge

Abstract: An important feature of childhood development is the acquisition of speech and the ability to communicate meaningfully with another person. Music therapy encourages children without language to communicate and has developed a significant place in the treatment of mental handicap in children. How such communication is achieved, and how in some instances it leads to speech, is yet unknown. Indeed, the very ability to develop and achieve speech in normal children is a miracle of daily living which continues to baffle both linguists and psychologists.
Music therapy helps the developmentally challenged child progress towards a richer communicative life. Action and purposeful movement in a relational context appear to be the building blocks of developmental change and are of relevance for cognitive change. That these factors are pre-verbal and not language dependent would argue for the importance of the creative arts therapies in child development.

Zusammenfassung: Ein wichtiges Merkmal der Kinderentwicklung ist der Erwerb der Sprache und die Möglichkeit, mit anderen Person sinnvoll zu kommunizieren. Musiktherapie vermag Kinder ohne Sprache zur Kommunikation anzuregen und hat sich in der Behandlung geistig behinderter Kinder zu einer bedeutenden Position entwickelt. Noch unbekannt ist, wie diese Art der Kommunikation erzielt wird und wie sie in einigen Fällen zur Sprache führt. Tatsächlich ist diese besondere Möglichkeit der Sprachentwicklung und des Sprachwerks bei normalen Kindern ein tägliches Wunder, das Linguisten und Psychologen fortgesetzt vor ein Rätsel stellt.
Musiktherapie hilft dem zur Entwicklung herausgeforderten Kind, sich fortschrittlich zu einem reichen, kommunikativen Leben zu entwickeln. Somit scheinen, innerhalb eines bezogenen Kontextes, Aktionen und absichtsvolle Bewegungen den Boden für entwicklungsbedingte Veränderungen zu bilden und entsprechende Relevanz für kognitive Veränderungen zu haben. Da diese Faktoren präverbal und nicht sprachabhängig sind, weisen sie auf die Wichtigkeit der kreativen Kunsttherapien in der Kindheitsentwicklung hin.

Keywords: child-development, music-therapy, developmental-delay, communication, pre-verbal
kindliche Entwicklung, Musiktherapie, Entwicklungsverzögerung, Kommunikation, vorsprachlich

1. Introduction
In all cultures there is a repertoire of songs to accompany daily activities, including those that mothers have used to sing to their children in early infancy. An important feature of childhood development is the acquisition of speech and the ability to communicate meaningfully with another person. Music therapy encourages children without language to communicate and has developed a significant place in the treatment of mental handicap in children. How such communication is achieved, and how in some instances it leads to speech, is yet unknown. Indeed, the very ability to develop and achieve speech in normal children is a miracle of daily living which continues to baffle both linguists and psychologists. While this paper makes no attempt to solve the riddle of how speech is brought about, we will attempt to demonstrate how music therapy helps the developmentally challenged child progress towards a richer communicative life.

The music therapy approach taken here is based upon that of NORDOFF & ROBBINS (1971, 1975, 1977) improvised music therapy, which has its origin in working with handicapped children. However, while there is a wealth of case study material in the music therapy literature concerning music therapy with children, and a considerable literature suggesting the value of music therapy for child development, there have been few controlled studies of the NORDOFF & ROBBINS' music therapy with handicapped children.

Developmental delay can be the consequence of various difficulties, physical, mental or social (LEWIS & VOLKMAR 1990). Children who are developmentally challenged experience the same emotional conflicts and difficulties as normal children, however, they are also more likely to experience rejection when they fail to meet standards of expectation associated with their chronological age. This rejection can lead to behavioral disturbances. The successful social integration of children with developmental delay relies upon a sensitive and adaptable social environment, as does the sequence of development itself. If the environment is both modified to meet the needs of the children and to enhance communicational possibilities according to the child's potential, then we might expect fewer behavioral problems. A child, who is developmentally delayed, faces the same developmental tasks and challenges, and has the same needs to be loved, stimulated and educated, as the normal child. What he or she faces is a progression that may be slower and perhaps limits his or her future capabilities. Our therapeutic task is to respond to abilities and potentials such that those limitations themselves are minimized. If both environment and the individual are important for developmental change, then the therapist provides, albeit temporarily, an environment in which individual change can occur.

2. Child development and challenges to theory

Child development itself is subject to various theories and is a continuing source of active academic debate. All children are now conceived of as very active constructive thinkers and learners, rather than passive copiers of what is given to them (CASE 1993). Children select and transform what is meaningful for them from the context within which they find themselves. What is selected and transformed is in part in accordance with their cognitive abilities, yet these abilities are not separate from other related developmental processes. Each child may differ in his or her development. Furthermore, children not only take from the environment, they too give out signals that modify their environment. Infants give clues to their mothers about how they expect them to react. Improvised creative music therapy, then, with its emphasis on activity within a dynamic personal relationship, may play a role in encouraging development particularly when it focuses on communicative abilities.

The idea that children change in regular stages that are governed by their biology, and that they become progressively better in a linear evolutionary development, is being challenged (MACNAMARA 1993; MORSS 1992; SIEGEL 1993; SIPIORA 1993). MORSS (1992) calls for an interpretative, as opposed to a causal-explanatory, approach to human experience and proposes that studies of infancy are often studies of scientists studying infancy, and, like SIPIORA (1993), finds that the infant under study is often absent. Sipiora criticizes Piaget for skewing the natural choice of questions answerable only by a child to those of an adult consciousness. Pure observation cannot always distinguish the child from his or her beliefs, and it is the inner life of the child, what he or she wishes to communicate, which should be the focus of our attention (MACNAMARA 1993; SIPIORA 1993). SIEGEL (1993) reminds us that this debate is not entirely new and, interestingly for the creative arts therapies, that non-verbal tasks are the best means of representing the thinking of the very young child. She also emphasizes that Piagetian developmental stages are not supported empirically and what may seem to be an orderly sequence of acquisition may indeed be an artifact of the way in which tasks are structured. The outcome of this debate is that in understanding children we are encouraged to study processes than products, that those processes when related to assessment will always occur in a dialogue between child and therapist.

The above challenge to Piagetian orthodoxy is based partly on a questioning of the orthodoxy of the spoken word as being primary (SIEGEL 1993). Some authors are concentrating on how children perform in the world, which is a *world-of-others*, as the principle focus for attention. Play is seen as a mental act including unconscious fantasies and wishes, a physical act which is observable and a necessary awareness that what is being enacted is *play*. Play, when defined by its functions, facilitates the libidinization of the body and is an area of importance bridging the realms of the personal and the social (LEWIS 1993). For Vygotsky (MACNAMARA 1993) this intermediary realm, the distance between what children can do on their own and what they can do with the help of an adult, is referred to as the proximal zone. It is such a *zone* which we find in creative music therapy. Musical activity is based upon what the child can do in musical play, but the potential of what the child can do further is based upon what child and therapist are capable of together. Furthermore, with an emphasis on the activity of musical playing within the context of a personal relationship, the libidinization of the body is achieved as a communicative act.

In our work we are emphasizing the role of the therapist as encouraging and providing the context in which musical communication takes place. The therapeutic relationship is a relationship that mirrors the primary relationship of learning to communicate in which development emerges. VANDENBERG (1991) reminds us that looking, hearing, smelling, sucking and grasping are some of the early reflexes for assimilating objects and the basis from which cognitive development emerges. At birth, children are most responsive to the human voice through hearing. It is this orientation to the social world of others that is of such importance. The special relationship with others is something that is „elaborated from those primitive forms of attunement" (VANDENBERG 1991:1282). This is a reflection of the position taken by STERN (1985) that the infant has a core self which is in a relationship with the core self of the other, and this relationship forms a crucial axis of development. The symbolic world of the child is imbued with the relationship with the caregiver and others of significance. Our proposal is that such a relationship is essentially *musical.*

ALDRIDGE (1989) has emphasized the importance of rhythmic interaction for the development of language and socialization in the infant. From birth the infant has the genetic basis of an individually entrained physiology, i.e., a self synchronicity. The infant has its own time, yet, the process of socialization, and the use of language depends upon entraining those rhythms with those of another. Cycles of rhythmic interaction between infants and mothers reflect an increasing ability by the infant to organize cognitive and affective experience within the rhythmic structure provided by the parent. This organization, however, is not a one-sided phenomenon. Infants produce forms of expression and gesture that are not imitations of maternal behavior. Both baby and mother each learn the other ones rhythmic structure and modify their own behavior to fit that structure. Arousal, affect and attention are learned within the rhythm of a relationship.

The competence of infants is not solely a quality inherent within the individual. Individuals are located in particular environments, those of their significant relationships. GAUSSEN (1985) criticizes maturational models of child assessment in that they do not take into account the variability and individual differences of the developmental processes. Assessment methods rely on how the child responds and moves, they tell little about what the child knows and responds to. Such a criticism echoes that of the authors above who wish to know more of the inner life of the child, a life which is not solely dependent upon intact motor responses.

Nevertheless, communication is dependent upon motor coordination, and motor responses, as we shall read below, are important indicators that a child is developing. For the parent, rather than the theoretician and psychologist, the pragmatics of understanding the child is based upon what that child can do. As Thelen reminds us, if you ask a parent about their baby then you will surely hear about what the baby can do (CASE 1993). Furthermore, communication is also dependent upon doing. What that *doing* means is important, but achieving that *doing* and co-ordinating with another person, is primary. Hence the value of non-verbal therapies and the establishment of a communicative relationship before the complexities of lexical meaning are necessary.

3. Motor development. Gesture and communication

The development of the child demands many integrated skills, it is a product of multiple factors. One important skill is to control motor activity, that is, to be able to draw, and write, handle a knife and fork, play with a ball and run. Children who do not master such activities are often labeled as clumsy, whereupon they meet with disapproval from their peers and often family members. On reaching playschool or school age these children find themselves facing ridicule. Such ridicule may then lead to a lack of self-esteem and confidence that is further exacerbated by social withdrawal (LASZLO & SAINSBURY 1993). Once such children find they cannot perform *properly* then they give up trying. The consequences of such personal and social handicap as clumsiness, or perceptual-motor dysfunction, remain into adult life.

There are three main processes assumed to be necessary for the performance of motor skills: kinesthesia, muscle control and timing. Kinesthesia is the sense that conveys information about the position and movement of the body and limbs. This sixth sense, referred to by Sacks as „proprioception", is a sense which we have in our bodies and is „that continuous but unconscious sensory flow from the movable parts of our body (muscles, tendon, joints), by which their position and tone and motion is continually monitored and adjusted, but in a way which is hidden from us because it is automatic and unconscious" (SACKS 1986:42).

Proprioception is indispensable for our sense of self, in that we experience our bodies as our own. Muscle control refers to the way in which movement is directed and controlled spatially. These movements must also be co-ordinated and this involves timing. LASZLO & SAINSBURY (1993), however, argue that kinesthesia is the overarching factor which unites both direction and timing in the control of posture, in error detection and in memorizing movements. Indeed, the co-ordinating of action involves the whole body and VON HOFSTEN (1993) asserts can only be understood as a purposive dynamic future-oriented interaction between the organism and the external world. Actions originate, not from reflexes, but from spontaneously produced, purposeful controlled movements; i.e., actions develop through action. Yet this action must be structured, and this structure is that of time. Active music therapy would seem to be an ideal medium for encouraging purposeful controlled movement in a time structure that is formed yet flexible.

Gestures also help us understand what a child means, and at what stage of understanding a child is in. Gesture is spontaneous and often idiosyncratic, whereas speech conforms to an established form. Some expressive events may be better encoded in communications as gestures for some children at their stage of understanding in that gesture maps the phenomena closely. Indeed gestures in a communication dialogue are preverbal and do not need the extra abstract and lexical dimension of speech. It is such gestural activities that are actively utilized in the repertoire of play songs used in the NORDOFF & ROBBINS approach.

Active music therapy then would seem to be a relevant therapy form as it concentrates on, and fosters, the use of purposive co-ordinated movements that occur in a context of time and relationship, i.e., music, offering a form for communication without words.

In our work with developmentally delayed children, we find that there are substantial improvements in hearing following music therapy treatment. Music therapy, too, seems to have an effect on personal relationship emphasizing the positive benefits of active listening and performing, and this in turn sets the context for developmental change. However, what we have also found is an improvement in hand-eye co-ordination, and this is not surprising given that the playing of musical instruments demands such manipulative and perceptive skill, and is vital for non-verbal communication. The active element of musical playing, which demands the skills of hand and eye co-ordination and listening, appears to play a significant role in developmental changes.

4. Discussion

All children develop. Some develop slower than others, and for an even smaller minority that development is delayed through a variety of causes. We argue, that music therapy can facilitate development, and enhance the rate of development in those children whose development is in some way impaired. When we speak of developmental change we are in the main speaking about the ability to communicate either non-verbally or verbally. Indeed, the parents of the children that we meet in practice have an expectation that what they and their children do together would make some sense to them and that they will be able to communicate their feelings to their children.

The activity of listening, in a structured musical improvisational context, without the lexical demands of language, is a platform for communicational improvement. The building blocks of language, rhythm, articulation, sequencing, pitch, timbre and turn-taking are musical in nature. Focused listening to another person, we would argue, is also a prerequisite of effective mutual communication and dialogue. Musical dialogue in the music therapy relationship seems to bring about an improvement on the ability to form and maintain personal social relationships in other contexts.

Hand and eye co-ordination, which is dependent on a wider body awareness, appears to be the third vital component in developmental change. That hand movement plays such an important role is also supported by the literature emphasizing the role of non-verbal communication and gesture in the subtle aspects of emotional expression (BARRETT 1993; BARRETT et al. 1993), the acquisition of language and in cognitive development (ALIBALI & GOLDINMEADOW 1993). The active playing of a drum demands that the child listens to the therapist who in turn is listening to, and playing for, her. This act entails the physical co-ordination of a musical intention within the context of a relationship. We would argue that this unity of the cognitive, gestural, emotional and relational is the strength of active music therapy for developmentally challenged children.

In addition, the importance of the visual system in generating speech is important to bear in mind, and maybe there is a visual semantic system storing codes for concrete words and picture names and a verbal system for conceptual knowledge of a more abstract type (MORSS 1992). Both systems work together, yet the second is more dependent upon internal stimuli or self-generated dialogues. The activation of hand and eye together in this study, visual-semantic and gestural, may have had an influence on the speech related practical-reasoning sub-scale F which all children exhibited by the end of the study.

The proximal zone (MACNAMARA 1993), where child and therapist play together, awakening a potential, and extending the possibilities of the child appears to be an important concept for music therapy and is critical in achieving new creative possibilities in the therapeutic relationship. While the musical therapeutic relationship is the domain of this zone, the means of achieving this relationship is in the encouragement of active listening. Yet, such listening is also related to performing. The intention to communicate is brought into a structure such that communication can be achieved as performance. In this case the structure is musical, and has the advantage of flexibility, and is built upon the capabilities of the individual child. His or her own capabilities, no matter how limited, are brought into the mutual realm of musical relationship with the therapist, and therefore are open to variety, and thereby, development.

Thelen accentuates the importance of the unity of action and perception (Case 1993) Each waking moment for the child is an integrated sensory world of continuing dynamic activity. What is argued in this paper, from the experience of music therapy is that the experience of playing music for the child, mirrors this dynamic process while accentuating particular structural features. Rhythm plays a central co-ordinating role in the organization of human perception and action, and for the developmentally delayed child, a controlled - yet flexible - rhythmic structure as found in musical playing seems to be an island of stability from which new initiatives can take place. If change is seen as a continual dynamic process moving from stability to instability, and then regaining stability again, musical improvising with a partner appears to offer a means of trying our new possibilities for action and perception. Once we abandon the duality of action/perception, then we can see how improvising musically may promote new repertoires of ability for the child. Indeed, perhaps our very being in the world is indeed that of a musical improvisation, we are composed in the moment to meet the challenges of daily living (GAUSSEN 1985; SACKS 1986; STERN 1985).

Listening and performing in the musical relationship, that is, action and purposeful movement in a relational context, appear to be the building blocks of developmental change and of relevance for cognitive change. That these factors are pre-verbal and not language dependent would argue for the importance of creative arts therapies in the treatment of developmentally delayed infants.

For infants in general, we may have to remind ourselves in the Western world of the importance of mother-child interaction and the traditional role of play songs and lullabies in the development of babies. Throughout all world cultures, the use of rhythmic songs to accompany daily activities is a common feature. These songs belong to sophisticated cultural repertoires that are becoming lost to Western communities. Modern care-giving by the adult to a child demands the same intimate personal communication that promotes communication as it always has. Where modern-day caregivers will learn a musically refined repertoire suitable to meet the rhythmic and melodic demands of their children is questionable in a society that has abandoned its folk-heritage to either the nostalgia of nineteenth century music for the bourgeoisie or a limited rhythmic obsession of popular culture. Without denying the popular appeal of both latter examples, perhaps in the interest of our children, we can learn from other cultures, the value of a cultural heritage and reclaim our lullabies, dances, play-songs and singing-games.

References

ALDRIDGE, D. 1989. Music, communication and medicine: discussion paper. JOURNAL OF THE ROYAL SOCIETY OF MEDICINE 82: 743-746.

ALIBALI, M.W. & S. GOLDINMEADOW. 1993. Gesture speech mismatch and mechanisms of learning - what the hands reveal about a child's state of mind. *Cognitive Psychology* 25: 468-523.

BARRETT, K. 1993. The development of non-verbal communication of emotion: a functionalist perspective. *Journal of Nonverbal Behavior* 17: 145-169.

BARRETT, K.C., C. ZAHNWAXLER, & P.M. COLE. 1993. Avoiders vs. amenders - implications for the investigation of guilt and shame during toddlerhood. *Cognition & Emotion* 7: 481-505.

CASE, R. 1993. Theories of learning and theories of development. *Educational Psychologist* 28: 219-233.

GAUSSEN, T. 1985. Beyond the milestone model- a systems framework of infant assessment procedures. *Child Care, Health and Development* 11: 131-150.

Laszlo, J.I. & K.M. Sainsbury. 1993. Perceptual-Motor development and prevention of clumsiness. *Psychological Research - Psychologische Forschung* 55: 167-174.

Lewis, M. 1993. The problem of the other in research on theory of mind and social development - commentary. *Human Development* 36: 363-367.

Lewis, M. & F. Volkmar. 1990. *Clinical aspects of child and adolescent development.* Philadelphia.

Macnamara, J. 1993. Cognitive psychology and the rejection of Brentano. *Journal for the Theory of Social Behavior* 22: 117-138.

Morss, J. 1992. Making waves: deconstruction and developmental psychology. *Theory and Psychology* 2: 445-465.

Nordoff, P. & C. Robbins. 1971. *Therapy in music for handicapped children.* London.

-----. 1975. *Music therapy in special education.* London.

-----. 1977. *Creative music therapy.* New York.

Sacks, O. 1986. *The man who mistook his wife for a hat.* London.

Siegel, L.S. 1993. Amazing new discovery - Piaget was wrong. *Canadian Psychology - Psychologie Canadienne* 34: 239-245.

Sipiora, M. 1993. Repression in the child's conception of the world: A phenomenological reading of Piaget. *Philosophical Psychology* 6: 167-179.

Stern, D. 1985. *The interpersonal world of the infant.* New York.

Vandenberg, B. 1991. Is epistemology enough? An existential consideration of development. *American Psychologist* 46: 1278-1286.

von Hofsten, C. 1993. prospective control: a basic aspect of action development. *Human Development* 36: 253-270.

Frühe Kindheit - Early Childhood

Kindererziehung als unbewußte Reproduktion kollektiver Ziele
Upbringing Children as an Unconscious Reproduction of Collective Objectives

Georg Richard Gfäller

Zusammenfassung: Die Ausgangshypothese war, daß jede sich als gesellschaftliche Gruppe verstehende Gruppierung, sei es eine Sippe, sei es der Clan, ein Stamm, eine gewisse Schicht, eine Nation oder ein Volk, Erziehungspraktiken vom ersten Lebenstag an betreibt, mit denen sichergestellt werden soll, daß die späteren Frauen oder Männer die gesellschaftliche Position mindestens erhalten oder sogar verbessern. Bei der Durchsicht der vorliegenden Literatur, nicht nur der erwähnten, habe ich vorwiegend Belege für diese Hypothese gefunden. Das Wissen darüber ist eigentlich schon sehr alt, aber aufgrund der wohl bestehenden Tatsache, daß dieses Wissen zugleich Herrschaftswissen ist, dürfte es im Rahmen von Anpassungsprozessen und durch Unterdrückung von den jeweilig höherstehenden Gruppierungen immer wieder in Vergessenheit geraten. Ich nehme an, daß auf dieses Wissen dann zurückgegriffen wurde, wenn gesellschaftliche Aufbruchsstimmungen herrschten. Allerdings hat man in neuester Zeit aufgrund der Erkenntnisse der sowohl psychoanalytischen wie human-ethologischen Säuglingsforschung in Verknüpfung mit Sozialpsychologie und Soziologie eine wesentlich bessere Möglichkeit und Methodik, um dieses Wissen auch forschungsmäßig genauer zu stützen. Meines Erachtens hat Norbert Elias die grundlegende theoretische Fundierung mit seiner Zivilisations- und Figurationstheorie geliefert, wo er u.a. auf- und absteigende gesellschaftliche Gruppierungen bis in die Kindererziehung hinein beschreibt. Bindungstheorien und Forschungsergebnisse der Säuglingsforschung, der Ethno-Psychoanalyse und der Humanethologie können die theoretischen Formulierungen von Elias durchaus stützen. Allerdings ist es nötig, neben der Aufarbeitung der vorhandenen Literatur zusätzliche genaue Forschungen mittels interdisziplinärer Teams und geeigneten Forschungsmethoden zu machen. Sowohl nach der Kenntnis der mir vorliegenden Literatur, nicht nur der zitierten, wie auch aufgrund eigener Beobachtungen liegt mir die Bestätigung der Ausgangshypothese sehr nahe. Zumindest habe ich keine entscheidenden Widerlegungen gefunden. Ich hoffe dargelegt zu haben, daß es wahrscheinlich ist, daß Mütter oder Väter, die kaum bewußtes Wissen über die Möglichkeiten der Erziehung haben, um ein wiederum weitgehend unbewußtes kollektives Ziel zu erreichen, sich in genau diesem Sinne und mit den genau dafür richtig abgestimmten Erziehungspraktiken verhalten. Allerdings hinken diese Praktiken oft sehr lange der gegebenen gesellschaftlichen Situation hinterher.

Abstract: The initial hypothesis was that each grouping seeing themselves as a social group, be it a kinship, clan, tribe, a group of certain social level, or a nation, conduct practices of upbringing which ensure that the later women and men if not improve, but at least maintain the social position. When looking through the literature on hand, also other literature than those mentioned, I mainly found this hypothesis verified. The knowledge of this goes back very far, but due to the fact that such knowledge at the same time constitutes power, it was most probably has fallen into oblivion during the course of adaption processes and due to suppression by superior groupings. I assume that this knowledge was remembered when a social breaking up was prevailing. However, due to the findings in the psychoanalytical as well as humanethological infant research in association with social psychology and sociology, there are considerable better possibilities and methods available nowadays in order to support such konwledge also from a research point of view. In my opinion Norbert Elias, with his civilization and figuration theory, provided the fundamental theoretical basis, where, among other things, he describes rising and failing social groupings down to the upbringing of children. Theories of bonds and results in the infant research, ethnopsychoanalysis, and humanethology can absolutely support Elias' theoretical statemens. It is necessary, though, to carry out - besides working through existing literature - exact research work with interdisciplinary teams and suitable research methods. Having studied the literature on hand, also such not mentioned here, I very much tend to confirm the initial hypothesis. At least I have not found any decisive refutations. I hope having succeeded in expounding that it is most likely that mothers or fathers, who hardly have a conscious knowledge of the possibilities of upbringing in order to achieve a mostly unconscious goal, act in just this sense and with the methods of upbringing just perfecly suitable to reach this goal. However, these methods often lag far behind the given social situation.

Keywords: kollektive Ziele, Erziehungspraktiken, psychoanalytische- und humanethnologische Säuglingsforschung, Sozialpsychologie, Soziologie, Ethnopsychoanalyse,
collective objectives, practices of upbringing, psychoanalytical and human anthropological infant research, social psychology, soziology, ethnopsychoanalysis.

1. Vorbemerkung

Das Programm eines solchen Titels ist groß, wahrscheinlich zu groß und umfassend, so daß ein Aufsatz wie dieser nur einige Fragmente beitragen kann. Gemeint ist aus ethnologischer, psychoanalytischer, gruppenanalytischer und soziologischer Sicht, daß sich möglicherweise nachweisen ließe – und das ist zugleich meine versuchsweise Behauptung –, daß jede Ethnie, jede Volksgruppe, jede Schicht innerhalb einer Gesellschaft, ohne es zu wissen, die Nachkommen von Geburt an so behandelt, daß sich Persönlichkeitsvarianten entwickeln, die für die wiederum oft wenig bewußten und kommunizierten Ziele der jeweiligen Bezugsgruppe eine bessere Absicherung der bestehenden gesellschaftlichen Position Verbesserungen dieser Position eröffnen. Um einer solche Behauptung eine gewisse Rechtfertigung zu geben, müssen Voraussetzungen untersucht werden:

a) Die Verbindung der Sichtweisen von Ethnologie, Psychoanalyse, Gruppenanalyse und Soziologie braucht eine brauchbare Arbeitsdefinition der verschiedenen Wissenschaften, um sie miteinander verbinden zu können.

b) Nach heutigem Wissensstand der Wissenschaftstheorie müßten Behauptungen, die relevant sein sollen, verschiedenen Kriterien genügen, um zum Beispiel Nachweise für ihre Gültigkeit (Verifikation) oder wenigstens Widerlegungsmöglichkeiten (Falsifikation) zu enthalten. Plausibel brauchen Behauptungen möglicherweise nicht zu sein, da Plausibilität, wenn man beispielsweise ethnologisch an das Problem herangeht, nur voraussetzen würde, daß der Behaupter und der Rezipient einer ähnlichen ethnographischen Argumentationsgruppe angehören, wo ähnliche Erfahrungen auf ähnliche Weise verarbeitet werden, ohne deswegen in andere Bereiche und andere Ethnien übertragbar zu sein. Neuartige Gedankengänge, doch neuartig sind sie vielleicht nur aus meiner Sicht, wo unzureichende Literaturkenntnisse vorliegen, setzen eine gewisse Auseinandersetzung mit Sprachtheorie und Logik voraus, was beides wieder in vielfältiger Weise diskutiert werden könnte. Mir sind diesbezüglich einige Schwachstellen meiner Argumentation bewußt, ohne sie in einfacher Weise überwinden zu können.

c) Ich spreche von Ethnien, Volksgruppen und Schichten, der Begriffshof dieser Begriffe muß zumindest insoweit erläutert werden, wie ich ihn hier verwende, auch wenn sehr unterschiedliche Begriffsdefinitionen in der Literatur gebraucht werden. Ich werde also versuchen, die Begriffe in meinem Sinne zu gebrauchen, dies erläutern in der Hoffnung, mich einigermaßen im Bereich allgemein akzeptierter Definitionen zu befinden. Schwierig wird es schon bei der Unterscheidung von Ethnie und Volksgruppe. Mit Ethnie meine ich eine historische Bevölkerungsgruppe, die mehr oder weniger unabhängig von staatlicher Organisation gewachsen ist. Volksgruppe meint hingegen eine Bevölkerungsgruppe, die ohne eine gewisse staatliche Organisation, auch wenn ihr diese Organisationsform von außen nie zugestanden wurde, nicht denkbar ist, z.B. Kurden, Palästinenser. Der Schichtenbegriff wird in der Soziologie verwendet, um Ober-, Mittel- und Unterschicht einer Gesellschaft, die durchaus aus mehreren Ethnien und Volksgruppen bestehen kann, zu differenzieren. d) Was sind sog. kollektive Ziele? Der Begriff des Kollektivs meint hier eine größere oder große Gruppe von Menschen, der gemeinsame Bezugssysteme und Orientierungen zugeschrieben werden können, die in mehr oder weniger starker Weise auch so etwas wie kollektive Identität entwickelt hat. Damit ist kollektiv einerseits ein Oberbegriff für Ethnien, Volksgruppen oder Schichten, andererseits setzen sich letztere auch aus kleineren und größeren Kollektiven zusammen. Anhand einiger Beispiele aus der ethnopsychonanalytischen Literatur werde ich nach einer Einführung in die soziologischen Gedankengänge von Norbert Elias Belege bringen, die meine Behauptung zumindest in einigen Kollektiven stützen. Im Anschluß versuche ich, die Behauptung nochmals so zu formulieren, daß sie im Rahmen der Forschung gegebenenfalls bestätigt oder falsifiziert werden kann.

2. Ergebnisse der Theorie von Norbert ELIAS
Über den Prozeß der Zivilisation (1936 [1969])

In seinem Hauptwerk, aber auch in späteren Schriften (z.B. ELIAS 1987, 1989, 1990, 1991) vertrat ELIAS unter anderem die Theorien, daß der einzelne Mensch über seine figurierten Zusammenhänge mit anderen verstanden werden müsse, daß ebenso gesellschaftliche Gruppierungen, Staaten, Nationen usw. miteinander Figurationen bilden. Dies ist eine der Grundlagen, weshalb es möglich ist, überhaupt von kollektiven Erziehungsstilen außerhalb von phänomenologischen Beobachtungen zu sprechen. Seine Zivilisationstheorie beschreibt dann die Auseinandersetzungen zwischen den figurierten Gruppen und Gesellschaften im Kampf um mehr Einfluß und den Weg der Internalisierung immer erweiterter Über-Ich-Gebote: Aus ursprünglich äußeren Gefahren wie unberechenbare Natur oder feindliche Tiere und Menschen werden langsam innere Gefahren seitens des Über-Ichs, damit einhergehe eine gewisse zeitweilige Befriedung des Alltagslebens, aber auch die Tendenz zu immer gewalttätigeren und großflächigeren Kriegen bei Zusammenbruch oder Außer-Kraft-Setzung dieses Über-Ichs (GFÄLLER 1993, 1995b). Ethnoanalytische Forschungen (z.B. BOSSE 1994) scheinen zu bestätigen, daß Gesellschaften, in denen Gewalt nicht so tabuisiert wird wie in modernen westlichen Gesellschaften, daß jene frühzeitige Sublimierungsformen und gelegentliche im Ritual gebundene Gewaltentladungen finden und dulden, wodurch einer gefährlichen Gewaltentladung z.B. in Eroberungskriegen Einhalt geboten wird. PARIN, MORGENTHALER & PARIN-MATTHEY (1963, [1972], 1971) fanden heraus, daß Ich und Über-Ich in solchen Gesellschaften eher als Gruppen-Ich und als Clan-Gewissen beschrieben werden können. Ein spezifischer Erziehungsstil ist dafür verantwortlich: Beständiger Körperkontakt zur Mutter oder anderen Frauen (meist Verwandte, ältere Geschwister) in den ersten drei Lebensjahren mit dem Bedürfnis des Kindes entsprechendem Stillen, danach plötzlicher Abbruch des Körperkontakts samt Stillen, Einbindung der Kinder in Kindergruppen, erste Initiationsschritte bis zur vollständigen geschlechtsspezifischen Initiation als Mann oder Frau. Individuelle, familiäre oder sippenmäßige Unterschiede bewegen sich in der Regel innerhalb des allgemeinen Erziehungsstils, der wiederum innerhalb der soziologischen gesellschaftlichen Gruppierungen eine spezifische Ausformung erhält. Norbert ELIAS entwickelte seine Theorie an der Untersuchung der höfischen Gesellschaft Westeuropas und dem Versuch des aufstrebenden Bürgertums, nicht nur in der Frage der Macht und der finanziellen Ressourcen den Adel abzulösen, sondern auch durch die Übernahme der höfischen Sitten und Gebräuche, die bis in kleinste Einzelheiten nachgeahmt wurden. Die Kindererziehung mußte sich dem anpassen. Die Frauen hatten nun vermehrt sog. gesellschaftliche Verpflichtungen, das Stillen und die Betreuung der ersten Lebensjahre wurde Ammen und anderen weiblichen Hausangestellten übergeben. Der Vater hatte in diesen ersten Lebensjahren relativ wenig Kontakt zu den Kindern, er zeigte sich höchstens mit ihnen und ließ sich ansonsten über Entwicklungsfortschritte berichten. Es sollte alles so sein, wie man glaubte, daß sich der Adel verhielt. Der langsam verarmende Teil des Adels versuchte seinerseits mit großen Anstrengungen, teilweise mit deutlicher Verschuldung beim aufstrebenden Bürgertum, wenigstens den Anschein höfischen Lebensstils aufrechtzuerhalten. Andererseits erzog man die Kinder so, daß sie sich sowohl in der höfischen Gesellschaft bewegen konnten, die sie nun allerdings kaum mehr erreichten, als auch in der Weise, daß sie Ideale des Bürgertums wie Freiheit, Gleichheit und individuelle Entwicklung internalisiert bekamen. Damit ging einher die Erziehung zur Arbeitsfähigkeit, was vorher beim Adel kaum ein Erziehungsziel war. Diese waren vor allem repräsentative Aufgaben, sportliche Ertüchtigung (bei Jungen), Bildung, Führung von Angestellten niedrigerer Schichten, nicht zuletzt die Diplomatie und die Besetzung des oberen Offizierscorps der Armee. Wenn es zu geglückten Revolutionen wie in Frankreich kam, wo der Adel auch rechtskräftig abgesetzt wurde, entwickelte das Bürgertum eine neue selbständige Lebensform, wo sowohl Teile des höfischen Lebensstils, aber vor allem Bestandteile des bürgerlichen Lebens in die Erziehung der Kinder eingingen. In Deutschland, da die Revolution scheiterte, blieb es bei dem Versuch der Bürger, die höfische Lebensweise zu übernehmen, damit zu einer spezifischen Koexistenz zwischen Adel und Bürgertum, dem es zumindest gelungen war, die wirtschaftliche Macht zu erringen. Politisch wurde die Macht geteilt zumindest bis zum Ende des ersten Weltkriegs. Elias hat solche Vorgänge ausführlich beschrieben und analysiert. Seine Schlußfolgerung, daß die in der Gesellschaft figurierten Gruppen in einer beständigen Auf- und Abwärtsbewegung, ähnlich wie Staaten oder Nationen, sich befinden und ihre jeweiligen Nachkommen durch spezifische Erziehungsstile auf diesen Kampf möglichst gut vorbereiten, dürfte nachvollziehbar sein. Elias hatte dabei ein besonderes Augenmerk auf die Über-Ich-Bildung gelegt, es dürften aber auch Einflüsse auf die jeweilige Ich-Entwicklung nachweisbar sein. Aus diesem Grunde möchte ich einen Exkurs über die Bindungstheorie von Bowlby (1969 [1975]) einschieben, da mit dieser Theorie deutlich werden kann, welche spezifischen Charakteristika Erziehungsstile in den ersten Lebensjahren entwickeln müssen, um den Bedingungen des jeweiligen Kollektivs gerecht zu werden.

3. BOWLBYS Bindungs-Theorie
Eine der zentralen Erkenntnisse von BOWLBY (1969 [1975]) aufgrund seiner Forschungen sowohl bei Primaten als auch Beobachtungen von Mutter-Kind-Verhalten und seinen psychoanalytischen Erfah-

rungen ist, daß vermehrtes Bindungsverhalten der Kleinkinder dann entsteht, wenn dauernder Körperkontakt seitens der mütterlichen Erziehungspersonen vermieden wird, wenn Kinder in bestimmten Bereichen eher abgelehnt als angenommen werden, wenn die Bedürfnisse der Kleinkinder eher frustriert als positiv beantwortet werden. Gleiches gilt für übertriebene Verwöhnung. Man könnte verallgemeinert sagen, wenn physiologisch-psychische Resonanzprozesse zwischen Mutter und Kind in den ersten Lebensmonaten und -jahren nicht synchron ablaufen, kommt es zu vermehrtem Bindungsverhalten der Kinder, was so zu verstehen ist, daß Kinder die Lücke im Dialog krampfhaft versuchen aufzulösen und auszugleichen. Dabei entstehende aggressive Impulse werden in der Regel gegen die eigene Person umgeleitet, um das *gute* äußere Objekt zu erhalten. Bindungsverhalten ist aus dieser Sicht eher das Gegenteil von wirklicher innerer Bindung, es soll geradezu die an manchen Stellen nicht vorhandene innere Bindung durch verstärktes Bindungsverhalten ausgleichen.

Für BOWLBY gab es Hinweise, daß sogar das intrauterine Leben schon beeinflußt ist durch das innere Verhältnis der Mutter zum Kind, aber nicht nur der Mutter, sondern auch der sogenannten Nebenbindungsfiguren wie Geschwister, Verwandte usw. An dieser Stelle wäre es wahrscheinlich notwendig, das jeweilige gesellschaftliche oder familiäre Verhältnis zu Schwangeren zu untersuchen, ob diese z.B. besonders geschützt oder dem allgemeinen Lebensstreß ausgesetzt werden. Hier fehlen m.E. noch die erforderlichen Forschungsdaten. Im Rahmen dieses Aufsatzes ist es aber erforderlich, darauf hinzuweisen, daß nicht nur innere Probleme der Bindung der Mutter an das Kind Folgen für die spätere Bindungsfähigkeit des Kindes haben, sondern auch das damit meist zusammenhängende konkrete Verhalten. Es lassen sich mehrere Schritte im Verhalten gegenüber den Kindern feststellen. Wird die auch körperliche Bindungssuche von Kindern allzuoft frustriert, so entsteht in besonderer Weise verstärktes Bindungsverhalten, die Kinder versuchen zuerst durch meist angeborene Verhaltensweisen, die Lücke im Dialog wieder zu schließen, wenn dies nicht gelingt, so kommt es in den meisten Fällen zu starkem inneren Rückzug und der Aufgabe von Versuchen, die Bindungsreflexe der Mutter auszulösen. Je früher der Dialog entgleist (René Spitz), desto nachhaltiger sind die Wirkungen für das spätere Leben. In westlichen Gesellschaften hat man es im allgemeinen damit zu tun, daß Kinder durch die körperliche und räumliche Trennung von der Mutter oder ihren Ersatzpersonen zwar enorm frustriert werden, dann aber doch wieder liebevoll aufgenommen werden, so daß man die Erziehung so bezeichnen könnte, daß sie sich beständig an der Grenze des vollständigen Abbruchs der Bindung von seiten des Kindes bewegt.

Hier spielt es eine gewisse Rolle, daß in westlichen Gesellschaften fast ausschließlich die Mutter als Einzelperson für die frühe körperliche und psychische Versorgung des Kindes als zuständig erklärt wird. Nebenbindungsfiguren wie an dieser Stelle der Vater, andere Mütter, Verwandte oder die Geschwister spielen im Rahmen der üblichen Kleinfamilie oder gar bei alleinerziehenden Müttern kaum eine entlastende Rolle. Die Folge ist, daß sämtliche Mütter tendenziell überfordert sind. Da den Müttern mehr oder weniger eingeredet wird, daß sie tatsächlich weitgehend allein und ohne den Ausgleich einer eventuellen Großfamilie oder anderer Mütter und der sogenannten Nebenbindungsfiguren für die frühe Entwicklung der Säuglinge zuständig sind, entwickeln sie fast zwangsläufig Schuldgefühle, weil die geforderte Tag- und Nacht-Bereitschaft für die notwendigen Resonanzprozesse für die Frauen kaum durchzuhalten und durchzuführen ist. Vollgepackt mit solchen Schuldgefühlen sind die Mütter natürlich umso weniger in der Lage, den beständigen Resonanzbedürfnissen der Kinder ausreichend zu genügen. Daraus entstehen neue Schuldgefühle, oft entgleist so der notwendige Dialog vollends. Eine zusätzliche Komplikation ergibt sich dadurch, daß Mütter eben nicht nur Mütter, sondern auch Frauen sind, deren Bedürfnisse von Männern oft nicht gesehen werden, weil diese sich in regressiver Weise in Rivalität zum Kind in der Frage der Zuwendung befinden. Dies führt zu einer weiteren Überforderung der Frauen und Mütter, was vermutlich in der Struktur der Kleinfamilie westlicher Gesellschaften vorgegeben ist.

In den meisten Fällen wird es aber so sein, wenn das Kind mit allzugroßer Lautstärke seine eigenen Bedürfnisse gegenüber der Mutter anmeldet, daß dann für die Mutter der Mann in den Hintergrund tritt und das Kind in den Vordergrund. Auf diese Weise werden die Kinder vor allzugroßer Panik und vollständigem inneren Rückzug bewahrt, so daß zwar für das Kind die innere Bindung labil bleibt, aber äußeres Bindungsverhalten in extremer Weise gefördert wird. Man kann das zwar Erziehung zur Selbständigkeit nennen, Tatsache aber ist nach BOWLBY, daß aufgrund der fehlenden inneren Bindungsantwort internalisierte Bedingungen dafür geschaffen werden, daß über Internalisierungsprozesse die freien inneren Bindungsbedürfnisse einerseits zur Austauschbarkeit der Bindungsfiguren, andererseits zu verstärktem Bindungsverhalten an die jeweils zur Verfügung stehenden Bindungsfiguren oder -institutionen führen. Somit wird ein Mensch geschaffen, der sowohl *mobil* ist, andererseits sich gebunden fühlt an die jeweils anwesenden inneren und äußeren Bindungs-Figuren und -institutionen. Die vollständige Erfüllung der Bindungswünsche der Kleinkinder würde auf lange Sicht eine große innere Freiheit bewirken, die es kaum mehr erlauben würde, daß die sich schnell ändernden gesellschaftlichen Bedingungen von den späteren Erwachsenen mehr oder weniger problemlos akzeptiert würden. Die durch ausführliche Forschungen belegte Bindungs-Theorie von BOWLBY liefert nach meiner Meinung wesentliche Bausteine dafür, gesellschaftlich bedingte Erziehungsstile in ihren jeweiligen Auswirkungen in verschiedenen Kulturen, Schichten, Kollektiven und Volksgruppen zu untersuchen.

Nicht-westliche Gesellschaften, die Kindern in den ersten Lebensjahren den vollständigen und notwendigen Kontakt auch auf körperlicher Ebene zu den Müttern erlauben, scheinen die Gefahr der entstehenden großen inneren Freiheit dadurch zu beschränken, daß sie ab einem gewissen Zeitpunkt, meist ab dem 3. Lebensjahr, den Kontakt zur Mutter vollständig unterbinden, um sich die notwendigen Manipulationsmöglichkeiten der Kinder letztlich doch noch zu erhalten. Eine solche Formulierung setzt eigentlich ein bewußt planendes soziologisches Subjekt voraus, das es aber in diesem Sinne wohl nicht gibt. In Formulierungen von ELIAS könnte auf den Begriff der Figuration zurückgegriffen werden. Die spezifische Figuration des westlichen Menschen der Industrienationen steht in anderen Zusammenhängen wie z.B. ebenso figurierte, aber doch mit anderen Hintergründen besetzte Volksstämme, z.B. im Hochland von Papua-Neuguinea. Die Figuration selbst bedingt dann auch das jeweilige Erziehungsverhalten. Man kann kaum davon ausgehen, daß Mütter, die nach 3-jähriger Stillzeit und Tragen des Kindes plötzlich ihre Brustwarzen mit Senfmehl oder mit Chilipulver oder ähnlichem einreiben, um abzustillen, daß diese Mütter *wissen,* daß sie damit zwar eine 3-jährige Grundlage für absolute innere Stabilität gelegt haben, nun aber, kurz vor dem Ausbruch der ödipalen Phase, den Kindern absolute Unberechenbarkeit weiblicher Wesen vorleben. Aufgrund der sehr stabilisierenden Vorerfahrungen kommt es bei diesem plötzlichen und teilweise brutalen Abstillen nicht zu weitreichenden Regressionen in frühere Phasen beim Kinde, die emotionalen Bedürfnisse der Kinder werden durch andere Gruppierungen aufgefangen, auch mit der Enttäuschung an den Müttern werden Kinder nicht alleingelassen. Nicht zuletzt erfüllen ritualisierte Handlungen und Rituale im Sinne verschiedener Initiationsschritte eine ebenfalls stabilisierende Funktion, allerdings immer eingebunden in das umgebende Kollektiv.

Eine wesentliche Aussage von BOWLBY ist, daß Säuglinge ein stark ausgeprägtes und genetisch bedingtes Bindungsverhalten haben, das bei verzögerter Antwort der Mutter oder die Mutter ersetzenden Personen zuerst einmal verstärkt wird; wenn die Antwort ausbleibt, treten zuerst selbstsuggestive Maßnahmen wie Lutschen oder Saugen und Greifen nach Brustwarzen ähnlichen Dingen auf, dies ist schon begleitet von Angstaffekten, kombiniert mit Schreien und Bewegungsversuchen, schließlich scheinen die verweigerten Antworten wegen innerer Reizüberflutung zu resignativem Verhalten und Schlafen zu führen. Somit stellen zumindest die ersten drei Lebensjahre eine ausgezeichnete Bedingung dafür dar, innerhalb verschiedenster Erziehungspraktiken die Kinder zu formen und zu *erziehen.* Die zu Anfang dieses Kapitels beschriebene Unterscheidung zwischen *wirklicher* Bindung und Bindungsverhalten könnte man humanethologisch so verstehen, daß einerseits angeborene Verhaltensschemata bestehen, die sowohl das Bindungsverhalten des Säuglings steuern, andererseits aber auch genügend Signalwirkung gegenüber der Mutter haben, um deren Antworten herbeizuführen; auf der anderen Seite scheinen innere Potentiale dafür zu bestehen, antwortende Bindungssignale mütterlicher Personen wie z.B. Füttern, Stillen, Auf-den-Arm-Nehmen, Zurück-Sprechen und Herumtragen in eine noch offene innere Struktur aufzunehmen, die dann wiederum ihrerseits das Bindungsverhalten beeinflußt. Die entstehende sogenannte innere Bindung führt, psychoanalytisch gesprochen, aufgrund der Internalisierung der ausreichend guten Objektbeziehungen bei guter innerer Bindung geradezu zu ihrem Gegenteil, nämlich zur relativ freien inneren und äußeren Entfaltung. Signale des Bindungsverhaltens haben dann sicherlich eher die Funktion, die sich langsam entwickelnde innere Bindung immer wieder zu bestätigen. Dies vermutlich so lange, bis die internalisierte *gute* mütterliche Person soweit vorhanden ist, daß das Kind diese auch in ihrer Abwesenheit beständig bei sich hat. Da angeborenes Bindungsverhalten sogar unter optimalsten gesellschaftlichen Bedingungen bis nach der Pubertät immer wieder zur Prüfung der tatsächlich bestehenden Antwortbereitschaft der Erziehungspersonen vorhanden bleibt, ist sogar unter diesen Bedingungen erzieherische Einflußnahme möglich. Diese optimalen Bedingungen dürften aber in keiner Gesellschaft existieren, so daß freie Bindungsvalenzen immer als besondere Einflußmöglichkeiten auf das Verhalten des Kindes bestehen bleiben. Dies nutzt jede Kultur, jede Gesellschaft, jede Schicht, jedes Kollektiv im Hinblick auf die jeweiligen Erziehungsvorstellungen aus. In der Psychoanalyse hat man hier von der *optimalen Frustration* gesprochen, um anzudeuten, daß sich die Erziehung der Kinder in der Regel in dem Bereich befindet, wo Kinder einerseits kurz davor sind, sich vollständig abzuwenden, andererseits immer die Hoffnung haben, durch geeignetes Bindungsverhalten samt der nötigen Signalwirkung die erforderliche Nähe zu den Erwachsenen doch noch herzustellen. Vereinfacht gesagt, befindet sich die sogenannte gute Erziehung an der Grenze zwischen Verwöhnung und dem Bindungsverlust, häufig wird dafür das Wort Liebesverlust geprägt. Die das Kind überflutenden Ängste samt den dazugehörigen Verhaltensweisen sind in der Regel bei Verweigerung der Bindungsantwort genügend stark, um vielfältige Erziehungsziele samt Verhaltensänderungen bei den Kindern durchzusetzen.

4. Psychoanalytische Erkenntnisse der frühen Kindheitsentwicklungen

Die psychoanalytisch orientierte wie auch die humanethologisch orientierte Säuglingsforschung hat deutliche Belege dafür abgegeben, daß das soziale Verhaltensrepertoire menschlicher Säuglinge von Anfang an so organisiert ist, daß man von einem sozial kompetenten Säugling (DORNES 1993) schon ab der Geburt sprechen kann. Vor allem psychoanalytische Kreise waren über die enorme Breite angeborener Sozialkompetenz und den damit verbundenen Kompensationsmöglichkeiten der Säuglinge und Kleinkinder überrascht. Es zeigte sich, daß nicht nur Bindungsverhalten gegenüber den Hauptbindungsfiguren wie Mutter, Vater oder Geschwistern wesentliche innere Steuerungsmechanismen auslöste und entwickeln ließ, sondern daß sogenannte soziale Kompetenz auch gegenüber den Nebenbindungsfiguren wie Mitgliedern des Stammes, der erweiterten Familie usw. in ererbter Weise vorhanden war. Damit konnten Erziehungsfehler der Hauptbindungsfiguren durch erzieherische Verhaltensweisen der Nebenbindungsfiguren dann ausgeglichen werden, wenn die Frustrationsgrenze durch die Hauptbindungsfiguren nicht allzusehr überschritten wurde. Vorausgesetzt ist dabei allerdings die Anwesenheit der Nebenbindungsfiguren, die z.B. in der westlichen Gesellschaft nicht nur bei alleinerziehenden Müttern oder Vätern minimalst gegeben ist.

Die Rund-um-die-Uhr-Säuglingsforschung hat für die Psychoanalyse einen wesentlichen Beitrag im Auffüllen der Lücke geliefert, die dadurch entstanden war, daß in Psychoanalysen von Kindern, aber auch Erwachsenen, die früheste Entwicklungszeit nur im Sinne einer Rekonstruktion zu erfassen war. Aus den Rekonstruktionen konnte man entnehmen, daß die spezifischen erogenen Zonen wie Mund, Darm/After, früher Genitalapparat ein jeweiliger Organisator für das Erleben des Säuglings und des Kleinkinds waren. Die Zonen bestimmten Triebentwicklungen, bewirkten, daß die Wahrnehmungen in den jeweilig anderen Bereichen weniger Bedeutung hatten. Mit großer Sicherheit konnte man davon sprechen, daß die zonenbestimmten Organisatoren wie Haut/Mund, Ausscheidungsvorgänge, frühe oder spätere Sexualisierungen zu bedeutsamen Persönlichkeitszügen generalisiert wurden. Zudem scheinen sich die Ereignisse jeder libidinösen Phase (oral, anal, ödipal) symbolisch repräsentiert zu haben. Dabei reicht die Repräsentation von der primitivsten Verbildlichung bei unbewußten Phantasien (Primärprozeß) „bis zu distanzierteren, sprachlich organisierten Modi" (Sekundärprozeß) (LICHTENBERG 1983 [1991]: 142). Die wesentlichen Qualitäten von Objektbeziehungsmustern, Interaktionsmustern, die sich im Ablauf der verschiedenen libidinösen Phasen ergeben haben, werden dergestalt verinnerlicht, daß sich Repräsentanzen bilden, in denen innere Interaktionsmuster so geformt werden, daß sie im späteren Leben die Grundlage dafür abgeben, wie mit anderen Selbst- und Objektbeziehungen umgegangen wird. In den neuen Selbst- und Objektbeziehungen erscheinen die alten Muster so lange, bis im Rahmen von Trauerprozessen die alten unbewußt gewordenen Beziehungsmuster wieder neu erinnert, aufgeklärt und bearbeitet werden, so daß die Möglichkeit besteht, zumindest wesentliche Anteile der neuen Beziehungsmöglichkeiten innerlich aufzunehmen. Man hatte bei diesen Theorien implizit die Vorstellung, daß zwar irgendwie genetisch geprägte Verhaltensweisen, Begabungen und Haltungen vorhanden waren, daß letztlich aber fast ausschließlich die Reaktionsbereitschaften der Erziehungspersonen bestimmten, wie sich das Kind und seine Persönlichkeit formten.

Die Säuglingsforschung konnte schließlich aber Belege dafür liefern, welche spezifischen angeborenen Verhaltensweisen in einer recht kreativen Weise den Umgang mit den Erziehungspersonen mitbestimmten. Diese Mitbestimmung, das zeigen Säuglingsforschungen sowohl aus dem humanethologischen Bereich als diejenigen, die mehr der Psychoanalyse verpflichtet sind, beinhaltet immer, daß enorme Fähigkeit seitens der Säuglinge und Kleinkinder besteht, Lernprozesse zu machen, in denen die Erziehungsziele der Erwachsenen mehr oder weniger begierig aufgegriffen und umgekehrt auch Beeinflussungen der Erziehungspersonen möglich werden. Dabei zeigen die Forschungsergebnisse der Säuglingsforschung, daß ein bemerkenswert breites Reaktionsspektrum überhaupt nicht erlernt werden muß, Neugeborene sind neurophysiologisch darauf vorprogrammiert, z.B. auf Stimmen im weiblichen Tonhöhenbereich am stärksten zu reagieren. Im Rahmen dieses Aufsatzes ist es nicht notwendig, alle die bislang vorliegenden Ergebnisse der Säuglingsforschung im einzelnen darzustellen. Wesentlich ist, daß es ziemlich unerschütterliche Belege dafür gibt, daß menschliche Säuglinge und Kleinkinder über genügend ausdifferenziertes Potential verfügen, um den verschiedenartigsten Erziehungsstilen der jeweiligen Eltern entgegenzukommen, ohne deswegen unbedingt neurotische Symptome zu entwickeln. Um zum Thema des Aufsatzes zurückzukommen, möchte ich an dieser Stelle ein Beispiel aus einer psychoanalytisch orientierten Ehepaartherapie einfügen, das möglicherweise eine gute Bestätigung der Theorie der kollektiv unterschiedlichen Erziehungsstile darstellt:

Die Ehefrau stellt die Konfliktsituation wie folgt dar: Ihr Ehemann sei jemand, der seit Jahren keinerlei Interesse an ihren Bedürfnissen bezüglich ihrer eigenen Wünsche nach gemeinsamen abendlichen Gesprächen, nach Unternehmungen am Wochenende, nach Pausen im gemeinsamen Arbeiten an der Vervollständigung des Hauses, nach Gesprächen über die Erziehung der gemeinsamen Kinder und überhaupt kaum Interesse an ihren Angelegenheiten zeige. Er gehe abends häufig weg, unterstütze sie kaum im Haushalt, nehme auch kaum Rücksicht auf ihre durch Krankheiten bedingten Einschränkungen. Der Ehemann beklagt seinerseits, daß er beständig mit irgendwelchen Gesprächswünschen vorwurfsvoll bedacht werde, er arbeite viel und in seiner Freizeit zusätzlich, um es seiner Frau und den Kindern schön zu machen, dennoch höre er nur Vorwürfe, so daß er nur mit großen Widerständen in der Nähe seiner Frau bleibe, obwohl er sie eigentlich sehr liebe. Im Verlaufe mehrerer Gespräche stellt sich heraus, daß der Sozialisationshintergrund der Frau eine städtische Familie war, wo viel gesprochen wurde, um zu einem gewissen Ausgleich der jeweiligen Interessen der verschiedenen Familienmitglieder zu kommen. Die Familiensituation war so, daß der Vater tagsüber außer Haus arbeitete und abends zuerst einmal seine Ruhe brauchte, später an den Gesprächen der Familie teilnahm, um auch seine Interessen zu verteidigen.

Die familiäre Sozialisation des Ehemanns war gänzlich anders, er entstammte einer bäuerlichen Familie, wo es notwendig war, daß alle Familienmitglieder zur Aufrechterhaltung des elterlichen Betriebs in mehr oder weniger intensiver Weise die anfallenden Arbeiten erledigten. Man hatte keinerlei Zeit für irgendwelche Gespräche, morgens und abends mußten die Rinder gemolken und gepflegt werden, tagsüber war Feldarbeit angesagt. Die Feldarbeit hing von Witterungsbedingungen ab, nicht oder kaum von Entscheidungen bezüglich der Persönlichkeitsentwicklung jedes einzelnen, der am Prozeß beteiligt war. Lange Diskussionen hätten z.B. verhindert, daß das Gras rechtzeitig gemäht würde, das Familienoberhaupt mußte jeweils entsprechend der Gegebenheiten der Natur schnelle Entscheidungen treffen, um die Aufrechterhaltung des bäuerlichen Betriebs zu gewährleisten. Wenn Arbeiten angefangen wurden, mußten diese selbstverständlich weitgehend zu Ende geführt werden, um Schäden abzuwehren. Dies war einer der Konfliktpunkte des Ehepaars. Der Mann hatte nach einer gemeinsamen Entscheidung den Bau einer Gartenmauer begonnen, um das Abrutschen des Hanggrundstücks zu verhindern. Für ihn war es selbstverständlich, daß er, gleichgültig wie gut oder schlecht es ihm selbst ging, diese Arbeit zielstrebig und ohne große Pausen durchführte. Dies dauerte oft bis spät in die Nacht. Das Abrutschen des Hanggrundstücks hätte auch bedeutet, daß das gemeinsame Haus in Gefahr geraten wäre. Die Arbeit zog sich über Monate hin, der Mann führte sie aus nach seiner üblichen Berufstätigkeit. Er war dadurch so geschafft, daß er zum Zwecke der Entspannung nicht zuhause blieb, da ihn nach seiner Erfahrung ohnehin nur Vorwürfe erwarteten, daß er nicht genügend zuhause sei, er ging ins Wirtshaus.

Die Frau verurteilte ihn als jemanden, der auf ihre Bedürfnisse keinerlei Rücksicht nähme. Aus seiner Sicht tat er alles, um das Wohl der Familie zu schützen. Es war für ihn selbstverständlich, daß die dazu notwendigen Arbeiten unabhängig davon geleistet werden müssen, ob sie nun persönliche Bedürfnisse befriedigen oder nicht. Sprechen über solche Bedürfnisse hätte seine Arbeitsleistung nicht nur zeitlich, sondern auch emotional behindert, da dann auch er Schwierigkeiten in der Durchführung der notwendigen Arbeit gesehen hätte. Für die Ehefrau wiederum war dies ein unerträglicher Zustand, sie konnte es nicht ertragen, von ihrem Mann emotional so im Stich gelassen zu werden. Die eventuell nötige Abstützung des Hanggrundstücks hatte für sie einen wesentlich geringeren Stellenwert wie die notwendige partnerschaftliche Gemeinsamkeit, die sie für nötig hielt, um emotional einigermaßen überleben zu können. Es waren an dieser Stelle zwei völlig verschiedene Erziehungsziele aufeinandergeprallt. Zum einen eine gewisse bäuerliche Erziehung, in der es galt, eigene Bedürfnisse den äußeren Gegebenheiten wie Wechsel der Jahreszeiten, Wechsel zwischen Hof-, Stall- und Feldarbeit unterzuordnen, ausdauernde körperliche Arbeit wurde gefordert, Gespräche, außer über Alltagsnotwendigkeiten, wurden vermieden.

Da es von vorneherein klar war, daß der Mann als Zweitgeborener den Hof nicht übernehmen würde, wurde er zudem nicht in bäuerliche Reflexionsprozesse genauer eingeführt. Er sollte ein guter landwirtschaftlicher Arbeiter werden, der mit gewisser Selbständigkeit die angewiesenen Arbeiten durchführt. Die Frau, einer kleinbürgerlich-städtischen Familie entstammend, lernte zwar, sich den Anordnungen des Vaters weitgehend zu fügen, dennoch aber wurde sie in gewissem Maße zur Selbstreflexion eigener Bedürfnisse angehalten, da man einen gewissen gesellschaftlichen Aufstieg von ihr erwartete, sie besuchte auch höhere Schulen, sollte also die nötige Bildung haben, um als Ehefrau eines höherstehenden Mannes nicht nur die Haushaltspflichten absolvieren zu können, sondern auch repräsentative Aufgaben. Libidinöse Wünsche wurden als primitiv verachtet, Aggression wurde in geschickter Weise umgewandelt in gewisses Durchsetzungsvermögen. Die Analyse bei ihr ergab, daß sie wegen der übertriebenen Anforderungen sich von den elterlichen Wünschen abwandte und deswegen sich einem Mann zuwandte, der zumindest in der Zeit der Werbung und der ersten Ehejahre die aberzogene und damit abgewehrte triebhafte Seite bei ihr wieder weckte und aufrecht erhielt. Daß sie mit ihm eigentlich nie wirklich sprechen konnte, fiel ihr in dieser Zeit nicht auf. Langsam setzten sich bei ihr die aufstiegsorientierten städtischen und kleinbürgerlichen Wünsche durch, an dieser Stelle kam es zum Konflikt zwischen den Ehepartnern. Beim Mann zeigte sich, daß die Ehe unbewußt u.a. durch Aufstiegsgedanken geprägt war, er wollte ursprünglich dem zukunftslosen bäuerlichen Milieu entfliehen, baute unter großen Schulden ein Haus für beide und die Kinder, konnte dann aber nicht begreifen, daß seine Frau mit diesen seinen Leistungen nicht zufrieden war. Schon in der Säuglings- und Kleinkinderziehung waren Unterschiede vorhanden:

Der Mann hatte meist engen körperlichen Kontakt zu seiner Mutter oder anderen Frauen auf dem Hof, bis er relativ abrupt mit 3–4 Jahren von den am Hof lebenden Männern in Hofarbeiten eingewiesen wurde. Er durfte hier viel falsch machen, wurde aber belobigt, wenn er die Tiere richtig behandelte oder bei Hilfsarbeiten am Feld sich anstellig zeigte. Die Frau hingegen wurde als Säugling viel alleingelassen, allerdings wurde auch sie schon früh zu Hausarbeiten herangezogen. Sie hatte eine sehr strenge Sauberkeitserziehung, sie konnte relativ einfach diszipliniert werden durch In-Aussicht-Stellen von dann doch nur selten stattgefundenen oralen Befriedigungen. Es wäre hier natürlich gut möglich, auch die Unterscheidung zwischen männlichen und weiblichen Erziehungszielen zu untersuchen, aber im Rahmen dieses Aufsatzes interessiert mehr die jeweilige Haltung des umgebenden Kollektivs. Der Mann erwartete von seiner Frau die relativ klaglose Durchführung der nötigen häuslichen Aufgaben samt Erziehung der Kinder, er habe für das nötige bauliche und finanzielle Rückenpolster zu sorgen, die Frau erwartete letztlich einen Mann, der sie nicht nur äußerlich, sondern auch über Gespräche und Zärtlichkeiten versorgte, an dessen Seite sich die ihr implantierten Aufstiegswünsche im Sinne von Repräsentationsmöglichkeiten eröffneten. Es waren aufgrund der gänzlich unterschiedlichen Erziehungsziele unüberbrückbare Gegensätze entstanden.

In meiner mehr als zwanzigjährigen psychoanalytischen Praxis konnte ich viele ähnlich gelagerte Fälle beobachten. Eine der Lösungsmöglichkeiten war, die unbewußt wirkenden kollektiven Erziehungsziele aufzudecken und dann zu sehen, ob die innere Bindung der Partner genügend stark war, um auf der Grundlage gegensätzlicher Sozialisationen einen Neuanfang zu machen.

Im Sinne dieses Kapitels, wo es vor allem um neue Erkenntnisse der Säuglingsforschung geht, müßte dieses Fallbeispiel jetzt untersucht werden hinsichtlich einer Differenzierung zwischen den krankmachenden Faktoren und denen, die schon in der Säuglingserziehung, später in der des Kleinkindes Unterschiede machen zwischen einer städtischen-kleinbürgerlichen Familie und einer solchen des bäuerlichen Voralpenlands in Bayern/Tirol. Die neurotisierenden Faktoren, die Frau hat deutliche psychosomatische Erkrankungen, der Mann eine ungelöste ödipale Problematik mit seinem Vater, kann ich wohl hier weglassen. Aufgrund meiner Beobachtungen sowohl am Patientengut als auch vertiefter soziologischer und ethno-psychoanalytischer Vorerfahrungen glaube ich, folgende Feststellungen machen zu können: In städtisch-kleinbürgerlichen Familien, die *es zu etwas zu bringen hoffen*, werden die Säuglinge relativ häufig und lange Zeit alleingelassen, man freut sich über ein Kind, das es der Mutter ermöglicht, weiterhin ihren Hausarbeiten oder vielleicht sogar ihrer teilweisen oder ganztägigen Berufstätigkeit nachzugehen. Man ist finanziell immer mehr oder weniger unter Druck, weil entweder die zu teure Mietwohnung oder die Kosten für das Abbezahlen des Eigentums (Haus oder Wohnung) meist an die Grenze des zu erwirtschaftenden Potentials gehen. Die Ehemänner sind in der Regel an der Grenze ihrer Leistungsfähigkeit, benötigen die Familie vorwiegend zur Rekonvaleszenz, nicht aber wie in höheren Schichten zur Repräsentation.

Daher müssen sich die Mütter sorgen um möglichst geringe Haushaltsausgaben, häufig um eigene finanzielle Beteiligung durch Ganztags- oder Teilzeitarbeit. Kinder sind daher nicht notwendiges Kapital für die Altersversorgung der Eltern, man gibt sich selbst gewissermaßen auf, erhofft von den Kindern, daß *sie es später einmal besser haben*, zumindest daß sie sich selbst versorgen können. Sehr frühzeitig wird daher Wert darauf gelegt, daß Kinder schon als Säuglinge sich ausreichend mit sich selbst beschäftigen können. Um dem erwünschten Aufstiegscharakter der Erziehung gerecht zu werden, kommen Säuglinge früh in ein eigenes Zimmer, dürfen zwar auch in Anwesenheit der Mutter in anderen Räumen spielen, die orale Versorgung (Stillen) wird erst dann gewährleistet, wenn die Frustration der Kinder nahe am Höhepunkt ist. Wenn Kinder sich selbst und damit die Mütter wenig beschäftigen, gibt es vielfältige positive Sanktionen, Ermutigungen, da dies den Wünschen der Eltern nach früher Verselbständigung der Kinder entspricht. Die vermiedene körperliche Nähe wird durch vielfältigen verbalen Austausch teilweise kompensiert. Auf frühe und wirksame Sauberkeitserziehung wird Wert gelegt, da dies ebenso den Wünschen nach Verselbständigung der Kinder entspricht. Die triangulierende Rolle des Vaters bleibt weitgehend beschränkt, da dieser, wie oben gesagt, vorwiegend aus Rekonvaleszenzgründen in der Familie weilt. Somit gibt es nur wenig Möglichkeiten für die Kleinkinder, sich neben der Hauptbindungsfigur der Mutter an die des Vaters zu wenden. Zwar sind die von der Arbeit ermüdeten Väter meist mehr oder weniger in der Lage, sich nach der Arbeit auch körperlich mit den Kindern zusammenzutun, aber sogar dann, wenn der Vater dies in ausreichender Weise täte, fehlt doch seine Gegenwart in der Zeit außerhalb des Abends. Außerdem glauben die meisten Väter dieser Schicht, daß Sozialkontakte mit dem Kind in den ersten fünf Lebensjahren eher über das Gespräch abgewickelt werden können als über allzu intensive Körperkontakte.

Körperlichkeit und Triebhaftigkeit wird eher den unter dieser Schicht stehenden Schichten zugeordnet als den über ihnen stehenden. Letztere werden in der Regel idealisiert als Personen und Gruppen, die vollständig auf Körperlichkeit verzichten könnten und statt dessen Gespräche führen. All dies internalisiert nun das Kleinkind, so daß es schließlich lernt, wie in unserem Falle, Beziehungen so zu realisieren, daß vorwiegend verbaler Austausch stattfinde und zum geringeren Teil auch körperlicher. Die bäuerliche Familie des Voralpenlandes, die gänzlich andere Probleme und wirtschaftliche Ausgangspositionen hat als die städtisch-kleinbürgerliche, sozialisiert ihre Kleinkinder dementsprechend anders. Obwohl die sog. Erb-Höfe sich in der Neuzeit kaum mehr selbst tragen können und zu sog. Nebenerwerbsbetrieben sich entwickelt haben, sind jahrhundertelange bäuerliche Traditionen noch erhalten geblieben, werden sogar verstärkt, wenn die Realität der wirtschaftlichen Situation den Gebräuchen kaum mehr angepaßt ist. Es gilt dies für bäuerliche Familien des Voralpenlands, die noch nicht in städtische Gemeinden einbezogen wurden. Die Regel ist, daß mindestens vier bis fünf Kinder gezeugt werden, die aufgrund der früheren Kindersterblichkeit und der Abwanderung von Kindern in die Städte gewissermaßen imaginär eine Altersversorgung der Eltern darstellen sollten. Schichtenmäßig herrscht hier also sowohl eine historische Rückbezogenheit auf alte Traditionen vor wie auch eine vorwärtsbezogene Erziehung im Hinblick auf touristischen Nutzen des Bauernhofs und seiner Gebäude, neben der zu erwartenden Abwanderung der Kinder in groß-dörfliche oder kleinstädtische Betriebe.

Die Verwurzelung auf Grund und Boden, die von den Bauern vor Jahrhunderten erkämpft wurde, ist noch sehr stark. Die Säuglings- und Kleinkindererziehung findet somit in anderer Weise statt als in der oben beschriebenen kleinbürgerlich-städtischen Familie. Stillen und vielfältiger Körperkontakt in den ersten Lebensjahren ist für die Mütter selbstverständlich. Bei den nicht allzuhäufig stattfindenden Feldarbeiten werden die Kinder mitgenommen, wenn die Mutter diese Arbeiten durchführen muß. Zumindest im ersten, meist im zweiten und seltener im dritten Lebensjahr ist häufiger Körperkontakt mit den Kindern selbstverständlich, auch wenn nachkommende Kinder hier hin gewisser Weise einschränkend wirken. Die vorwiegende Aufgabe der Mütter ist, neben dem Haushalt eine weitgehend liebevolle Kinderversorgung zu gewährleisten. Gesprochen wird dabei allerdings wenig. Die Väter sind, zumindest in den Urlauben (Nebenerwerbsbetrieb), aber auch am Abend und am Morgen ebenfalls oft in körperlichem Kontakt mit den Kleinkindern. Somit ist meist für eine optimale orale Versorgung der Kinder gesorgt. Die Kinder können dadurch so etwas wie Objektkonstanz errichten, d.h. die Fähigkeit, auch in Abwesenheit der Hauptbindungsfiguren innerlich genügend gesättigt zu sein, so daß sie sich nicht allein und frustriert fühlen. Für die jüngeren Kinder gibt es zudem die Institution der älteren Kinder, die Versorgungsaufgaben der Mütter und Väter bei diesen übernehmen. Die Sauberkeitserziehung und der Wunsch nach früher Sauberkeit spielt in solchen Familien kaum eine Rolle, die Kinder werden wie von selbst sauber, da ihnen die immer kälter werdende Urinflüssigkeit wie auch die ebenfalls kälter werdenden Exkremente Unbehagen verursachen, so daß diese Kinder von sich aus relativ leicht und ohne Zwang erlernen, sauber zu werden. Triangulierungsprobleme zwischen Mutter und Vater treten wenig auf, da auch die Väter den körperlichen Kontakt zu den Kindern suchen und nutzen.

Natürlich ist dies nicht in allen Familien der Fall, es geschieht je nach Orientierung, ob sich die Väter mehr auf das traditionelle Erbe bäuerlicher Familien beziehen oder ob sie sich an städtischen Erziehungsmustern orientieren. Im Falle des oben dargestellten Ehepartners waren sowohl der Vater als auch die Mutter des Mannes mehr an der traditionellen bäuerlichen Familie orientiert. In der ödipalen Phase, wenn ich die Phasenentwicklungen der psychoanalytischen Theoriebildung benutzen darf, waren im Falle des Ehemannes sowohl der Vater als auch der ältere Bruder, der vorbestimmterweise den Hof erben sollte, relevant. Der Vater bot sich als Beziehungsobjekt dar, führte seinen jüngeren Sohn in die notwendigen bäuerlichen Arbeiten ein, der ältere Bruder wachte darüber, daß dieses Einführen auf die Ebene der ausführenden Arbeiten beschränkt wurde. Nichtsdestotrotz erwarb sich der Junge genügend Fähigkeiten, die Gesamtkonzeption eines bäuerlichen Betriebes zu durchschauen, um im Falle des Verlustes des älteren Bruders den Hof noch selbst übernehmen zu können.

Bei den damit erforderlichen Resonanzprozessen zwischen Mutter, Vater und Kind spielte die Verbalisierungsfähigkeit eine untergeordnete Rolle, vielmehr gefordert war die adäquate Ausführung von notwendigen Arbeiten. Wenn dies dem Jungen gelungen war, erhielt er die notwendige körperliche und emotionale Resonanz. Die Verbalisierung bäuerlichen Schaffens war vorwiegend dem ältesten Bruder vorbehalten. Aber auch hier fand Verbalisierung nur untergeordnet neben allgemeiner körperlicher Bestätigung statt. Als Kleinkind lernte man in solchen Familien eher richtig zu handeln als richtig zu sprechen. In Vorwegnahme des Ergebnisses dieser Arbeit darf ich an dieser Stelle die Behauptung wagen, daß die verschiedenartigen Erziehungsstile, in diesem Beispiel die einer städtisch-kleinbürgerlichen und voralpenländisch-bäuerlichen Familie, sich dadurch entfalten konnten, weil sowohl traditionelle, von Eltern zu Kind übergehende Verhaltensmaximen vorhanden waren als auch Gespräche der Mütter innerhalb ihrer verschiedenen Lebensgemeinschaften. Es war nicht zwangsläufig, daß unter diesen verschiedenartigen Bedingungen Kinder neurotisiert werden, da sie, wie schon oben bemerkt, über äußerst vielfältige Mechanismen verfügen, sich den jeweiligen Erziehungsstilen ihrer Eltern anzupassen. Das neurotisierende Elemente in beiden Familien war die Übersteigerung der jeweiligen Anspruchshaltungen und familiäre ungelöste Konflikte.

5. Ethno-Psychoanalyse

Eigentlich bin ich mit der Beschreibung der oben genannten Familienstrukturen schon in den Bereich der Ethno-Psychoanalyse vorgestoßen. Ich möchte diese und deren Ergebnisse aber noch etwas ausführlicher darstellen. Aller Wahrscheinlichkeit nach stammt der Begriff Ethno-Psychoanalyse von Georges DEVEREUX (1945 [1978], 1951 [1960], 1956 [1974]). Einen recht ausführlichen Überblick über die Ethno-Psychoanalyse gibt das dementsprechende, 1993 erschienene Buch von M. ADLER (1993). Schon FREUD (z.B. 1912/13) hatte in seinen Texten immer wieder ethnographisches Material verwendet. Dennoch war innerhalb der Psychoanalyse, verstärkt durch Kritiken von außen, immer wieder die Frage aufgetaucht, ob das psychoanalytische Entwicklungsmodell nicht ein kulturspezifisches sei, das in anderen Kulturen vielleicht anders ablaufen würde. Durch Beobachtung und Teilnahme konnte man zwar in anderen Kulturen Forschungen anstellen, ähnlich wie es die Ethnologen oder Ethnographen taten. Das methodologische Problem war, daß Beobachtungen schließlich immer auf dem interpretativen inneren Kontext des Beobachters gemacht wurden, wo die Psychoanalyse diese Trennung von Subjekt und Objekt im Rahmen ihrer Übertragungs- und Gegenübertragungskonzeption aufgehoben hatte. Man mußte also eine Methode entwickeln, die der Psychoanalyse möglichst nahe kam, so daß nicht nur Beobachtungen voneinander getrennter Subjekte, soziologische und ethnologische Untersuchungen stattfanden, sondern die emotionale Beteiligung des Forschers/der Forscherin in der fremden Kultur im Sinne einer konsequenten Analyse der *Gegenübertragung* mitberücksichtigt werden. Devereux hat dies in recht klarer Weise beschrieben. ERIKSON (1950 [19714]) war bei seinen Untersuchungen über die Sioux- und die Yurok-Indianer methodisch bei der sog. teilnehmenden Beobachtung und deren Konfrontation mit der psychoanalytischen Theoriebildung geblieben. PARIN, MORGENTHALER & PARIN-MATTHEY (1963 [1972], 1971) erweiterten dieses Konzept im Anschluß an Devereux dadurch, daß sie in der jeweiligen fremden Kultur der Dogon und Agni psychoanalytische Einzelsitzungen mit Angehörigen der Stämme durchführten, das damit gewonnene Material mit der teilnehmenden Beobachtung am Stammesleben, soziologischen Interpretationsmustern und ebenfalls wieder der psychoanalytischen Theoriebildung in Verbindung brachten. In ähnlicher Weise ging L. Bryce BOYER (1979 [1982]) bei der Untersuchung der Appachen vor. Hans BOSSE (1994) entwickelte, darauf aufbauend, mit Hilfe der Einbeziehung gruppenanalytischer Techniken die Methode der sog. ethnohermeneutischen Textinterpretation (S. 80–85). Diese Interpretationsform ermöglicht eine Kombination von

a) ethnographischer Interpretation,
b) soziologischer Interpretation,
c) psychoanalytischer Interpretation und
d) der gruppenanalytischen Interpretation.

Durch diese Kombination erhoffte sich Bosse, eine noch genauere Analyse der jeweiligen Kultur liefern zu können. Er hat diese Forschungsmethode auf Jugendliche von Sepik-Stämmen in Papua-Neuguinea angewandt.

ERIKSON (1950 [19714]) untersuchte auf einer längeren Reise einen Stamm der Oglala, eines Unterstammes der Sioux oder Dakota, um herauszubekommen, wie die immer stärker werdende apathische Haltung der Indianer gegenüber fast allen Dingen zu erklären sei. Vor dem Eindringen der Weißen war der Gesamtstamm der Dakotas oder Sioux fast so etwas wie die Verkörperung des *echten Indianers*, Krieger und Jäger voller Kraft, Schlauheit und Grausamkeit. Sie waren in Banden organisiert, folgten den Büffelherden, waren aber auch auf Kleinwildjagd und bei Überfällen auf andere Stämme tätig. Weiße Jäger vernichteten die Lebensgrundlage, nach gewaltigen Massakern auch an Frauen und Kindern durch die amerikanische Armee wurden sie in Reservate gezwungen, wo wiederum viele verhungerten oder erschossen wurden. Es gelang *Erikson,* dennoch eine Vertrauensbasis zu den Indianern aufzubauen, so daß er in teilnehmender Beobachtung seine Hypothese entwickeln konnte, daß sich die Kindererziehung noch an den inzwischen verlorengegangenen Aufgaben des Stammes orientierte, nämlich nomadische Krieger und Jäger/innen zu werden, wofür die reale Lebensumgebung in Holzhütten, eingeschränkten Reservaten und mehr oder weniger erzwungener weißer Schulausbildung keinen Platz hatte. Die Säuglinge wurden nach der Geburt erst gestillt, wenn die Vormilch (Kolostrum) verebbt war und *wirkliche* Milch zu strömen begann. Anstelle der Vormilch bekamen die Kinder in einer brustähnlichen Saugflasche Beeren und Kräuter als Saft. Von Anfang an waren daran mehrere Mütter beteiligt. Hatte das Kind begonnen, die Brust der Mutter anzunehmen, so wurde es gestillt, sobald es wimmerte, tags wie nachts. Die Kinder durften drei bis fünf Jahre ausgiebig mit der weiblichen Brust spielen und trinken, bis sie sich von selbst andere Nahrungsquellen suchten. Kinder durften auch an Brüsten anderer Frauen trinken, wenn diese gerade stillbereit waren. Somit war einerseits eine äußerst liebevolle Zuwendung zum Kind gewährleistet, andererseits aber mußten die Kinder bald lernen, nicht zu beißen.

Wenn sie dies taten, wurde ihnen sogar auf den Kopf geschlagen, wenn sie dann lauthals brüllten, erfüllte dies die Mütter mit Stolz, vor allem bei männlichen Kindern, weil man der Ansicht war, je lauter ein Kind brülle, ein desto kräftigerer Krieger würde später daraus werden. Hier hatte sich die mütterliche Ambivalenz wieder eingeschlichen. Das vollständige Verbot des Beißens bewirkte nach ERIKSON eine Fixierung auf orale Beiß-Wünsche, die immer wieder unterdrückt werden mußten und bis ins hohe Erwachsenenalter sich darin zeigten, daß diese rhythmisch gegen die Zähne klopften, um sich zu stimulieren. Zwischen den Stillzeiten wurden die Kinder, bis sie sich selbst fortbewegen konnten, was durch frühzeitige Massage der Beinmuskulatur vorbereitet wurde, auf ein Tragebrett gebunden, anfangs mit vollständiger Bewegungseinschränkung, später mit Freilassen der Arme, wieder später mit Freilassen der Beine, so daß die Kinder schließlich mit dem Brett etwas krabbeln konnten, woraufhin man dann langsam das Brett entfernte. Der Kopf wurde gegen Insektenstiche etwas geschützt. Anfangs hatte das Festbinden wohl die Funktion, einen gewissen intrauterinen Schutzzustand wiederherzustellen, zugleich aber war es ein frühes Training darin, beim späteren Anschleichen an Feinde oder bei der Jagd vollständig stillhalten zu können. Wütendes Schreien der Kinder wegen der Unbeweglichkeit, oder wenn sie von Insekten gestochen wurden, erfüllte die Mütter eher mit Stolz über den zu erwartenden späteren wilden Krieger.

ERIKSON vermutet, daß ein Zusammenhang zwischen den ethischen Idealen des Stammes und der Oralität besteht. Z.B. besteht eine hohe kulturelle Forderung nach Freigebigkeit. Das unbeschränkte Stillen verleihe hohe innere Sicherheit und Stärke, andererseits bewirke das Festbinden eine Eigenschaft, die man stoisch im Hinblick auf Leid, extreme Anstrengungen und Fähigkeit zur Selbstfolterung nennen könnte. Weiter vermutet ERIKSON, daß die Nötigung, frühe Beißwünsche zu unterdrücken, zu der immer wachen Gewalttätigkeit des Stammes beitrage. Wenn bei Jungen die orale Beißlust später in die Gewaltbereitschaft übergeführt wurde, so sublimierten die Mädchen diese unterdrückte Lust im Kauen von Leder und von Stachelschweinkielen für ihre Stickereien. Nachdem die Kinder laufen gelernt hatten, beschränkte sich die Erziehung vorwiegend auf beispielhaftes Verhalten der Eltern und älterer Kinder. Besonders wurde die Freigebigkeit der Kinder gefördert. Die Jungen übten sich früh in jagdlichen, sportlichen und kämpferischen Tugenden, die Mädchen im Sammeln in Pflanzen und der im Wald und der Prärie wachsenden Früchte. Die Sauberkeitserziehung erfolgt vollständig ohne Druck, das kleine Kind wird, sobald es gehen kann, von den älteren bei der Hand genommen und dahin geführt, wo man nach allgemeiner Übereinkunft Plätze hat, die Defäkationszwecken dienen. Die einzige Erziehungsmaßnahme im Sinne von Sanktion gegenüber kleineren Kindern ist von seiten der älteren Kinder das Beschämen. Dieses Mittel wird aber nur sehr selten angewandt, da es als eines der schlimmsten Bestrafungsmittel gilt. Die weitere Entwicklung wird durch verschiedenartigste Inzest-Tabus und rituelle Initiationen kollektiv gesteuert. Die Mädchen dürfen am Jagdglück ihrer Brüder teilnehmen und partizipieren, die Schwester bekommt meist das Beste vom erledigten Wild, durfte meist als erste einen getöteten Feind zerstückeln. Die geförderte gute Beziehung zwischen Bruder und Schwester wurde zum Modell aller Respektsbeziehungen, der Hilfsbereitschaft und Freigebigkeit zwischen all den *Brüdern* und *Schwestern* der weiteren Verwandtschaft. Die Treue zwischen Brüdern wurde zum Modell aller Kameradschaft. Die Kinder werden auf das nomadenhafte Leben vorbereitet, wobei die männlichen Kinder vorwiegend in Richtung Büffeljäger und Krieger ausgebildet werden, die weiblichen auf das Einsammeln der notwendigen pflanzlichen Nahrung und die Ausgestaltung des Heims. Aggressionen werden auf die Beute und auf außerhalb der Gruppe Stehende abgelenkt, wobei die soziale Organisation bandenmäßig ist, was eine schnelle Zerstreuung im Raum und die Wanderung der Gruppen erleichtert. Der Besitz wird verteilt durch das Hergeben. Die schnelle Orientierungsfähigkeit aller wird durch die Teilnahme der Kinder an Erwachsenentätigkeiten gefördert. Da alle diese Erziehungsziele nur noch von historischem Nutzen waren, da die engen Reservatsbedingungen kaum etwas von diesen Handlungen zuließen, erklärte sich das offensichtlich apathische Verhalten der Jugendlichen und Erwachsenen weitgehend aus diesem Widerspruch der Erziehung in Verbindung mit den immanenten Zielen und der gegebenen Realität (S. 110–161). In einer zweiten Untersuchung beschäftigte sich ERIKSON (S. 162–182) mit den Yurok-Indianern, einem Stamm von Fischern und Eichelsammlern an der pazifischen Küste. Wenn die Sioux weite Ebenen durchstreiften, beschränkten sich die Yurok auf ein enges, bergiges und dichtbewaldetes Flußtal und entlang der Küste seiner Mündung in den Ozean. Den Rest der Welt ignorierten sie, die Himmelsrichtungen waren nicht Ost, West, Nord und Süd, sondern Flußauf, Flußab, zum Fluß hin und vom Fluß fort. Die Yurok lebten vorwiegend vom Fischfang, vor allem vom Lachs. Zur Erziehung der Kinder berichtet ERIKSON, daß das Neugeborene etwa zehn Tage lang nicht an die Brust gelegt wird, sondern eine Nußsuppe aus einer winzigen Muschel erhält. Danach gibt es die übliche indianische Freigebigkeit und Häufigkeit des Stillens. Im Gegensatz zu den Sioux gibt es bei den Yurok eine feststehende Abstillzeit um den sechsten Lebensmonat herum, etwa zum Beginn der Zahnungsperiode. Nötigenfalls wird das Abstillen durch die Mutter dadurch erzwungen, daß sie dann einfach für einige Tage weggeht. Die erste festere Nahrung besteht in der Regel in Lachs- oder Wildfleisch, das kräftig mit Meeralgen gesalzen werde. Salzige Nahrungsmittel sind die *Süßigkeiten* der Yurok. Schon während der Schwangerschaft sollen die Kinder angeregt werden, die Mutter und ihren Schutz zu verlassen. So esse eine schwangere Frau wenig, schleppe Holz und verrichte mit Vorliebe Arbeiten, bei denen sie sich nach vorne beugen muß, damit der Fötus sich nicht an ihr Rückgrat anlehnen könne, d.h. ruhe und erschlaffe (S. 171).

Das Wickelbrett, wie es die Yurok verwenden, lasse die Beine des Kindes frei und diese werden, vom zehnten Lebenstage an, von anderen Frauen, meist Großmüttern, massiert, um frühe Kriechversuche anzuregen. Das Kriechen wird von den Eltern auch deswegen gefördert, weil die Regel gilt, daß bis zum erfolgreichen Kriechen des Kindes Geschlechtsverkehr zu unterbleiben habe. Das Yurok-Kind wird durch eine große Reihe von Maßnahmen daran gehindert, sich in der Gegenwart seiner Mutter allzu wohl zu fühlen. Das abrupte Abstillen trägt zu diesen Unsicherheiten bei. Etwas dafür ausgleichend wird das Kind von älteren Kindern, anderen Frauen und Männern sehr pfleglich behandelt, wird herumgetragen und ernährt. So wird versucht, die durch die Mutter frustrierten Bindungswünsche auf den gesamten Stamm zu übertragen. Die Kinder werden von früh an in Tugenden wie Bescheidenheit, der Unterdrückung oraler Gier durch rituelles, langsames und relativ wenig Essen unterstützt, um zugleich die andere Tugend zu entwickeln, die in der Vermehrung des Besitzes, der Ansammlung von als Geld verwendeten Muscheln, besteht. Ähnlich wie bei den Sioux besteht die wesentliche Erziehungsmaßnahme, wenn die Kinder Krabbeln und Laufen gelernt haben, in der Nutzung der angeborenen Imitationsbereitschaft der Kleinkinder. Auf körperliche Mißhandlungen wird vollständig verzichtet. Die Kinder sind nie allein und auch bei Abwesenheit der Eltern durch andere Stammesmitglieder gut versorgt.

Dennoch bewirkt das radikale Abstillen nach vorheriger extensiver Stillzeit ein tiefverwurzeltes Mißtrauen besonders gegenüber Menschen, die dem Kinde und späteren Erwachsenen nahestehen. Dazu trägt natürlich auch das Verhalten der Mütter bei, auf Abwendungen, d.h. Verselbständigungstendenzen des Kindes positiv, und auf Annäherungsversuche negativ zu reagieren. Zuverlässig erscheinen so dem Kinde und dem späteren Erwachsenen nicht die Hauptbindungsfiguren, sondern die Nebenbindungsfiguren. Äußerungen von Wut werden zwar toleriert, nicht aber gefördert. So entstehen relativ früh friedfertige Kinder, vorhandene Aggressionen werden in sportliche Tätigkeiten in Beziehung zum Fischfang sublimiert. Aufgrund der frühen Zurückweisungen seitens des ersten Liebesobjekts, der Mutter, verbunden mit der Beschränkung der Befriedigung direkter oraler Wünsche, wird das Ansammeln anal besetzter Besitztümer in besonderer Weise gefördert. Neben der Nachahmung spielen in der weiteren Erziehung verschiedenartigste kollektive Rituale eine große Rolle, in denen die Mann-Frau-Beziehungen und die notwendigen Fertigkeiten für Fischfang, Hausbau usw. gelehrt werden. Erikson konnte natürlich mit seiner Methodik der teilnehmenden Beobachtung nicht sehr weit in das innere Seelenleben vorstoßen, sein Beitrag war aber eine wesentliche Grundlage dafür, daß sich auf ihm aufbauend die ethno-psychoanalytische Forschung entwickeln konnte.

Devereux lieferte das notwendige Rüstzeug dazu, ich werde seine persönlichen Forschungen jetzt übergehen und mich Parin, Morgenthaler und Parin-Matthey zuwenden. Leider zwingt der enge Rahmen eines solchen Aufsatzes dazu, entgegen der Bedeutung von Paul Parin, Fritz Morgenthaler und Goldy Parin-Matthey, deren große Arbeiten über die Dogon und Agni nur kurz zu referieren, insoweit sie für das Thema Belang haben. Als neu gegenüber Erikson und in Anlehnung an Devereux haben die drei Autoren die psychoanalytische Methode direkt in Einzelfall-Analysen umgesetzt, sich dabei aber nicht nur auf das genuin psychoanalytische Verfahren im Sinne der Aufdeckung neurotischer Konflikte beschränkt, sondern den ebenfalls in der Psychoanalyse vorhandenen Ansatz genutzt, sozialpsychologische und gesellschaftliche Ereignisse in ihrer je individuellen Bedeutung zu untersuchen. Neben der damit möglichen konsistenten Formulierung der Ethno-Psychoanalyse haben sich in den Untersuchungen deutliche Rückwirkungen auf die psychoanalytische Theoriebildung ergeben, die ebenfalls nicht ausgeführt werden.

Bei den Dogon zeige es sich, daß die Kindererziehung in ausgezeichneter Weise der Situation des Stammes als Ackerbauern, Viehzüchter und Händler angemessen war, wobei deutlich wurde, daß die Familienorganisation völlig andere Wege beschritt als die in westlichen ähnlich wirtschaftenden Gemeinschaften. Es konnte aufgezeigt werden, daß die innere Strukturierung der Persönlichkeit der Kinder bei gegebenen anlagebedingten Voraussetzungen die erlebten äußeren Interaktionsmuster langsam integrieren konnte, daß man ähnliche Phasen, wie sie schon Freud benannte, nämlich Oralität, Analität, Ödipalität und schließlich Genitalität, ebenso beobachten konnte. Allerdings geschah dies unter der spezifischen Ausformung der wirtschaftlichen, sozialen und emotionalen Bedingungen des Stammes, seiner Untergruppierungen in größere Familienverbände. Das gesamte Leben des Stammes war an das jahreszeitlich wechselnde Vorhandensein oder Nicht-Vorhandensein des Wassers gebunden. Aufgrund der durchgeführten Psychoanalysen kann die Hypothese bestätigt werden, daß auch die

Dogon von Geburt an ihre Säuglinge und Kleinkinder so erziehen, daß sie den Lebensbedingungen adäquat entsprechen.

Ein Beispiel dafür möchte ich hervorheben, die unterschiedliche Sozialisation der Jungen und Mädchen. Die Kinder werden zwei bis drei Jahre gestillt, von den Müttern auf dem Rücken getragen, gelegentlich aber auch von anderen Frauen, älteren Geschwistern usw. herumgetragen und gestillt. Das Abstillen erfolgt relativ radikal, die Mutter gibt ihrem Kind die Brust von einem Tag zum anderen nicht mehr. An Breinahrung sind die Kinder schon gewöhnt, jetzt kommen sie in die Kindergruppe; sie haben kaum mehr Kontakt zur Mutter, die beständig schwer zu arbeiten hat und die Geschwister, die auf das Kind aufpassen, nur noch von ferne überwacht. Die Kinderschar muß die unerreichbar gewordene Mutter ersetzen. Sauberkeitserziehung im eigentlichen Sinne gibt es nicht, nach der Abstillung nehmen die Größeren das Kind vor das Haus oder vor das Dorf, wo es die Bedürfnisse verrichten kann. Bis zum siebten oder achten Lebensjahr, je nach der jährlichen Beschneidung entweder der Mädchen oder der Jungen, bleiben die Kinder in der Kinderschar. Obwohl der Geschlechtsunterschied vom Beginn des Lebens an betont wird, beginnt die geschlechtsspezifische Erziehung erst nach der Abstillung, dann immer eingreifender.

Die Mädchen bleiben immer mehr bei den Frauen, die für sie Vorbilder sind, die Jungen umgekehrt bei den Männern und älteren Knaben. Die Ältesten des Dorfes beschließen, in welchem Jahr die Beschneidung der Knaben und in welchem Jahr die der Mädchen stattfinden soll. Es darf nicht im gleichen Jahr geschehen. Die Knaben sind in der Regel acht bis zwölf Jahre alt, die Mädchen etwas älter. Der Knabe wird zu einer Höhle geführt, wo ein alter Mann aus einem anderen Dorf die Operation vornimmt. Die Beschnittenen bleiben vier bis sieben Wochen zusammen in einer Felshöhle, wobei die Wunde jeden Tag mit einem anderen Medikament bestreut wird. Am Tage spielen die Knaben zusammen nackt im Freien. Sobald die Wunden verheilt sind, ziehen die beschnittenen Jungen unter Aufsicht ihrer Wächter, die vorher darauf aufgepaßt haben, daß die Wunden heilen, in das Dorf und singen, rasseln mit Klappern, sind sehr freudig. Meist sind die Mädchen etwas älter als die Knaben, 13 bis 15 Jahre, wenn sie in das Haus gebracht werden, wo ihre Beschneidung stattfindet (PARIN, MORGENTHALER & PARIN-MATTHEY 1963 [1973]).

Die Beschneidung findet etwas vor der Geschlechtsreife statt, die Kinder haben vorher vielfältigen, auch geschlechtlichen Kontakt, worauf niemand besonders achtet, das wird erst unterbunden, wenn Zeugungs- oder Gebärfähigkeit eingetreten ist. Obwohl die Kinder in der Regel nach der Beschneidung kurzfristig erst einmal wieder in das elterliche Haus zurückgehen, beginnt nun ein drastischer Unterschied zwischen der Erziehung der Jungen und der Mädchen. Die Jungen werden langsam im zweiten Grad der Initiation in die sog. Maskengesellschaft der Männer aufgenommen. Die Mädchen erleben den zweiten Schritt der Initiation beim Eintritt der ersten Monatsregel. Schon lange vorher hat bei den Mädchen eine spezifische Art der Erziehung eingesetzt, sie werden in verstärktem Maße von den Müttern fortgestoßen, sie sollen darauf vorbereitet werden, daß sie, wenn sie später einmal heiraten, als *Fremde* in das Haus des Ehemannes einziehen, um da immer in gewisser Weise die *Fremde* zu bleiben, die ihren eigenen Lebensunterhalt gewährleisten kann. Dabei erfolgt die Zurückweisung durch die Mütter in einer so strengen Weise, daß die Mädchen unter Aufsicht und in Begleitung älterer weiblicher Geschwister zu anderen Frauen des Dorfes gehen, wenn sie Schmerzen, Verletzungen oder einfach nur Probleme haben. Die Mutter ist absolut unerreichbar für sie. Diese ist ja selbst *Fremde* im elterlichen Haushalt. Der mythologische Anteil der Beschneidung ist der, daß die abgeschnittene Vorhaut der Jungen als das weibliche Teil des Knaben entfernt wird, die abgeschnittene Klitoris wird als der männliche Teil des Mädchens gesehen, der entfernt werden muß, um sich zu einer Frau entwickeln zu können. Bis in das Erwachsenenalter, das wesentlich früher eintritt als in westlichen Gesellschaften, lernen die Kinder in strikter Weise, den jeweils älteren Mädchen, Frauen oder Jungen, Männern zu folgen und deren Anweisungen durchzuführen.

Ab der Pubertät haben auch die Jungen kaum mehr Kontakt zur Mutter, sondern orientieren sich weitgehend an den älteren Jungen oder den Männern. Ein befriedigendes Sexualleben zwischen den späteren Partnern oder Eheleuten spielt keine so große Rolle, da sowohl die Frauen als auch die Männer berechtigt sind, für diesen Zweck andere Geschlechtspartner/innen aufzusuchen. Von gewisser Wichtigkeit ist, daß die jeweilig entstandenen Kinder trotzdem der ehelichen Gemeinschaft entstammen. Kinder, die durch andere Männer entstanden sind, werden in der Familie wie eigene aufgenommen. Die Ehe hat mehr den Zweck einer Wirtschaftsgemeinschaft, wo die unterschiedlichen Aufgaben von Männern und Frauen zum gemeinsamen Lebensunterhalt und dem der Kinder beitragen. Aufgrund der einerseits starken Zuwendung der Mütter in den Jahren der Stillzeit wird bei den Kindern so etwas wie eine große innere Stabilität erreicht, das plötzliche Abstillen aber samt dem Zwang vor allem für die Mädchen, sich anstelle der Mutter nun an andere Frauen oder ältere Geschwister zu wenden, verändert die Ich-Entwicklung im Gegensatz zu westlichen Kulturen dergestalt, daß die Dogons zeitlebens von der Bestätigung und Sicherung durch die jeweiligen männlichen oder weiblichen Gruppierungen abhängig bleiben. PARIN, MORGENTHALER UND PARIN-MATTHEY entwickelten aus diesen Erfahrungen im Zusammenhang mit den theoretischen Begriffen der Abwehrmechanismen die sog. Anpassungsmechanismen, wo aufgrund der spezifischen Erziehung bei den Dogons vermehrt anstelle des Ichs von einem Gruppen-Ich, anstelle des Über-Ichs von einem Clan-Gewissen gesprochen werden kann. *„Die Dogon, mit denen wir unsere Gespräche geführt haben, sind weder kindlich noch primitiv. Äußeren Gefahren sind sie stärker ausgesetzt als die Menschen des Abendlandes, erleben aber weniger Angst. Sie sind abhängiger von ihrer Umgebung, dafür aber weniger einsam. Innere Konflikte bedrängen sie weniger, und sie verstehen sich besser mit ihren Mitmenschen als wir."* (S. 462)

Bei den Agni stellen die Forscher eine etwas andere Entwicklung fest (PARIN, MORGENTHALER & PARIN-MATTHEY 1971). Es handelt sich um ein Volk, das seit Jahrhunderten von Beutezügen, Sklavenmachen, Jagden, also von Eroberungskriegen lebte. Dennoch wurden sie durch kriegerische Verwicklungen vertrieben, drangen vor etwa 250 Jahren als kriegerische Eroberer in vorher dünnbesiedelte Urwaldgebiete ein und haben sich dort niedergelassen. Mit der Kolonisierung Ende des 19. Jahrhunderts haben auch die Agni einen Kulturwandel durchgemacht, wo sie rigoros zu Plantagenbauern *umerzogen* wurden. Obwohl sie außerhalb ihres eigenen Wohngebietes vollständig an Einfluß verloren haben, auch keine Beutezüge mehr machen, leben solche Beutezüge, Eroberungsgelüste in Tagtraumphantasien weiter. Die Macht innerhalb der Dörfer geht zwar von einem sogenannten Chef aus, dieser wiederum ist abhängig entweder von seiner Mutter, seiner älteren Schwester oder der auserwählten Chefin des Dorfes. Man könnte von einer Aufteilung in Exekutive (die Chefs) und Legislative (die Chef-Frauen) sprechen. Die größte Macht im Dorfe hat die jeweils größte Sippe, was früher dadurch zu erreichen war, daß während der Beutezüge Sklaven gemacht wurden, die im Laufe der Zeit der eigenen Sippe eingegliedert wurden. Große individuelle Besitztümer waren bei den Beutezügen eher hinderlich, so daß der erräuberte Besitz relativ schnell zuerst unter die eigene Sippe, dann aber auch an die näheren und weiteren Verwandten verteilt wurde.

Dies forderte einerseits eine starke Fixierung auf anale Machtgier, andererseits aber auch die gleichzeitig bestehende Bereitschaft, jegliches Besitztum nicht als individuell eigenes zu betrachten. Wegen der Beutezüge mußten sich Frauen und Männer relativ eigenständig versorgen können, die auch wegen beständiger gefürchteter Angriffe anderer. Von daher ist eine grundsätzlich mißtrauische Grundhaltung, wo man auf alle möglichen Ränke der anderen gut vorbereitet ist, sinnvoll. Da starke matriarchalische Gesetzmäßigkeiten gegeben sind, müssen die Frauen auch darauf achten, daß ihre Macht erhalten bleibt. Parin et al. haben für alle diese Bereiche in der frühesten Kindererziehung überraschende Befunde erhoben, die eine solchermaßen ausgeprägte Charakteristik der Agni gut ermöglicht: Obzwar die Frauen ihre Kinder vollständig nach deren Bedarf stillen, behandeln sie die Kinder kaum als eigenständige Wesen, sondern eher als Verlängerung ihres eigenen Körpers. Und dies nur so lange, bis sich das Kind einigermaßen selbst bewegen kann, dann wird es abrupt abgestillt, die Frauen sind dann wieder für kurzfristige oder längergfristige Liebschaften oder ihre Ehepartner oder beides frei. Die abgestillten Kinder überläßt man völlig sich selbst, stopft ihnen zwar gelegentlich noch mit der Brust den Mund, aber sie müssen sich weitgehend allein beschäftigen oder mit der Kinderschar, wodurch die solchermaßen abgeschobenen Kinder regelrechte Deprivatonssymptome entwickeln, wimmern, greinen und schreien, sie wenden sich verzweifelt an andere Frauen oder Männer, werden von diesen dann schon zeitweise getröstet, letztlich aber erhofft man sich eine ganz frühzeitige Selbständigkeit.

Eine weitere analsadistische Maßnahme kommt vom ersten Lebenstag auf die Kinder zu, sie bekommen mindestens einmal täglich ein Klistier von ihren Müttern, wodurch die Ausscheidungsvorgänge in extremer Weise angeregt werden. Diese Klistiere bekommen die Kinder fast bis zur Pubertät täglich, manchmal mehrfach, gelegentlich sterben auch Kinder daran. Man hat gegenüber Kindern, bis sie die ersten vier bis fünf Jahre überstanden haben, das Gefühl, als seien sie noch gar keine Menschen, sie würden es selbst entscheiden, ob sie gleich oder später wieder ins Ahnenreich zurückkehren. Erst mit den ersten Initiationsschritten werden sie zu Menschen. Auf sterbende Kinder ist man wütend, weil diese sich nur heimlich eingeschlichen haben, um dann doch wieder zu verschwinden.

Es lohne sich also gar keine Anstrengung für sie. Mit den auf das Körperinnere abgezielten Übergriffen mittels der Klistiere wird sicherlich erreicht, daß zum einen Frauen immer als mächtige Wesen erlebt werden, zum anderen, daß nie das Gefühl entsteht, etwas auch wirklich behalten zu können, schließlich auch eine mächtige anale Fixierung im Sinne von Machtgelüsten und Eroberungswillen, dabei immer unter der Angst, daß es noch Mächtigere geben könnte, die einem alles wieder wegnehmen. Die undialogische Beziehungsform der Mütter in den Stillzeiten und schließlich das abrupte Abstillen und Wegschieben zwingt die Kinder frühzeitig zu einer relativ großen Autonomie und Selbständigkeit, da das Undialogische ja nicht Lieblosigkeit heißt. Es erfolgt frühzeitig eine Bindung nicht so sehr ausschließlich an die eigene Mutter, sondern vermehrt an andere Frauen, ältere Geschwister, Männer und sonstige Mitglieder der Sippe. Hier ist auffällig, daß im Gegensatz zu den eigenen Müttern die anderen Frauen und Männer relativ liebevoll mit den Kindern umgehen, wenn sie diese nicht schon für so selbständig erachten, daß sie sich allein fortbewegen können.

Die weiteren Erziehungsschritte will ich nicht berichten, man könnte aber sagen, daß sich in den Erziehungsmaßnahmen der allerersten Lebensjahre noch deutlich die ursprünglichen Erziehungsziele zu Kriegern, Beutemachern, Sklavenjägern usw. widerspiegelten, in den späteren Erziehungsmaßnahmen wurde der Einfluß der Kolonialherren immer ausgeprägter. Vielleicht läßt sich hier die Hypothese formulieren, daß Verhaltens- und Erziehungsmaßnahmen in den ersten Lebensjahren bei einem Volk im kulturellen Wandel noch am ehesten den ursprünglichen Stammes-, Sippen- oder Volksinteressen entsprechen, die späteren Erziehungsmaßnahmen immer mehr dem angeglichen werden, was dem Kollektiv unbewußt in der jeweiligen historischen Situation als adäquate Ziele erscheinen, um den eigenen Einflußbereich zu halten oder gar auszudehnen.

L. Bryce BOYER (1979 [1982]) untersuchte in ähnlicher Weise wie die Parins und Morgenthaler einen Appachenstamm. Auch hier zeigte es sich, daß bestimmte Verhaltensweisen der Appachen-Mütter um die Zeit des Abstillens herum die Kinder in äußerste Vereinsamung trieben, sie damit gleichzeitig zwangen, engsten Kontakt zur Sippe und zu den anderen Kindern aufzunehmen, um die für frühere Appachen-Raubzüge notwendigen starken und aggressiven Krieger und Kriegerinnen zu schaffen.

Hans BOSSE (1994) entwickelte ein weiteres Verfahren, um noch genauere Studien machen zu können, er bezog die Gruppenanalyse mit ein. Sein Forschungsschwerpunkt in Papua-Neuguinea war weniger die ganz frühe kindliche Erziehung, sondern mehr die verschiedenen Initiationsrituale, in denen die Knaben zu Männern und die Mädchen zu Frauen kollektiv *gemacht* wurden. Neben anderen, sehr aufschlußreichen Ergebnissen konnte er bestätigen, daß kollektive Maßnahmen wie die Initiationsrituale einen weiteren Schritt dahingehend darstellten, wie sich eine Sippe, ein Stamm oder ein Volk seine zukünftigen Männer und Frauen vorstellt, damit der jeweilige Einfluß aufrechterhalten oder erweitert werden kann. Allerdings mußte *Bosse,* genauso wie die anderen Forscher, feststellen, daß die Maßnahmen bei den Initiationsritualen aufgrund der längst vollzogenen Kolonisierung dieses Landes in der Regel jetzt nicht mehr ihre Funktion erfüllten. Ein neuzeitlicher Anpassungsversuch an die kolonisierte Situation war, die Kinder und Jugendlichen, sowohl männlich wie weiblich, der Stammesoberhäupter oder der in den einzelnen Orten führenden Cliquen und Sippen auf weiße Missionarsschulen oder inzwischen neu eingerichtete weiterbildende Schulen, die an zentralen Orten weit weg von den Dörfern liegen, zu geben, damit diese der neuen Kultur entsprechend erzogen werden, um dann doch noch einflußreiche Positionen für ihre Sippe im Lande einnehmen zu können. Ein interessantes Beispiel war das von einigen Jungen und Mädchen, die im Dorfe schon initiiert waren. Diese hatten ein viel stärker ausgeprägtes Selbstbewußtsein als die anderen, sahen sich in stärkerer Weise als die anderen als Repräsentanten ihrer Herkunftssippe oder ihres Herkunftsstamms.

Die Langzeitbeobachtung ergab, daß diese dann auch leichter offizielle Stellen im Regierungssystem erhielten. Dennoch aber isolierten sie sich weitgehend von ihrer eigenen Herkunftssippe oder ihrem Stamm. *Bosse* stellte eine gewissermaßen unaufgelöste ödipale Situation fest, da die ursprüngliche und frühe Erziehung der Kinder im Zusammenhang mit starken und führenden Männern (Vätern) stand, mit denen man rivalisieren und sich später identifizieren konnte. Mit dem Beginn der Besuche in den weit entfernten Schulen zeigte sich für die Jugendlichen, daß diese Männer in Wirklichkeit schwach, ängstlich und unbedeutend geworden waren; es lohnte sich nicht mehr, sich mit ihnen zu identifizieren. An die Stelle der *Väter* traten die *weißen Häuptlinge,* diejenigen also, die im Staate das Sagen hatten. Auch dies entfernte die Jugendlichen sehr von ihrem Stamm, führte zu einer weiteren

Entwertung der Männer zuhause. Aber dies war und ist letztlich eine der Bedingungen dafür, daß die jungen Männer und Frauen aus den führenden Clans in der neuen Gesellschaft Führungspositionen einnehmen können und konnten. Man kann hier wiederum nicht von einer bewußten Planung der Sippen, Kollektive usw. sprechen, es ist dies ein hier eher zufälliges Übereinstimmen zwischen dem anerzogenen Wunsch nach starken Vätern und Männern, der den Identitätswechsel in die weiße Gesellschaft möglich macht. Ein Phänomen zeigt dieses Ungewollte: Die *alte* Gesellschaft kannte im eigentlichen Sinne keine Herrschaft und keinen Staat, war über mindestens tausend Jahre ohne Kriege, es gab klare Entwürfe für Männlichkeit und Weiblichkeit ohne gegenseitige Unterordnung, all dies funktionierte in der neuen weißen Gesellschaft nicht mehr und führte zu immer wieder auftretenden Desorientierungen, die nur mit Hilfe von verstärkten Identifikationen und inneren Abgrenzungen gegenüber der Herkunftssituation bewältigt werden konnten. Zeigten sich die imaginär mit größerer Macht ausgestatteten weißen Führungspersonen selbst als schwach oder intrigant, als unsicher usw., so brachen die Identifikationen der jungen Männer oder Frauen regelhaft zusammen, und sie kehrten völlig entmutigt ins eigene Dorf zurück, wo sie allerdings inzwischen schon längst fremd waren und in Gefahr, dort gerade wegen ihrer fremdartigen Handlungs-, Auffassungs- und Lebensweise wie Kriminelle umgebracht zu werden. Man könnte hier das Wort von der unbewußten Völkerseele (Wundt) vielleicht in Anspruch nehmen, ich halte dies aber für zu spekulativ. Es wäre aus dieser spekulativen Sicht dennoch vielleicht denkbar zu sagen, daß das die Jugendlichen absendende Dorf keine sichtbare Niederlage dulden könne und sich von daher gegen die *Versager* wenden müsse. Hans BOSSE fand naheliegendere, der jeweiligen Ethnie entsprechendere Begründungen dieses mörderischen Verhaltens: Neid und Mordlust der *alten* Männer auf Jugendliche, die ihre Macht nicht anerkennen.

6. Vorläufige Ergebnisse, Forschungsziele

Schon Immanuel KANT (1803) überlegte bei einer Untersuchung der Erziehungsgewohnheiten des gemeinen Volkes und der Fürsten, daß durch diese allzugroße Ungleichheiten noch weiter verschärft würden. Er schlug daher vor, wenn es den Fürsten tatsächlich um das Gemeinwohl ginge, daß die Fürstensöhne und -töchter durch das Volk erzogen werden müßten, für das sie schließlich die Verantwortung im Reich übernehmen müßten (S. 704–707). Für das Volk wiederum schlug er vor, daß dies ein allgemeines staatliches Schulsystem erhalten solle, um mit Hilfe der dadurch ermöglichten Bildung selbst Führungsfunktionen im Staate ausüben zu können. KANT selbst bezieht sich hierbei auch auf altgriechische Philosophen wie Sokrates, Platon, Heraklid, Aristoteles und Plotin. Das Wissen darüber, daß Erziehungsgebräuche von den ersten Lebenstagen an bis zur Erwachsenenzeit den Ausschlag dafür geben, wie ein Clan, eine Sippe, ein Stamm usw. seine gesellschaftliche Position festigen oder verfestigen oder verbessern kann, ist schon sehr, sehr alt. Von daher wäre es eigentlich gar nicht nötig, nochmals darauf hinzuweisen. Da dieses Wissen aber gewissermaßen ein Herrschaftswissen ist, dürfte es verständlich sein, daß die jeweilig höherstehenden Gruppierungen der Gesellschaft dieses Wissen bei denen unterdrücken, die ihnen untergeordnet sind, gleich in welchem Sinne. Es ist das Ziel dieses Aufsatzes, dieses Herrschaftswissen wieder *unter's Volk* zu bringen, es muß wahrscheinlich beständig lautstark wiederholt werden. In den vorangegangenen Kapiteln über Norbert ELIAS, BOWLBYS Bindungstheorie, die Säuglingsforschung und die Ethno-Psychoanalyse habe ich versucht, auszugsweise aufzuzeigen, wie in konkreter Weise Erziehung so stattfindet, daß es dem jeweiligen Clan, der Sippe usw. mit Hilfe ihrer Kinder gelingen könne, ihre gesellschaftliche Position zu halten oder sogar auszubauen. Ich glaube, daß man diese Hypothese nicht nur wegen ihrer Plausibilität, sondern auch aufgrund der Forschungsergebnisse aufrechterhalten kann. Bei der Auswahl der Autoren bin ich von relativ vielfältigen Literaturkenntnissen ausgegangen, es sind also Autoren/innen, die meine Hypothese stützen könnten, gar nicht erwähnt worden. Dies wäre die Aufgabe eines größeren Buches und einer damit verbundenen ausführlichen Forschung, die mir in einer eingeschränkten psychoanalytischen Praxistätigkeit nebenbei nicht möglich ist. Als Forschungsziel würde ich vorschlagen, eine interdisziplinäre Forschungsgruppe aus Ethnologen/innen, Ethno-Psychoanalytikern/innen, Psychoanalytikern/innen, Soziologen/innen, Sozialpsychologen/innen, Pädagogen/innen und Human-Ethologen/innen zusammenzustellen, die einerseits die gesamte inzwischen vielfältig vorliegende Literatur zur Erziehung unter dem vom Aufsatz genannten Gesichtspunkt untersuchen, um dann zusätzlich Feldforschungen in verschiedenartigsten Ethnien, Stämmen, Clans usw. zu machen. Als Forschungsmethodik scheint mir die von Bosse vorgeschlagene (siehe Vorbemerkung) ausgereift zu sein.

References

ADLER, M. 1993. *Ethnopsychoanalyse. Das Unbewußte in Wissenschaft nd Kultur.* Stuttgart.
BOSSE, H. 1994. *Der fremde Mann. Jugend, Männlichkeit, Macht. Eine Ethnoanalyse.* Frankfurt/M.
BOWLBY, J. 1969 [1975]. *Bindung.* München.
BOYER, L. Bryce 1979 [1982]. *Kindheit und Mythos: Eine ethno-psychoanalytische Studie der Appachen.* Stuttgart.
DEVEREUX, G. 1945 [1978]. *Ethnopsychoanalyse.* Frankfurt/M.
——. 1951 [1985]. *Realität und Traum. Psychotherapie eines Prärie-Indianers.* Frankfurt/M.
——. 1956 [1974]. NORMAL UND ANORMAL. Frankfurt/M.
——. 1967. *Angst und Methode in den Verhaltenswissenschaften.* München.
DORNES, M. 1993. *Der kompetente Säugling. Die präverbale Entwicklung des Menschen.* Frankfurt/M.
ELIAS, N. 1936 [1969]. *Über den Prozeß der Zivilisation.* Bern.
——. 1987. *Die Gesellschaft der Individuen.* Frankfurt/M.
——. 1989. *Studien über die Deutschen. Machtkämpfe und Habitusentwicklung im 19. und 20. Jahrhundert.* Frankfurt/M.
——. 1990. *Norbert Elias über sich selbst.* Frankfurt/M.
——. 1991. *Mozart.* Frankfurt/Main.
ERIKSON, E.H. 1950 [19714]. *Kindheit und Gesellschaft.* Stuttgart.
FREUD, S. 1912/13. *Totem und Tabu.* Frankfurt/M..
GFÄLLER, G.R. 1993a. Bausteine zu einer soziologischen Begründung der Gruppenanalyse. *Gruppenanalyse* 3: 1-31.
——. 1995a. Konvergenzen der anthropologischen Medizin von Viktor von Weizsäcker und der Gruppenanalyse nach S.H. Foulkes. Gruppenpsychother. *Gruppendynamik* 31.
——. 1995b. Soziologische Hintergründe der Gruppenanalyse. Gruppenpsychother. *Gruppendynamik* 31.
KANT, I. 1803. Über Pädagogik. In: *Werkausgabe, Band XII.* KANT, I. 1964. Frankfurt/M.
LICHTENBERG, J.D. 1983 [1991]. *Psychoanalyse und Säuglingsforschung.* Berlin.
PARIN, P., F. MORGENTHALER, & G. PARIN-MATTHEY. 1963 [1972]. *Die Weißen denken zuviel. Psychoanalytische Untersuchungen bei den Dogons in Westafrika.* München.
——. 1971. *Fürchte deinen Nächsten wie dich selbst. Psychoanalyse und Gesellschaft am Modell der Agni in Westafrika.* Frankfurt/M.

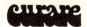

Frühe Kindheit - Early Childhood

Manifestation sexueller Traumatisierung in einer Kinderanalyse
Manifestation of Sexual Trauma within a Child Analysis

Peter Hartmann

Zusammenfassung: Berichtet wird in dieser Fallstudie von einer kleinen Patientin, die um ihre psychosoziale und psychosexuelle Integration kämpft. Die Verarbeitung früher Traumata läßt eine Störung mit vielschichtig, divergenten Konflikten erkennen, welche die diagnostische Annahme einer "Borderline-Entwicklung" erlaubt. Das sexuelle Trauma erscheint verinnerlicht und wird in der Übertragung per Wiederholungszwang reinszeniert. Die Fall-Vignette zeigt, daß die Patientin innerlich auf diese Situation fixiert ist. Als Gefahr für die zukünftige Entwicklung ist die Introjektion des Opferstatus mit der Möglichkeit der Wendung des passiv Erlebten ins Aktive zu sehen. Entsprechende dynamische Muster und typische Abwehrhaltungen gehen aus dem Bericht hervor.

Abstract: This case-study is about a little patient struggling for her psychosocial and psychosexual integration. Her response to traumas of early childhood reveals a disturbance of the mind with complex divergent conflicts, which allows the diagnostic assumption of a "borderline development". The sexual trauma seems to be internalized and is, in transference, repeatedly staged again under constraint of repetition. The case-vignette shows that the patient has an inward fixation with this situation. As to her future development there is the danger of introjection as a victim with the possibility of turning the passive experience into active behaviour. Corresponding dynamic patterns and typical defense reactions can be found in this report.

Keywords: Kinderanalyse, sexuelles Trauma, Borderline-Risiko, Introjekt, Wiederholungszwang
child analysis, sexual trauma, borderline risk, introjection, constraint of repetition.

Während meiner langjährigen psychoanalytischen Tätigkeit mit Kindern und Jugendlichen kam es nur selten vor, daß Kinder offen über ein erlittenes sexuelles Trauma berichteten, obwohl häufig die Vermutung bestand, daß ein solches vorlag. So bewerte ich es auch eher als Ausnahme und fast als Glücksfall, daß es Elsa, einem Mädchen, von dem ich berichten will, gelang, ihre frühe sexuelle Traumatisierung in ihre Analyse einzubringen und der analytischen Bearbeitung zugänglich zu machen.

Als Elsa zu mir kam, war sie etwa viereinhalb Jahre alt. Sie lebte seit einem Jahr in einer Pflegefamilie. Sie litt unter einer schweren Persönlichkeitsstörung mit folgenden Symptomen: Nach Besuchen durch ihre leibliche Mutter in der Pflegefamilie verletzte sie sich selbst durch Kratzen an Armen und Beinen oder durch Beißen in die Fußzehen. Sie kotete und näßte wieder ein. Sie fiel auf durch Daumenlutschen, Nägelkauen und Trotzanfälle. Sie reagierte willkürlich überaggressiv gegenüber Kindern und Erwachsenen und wurde ohne erkennbaren Grund oftmals von Wutanfällen überflutet und zerstörte Gegenstände. Sie war überaus ängstlich, hatte Angst vor Alleinsein und Verlassenwerden. Sie suchte Kontakt, stieß aber die Kontaktperson, wenn sie auf Elsas Wünsche einging, zurück und bemächtigte sich ihrer Umgebung durch dominant-kontrollierendes Verhalten, bewirkte jedoch dadurch zunehmend mehr ihre eigene Isolation.

Ich möchte zunächst aus meiner ersten Begegnung mit Elsa eine kleine Begebenheit erwähnen, die gleichsam als Auftakt der Analyse bedeutsam erscheint. Unter allen möglichen Spielsachen, die in einem Kasten geordnet lagen, erregte eine kleine Litfaßsäule ihre besondere Aufmerksamkeit. Sie untersuchte sie und tastete sie ab, bekundete ihr Erstaunen und fragte: „*Was ist da drinnen? Was Dickes? Was Kleines?*" Dieser ihrer ersten Äußerung in Gestalt einer Frage kam besonderes Gewicht zu. Während bei ihrer Beschäftigung mit der Litfaßsäule in mir - im Gegensatz zu ihrer Frage - assoziativ die Phantasien von „Penis" und „Masturbation" auftauchten, konfrontierte sie mich jedoch mit ihren eigenen inneren Phantasien, an deren Wahrnehmung kein Weg vorbeiführte. Ihre Phantasien bezogen sich darauf, daß der Gegenstand „Litfaßsäule" ein „Außen" und „Innen" hatte. Das Ding war verschlossen, und sie hatte die Vorstellung, daß da was drin sein könnte, nämlich „was Dickes" (Mächtiges) und/oder „was Kleines" (Schwaches). Es könnte also ein „Bauch" sein, aber mit dem Inhalt konnte ich wenig anfangen. Allenfalls konnte ich phantasieren: „Baby im Bauch", aber auch das wurde ihrer Phantasie nicht gerecht, denn sie sprach von einem Paar im Bauch, also von einer Zweiheit, genauer aber von einer Dreiheit, nämlich dem „Dicken", dem „Kleinen" und dem „Bauch". Nur so viel erfaßte ich in dieser Situation, daß es sich um Urphantasien handeln mußte und daß vor meinen Augen etwas initial Bedeutsames geschah. Ich spürte, daß das, was Elsa an mich heranführte, eine eindringliche Irritation in mir bewirkte. Ich schnappte wohl nach Luft, um eine „aufklärende" Antwort auf ihre Frage zu geben, die sie wohl aber gar nicht erwartete. Ich kam auch nicht dazu, Verständnis dafür zu entwickeln, daß Elsa mir ein Behandlungsangebot gemacht hatte, nämlich auf einer ganz anderen Ebene zu verstehen, daß ein Mann (was Dickes) und ein Mädchen (was Kleines) sich in einem Raum (Bauch) befanden, der zugleich Raum der Analyse war mit Innen- und Außenaspekten, wo man rein und rausgehen konnte und nicht wußte, was drinnen geschehen würde, vielleicht etwas Ängstigendes oder Erregendes. Es ging aber auch um Elsas Übertragungserwartung, daß nämlich die beiden in diesem Raum etwas gemeinsames Drittes hätten, nämlich die Analyse. Ich muß gestehen: zu diesen Überlegungen war ich in diesem Augenblick nicht in der Lage. Ich trage sie a posteriori in den Bericht ein, weil sie mir erst später kamen, aber der Boden des Unbewußten dafür schon vorbereitet war.

Zurück zur Situation der ersten Begegnung. Ich kam nicht zu einer Antwort auf Elsas Frage. Das Neue und das Fremde sowie das Auftauchen ihrer Phantasien müssen Elsa innerlich spontan in eine wilde Erregung versetzt haben. Ihre Angst- und Frustrationsschranke war gering, so wie auch ich mich in der Wahrnehmung meiner analytischen Funktion beeinträchtigt fühlte. Sie wurde unmittelbar auf ihre Frage hektisch, motorisch unruhig, wirbelte in wildem Bewegungsdrang die Spielsachen aus dem Kasten durch den Raum und veranstaltete im Nu eine Raserei, die ebenso plötzlich wie begonnen auch wieder endete. Elsa sagte fast affektlos:

„Ich räume alles wieder auf", legte die Spielsachen wieder in den Kasten, um dann zu sagen: *„Ich mache den Deckel zu"*. Das war einerseits beruhigend für mich, weil sie ihre Regression selbst beendet hatte und es wieder erträglicher wurde. Andererseits bekam ich einen Vorgeschmack dessen, was mich in dieser Analyse alles erwarten würde. Zugleich deutete sich Behandlungswiderstand an; denn sie verschloß den Kasten wieder, machte also die Offenlegung rückgängig. Da Elsa weiterhin kommen wollte, nahmen wir die analytische Arbeit auf. Es gab indes zahlreiche Hinweise, daß sie ein Geheimnis in sich trug und vorerst nicht bereit war, sich zu öffnen.

Sie kam einmal wöchentlich zu mir. Etwa vier Monate nach Beginn der Analyse informierten mich die Pflegeeltern über diverse sexuelle Aktivitäten Elsas mit gleichaltrigen Jungen im Kindergarten, die von ihr auszugehen schienen. Die Pflegeeltern hegten den vagen Verdacht, daß Elsa wohl einen sexuellen Mißbrauch erlebt haben müßte. Ihre Nachfrage beim Jugendamt ergab eine aktenkundige Bestätigung hierfür. „Täter" war ein adoleszenter Verwandter der leiblichen Mutter. Elsa selbst war zur fraglichen Zeit zweieinhalb Jahre alt. Sie hatte Zugang zum Wohnraum des Adoleszenten.

Es wäre therapeutisch nicht hilfreich gewesen, hätte ich Elsa gegenüber von meinem Wissen in intrusiver Weise Gebrauch gemacht. Ich ließ der Analyse ihren Lauf und überließ es Elsa, ob sie die Möglichkeit nützen würde, ihre Probleme in der Analyse zu bearbeiten. Das tat sie. Zu dieser Zeit begann sie in der Therapie zu malen. Ihr erstes Bild stellte einen Menschen dar. Sie weigerte sich, diesem Bild einen verbal-assoziativen Kontext zu geben außer den folgenden: Sie überreichte mir dieses Bild mit der Bemerkung: *„Das ist für dich!"* Sie sagte mir damit, daß sie angefangen hatte zu arbeiten und eine wichtige Beziehung zu mir hergestellt hatte. Das nächste Bild stellte ein leeres Haus dar. Dazu fiel ihr als Überschrift ein: *„Elsa und ein leeres Haus. Sturm."*, was ich auf sie selbst bezog. Ihr desolater Zustand und ihre Bedrängnis kamen zum Ausdruck. Sie produzierte noch zahlreiche solcher Haus-Bilder. Zu einem Haus sagte sie: *„Ein Haus, das in der Luft hängt"*, was ich als Mitteilung über ihre Gefühle des Bedrohtseins und der Haltlosigkeit verstand. Über das Haus malte sie einen Pfeil, der auf das Haus niederfuhr. Ihre Assoziation: *„Der Pfeil ist wie ein Schuh, der auf das Haus tritt,"* ein Bild des Erdrückt- und Überwältigtseins.

Der verschlossene Kasten aus der Erstbegegnung war geöffnet. Elsa war es gelungen, symbolisch-chiffriert über eine verinnerlichte traumatische Situation zu sprechen. Sie gestattete mir, Zeuge ihrer weiteren Verarbeitung zu sein. Sie übermalte nämlich das Haus, sodaß es als solches nicht mehr erkennbar war. Ihr Kommentar: *„Ein Gewusel"*. Chaos, Selbst- und Identitätsverlust kamen zum Vorschein. Geradezu verzweifelt schuf sie ein neues, weiteres Haus, das ebenso deformiert endete. Elsa brach das Malen ab und schwieg. Sie war dem psychischen Zustand der Desintegration sehr nahe gekommen.

In der folgenden Zeit fielen ihre Bilder auf durch extreme Hell-Dunkel-Kontraste. Die Originale nahm sie mit nach Hause, die Schwarz-Weiß-Kopien blieben bei mir. Sie selbst wirkte verstimmt und kam mit finsterer Miene zu ihren Stunden. Ihre depressive Verfassung verschlimmerte sich krisenhaft. Elsa war völlig verschlossen.

In diesem Zusammenhang möchte ich auf eine sich über zwei Analysestunden erstreckende Episode näher eingehen. Erstarrt, mit abweisendem Blick, schweigend, den sonst üblichen Händegruß verweigernd, verstockt betrat Elsa den Raum. Nur ganz allmählich kam etwas Bewegung über sie, als ihr zwei kleine Tränen über die Wangen rollten. Sie war absolut nicht ansprechbar, was in mir Besorgnis auslöste. Ihr Verhalten deutete auf eine aktivierte innere Konfliktsituation hin. Ratlos und zugleich beeindruckt von ihrem weinenden Kindergesicht setzte ich mich an den Tisch und malte ein weinendes Mädchengesicht. Damit knüpfte ich an der gegenwärtigen Situation an, dabei auch ihre Neugier weckend. Sie trat heran, argwöhnisch schauend, die Lage durchaus erfassend und mit heftigem Protest äußernd: "*Das bin aber nicht ich!*" Sie begann nun ihrerseits zu malen. Es entstand ein Bild mit zwei Sonnen. Dazu bemerkte sie: „*Die eine lacht, die andere hat ihr Gesicht kaputt gemacht!*", wobei sie mit einem schwarzen Stift geradezu in die eine Sonne hineinstach und sie zerstörte. So machte sie mich darauf aufmerksam, daß es ihr darauf ankam, sie nicht nur in ihrer Traurigkeit, sondern in ihrer Gespaltenheit und inneren Zerrissenheit wahrzunehmen.

Zur nächsten Stunde erschien sie wieder grußlos und blieb wie versteinert im Türrahmen stehen. Sie ergriff nicht meine Hand, die ich ihr lang entgegenstreckte. Als ich schließlich resigniert Platz nahm, huschte sie nach und setzte sich mir gegenüber, schweigend und mit gläsernen Augen schauend. Mir fielen die beiden Sonnen aus der letzten Stunde wieder ein, die ich nun auf ein Blatt malte, dazu meine Einfälle sprechend. Dies regte sie an. Sie griff den roten Faden ihres eigenen analytischen Prozeßes wieder auf und malte einen Baum mit Blättern und Früchten. Dazu eine Sonne. Dann folgte Regen. Die Früchte des Baumes wurden faul und starben ab. Ich sprach von Traurigkeit, zum Regen fiel mir ihr Einnässen ein, was ich ansprach, unpassend zwar, aber mit einer nie geahnten Wirkung, daß Elsa nämlich in innere Bewegung geriet.

Sie sagte: „*Ich habe einen Mann in seinem Zimmer besucht. Der lag im Bett und schlief. Der ist erschrocken, als er erwachte und mich sah. Da hat er sich Pipi in die Hose gemacht.*" Elsa frappierte mich. Hier dürfte die traumatische Situation erreicht worden sein. Wohl infolge und als Reaktion auf meine Provokation drehte sie aber den Spieß um. So ist es der Mann, der erschrickt und einnäßt, also mit Kleinheit und Schwäche reagiert, ein Hinweis auch aufs Übertragungsgeschehen. Wie weit die Vermutung berechtigt ist, daß sie die mögliche sexuelle Erregung des Mannes verkennt und verharmlosend als „Pipimachen" versteht, bleibe dahingestellt. Das Residuum ihrer Verinnerlichung läßt erkennen, daß es für Elsas psychisches Überleben notwendig erscheint, daß sie selbst gleichsam die Täterin ist und in der Umkehrung des passiv Erlebten ins Aktive die Lage beherrscht. Dabei überhöht sie sich selbst und entschuldigt zugleich - in der Gebundheit ans Trauma - den Täter.

Wie ging's weiter? Elsa malte den Stamm des Baumes immer dunkler, bis er schwarz war. Daneben malte sie ein Feuer. Der Stamm fing Feuer. Schließlich stand der ganze Baum in Flammen. Ich sagte: „*Das ist aber gefährlich!*" Sie darauf: „*Das hast Du gemacht!*", womit sie meinte, daß ich sie selbst in die Gefahr gebracht habe, die in der analytischen Situation wiederbelebt wird. Sie wendete abrupt das Blatt, als wollte sie der Gefahr entfliehen, was ihr jedoch nicht gelang. Denn von unwiderstehlichem Drang getrieben malte sie auf der Rückseite „*einen Mann mit Pimmel, aus dem dunkles Aa kommt*". Der eine Arm des Mannes war auffallend lang gezeichnet, so daß er sich bis zum Blattrand erstreckte, übermächtig und geradezu bedrohlich wirkend. Ich sagte: „*Mit diesem Riesenarm greift er nach dem kleinen Mädchen.*"

Für einen kleinen Augenblick zeigte Elsas Gesicht Erleichterung, und es war, als fühlte sie sich verstanden. Ich selbst begriff auf einmal mehr von der Situation, in die ich mit Elsa verwickelt war. Elsa war das kleine, schwache Kind, aber doch stark genug, um sich in der Analyse mit dem Analytiker auf die traumatische Situation, die angstmachend und verführerisch zugleich war, einzulassen. Obwohl Elsa sich hinstellte als diejenige, von der die Angst ausging, zeigte die aktivierte Übertragung mir, daß sie zutiefst befürchtete, ich könnte den Brand wieder neu entfachen, ja mehr noch, ihre Äußerung „*Das hast du gemacht!*" läßt spüren, daß es für sie im Hier und Jetzt bereits geschehen ist und daß für sie Phantasie und Realität untrennbar sind. Etwas von ihrer Verwirrung war auch in mich eingedrungen. Ich verstand nun aber besser, warum Elsa meine Hand, die ich ihr zu Beginn der Stunde *lang* entgegenstreckte, nicht ergreifen konnte.

Daß die Aufdeckung nicht auch schon den Abschluß der Arbeit bedeutet, zeigte die letzte Sequenz dieser dramatischen Stunde. Mit überschießendem Affekt und ungezügelter Motorik malte Elsa noch ein weiteres Bild. Sie schraffierte eine Fläche ganz schwarz, die sie mit verschiedenen Farben übermalte, die jedoch kaum sichtbar waren. Dieses eigenartig düstere, in mir Gefühle tiefster Betroffenheit und Verzweiflung auslösende Bild, nannte sie lächelnd, geradezu mit leichter Beschwingtheit: *„Buntes Bild"*, als wollte sie sagen: *„Es ist doch nichts - so ist das Leben!"*

Inzwischen sind weitere vier Monate vergangen, in denen die Analyse einen ruhigeren Verlauf nahm. Elsas Ich-Entwicklung und allgemeine Reifung machten Fortschritte. Eine jüngst mehrfach wiederholte Tagtraum-Phantasie Elsas zeigt jedoch, daß sie von ihrem Introjekt noch besetzt erscheint. Ich sehe in dieser noch mitzuteilenden Phantasie eine neue Variante des introjizierten Traumas auftauchen. Unschwer ist das Zwanghafte erkennbar. Elsa selbst erscheint als Opfer. Ihre Frage aus der Erstbegegnung mit mir: *„Was ist da drinnen? Was Dickes? Was Kleines?"* steht in Verbindung mit dieser Phantasie und kann von hier erhellt werden: *"Ich liege im Bett. Ich muß immer an den Lastwagen denken, der mich überfährt. Ein Mann steigt aus dem Lastwagen aus und will mich tot machen. Ich stehe auf und renne zur Toilette und schließe mich ein. Ich hab' das immer im Kopf. Ich bleibe drinnen. Wenn er weg ist, lege ich mich wieder ins Bett. Wenn er wiederkommt, mache ich dasselbe wieder und wieder und lege mich wieder ins Bett und mache immer wieder dasselbe. Ich find' das blöd, daß ich das immer im Kopf habe."*

Elsas Phantasie könnte auch die Qualität einer Momentaufnahme zukommen, die den Stand der Analyse markiert, insofern sie die Wirksamkeit negativer Übertragung erkennen läßt, wobei die Bedrohung vom Analytiker ausgeht. Auch dies ist in Elsas erster Frage angedeutet. Es ist zu erwarten, daß die negative Übertragung die weitere analytische Arbeit wesentlich bestimmen wird.

Abschließend möchte ich darauf hinweisen, daß die erwähnte Phantasie Elsas strukturell ein höheres Verarbeitungsniveau anzeigt als es vergleichsweise die Serie ihrer Haus-Bilder, die dem primärprozeßhaften Erleben näher stehen, anzunehmen gestattet. Insofern dürfte ihre Persönlichkeitsentwicklung an Stabilität gewonnen haben. Dennoch ist festzuhalten: Die noch nicht beendete Analyse Elsas bestätigt die Annahme, daß das vergangene Trauma in der Gegenwart reproduziert, variiert und dabei anachronistisch konserviert wird. Es setzt sich immer wieder per Wiederholungszwang durch und beeinträchtigt den individuellen Reifungsprozeß. In Elsas Fall erscheint prognostisch günstig, daß das Trauma aus der inneren Verbannung befreit ist und durch Symbolisierung kommunikabel wird. Die exakte Rekonstruktion des Traumas als „brutum factum" dürfte kaum möglich, wohl aber auch entbehrlich sein.

Die Fähigkeit, Störungen zu nutzen
Zur Wechselseitigkeit von Entwicklung und Bewertung
The Capacity to Use Disturbances
The Mutuality of Development and its Valuation

Hans von Lüpke & Brunhilde Wolf-von Lüpke

Zusammenfassung: Ausgehend von dem Bericht über ein frühgeborenes Zwillingspaar werden Entwicklungs- und Verhaltensstörungen auf der persönlichen, familiären und sozialen Ebene und deren wechselseitige Beeinflussung diskutiert. Störungen auf jeder Stufe können als Ausgangspunkte für Veränderungen und zum Anstoß für Entwicklung genutzt werden. Störungen können auch die Möglichkeit bieten, sich aus einem reinen Funktionieren zurückzuziehen, Signale für individuelle Bedürfnisse zu geben und damit die Entwicklung von Identität zu fördern. Ein interkultureller Vergleich zeigt die Relativität von Entwicklungskriterien, der Bewertung von Konflikten und der unterschiedlichen Wege, mit Problemen umzugehen.

Abstract: The report of a familiy with a pair of prematurely born twins will be presented. The discussion of developmental and behavioral disturbances takes place on the personal, family and social level interrelating the mutual influences. Disturbances of any level can be used as priming points to change a situation, to enhance development. Disturbances can even provide the opportunity to withdraw from pure functioning and to give cues of individual needs favoring the development of identity. Intercultural comparison shows the relativity of developmental criteria, the valuation of conflicts and the different ways to deal with problems.

Keywords: Entwicklung, Störung, Frühgeburtlichkeit, systemischer Ansatz, interkultureller Aspekt, development, disturbance, prematurity, systemic approach, intercultural aspects.

Julia und Clemens, knapp fünf Jahre alt und Zwillinge, sind auf dem Weg in den Kindergarten. Clemens wird von der Mutter getragen, während Julia selber läuft und dabei die eigene Tasche und die ihres Bruders trägt. Clemens hat beim Frühstück wieder einmal zu wenig gegessen. Die Mutter, Frau A., steht unter dem Eindruck, daß es ihm sogar für diesen Weg an Kraft fehlt. Sie glaubt, daß Clemens deshalb schon öfter krank geworden ist, einmal sogar mit Lungenentzündung ins Krankenhaus mußte. All ihre Bemühungen und Tricks, ihn zum Essen zu bewegen, sind gescheitert. Julia dagegen ißt ohne Probleme.

    Im Kindergarten beginnt wieder das bekannte Szenario: Julia mischt sich sofort unter die anderen Kinder und spielt, während Clemens die Mutter festzuhalten versucht und erst nach einigen Kämpfen bei einer Erzieherin bleibt. Beim Abholen bekommt Frau A. einen Bericht, den sie auch nicht zum ersten Mal hört: Clemens war wieder ziellos umhergeirrt, zusammenhängend spielen konnte er weder mit den Kindern noch allein. Seine Orientierung zielte, wie auch in anderen Situationen, auf Erwachsene. Gelegentlich setzte er sich einer ihm fremden Muttern, die zur Eingewöhnung ihres Kindes noch im Kindergarten geblieben war, auf den Schoß.

    Zu Hause besucht er Nachbarn, bei Ausflügen geht er zu anderen Erwachsenen und bittet um Schokolade. Frau A. stört dabei besonders, daß seine Interessen anscheinend aufs Materielle gerichtet sind. Darüber hinaus fühlt sie sich gekränkt, insbesondere dann, wenn sie in solchen Situationen selbst anwesend ist. Schuldgefühle bedrücken sie: es scheint ihr, daß sie dem Sohn nicht genug geben kann. Darüber hinaus macht sie sich Sorgen um seine emotionale und soziale Entwicklung. Stichworte wie Hospitalismus, Bindungsunfähigkeit u.a. gehen ihr durch den Kopf.

    Zu Hause beginnt ein gnadenloser Konkurrenzkampf. Konflikte schafft dabei vor allem Clemens. Kaum hat Julia sich etwas zum Spielen geholt, will Clemens es auch haben. Obwohl Julia äußerst sozial ist und immer wieder mit Clemens teilt, gibt es ständig Kämpfe, weil Clemens bei nichts bleibt und Julia nicht zum Spielen kommt. Frau A. hat das Gefühl, ständig eingreifen zu müssen, um eine Katastrophe zu verhindern. Wenn ihr Mann abends aus seinem Anwaltsbüro nach Hause kommt, ist sie so erschöpft, daß sie ihm nur noch wortlos die Kinder ins Zimmer schiebt.

Frau A. kann sich kaum an Situationen erinnern, in denen sie Freude über Clemens gespürt hat. Er ist für sie *defekt*. So gerne sie es möchte: sie findet nichts, wofür sie ihn belohnen könnte. So gab es großes Geschrei, als Julia sich den Schnuller abgewöhnt hatte und dafür Rollschuhe bekam, während Clemens leer ausging. Frau A. litt selbst unter dieser Situation. Aber was hätte sie anderes tun können? Immer wieder gibt sie sich selbst die Schuld. Irgend etwas muß sie falsch gemacht haben. Andere Kinder toben sich aus und sind abends müde. Ihre drehen abends erst richtig auf. Andere essen, was auf den Tisch kommt. Clemens verweigert alles, was nicht genau seinen Vorstellungen entspricht. Andere essen ordentlich, Clemens matscht, legt der Mutter angekautes auf den Teller, kippt das Glas um. Gelegentlich bekommt Frau A. Zorn: immer wieder macht sie die Erfahrung, daß Clemens manches nur scheinbar nicht kann. So hat er wieder angefangen einzunässen, obwohl er schon trocken war. Er muß also fähig sein, nachts aufzuwachen und aufs Klo zu gehen. Auch ißt er bei den Großeltern oder in der Familie einer Tante geradezu mustergültig.

In dieser Familie, die mit fünf Kindern allem Anschein nach problemlos funktioniert, waren die Kinder während einer Erkrankung von Frau A. untergebracht. Hier kam es zu folgender Szene: Als es Frau A. besser ging, saß sie mit am Tisch, weit entfernt von Clemens, der zu Hause seinen Platz neben ihr hat. Sie bemerkte, wie Clemens den Impuls, unter Mißachtung der angewiesenen Tischordnung zu ihr zu kommen, unterdrückte und dabei nicht verhindern konnte, daß ihm die Tränen übers Gesicht liefen. Frau A. litt sehr darunter, wollte aber auch nicht *aufsässig* sein: schließlich war es ja eine große Gefälligkeit, daß die Schwester zu ihren fünf Kindern noch die Zwillinge aufgenommen hatte.

Da vom Alter her die Einschulung ansteht, wird Clemens vom Kinderarzt einer gründlichen Diagnostik unterzogen. Dabei ergibt sich die Diagnose *Wahrnehmungsstörungen*. „Jetzt hat das Kind also einen Namen", meint Frau A. Auf Herrn A. wirkt die Diagnose wie ein *Erdbeben*. Er erinnert sich daran, wie er ganz am Anfang, als die zu früh geborenen Zwillinge mit ihrem Geburtsgewicht von knapp 1000g noch auf der Intensivstation lagen, im Radio eine Sendung über die möglichen Folgeschäden bei Frühgeborenen gehört hatte. Dabei fiel auch das Wort *Wahrnehmungsstörungen* und löste bei ihm den Eindruck von einer schwerwiegenden Beeinträchtigung aus. Ihm ist, als sei das erst gestern gewesen. Frau A. ist zunächst erleichtert, weil sich für sie mit der Diagnose die Hoffnung verbindet, man könne gezielt therapieren. Auch ist es ihr jetzt möglich, für die Zwillinge unterschiedliche Maßstäbe anzulegen. Andererseits gibt es etwas *medizinisches, etwas im Kopf*. Die Aussichten für die Zukunft werden für sie dadurch insgesamt nicht hoffnungsvoller.

Clemens soll Ergotherapie bekommen. Noch bevor damit angefangen werden kann, macht er auf allen Gebieten Fortschritte. Im Kindergarten integriert er sich mehr und mehr, er lernt Fahrradfahren ohne Stützräder und verblüfft vor allem den Vater dadurch, daß seine Wahrnehmungsstörung ihn nicht daran hindert, in einem Briefmarkenkatalog unter hunderten von Marken auf Anhieb die herauszufinden, die auch auf dem Umschlag abgebildet ist. Herr A. erlebt, wie Clemens während der Zeit, in der Julia vom Kinderarzt untersucht wird, mit der Sprechstundenhilfe Kontakt aufnimmt und Kinder im Wartezimmer aufruft. Besonders beeindruckend ist für Herrn A. seine sprachliche Gewandtheit: so lobt er den Vater mit den Worten: „*Das hast du aber schön ausgedrückt*" oder er leitet einen Satz mit der Bemerkung ein: „*Wie doch ein altes Sprichwort sagt ...*". Auch Frau A. gewinnt langsam mehr Vertrauen in die Entwicklung von Clemens. Die *kleine Persönlichkeit* in ihrem Eigenwillen beeindruckt sie.

Plötzlich wird Julia zum Problem: sie will nicht mehr im Kindergarten bleiben. Weinend versteckt sie sich hinter dem Vater, wenn dieser sie bringt. Sie ißt nicht mehr auf, mag vieles überhaupt nicht. Clemens dagegen ist jetzt im Handumdrehen fertig und verlangt nach mehr. Julia, die früher immer nur ganz kurz krank war, leidet über Wochen unter unklarem Fieber, es besteht Verdacht auf Lungenentzündung. Häufiger Harndrang hindert sie am Auftreten in einer Kindertheatergruppe. Die Eltern sind betroffen: wie muß sie leiden, wenn sie zu solchen *Mitteln* greift, um sich vor etwas zu schützen, das ihr offensichtlich Angst macht?

Für Frau A. ist trotz aller Veränderungen das Problem des Lobens und Belohnens noch nicht gelöst: zwar gibt es jetzt bei beiden etwas zu loben - Julia hat nach wie vor auch Stärken, etwa beim Malen oder Zahlenschreiben - , sie befürchtet jedoch, jeweils den anderen durch ein solches Lob zu kränken. So ist es ihr nicht möglich, sich den Kindern gegenüber spontan zu verhalten.

Ausschnitte aus einer Kindheit mit Störungen. Zunächst erscheint Clemens als das Problemkind. Aus seiner Vorgeschichte bieten sich Erklärungen an: zu früh geboren, knapp 1000 g Geburtsgewicht, lange Intensivbehandlung wegen Atemstörungen, Infektionen und anderer Komplikationen. In der Literatur wird häufigeres Auftreten von Wahrnehmungsstörungen bei ehemals sehr kleinen frühgeborenen Kindern berichtet (KARCH 1994). Noch immer ist die Vorstellung, daß es sich dabei um eine Hirnfunktionsstörung als unmittelbare Folge der Komplikationen vor, während und nach der Geburt handelt, sehr populär. Bei genauerem Hinsehen zeigt sich jedoch, daß diese Deutung nicht alle Beobachtungen erklärt. Auf Clemens bezogen, stellt sich die Frage: wie kann ein in seinen Hirnfunktionen gestörtes Kind unter hunderten von Briefmarken die eine, vom Umschlag her bekannte, auf Anhieb wiedererkennen? Sollte hier die Tatsache, daß Briefmarken für den Vater offensichtlich von Bedeutung sind, auch für seine Wahrnehmung eher wirksam werden als eine hypothetische Hirnfunktionsstörung? Auch fällt auf, daß die Fähigkeiten und Schwächen von Clemens immer wieder denen der Schwester entgegengesetzt sind: so lange bei ihm der Tagesablauf, mit dem Essen angefangen, zum Problem wird, funktioniert Julia mustergültig. Als Clemens seine Eigenheiten immer mehr verliert, zeigen sich bei Julia die Probleme, die der Bruder aufgegeben hat (Essen, Integration in Kindergruppen). Möglicherweise gehört dies alles zu jenem konkurrierenden Verhalten, das auch das Spielen der Kinder bestimmt und die Mutter immer wieder an ihre Grenzen bringt. Ist diese Konkurrenz aber ausschließlich eine in den Kindern festgeschriebene Eigenschaft, oder wird sie auch von außen - durch Erwartungen, Wünsche, Ängste - bestimmt?

Eine weitere Dimension wären damit die Gefühle der Eltern. Hatte die Mutter schon die Frühgeburt als Versagen empfunden, so waren ihre Schuldgefühle Clemens gegenüber besonders groß. Sie hatte miterlebt, wie während der Zeit auf der Intensivstation über Monate hin immer wieder Komplikationen aufgetreten waren, wie problematisch die Entwicklung von Clemens verlief. Durch seine Nahrungsverweigerung schwebte er ständig in der Gefahr, erneut krank zu werden. Konnten ihre Sorgen nicht zu einer *self fulfilling prophecy* werden? Vielleicht hatte sie Angst, Vertrauen in Clemens zu entwickeln und durch die nächste Komplikation dann umso mehr enttäuscht zu werden. Der Vater mag ähnliche Gefühle gehabt, sie aber weniger thematisiert haben. Wie war diese Situation für Clemens und Julia? Jeder Fortschritt, jede neu erworbene Fähigkeit wurde für die Eltern zu einem Hoffnungsschimmer, während Verzögerungen die Angst auslösten, bald den endgültigen Beweis für eine Behinderung zu haben.

Eine weitere Dimension zeigt sich, wenn die Konkurrenz der Kinder nicht nur auf dem Hintergrund von Erwartungen der Eltern gesehen wird, sondern im größeren Kontext von Bewertungen der Umwelt. Kommentare von Verwandten - nicht zuletzt die täglichen telephonischen Anfragen der Oma, ob Clemens Fortschritte gemacht habe -, Nachbarn und Professionellen setzen die Eltern unter Druck und bekräftigen immer wieder aufs neue die über die eigene Erziehung aufgenommenen Wertmaßstäbe. Mutter und Sohn leiden gemeinsam, als sie in der *Bilderbuchfamilie* nicht wagen, die dort vorgegebene Norm zu durchbrechen. Die Sorgen der Eltern gehen in die Zukunft: was wird aus Clemens in der Schule?

Viele Sichtweisen, jede vermittelt eine andere Perspektive. Zusammengesetzt entwickelt sich ein mehrdimensionales Bild. Es gibt keine Entwicklung, die sich von den Bewertungen durch die Gesellschaft abkoppeln läßt. Gesellschaftliche Normen legen fest, was als *normal* anzusehen und was als *gestört* zu verstehen und, wenn bereits manifest, durch Therapie zu beseitigen ist. Gleichzeitig wirkt die Bewertung zurück auf die Entwicklung selbst. Am deutlichsten wird dies im kulturellen Vergleich.

Diese Zusammenhänge wurden vielfach untersucht. Am bekanntesten sind ERIKSONS Gegenüberstellung der unterschiedlichen Erziehungskonzepte bei Indianerstämmen im Kontext der jeweiligen kulturellen Zielvorstellungen. ERIKSON (1984) interpretiert diese Strategien als den Versuch, ein zum Überleben des Stammes wichtiges Verhalten möglichst stark auszubilden. Dazu werden nach seinem Verständnis auch gezielt Frustrationen eingesetzt: bei den Sioux soll Wut, die Säuglinge nicht ausleben dürfen, dem erwachsenen Mann in der Büffeljagd zugute kommen; bei den Jurok soll ein früher Entzug von Versorgung durch anhaltende Sehnsucht nach dem Entgangenen besonders eifrige Fischer heranwachsen lassen. Im Zusammenhang mit unserem Beispiel ist hier von besonderem Interesse, daß die Jurok-Kinder zu früher Selbständigkeit erzogen werden. Eine rasche Entwicklung wird angestrebt: schon beim jungen Säugling sollen die Beine frei bleiben, *damit er möglichst früh krabbeln lernt*. Die Mutter wird während der Schwangerschaft dazu angeleitet, keine Haltungen einzunehmen, bei denen sich das Kind *im Mutterleib bequem anlehnen könnte*. Mit einem halben Jahr erfolgt ein rigoroses Abstillen.

Im Gegensatz dazu berichtet VON LOH (1995) von indonesischen Kindern, daß diese während der ersten sieben Monate *aus Furcht vor bösen Bodengeistern* nur am Körper getragen werden dürfen. Auch nach dem Laufenlernen ist Tragen ebenso wie Stillen an der Tagesordnung. Dabei ist dieses Tragen wie auch die gesamte Versorgung der Kinder nicht ausschließlich Angelegenheit der Mutter oder beider Eltern, sondern wird in ständigem Wechsel auch von älteren Geschwistern, Großeltern, Tanten und anderen Verwandten übernommen. Ziel ist dabei die Entwicklung eines sozialen gesellschaftskonformen Verhaltens, nicht die Ausbildung einer individuellen Persönlichkeit.

Auf unser Beispiel bezogen würden manche der geschilderten Konstellationen bei den Juroks verstärkt, im Kontext der indonesischen Normen überhaupt nicht zum Problem. Die Kriterien einer möglichst rasch verlaufenden psychomotorischen Entwicklung könnten auf das überwiegend am Körper getragene Kind kaum angewendet werden, zumal ihm, wenn es schließlich mit Festhalten zum Stehen kommt, ein *lauf nicht* zugerufen wird. Die Tatsache, daß ein Kind sich (wie Clemens) an andere Frauen wendet, wäre möglicherweise als soziales Verhalten besonders willkommen und für die Mutter eher ein Grund zum Stolz als zu Kränkung und Sorge. Auf der anderen Seite hätten die indonesischen Kinder keine Chance, als *kleine Persönlichkeit* anerkannt und gewürdigt zu werden. Die Abweichung von einer kollektiv verstandenen Verhaltensnorm ließe sie vermutlich als Problemkinder erscheinen. In der geschilderten Familie dagegen kommt es durch die neue Bewertung der persönlichen Eigenarten des Kindes zur Entspannung.

Auf den ersten Blick scheint der hohe Stellenwert von Leistung eines der zentralen Themen bei der Entwicklungsbewertung in den westlich orientierten Kulturen zu sein. Dabei werden stillschweigend, ohne die Voraussetzungen dafür zu diskutieren, folgende Annahmen gemacht:

1. Entwicklung verläuft gradlinig in Richtung auf den zunehmenden Erwerb nützlicher Fähigkeiten;
2. ein normal entwickeltes Kind reagiert auf Reize in konstanter Weise;
3. je früher eine Fähigkeit vorhanden ist, desto positiver wird die Entwicklung eingeschätzt; Verlangsamung ist je nach zeitlichem Ausmaß immer mehr oder weniger pathologisch und bedarf einer Behandlung.

Mit der gleichen Selbstverständlichkeit, die solche Voraussetzungen als a priori gegeben annimmt, sind andere Aspekte der Entwicklung ausgeklammert, etwa die Möglichkeit,

1. daß auch vorzeitige Entwicklung Ausdruck von Störungen und damit ein Alarmzeichen sein kann;
2. daß eine langsame Entwicklung sinnvoll sein kann. Sie gibt dem Kind die Gelegenheit, durch Erproben seiner Möglichkeiten die herauszufinden, die seine Identität ausdrücken;
3. daß die Orientierung in einer unübersichtlichen Lebenssituation oder bei eingeschränkten Möglichkeiten der Orientierungs- und Handlungsfähigkeit (insbesondere bei frühgeborenen Kindern) mehr Zeit erfordert;
4. daß Entwicklung in unregelmäßigen Schleifen verläuft, bei denen vorübergehend rückläufige Bewegungen Ausdruck der jeweiligen Individualität sein können;
5. daß die Harmonie von Bewegungen, auch wenn es sich nur um Strampeln handelt; die Fähigkeit, variable Positionen einzunehmen, Übergänge zwischen entspannter Ruhe, körperlicher Aktivität und regloser Aufmerksamkeit zu entwickeln, für ein Kind bedeutsamer sein kann als das Einhalten eines am Durchschnitt orientierten Zeitplans (VON LÜPKE 1991, 1994).

Es wäre jedoch vordergründig, den Aspekt der Leistung als ausschließlich westliches Charakteristikum anderen Kulturen gegenüberzustellen. Jede Kultur erwartet Leistung. Immer wird vom Kind verlangt, daß es ein den jeweiligen Normen entsprechendes Verhalten entwickelt und alle damit nicht übereinstimmenden Wünsche unterdrückt. Überall geht es letzten Endes um Bilder von Erhofftem und um Bilder von Angst. Das für die westliche Kultur charakteristische Leistungsideal ist in besonderer Weise durch die Aspekte Kontrolle und Rationalität charakterisiert. Diese Ideale sind jedoch nicht Selbstzweck, sondern dienen neben durchaus lustvollen Aspekten wie einem Erleben von Handlungsfähigkeit und Kreativität auch der Angstabwehr. Die Psychoanalyse in ihrer klassischen Form hat dafür Bilder gefunden: das vom Reiter (dem *Ich*), der das wilde Pferd (das *Es*) zügelt (FREUD 1923) oder das vom Orang Utang als Metapher für ein noch unkontrolliertes Es im Säugling, das nur deshalb nicht zerstörerisch werden kann, weil dafür die erforderlichen Kräfte fehlen (Anna FREUD 1952). Das Bild vom Orang Utang als wild und zerstörerisch zeigt die durch solche Zuschreibungen bedingten Verzerrungen.

Jeder weiß, daß der reale Orang Utang in hohem Maß sozial organisiert ist und durchaus nicht wild um sich schlägt. Es geht also offensichtlich um die Projektion von etwas Zerstörerischem im Menschen, vor dem sich die Gesellschaft nur durch ein Maximum an Kontrolle schützen kann. Anderen Kulturen gelingt es möglicherweise besser, diese Elemente ins Alltagsleben zu integrieren, etwa durch magische Musik und Rituale. Das bedeutet nicht, daß insgesamt der Spielraum in diesen anderen Kulturen größer ist. Jede hat ihre Grenze, von wo an die Überschreitung nicht mehr toleriert und mit jeweils spezifischen Sanktionen belegt wird. Für die westliche Kultur scheint es charakteristisch zu sein, daß sie auf der einen Seite die Tendenz hat, fremde Kulturen zu idealisieren, sie mit Bildern von mehr Freiheit, Natürlichkeit und Ursprünglichkeit zu belegen. Auf der anderen Seite werden die Bilder vom Wilden, vom Primitiven auf andere Kulturen projiziert, um sich vor eigenen Anteilen zu schützen, die zugleich als bedrohlich und als verführerisch empfunden werden. Die viel beschworene Rationalität ist dabei durchaus brüchig, am deutlichsten erkennbar in alltäglichen politischen Strategien, die oft eher als Psychopathologie zu beschreiben sind als daß sie wirklich rationalen Strukturen entsprechen. Möglicherweise könnte man von außen gesehen eines Tages feststellen, daß unsere Rationalität nur eine besondere Variante magischer Abwehrrituale darstellt.

Jede Störung, jede Verweigerung, sich in das Ordnungssystem von Leistung und Kontrolle einzufügen, um der Erprobung und Entwicklung von Identität mehr Spielraum zu gewähren, geht mit der Angst einher, keinen Platz in dieser Gesellschaft zu finden. Die Einbeziehung des Chaotischen und Wilden ist zwar in bestimmten gut kontrollierten Bahnen, etwa denen der Kultur, durchaus erwünscht, kann aber auch als Störung massive Gegenreaktionen auslösen, die nicht nur zu Ausgrenzung sondern auch zu Vernichtung führen. *Störung* ist dabei entsprechend der Relativität von Entwicklungkriterien nicht die einem Verhalten inne wohnende Eigenschaft, sondern lediglich der Ausdruck einer nicht überbrückbaren Diskrepanz zwischen erwartetem Bild und wahrgenommenem Verhalten, also letzten Endes eine Störung in der Verständigung, im Dialog (WALTES 1993).

Hier zeigt sich, welcher Spielraum dem Einzelnem und der Familie von der Gesellschaft zugestanden wird: ob individuelle oder kollektive *Störungen* lediglich zum Anlaß werden, bestehende Strukturen mit allen Mitteln zu verteidigen, auch mit der letzten Konsequenz der Ausrottung des Störenden, oder ob Abweichungen auch als Signal für einen Bedarf nach Veränderung verstanden werden und die Entwicklung einer neuen Balance ermöglichen. Störung als Signal ist dabei nicht nur individuell, sondern auch als Signal für Störungen in der Lebenswelt des Kindes zu verstehen (VOß 1995).

Diese Überlegungen führen zum anfänglichen Beispiel zurück. Könnten Störungen hier die Rolle eines Motors für Veränderungen, für eine neue Balance des Einzelnen und der Familie als ganzem gespielt haben? Um Mißverständnissen vorzubeugen, sei klargestellt, daß es hier nicht um linear-kausal steuerbare, sondern um unbewußte wechselseitig aufeinander wirkende Prozesse geht.

Skizzenhaft lassen sich Linien beschreiben, ein Netzwerk aus Informationen, Beobachtungen und Interpretationen. Der Anfang ist nicht auszumachen, er liegt im Dunkel der vorangegangenen Generationen, in der Partnerwahl der Eltern und den dabei wirksam gewordenen Einflüssen. Schließlich war ein Kinderwunsch da, zugleich die Angst vor der Verantwortung. Ein *Kind zum Ausprobieren* wurde gewünscht, aber es waren Zwillinge, die erste Störung. Schon während der Schwangerschaft wurde die Mutter von dem Gefühl beherrscht: hier ist ein Kind zu viel. Der Schatten eines Todeswunsches lag damit über dieser Schwangerschaft, auf gespenstische Weise in die Realität geholt durch die Frühgeburt und die damit verbundene Lebensbedrohung eines der Kinder. Mit dem Überleben von Clemens kam die Angst vor der drohenden Behinderung, gekoppelt mit Schuldgefühlen als Resultat der vorangegangenen Todesphantasien und des Gefühls von Versagen, nicht wie jede andere Frau den Kindern eine ausreichende Entwicklung ermöglicht zu haben. Kaum war das Überleben von Clemens nicht mehr unmittelbar gefährdet, als die Bedrohung sich fortsetzte in einer Eßstörung, deren Gefährlichkeit durch erneutes Erkranken ihre Bestätigung fand. Dadurch entwickelte sich eine zunehmende Fixierung von Angst und Schuldgefühlen bei der Mutter. Um das labile Gleichgewicht der Familie nicht zu gefährden, mußten Vater und Tochter funktionieren, während zwischen Mutter und Sohn sich ein maligner Clinch entwickelte. Dann wird die Familie mit der Diagnose Wahrnehmungsstörung konfrontiert. Dies ist keine neutrale Information, sondern ein massiver Eingriff in das Familiensystem. Die Mutter wirkt eher entlastet: *„das Kind hat einen Namen"*, man kann jetzt etwas tun, gezielte Therapie wird geplant. Der Vater kommt aus dem bloßen Funktionieren heraus, spricht von „Erdbeben". Das veränderte Gleichgewicht erlaubt es ihm, sich stärker emotional zu beteiligen. Julia kann Probleme entwickeln.

Clemens zieht nicht mehr alle Sorgen auf sich. Julia kann etwas nachholen, für das früher kein Platz war. Nach den vorausgegangenen Erfahrungen kann die Familie diese Veränderungen als zusätzliche Impulse in der jetzt begonnenen Bewegung nutzen. Mit aller Vorsicht und mit dem Bewußtsein, der Dimension des Leidens damit nicht gerecht zu werden, könnte man einen *Sinn der Störung* bei den Kindern folgendermaßen formulieren: „Ich will ohne Vorbedingungen so geliebt werden wie ich bin, auch wenn ich euren Erwartungen nicht entspreche." Bei den Eltern kommt es zu einer Verminderung des Erwartungsdrucks, dem sie aus ihrer Geschichte und durch die Einflüsse der Umwelt ausgesetzt sind. Sie können die *kleine Persönlichkeit* als eine eigene Qualität akzeptieren, sind nicht mehr bedingungslos auf die bisherigen Leistungskriterien fixiert. Dieser Prozeß ist allerdings noch nicht abgeschlossen, noch kann sich die Mutter den neuen Bewertungen nicht anvertrauen.

Diese Zusammenfassung zeigt, daß Qualität und Rolle der Störungen nicht einheitlich ist. Teils geht es um vorgegebene, z.T. biologische Fakten (etwa die Ausgangssituation *Zwillinge),* dann wieder um Reaktionen, unbewußte Inszenierungen, die eine Änderung der gestörten Umwelt zum Ziel haben (etwa das Eßverhalten von Clemens, das offensichtlich spezifisch auf die Mutter bezogen war). Auch auf der Ebene der Störungen gibt es offensichtlich ein Netzwerk wechselseitiger Beeinflussungen. Auch hier geht es nicht um kausal determinierte Beziehungen, sondern um ein System, in dem biologische und phantasmatische Aspekte jene Einheit bilden, die der konstruierten Realität jedes einzelnen im Kontext seiner Beziehungen entspricht. Wenn im folgenden von *Störungen* gesprochen wird, geht es dabei um den Versuch, Änderungen zu bewirken. Störungen in diesem Sinn können aber nur dann als Chance für Entwicklung genutzt werden, wenn ein Adressat vorhanden ist, der die meist sprachlosen Signale der Kinder verstehen und in Sprache umsetzen kann. Signale, auf die keine Antwort kommt, die ins Leere gehen, können zu Entmutigung und Rückzug führen. Dies wird dann zur Bestätigung für die immer schon befürchtete zerebrale Schädigung mit Einschränkung der intellektuellen Fähigkeit, vielleicht sogar geistiger Behinderung. Eine andere Reaktion ist die Entwicklung immer stärkerer Störungen, so als ob das Kind durch immer lauteres Schreien doch noch Gehör zu finden hofft.

Entwicklung durch Krisen und das Auffinden neuer Balancezustände ist möglicherweise ein typisch westliches Muster. VON LOH betont in ihrer Darstellung den konfliktfreien Verlauf bei der Entwicklung indonesischer Kinder und das Fehlen von hyperkinetischen und neurotischen Störungen. Solche Gegenüberstellungen können leicht zu einem Abendlandpessimismus verführen. Die Presse versorgt uns regelmäßig mit Daten über eine Zunahme von Verhaltensstörungen bei Kindern und Jugendlichen. Dabei sollte nicht vergessen werden, daß in Indonesien seit Jahrzehnten ein Regime herrscht, das systematisch mit unkontrollierbaren Inhaftierungen, Mord und Folterung arbeitet. In Osttimor wurde bekanntlich ein Drittel der gesamten Bevölkerung ermordet. Für solche Machtstrukturen bedarf es nicht nur williger Militärs und Polizisten, sondern auch eines widerspruchslos funktionierenden Verwaltungs- und Justizapparates. Es muß hier offen bleiben, in welchem Zusammenhang dieses andere Gesicht Indonesiens mit der von VON LOH beschriebenen sanften Erziehung zu einem gesellschaftskonformen Verhalten *(das Gewissen ist sozusagen die Gesellschaft)* stehen mag. Vielleicht kann der Vergleich aber dazu ermutigen, sich stärker den mit Störungen verbundenen Chancen anzuvertrauen. Eine solche Chance könnte allein schon darin bestehen, daß ein Problem überhaupt als Konflikt wahrgenommen werden darf anstatt in vorgegebenen Bahnen durch Eliminierung des Unliebsamen gelöst zu werden.

Hier sind im besonderen Maße die Professionellen gefordert, Übersetzungsarbeit zu leisten. Sie entscheiden darüber, ob Störungen als Signale übergangen oder zur Entwicklungschance genutzt werden können. Bei der familientherapeutischen Arbeit mit der eingangs geschilderten Familie wurde dies versucht. In einer ersten Phase kam es dabei zum Stillstand, zum Gefühl therapeutischer Hilflosigkeit. Die Wertmaßstäbe der Familie und die der Therapeuten waren zu weit von einander entfernt. Die Diagnose Wahrnehmungsstörungen bedeutete nicht nur für die Familie, sondern auch für uns Professionelle eine Störung. Hier war es möglicherweise von Bedeutung, daß wir unser psychodynamisch orientiertes Konzept von Wahrnehmungsstörungen zunächst zurückstellten und das mehr technisch-therapeutische Vorgehen der Familie unterstützten, die Familie dort *abholten,* wo sie sich befand. Dadurch wurde eine Brücke zum Wertesystem der Familie geschlagen, die den therapeutischen Prozeß in Bewegung brachte.

All diese Zusammenhänge sind nicht neu. Die Erfahrung zeigt jedoch, daß sie in der täglichen Praxis von Erziehung, Förderung und Therapie trotz vielfältiger Initiativen noch keinen festen Platz haben. Dies führt nicht selten zu einer Eskalation der Störungen, die - solange der Reparaturaspekt vorherrscht -, von Seiten der Professionellen mit zunehmender Gewalt beantwortet wird. MILANI COMPA-

RETTI spricht hier von *„wilder Rehabilitation"*. Gewalterfahrung kann den Boden für neue Gewalt bereiten, zwanghafte Kontrolle zum Kontrollverlust führen, beides auf der individuellen wie auf der sozialen Ebene. In diesem Zusammenhang erschien es uns der Mühe Wert, an einem Beispiel daran zu erinnern, daß Störungen eine Chance zur Entwicklung sein können und daß eine konfliktfrei gehaltene *heile* Welt nicht immer die beste aller denkbaren Welten sein muß.

References

ERIKSON, E.H. 1984. *Kindheit und Gesellschaft.* Stuttgart.

FREUD, A. 1952. Anna Freud's Harvard University Lectures. Edited by J. SANDLER. *Bull. Anna Freud Centre* 13: 183-218.

FREUD, S. 1923. *Das Ich und das Es.* Studienausgabe 1975 Vol. 3. 282-330. Frankfurt/M.

KARCH, D. 1994. Prä- und perinatale Risikofaktoren - ein komplexes System. In: *Risikofaktoren und kindliche Entwicklung.* Edited by D. KARCH, pp. 13-19. Darmstadt.

VON LOH, S. 1995. Über Unterschiede in der Mutter-Kind-Beziehung zwischen Deutschland und Indonesien und deren mögliche Bedeutung für einige Themen in der Kinderpsychopathologie. *The International Journal of Prenatal and Perinatal Psychology and Medicine* 7: 225-238.

VON LÜPKE, H. 1991. Selektion oder Integration - die scheinbare Objektivität von Entwicklungsdiagnostik. In: *Lebensrecht und Menschenwürde.* Edited by G. HERRMANN and K. VON LÜPKE, pp.118-24. Essen.

-----. H. 1994. Das Spiel mit der Identität als lebenslanger Entwicklungsprozeß. In: *Entwicklung im Netzwerk. Systemisches Denken und professionsübergreifendes Handeln in der Entwicklungsförderung.* Edited by H. von LÜPKE & R. VOß, pp. 82-92. Pfaffenweiler.

MILANI COMPARETTI DOKUMENTATION. 1986. *Von der Behandlung der Krankheit zur Sorge um Gesundheit ... Dokumentation einer Fachtagung des Paritätischen Bildungswerks,* Frankfurt/M.

VOß, R. 1995. Das auffällige Kind im Kontext. In: *Das Recht des Kindes auf Eigensinn. Die Paradoxien von Störung und Gesundheit.* Edited by R. VOß, pp.27-41. München.

WALTES, R. 1993. Störungen zwischen Dir und mir. Grenzen des Verstehens, Horizonte der Verständigung. *Frühförderung interdisziplinär* 12: 145-155.

Frühe Kindheit - Early Childhood

Die Sehnsucht krabbelt aus dem Schneckenhaus - Einblick in die Entwicklung und Arbeitsweise der analytischen Kinder- und Jugendlichenpsychotherapie
A View into the Development and the Way Analytical Psychotherapists Work

Gerhard Scheffler

Zusammenfassung: In der Kinder- und Jugendlichenpsychotherapie haben Spiel und Phantasie eine hervorragende Bedeutung für die Autonomieentwicklung. Die kindliche Reifung liegt im Aufbau seines Ichs und der Findung der Beziehung des Ichs zu seiner Tiefenperson sowie zur Findung seines Weltbezuges. Der Therapeut kann als Geburtshelfer fungieren, indem er der im Unbewußten liegenden regulierenden Dynamik zur Wirksamkeit verhilft.
In einem autonomen Reifungsprozeß wird das Kind oder der Jugendliche versäumte Reifungsschritte aufholen, die somit freigewordene seelische Energie auf die Gewinnung eines Ich- und Weltbezugs lenken. Ein neurotisches Kind oder Jugendlicher ist am Verlauf des Reifungsprozesses gehindert worden, und die Energie mußte in Affekten wie Angst und Aggression und deren Verdrängung investiert werden. Über eine produktive Regression - oft bis in den Embryonalzustand - kann eine Befriedigung gehinderter Reifungsschritte erreicht werden. So wird der differenzierte Persönlichkeitsaufbau neu gestaltet und das Kind kann seinen altersgemäßen Status leben lernen.
In zwei Fallbeispielen -ein Kind und eine Jugendliche - wird ein solcher Prozeß andeutungsweise geschildert.

Abstract: In psychotherapy of children and adolescents game and phantasy have an important impact on the development of autonomy. The child matures in building its own ego and in finding the relationship between the ego and the subconscious self as well as a relation to reality. The therapist may serve as some kind of assistent at birth in helping to bring to effect the regulating energy of the unconscious.
In an autonomous maturing process the child or adolescent will make up the lost steps by directing the discovered energy so that it may find an relationship to its own ego and to the outside world.
A neurotic child or adolescent was hindered in the maturing process because it had to spend the energy on affects like fear, aggression, and its suppression. By means of a productive regression - often reaching as far back into the child's life as the embryonal state - the child can make up for the blocked maturing process. Thus, a complex personality is being created and the child will learn how to live the life that corresponds to its age. Two cited cases of a child and a female adolescent will try to make this process clear.

Keywords: analytische Kinder- und Jugendlichenpsychotherapie, Entwicklung eines Berufsstandes, autonomer Reifungsprozeß, analytischer Prozeß, Falldarstellungen
analytical psychotherapy for children and adolescents, development of a profession, autonomous maturation process, analytical process, portrayal of cases.

Der Schweizer Analytiker C.G. JUNG sagte einmal:
„Die Kindheit ist nicht nur darum von Bedeutung, weil dort einige Instinktverkrüppelungen ihren Anfang genommen haben, sondern auch darum, weil dort jene weitausschauenden Träume und Bilder, welche ein ganzes Schicksal vorbereiten, erschreckend oder ermutigend vor die kindliche Seele treten, zugleich mit jenen rückblickenden Ahnungen, die weit über den Umfang der kindlichen Erfahrung in das Leben der Ahnen hinausgreifen. So steht in der Seele des Kindes der natürlichen Bedingung eine geistige gegenüber."

Das spezifische Anliegen der Kinder- und Jugendlichenpsychotherapie ist, neurotische Fehlentwicklungen zu beheben. Dafür bedarf es eines umfassenden Spezialwissens der Tiefenpsychologie wie der Entwicklungspsychologie, aber auch ein fundiertes Wissen aus den Nachbardisziplinen wie z.B. Pädagogik, Verhaltensforschung oder Soziologie.

Wesentlich sind außerdem pädiatrisch-psychiatrische Kenntnisse, da eine zunehmende Verflochtenheit neurotischen Geschehens mit psychosomatischen Prozessen konstatiert werden muß.

Die Behandlungsmethoden der analytischen Kinder- und Jugendlichen- Psychotherapeuten zeigen erhebliche Unterschiede. Da gibt es so divergierende Behandlungsarten wie z.B. die sog. *Frühanalyse* Melanie Kleins oder die nicht-deutende Spieltherapie Zulligers.

Ich stehe der analytischen Psychologie C. G. JUNGS nahe und sehe die Notwendigkeit, den intuitiven Phantasien von Kindern und Jugendlichen im therapeutischen Miteinander zu begegnen. Ich glaube an die Autonomie der Seele und kann nach mehr als 25jähriger Erfahrung sagen, daß unter den subjektiven Werten insbesondere der Intuition von Kinder und Jugendlichen in der Therapie eine tragende Rolle zukommt.

In den Spielen von Kindern und den Phantasien und Aussagen von Jugendlichen wird dem Therapeuten in symbolisch verschlüsselter Form eine Rolle - eine Partnerschaft - an der Neurose angetragen, ein wichtiges Agens für das gemeinsame Arbeitsbündnis zur Behebung der Neurose.

Die Stellungnahme des Therapeuten zu den Spieläußerungen des Kindes oder zu den Aussagen des Jugendlichen, ob diese nun deutend oder spielend oder nicht-deutend sein mag, bestimmt das Prozessuale der Behandlung.

Der Kindertherapeut wird bemüht sein, in seinem Behandlungsraum für den neurotischen Patienten eine warmherzige, positive Atmosphäre herzustellen, in der sich Patient wie Therapeut geborgen fühlen.

Wechselnd wird der Therapeut in der Übertragung von Kindern und Jugendlichen als Freund, Mutter oder Vater gesehen, dem Sorgen oder Geheimnisse anvertraut werden, aber nur dann, wenn der Therapeut als verläßlich erlebt wird. Er ist für seine Patienten ein realer Partner, von dem das Kind oder der Jugendliche einen tätigen Einsatz- sei es im Spiel oder im Dialog- erwartet.

Jedes Kind, jeder Jugendliche hat ein natürliches Bedürfnis zu wachsen und zu reifen, und darin liegt eine starke stützende Hilfe für den therapeutischen Prozeß.

Der Therapeut ist ein Begleiter des jungen Menschen durch kritische Phasen seiner Entwicklung, und in der Regel stellen beide übereinstimmend fest, wann das Kind oder der Jugendliche des therapeutischen Schonraumes nicht mehr bedarf und eine Ablösung erforderlich wird.

Jede Ablösung zum Ende der Therapie ist für Patient wie Therapeut ein schmerzhafter Prozeß. Auch Therapeuten müssen lernen loszulassen.

Der Patient möchte rückblickend nicht mehr gern an die Schmerzen des Reifungsprozesses erinnert werden. Der Therapeut fühlt sich bei gelungener Behandlung oft *stehengelassen* und wird erst mit wachsender Erfahrung das Glücksgefühl wahrnehmen, die Aufhebung neurotischer Blockaden und die Entfaltung einer jungen menschlichen Persönlichkeit miterlebt haben zu dürfen.
Dann wird er gefühlsmäßig nachvollziehen können, was er rational weiß:
„*Entwicklung ist ständiges Wachstum, Ausdifferenzierung und Wandlung.*"
In jeder Kinder- und vielen Jugendlichentherapien sind auch die Bezugspersonen - in der Regel die Eltern - in den therapeutischen Prozeß miteinzubeziehen.

Die Einflüsse von seiten der Eltern sind prägend für das Kind. Viele Eltern sind in unserer pluralistischen Gesellschaft durch sich ständig wechselnde pädagogische Empfehlungen so verunsichert, daß sie Erziehung oft nicht mehr wagen und somit entweder in eine Laissez-faire-Haltung oder in eine rigide Autoritätshaltung ausweichen.

Die elterliche Autorität ist für die Kinder, die sich vom Elternhaus total abhängig fühlen, dringend notwendig, damit die Bedürfnisse der Kinder nicht gleichsam ins Leere wuchern, sondern eine dem jeweilgen Alter angemessene Grenzziehung erfahren.

Kinder benötigen für ihren Reifungsprozeß und die damit verbundenen Bedürfnisse eine gesunde, stabile und haltgebende Umgebung.

Was Kinder und Jugendliche an Umwelteinflüssen wünschen, sind eine emotionale Stabilität, eine Flexibilität, eine haltgebende Sicherheit und pädagogische Großzügigkeit mit Grenzen sowie eine tiefe Zuneigung, Liebe und persönliche Anerkennung. Die goldene Mitte im Umgang mit den Kindern zu finden, ist ein schwieriges Unterfangen.

Bei den oft großen und ernsthaften Bemühungen von Eltern ist es in der therapeutisch orientierten Beratungsarbeit wichtig, mit den Eltern eine erzieherische Haltung zu erarbeiten, die u.a. auch die Entwicklung der Fähigkeit umfassen sollte, daß Eltern lernen, Versagungen durch ihre Kinder zu ertragen, die durch den Reifungsprozeß der Kinder, durch einen notwendigen Protest oder durch phasenspezifische Konflikte unabdingbar dazugehören.

Für Eltern wird es wichtig sein, daß zu den pädagogischen Erkenntnissen auch tiefenpsychologische Aspekte hinzutreten. Es gilt aber, daß nicht schulpsychologisches Wissen - so wichtig dieses ist - den Eltern, dem Kind oder dem Jugendlichen Hilfe aus seelischer Verstrickung bietet, sondern das richtige gefühlsmäßige Erfassen der Seele des Kindes oder des heranreifenden Jugendlichen.

Elternarbeit ist für eine Kindertherapie und oft auch für eine Jugendlichentherapie ein unabdingbarer Bestandteil, um neurotische Fehlentwicklungen beheben zu können und an der pathogenen Familiendynamik zu arbeiten. Jeder Therapeut sollte sich der Grenze in der Arbeit mit Eltern und anderen Bezugspersonen (Großeltern, Lehrer etc.) bewußt sein.

Im Rahmen dieses Beitrages ist es mir ein Anliegen, zunächst kurz auf die historische Entwicklung der Kindertherapie einzugehen.

Zu den großen Pionieren der Kindertherapie zählen vor allem Anna Freud, Hanz Zulliger, Dorothy Burlingham und in Deutschland Hermine Hug-Hellmuth.

Unter den Schülern Sigmund Freuds waren es vor allem Pädagogen, die im Jahre 1926 die *Zeitschrift für psychoanalytische Pädagogik* gründeten. Die Herausgeber waren H. MENG und E. SCHNEIDER. Zu den ständigen Mitarbeitern zählten die uns heute noch sehr geläufigen Namen wie A. Aichhorn, A. Balint, A. Freud oder H. Zulliger. In ihren Beiträgen setzten sie sich mit der sexuellen Erziehung, der Pädagogik in Kindergärten und Schulen und der beginnenden kinderanalytischen Arbeit auseinander. Die Zeitschrift konnte in den deutschsprachigen Ländern nur von 1926 bis 1937 verlegt werden, mußte dann unter dem Druck der herrschenden politischen Verhältnisse ihr Erscheinen einstellen.

Viele der Mitarbeiter dieser Zeitschrift emigrierten in die anglo-amerikanischen Länder, in denen es dank ihrer Einsatzkraft zu ersten Versuchen der Errichtung von Ausbildungsinstituten für Kindertherapie kam.

Beispielhaft ist aus London die *Hampstead Child Therapy Clinic* zu nennen, die sich in täglicher praktisch-therapeutischer Arbeit und wissenschaftlicher Forschung mit den Kinderneurosen beschäftigte.

Anna Freud leitete über viele Jahre hinweg diese psychoanalytische Klinik.
Gleichzeitig wurden an der Klinik in sechssemestrigem Studiengang auch Kindertherapeuten ausgebildet, die nach Abschluß ihrer Ausbildung in viele Länder gingen und Aufbauarbeit leisteten.

In Deutschland blickt die institutionalisierte Kinder- und Jugendlichenpsychotherapie auf eine recht kurze Zeitspanne von ca. 50 Jahren zurück.

Nach dem Zweiten Weltkrieg wurde auf Initiative der Psychoanalytiker Kemper und Schultz-Hencke das Berliner psychotherapeutische Institut neu aufgebaut. Es ist ein wesentliches Verdienst dieser psychoanalytischen Ausbildungsstätte, daß in den Jahren 1948 bis 1950 eine kindertherapeutische Abteilung angeschlossen wurde, um der seelischen Not von Kindern und Jugendlichen im Nachkriegsdeutschland zu begegnen.

Es wurde zunächst die Ausbildung zum Psychagogen - ursprünglich Erziehungsbetreuer genannt - am Berliner Institut für psychogene Erkrankungen konstituiert. In den nächsten Jahren folgten weitere Ausbildungsstätten in Stuttgart und Heidelberg.

1975 wurde die Berufsbezeichnung *Psychagoge* umbenannt in *analytischer Kinder- und Jugendlichenpsychotherapeut*. 1995 bestehen in Deutschland 12 Ausbildungsinstitute.

Die *Blätter zur Berufskunde* der Bundesanstalt für Arbeit definieren die *Aufgaben des/der Analytischen Kinder-. und Jugendlichen-Psychotherapeut/in* in ihrer Ausgabe von 1990 als

„Behandlung seelischer und/oder seelisch bedingter körperlicher Störungen bei Kindern und Jugendlichen mittels seelischer Einflußnahme und der dazugehörenden begleitenden Psychotherapie der Beziehungspersonen. Die wissenschaftliche Grundlage dieser Behandlungsmethode ist die Tiefenpsychologie (als Lehre vom dynamisch Unbewußten) insbesondere die Psychoanalyse."

Die analytische Kinder- und Jugendlichenpsychotherapie ist ein wissenschaftlich fundiertes Heilverfahren. Als solches ist sie Teil desjenigen Kanons an Verfahren, die der Behandlung seelischer Krankheiten dienen und damit wiederum Teil der im Rahmen von Sozialgesetzbuch V (SGB V-Krankenversicherung) vorgehaltenen und sozialrechtlich unter jeweiligen Voraussetzungen garantierten Behandlungsverfahren.

Die Weiterbildung zum Analytischen Kinder- und Jugendlichen- Psychotherapeuten wird geregelt durch die *Ständige Konferenz der Ausbildungsstätten für analytische Kinder- und Jugendlichenpsychotherapie in der Bundesrepublik e.V.*

Voraussetzung zur Weiterbildung sind heute der Nachweis eines einschlägigen Fachhochschul-,

Hochschul- oder Universitätsabschlusses (i.d.R. als Diplompsychologe, Diplomsozialarbeiter, Diplomsozialpädagoge, Diplompädagoge oder als Lehrer an Grund-, Haupt- und Realschulen sowie Gymnasien.)

Die Weiterbildung dauert mindestens fünf Jahre, eingeschlossen sind theoretische und praktisch-wissenschaftliche Teilcurricula sowie eine Lehranalyse. Im zweiten Teil der praktisch-wissenschaftlichen Ausbildung führt der /die Weiterbildungsteilnehmer/in Behandlungen - unter Kontrolle - durch.

Die analytische Kinder- und Jugendlichenpsychotherapie ist Teil der kassen- und vertragsärztlichen Versorgung in der Bundesrepublik.

Derzeit sind in der Bundesrepublik Deutschland ca. 1.000 analytische Kinder- und Jugendlichenpsychotherapeuten tätig. Sie arbeiten in freier Praxis, an Erziehungsberatungsstellen, in Heimen und Kliniken.

Der überwiegende Teil der analytischen Kinder- und Jugendlichenpsychotherapeuten sind Mitglieder des Berufsverbandes Vereinigung analytischer Kinder- und Jugendlichen-Psychotherapeuten e.V.

Die Entwicklung der analytischen Kinder- und Jugendlichepsychotherapie in den vergangenen 50 Jahren weist nach, daß sich die Arbeit auf verschiedene Bereiche bezieht:

Die zentrale Aufgabe ist die Therapie von Kindern und Jugendlichen unter Einbeziehung der Eltern oder der Familie.

Weiterhin spielen die Beratung, die Mitarbeit in Institutionen sowie die Supervision eine wesentliche Rolle.

In den letzten 20 Jahren kamen dann auch so wichtige Arbeitsbereiche wie Prävention und Öffentlichkeitsarbeit hinzu.

Die verschiedenen Vorberufe der analytischen Kinder- und Jugendlichen- Psychotherapeuten statten diese mit einem hohem Erfahrungsspektrum aus dem pädagogischen und psychologischen Feld aus, weshalb sie die beschriebenen Arbeitsfelder konstruktiv besetzen können.

Die Kinder- und Jugendlichenpsychotherapie entwickelte sich nicht wie die Psychoanalyse der Erwachsenen aus der Medizin heraus, sondern kommt von der Pädagogik her.

Die Bereitschaft der pädagogischen Öffentlichkeit, auch psychoanalytische Gesichtspunkte im Bereich der Erziehung gelten zu lassen, ist in den letzten Jahren erheblich gewachsen.

Nach diesem kurzen Blick auf die historischen Entwicklungslinien der Kinder- und Jugendlichenpsychotherapie soll nun ein kurzer Einblick in die Vorgänge einer therapeutischen Behandlung beim Kind und Jugendlichen folgen. . Dabei kann es sich bei einem so vielschichtigen Erleben nur um eine ausführlichere Andeutung handeln.

„Existenzgrund des einzelnen ist autonome Individualität. Ihr allein ist echte soziale Bezogenheit und damit Verantwortlichkeit möglich", so sagte es meine verehrte Lehrerin, Frau Annemarie Sänger, ehemalige Leiterin des Heidelberger Ausbildungsinstituts, 1968 in einem Vortrag auf dem Kongreß der Internationalen Gesellschaft für Analytische Psychologie in Zürich.

Um die Individualität zu erlangen, bedarf es einer frühkindlichen, verläßlichen Geborgenheit im Elternhaus und instinktfundiertem Handeln möglichst unneurotischer Eltern, damit eine Möglichkeit zur Ausreifung einzelner Entwicklungsphasen gegeben ist.

Kinder und Jugendliche, die in eine neurotische Sackgasse gehen mußten, haben solche Voraussetzungen nicht ausreichend erleben können.

So gehört es zur Kinder- und Jugendlichenpsychotherapie, diesen jungen Menschen den bergenden Raum zu bieten, ihnen nachholende Erlebnisse und Erfahrungen zu ermöglichen, damit sie sich in einem autonom ablaufenden Reifungsprozeß aus ihrer neurotischen Fehlentwicklung befreien können.

Wie aber geschieht dies? Durch das freie Spiel!

Schon Friedrich SCHILLER schrieb in seinen Briefen über die Ästhetische Erziehung des Menschen: *„Gerade das Spiel, und nur das Spiel ist es, was den Menschen vollständig macht."* (SCHILLER 1962: 767)

Das freie Spiel des Kindes bedarf keiner Deutung, es geschieht aus innerer Ergriffenheit. Es muß im subjektiven Gefühl der Freiheit vor sich gehen, aber es unterliegt einer zwingenden inneren Notwendigkeit. Spielen ist eine unabdingbare Voraussetzung der Entwicklung des Kindes zur Person. Im Spiel erfährt das Kind, daß sein Kindsein eine legitime Existenzform ist.

Die spontanen Produktionen eines Kindes in Bildern, Formen, Szenen oder Rollen sind unbewußte Formgebungen eines von seinem Bewußtsein nur dumpf und chaotisch empfundenen Zustandes.

Die im Spiel entstehende Konfrontation mit den Wünschen, Ängsten und Konflikten, mit den Freuden und Nöten gewährt dem Kind eine Distanzierung und somit eine Übersicht und Verarbeitung.

Die Konkretisierung der aus der Tiefe aufsteigenden Inhalte in wahrnehmbare Gestaltung, z.B. im Agieren, im Rollenspiel oder mit den Händen führt zu einer Vertiefung des Erlebens.

Die seelischen Inhalte treten in die dritte Dimension, gewinnen Zeit, Raum und Materie.

In dieser aktiven Verwandlung geschieht im gestaltenden Kind eine Wandlung. Ohne Verstellung, ohne Hemmung kann das Kind im geschützten Temenos des Spielzimmers Mitteilungen an sich selbst und die Umwelt machen. Das Kind begegnet sich und gleichzeitig dem anderen und kann somit in die wahre Existenz des Menschseins eingehen.

Die Kinder- und Jugendlichenpsychotherapie kann uns eine geistige Schau vom lebendigen Wirken der Kräfte im menschlichen Werden vermitteln.

Indem der junge Mensch im therapeutischen Prozeß seine Kräfte aufbietet, um zur eigenen seelischen Struktur zu finden, versucht er auch, die Phänomene der Welt und alle Abläufe in Zeit und Raum zu erfassen, also nach Innen zu nehmen.

Wie die Naturvölker in ihren religiösen Riten, so versucht das Kind oder der Jugendliche agierend in Spiel und Bewegung den Willen des anonymen Schöpfers mit seinen eigenen Antrieben in Übereinstimmung zu bringen.

Der Analytiker Erich NEUMANN unternimmt in seinem Werk *Die Ursprungsgeschichte des Bewußtseins* den - wie er schreibt - „theoretischen Versuch", die Bedeutung der mythologischen Stadien für die Entstehung der Persönlichkeit des abendländischen Menschen nachzuweisen (NEUMANN 1949: 9). Aus kindertherapeutischen Sitzungen ist diese Hypothese m.E. empirisch nachzuweisen.

Das Kind wiederholt die phylogenetische Entwicklung. Nicht allein das mythische, archaische und magische Denken wird im Spiel für den Therapeuten erfahrbar, sondern auch Bau- und Tanzformen, ja auch Kontakt- und Sozialformen.

Immer wieder gelangen die Kinder zu gleichen Darstellungen, entwickeln regelrecht Initialriten für die Behandlung, um sich den schützenden Raum für den intrapsychischen Prozeß zu schaffen oder benutzen Riten, um auf magische Weise den guten Ausgang des Unternehmens zu sichern.

Beobachten wir Kinder beim freien Spiel, können wir den Eindruck gewinnen, daß der Spieltrieb eines Kindes von gleicher Elementargewalt ist wie andere Antriebe, wie z.B. das Bedürfnis nach Nähe, Zärtlichkeit oder nach Nahrung und Schlaf.

Das Spiel ist ein Urphänomen. Es wird vom Kind nicht bewußt betrieben, sondern es geschieht.

Empfindungen, Gefühle oder Gedanken bilden noch eine Einheit. Ein gesprochenes Wort hat magische Bedeutung: Du mußt es dreimal sagen!

Immer wieder kommt es zu Tötungen von Hexen, Teufeln und Drachen und zwar auf solche mannigfache Weise, mit Methoden, die im Laufe der Menschheitsgeschichte entwickelt wurden.

Ein achtjähriger Junge, wegen Hemmungen, Kontaktproblemen und einer Schulangst in Therapie, mußte im symbolischen Spiel bis zur physischen Erschöpfung immer wieder Männer durch Erschießen und Erstechen, durch Erschlagen und Ertränken, durch Verbrennen und Foltern töten, um sich innerlich von seinem leistungsfordernden Vater und einigen Lehrern zu befreien, um aus dem Gefängnis der Neurose zu gelangen.

Kinder mit neurotischer Fehlentwicklung sind an dem Verlauf ihres natürlichen Reifungsprozesses gehindert worden, und Aufgabe der Kindertherapie ist es, den Reifungsimpulsen zur Verwirklichung zu verhelfen. Es gilt, einfühlend auf die verschiedenen unbewußten Signale des Kindes oder Jugendlichen einzurasten. Nicht allein die Sprachfähigkeit, sondern vor allem auch die Körpersprache werden beachtet.

Ein Erwachsener unterzieht sich freiwillig einer Analyse , ein Kind wird in der Regel von den Eltern, Ärzten oder Lehrern geschickt und ist sich seines Leidensdruckes nicht bewußt. Emotional gestörte Kinder werden aus Scham mit physischer oder psychischer Unruhe, mit depressiven Reaktionen oder mit Clownerien ihre seelische Not überspielen. Somit ist für die therapeutische Arbeit mit dem Kind ein ununterbrochenes Vertrauen in den Therapeuten wichtig, damit ein Kind, das sich existentiell von Erwachsenen abhängig erlebt, sich mit seinen Schwächen, Begierden oder überzogenen Ansprüchen angenommen fühlen kann. Dann wird es sich in den ein bis zwei Spielstunden pro Woche glücklich fühlen, einen Erwachsenen in dieser Zeit für sich allein haben zu dürfen.

Für einen Jugendlichen ist es bei dem sich oft schwierig zu gestaltendem Vertrauensaufbau wichtig, ihm mit innerer Wahrhaftigkeit - nicht allein mit Worten - zu vermitteln, daß es in der Therapie nicht um Manipulation geht, sondern um seinen Weg zu innerer Freiheit.

Für Kinder und Jugendliche ist es oft nicht entscheidend, ob sie zu einer Therapeutin oder einem Therapeuten in Behandlung gehen. Da sie z.B. noch stark vom Projektionszwang beherrscht werden, fällt es ihnen leicht, auf den jeweiligen Therapeuten ein Mutter- oder Vaterbild zu projizieren.

Ein 17jähriger Drogenabhängiger, der primär Marihuana und LSD konsumierte, konnte in seiner tiefen Regressionsphase seinen Kopf in den Schoß des Therapeuten legen, aus der Babyflasche trinken und laut zu sich selbst sagen: „Mama, ich liebe dich!"

Ein Therapeut ist nach den Spielsituationen immer wieder genötigt, sein unreflektiertes Verhalten der Kontrolle seines Bewußtseins zu unterziehen, damit z.B. nicht seine eigenen unbefriedigten Lebensbedürfnisse durchbrechen, sondern der Patient mit seinen Konflikten im Vordergrund stehen kann.

Durch eine bewußte Kontrolle kann er auch seine Fähigkeit zu spontanem Eingehen auf die oft schnell wechselnden Spielszenen der Kinder schulen. Identifikation bei gleichzeitiger wertfreier Distanzierung ist seine Aufgabe.

Wenn er in einer Spiel- oder Gesprächssituation still abwartet oder bestätigt oder eine ihm vom Kind angetragene Rolle so echt, wie es ihm möglich ist, übernimmt, weiß er, daß all dies zu einem Freiwerden des Kindes aus seiner neurotischen Verstrickung beiträgt.

Ich-Entwicklung und Weltbezogenheit stehen im Miteinander. Bei neurotischen Kindern und Jugendlichen sind große Libidobeiträge in Affekten - Wut und Angst - und in ihrer Verdrängung gebunden.

Die Verdrängung ist bei dem Abhängigkeitserleben der Kinder besonders groß. Sie müssen verdrängen, um leben zu können.

Eigene regulierende intrapsychische Kräfte stoßen auf erzieherische Forderungen der Eltern und auf deren unbewußte Wünsche. Für neurotische Kinder sind dann phasengemäße Reifungsvorgänge ganz oder partiell blockiert worden.

Im therapeutischen Prozeß steht am Anfang der Aufbau einer gewissen Ichstärke. Kinder und Jugendliche stellen sich mit ihren Stärken vor, denn es bedarf einer gewissen Autonomie, um sich seinen Konflikten zu stellen.

Bald aber schon kann nach einem Vertrauensaufbau der Affektstau durchbrechen, verbunden mit motorischer Befreiung.

Ein zwölfjähriger Junge lebte angepaßt mit der Mutter und seinem älteren Bruder in einer kleinen Wohnung. Wegen seiner stillen, unauffälligen Art war er im Elternhaus, in der Nachbarschaft und der Schule sehr beliebt. Als seine schulischen Leistungen sanken und er immer trauriger wurde, kam er auf Überweisung eines Kinderarztes zur Therapie. Diagnose: „Depression".

In den ersten 15 Sitzungen war er der liebe Junge, der höflich fragte, ob er dies oder jenes spielen dürfte, der dem Therapeuten den Sieg eines Spiels überließ und der erst nach viel Ermunterung sich erlauben durfte, einen Sieg zu genießen.

Bald darauf entdeckte er das Dart-Spiel und ein Spielgewehr. Und nun öffneten sich die Schleusen. In aggressiv-destruktiven Phantasien ließ er der in der Depression gebundenen Wut freien Lauf und konnte nach solchen Durchbrüchen schweißgebadet, aber lächelnd sich auf dem Boden wälzen. Riesenansprüche ohne jeglichen Realitätsbezug lernte er formulieren.

Nach dem Freiwerden der in seinen Affekten und ihrer Verdrängung gebundenen Kräfte fand er zu einer produktiven Regression in frühe Organisationsstufen und leistete überraschend schnell seinen Nachreifungsprozeß.

Ein Jahr nach Therapiebeginn fühlte er sich ohne therapeutische Hilfe wieder „stark wie ein Bär". Die Mutter sagte im abschließenden Gespräch: „Er ist jetzt zwar schwieriger mit seinen Forderungen, aber er ist fröhlicher und das entschädigt manchen Ärger!"

Kinder können oft neurotische Verhaltensweisen rasch auflösen, denn bei ihnen hat sich die Neurosenstruktur noch nicht so verfestigt wie bei Erwachsenen. Viele neurotische Verhaltensweisen sind als Folgen autoritärer introjizierter Forderungen und Erwartungen zu sehen, noch nicht fest eingeschliffen.

Es fällt immer wieder auf, wie gerade sehr zwanghafte Kinder, die Angst vor einem Schmutzfleck an ihren Händen oder am Hemd haben, bald in einen Schmierrausch geraten, lustvoll mit Ton und Wasserfarben arbeiten, dabei auch in einen analen Schimpfwörterrausch geraten.

Ein Achtjähriger kann in der Anfangsphase der Therapie nicht seine Hände beschmutzen, nach jedem Spiel muß er die Hände waschen. Beim Malen benutzt er Holzfarbstifte, beobachtet aber sehr genau, wie der Therapeut mit Schmierfarben, besonders der Erdfarbe braun, malt und dabei seine ganze Hand benutzt. Nach Ausrufen des Ekels bedient er sich wenige Stunden später auch der Schmierfarben, Finger für Finger wird benutzt, Ekelgefühl und Freude halten sich die Waage, bevor er einige Stunden später eine Schmierrauschorgie veranstaltet, sich auch an der Kleidung beschmutzt und nur meint: „Meine Mutter soll sehen, saß mir so etwas Spaß macht!"

Im Verlauf einer analytischen Psychotherapie von Kindern und Jugendlichen füllen sich allmählich die Reifungslücken in der Persönlichkeit auf. Bisher brachliegende Gefühls- und Vorstellungsängste entfallen, Selbstbehauptungswille und Hingabefähigkeit werden entwickelt, der Expansionsdrang wächst und der Aktionsradius erweitert sich.

Dies dient der kontinuierlichen Ich-Entwicklung und damit zunehmend auch einer stärkeren Bewußtwerdung.

Viele Kinder sind gefährdet, entweder einer stromlinienförmigen Umweltanpassung zu verfallen, was natürlich ein scheinbar leichteres Leben mit sich bringt, oder steckenzubleiben in frühkindlichen Stadien.

In der therapeutischen Arbeit, in der die Kinder den Weg zu sich selbst finden, werden Therapeuten an antike Dramen erinnert. Es wird nachvollziehbar, wie Kinder ihre seelischen Kämpfe zur Befreiung ihrer Persönlichkeit auf die Ebene der Götter, Könige oder in die der Mythen und Märchen projizieren. Auch im Kasperlspiel, im Kampf mit Hexen oder Teufel, mit Drachen oder Krokodilen erarbeiten sie sich ihren persönlichen Entwicklungsweg. Mit Leidenschaft bis hin zur physischen Erschöpfung durchfechten sie den Kampf mit den Elternimagines.

Beinahe jedes Kind setzt sich in der Therapie auch mit den vier Elementen auseinander, mit Feuer, Wasser, Luft und Erde. Die Elemente dienen als Symbole psychischer Welterfahrung.

Relativ gesunde Kinder können sich bei entsprechender Geborgenheitserfahrung im Elternhaus oder bei ausreichender Spielmöglichkeit in ihrer sozialen Umwelt selbst *spielerisch* befreien. Das neurotische Kind bedarf des Behandlers, des Seelenführers, der durch seine Anwesenheit ihnen Mut vermittelt, sich ihren oft überwältigenden und grausamen Gestaltungen hinzugeben und sich mit ihnen zu konfrontieren. In solchen Spielsentenzen wird dem Therapeuten oft zunächst die *böse* Rolle zugeordnet, damit das Kind seinen Ängsten nicht zu sehr ausgeliefert ist. Kann der Behandler seinen ihm aufgetragenen Part so echt wie möglich spielen, dann gewinnt das Kind den Mut, selbst die böse Rolle zu übernehmen. Höchst dramatisch wird es mit seiner Seele und seinem Körpereinsatz in weiteren Spielen dann die Rolle des Guten und Bösen übernehmen. In Gestik, Mimik, Stimme, Tonfall und Haltung kann es zu einer inneren Aussöhnung finden, die beide Partner befriedigt.

Kinder und Jugendliche verdeutlichen uns in ihren ernsten Spielen, Phantasien und Gesprächen ihre Hingabe an ein inneres Geschehen und somit die aktive Gestaltung eines sie bedrängenden Konflikts.

So erfährt sich der junge Mensch als Schöpfer und nicht als Opfer seiner Umwelt. Mit dieser schöpferischen Kraft findet er zu einer neuen Innerlichkeit und somit zu sich selbst.

In diesem autonomen Heilungsprozeß kann der Therapeut nur ein ehrfürchtiger Begleiter sein.

Zwei ausführlichere Fallbeispiele sollen abschließend dem Leser einen derartigen Heilungsprozeß andeutungsweise verstehbar werden lassen.

Erste Fall - Vignette *„Ich will mich jetzt allein gut fühlen"*

Der seinerzeit achtjährige Junge - ich will ihn Hans nennen - wurde von seinen Eltern zur Therapie überwiesen, da er sozial isoliert an einer multiplen Symptomatik litt.

Pavor Nocturnus, Angstanfälle, Aggressionshemmung und eine Schulleistungsstörung wurden benannt. Im Bereich des Selbstgefühls und seines Körperselbsts war er schwer gestört. Sieben Operationen im Urogenitalbereich haben bei dem Jungen eine tiefe narzißtische Wunde hinterlassen.

„Ich bin nicht wie die anderen, aber ich will auch richtig leben", so lautete sein Initialsatz aus unserer ersten Begegnung.

Aus der Biographie soll nur erwähnt werden, daß Hans eine Frühgeburt war und annähernd drei Monate im Inkubator liegen mußte.

Es hatten sich bei ihm autistische Züge entwickelt. Wenngleich in den folgenden Jahren eine einfühlsam annehmende und verstehende Umgebung ihm einen bergenden Raum bieten konnte, wurden durch die Operationen immer wieder seelische Traumata gesetzt, die mit den entsprechend langen Krankenhausaufenthalten den schwierigen Lebensstart reaktivierten.

David WASDELL schreibt:

„Die Geburt ist die Mutter aller Schlachten, die Matrix menschlicher Konflikte. Die Einwirkung des Entbindungsvorganges wird als ein Überlebenskampf erfahren, bei dem ein vergleichsweise schwaches und hilfloses Opfer den massivsten Umwelteinflüssen unterworfen ist. Das erfolgreiche Durchkommen erfordert die Bereitschaft zur unwiderruflichen Aufgabe des bisherigen Aufenthaltsortes und der bisherigen Zusammengehörigkeit."

Wie sehr muß einem frühgeborenen Kind, dem kein neunmonatiger, bergender Mutterschoß zur Verfügung stand, ein solcher Lebenskampf in Ängste versetzen.

„Wo Gefahr ist, wächst das Rettende auch!", sagt HÖLDERLIN.

Hans gestaltete seine *Rettung* in zweihundert therapeutischen Spielstunden.

Zunächst stärkte der phantasievolle Junge sein Ich für diese Auseinandersetzung, indem er in kreativem, aggressiv-konstruktivem Tun seinen inneren Wert aktiv gestaltete. In vielen Sitzungen baute er Häuser, zunächst ohne Fenster und Tür als Ausdruck seiner Isolation in dieser Welt, aber auch als Symbol der Sehnsucht nach Rückkehr in den dunklen Mutterschoß. Als er beschlossen hatte, später einmal Architekt zu werden, da entstand eine Villa aus Legobausteinen, die mehrere Fenster und Türen aufwies. Er phantasierte, daß dort vielleicht einmal eine Familie mit Kindern leben werde. *„Und wenn die noch ein Baby kriegen, dann hat das viel Licht!"*

Mit dieser inneren Erleuchtung wandelte sich sein Spielverhalten und er regredierte bis in den pränatalen Zustand. Wir bauten ca. drei Monate lang Höhlen. Er lebte in den Höhlen und ließ sich von mir Nahrung hineinreichen. Der Therapeut bekam die Rolle der nährenden Plazenta zugewiesen.

Mit der Bemerkung *„Heute kommt Bewegung in die Bude"* ging Hans ganz zielstrebig auf die Ikea-Röhre zu, öffnete diese und legte sich hinein. Er wälzte und drehte sich, gab Laute von sich und befahl mir- nach zehnminütigem Kampf-, daß ich ihn jetzt aus der Höhle herausziehen müsse. Ermattet lag er auf dem Boden, und ich mußte ihn in den Knautschsessel legen. Er verlangte Hautkontakt und Nahrung von mir, dazu ein kleines warmes, weißes Fell, mit dem er sich streichelte. Zum Stundenschluß meinte er nur: *„Heute war es anstrengend und gemütlich!"*

In weiteren Sitzungen fand er zu eigener aktiver, oraler Versorgung. Er kochte sich genüßlich Brei, füllte Babyflaschen, trank gierig die Milch und versorgte sich mit Gummibärchen.

Hans hatte seine Geburt inszeniert und in den beinahe dreimonatigen Höhlenspielen seine ihm nicht vergönnte Embryonalzeit nachgeholt.

Ab dieser Zeit konnte er den Therapeuten auch als Mensch wahrnehmen, mußte ihn nicht mehr allein als Funktion verwenden.

Wie sehr seine Kontaktfähigkeit zu sich selbst und Mitschülern jetzt wachsen sollte, zeigte sich in vielen Stunden, in denen er beinahe nur erzählte und erste Wünsche nach größerer motorischer Bewegungsfreude äußerte.

Wir verließen nun immer öfter den *Uterusraum,* spielten auf der Wiese draußen. Er kletterte auf junge Bäume, freute sich laut jauchzend ob seines erweiterten motorischen Aktionsradius. Anfangs schielte er nach anderen Kindern, die auch auf der Wiese tollten. Bald stellte er aktiv Kontakt zu einem etwa gleichaltrigen Jungen her.

Dann gewann auch das Spielzimmer einen neuen Aufforderungscharakter. Er entdeckte vermehrt Spielmaterial und wagte erste körperliche Auseinandersetzungen mit mir über Fechten, Boxen und Ringen.

Nach einigen Sitzungen sagte er unter Leidensdruck spontan im Spiel : *„Warum kann ich das nur bei Dir und nicht mit anderen Kindern?"* Meine ein wenig hilflose Antwort: *„Weil Du es noch nie ausprobiert hast",* wirkte unbewußt stark, und ich erfuhr in den nächsten Wochen des öfteren, daß er sich mit Klassenkameraden und Nachbarskindern aggressiv auseinandersetzte. Da er körperlich nicht sehr stark war, wie er erkennen mußte, sagte er einmal: *„Weißt Du, wenn ich mich zu schwach fühle, dann kämpfe ich mit Worten und da bin ich stark!"*

Und mit dieser Stärke beendete er auch den therapeutischen Nachreifungsprozeß. Er habe beschlossen, daß er nicht mehr kommen wolle. Er habe jetzt Freunde, gehe in eine Gruppe und mache Musik. In unserer gemeinsam verabredeten letzten Begegnung fand er zu dem Schlußwort: *„Weißt Du, ich will mich jetzt allein gut fühlen!"*

Zweite Fall - Vignette *„Die Sehnsucht krabbelt aus dem Schneckenhaus"*
Es soll aus der Analyse einer Siebzehnjährigen berichtet werden.
Sie hatte sich selbst mit Unterstützung einer Lehrerin um Therapie bemüht.
Die Jugendliche - ich will sie Maria nennen - hatte vor einem Jahr ihre Mutter durch Krebstod verloren und konnte den Verlust nicht verarbeiten.

Sie könne nicht weinen, nicht um den Tod ihrer Mutter trauern, fühle sich melancholisch, habe keine Lebenslust mehr und lebe mit ihrer Schwester und ihrem Vater wie in einem *Totenhaus*. Wenn sie ans Grab der Mutter gehe, steige Wut in ihr hoch, Wut auf die Mutter, die sie verlassen habe. Wut dürfe aber nicht sein, weshalb sie dann Schuldgefühle bekomme. Sie spiele mit dem Gedanken, sich selbst umzubringen, damit Ruhe einkehre und sie bei der Mutter sein könne. Sie habe sich weitgehend aus der Welt zurückgezogen, Freundschaften aufgegeben, erfülle ihre schulischen Pflichten mit Mühe und versorge - wie früher die Mutter - Vater und Schwester.

Aus dem mehrjährigen Therapieverlauf soll nur der Aspekt dargestellt werden, der letztlich wieder zum Lebensmut geführt hat.

Sigmund FREUD schreibt:
„Die Melancholie ist seelisch ausgezeichnet durch eine tief schmerzliche Verstimmung, eine Aufhebung des Interesses für die Außenwelt, durch den Verlust der Liebesfähigkeit und die Herabsetzung des Selbstgefühls ..." (FREUD 1916: 429).

Er schreibt weiter, daß Trauer dieselben Züge aufweist, aber die Störung des Selbstgefühls nicht beinhaltet.

Melancholie und Trauer bringen schwere Abweichungen vom normalen Lebensverhalten mit sich. Den an Melancholie Erkrankten werden wir einem Arzt zur Behandlung übergeben, von der Trauer erwarten wir, daß sie nach einem gewissen Zeitraum überwunden sein wird.

So kam Maria vor allem wegen ihrer Melancholie zur Therapie. Dank ihrer literarischen und zeichnerischen Begabung konnte sie in ihrem Prozeß Trauerarbeit leisten.

In vielen Sitzungen fand die Jugendliche nicht zu Worten, sondern zu bildnerischen und dichterischen Gestaltungen, mit deren Hilfe sie sich aus dem Gefängnis der Neurose langsam befreien konnte. Sie lernte, am Grab der Mutter Dialoge mit dieser zu führen, die sie in den Sitzungen wiederholte. Sie durchlebte in diesen Gesprächen noch einmal Aspekte ihrer Kindheit, spürte Ängste und Freuden von früher noch einmal auf.

Sie, die als Kind vor Tieren große Angst gehabt hat, kaufte sich nach ca. einjähriger Therapie einen Hasen, den sie so sehr umhegte, daß die Nachbarn sagten: „Dein Hase ist wie ein kleines Kind!" Sie identifizierte sich mit dem Hasen und benutzte ihn als *Übergangsobjekt*(Winnicott).

Über das Tier, das animalische Wesen, fand sie als nächstes Zugang zum vegetativem Raum, zur Natur, zur Mutter Erde.

Im schöpferisch - produktivem Arbeiten mit Ton, auf Spaziergängen am Fluß entlang oder in Sitzungen mit Kerzenlicht bediente sich die introvertierte Jugendliche der mächtigen Sprache des Schweigens. Dieses entstand nicht so sehr aus einem Schutzbedürfnis heraus, sondern war eher im Sinne von Kierkegaard zu verstehen, der den Zusammenhang zwischen Wort und Schweigen so formulierte:

„Allein der, welcher wesentlich schweigen kann, vermag wesentlich zu reden." (KIERKEGAARD 1954: 104).

Und so war das Schweigen von Maria ein mehr raum- oder freiheitsgebendes Schweigen, in das sich der Therapeut hineinbegeben konnte. Wir führten über viele Sitzungen hinweg einen beredtschweigsamen Dialog.

Dankbar nahm die Patientin die Akzeptanz ihres Schweigens auf. Als Therapeut wurde mir viel später bewußt, daß in diesem Schweigen außerdem in der Übertragung der Elternimagines auf mich auch die schweigsamen Eltern eine wesentliche Rolle gespielt haben.

Über die Schweigephase kam es zu einer Aktivierung des Unbewußten, und auf ihrem Weg nach Innen folgerichtig zu einer Phase, in der wir fast ausschließlich über Träume arbeiteten.

Maria setzte sich über die Träume mit den Elternbildern und ihren Affekten von Angst und Wut auseinander.

Immer wieder mußte sie in ihren Träumen im Wald Holz hacken, mußte Tieren den Weg zu ihren Höhlen freilegen und konnte somit ihre Angst vor Höhlen, die seit der Kindheit bestand, abbauen.

Eines Tages brachte sie folgenden Traum mit in die Sitzung:

Ich bin tief in die Erde gegangen, habe ein Tor aufgemacht und erschrak, als das Tor zugeschlagen wurde. Ich war in einer Höhle, die ca. 120 Meter unter der Erde lag. Die Höhle war getönt in orange und gelb, und es gab eine Stelle, wo ich in die Ferne blicken konnte. Es war der schönste Ort in meinem Leben. Es gab in der Höhle einen großen und drei kleine Steine. Plötzlich hatte ich das Gefühl, daß jemand mit mir spricht. Ich sah niemanden, aber es war eine alte Frau, die mir viel erzählt hat. Und dann merkte ich, daß ich an einer hellgrünen Birke stand.

Über diesen Regressionstraum bis hin in die *Uterus-Höhle* war Maria sehr glücklich. Sie deutete sich selbst, daß ihre Mutter ihr sicherlich Wichtiges über ihr Leben erzählt habe. In Träumen können immer wieder alte weise Frauen als Symbol der *Großen Mutter* auftreten und den Reifungsprozeß vorantreiben.

Das Traumbild erinnert auch an die Mönchsweisung, die Heinrich JÜRGENS beschreibt:

„*Das wahre Leben kannst Du nur erlangen, indem Du Deine Geburt vollendest. Diese Vollendung geschieht, wenn Du auf Deinem Wege stets folgende Worte beachtest: hineingehen; nie aufgeben; dem Stern folgen; achtsam bleiben.*" Dies ist das Gesetz der Geburt des Menschen. (JÜRGENS 1994: 11)

In den Stunden nach diesem Traum brachte Maria Fotos von ihren Eltern mit aus jener Zeit, als sie selbst noch nicht geboren war. Es folgten Kinderfotos und Bilder aus ihrer Jugendzeit.

Sie brachte auch Kunstbände in die therapeutischen Sitzungen mit, zeigte mir eine *Demeter* und *Kore* und sagte: „Diese Mutter beschützt ihr Kind!"

Wenige Wochen später leitete sie ein Gespräch mit den Worten ein: „Ich war wohl immer Mutter und kleines Mädchen zugleich!"

Sie sprach von einem Traum, in dem ihr die Mutter auf Englisch gesagt habe: „*You are not at home here, now you have your own home!*"

Danach schaffte die Patientin die Ablösung von ihrer Mutter, indem sie in einer der letzten gemeinsamen Sitzungen zu ihrer Geburtsphantasie fand.

In fünfzehn Minuten beschrieb sie mit wenigen Worten ihre Geburt:

„Da ist ein ganz großes Licht, alles ist ganz schön. Da kommt ein Ruf, jemand ruft mich. Ich antworte: „Ich mache mich jetzt auf den Weg!" Ich rutsche, und dann verstehe ich nichts mehr, dann wird alles ganz finster. Und dann, dann wird es furchtbar eng, dann muß ich lang, lang, lang dadurch, es tut alles weh, es ist so eng, ich ersticke fast, dann bin ich da!"

Mit den Worten „*Ich bin ich*" verabschiedete sie sich bald danach aus der Therapie.

Einige Monate später schreibt sie eine Karte. Es ist eine Schnecke zu sehen. Der kurze Text lautet: „*Die Sehnsucht krabbelt aus dem Schneckenhaus! Mir geht es gut, ich lebe und liebe!*"

Maria fand in jahrelangem Ringen über einen tiefgreifenden Regressionsprozeß zu einem altersgemäß neuem Zusammenspiel der drei Sphären von Leib, Seele und Geist. Die Überwindung ihrer Lebensangst führte zur Entfaltung ihrer schöpferischen seelischen und geistigen Kräfte.

Ich danke all den jungen Menschen, denen ich Begleiter sein durfte.

Ich schließe mit einem Wort von C.G. JUNG (C.G. JUNG 1969: 8), das er in der Einführung des Buches „*Analyse der Kinderseele*" von F.G. Wickes geschrieben hat:

„*... wenn wir es mit der menschlichen Seele zu tun haben, können wir ihr nur auf ihrem eigenen Grund und Boden begegnen, und das haben wir zu tun, wenn wir den wirklichen und überwältigenden Problemen des Lebens gegenübergestellt sind. ...*"

References

FREUD, S. 1916. *Trauer und Melancholie*. Gesammelte Werke, Band X. Frankfurt
HÖLDERLIN, F. 1972. *Patmos*. Hölderlin-Werke. Olten.
JÜRGENS, H. 1994. *Vollende Deine Geburt*. Innsbruck.
JUNG, C. G. 1928. *Über die Energetik der Seele*. Olten.
KIERKEGAARD, S. 1954. *Gesammelte Werke*. Düsseldorf.
NEUMANN, E. 1949. *Ursprungsgeschichte des Bewußtseins*. Zürich.
SCHILLER, F. 1962. *Erzählungen*, Schriften. Gütersloh.
WASDELL, D. 1993. *Die pränatalen und perinatalen Wurzeln von Religion und Krieg*. Pfaffenweiler.
WICKES, F.G. 1969. *Analyse der Kinderseele*. Zürich.

Frühe Kindheit - Early Childhood

Stillsituation in Deutschland
Breast Feeding in Germany
Brigitte Benkert

Zusammenfassung: Die derzeitige Stillsituation in Deutschland ist geprägt durch die Veränderung des Gesellschaftsbewußtseins seit der Nachkriegszeit. So hat sich anstelle einer Stillkultur aufgrund der Vermarktungstrategie der Babynahrungshersteller eine flaschenfütternde Gesellschaft entwickelt. Die Stilldaten wurden nicht bundesweit erhoben sondern in Verbindung mit anderen Studien. Die Zahlen vermitteln einen vagen Einblick in die bestehende Stillrate, da die Studienkriterien keine Aussage über exklusives Stillen vermitteln. Als eine der Ursachen für die niedrige Stillrate wird die derzeitig übliche Klinikpraxis gesehen. Hier setzt die von UNICEF und WHO weltweit ins Leben gerufene Initiative Stillfreundliches Krankenhaus (Baby Friendly Hospital Initiative) an, mit dem Ziel den Müttern den bestmöglichen Start zum Stillen zu geben. Das erfordert ein Realisieren dessen, welche Einflüsse das Stillen fördern oder hemmen und die Bereitschaft Veränderungen vorzunehmen. Verdeutlicht wird die Bedeutung des Stillens aus ernährungsphysiologischer Sicht , sowie aus psychologischer Sicht. Der frühe und ungestörte Mutter-Kind Kontakt beeinflußt den Aufbau einer Stillbeziehung und prägt die Mutter-Kind-Beziehung. Auch der Vater nimmt hier eine wichtige Rolle ein. So ist der frühe ungestörte Mutter-Kind-Kontakt nach der Entbindung für die Entwicklung einer Stillbeziehung und der Mutter-Kind-Interaktion von großer Bedeutung für die frühkindliche Entwicklung. Denn daraus ergibt sich die Fähigkeit der Mutter sich auf die Bedürfnisse des Säuglings einzustellen, sowie die Fähigkeit des Kindes Beziehungen aufzubauen und soziales Verhalten zu erlernen.

Abstract: Today the breast-feeding rate in Germany is characterized by the altered awareness of society since post-war-time. The culture of breast-feeding turned into a culture of bottle-feeding because of the marketing stategy of the babyfood-industry. The data were not raised at a national level but represent a review of a number of studies. This just give a rough survey of the actual situation of breast-feeding, because the study conditions do not allow any statement about exclusive breast-feeding. One of the reasons for the low breast-feeding rate is the usual practice in hospital. The worldwide Baby Friendly Hospital Initiative of WHO and UNICEF aims at better conditions for mothers and breast-feeding. The influences promoting or inhibiting breast-feeding have to be recognized, and the hospitals have to agree to change the conditions if necessary. The importance of breast-feeding becomes clear in view of nutritional physiology and psychology. Early and undisturbed contact between mother and child influences the building of the breast-feeding relationship and mother-child-bonding. The father has an important role, too. After birth early contact between mother and child without interferences is decisive for the building of a breast-feeding relationship and mother-child-interaction, which has an important impact on early infant development. Thus, the mother becomes familiar with the baby´s needs and the ability of the child to build up relationships and to learn social behavior improves.

Keywords: Bonding, Erster Kontakt, Deutsche Stillsitutation, Stillvorteile,
bonding, early contact, breastfeeding rates in Germany, breastfeeding advantages, baby friendly hospital initiative

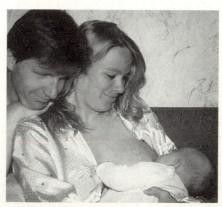

Abb. 1
Quelle: AFS

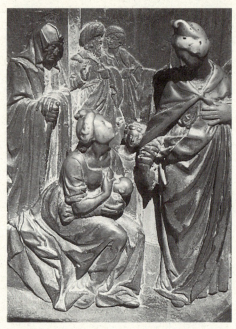

Abb. 2
Eingang des Doms zu Pisa
Quelle: AFS

Stillen ist das Beste für Mutter und Kind aber ...
Diese Worte charakterisieren die bestehende Stillsituation 1995 in Deutschland.
So spielt die Veränderung des Gesellschaftsbewußtseins nach dem zweiten Weltkrieg hin zur modernen hochtechnisierten „selbstbestimmten" Konsumgesellschaft eine große Rolle in Bezug auf die Entwicklung der Familien und den Vorstellungen über das Aufziehen von Kindern. Weg von der Großfamilie hin zur Kleinfamilie kennzeichnen die Isolation von Frauen, wenn sie das erste Kind erwarten, nach der Entbindung zu Hause bleiben und nicht mehr täglich den Kontakt zu den ArbeitskollegInnen haben. Die hervorragende Vermarktungsstrategie der Babynahrungshersteller verschaffte Müttern über Jahrzehnte den Eindruck, daß künstlich hergestellte Säuglingsmilchnahrungen mindestens genauso gut sind wie Muttermilch, wenn gar nicht so gar besser, weil meßbar, scheinbar schadstoffrei, besser sättigend ... Dies suggerierte die Industrie uns jahrezehntelang. Und wenn wir mit kritischen Augen verfolgen wo sich überall das Symbol Flasche für die Säuglingsernährung eingeschlichen hat, so stellen wir fest, daß unsere Kinder am Modell von klein auf nichts anderes Lernen, sei es im Spielzeugbereich (z.B. Duplo), sei es im Kindergarten in der Puppenecke, in Bilderbüchern, in Schulbüchern u.a. Puppen und Bären stillen die Kinder, die in Ihrem täglichen Umfeld erleben wie ein Baby gestillt wird. Kinder ahmen die Alltagssituation nach.

Die Einflüsse der Technisierung im medizinischen Bereich veränderten den Klinikalltag. Wichtig wurde im Wochenbettbereich u.a. Messen, Analysieren, Bestimmen, Kampf gegen infektiöse Keime – nicht das Einstellen auf das von Natur Vorgegebene. Mütter wurden über Jahrzehnte verunsichert und zweifelten an ihren Fähigkeiten ihr Kind zu stillen. Schwangerschaft und Geburt wurden geradezu wie eine Krankheit behandelt.

Unverständlich, warum das Menschenkind als Säuger nicht in der Lage sein soll zu überleben. Warum soll die Natur gerade beim Menschen hier nicht vorgesorgt haben?

Stilldaten:
Eine bundesweite Datenerhebung liegt nicht vor, es wurde bei speziellen Studien zu anderen Themenstellungen das Stillen mit erfaßt. Wobei die Definitionen des exklusiven Stillens und des Teilstillens bei den meisten Studien nicht klar geregelt sind.

So beschreiben WHO und UNICEF exklusives Stillen als Ernährung mit Muttermilch ohne Zufütterung von Babymilch, Tee, Glucose oder anderen Flüssigkeiten. (WHO 1991: 3).

Die Aussagen zu den deutschen Stilldaten sind von daher nur vage.

WHO und UNICEF empfehlen sechs Monate exklusives Stillen, dann Beginn des Zufütterns mit Beikost und Fortsetzung des Stillens bis ins zweite Lebensjahr. (WHA-RESOLUTION 1994: 47; WHA ASSEMBLY WHA 47, 5,)

> **Stillstudie des Bundesgesundheitsministerium von 1988**
> 95 % der Mütter wollen stillen
> 85 % der Mütter beginnen zu stillen, davon 2/3 nur teilweise
> 30 % stillen nach einem Monat ab
> 56 % haben nach drei Monaten abgestillt.
> (Fachgespräch im Bundesfamilienministerium 18.10.1988)

Tab. 1
Stillfrequenzen und Stilldauer

	Klinikentlassung	Ende 1. Monat	Ende 2. Monat	Ende 3. Monat	Ende 4. Monat	Ende 5. Monat	Ende 6. Monat	Ende 7. Monat	Ende 8. Monat
Kersting 1981	82/91	-	-	-	-	-	-	-	-
Dallinger 1985	91	64	53	40	29	25	22	18	15
Kloppenburg 1987	-	86	73	65	59	52	46	-	-
Nolting 1992	-	76	68	56	45		34	26	-
Bergmann 1994	92	75	-	43	-	38	-	-	-
Lange-Lentz 1995	89	82	72	64	57	53	45	32	24

alle Angaben in %

Zu den Studien:
KERSTING et al. befragten 998 Mütter in Dortmund und 500 Mütter in Haltern 1981-1982. In Dortmund stillten 82 %, in Haltern 91 % bei der Klinikentlassung.
DALLINGER et al. (1985 Longitudinalstudie), untersuchen 1.000 Mütter, um repräsentative Aussage über Stillfrequenz und Stilldauer in der Klinik und danach zu Hause zu bekommen.
KLOPPENBURG, FREHSE & KOEPP (1987) befragten im Hinblick auf die Reaktorkatastrophe von Tschernobyl 387 Mütter an zwei Hamburger Frauenkliniken. Ermittelt wurden Voll- und Teilstillende gemeinsam.
NOLTING et al. (1992) Datenerhebung zum Stillen im Rahmen der sog. Schlaflagenstudie des BGA zur Problematik des Plötzlichen Kindstodes. 50 % der Kinder waren unter zwölf Wochen, 30 % der Kinder von 12 bis 20 Wochen, 20 % der Kinder 20 Wochen und älter.
BERGMANN et al. (1990) Studie für die Entstehungsbedingungen der Atopie; in sechs deutschen Geburtshilfezentren. (Kohortenuntersuchung)
LANGE LENTZ (1995) Interviews von 204 Frauen in Ost- und Westberlin u.a. über das Stillen.
K.W. TIETZE & LANGE LENTZ (1994) Datenlage zum Stillen in Deutschland, Nationale Stillkommission Berlin: 34- 35
Die Förderung des Stillens weltweit durch die Initiative Stillfreundliches Krankenhaus (Babyfriendly Hospital Initiative)
Diese Initiative wurde gemeinsam von der WHO und UNICEF 1991 ins Leben gerufen. Die Erkenntnis über die Bedeutung des Stillens als Nahrungsquelle sowie für die Entwicklung der Mutter-Kind Beziehung und für die frühkindliche Entwicklung sind elematarer Bestandteil dieser Initiative.
Das Ziel ist eine baby- und stillfreundliche Gesellschaft zu gründen und allen Frauen die Möglichkeit zu geben ihr Kind sechs Monate voll und bis ins zweite Lebensjahr teilweise zu stillen. Die Initiative beginnt in der Klinik und soll danach weite Kreise im Gesundheitswesen und in der Gesellschaft ziehen – somit eine neue Stillkultur aufbauen.
Eine Geburtseinrichtung, welche mit der Plakette ausgezeichnet wird, erfüllt die zehn Schritte zum erfolgreichen Stillen.
1. Schriftliche Richtlinien zur Stillförderung haben, die dem gesamten Pflegepersonal in regelmäßigen Abständen nahegebracht werden.
2. Das gesamte Mitarbeiter-Team in Theorie und Praxis so schulen, daß es diese Richtlinien zur Stillförderung mit Leben erfüllen kann.
3. Alle schwangeren Frauen über die Vorteile und die Praxis des Stillens informieren.
4. Müttern ermöglichen, Ihr Kind innerhalb der ersten halben Stunde nach der Geburt anzulegen.
5. Den Müttern das korrekte Anlegen zeigen und ihnen erklären, wie sie ihre Milchproduktion aufrechterhalten können, auch im Falle einer Trennung von ihrem Kind.
6. Neugeborenen Kindern weder Flüssigkeiten noch sonstige Nahrung zusätzlich zur Muttermilch geben, wenn es nicht aus gesundheitlichen Gründen angezeigt scheint.

7. Rooming-in praktizieren – Mutter und Kind erlauben zusammenzubleiben – 24 Stunden am Tag.
8. Zum Stillen nach Bedarf ermuntern
9. Gestillten Kindern keinen Gummisauger oder Schnuller geben.
10. Die Entstehung von Stillgruppem fördern und Müttern bei der Entlassung aus der Klinik oder Entbindungseinrichtungen mit diesen Gruppen in Kontakt bringen. (WHO, UNICEF 1989)

Die Bedeutung des Stillens
Stillen ist mehr als Nahrung – die Bedeutung für die Mutter-Kind-Beziehung und darausfolgend die Bedeutung für die Entwicklung des Kindes sind unbestritten. Muttermilch ist auf die Bedürfnisse des Säuglings genau abgestimmt, sie paßt sich dem Reifezustand des Babys an. Das bedeutet, ob ein frühgeborenes oder ein reifgeborenes Baby beide erhalten die genau auf seine Bedürfnisse abgestimmte Muttermilch. Auch wenn aufgrund der Unreife bei ganz kleinen Frühgeborenen es oftmals erforderlich ist die Muttermilch anzureichern, schützt Muttermilch gerade diese sehr anfälligen Babys vor schwerwiegenden Erkrankungen. Für die Wöchnerin ist das Abpumpen der Muttermilch oftmals das einzige was Sie aktiv für das Frühgeborene tun kann und es hilft Ihr besser mit der schwierigen Situation und der meist damit verbundenen Trennung vom Kind fertig zu werden. Die Besuche von Vater und Mutter auf der Frühgeborenenintensivstation helfen beim Aufbau einer Beziehung. Berühren und Streicheln – Haut-Kontakt nehmen hier eine elementare Rolle ein. (Benkert 1995: 54, 55)

Vorteile des Stillens
Die Vorteile des Stillens für Mutter und Kind ergeben sich aus der Einzigartigkeit der Zusammensetzung der Muttermilch, sowie die Besonderheit des Saugvorgangs an der Brust und des damit verbundenen Körperkontaktes.
* Muttermilch ist immer verfügbar, hygienisch einwandfrei, richtig temperiert und „umweltfreundlich" verpackt. Stillen spart somit Zeit, Geld, Arbeit und macht unabhängig.
* Muttermilch ist auf den Nährstoffbedarf des Säuglings abgestimmt, Sie enthält Nährstoffe, Vitamine, Enzyme, Hormone, Wachstumsfaktoren, Schutz- und Abwehrstoffe in optimaler Menge und Zusammensetzung. Gestillte Kinder erkranken seltener, ein Stillkind kann nicht überfüttert werden.
* Muttermilch ist leicht verdaulich, schützt u.a. vor Magen-Darm-Infekten, Infekten der Atemwege. Exklusives Stillen in den ersten Monaten kann Allergien vorbeugen. Chronische Erkrankungen wie Morbus Crohn, Diabetis mellitus treten bei gestillten Kindern seltener auf.
* Durch die Saug- und Kaubewegungen an der Brust wird die Ausbildung des Bewegungsapparates und des Gaumens gefördert. Zahnfehlstellungen treten seltener auf. Gestillte Kinder sprechen leichter. Sie brauchen seltener eine logopädische Behandlung.
* Die Gebärmutter wird durch die Freigabe des Oxytocins schneller zurückgebildet, der Blutverlust ist geringer, eingelagertes Wasser wird ausgeschieden.
* Exklusives Stillen in den ersten Monaten kann als natürliche Schwangerschaftsverhütung genutzt werden.
* Durch das Stillen wird die Beziehung von Mutter und Kind gefördert. Hormonelle Einflüsse unterstützen das Bonding. Der Körperkontakt vermittelt dem Kind ein Gefühl von Wärme und Geborgenheit. Gestillte Kinder haben durch das vermittelte Urvertrauen eine stabile Persönlichkeit was Ihnen hilft soziale Kontakte aufzubauen und sich selber in der Gesellschaft zu behaupten. Die Mutter erkennt durch den intensiven Kontakt wie und wodurch sie die Entwicklung des Kindes fördern kann.

Die Bedeutung des Stillens und des frühen Mutter-Kind Kontaktes nach der Entbindung auf die frühkindliche Entwicklung:
Während der Schwangerschaft beginnt die Mutter sich auf das Baby einzustellen – sich ein Wunschbild aufzubauen. Nach der Entbindung brauchen Mutter und das Neugeborene Zeit um sich an die neuen Gegebenheiten anzupassen.

Der enge körperliche Kontakt von Mutter und Kind gibt dem Kind Geborgenheit, Sicherheit und Vertrauen und erleichtert dadurch die Anpassung an das Leben außerhalb der Gebärmutter. Die spätere Lebenshaltung wird dadurch beeinflußt und es wird ein Zusammenhang zur Suchtprävention sowie

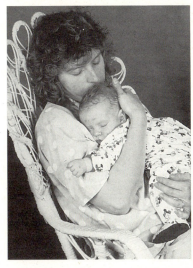

Abb. 3
Quelle: AFS

zum Aufbau von der Fähigkeit zu Lieben darin gesehen.

KENNELL (1975) beschreibt die ersten 12 Stunden nach der Entbindung als kritische sensible Phase.

Desweiteren ergibt die Auswertung einer Studie von KENNELL & KLAUS, (1987: 102ff), daß Mütter, denen früher und ausgedehnter Kontakt mit dem Neugeborenen ermöglicht wurde, leichter auf die Bedürfnisse der Babys reagieren können. Ein früher Kontakt nimmt auch Einfluß auf eine Verlängerung der Stillzeit: nach zwei Monaten stillten noch 77 % dieser Mütter, aber nur 27 % der Kontrollgruppe mit routinemäßig begrenztem Kontakt.

Es wurde mehrfach ein unterschiedliches Verhalten der Mütter im Umgang mit den Babys beobachtet, je nach dem wie und wann und wie lange die erste Kontaktaufnahme mit dem Baby stattfand.

So untersuchte de CHATEAU (1977: 575) in Schweden das Verhalten von 21 Müttern die frühen Kontakt nach der Entbindung innerhalb der ersten 30 Minuten hatten im Vergleich zu 19 Müttern mit späterem Mutter-Kind Kontakt (n. zwei Std.). 24h Rooming-in fand nach Ablauf von zwei Stunden nach der Geburt für beide Gruppen statt. Ergebnis: Mütter, die frühen Kontakt hatten stillten länger durchschnittlich 175 Tage im Vergleich zur Kontrollgruppe. Diese Mütter stillten durchschnittlich 105 Tage. Eine weitere Beobachtung nach drei Monaten zeigte ein unterschiedliches Verhalten der Mütter im Umgang mit den Babys. Müttern denen eine früher Kontaktaufnahme ermöglicht wurde liebkosten, streichelten und küßten die Babys mehr als in der Kontrollgruppe.

So wissen wir, daß der frühe Mutter-Kind Kontakt zu einer intensiveren sinnlichen Stimulierung, unterstützt durch das Stillen führt. Die sinnlichen Wahrnehmungen sind nicht unbedingt an das Stillen geknüpft. Das Stillen allerdings intensiviert diese Vorgänge. Die Fähigkeit der Mutter sich auf die Individualität und die Bedürfnisse des Säuglings einzustellen wird dadurch gefördert. Es fällt der Mutter leichter Ihr Verhalten dem Rhythmus und den Bedürfnissen des Kindes anzupassen.

Die Mutter-Kind Interaktion zeigt folgende Charakteristik:
* Das Bedürfnis nach gegenseitigem Berühren, Haut-Kontakt- das Vermitteln von Wärme.
* Blick-Kontakt, optimale Entfernung ist ein Abstand von 25 cm bis 30 cm. Dies entspricht der Stillposition (Wiegeposition).
* Kommunikation, das Baby kennt die Stimme der Mutter, die Mutter weiß intuitiv, daß das Baby eine hohe Stimmlage bevorzugt. Das Baby wiederum bewegt sich im Takt zur gesprochenen Sprache und auch die Mutter greift den Takt des Kindes auf. Die Körpersprache beeinflußt schon zu diesem Zeitpunkt die Kommunikation.
* Der Geruchssinn. Das Baby erkennt den „Duft der Mutter". Es findet die Brust als Nahrungsquelle anhand des Duftes.
* Das Baby signalisiert seine Bedürfnisse z.Bsp. beginnt es mit Saug- und Suchbewegungen seinen Hunger anzuzeigen. Wenn diese Signale nicht realisiert werden äußert das Baby seinen Unmut durch Schreien und löst damit automatisch vielfältige Reaktionen bei der Mutter aus.

Die Studienreihe von de CHATEAU, HOLBERG, JAKOBSEN & WINBERG (1977: 575-584) führte zu folgendem Ergebnis:

Welche Faktoren bei der Neugeborenenpflege fördern oder hemmen das Stillen?
Routinemaßnahmen auf der Entbindungsabteilung, wie das Wiegen des Kindes vor und nach dem Stillen beeinflussen die Bereitschaft zum Stillen negativ und verstärken primäres Fehlverhalten. Eine Vorbereitung des Vaters auf die Stillzeit- die Stillbeziehung zwischen Mutter und Baby auf der Entbindungsstation kann ein wichtiger Faktor zur Förderung des Stillens sein. Dies geht aus Zahlen über die Dauer

des Stillens und aus Bemerkungen der Mütter hervor. Den größten Einfluß auf den Aufbau einer Stillbeziehung hatten der direkte Hautkontakt und das Saugen innerhalb der ersten Stunde nach der Geburt. Dadurch wurde die Durchschnittsdauer des Stillens bis zu zweieinhalb Monate verlängert. Routinemaßnahmen sollten im Hinblick auf ihren fördernden oder hemmenden Einfluß überdacht werden.

In einer Studie beobachtete der Kinderarzt RIGHARD (RIGHARD & ALADE 1990: 1105-1107) 72 Neugeborenen bezüglich deren Verhalten nach der Entbindung. Neugeborene, welche direkt nach der Entbindung auf den Bauch der Mütter gelegt wurden wußten intuitiv was sie tun sollten. Routinemaßnahmen fanden zu einem späteren Zeitpunkt statt. Die Neugeborenen begannen innerhalb der ersten Stunde ihres Lebens mit Such- und Krabbelbewegungen vom Bauch zur Brust der Mutter zu gelangen. Sie erreichten diese aus eigener Kraft und begannen an der Brustwarze zu lecken und nach einiger Zeit zu trinken. diese Kinder hatten keine Saugschwierigkeiten. Für Vater und Mutter war diese Zeit des ungestörten Kennenlernens für den Aufbau einer Dreierbeziehung ungemein prägend.

Der Kinderarzt und Psychoanalytiker WINNICOTT beschreibt eindrücklich in seinem Aufsatz (1990: 15-26) wie wichtig die ungestörte Phase des Kennenlernens nach der Entbindung für Mutter und Kind ist.

Ebenfalls betont er in einem weiteren Aufsatz (Winnicott 1990: 69–78), daß das zu betreuende Personal nicht in diese Einheit eingreifen soll. Je ungestörter die Phase des Kennenlernens ist, desto besser stellen sich Mutter und Kind aufeinander ein und die Mutter weiß intuitiv was das Baby braucht.

Im Gegensatz zur Flaschenernährung erfolgt durch das Stillen der Beginn einer zwischenmenschlichen Beziehung. Hier wird die Fähigkeit begründet, sich den Objekten und der Welt zuzuwenden.

Winnicott zieht den Schluß, daß viele Störungen der Persönlichkeit zu vermeiden wären, wenn Helfer sich nicht in die extrem subtile und natürlichen Prozesse zwischen Mutter und Kind eingemischt hätten, dann hätten sich diese Entwicklungstörungen möglicherweise vermeiden lassen.

Stillen ist das Beste für Mutter und Kind. Setzen wir uns dafür ein, daß wir eine neue Stillkultur aufbauen und Stillen selbstverständlich wird.

References

ARBEITSGEMEINSCHAFT FREIER STILLGRUPPEN. 1995. *Stillen und Stillprobleme.* Stuttgart.
BENKERT, B.. 1995. *Alles über Stillen.* Ravensburg.
BOOSTROM R. 1995. *Perspectives in Biology and Medicine: Breastfeeding.* Chicago.
BUNDESFAMILIENMINISTERIUM. 1988. *Stillstudie – Fachgespäch.*
DE CHATEAU; HOLMBERG; JAKOBSEN et al.. 1977. A study of factors promoting and inhibiting lactation. *Def. Med Child Neurol* 19: 575.
KENNELL J.H., M.A. TRAUSE & M.H. KLAUS. 1975. *Evidence for a sensitive periode in a mother.* Ciba Symposium, no. 33, Parent infant interaction, Princeton, NJ.
KLAUS, M.H. & J.H. KENNELL. 1987. *Mutter-Kind-Bindung.* München.
LAWRENCE, RUTH. 1994. *Breastfeeding: A guide for the medical profession.* St. Louis, Missouri.
LOZOFF; BRITTENHAM; KENELL; KLAUS et al.. 1977. The mother newborn relationship: Limits of adaptability. *Journal of Pediatrics* 91: 1-12.
RIGHARD L. & M. ALADE. 1990. Effect of delivery room routines on sucess of first breast-feed. *Lancet:* 336: 1105–1107.
STRÄTLING, B. 1995. *Sucht beginnt im Kindesalter.* München.
TIETZE K.; B. TRUMAN B. & CH SEDEMUND. 1995, *Stillen in Deutschland.* Berlin.
TAMMINEN, SALMELI. 1991. Psychsosomatic Interaction between mother and infant during breast-feeding. *Psychother, Psychsosom* 1991. 56: 78-84.
TAYLOR, MALONI et al.. 1986 . Early suckling and prolonged breastfeeding. *AJDC* 140: 151-154.
VARENDI, PORTER & WINBERG. 1994. Does the newborn baby find the nipple by smell. *Lancet* 1994: 989-990.
WHO. 1991.*Indicators for assessing breastfeeding practices*
WHO. 1994. *WHA Resolution,* 47. *WHA Assembly WHA* 47,5
WHO & UNICEF 1989. *Protecting, Promoting and Supporting Breastfeeding: The special Role of the maternity services.* A Joint WHO/UNICEF Statement.
WINNICOTT, D.W. 1990. *Das Baby und seine Mutter.* Stuttgart.

Kinder- und Jugendsexualität
Geschlechtliche Aspekte der Entwicklungspsychologie
Infant and Teenage Sexuality

Ernest Bornemann

Zusammenfassung: Psychosexuelle Störungen im Erwachsenenalter resultieren fast immer auf Störungen in der frühkindlichen Phase. Die sexuelle Entwicklung des Kindes beginnt bereits im Mutterleib. Dem Neugeborenen ist es nicht möglich zu unterscheiden, ob lustvolle bzw. unlustvolle Reize von außen, also von anderen Personen, kommen oder aus seinem Körperinneren stammen. Dieser Zustand wird als Narzißmus oder Autoerotik bezeichnet. Die Genitalien bekommen erst durch Einfluß der Eltern oder Pflegepersonen eine größere Bedeutung als die anderen Körperzonen. Die Säuglingsmasturbation dient dem Erwerb von sensorischen Erfahrungen und fördert allgemein die Entwicklung der motorischen und geistigen Fähigkeiten. Auf das spätere Sexualleben des Kindes üben die Einstellung der Mutter bzw. später der Eltern oder Pflegepersonen zur Sexualität sowie die Qualität der Beziehung des Kindes zu diesen Personen einen großen Einfluß aus. Im Bereich der Jugendsexuakität ist eine dramatische Zunahme psychosexueller Störungen zu finden, die auf Erfahrungen in der frühkindlichen Phase zurückzuführen sind.

Abstract: Adult psychosexual diseases are often the result of interferences in the time of early childhood. Infant development of sexuality starts in utero. The newborn baby is not able to discriminate wether stimuli making pleasure of not are selfmade or coming from outside of his body. This state is called narcissism or autoerotism. Being influenced by parents or nurses the genitals get more important for the children than other zones of the body. Infant masturbation is necassary for babies to get sensoric experiences and supports the development of motoric and intellectual abilities. The sexual mental attitude of the mother during pregnancy and later of the parents or nurses, respectively, and the quality of the relationship the infant has to these persons determine the adult sexuality of the child. A dramatic increase of psychosexual disorders rooting in early infant experiences are found among teenagers.

Keywords: Kindersexualität, Sexualentwicklung, Narzißmus, Mutter-Kind-Bindung, psychosexuelle Störungen, kindliche Loslösung, Libido, infant sexuality, sexual development, narcissism, mother-child-bond, psychosexual diseases, infant disconnection/disjunction, libido.

In der Sexualpädologie, der Wissenschaft von der sexuellen Entwicklung des Kindes, versteht man unter Geschlechtsleben das Leben als geschlechtliches Wesen. In diesem Sinne haben Kinder nicht nur von der Geburt an ein Geschlechtsleben, sondern bereits vom Augenblick der Paarung des väterlichen Samens mit dem mütterlichen Ei. Das Geschlechtsleben des Kindes beginnt also bereits vor seiner Geburt.

Bis vor kurzem teilte man die sexuelle Entwicklung in elf Stufen ein:
1. Pränatale Entwicklung
    a) Progenese (Entwicklung der Keimzelle bis zur Amphimixis)
    b) Blastogenese (bis etwa Tag 15 der Schwangerschaft)
    c) Embryogenese (bis etwa Tag 75)
    d) Organogenese (bis etwa Tag 84)
    e) Fetogenese (Tag 85 bis zur Geburt)
2. Postnatale Entwicklung
    a) Aufrechte Haltung (Ende des ersten Lebensjahrs)
    b) Erste geschlechtliche Reife (drittes bis fünftes Lebensjahr)
    c) Erster Gestaltwandel (sechstes Lebensjahr)
    d) Erstes Auftreten der akzessorischen Geschlechtsmerkmale (siebtes bis achtes Lebensjahr)
    e) Menarche (8.-14. Jahr); Polluarche (neuntes bis fünfzehntes Lebensjahr)
    f) Maturität der akzessorischen Geschlechtsmerkmale (14.-15. Lebensjahr).

Diese Werte werden aber seit geraumer Zeit wieder durch die Prozesse der Akzeleration und Neotenie in Frage gestellt. Akzeleration ist der Prozeß der stetig früher einsetzenden körperlichen Reife. Neotenie ist der Prozeß der stetig später eintretenden seelischen Reife. Als Julius Kollmann (1834-1918) im Jahr

1885 das Wort *Neotenie* prägte, meinte er damit die Beibehaltung infantiler Merkmale bei bestimmten *Naturvölkern,* also eine Verlängerung der Kindheit bis ins Erwachsenenalter. Heute meinen wir damit die evolutionär bedingte Verlängerung der Lernphase einer gegebenen Gattung, d.h. eine Verbesserung der Anpassungsfähigkeit an die Umwelt, die nur durch Verlängerung des Abhängigkeitsverhältnisses der Kinder von den Erwachsenen erzielt werden kann. In sexualpädogischen Begriffen bedeutet dies, daß die Fortpflanzungsreife des Menschen von Generation zu Generation früher, die Geschlechtsreife dagegen von Generation zu Generation später eintritt. Damit ist die traditionelle Annahme, Geschlechtlichkeit sei mit Fortpflanzung (und Geschlechtsreife mit Fortpflanzungsreife) gleichzusetzen, gescheitert. Denn wenn die menschliche Sexualität nur eine Begleiterscheinung des *Fortpflanzungstriebs* oder Vermehrungsinstinkts wäre (und sich nur dann moralisch legitimieren ließe, wenn sie diesem dient), dann müßte sich die menschliche Geschlechtsreife gleichzeitig mit der Fortpflanzungsreife herausbilden. Eben das geschieht aber nicht.

Stattdessen finden wir uns mit dem bemerkenswerten Phänomen konfrontiert, daß die Lücke zwischen somatischer und psychischer Geschlechtsreife mit dem Fortschritt der sogenannten Zivilisation größer wird. Schon die vorgeburtliche Entwicklung ist, seitdem es überhaupt Messungen dieser Art gibt, in einem stetigen Prozeß der Beschleunigung begriffen. Die Längen- und Gewichtsmaße des Fetus zeigen Jahr um Jahr frühere Phasenentwicklung. Der Beschleunigungsvorgang setzt sich auch nach der Geburt fort. Die erste Zahnung liegt heute um Monate früher als bei den Kindern der Jahrhundertwende. Früher lernten europäische Kinder mit 13-14 Monaten laufen, heute mit neun bis elf Monaten. Die Zahl der Kinder, die bereits mit acht Monaten laufen lernen, nimmt zu. Zur Zeit Johann Sebastian Bachs (1685-1750) trat der Stimmbruch im 18. Lebensjahr ein, heute zwischen zwölf und dreizehn.

Der Sexualpädagoge Carlfred B. Broderick, der die umfangreichsten Untersuchungen über die sexuelle Entwicklung von Kindern und Jugendlichen ausgeführt hat, ist der Ansicht, daß sich die Menarche in der westlichen Welt jetzt alle zehn Jahre um drei bis vier Monate vorverschiebt. 1875 setzte sie mit etwa 16 Jahren ein, 1900 mit 15, 1925 mit 14, 1950 mit 13. Heute hat sie sich in den Großstädten Europas mit 12,5 eingependelt. Die Polluarche setzte vor 100 Jahren oft erst im 17. Lebensjahr ein, heute ist sie mit 13 üblich. Ähnliches gilt für die Pubarche und die Seminarche.

Ob die stetig früher auftretende Koitarche ein gesundes oder ungesundes Phänomen ist, hängt weitgehend davon ab, ob wir sie vom Standpunkt der Akzeleration oder von dem der Neotenie beurteilen. In Begriffen der Akzeleration ist es ein normaler Vorgang, der sich in die Typologie der stetig früher auftretenden somatischen Phasen einordnet. Vom Standpunkt der Neotenie dagegen ist es ein abnormer Vorgang, weil er die Schere zwischen somatischer und psychischer Reife erweitert.

Akzeleration beruht teilweise auf verbesserter Nahrung, teilweise aber auch auf einer vergrößerten Palette der Genmischungen. Genau wie gekreuzte (hybride) Getreidearten oft größer und stabiler sind als *reine,* sind die Kinder *gemischter* Ehen meist größer und widerstandsfähiger als die ethnisch ähnlicher Eltern. In der Biologie nennt man das Heterosis und spricht vom *Luxurieren der Bastarde.*

Neotenie dagegen ist wahrscheinlich ein Produkt der wachsenden Differenzierung der Gesellschaft seit Beginn des industriellen Zeitalters. Der Mensch wird zwar nicht dümmer, aber die Welt wird komplizierter, so daß es jeder Generation schwerer fällt, sich das erforderliche Quantum von Wissen rechtzeitig anzueignen. Andererseits dürfen wir uns auch nicht von dem Schockeffekt der Akzeleration zu der Annahme verleiten lassen, daß auch die Koitarche diesem Prozeß notwendig folgen müsse. Die Entdeckung, daß während der ersten 20 Jahre der Bundesrepublik Deutschland und der Zweiten Republik Österreich die Koitarche bei Oberschülern und Studenten vom 21. Lebensjahr auf das 18. gesunken ist, ließe vermuten, daß Oberschüler während der Weimarer Republik in Deutschland und der Ersten Republik in Österreich noch später mit dem Geschlechtsverkehr begonnen hätten als in den dazwischen liegenden Jahren des Dritten Reichs. Das ist jedoch ein Trugschluß, denn in den Hauptstädten Berlin und Wien war in den frühen dreißiger Jahren unter Oberschülern eine Koitarche im 16. Jahr üblich.

Kein Stadium der kindlichen Entwicklung wirkt sich nach heutigen Erkenntnissen so nachhaltig auf die spätere Sexualität des Erwachsenen aus wie das vorgeburtliche. Dabei spielen die sexuellen Beziehungen der Eltern in den neun Monaten der vorgeburtlichen Phase die Hauptrolle. Sie sind wichtiger als die Haltung der Eltern zu dem ungeborenen Kind.

Natürlich werden die pränatalen Beziehungen der Eltern zu ihrem Kind auch von ihren eigenen Kindheitserfahrungen geprägt, so daß bei der psychosexuellen Konditionierung des Kindes im Mutterleib auch großelterliche Einflüsse mitwirken. Fast alle psychosexuellen Erkrankungen des Erwachsenen gehen also auf Störungen der Beziehung des Kindes zu seinen Eltern oder Pflegepersonen zurück. Wenn diese Störungen mit dem für sie charakteristischen Zeitzündereffekt ihre Symptome im Jugend- und Erwachsenenalter herausbilden, sind sie kaum noch therapierbar. Selbstverständlich gibt es in jedem Lebensalter auch somatische Sexualstörungen, die mit keiner Prophylaxe verhindert werden können, zum Beispiel chromosomale und hormonelle Störungen der pränatalen Phase, die zwar möglicherweise mit der Weiterentwicklung der Genchirurgie verhindert werden könnten, nach heutiger Gesetzgebung in Deutschland aber einem Eingriffsverbot unterliegen. Eines jedoch haben sexualsomatische und psychosexuelle Störungen miteinander gemein: sie wirken sich um so gravierender aus, je früher sie auftreten. Vorpubertäre Störungen haben schwerere Folgen als nachpubertäre, kindliche schwerere als pubertäre, vorgeburtliche schwerere als nachgeburtliche. Hier herrscht der scheinbar paradoxe Vorgang, daß psychosexuelle Störungen, einschließlich der sogenannten Perversionen, sich um so später herausbilden, je früher ihre Ursachen in der Lebensgeschichte liegen. Das ist für Laien, die immer noch meinen, Kinder hätten keine Sexualität, besonders dann beunruhigend, wenn es ihnen während der Therapie eigener Störungen bewußt wird. Deshalb befasse ich mich, wenn ich um ein Referat über Kinder- und Jugendsexualität gebeten werde, stets zuerst mit den pränatalen und perinatalen Phasen.

Die Haltung des Erwachsenen zu seinen Sexualpartnern und -partnerinnen entspringt keinem Trieb, sondern wird von der Haltung seiner Eltern oder Pflegepersonen zur Sexualität bestimmt. Erhält das Kind Liebe, so wird es später in der Lage sein, Liebe zu geben. Erhält es Zärtlichkeit, wird es später auch Zärtlichkeit geben können und die Zärtlichkeit eines anderen lustvoll und ohne Gewissensbisse genießen können. Der Drang nach Körperkontakt mit einem späteren Sexualpartner wird von dem Drang der Eltern nach Körperkontakt geprägt. Eine moralisch gespaltene Haltung der Eltern zum eigenen Körper, zu dem des Ehegatten und zu dem des Kindes birgt große Gefahren für alle drei, vor allem aber für das Kind. Empfindet der Vater seine Sexualität als Fluch und schwankt zwischen zwanghaftem Drang und tiefer Reue, so kann er niemals ganzheitliche Liebe entwickeln und seinem Kinde mitgeben. Erfüllt die Mutter ihre sogenannten Ehepflichten nicht aus Liebe, sondern widerwillig und lieblos, so nimmt das Kind diese Lieblosigkeit bereits vom Neugeborenenalter an in sein späteres Leben mit. Die Kinder solcher Eltern bilden keine stabile, widerstandsfähige, selbständige Persönlichkeit und lernen nie im Leben, einem anderen Menschen ganzheitliche, sowohl körperliche wie seelische Liebe entgegenzubringen. Die Signale dieser psychosexuellen Entgleisung werden bereits im Neugeborenenalter gestellt.

Es ist kennzeichnend für die psychosexuelle Entwicklung des Menschen, daß das Neugeborene die von außen einwirkenden Reize lustvoller oder unlustvoller Art noch nicht von denen unterscheiden kann, die aus seinem Körperinneren stammen. Es erlebt zwar Lust und Unlust, aber es nimmt beide nur als Regungen seiner Innenwelt wahr. Auch die bedürfnisbefriedigende, nahrungsspendende, warme, elastische Mutterbrust und den warmen, streichelnden, das Kind wiegenden Arm der Mutter oder Pflegeperson erkennt es keineswegs als Teile der Außenwelt, sondern betrachtet beide, genau wie im fetalen Zustand, als Teile seiner selbst. Es liebt den warmen Arm der Mutter, es liebt die Mutterbrust, es liebt die Brustwarze und es liebt die warme Muttermilch. Aber es ist sich nicht der Tatsache bewußt, daß all diese geliebten Dinge Teile eines anderen Menschen sind.

Diesen Zustand der Selbstliebe und Selbsttäuschung nennen wir nach dem Psychologen Paul Näcke *Narzißmus*. Er hat das Wort aus der griechischen Sage von dem schönen Halbgott Narzissus abgeleitet, der sich in sein eigenes Spiegelbild verliebte. Sigmund Freud hat aus Näckes Grundgedanken die Vorstellung von zwei narzißtischen Phasen entwickelt. Der erste Lebensmonat gilt als Phase des *primären Narzißmus*. Mit dem zweiten Monat beginnt die Zeit des *sekundären Narzißmus*. Da sowohl die Phase des primären wie die des sekundären Narzißmus lebenslange Spuren im Geschlechtsleben des Erwachsenen hinterläßt, kann man den Narzißmus auch als *Autoerotik* definieren. Dient die autoerotische Aktivität als Vorspiel zum *Koitus,* so stufen die Sexualwissenschaftler sie als *primärnarzißtische* Tätigkeit ein. Dient sie als freiwilliges *Substitut* des Koitus, so definiert man sie als *sekundärnarzißtische* Handlung. Obgleich das Neugeborene in einem narzißtischen, autoerotischen Zustand lebt, ist seine manuelle Geschicklichkeit noch zu gering, um autoerotische Handlungen an seinen Genitalien vorzunehmen. Doch kann es sich durch Daumensaugen und andere Berührungen des eigenen Körpers durchaus autoerotische Befriedigung verschaffen. Da sich in diesem Alter noch keine Erogenzonen gebildet haben, reagiert die ganze Hautoberfläche des Neugeborenen in gleicher Weise auf sensorische Stimuli - einerlei ob es sie selber verursacht oder ob andere Menschen es tun. Meine Mitarbeiter und ich haben diese Phase deshalb vor vielen Jahren bereits als *kutane Phase* bezeichnet (vom griechischen *kytos,* lateinisch *cutis* - Haut).

Man kann den undifferenzierten Zustand der neonatalen Hauterotik sehr gut mit einer vorgeschichtlichen, noch nicht in herrschende und beherrschte Klassen aufgeteilten Urhorde vergleichen. So wie man die fortschreitende Sozialentwicklung einerseits als Differenzierungsprozeß der Gesellschaft, andererseits als Prozeß der Anknüpfung immer komplizierterer Beziehungen zu anderen Horden, Stämmen, Völkern und Nationen sehen kann, so läßt sich die sexuelle Entwicklung des Kindes einerseits als fortschreitende Aufteilung der Körperoberfläche in Erogenzonen, andererseits als Anknüpfung stetig komplizierter werdender Beziehungen zu den Eltern und anderen Erwachsenen betrachten. Der erste Prozeß ist ein einengender: Er führt von einem undifferenzierten zu einem immer enger differenzierenden Zustand und damit zur Herrschaft einer bestimmten Körperzone über alle anderen. Der zweite ist ein erweiternder Prozeß: Er führt von der ersten Geliebten, der Pflegeperson, zu einem immer breiteten Kreis von potentiellen Liebespartnern.

Als gesichert kann gelten, daß die Pflegeperson, gerade weil sie in diesem frühesten Lebensabschnitt des Kindes noch nicht bewußt als solche wahrgenommen wird, einen Einfluß auf die spätere Partnerwahl ausüben kann. Da der Einfluß der Pflegeperson lebenswichtig für das Neugeborene ist (füttert sie es nicht, so stirbt es), da die Prägung andererseits aber aus den tiefsten, noch nicht bewußten Schichten der Erinnerung stammt, übt sie einen nahezu unwiderstehlichen Einfluß auf das spätere Leben des Erwachsenen aus. Denn wir können uns nur gegen jene Einflüsse wehren, die uns bewußt sind. Gegen unbewußte Einflüsse sind wir machtlos.

Die Art und Weise, wie sich die Mutter oder Pflegeperson dem Neugeborenen gegenüber benimmt, ist also im lebensgeschichtlichen Sinn von allergrößter Bedeutung für das spätere Geschlechtsleben des Kindes. Sie bestimmt nicht nur die unbewußten Gründe seiner späteren Partnerwahl, sondern auch einen großen Teil der Sexualpraktiken, die ihn im späteren Leben anziehen oder abstoßen werden. Indem die Mutter oder Pflegeperson das Neugeborene abputzt, wäscht und trockenlegt, werden bestimmte Hautzonen, besonders die Genital- und Analregion, aus dem *Urkommunismus* der neonatalen, undifferenzierten Hauterotik herausgelöst und durch tägliche Stimulierung in Erogenzonen verwandelt. Die von der Psychoanalyse vertretene Ansicht, daß die erste Erogenzone der Mund sei, weil die Lippen, der Gaumen und die Zunge des Säuglings durch die Lust der Nahrungsaufnahme vom ersten Gestilltwerden an sensitiviert werden, ist zweifellos korrekt. Aber vor der sogenannten *oralen Phase* der Psychoanalyse durchlebt das Kind jenes präorale Alter, das wir *Kutanphase* genannt haben.

Legt man das Neugeborene neben den unbekleideten Körper der Mutter, so wendet es sich der Wärme des mütterlichen Körpers zu. Legt man das Kind auf den Leib der Mutter, so beginnt es sehr bald, nach der Brustwarze zu suchen. Beide Reaktionen sind offenbar angeboren. René Spitz hat dieses Verhalten *rooting (Suchverhalten)* getauft. Seit seinen Pionierarbeiten in den vierziger und fünfziger Jahren hat es sich allerdings herausgestellt, daß das *rooting* nicht nur ein Suchen nach Wärme und Nahrung, sondern auch eine Erforschung des ganzen Körpers der Mutter ist. Offenbar sind bei dieser ersten Forschungstätigkeit des Kindes vor allem der Geruchs-, Geschmacks- und Tastsinn beteiligt, weniger die Augen und Ohren.

Die Filme, die Leboyer und andere Vertreter einer natürlichen Geburtshilfe gedreht haben, zeigen in eindrucksvoller Weise, wie neugierig das Neugeborene ist und wie unmißverständlich erotisch seine Zuwendung zum Körper der Mutter ist. Andererseits zeigen die Filme, die Spitz und seine Mitarbeiter gemacht haben, wie die Hände der Mutter dem Neugeborenen eine Unzahl taktiler Reize vermitteln und wie diese Reize das Kind dazu bewegen, seine eigene Orientierung einzuüben und seine Wahrnehmungsfähigkeit zu stärken. Durch lustvolle Stimulierung verführt die Mutter das Kind zur Erprobung seiner Hauterotik, seiner Tiefensensibilität und seines Gleichgewichtssinnes.

Während des Stillens macht das Neugeborene bestimmte Bewegungen, die den Stoßbewegungen der säugenden Kleintiere entsprechen. Sie umfassen die Abfolge von Orientierungsbewegungen, gefolgt vom Erfassen der Brustwarze mit den Lippen, dem Saugen und dem Schlucken. Gleichzeitig macht das Kind pressende Finger- und Handbewegungen, als ob es die Mutter melken wolle. Sie werden von Arm- und Beinbewegungen begleitet, deren Intensität mit dem Grad der Füllung des Magens in Zusammenhang steht. All diese Bewegungen werden sich beim Erwachsenen im Geschlechtsverkehr wiederholen. Sie dienen also nicht nur der Nahrungsaufnahme, sondern auch der Einübung unserer Sinnlichkeit, das heißt der Erprobung unserer Sinnesorgane und der Vorbereitung auf unsere Rolle im erwachsenen Geschlechtsverkehr.

Mit Ausnahme der Genitalien, die den Eltern des Neugeborenen meist unerwartet groß vorkommen, unterscheiden sich neugeborene Knaben und Mädchen kaum im Körperbau von einander. Die Geschichte der Kindheit und Jugend ist in sexualmorphologischer Hinsicht dann aber eine teils stetige, teils schubartige Aufhebung der ursprünglichen somatischen Ähnlichkeit und eine entsprechende Polarisierung der psychischen in zwei unterschiedliche Richtungen. Von der Geburt an ähneln die Körperproportionen des kleinen Mädchens mehr denen der erwachsenen Frau als die des kleinen Buben denen des erwachsenen Mannes. Wir können das einerseits so deuten, daß der Mann sich aus einem ursprünglich weiblichen Körperbau herausdifferenziert, oder daß die Frau im Körperbau früher reif wird als der Mann. Von der Geburt an haben Mädchen auch eine höhere Pulszahl und einen niedrigeren Grundumsatz. Das heißt: Ihr Sauerstoffverbrauch im Ruhezustand ist geringer als der des Knaben. Das gibt der Frau eine höhere Überlebenschance in vielen Krisensituationen.

„Kurz nach der Geburt zeigt das kindliche Scheidenepithel durch die Wirkung der von der Plazenta gebildeten Hormone ein Bild, das dem der geschlechtsreifen Frau entspricht. Es besteht aus 60 bis 90 Zellagen. Während der ersten 2-3 Lebenswochen wird es auf 5-6 Zellagen reduziert, um erst vor der Pubertät wieder extrem vielschichtig zu werden. Bleibt die Hormonproduktion der Frau aus (etwa durch Kastration oder durch Rückbildung der Eierstöcke zur Zeit der Menopause), dann wird das Epithel wieder auf wenige Zellschichten reduziert." (Rosenbauer 1969)

Fast jedes männliche Neugeborene hat bereits Peniserektionen, und zwar kurz vor dem Urinieren und meist nach etwa einer halben Stunde des Tiefschlafs. Das Gesamtbild der Erektionen im Schlaf des Neugeborenen unterscheidet sich nicht wesentlich von dem des erwachsenen Mannes.

Für den Säugling besitzen die Genitalien keine sehr viel größere Bedeutung als irgendwelche anderen Körperzonen, z.B. der Mund, der Daumen, der Bauchnabel, die Zehen oder die Ohrläppchen. Meist ist es die exzessive Reaktion der Eltern oder Pflegepersonen auf das kindliche Herumspielen mit den Genitalien, das ihm überhaupt erst den Eindruck gibt, diese Zonen seien irgendwie bedeutsamer als alle anderen. Auch das Aussparen der Genitalien beim elterlichen Streicheln und Hätscheln macht das Kind darauf aufmerksam, daß hier eine Körperzone besteht, die *anders* ist als alle anderen. Meist ist es deshalb die Angst der Eltern vor der kindlichen Masturbation, die dem Kind die Idee in den Kopf setzt, daß es da etwas Verbotenes und deshalb Interessantes zu tun gibt.

Offenbar dient die Säuglingsmasturbation dem Erwerb von sensorischen Erfahrungen. In diesem Sinne unterscheidet sie sich nicht maßgeblich vom früheren Ludeln oder vom späteren Schaukeln, Hopsen, Springen oder Kitzeln. Wenn das Kind an allen Spielzeugen riecht oder leckt, wenn es später sein Ohr an Muscheln, Uhren oder den Hals der schnurrenden Katze legt, wenn es Seifenblasen, Gatsch oder Eierpampe macht, dann tut es nach seinen altersspezifischen Maßstäben genau das gleiche, wie wenn es mit seinen Gliedern spielt: Es lernt. Und da bestimmte Lernprozesse nur dann funktionieren, wenn sie Spaß machen, lernt das Kind um so mehr, je mehr Spaß ihm das Lernen macht.

Wir haben in den Jahren 1961-1980 wiederholt festgestellt, daß Kinder, die sich bei der Säuglingsmasturbation als besonders agil erwiesen hatten, auch alle anderen motorischen Fähigkeiten, vor allem die des Manipulierens, früher und effizienter entwickelten als die nicht masturbierenden. Hier soll als kennzeichnende Beobachtung des Verhältnisses zwischen Masturbation und Realitätssinn hinzugefügt werden, daß autistische Kinder nur selten oder gar nicht masturbieren. Es ist also offenbar so, daß die Natur die sinnliche Befriedigung als Prämie einsetzt, um das Kind zur Einübung der Gelenkigkeit und des Realitätssinnes anzuregen. Verhindern die Eltern nun aus mißverstandener Sittlichkeit die sinnliche Befriedigung des Kindes, so verhindern sie auch die Denk- und Lernprozesse, die sich an die Befriedigung knüpfen.

Was im Kindesalter gesund und normal ist, wird jedoch im Erwachsenenalter zur Gefahr, wenn es das Resultat regressiven Verhaltens ist. Deshalb ist es ein diagnostisches Merkmal sexueller Infantilität, wenn ein Erwachsener noch immer seine Befriedigung am eigenen Körper sucht. Das bezieht sich nicht nur auf Masturbation, sondern auch auf die zahllosen anderen Varianten psychosexueller Autoerotik - all jene Verhaltensweisen, die die eigene Befriedigung als primär und die des anderen als sekundär oder irrelevant betrachten. Zwar können narzißtisch fixierte Menschen unter bestimmten Umständen durchaus befriedigende Sexualpartner sein. Oft versuchen gerade solche Männer und Frauen, ihre Partner mit besonderer Ausdauer und Geschicklichkeit zu befriedigen. Aber sie und das nicht aus alloerotischen Motiven, also aus echter Objektliebe, sondern nur, um sich selbst zu beweisen, wie effizient sie in der Ausübung sexueller Techniken sind. Werden sie nicht zur Genüge dafür gelobt, geliebt und verhätschelt, so zerbricht ihre Zuversicht sofort. Unter der alloerotischen Maske tritt dann die unverhüllte Autoerotik hervor: hinter der Objektliebe die Selbstliebe. Ein Kennzeichen solcher narzißtisch sozialisierten Menschen ist, daß sie als Erwachsene keine Unlust ertragen können und unter der kleinsten psychischen Last zusammenbrechen.

Solche Menschen verlangen nicht nur, geliebt zu werden, sondern können einen Zustand nicht ertragen, in dem sie nicht geliebt werden. Sie verfallen in Depressionen, wenn sie wahrnehmen, daß jemand, der ihnen völlig gleichgültig ist, ihre Gleichgültigkeit erwidert. Ihre Angst vor Liebesverlust ist so groß, daß sie sich sogar davor fürchten, eine Zuneigung zu verlieren, die sie überhaupt nicht besessen haben.

Manche von Ihnen mögen schockiert gewesen sein, als ich - als Sexualforscher - soeben einige Zweifel an der Selbstbefriedigung geäußert hatte. Aber Sexualität ist eine Beziehung zwischen zwei oder mehr Menschen. Die kann zwar auch bei der Masturbation stattfinden. Häufiger ist es aber daß erwachsene Menschen den Körper des anderen beim Geschlechtsverkehr als eine Art Masturbationsinstrument benutzen. Und das ist ungesund, weil die altruistische Dimension der gesunden Sexualität darin besteht, daß man sich nur dann Befriedigung verschaffen kann, wenn man den anderen befriedigt. Menschen, denen das nicht gelingt, bleiben ihr ganzes Leben lang unbefriedigt, einerlei wie oft sie auch koitieren mögen.

Dieses Unvermögen geht auf jene Phase der kindlichen Entwicklung zurück, in welcher das Kleinkind sich von der Mutter loslösen will, aber gleichzeitig Angst vor der Einsamkeit hat. Sie beginnt im vierten Lebensmonat, nachdem sich das Band zwischen Mutter und Kind gefestigt hat. Denn eine Trennung kann nur stattfinden, wenn es erst einmal eine Bindung gegeben hat. Und die Bindung kann erst stattfinden, nachdem das Kind seine Mutter oder Pflegeperson als selbständige, unabhängige, autonome Persönlichkeit erkannt hat.

Um sie zu erkennen, beginnt das Kind in diesem Alter, das Gesicht und den Körper seiner Pflegeperson sorgfältig und systematisch zu erkunden, und zwar um so sorgfältiger, je weniger Kleidung sie trägt. Pflegepersonen, die frei von sexuellen Bedenken sind, werden feststellen, daß das Kind, wenn man ihm das gestattet, zwischen dem vierten und siebten Monat jede Stelle ihres Körpers visuell und manuell inspiziert - dabei mit besonderer Neugier ihre Genitalien.

Sobald das Kind mit seinen fünf Sinnen erfahren hat, was das für ein Körper ist, der ihn bis dahin betreut hat, ist es bereit, seine ersten Schritte zur Unabhängigkeit zu unternehmen. Je leibfeindlicher, je versagender die Pflegepersonen sich verhalten, desto später beginnt der Ablösungsprozeß und desto länger dauert er. Er sollte frühestens mit dem vierten, spätestens mit dem zehnten Monat beginnen. Man erkennt ihn daran, daß das Kind seinen Körper immer häufiger von der Pflegeperson wegstemmt, aber nicht im Ärger oder im Protest, sondern nur als ob es sehen wolle, wie die Pflegeperson aus der Entfernung aussieht. An der Tatsache, daß das Kind Augenkontakt mit ihr aufrechterhält, merkt man, daß es sich hier um einen gutmütigen Akt der Erprobung eines neuen, distanzierten Verhaltens handelt. Damit beginnt nicht nur die eigentliche Kindheit, sondern vielleicht schon der erste Abschied von ihr.

Von nun an kann das Kind ein zunehmendes Maß an leiblicher Frustration ertragen, solange es nur Augenkontakt mit seiner Bezugsperson aufrechterhalten darf. Umgekehrt reagiert es aber auch mit Wut und Tränen, wenn es die Möglichkeit des Augenkontakts mit der Bezugsperson verliert - selbst dann, wenn all seine leiblichen Bedürfnisse von einem anderen Menschen erfüllt werden.

Hier zeigt sich also wieder einmal etwas spezifisch Menschliches - der Primat bestimmter psychischer über physische Bedürfnisse. Je sicherer sich das Kind der Liebe und Verläßlichkeit seiner Bezugsperson weiß, desto früher gelingt ihm sowohl die Loslösung wie die Individuation. Je weniger die Eltern oder Pfleger das Kind lieben (aber auch: je mehr sie es verwöhnen und bevormunden), desto langsamer, schwieriger und schmerzlicher gestaltet sich der Vorgang der Trennung und Selbstfindung.

Das erzeugt bestimmte Probleme der Fixierung und Regression auf die Zeiten vor der Trennung und Selbstfindung. Sie können zu jener schweren Störung führen, die Margaret Mahler und Bertram Cosliner in den Jahren 1952-1955 als *symbiotische Psychose* bezeichnet haben. Aber auch in milden Fällen der Regression auf diese Phase können im Erwachsenenalter Störungen des Geschlechtslebens auftreten. Da der Säugling während dieser Zeit in der symbiotischen Illusion lebt, alles, was die Pflegeperson für ihn tut, selbst getan zu haben, behält er auch als Erwachsener, wenn er an diese Phase fixiert ist oder auf sie regrediert, die Illusion bei, daß alles, was seine Sexualpartner für ihn tun, von ihm selbst getan wird. Solche Menschen scheinen manchmal in einer perfekten Dyade mit ihrem Ehepartner zu leben, aber die Dyade funktioniert nur so lange, wie der Ehepartner die gesamte Last der Versorgung trägt und dem *Omnipotenten* niemals die Illusion seiner Omnipotenz raubt.

Die häufigste Form der symbiotischen Fixierung ist die Verschmelzungsangst, die sich in den frühen Stadien der Loslösungsphase bildet - gerade dann, wenn das Kind seine ersten Ichkerne entwickelt und das erste Bewußtsein seiner eigenen Identität zustandebringt. In dieser Phase zeigt das Kind, wie wir gesehen haben, oft panische Angst vor dem Verlust seiner neu gewonnenen Selbständigkeit. Es will nicht noch einmal mit der Pflegeperson verschmelzen, aber es befindet sich in einem schrecklichen Dilemma, weil die sorgenfreie, selige Zeit der Symbiose es gleichzeitig auch zurücklockt *(Symbioselust)*.

Die in unserer Gesellschaftsordnung nur allzu verbreitete Furcht der Männer vor einer weiblichen Dominanz über ihre körperliche und seelische Autonomie geht wahrscheinlich auf diese Phase zurück. Die permanenten Abwehrmaßnahmen solcher Männer gegen jede Frau, die in ihre *Privatsphäre* einzudringen droht, wirken oft nachhaltiger als die sexuellen Reize der Frau.

Verschmelzungsangst ist als die kleinkindliche Angst vor der Verschmelzung mit der Mutter, die sich im Erwachsenenalter als Angst vor der Verschmelzung mit dem Sexualpartner äußert. Das Resultat ist eine Sequenz von neurotischen Verhaltensformen, Frigiditätsphänomenen, Potenzstörungen und Deviationen. R.J. Stoller geht so weit, sexuelle Deviationen schlechthin als *Einrisse* zu bezeichnen, „die sich aus dem Schwanken zwischen dem Wunsch nach Verschmelzung und dem Wunsch nach Trennung ergeben". Diese Einrisse mögen, nach seiner Meinung, bei nicht-perversen Menschen zugewachsen, bei Neurotikern nur schwach verheilt und bei Perversionen offene Wunden sein. In allen drei Fällen reichen sie aber tief in die sexuelle Identität hinab und erfordern eine lebenslange Vorsorge gegen das neuerliche Aufbrechen der Wunde.

Stoller kennzeichnet Transsexualität - das lebenslange Gefühl, von den Eltern mit den falschen Sexualorganen ausgestattet worden zu sein - als die spezifische Deviation der symbiotischen Phase und meint, daß selbst transsexuelle Frauen - also Menschen mit somatisch weiblicher und psychisch männlicher Sexualiät - Produkte falschen elterlichen Verhaltens in der symbiotischen Phase seien. Männliche Transsexualität wäre dann nichts anderes als unvollendete Loslösung des Sohns von der Mutter. Weibliche Transsexualität wäre dagegen das Produkt exzessiver, durch falsches mütterliches Verhalten erzeugter Verschmelzungsängste. Nach Stoller distanzieren sich solche Töchter im Prozeß der Loslösung so intensiv von ihren Müttern, daß sie die konträre Psychosexualität annehmen: die des Mannes. Ihre somatische Sexualität bleibt weiblich, ihre psychische Sexualität verwandelt sich im Prozeß der Loslösung in eine männliche. Nun zur Jugendsexualität: Bei den heute 14-18jährigen finden wir eine geradezu dramatische Zunahme all der soeben erwähnten Störungen, und zwar in einem Ausmaß, das die von mir zitierte Ätiologie in Frage stellt. Denn wenn Störungen ein statistisches Ausmaß jenseits des Durchschnitts annehmen, spricht man in der Sexualwissenschaft - im Gegensatz zur somatischen Medizin - nicht mehr von Krankheit, sondern von veränderter Norm. Wir nehmen also bei Jugendlichen bereits die für unser Zeitalter charakteristische Abwanderung aus der einstigen Mehrheit der Heterosexuellen in die sexuellen Minderheiten genauso wahr wie bei den Erwachsenen. Sie macht sich als erstes in der stetig schwindenden Zahl der Paarungen und der Partner in der biologisch potentesten Phase des Lebens bemerkbar. Denn im Widerspruch zu der Laienmeinung findet der Höhepunkt des sexuellen Wollens und Könnens weder im Alter der Heranwachsenden noch in dem der Erwachsenen statt, sondern zwischen der Pubertät und der Adoleszenz. Wenn wir nun entdecken, daß gerade in diesem Lebensalter das sexuelle Wollen und Können Jahr um Jahr abflaut, dann müssen wir von einer wirklichen Zeitwende sprechen und darüber nachdenken, ob die Gründe biologischer oder sozialer Natur sind oder vielleicht auf ökologische Einflüsse hindeuten.

Das Ausmaß des libidinösen Verfalls ist den meisten Menschen noch gar nicht bewußt, weil es ausgerechnet mit einer Zeit der Hypersexualität in den Medien zusammenfällt. Aber die Nackedeis in den Boulevardzeitungen und den Herrenmagazinen, die Pin-ups in den Kleiderschränken der Kasernen, die männlichen Stripper und die Oben-ohne-Kellnerinnen, die Soft-Pornos im Fernsehen und die hardcore-Videos in den Sex-Shops, die Domina-Uniformen auf den SM-Partys, die Gummi- und Lederkostüme der Fetischisten - all das sind ja keine Beweise befriedigender Heterosexualität, sondern nur Belege, daß die Marktwirtschaft immer mehr *Substitute* des Geschlechtsverkehrs auf den Markt wirft, um die wachsende Nachfrage nach Sex-Surrogaten zu erfüllen. Es beweist nicht, daß die Jugendlichen mehr und zufriedenstellender koitieren als früher, sondern daß sie bereits in jungen Jahren immer mehr

Hilfsmittel benötigen, um überhaupt noch koitieren zu können. Der Mythos von der *neuen Treue* der heutigen Jugendlichen verhüllt die Tatsache, daß diese *Treue* nicht von freiwilligem Verzicht auf Partnerwechsel oder von überlegtem Verzicht auf Seitensprünge bestimmt wird, sondern nur von einer enorm geschwächten Libido.

Zweitens nimmt der sekundäre Narzißmus gegenwärtig in einem für die Generation der ersten Psychoanalytiker noch völlig unvorstellbarem Ausmaß zu. Die Jugendlichen unterliegen in einer stetig grausamer werdenden Welt derartig grausamen Kränkungen, daß sie sie nur durch Errichtung eines fiktiven Selbstbilds der Allmacht und Attraktivität verkraften können. Das Motiv all dieser jugendlichen Sehnsüchte nach Macht und Attraktivität ist aber keineswegs das, sich für den Partner oder die Partnerin attraktiv zu machen, sondern ausschließlich das, in den *eigenen* Augen besser abzuschneiden. Sie wollen zwar attraktiv und fit sein, aber nicht, um ihrem Partner oder ihrer Partnerin intensivere Orgasmen zu bescheren, sondern nur um sich fitter zu *fühlen*. Wie die Schauspielerin Jane Fonda es ausgedrückt hat: *„Die Kids von heute geben sich so wahnsinnige Mühe, sexy auszusehen, daß ihnen für Sex weder Zeit noch Kraft übrigbleibt."*

Drittens schwindet die seelische Belastbarkeit bei heutigen Jugendlichen in einem für die Väter und Mütter aus der 68er Generation nie für möglich gehaltenen Ausmaß. Da es den Nachfahren der 68er Generation weitaus wichtiger ist, geliebt zu werden als zu lieben, verfallen sie in Depressionen, sobald sie das Gefühl haben, nicht bis zur totalen Auslieferung geliebt zu werden. Ihre Angst vor Liebesverlust ist so groß, daß sie sich fürchten, eine Zuneigung zu verlieren, die sie nie besessen haben.

Viertens nehmen die symbiotischen Störungen unter Jugendlichen in verheerendem Ausmaß zu. Sie gehen auf die Illusion des Säuglings zurück, alles, was die Pflegeperson für ihn tut, selbst getan zu haben. Solche Jugendlichen scheinen eine Zeitlang in einer perfekten Dyade zu leben, aber sie funktioniert nur so lange, wie der oder die andere einem niemals die Illusion der Omnipotenz raubt und die gesamte Last der psychosexuellen Versorgung des Paars trägt.

Fünftens nimmt die Verschmelzungsangst bei Jugendlichen deutlich zu. Nicht nur entwickeln die jungen Männer schon früher als ihre Väter und Großväter die klassische Männerangst vor weiblicher Dominanz, sondern auch die Mädchen entwickeln ganz früh schon ängstliche Abwehrmaßnahmen gegen jeden Jungen, der in ihre *Privatsphäre* einzudringen droht. Die Angst vor Vereinnahmung erweist sich als stärker denn alle sexuellen Begierden zusammen. Das Resultat ist eine als berechtigte Abwehr gegen das Patriarchat verkleidete Frigidität im Verkehr mit Männern, aus der es für viele junge Mädchen heute nur noch den Ausweg in lesbische Bindungen gibt.

Sechstens beginnt die Flucht in die Transsexualität immer früher. Dabei mag die Tatsache, daß Travestie eine der erfolgreichsten Formen des heutigen Show-Business ist - von Dame Edna bis zu Lilo Wanders in *Wa(h)re Liebe* - eine Rolle spielen, aber die unbewußten, die realen Motive liegen tiefer, wahrscheinlich in der Reaktion der Kleinkinder in der symbiotischen Phase auf die allzu schwache Libido der gegengeschlechtlichen Elternfigur. Die Kinder müssen so intensive Anstrengungen machen, um sich von dem allzu weiblichen Vater oder der allzu männlichen Mutter zu lösen, daß die Psychosexualität sich bei ihnen von der somatischen abspaltet.

Eines ist jedenfalls empirisch gesichert: Die Intensität der heterosexuellen Libido nimmt bei den heutigen Jugendlichen Jahr um Jahr ab und erlaubt nur zwei Auswege: Entweder Flucht in eine der sexuellen Minderheiten oder furchtsame Regression auf die Stufe der kindlichen Selbstbefriedigung. Die größte sexuelle Minderheit unserer Tage ist nicht, wie die Laien glauben, die der Schwulen und Lesben, sondern die der lebenslangen Selbstbefriediger. Die tiefe Enttäuschung darüber, daß die ersten Sexualkontakte keineswegs den Vorstellungen entsprechen, die man sich aufgrund der Verherrlichung der Sexualität in den Medien gemacht hat, löst einen schockartigen Rückzug aus der koitalen Praxis aus.

Da ich diesen Artikel aber nicht auf dieser pessimistischen Note beenden möchte, wiederhole ich zum Schluß, was ich am Anfang bereits mehrmals angedeutet habe: daß nach meiner Ansicht nur ein geringer Teil der erwähnten Befunde biologische Ursachen hat und ich es mir durchaus vorstellen kann, daß der Aufstieg in eine weniger aggressive Gesellschaftsordnung - eine Sozietät, die auf mehr Gemeinsinn und weniger Ellbogen-Power beruht - die meisten der heute zitierten Symptome von selbst verschwinden lassen wird.

References

ROSENBAUER, K.A. 1969. *Genitalorgane*. Reinbek.

Mutter-Ersatzmittel und Attrappen in der Säuglingspflege
Mother Surrogates and Dummies within Infant Care
Wolfgang Callensee

Zusammenfassung: Der junge Mensch ist ein Tragling und läßt sich durch Attrappen und Ersatzmittel (Surrogate) häufig über die Gegenwart der Mutter täuschen. Neben dem Greifreflex ist die sog. Trimenonkolik ein Hinweis darauf, daßder Säugling sich wie ein Tragling verhält. Der Mensch hat sich in seiner Geschichte, um sich Erleichterung zu verschaffen aus Not aber auch aus Bequemlichkeit, Attrappen u. Mutterersatzmittel geschaffen: Tragetuch, Wiege, Wickeln, Ernährung durch Ammen, Schnuller, Sauger, Kuhmilchernährung, Findelhäuser, Kinderkrippen u.a. Diese Erfindungen sind kritisch zu sehen. Vernünftig angewandt, können sie teilweise zum Vorteil gereichen. Häufig überwiegen jedoch die Nachteile, die sich mitunter erst nach Jahren bemerkbar machen.

Abstract: Many examples show that human beings tend to give themselves relief due to necessity or comfort. Also in infants' care they invent things which serve as dummies and mother surrogates, e.g. cradles, paciers, rubber nipples, founfling homes. These "inventions" have to be seen very critically. One always has to be aware of the fact that mother surrogates cannot do as much as the original. If used properly, perhaps some of the described dummies are of the advantage to mother and child, but most frequently the disadvantages prevail. They are often seen too late as the invention of the rubber nipple around the year 1850 proves. A large number of these mother surrogates are causing damages in young children whing can have a lasting effect or never can be compensated in later life.

Keywords: Pädiatrie, Attrappen, Mutterersatz, Trimenonkolik, künstliche Ernährung,
pediatrics, dummies, mother surrogates, trimenon colic

1. Einleitung: Attrappen und Surrogate

Jeder, der sich eingehend mit Kleinkindern beschäftigt, kennt einerseits die Freuden, die sie bereiten, andererseits aber die Mühe, die mit ihnen verbunden ist. Nicht zuletzt aber bedeutet es für diejenigen, die Verantwortung für die körperliche, geistige und seelische Entwicklung eines Kindes übernommen haben, eine große Belastung. Es besteht kein Zweifel, daß nach wie vor die Mütter am meisten gefordert sind. Sie haben neben der Sorge um ihre Kinder noch zahlreiche andere Aufgaben. Es ist deshalb nicht verwunderlich, daß der Mensch schon in vorhistorischer Zeit versucht hat, Hilfsmittel und Einrichtungen zu schaffen, um sich die - im wahrsten Sinne des Wortes - *süße Last* des sich anklammernden Kindes *vom Halse* zu halten. In historischer Zeit wurden diese Mittel laufend ergänzt und raffinierter ausgestaltet. Die benutzten Mittel in der Säuglingspflege können die Mutter ganz oder teilweise ersetzen. Es wurde selten darüber nachgedacht, ob sie auf lange Sicht eine günstige oder ungünstige Wirkung haben, wichtig war, sie *funktionierten* in irgendeiner Weise.

Mit diesen Hilfsmitteln sollte der Umgang mit den Säuglingen erleichtert werden. Viele der Mittel wurden aus der Not geboren. Das Tragegestell oder das Tragetuch war sicher eine der frühesten dieser Erfindungen. Es gestattete der Mutter, die Hände für die Feldarbeit und andere Arbeiten frei zu haben und trotzdem das Kind in sicherer Obhut zu wissen. Es kamen hinzu Schmusetiere, Schmusetücher, die Wiege, das Kinderbett, der Kinderwagen,

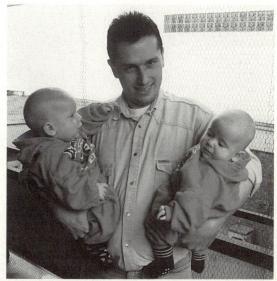

Abb. 1: Zwillinge im Hüftsitz.

die Milchflasche, der Sauger und Schnuller. Auch die Kinderkrippe und das Kinderheim sowie die Amme früherer Jahrhunderte gehören dazu. Sie alle suchen in irgendeiner Weise die Mutter zu ersetzen oder zu vertreten. Zu den neueren Errungenschaften auf diesem Gebiet gehören die Babysitter-Rufanlagen, die sich relativ großer Beliebtheit erfreuen. Sie melden zwar den entfernten Eltern das Schreien oder Husten des Kindes. Sie geben jedoch keinen Alarm, wenn dieses nicht atmet. Viele Eltern fühlen sich mit der Alarmanlage sicher und schauen seltener nach dem Kinde, wenn diese eingeschaltet ist. Je nach ihrer Funktion und Wirksamkeit kann man bei den genannten und anderen Mitteln von Attrappen und Surrogaten bzw. Ersatzmitteln sprechen (CALLENSEE 1993). Attrappe bedeutet soviel wie (hohle) Nachbildung. Unter Surrogat versteht man einen behelfsmäßigen Ersatz. In der Verhaltensbiologie wird mit einer Attrappe ein Gegenstand definiert, der eine Instinkthandlung auslöst, ohne der biologisch normale Reiz zu sein (HASSENSTEIN 1987: 248). Das betroffene Individuum wird also durch das Eingreifen des Menschen gezielt getäuscht. Der Mensch schafft sich in seiner kulturellen Entwicklung Attrappen und Surrogate, mit denen er seinen eigenen Nachwuchs in die Irre führt und es ist nicht immer sofort sichtbar, welche Nachteile er dafür in Kauf nimmt. Der junge Säugling reagiert auf Attrappen leichter als der ältere. Er kann z.B. anfänglich noch nicht unterscheiden, ob ihn die eigene Mutter stillt, eine Amme oder ob er mit der Flasche gefüttert wird. Der Sauger ist also eine Attrappe der Brustwarze. Das trifft auch für den Schnuller und Lutschfinger zu, nur daß dieser dem eigenen Körper angehört und nicht den Charakter eines Fremdkörpers wie der Schnuller hat. Ein Schmusetier kann man als ein Surrogat bezeichnen, wenn es beim Einschlafen irgend eine Person vertritt und eine beruhigende Wirkung auf das Kind hat.

Während wir bei den genannten Hilfsmitteln zunächst keine stärkere Gefährdung sehen, zeigen Tierversuche wie verheerend sich der völlige Mutterentzug auswirken kann. Das Ehepaar Harlow und Mitarbeiter (1963) zogen junge Rhesusaffen von Geburt an mutterlos mit zwei Puppen auf. Es handelte sich um Drahtgestelle, von denen das eine mit Stoff überzogen war, das andere nicht. An letzterem war eine Milchflasche befestigt. Obgleich die Tiere Nahrung von der Drahtpuppe erhielten, flüchteten sie sich bei Gefahr zu der Stoffpuppe, die einer Rhesusmutter ähnlicher war. Dieser Versuch zeigt, daß die Bindung zwischen Mutter und Kind nicht ausschließlich über das Nahrungsangebot erfolgt.

Die mutterlos aufgezogenen, sogenannten Kaspar-Hauser-Tiere zeigten ihr ganzes Leben ein auffallendes soziales und sexuelles Verhalten und waren nicht in der Lage, angemessene Kontakte mit anderen Gruppenmitgliedern aufzunehmen. Diese inzwischen als klassisch geltenden HARLOW'schen Experimente sind zwar ein extremes Beispiel, trotzdem ist es erlaubt, Analogieschlüsse auf menschliches Verhalten zu ziehen. In den Findelhäusern und Kinderheimen wurden ähnliche Symptome wie bei den Rhesusjungen beobachtet. Für die eingetretenen Schäden hat sich die Bezeichnung psychischer Hospitalismus oder Deprivation (BOWLBY 1975) eingebürgert. Hilfsmittel, die eine Attrappenfunktion haben, sollten deshalb für den Säugling mit großer Kritik angewandt werden. Ein Kind, das allein gelassen im Bettchen schreit, braucht weder Schmerz- noch Beruhigungsmittel, sondern den direkten Kontakt mit den Eltern. Die genannten Objekte und Einrichtungen werden oft gewohnheitsmäßig angewandt, ohne daß man sich ausreichend darüber Gedanken macht, was sie für das Kind bedeuten. Besonders gravierende Auswirkungen aus heutiger Sicht zeigten das Wickeln der Kinder von der Antike bis ins 19. Jahrhundert und die Findelhäuser, in denen die Sterblichkeit über 80 % betrug. Von besonderer Bedeutung ist außerdem die Vermeidung des Stillens, d.h. eine nicht artgerechten Ernährung des Säuglings. Da Eltern und andere Personen, die mit Säuglingen zu tun haben, glauben, in guter Absicht zu handeln, wäre es falsch im Nachhinein, irgendwelche Schuldzuweisungen im Zusammenhang mit den genannten Surrogaten zu machen. Der praktizierende Kinderarzt weiß, daß viele Mütter sehr empfindlich sind und sich auch unbegründet erhebliche Vorwürfe machen, ihren Säugling nicht richtig behandelt zu haben. Deshalb liegen unsere Chancen in der vorsorglichen Beratung.

2. Der Mensch ist ein Säugling und Tragling

Das bedeutet, er braucht zu seiner Ernährung die Muttermilch und er ist zunächst auf die lückenlose Obhut der Eltern angewiesen. Stillen bedeutet mehr als nur Nahrungsaufnahme, sondern engen Körperkontakt und Geborgenheit. Das Kind will getragen werden. Angst kann nur durch Aufnehmen, Tragen, Festhalten und Zuspruch beseitigt oder vermieden werden. Das Tragen auf der Hüfte ohne Trageeinrichtung hat sich heute als normal durchgesetzt, während es in früheren Jahrzehnten und noch nach dem letzten Krieg üblich war, die Kinder vor sich an der Brust zu tragen. Die Hüften sind zum Tragen geschaffen. Diese Art, die Kinder zu transportieren, ist für den Tragenden leichter und zusätzlich eine wirksame Prophylaxe der Hüftdysplasie. Die zutreffende Bezeichnung *Tragling* wurde von B. HASSENSTEIN (1970: 36, 1987: 68) für die Menschenjungen, die Jungtiere von Primaten und einiger anderer Spezies eingeführt. Die Traglinge unterscheiden sich in ihren Fähigkeiten und Verhalten deutlich von den Nestflüchtern und Nesthockern, Begriffe, die von PORTMANN stammen.

Beim menschlichen Säugling sind die Zeichen des Traglings nicht mehr so ausgeprägt wie bei den anderen stammesgeschichtlich verwandten Primaten. Für den Menschen sprechen der Greifreflex und die nach innen gerichteten Fußsohlen, daß es sich um ein Wesen handelt, das des Tragens bedarf. Zu diesen physiologischen Zeichen kommen aber noch der Kontaktruf, Kontaktschrei und Angstschrei hinzu. Es ist sicher biologisch sehr sinnvoll, daß die Affenjungen und die Menschenjungen mit allen Mitteln versuchen, ihre Mütter durch Kontaktruf und Angstruf, an sich zu binden. Alleine gelassen bedeutet, daß sie verloren sind. Sie geraten deshalb rasch in Panik. Wenn dies oft geschieht, ist ihre Erkundungs- und Lernbereitschaft und die gesamte Entwicklung gestört.

B. GALDIKAS (1995) hat mit den baumlebenden Orang Utans über viele Jahre im Urwald von Borneo unter heroischen Bedingungen gelebt und über wichtige Untersuchungsergebnisse berichtet. An jungen verwaisten Tieren stellte sie als Ersatzmutter fest, daß diese nahezu ohne Unterbrechung bis zu zwei Jahren sich an sie klammerten.

3. Die sog. Dreimonatskolik, ein Schreien nach Kontakt

Der Kontaktruf und das Schreien des Kindes, sind Zeichen, daß es sich allein gelassen fühlt und aufgenommen werden möchte. Bei einer großen Zahl der jungen Säuglinge kommt es zu einer Entgleisung des Kontaktrufs. Die Kinder schreien oft heftig über Stunden, sind aber sonst völlig gesund. Sie trinken und nehmen an Gewicht zu. In der Pädiatrie hat sich für das Schreiverhalten der Terminus Dreimonats- oder Trimenonkolik eingebürgert und man hat eine Menge Ursachen dafür angeschuldigt. Es spricht alles dafür, daß dieses Symptom des *schreienden Säuglings* auf der Angst beruht, verlassen und ungeschützt zu sein und nicht, wie der Name Dreimonatskolik sagen soll, auf schmerzhafte Blähungen zurückzuführen ist (CALLENSEE 1986, 1991). Ich fand unter 150 Säuglingen 37, das sind 24.7 % mit einer sogenannten Dreimonatskolik. Andere Autoren berichten über eine ähnliche Häufigkeit zwischen 20 und 30 %. Das Kind protestiert gegen das Ablegen in das Bettchen oder in die Wiege durch heftiges, langandauerndes, für die Umgebung äußerst beunruhigendes, schwer erklärbares Schreien.

Das Schreien wird zwischen der zweiten Lebenswoche und dem vollendeten dritten Lebensmonat besonders ausgeprägt beobachtet. Dies ist die Zeit, in der die Kommunikation zwischen Mutter und Kind sich noch auf vorsprachlichem Niveau bewegt, weshalb es leicht zu Mißverständnissen kommen kann. Erst wenn die Mutter im Umgang mit dem Kinde sicherer wird und der Säugling zunehmend sich anderer Kommunikationsmittel als Schreien bedienen kann, wie Blickkontakt, Lächeln und Lallen wird die Verständigung eindeutiger und problemloser. René A. SPITZ (1982) nennt diese vorsprachliche Kommunikation den „Dialog". Das Alter von drei Monaten ist etwa der Zeitpunkt, an dem das Kind seine Mutter einigermaßen sicher von anderen Personen unterscheiden kann, in der es also die Mutter als Individuum erkennt. Dies bestätigen auch die eigenen Beobachtungen.

Eine große Gefahr besteht darin, daß bei längerer Nichtbeachtung des Kontaktschreiens, die Säuglinge schließlich erschöpft aufgeben. Das zeigt sich besonders darin, daß in vielen Kinderheimen, aber unter ungünstigen Bedingungen auch bei Klinikaufenthalten die Dreimonatskoliken nicht beobachtet werden, weil der Ruf nach Kontakt ungehört bleibt oder nicht beantwortet wird. Die Kinder resignieren, sie verkümmern - wie U. KÖTTGEN (1963) es ausgedrückt hat - und sie erleiden schwere seelische und körperliche Störungen. BOWLBY (1975: 9) hat von „maternal deprivation", d.h. Mutterentbehrung, gesprochen und deren Ursachen und Folgen analysiert. R.A. SPITZ (1985: 225-237) und eigene Untersuchungen (CALLENSEE 1991) haben gezeigt, daß die Schreiattacken auf die noch nicht gefestigte Mutter-Kind-Bindung zurückzuführen sind. Oft handelt es sich um sehr gewissenhafte, mitunter auch überforderte Mütter. Für das Auftreten der Trimenonkoliken ist es nicht von Bedeutung, ob es sich um gestillte oder künstlich ernährte Säuglinge handelt.

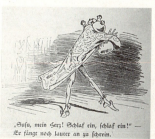

Abb. 2: W. BUSCH: Der Schreihals

Ich fand unter 86 künstlich ernährten Kindern 18, das sind 20,9 % mit einer Trimenonkolik. Unter 64 gestillten Kindern waren es 19, das sind sogar 29,7 %. Das unmotivierte Schreiverhalten von Säuglingen spielt auch in der medizinischen Literatur vergangener Jahrhunderte eine Rolle. Ein Beispiel ist C.W. HUFELAND, Leibarzt der Königin Luise von Preußen. Er beschreibt 1830 dieses Symptomenbild sehr genau und betont, daß man „keineswegs das Schreien immer als den Ausdruck eines Schmerzes oder unangenehmen Zustandes betrachten" muß.

In seinen Bildergeschichten befaßte sich WILHELM BUSCH (1832-1908) wiederholt mit diesem Problem. Besonders eindrucksvoll ist seine Erzählung Der *Schreihals* zeigt, wie der Vater sich ängstlich bemüht, jede falsche Bewegung zu vermeiden. Das Kind schreit auf seinem Arm, weil es offenbar spürt, daß es abgelegt werden soll. Oft ist es ruhig bis zum Moment des Hinlegens. Wenn sich die Bezugsperson hinwegstehlen will, beginnt es sofort wieder ausdauernd zu schreien.

Obgleich die geschilderten Zusammenhänge, für eine rein psychische, vorübergehende, letztlich harmlose Störung in der Kommunikation zwischen Mutter und Säugling sprechen, werden immer wieder eine große Zahl von organischen Ursachen vermutet: Blähungen, Infekte, Allergien, Milchunverträglichkeit u.a. Die Folge dieser und anderer Fehlinterpretationen sind falsche Therapiekonzepte wie Verordnung von Analgetika, Beruhigungs- oder sog. Blähungstropfen, wie Dimethicon (Lefax) oder Carminativum. Bei letzterem handelt es sich um einen alkoholischen Auszug von verschiedenen Kräutern wie Kamille, Pfefferminz, Kümmel, also ein Kräuterschnaps für das Baby. Besonders gravierend ist es natürlich, wenn aus falscher Einschätzung sogar die Muttermilch abgesetzt wird (CALLENSEE 1993).

Medikamente sind nicht angezeigt und nicht ohne Nebenwirkungen. Die einzig sinnvolle Behandlung besteht in der Aufklärung der Eltern. Zunächst muß der Arzt nachweisen, daß keine äußeren Ursachen für das Schreien verantwortlich sind, daß das Kind gesund ist und daß keine Schmerzen bestehen. Dafür sprechen in erster Linie ein ungestörter Appetit, fehlendes Erbrechen oder Fieber und eine regelmäßige Gewichtszunahme (CALLENSEE 1991). Wenn es gelingt, die Eltern davon zu überzeugen, verlieren sie in der Regel ihre Unsicherheit, was sich meist nach einigen Tagen auf das Verhalten des Säuglings günstig auswirkt. Jede überstürzte Reaktion der Pflegepersonen sollte unterbleiben, wie heftiges Hochnehmen, übertriebenes Klopfen und aufgeregtes Zureden. Man kann darüber hinaus durch ein verhaltenstherapeutisches Konzept, den Eltern eine Richtschnur für ihr Handeln geben. Entscheidend ist jedoch die Aufklärung über die Zusammenhänge der Störung.

4. Enge Mutter-Kind Bindung in Melanesien

Wulf SCHIEFENHÖVEL (1989: 25-40) berichtet über Untersuchungsergebnisse bei Eingeborenen in Melanesien. Diese zeigen Verhaltensweisen, die dem Bedürfnis des jungen Kindes nach menschlichem Kontakt gerecht werden: „Neugeborenen und Säuglingen erfüllt man nahezu jedes Bedürfnis; mit 18 Monaten, spätestens nach der Geburt des nächsten Geschwisters, nach 2 bis 3 Jahren also, zielt die Erziehung zunehmend auf Selbständigkeit und soziale Eingliederung." Der enge Kontakt zwischen Mutter und Kind schon im Wochenbett (Bedding-in statt Rooming-in) fördert den Milchfluß und das Stillen, sowie die körperliche, mentale und emotionale Entwicklung. Die Verhaltensweisen der Eingeborenen würde man in unserem Kulturkreis als Verwöhnung, die meist zu Unrecht gefürchtet wird, ansehen. Tatsächlich sind sie das Gegenteil: Die Kinder können angstfrei aufwachsen und erlangen relativ früh Selbstvertrauen und Selbstständigkeit. SCHIEFENHÖVEL erwähnt die sog. Dreimonatskoliken nicht. Sie wurden anscheinend bei den Eingeborenen nicht beobachtet. Er berichtet, daß Weinen bei jungen Säuglingen immer nur kurze Zeit auftrat. Die Eingeborenen haben wohl das richtige Gefühl für eine vernünftige *Balance* zwischen Zuwendung und Lösung, die wahrscheinlich in unserem Kulturkreis beschädigt ist. Es wäre der Überlegung wert, ob das in Melanesien praktizierte Wochenbett auch für unseren Kulturkreis ein Modell abgeben könnte, das so wichtige Stillen zu fördern.

5. Schmusetiere

Fast jedes Kind hat einen Teddybär oder ein anderes Stofftier, das es als Mutterersatz oder als Geschwisterersatz betrachtet. Dieses ist besonders zum Einschlafen wichtig. Mitunter erfüllt auch ein Stofftuch diese Funktion. In der Anfangszeit meiner eigenen Praxis wurde ich von sehr besorgten Eltern zu ihrem Kleinkind gerufen. Nach den Schilderungen befürchteten sie offensichtlich eine enzephalitische Erkrankung. Das Kind tobte, ließ sich durch nichts beruhigen und verhielt sich völlig anders als gewohnt. Die Untersuchung ergab jedoch keinen Anhalt für einen akuten hirnorganischen Prozeß. Alles sprach für eine psychische Reaktion. Die Eltern berichteten, daß das Lieblingsspielzeug des Kindes, ein Stoffaffe, gewaschen worden war und sich dabei aufgelöst hatte. Zum Glück fand sich ein gleiches Modell bei Bekannten, das schleunigst herbeigeschafft werden konnte. Das Kind war glücklich und sofort wieder unauffällig. Meine Enkelin, 19 Monate alt, sollte bei uns schlafen, als sie müde wurde, brachte ich sie ins Bett. Sie vermißte ihren Teddy. Die Eltern hatten vergessen, ihn mitzugeben. Zwei schöne Ersatzteddys, die wir in der Wohnung hatten, genügten ihr nicht. Erst als ich in der elterliche Wohnung ihren Teddy gefunden hatte, gab sie sich zufrieden und mir zu verstehen: „Geh!" Sie schlief sofort. Der Teddy ersetzte beim Einschlafen die Mutter.

Der Vorschlag einer anderen Mutter, für die Schmusetiere der Kinder ein Duplikat bereit zuhalten, erscheint unter dem Eindruck dieses und anderer Erfahrungen sinnvoll. Die Beliebtheit der Schmusetiere zeigt sich darin, daß sie noch bis und nach der Pubertät geliebt werden. Sie sind sicher ein gutes Surrogat.

6. Das Tragetuch

Tragetücher und die heute verbreiteten Tragegestelle sind sicher die ältesten Beispiele für Attrappen. Es ist verständlich, daß der Mensch schon früh versuchen mußte, beim Tragen des Säuglings die Arme freizubekommen, was ihm offensichtlich schon am Ende der Eizeit gelungen ist.

Das Tragetuch und der Säuglings-Tragesitz werden oft für eine ungünstige statische Entwicklung des Säuglings verantwortlich gemacht. Meines Erachtens handelt es sich dabei um unbegründete Vorurteile. Orthopädische Schäden die auf die Trageeinrichtungen zurückzuführen sind, sind bisher nicht beschrieben worden. In der orthopädischen Literatur habe ich keine entsprechenden Hinweise gefunden. Wenn die Tragehilfen sinnvoll angewandt werden und besonders junge Säuglinge vorn getragen und bei Bedarf am Rücken gestützt werden, sind die Befürchtungen unbegründet. Tragetücher und Tragegestelle haben vor allem den Vorteil, daß das Kind direkten Kontakt zu Mutter oder Vater hat. Diese Hilfen sind eine gute, mobile und wenig sperrige Alternative zum Kinderwagen, z.B. auch in Kaufhäusern, in deren engen Gängen und auf Rolltreppen.

Zwei Autorinnen, C. GOTTSCHALK-BATSCHKUS (1990: 57) und B. SICHTERMANN (1994: 52) mit eigener Erfahrung betonen den Wert des Körpertragens. Die letztere führt als Vorteile gegenüber dem Kinderwagen an: Geborgenheit, Bewegung, Kontrollmöglichkeit, Kind sieht mehr, Mutter kann Arbeiten erledigen und leichtes Mitführen des Tragetuchs. Die meisten Mütter, die ich befragt habe, bestätigen den Nutzen der Trageeinrichtungen, nur wenige halten sie für zu umständlich in der Anwendung und manchen ist es körperlich zu anstrengend, die Kinder zu tragen. Ein Gewährsmann (ERMERT 1995) berichtet über seine persönlichen Erfahrungen in Obervolta. Das Tragen der jungen Kinder hat den Vorteil, daß sie vor Schlangen und anderem Ungeziefer geschützt sind.

7. Wiege und Autositz

Die Wiege kann man als den verlängerten Arm der Mutter ansehen. Die Bewegung durch das Wiegen signalisiert dem Säugling, daß er nicht allein ist. Die Wiege gibt durch den begrenzten Raum wahrscheinlich dem Kinde eine gewisse Geborgenheit wie in einer Höhle. Allerdings fehlen der Wiege wesentliche Attribute der Mutter. Das Kind muß abgelegt werden, es fehlen die mütterliche Wärme, ihr Hautkontakt und die Geruchsreize, natürlich auch die Mamille, die auf der Zeichnung von W. BUSCH durch den Stoffsauger ersetzt ist.

Eine Umfrage ergab, daß die überwiegende Zahl der Mütter die beschriebenen Vorzüge der Wiege ebenfalls mag. Da diese mit drei bis vier Monaten zu klein wird, verzichten viele aus Kostengründen auf das Anschaffen dieser Einrichtung. Der Autositz für Kinder wird von allen befragten Müttern als eine sehr praktische Einrichtung angesehen. Bei längeren Fahrstrecken müssen Pausen eingelegt werden. Nahezu alle Kinder, wenn sie nicht gerade an einer Kinetose leiden, fahren gern Auto. Der Autositz vereint wie das Tragen Bewegung, Festhalten und Sehen mit viel Abwechslung. Ich habe mehrfach erlebt, daß Säuglinge mit Dreimonatskoliken, die ausdauernd schrien, schließlich durch eine Autofahrt zur Ruhe kamen.

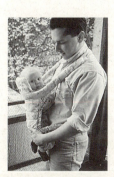

Abb. 3: Modernes Tragegestell für Säugling

Abb. 4
Historische Säuglingstrinkgefäße nach SCHADEWALDT 1983

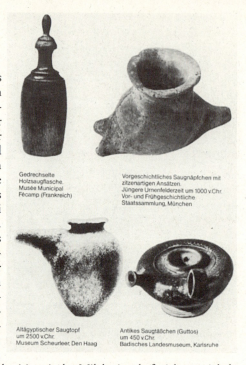

Gedrechselte Holzsaugflasche. Musée Municipal Fécamp (Frankreich)

Vorgeschichtliches Saugnäpfchen mit zitzenartigen Ansätzen. Jüngere Urnenfelderzeit um 1000 v.Chr. Vor- und Frühgeschichtliche Staatssammlung, München

Altägyptischer Saugtopf um 2500 v.Chr. Museum Scheurleer, Den Haag

Antikes Saugtäßchen (Guttos) um 450 v.Chr. Badisches Landesmuseum, Karlsruhe

8. Künstliche Säuglingsernährung

Offensichtlich war bei Völkern, die sich keinen Luxus leisten konnten und die nicht seßhaft waren, das Stillen selbstverständlich, weil keine Alternativen zur Verfügung standen. Tacitus schreibt in seiner Germania voller Lob: „Die Kinderzahl zu beschränken oder eines der Nachgeborenen zu töten, gilt als Schande. Jedes Kind wird an der Mutterbrust genährt, keines wird Mägden oder Ammen überlassen." (PEIPER 1992: 83). Die Unterlassung des Stillens bedeutete bis zum Ende des 19. Jh. für das Kind in der Regel ein Todesurteil, es sei denn, es stand eine zuverlässige Amme zur Verfügung. Der junge Säugling wird jede Frau, die ihn stillt, als Mutter akzeptieren. Er erkennt seine individuelle Mutter erst mit etwa drei Monaten. Darüber hinaus wird er jeden Gegenstand, der ihm in den Mund geschoben wird als Mamille ansehen, bis er merkt, daß die erwartete Milch ausbleibt. Das Ansprechen der Saugbewegungen auf Attrappen und Surrogate verführte zu allen Zeiten dazu, einen Ersatz für die Muttermilch zu finden. Der Gedanke, bei scheinbaren Mangel an Frauenmilch, Tiermilch zu verwenden, ist so naheliegend, daß er gleichzeitig mit der Milchwirtschaft sich entwickelt haben muß (PEIPER 1992: 33). Schon in vorhistorischer Zeit wurden immer wieder Versuche gemacht, Kinder künstlich zu ernähren. Dies zeigen die vielen Funde von Trinkgefäßen. Manche wurden für Öllampen gehalten. Deutliche Hinweise, daß die Gefäße der Pädiatrie dienten sind folgende: Sie wurden häufig als Beigaben in Kindergräbern gefunden. Sie enthielten oft größere Kugeln, die wahrscheinlich der Durchmischung der Milch oder auch als Kinderklappern dienten. Ein sicherer Hinweis ist der Nachweis des Kuhmilcheiweißes Casein in vielen dieser Gefäße (SCHADEWALDT 1955, 1983). Man stellte Gefäße aus Ton, Holz, Zinn oder Glas her. Unter Ludeln verstand man schlanke, flaschenartige Gefäße. Guttos wurden Säuglingsgefäße genannt, die die Milch nur tropfenweise abgaben. Um 800 wird zum ersten mal über das Saughorn berichtet. Dieses war mit Pergament oder der Zitze einer Kuh versehen, durch die das Kind die Milch mühsam saugen mußte. Aus allen diesen Gefäßen war es nicht möglich, daß das Kind auch bei großer Anstrengung mehr als 100 ml trank. Nach ROSENSTEIN (zit. nach PEIPER 1992: 445) wurden in den baltischen Staaten und Rußland viele Kinder im 18. und noch dem 19. Jh. mit dem Saughorn ernährt. Die als Sauger wirkenden Kuhzitzen waren nach monatelangen Gebrauch zu einer ekelhaften Masse geworden. Man ließ die Kinder dauernd an der Zitze lutschen. Die eingegebene Milch säuerte rasch. Der Moskauer Arzt Bojanus nennt 1879 das Saughorn das schrecklichste Gerät, das menschliche Brutalität jemals zum Schaden der Rasse erfunden hat. In Nishni-Nowgorod betrug die Säuglingssterblichkeit zwischen 1838 und 1848 84 %.

Um 1800 stülpt man über die Glasnudeln einen Badeschwamm, der mit einem Leinenläppchen befestigt wird. Mitte des 19. Jh. kamen Milchflaschen mit Glas- oder Gummirohr in Gebrauch. Die Gummischläuche ließen sich schlecht reinigen. Das dauernde Saugen und Trinken des infizierten Inhaltes führte zu schweren Brechdurchfällen. Die Gummischläuche wurden in Frankreich und Deutschland um 1910 gesetzlich verboten.

9. Schnuller und Sauger

Der Schnuller ist sowohl eine Attrappe der Finger als auch der Brustwarze. Er dient als Ersatzbefriedigung. Bei der überwiegenden Zahl von Müttern sind einer eigenen Umfrage zufolge Schnuller und Daumen anerkannte Mittel, um die Kinder zu beruhigen, insbesondere beim Einschlafen. Eine Reihe lehnen den Daumen ab, weil er häufiger als der Schnuller Zahnfehlstellungen machen soll. Diese Ansicht geht besonders auf Äußerungen von Zahnärzten zurück. Andere Mütter halten den Daumen

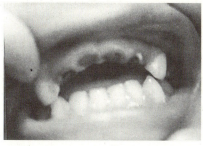

Abb. 5
Nursing bottle Syndrom, ausgedehnte Karies der oberen Frontzähne durch Mißbrauch der Zuckerflasche.

für ein natürliches Objekt und schätzen den Fremkörper Schnuller weniger. Diese letzte Ansicht hat sicher etwas für sich. Bleibende Zahnfehlstellungen treten sicher nur dann auf, wenn die Kinder über das vierte Lebensjahr hinaus intensiv und nicht nur beim Einschlafen lutschen. Entscheidend für das Eintreten von Zahnfehlstellungen ist weniger das benutzte Objekt, Schnuller oder Daumen, sondern die Dauer seiner Benutzung. Wenn die genannten Ersatzobjekte der Brustwarze dem Säugling zur Verfügung stehen, wird dieser sie zum Dauernuckeln benutzen, besonders wenn er sich selbst überlassen wird. Die stetige Nuckelgefahr besteht bei der natürlichen Brusternährung in der Regel nicht. Das Nursing bottle Syndrom ist eine Folge des Saugermißbrauchs mit der sog. Beruhigungsflasche. Viele Kinder tragen die Zuckerflasche wie eine Ersatzmutter mit sich herum. Die Folge des Dauernuckelns von Zuckertee sind zerstörte obere Frontzähne. Nachdem bekannt wurde, daß Zucker bei dieser Art der Zuführung stark kariogen wirkt, verzichtet man jetzt weitgehend auf den Zuckerzusatz in den Nuckelflaschen. Trotzdem bleibt die Dauerflasche natürlich eine verzichtbare Mutter-Attrappe. Kinder, die eine adäquate Zuwendung haben, sind in der Regel vor einer mißbräuchlichen, zu häufigen und zu langen Benutzung von Sauger, Schnuller und Daumen gefeit.

10. Stillen und Stillhindernisse
Echte organische Stillhindernisse sind wesentlich seltener als im Allgemeinen postuliert wird. Leider werden aus übertriebener Sorge Fehler in den Neugeborenenabteilungen gemacht. Die sog. orale Glucose-Substitution wird in der Neugeborenenperiode zu früh und zu häufig angewandt (CALLENSEE 1990). Darüber hinaus führt in heutiger Zeit oft die Ungeduld und das zu frühe Zufüttern von Milch dazu, daß das Kind an der Brust nicht ausreichend trinkt und die Chance des regelmäßigen Stillens schon in der Entbindungsklinik verspielt wird. Füttert man mit dem Sauger zu, so besteht die Gefahr, daß die Kinder sich an ihn gewöhnen und ihn wegen des leichteren Saugens der Brust vorziehen. Die Stillberatung in den ersten Lebenswochen muß verbessert werden. Das *Rooming in* oder besser *bedding in* der Melanesier könnten hier vielleicht Modell stehen (SCHIEFENHÖVEL 1989).

In der ersten Hälfte des 18. Jh. unterlag offensichtlich das Stillen sehr stark der Mode und mußte sich häufig anderen Bedürfnissen unterordnen. MECIER schildert aus dieser Zeit: „*Die Dame von Welt in Paris hatte damals keine Zeit für ein Kind, mindestens zwei Stunden braucht sie täglich zum Ankleiden. Sie empfängt Besuche und erwidert sie. Sie geht ins Theater oder in die Kommödie und erst drei Uhr zu Bett. In Paris galt das Stillen der eigenen Kinder als verächtlich. 12.000 Haushalte lebten von der Sitte, daß die Kinder aufs Land geschickt wurden und dort von Ammen versorgt wurden.*" (PEIPER 1992: 244).

Während meiner Assisstentenzeit in der Kinderklinik in den fünfziger und sechziger Jahren diesen Jh. war die Ansicht unter den Kinderärzten und erst recht in der Bevölkerung weit verbreitet, daß das Stillen keine Vorteile hätte, sondern der Mutter eher Nachteile bringen würde. Damals setzten sich die adaptierten Säuglingsmilchen in weitem Umfang durch. Stillen war eine bemerkenswerte Ausnahme.

Seit den siebziger Jahren ist die Stillbereitschaft nicht zuletzt dank der Tätigkeit von Stillgruppen wieder größer geworden. Leider nimmt ein nicht geringer Teil der Mütter immer noch geringfügige Gründe wahr, um das Stillen zu vermeiden. Heute fällt das relativ leicht, weil die Industrie Säuglingsmilchen liefert, von denen oft behauptet wird, daß sie keine Nachteile gegenüber der Muttermilch haben. An eigenen anonymem Befragungen zum Stillen haben sich kürzlich in unserer Praxis 267 Mütter mit 539 Kindern beteiligt. Die durchschnittliche Zahl der Kinder betrug 2.02 pro Mutter. Von den 539 Kindern wurden 415 gestillt, das sind 77 %. Die Stillhäufigkeit lag bei den ersten drei Kindern gleich, über 75 %. Erst beim fünften und sechsten Kind ging sie merklich auf 50 % zurück. Dies hat sicher verschiedene Gründe. Fünf Monate und mehr wurden 252 von 502 gestillt, das heißt die Hälfte.

Diese relativ hohen Zahlen kommen offensichtlich dadurch zustande, daß sich vorwiegend Mütter an der Umfrage beteiligten, die gestillt haben, obgleich alle Mütter zur Teilnahme aufgefordert wurden.

Wegen des durch die Beteiligung wahrscheinlich nicht ganz repräsentativen Ergebnisses der ersten Umfrage, habe ich in einer zweiten, die sich auch mit den Surrogaten in der Säuglingspflege befaßte, eine Anzahl Mütter nach dem Stillen befragt. Immerhin wurden von den ca. 50 Kindern die gute Hälfte drei Monate und mehr gestillt. Für das Stillen sprechen eine Zahl gewichtiger Gründe: die optimale Zusammensetzung der Muttermilch an Nährstoffen, an Vitaminen und Abwehrstoffen (Immunglobulinen), ihr angemessener Kaloriengehalt, ihre ausgewogene Temperatur, das Wegfallen der Zubereitung, ihre dauernde Verfügbarkeit etwa im Wartezimmer und im Hörsaal und nicht zuletzt die konkurrenzlosen Kosten. Die psychischen Vorteile für Mutter und Kind sind unwägbar, aber wohl kaum zu überschätzen. Stillen ist sicher eine der wesentlichen Vorraussetzungen für eine harmonische Entwicklung des Menschen. Damit soll nicht gesagt werden, daß nicht auch ohne Stillen, den Kindern Geborgenheit vermittelt werden kann. Die Aufzucht der Säuglinge ist jedoch problemreicher bei Nicht-Gestillten als bei Gestillten. Als einziger Nachteil des Stillens gilt der relativ hohe Schadstoffgehalt der Muttermilch. Dieser wird aus den Fettdepots der Mutter freigesetzt. Er ist geringer, wenn diese während der Stillzeit ihr Gewicht hält, d.h. wenn sie täglich etwa 600 Kalorien - das entspricht der Trinkmenge des Kindes - mehr an Nahrung zu sich nimmt als sonst. Diese Schadstoffe sind nach Ansicht der meisten Experten kein Stillhindernis. Das Stillen wird von vielen Frauen als eine zärtlich, erregende Handlung empfunden. Das wird in Interviews immer wieder berichtet. Auch von B. SICHTERMANN (1994: 74) wird dies beschrieben. Es ist erstaunlich, daß bei den vielen Vorteilen, des Stillens, es so häufig anderen Interessen weichen muß. Ich bin der Frage, der geringen Stillbereitschaft, in Gesprächen mit Hebammen und Müttern wiederholt nachgegangen. Eine Begründung fällt schwer. Es besteht der Eindruck, daß viele Frauen einer Modeströmung sowohl wenn sie stillen als auch wenn sie es unterlassen, folgen und sich nach der Meinung andere Frauen richten. Wahrscheinlich bestehen nach wie vor weitgehende Vorurteile, daß das Stillen in irgendeiner Form schaden kann. Die Fertigmilchen werden als ein mehr als guter Ersatz angesehen und machen es relativ leicht, heute ein Kind groß zu ziehen.

Echte Notfälle, die das Stillen verbieten oder unmöglich machen, sind selten. Sie liegen dann vor, wenn Mutter oder Kind schwer erkrankt sind oder ein geringes Familieneinkommen, die Mutter zwingt, außer Haus zur Arbeit zu gehen. Partnerschaften mit ausreichendem Verdienst, bei denen beide ihrer Arbeit nachgehen wollen, sind kein echtes Stillhindernis. Ein Grund, nicht zu stillen, dürfte dann gegeben sein, wenn das Kind als Fessel empfunden wird. Regelmäßiges Stillen schränkt zweifellos den Bewegungsspielraum der Mutter ein, obgleich heute Stillen überall möglich ist. Flaschenkinder können Verwandten oder Freundinnen überlassen werden, die Mutter kann sich des Kindes zeitweise ganz entledigen. Nicht gelöst ist das Problem der berufstätigen Frau, die kurz nach der Entbindung die Arbeit wieder aufnehmen will, deshalb das Kind nicht stillen möchte und es in eine Krippe gibt. Selbstverwirklichung auf Kosten des Kindes ist der falsche Weg. Wahrscheinlich ist hier eine finanzielle Lösung notwendig. Die Mutter muß am Einkommen des Vaters ihrer Kinder gleichberechtigt partizipieren. Der Drang nach Emanzipation, der der Fürsorge um das Kind entgegensteht, ist mit Sicherheit nicht nur ein Wunsch nach beruflicher Selbstverwirklichung, sondern ebenso ein Wunsch nach finanzieller Unabhängigkeit.

11. Ernährung durch Ammen

Die Tatsache, daß zu allen Zeiten versucht wurde, das Stillen zu vermeiden, führte zu einem Ammenunwesen von der Antike bis ins 19. Jh. Da Ammen nur in begrenzter Zahl zur Verfügung standen und nicht geringe Kosten machten, lag es nahe, dem Säugling eine Tiermilch anzubieten.

In der griechischen Mythologie wird berichtet, daß der junge Zeus vor seinem Vater Kronos in Sicherheit gebracht und von der Ziege Almaltheia ernährt wurde. Die Zwillinge Romulus und Remus, die sagenhaften Gründer Roms, wurden von einer Wölfin gesäugt. Doch was in der Legende den Göttern möglich war, das ließ sich für die Sterblichen nicht verwirklichen. Erstaunlicherweise versuchte man, auch in der Praxis Säuglinge direkt an das Tiereuter anzulegen. Zwierlein berichtet 1816 in seiner Schrift: *Die Ziege als beste und wohlfeilste Saugamme* ausführlich über die Praxis des direkten Säugens der Kinder an Ziegen. Er zieht die Ziegen den Menschenammen vor, weil jene immer zur Verfügung ständen. Angeblich seien die Kinder gut gediehen. Spätere Versuche in gleicher Richtung schlugen allerdings fehl (PEIPER 1992: 444) Während tierische Ammen ein Experiment blieben, waren menschliche Ammen ein fester Bestandteil der sog. kulturellen Entwicklung. Bereits im alten Ägypten wird über Ammenverträge berichtet (SCHADEWALDT 1983: 89). Im zweiten Jh. n. Chr. hat GALENOS VON PERGAMON (1939 Buch 1, Kapitel 4, S.34) die Ammen lobend erwähnt: *„Folgende drei Mittel haben die Ammen - von der Erfahrung belehrt - gegen den Kummer der Kinder gefunden: Erstens das Gesagte (gemeint* *ist das Stillen) und zwei weitere, nämlich eine mäßige Bewegung und einen hübschen Gesang. ... Wer solche Mittel gut brauchen kann, der erzieht Körper und Seele am besten."*

Die Amme ist der totale Ersatz der leiblichen Mutter. Sie war bei begüterten Schichten und in Fürstenhäusern nicht nur im Altertum, sondern auch im Mittelalter bis ins 19. Jahrhundert üblich. Auch die Findelhäuser bedienten sich ihrer. Bei der großen Zahl der Findlinge reichten jene jedoch nicht aus.

Im Frankreich des 19. und 20. Jh. gehörte die Amme zum guten Ton. Es war nicht schicklich, sein Kind selbst zu stillen. Die meisten Kinder wurden mit Fremddammen aufs Land gegeben. Nur die Begüterten konnten es sich leisten, ihre Kinder zu Hause durch Ammen ernähren zu lassen.

ROUSSEAU (1963: 123) über die Ammen: *„Die Frau, die statt des eigenen ein fremdes Kind nährt, ist eine schlechte Mutter. Wie kann sie dann eine gute Pflegerin sein."* Aus der Kommerzialisierung des Stillens durch Ammen folgte ein umfangreichen Mißbrauch dieses Geschäftes. Noch im 19.Jh. gab es die Engelmacherinnen, wie der Volksmund sie nannte. In einem Frankfurter Krankenhaus heißt es 1869: *„Die Engelmacherinnen sind die Weiber, die, unerreichbar dem Gesetz die ihnen anvertrauten Kleinen, durch Kälte, Mangel und verdorbene Nahrung hinmorden und um so besser von den Müttern, wenn sie diesen Namen verdienen, bezahlt werden."* (PEIPER 1992:183). Die *Kostkinder,* wie man die weggegebenen Kinder nannte, werden von GÖTTISHEIM wie folgt beschrieben: *„Es sind Geschöpfe mit abgemagerten greisenhaften Gesichtchen, denen die Haut schlotternd um die mageren, wunden Glieder hängt, kaum noch fähig, in kläglichen Jammertönen ihr Elend zu erzählen, fast alle hoffnungslos dem Tode verfallen"* (PEIPER 1992: 183). Später bezeichnet man den Zustand dieser Kinder als Atrophie, eine schwere Form der Ernährungsstörung. Die heutige Pflegemutter hat - natürlich bei guter Sorge für den Säugling - bis auf das Stillen ähnliche Aufgaben wie die Amme der Vergangenheit. Viele Mütter befürchten jedoch eine zu enge Bindung ihres Kindes an die Pflegemutter und seine Entfremdung. Sie bevorzugen deshalb die Unterbringung in der Krippe. Aus diesem Verhalten folgt, daß dann die notwendige Bindung an überhaupt keine Bezugsperson sich entwickeln kann und sich das Bild einer Deprivation umso leichter ausbildet.

12. Künstliche Säuglingsernährung im 19. und 20. Jahrhundert

Während bei Ernährung durch Ammen immerhin die Aussicht bestand, daß die Kinder überlebten, gab es bei Verfütterung von Tiermilch bis Mitte des 19. Jh. kaum eine Überlebenschance für den Säugling. Die Gründe waren folgende:
1. Für die Brustwarze gab es keinen Ersatz, der eine ausreichende Trinkmenge zuließ. Dieser wurde erst um 1850 in Form des Kautschucksaugers erfunden (MEYER-DELIUS 1965: 75).
2. Die theoretischen Vorbedingungen für die Herstellung einer keimarmen Milch und der hygienische Umgang mit den Gefäßen war nicht gegeben, was zu schwerwiegenden Coliinfektionen durch die Milchen führte.
3. Die stark voneiner abweichende Zusammensetzung zwischen humaner und boviner Milch waren noch unbekannt. Der Säugling erhielt die unverdünnte Kuh- oder Ziegenmilch mit einem unverträglich hohem Eiweiß- und Salzgehalt.

Der Kautschucksauger wurde in Amerika erfunden und kam über England Mitte der fünfziger Jahre des 19. Jh. nach Deutschland. Er wurde gern und in großem Umfang angenommen, weil er erstmals dem jungen Säugling, der noch nicht in der Lage war, mit dem Löffel zu essen, ermöglichte ausreichende Mengen zu trinken. Zum ersten Mal war ein einigermaßen brauchbarer Ersatz für die Brustwarze gefunden. Abb. 11 zeigt eine zur Säuglingsflasche umfunktionierte Whiskyflasche mit Sauger und Schlauch um 1860. Letzterer war schlecht zu reinigen und deshalb ein Bakterienreservoir. Die Kinder konnten einigermaßen gut trinken, starben aber an Coliinfektionen, besonders in der heißen Jahreszeit. Hygienische Maßnahmen waren noch unbekannt. Die Erfindung des Saugers kam 50 Jahre zu früh, weil die anderen beiden Bedingungen, hygienische Zubereitung und Anpassung der Nahrungsstoffe, für eine angemessene Säuglingsernährung noch nicht erfüllt waren. Offenbar machten trotzdem viele Mütter von dem neuen Angebot des Saugers Gebrauch und verzichteten auf das Stillen. Es ist von besonderem Wert, daß Statistiken über die monatliche Säuglingssterblichkeit in der Hansestadt Hamburg seit 1823 vorliegen. MEYER-DELIUS (1951, 1965) und SINOIS (1983) haben diese analysiert und festgestellt, daß vor 1850 vorwiegend die Sterblichkeit in den Wintermonaten hoch war, wahrscheinlich bedingt durch Infekte und Pneumonien. Nach 1860, nach Verbreitung des Saugers wurden weniger Kinder gestillt und es kam zu einem neuen Typ der Sommersterblichkeit durch Ernährungsinfektionen, die bei

gestillten Kindern nicht üblich waren. Zwischen 1823 und 1899 kam es zu einem Anstieg der Säuglingssterblichkeit von etwa 15 auf 40%. Erst gegen Ende des 19. Jh. gelang es, die Säuglingsnahrung einigermaßen keimarm herzustellen und sie an die Frauenmilch durch Verdünnung und Zuckerzugabe grob anzupassen. Damit waren die wichtigsten Bedingen für eine künstliche Säuglingsnahrung aus Kuhmilch erfüllt. Dieser relative Erfolg führte zu einem Rückgang der Säuglingssterblichkeit nach der letzten Jahrhundertwende. Otto Heubner warnt trotzdem vor der künstlichen Ernährung und schreibt unter dem Eindruck der Gefährdung der Kinder in seinem Lehrbuch der Kinderheilkunde (1903: 66):
„Die einzige, ihrem Zweck voll entsprechende, die einzige einer Entstehung schwerer Verdauungskrankheiten sicher vorbeugende Ernährung des Säuglings ist diejenige an der Mutterbrust ... Sehr häufig begegnet man dem Übelstande, daß der Säugling der natürlichen Ernährung nicht teilhaftig werden kann."

HEUBNER (1903:68) weist darauf hin, daß sich Bakterien in der Milch schnell vermehren und er betont die Notwendigkeit, die Milch für den Säugling abzukochen. Er empfiehlt den Soxhlet-Apparat, in dem sich Flaschen, die luftdicht abgeschlossen waren, für mehrere Mahlzeiten vorbereiten ließen. Schließlich betont er die erheblichen Unterschiede in der Zusammensetzung von humaner und boviner Milch. Die Tab. zeigt, daß die wichtigsten Differenzen im Eiweiß- und Salzgehalt damals schon bekannt waren. Die Analysen stimmen im wesentlichen mit den heutigen überein.

Tab. 1
Zusammensetzung von Frauen- und Kuhmilch nach HEUBNER (1903: 69)

Gattung	Eiweiß	In 100 g Milch sind enthalten in g			
		Fett	Zucker	Salze	Andere Körper
Mensch	0.9	3.52	6.75	0.197	0.6
Rind	3.0	3.55	4.51	0.7	0.3

Auf Grund dieser Analysen, verdünnte man die Kuhmilch und verabreichte sie den Kindern als Halb-, 2/3-, mitunter auch 1/3- Milch. Zucker und häufig ein zweites Kohlenhydrat wurden zugegeben. Beliebt waren Hafer- und Gerstenschleimzusatz, später auch Maisstärke. Wegen des niedrigen Fettgehaltes der verdünnten Kuhmilch war der Energiegehalt der Nahrung relativ gering. Es bestand die Gefahr einer Kohlenhydrat-Mast. Der Magen der Kinder wurde überlastet, weil sie wegen des gerigen Kaloriengehaltes große Trinkmengen zu sich nehmen mußten. Erst in den 40iger Jahren dieses Jahrhunderts mit Einführung der adaptierten industriellen Milchen wurde der geringe Fettanteil korrigiert. Als Folge der unkontrollierten Sterilisierung der Milch Ende vorigen Jh. wurden die Vitamine, vor allem das Vitamin C, stark reduziert. Es kam zu einem vermehrten Auftreten der Vitamin-C-Mangelkrankheit, dem Möller-Barlow mit Blutungen in die Schleimhäute und besonders unter das Periost. In den dreißiger Jahren kam die erste Fertigmilch auf 2/3-Milch-Basis, Pelargon, in den Handel. Die Milch war gesäuert, in der Annahme, damit könnten Infektionen der Milch vermieden werden. In den dreißiger Jahren wurden Citretten bei der Selbstherstellung einer gesäuerten Säuglingsnahrung verwendet. Es dauerte bis in die fünfziger Jahre bis erkannt wurde, daß die Säuerung nicht den erwarteten antibakteriellen Effekt hatte, sondern lediglich den Stoffwechsel und die Ausscheidungsorgane der jungen Kinder erheblich belastete. Auch die sog. adaptierten Milchen, erhielten zum Teil einen Stärkezusatz, neben dem Zucker also ein nicht sinnvolles zweites Kohlenhydrat. Heute versteht man unter adaptierten Milchen solche, bei denen das Verhältnis der verschiedenen Eiweißstoffe und zwar der Molkenproteine (früher Albumine) zu den Caseinen der Humanmilch angepaßt ist. Es beträgt 60:40. Im letzten Jahrzehnt sind die Fette in der Humanmilch im Vergleich zur Kuhmilch genauer differenziert worden. Frauenmilch enthält die sogenannten langkettigen, polyungesättigten Fettsäuren, abgekürzt LCP (Long chain polyunsaturated fatty acids). Zwei von diesen sind bekannt, die Arachidonsäure mit 20 und die Decosahexaensäure mit 22 C-Atomen. Die beiden LCP sind wahrscheinlich für den jungen Säugling essentiell, d.h. sie können von diesem nicht selbst synthetisiert und müssen zugeführt werden. Untersuchungen an Ratten und an Frühgebo-

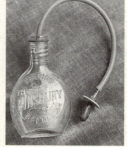

Abb. 6: Zur Säuglingsflasche umfunktionierte Whyskyflasche, 19. Jh

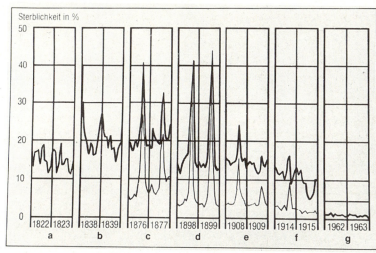

Abb. 7: Statistik der Säuglingssterblichkeit nach MEYER-DELIUS

renen sprechen dafür daß die LCP für die Funktion und den Aufbau der Membranen von Nervenzellen unerläßlich sind. Alan Lucas (1992: 257) und andere Autoren glauben nachgewiesen zu haben, daß frühgeborene Kinder, die mit LCP-freier Formulamilch ernährt wurden, im 8. Lebensjahr signifikant unter dem IQ von Kindern lagen, die Muttermilch erhalten hatten. Inzwischen ist eine Formulamilch auf dem Markt, die mit LCP ergänzt ist. Es wird empfohlen, sie Frühgeborenen, für die Muttermilch nicht zur Verfügung steht, zu verabreichen. Wenn wir die besprochene Entwicklung der künstlichen Ernährung des Säuglings zusammenfassen, finden wir folgende Entwicklungsstufen:

1. Nach Einführung des Kautschucksauers um 1850 folgte ein Anstieg der Säugligssterblichkeit, der auf mangelnder Hygiene und falscher Zusammensetzung der Tiermilch beruhte.
2. Erst Ende des 19. Jh. gelang es durch Eindämmung der Milchinfektionen und eine erste Anpassung der Kuhmilch an die Frauenmilch eine Verbesserung zu erreichen. Die Säuglingssterblichkeit ging zurück.
3. Die Sterilisierung der Milch führte zu einem vermehrten Auftreten von Vitamin-C-Mangel-Erscheinungen. Die Sterilisation mußte schonender vorgenommen werden. Später wurden Vitamine zugesetzt.
4. Ab Mitte der dreißiger Jahre entwickelte man Fertigmilchen, anfangs gesäuert (Pelargon). Die Säuerung erwies sich als eine unnötige Belastung des Stoffwechsels.
5. Bei der Selbstherstellung der Säuglingsnahrung und teilweise auch in den Fertigmilchen wurde ein belastendes zweites Kohlenhydrat verwandt, das in der Muttermilch nicht enthalten ist.
6. In den letzten Jahren wurde erkannt, daß zwei mehrfach ungesättigte Fettsäuren, besonders bei Frühgeborenen, für die Funktion der Nervenzellen eine wesentliche Bedeutung haben. Bei Nichtbeachtung dieser Erkenntnis kann die Intelligenzentwicklung gefährdet sein.

Niemand hat je voraussahen können, welche langen Wege und Irrwege es seit Erfindung des Kautschuksaugers vor etwa 150 Jahren bedurfte, damit die künstliche Säuglingsernährung den heutigen Stand erreicht hat. Viele Säuglinge wurden durch die Fehler krank und eine sehr große Zahl starb an Fehlernährung. Es spricht viel dafür, daß uns auch heute noch nicht alle Nachteile einer künstlichen Ernährung bekannt sind. Deshalb ist zu wünschen, daß möglichst viele Kinder Muttermilch erhalten.

13. Wickelkinder

Das Wickeln der Kinder ist wahrscheinlich genau so alt wie das Tragen. Bei den meisten Völkern, wahrscheinlich schon im alten Ägypten, wurden Kinder wie Mumien gewickelt, weil man glaubte, ihre zerbrechlichen Glieder in die richtige Form bringen und sie vor Frakturen und Verbiegungen schützen zu müssen. In der Antike und im Mittelalter war das Wickeln allgemein üblich und hielt sich am längsten in den osteuropäischen Ländern bis ins 19. Jh., z.B. in Rumänien, Polen, Rußland. Aber auch in Deutschland schreibt R. Bendix noch im Jahre 1903 in seinem Lehrbuch der Kinderheilkunde: *„Ein Wickelband ist in den ersten Monaten praktisch, es gibt dem Rumpf mehr Halt."* (PEIPER 1992: 666).

SORANOS VON EPHESOS gibt im 2. Jh. nach Chr. mehrere Methoden des Wickelns an (SORANOS 1894: 59). Nach der thessalischen Art werden die Kinder gewickelt und auf ein mit einem Heukissen gepolstertes ausgehöhltes Brett gelegt und dann mit Gurten am Brett fixiert. Das sei *„ein zu hartes Verfahren"*, deshalb empfiehlt er das Wickeln ohne Brett. Er beschreibt das Wickeln des Säuglings mit Bin-

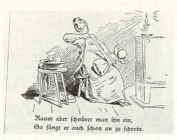

Abb. 8
Wickelprozedur von W. Busch, 2. Hälfte 19. Jh.

den und Tüchern einschließlich der Finger und Zehen. Er empfielt Wollbinden, drei bis vier Finger breit: *"Weich müssen die Binden sein, damit sie nicht den noch zarten Gliedern, denen sie Schutz gewähren sollen, Schaden antun."* DE MAUSE (1992: 63) berichtet, daß für die einzelne Wickelprozedur oft zwei Stunden benötigt wurden. Die Dauer des Wickelns der Säuglinge wird unterschiedlich angegeben: PLATO (427-347 v.Chr.): Zwei Jahre, SORANUS: 40- 60 Tage, im Mittelalter wahrscheinlich vier Monate, dann erfolgte allmählich eine Reduzierung.. Nach allem, was wir heute wissen, muß das Wickeln ein erheblicher Multiplikator für das Auftreten bleibender Hüftluxationen gewesen sein. Niemand kam natürlich auf die Idee, daß das Leiden in erster Linie durch diesen Brauch gefördert wurde. Vergleichszahlen von früher und heute sind uns nicht bekannt, jedoch wurde im Zeitalter der hippokratischen Ärzte (450-300 v.Chr.) die Hüftluxation mit dem typischen Watschelgang genau beschrieben (PEIPER 1992: 36). Es gibt vereinzelt Stimmen, bereits im 16., 17. und 18. Jh., die auf die auf die Schädlichkeit der Wickelpraxis hinweisen. Sie blieben leider lange ungehört.

ROUSSEAU (1963: 118-120) schreibt um 1760 sarkastisch: *"Hebammen meinen: Wenn der Kopf eines Neugeborenen entsprechend gknetet wird, könne er eine gefälligere Form annehmen ... Kaum hat das Kind den Schoß der Mutter verlassen, schon legt man ihm Fesseln an ... Es wird mit Tüchern aller Art umwickelt, daß es sich nicht mehr von der Stelle rühren kann ... In den Ländern, wo Kinder derart eingewickelt werden, wimmelt es von Buckligen, Hinkenden, X-Beinigen, Unterentwickelten, Rachitischen und Mißgestalteten aller Art ... Man würde die Kinder mit Vergnügen zu Gelähmten machen, nur um sie daran zu hindern, zum Krüppel zu werden."* In den Begründungen für das Wickeln werden immer wieder die Vermeidung von phantasievoll konstruierten Verletzungen wie Augenauskratzen, Ohren abreißen und Knochenbrüche genannt. Der Rücken sollte gerade gehalten werden. Die Glieder sollten so gerichtet werden, daß die Kinder nicht *„wie Tiere herumkriechen"* (PEIPER 1992: 663). Wickeln sollte das Stehenlernen fördern. Man war auch der Meinung, daß durch das Einschnüren Krämpfe zu verhüten seien. Nicht zuletzt sollte das Wickeln auch eine Stimulation der Genitalien vermeiden. Schließlich spielte die Angst vor Erkältung und das Warmhalten eine große Rolle. Bis zum letzten Krieg und danach wurden noch Steckkissen und die Moltontücher verwandt. Die jungen italienischen Säuglingen wurden aus Tradition bis in die siebziger Jahre an Rumpf und Bauch mit einer elastischen Binde gewickelt. Neben diesen angeblichen Schutzfunktionen des Wickelns, kam dieses offenbar der Bequemlichkeit entgegen. Das Kind bedurfte keiner Überwachung. DE MAUSE (1962: 63) berichtet, daß die eingeschnürten Kinder kaum noch der Aufmerksamkeit der Erwachsenen bedurften, sie verhielten sich ruhig. Sie wurden für Stunden hinter dem Ofen abgelegt. Auch ROUSSEAU (1963: 120) bestätigt das mit drastischen Worten der Kritik: *"Ein ungewickeltes Kind darf man nie aus den Augen verlieren, liegt es jedoch in sicheren Fesseln, wirft man es in die Ecke oder hängt es an einem Nagel auf, ohne sich durch sein Geschrei stören zu lassen."*

Die Gepflogenheit, Kinder festzubinden, meist unter dem Vorwand der Unfallverhütung, zeigte sich auch im Anbinden an einen Stuhl zum Laufenlernen. Modifizierte und etwas humanere Einrichtungen sind das heutige Gehfrei und das Ställchen. Diese werden von den meisten Müttern heute abgelehnt, bzw. nur für Minuten angewandt, um das Kind an einem sicheren Ort kurzfristig abzusetzen. Viele Mütter haben einen sicheren Instinkt für das *Gefängnis* Laufstall. Bei nomadisierenden Völkern früher und heute hatte das Wickeln der Kinder insofern einen Sinn, als diese einfacher zu transportieren und leichter zu handhaben waren. Indianer und Eskimos benutzten ein Wickelbrett (Cradleboard).

Das Wickelkind ist ein eindrucksvolles Beispiel dafür, daß völlig unsinnige Sitten über Jahrtausende von einer Generation zur anderen weiter gegeben werden. Eine Gewohnheit wie das Wickeln wird durch falsche, scheinbar einleuchtende Argumente gestützt und hält sich, wenn sie einen vermeintlichen Nutzen bringt und keinen sofort sichtbaren Schaden anrichtet. Die Erwachsenen sahen das Wickeln als ein bewährtes Mittel zum Schutz des Kindes und zu seiner Disziplinierung an.

14. Findelanstalten

Das Aussetzen der Kinder war in den vergangenen Jahrhunderten eine häufige Maßnahme, es war wegen der Armut weiter Bevölkerungsschichten unvermeidlich. Im Gegensatz zu Italien oder Frankreich waren in Deutschland Findelhäuser selten. Verwandte versorgten die Kinder, wenn die Eltern nicht in der Lage waren. Selbst Rousseau hat fünf Kinder aus ungesetzlicher Verbindung gleich nach der Geburt einem Pariser Findelhaus übergeben. Er vertraute offenbar der staatlichen Institution. In seinen Kreisen galt: Je mehr jemand die Zahl der Findlinge vergrößert, umso mehr stieg er im Ansehen der Gesellschaft. Später hat Rousseau das offenbar bereut. Im EMIL (1963) bezeichnet er den Vater als Ernährer und Erzieher der Kinder. *„Jeder, der seine Vaterpflicht vergißt, wird dafür später bittere Tränen vergießen."*

Das erste Findelhaus gründete 787 Bischof DATHEUS in Mailand, weil er sich über die vielen Kindermorde beklagte. Uneheliche Mütter sollten schon vor der Entbindung in ein Hospital gebracht werden. Für Geld wurden Ammen gedungen. Die Kinder sollten in einem Handwerk unterwiesen werden (MÖSSMER 1988: 2).

Einen starken Zustrom zu den Findelhäusern, brachte die Erfindung der Drehlade (ital.: *torna ruota*, franz.: *la tour*), die Papst INNOZENZ III (1198-1216) in Rom einführte. Er bedauerte das Schicksal der vielen toten Kinder, die er im Tiber und in Kloaken sah. Er richtete am Hospital San spiritu ein Findelhaus mit einer Drehlade ein. Diese war ein halboffener Hohlzylinder, in der von der Straße her ein Kind abgelegt werden konnte ohne, daß der Überbringer erkannt wurde. Auf ein Glockenzeichen drehte die Schwester im Inneren die Lade herum und entnahm ihr das Kind.

Mit der Drehlade konnten die Eltern anonym bleiben. Deshalb nahm die Zahl der ausgesetzten Kinder rasch zu. Einerseits wurden damit Kinder, die sonst dem Tode anheimgegeben waren gerettet, andererseits wurden die Einrichtungen von Menschen ausgenutzt, die in der Lage gewesen wären, ihre Kinder selbst groß zu ziehen.

Die Findelhäuser und Drehladen wurden in großem Umfang in Frankreich 1811 durch ein Dekret Napoleons eingeführt (PEIPER 1992: 201). Er wollte mit den Kindern später seine Armee rekrutieren.

Wie groß die Neigung war, Kinder auszusetzen, zeigen die Belegzahlen im Pariser Findelhaus zwischen 1740 und 1839. Sie lagen zwischen 33.000 und 57.000. Die erschreckende Zahl von durchschnittlich 20 % aller Lebendgeborenen wurden damals in europäischen Städten ausgesetzt (PEIPER 1992: 206).

Die Sterblichkeit in Findelhäusern ist mindest doppelt so groß wie zu Hause. Sie lag zwischen 60 und 100 %. Frank macht 1780 für die hohe Sterblichkeit die häufigen Mißstände in den Findelhäusern verantwortlich:
1. Die Ansteckung der Kinder durch ihre Eltern mit venerischen Krankheiten,
2. den Mangel an Muttermilch,
3. die unreine Luft,
4. die ungesunde Lage, Bauweise der Gebäude, ihre Überbelegung,
5. den Mangel an Aufsicht, Gewinnsucht, Vorurteile, sowie Gleichgültigkeit des Personals,
6. die fehlende Körperbewegung und Einförmigkeit des Lebens,
7. die Anleitung der Zöglinge zu ungesunder Arbeit in Handwerk, und Industrie.
Krätze, Tuberkulose u.a. Krankheiten haben darüber hinaus eine entscheidende Rolle gespielt.

1869 erfolgte endlich die Abschaffung der Drehlade in Paris. Noch danach waren in Frankreich die Verhältnisse schlecht. Die Kinder wurden in schlechte Pflegestellen gegeben, weil diese die geringsten Forderungen stellten. Eine Aufstellung aus dem Jahre 1895 über 1896 Kinder zeigt eine Sterblichkeit von durch ihre Mütter gestillten Kindern von 15 %. Dagegen war die Sterblichkeit der bei Fernammen untergebrachten Säuglinge fast fünffach so hoch, nämlich 71 %.

Der Deutscher Verein für Armenpflege erließ 1888 folgende Verfügung (PEIPER 1992: 196): *„Die Familienpflege ist die natürlichste und zweckentsprechende. Sie verdient aus sittlichen wie praktischen Rücksichten den Vorzug vor Unterbringung in Anstalten. Die letztere ist nur für besondere Zwecke beizuhalten."*

Es hat lange gedauert, bis sich dieser Aufruf einigermaßen Gehör verschaffte. Erst in den siebziger und achtziger Jahren unseres Jh. sind die Kinderheime allmählich abgeschafft worden. Heute ist leider der Ruf nach Kinderkrippen immer noch nicht verstummt. Wenn die Eltern für ihr Kind nicht zur Verfügung stehen können, so ist sicher die Pflegemutter der bessere Weg. Der Säuglinge ist für eine Pflege in Einrichtungen der Massenpflege nicht geeignet und nimmt dort Schaden an seiner seelischen und körperlichen Entwicklung.

DE MAUSE (1979: 20) hat in seiner kulturhistorischen Betrachtung *„Hört Ihr die Kinder weinen?"* dargestellt, daß der Erwachsene dem Kind gegenüber drei Verhaltensweisen zeigen kann: die projektive

Reaktion, die Umkehr-Reaktion und die empathische Reaktion. Die Eltern projizieren oft einerseits Wünsche, Feindseligkeiten und sexuelle Gedanken auf das Kind. Andererseits ist es aber auch Mutter- oder Vaterfigur. Die Folge einer solchen Einstellung sind geschundene Kinder.

Mit empathischer Reaktion meint er die dem Kind gerecht werdende Fähigkeit des Erwachsenen, der sich in das Kind hineindenken, mit ihm fühlen und seine Wünsche befriedigen kann.

De Mause konstatiert wahrscheinlich zu Recht, daß man davon ausgehen kann: Was heute noch üblich ist, war früher weitverbreitete Regel. Dies betrifft den Kindesmord, das Schlagen, den sexuellen Mißbrauch, das Weggeben und andere Verhaltensweisen.

Das zunehmende empathische Denken und Verhalten den Kindern gegenüber läßt hoffen, daß Attrappen und Surrogate in der Säuglingspflege in Zukunft mit großer Kritik gesehen werden. Das Stillen sollte eine Selbstverständlichkeit sein und die Kinder sollten im Familienverband aufwachsen. Massenpflegeeinrichtungen, wie Kinderheime und Kinderkrippen bedeuten für die Entwicklung des Säuglings eine ernste Gefährdung.

References

BOSINSKI, G. 1992. *Eiszeitjäger im Neuwieder Becken. Archäologie des Eiszeitalters am Mittelrhein.* Landesamt für Denkmalspflege. Koblenz.
BOWLBY, J. 1975. *Bindung. Eine Analyse der Mutter-Kind-Beziehung.* München.
CALLENSEE, W. 1986/87. Über den Einfluß von Obstverzehr auf die Zusammensetzung der Muttermilch und das Befinden des jungen Säuglings. *Pädiatrische Praxis* 34: 67-73.
-----. 1990. *Stillen und Ernährung in den ersten Lebenstagen.* Fragen und Antworten aus der Pädiatrischen Praxis Bd. 2.
-----. 1991. Der schreiende junge Säugling. Dreimonatskoliken. *Tägliche Praxis* 32: 275-279.
-----. 1993. Mutter-Ersatzmittel oder: Attrappen in der Säuglingspflege. *Sozialpädiatrie* 15: 582-585.
-----. 1993. Sind für Stillende Diätvorschriften sinnvoll? *Pädiatrische Praxis* 45: 1-8.
ERMERT, A. 1995. Persönliche Mitteilung.
GALDIKAS, B. 1995. *Reflections of Eden - My Years with the Orang-Utans of Borneo.* Gollancz.
GALENOS. 1939. *Gesundheitslehre.* Buch 1, Kapitel 7, S.34. Stuttgart.
GOTTSCHALK-BASCHKUS, C.E. & M.M. BATSCHKUS. 1990. *Unser Kind, ein Mensch ohne Fesseln.* Boltersen.
HARLOW. H.F.,M.K. HANSEN & E.W. HANSEN. 1963. The maternal affectionel system of rhesus monkeys. In: *Maternal behavior in mammals.* Edited by H.L. RHEINGOLD. New York.
HASSENSTEIN, B. 1970. Tierjunges und Menschenkind im Blick der vergleichenden Verhaltensforschung. *Berichte der Naturwissenschaftlich-Medizinischen Vereinigung Innsbruck* 58: 35-50.
-----. 1987. *Verhaltensbiologie des Kindes.* München.
HEUBNER, O. 1903. *Lehrbuch der Kinderheilkunde.* Bd. 1. Leipzig.
HUFELAND, C.W. 1830. *Guter Rath an Mütter. Über die wichtigsten Punkte der physischen Erziehung der Kinder.* Basel.
KÖTTGEN, U. 1963. Persönliche Mitteilung.
LUCAS, A., R. MORLEY, T.J. COLE et al. 1992. Muttermilch und späterer Intelligenzquotient bei Frühgeborenen. *Lancet - Deutsche Ausg.* 6: 257-260.
MAUSE, DE L. 1979. *Hört Ihr die Kinder weinen, eine psychogenetische Geschichte der Kindheit.* Frankfurt.
MEYER-DELIUS. 1951. *Die Säuglingssterblichkeit in Hamburg in den Jahren 1820-1950.* Hamburg.
-----. 1965. Die Säuglingssterblichkeit in Hamburg seit dem Jahre 1820. *Hamburger Ärzteblatt:* 68-76; 105-110.
MICHAELIS, R. & G. NIEMANN. 1995. *Entwicklungsneurologie und Neuropädiatrie.* Stuttgart.
MÖSSMER, A. 1988. Papst Innozenz erfand die Drehlade. *Die Waage* 27: 2-8.
PEIPER, A. 1992. *Chronik der Kinderheilkunde.* Leipzig.
RICHTER, G.M.A. o.J. *The Furniture of the Greeks, Etruscans and Romans.* The Phaidon Press.
ROUSSEAU, J.-J. 1963. *Emile oder über die Erziehung.* Stuttgart.
SCHADEWALD, H. 1983. Milchgefäße im Wandel der Zeit. *Medizinisch-ernährungswissenschaftliche Schriften* 4: 89.
SCHIEFENHÖVEL, W. 1989. Ethnologisch-humanethologische Feldbeobachtungen zur Interaktion mit Säuglingen. In: *Der unruhige Säugling. Fortschritte der Sozialpädiatrie* 13, pp 25-40. Edited by J.M. PACHLER & H.M. STRAßBURG. Lübeck.
SINOIS, A. 1983. Säuglings-Milchnahrungen auf Kuhmilchbasis. *Medizinisch-ernährungswissenschaftliche Schriften* 4: 37.
SICHTERMANN, B. 1994. *Leben mit einem Neugeborenen.* Franfurt/M.
Soranos von Ephesos. 1894. *Die Gynäkologie. Geburtshilfe, Frauen- und Kinderkrankheiten, Diätetik der Neugeborenen.* Kap. 29: Das Wickeln des Kindes. München.
SPITZ, R.A. 1982. *Vom Dialog: Studien über den Ursprung der menschlichen Kommunikation.* Franfurt.
-----. 1985. *Vom Säugling zum Kleinkind. Naturgeschichte der Mutter-Kind-Beziehungen im ersten Lebensjahr.* Stuttgart.

Das erste Lebensjahr - eine Synopse von entwicklungspsychologischen, psychophysiologischen und psychoanalytischen Konzepten
The First Year of Life - a Summary of Concepts of Developmental Psychology, Psychophysiology and Psychoanalysis

Ph. Martius & Barbara Bernhart-Martius

Zusammenfassung: In der vorliegenden Arbeit werden Befunde aus den Gebieten der Entwicklungspsychologie, Entwicklungspsychophysiologie und Psychoanalyse über die frühe Kindheit zusammengetragen. Dies geschieht in der Annahme, daß dieses Verfahren geeignet ist, ein vollständigeres Bild von dem normalen Ablauf der ersten Lebensmonate zu vermitteln. Anhand der Fremden- oder Acht-Monats-Angst wird die Diskussion über das Vorgehen vertieft. Es zeigt sich, daß sich die Daten der einzelnen Teilgebiete ergänzen können, und auf neue Zusammenhänge verweisen.

Abstract: In this article data from various scientific sources concerned with the child's development, namely developmental psychology, developmental psychophysiology and psychoanalysis, are summarized. Therewith we aim to get a more complete view on how children normally develop during the first year of life. The procedure and its consequences are discussed more thoroughly focussing on the xenophobia that appears about the eighth month. It is shown that the different methods may lead to results supporting each other and that this gives way to new perspectives.

Keywords: Kindesentwicklung, Entwicklungspsychologie, Entwicklungspsychophysiologie, Psychoanalyse, Fremdenangst
child's development, developmental psychology, developmental psychophysiology, psychoanalysis, xenophobia.

1. Einleitung

Bei der Beschäftigung mit dem frühen Kindesalter geraten wir immer wieder ins Staunen, wenn wir uns nach einem Konzept umsehen, das versucht, meßbare, beobachtbare, und aus dem Verhalten erschlossene Daten zu integrieren. So etwas gibt es bisher kaum. Besonders deutlich ist dies bei einem Blick in Lehrbücher der Kinderheilkunde, z.B. von ROSSI (1986). Hier sind eine Vielzahl von Krankheitsbildern zusammengetragen, aber mit der im klinischen Alltag so überaus wichtigen Frage nach der *normalen* Entwicklung des Kindes zu einer Persönlichkeit bleibt der Arzt - dies ist unsere berufliche Perspektive - alleingelassen. Von einer Psychosomatik des Kindes sind wir offensichtlich noch weit entfernt, trotz der Versuche, die z.B. ZIMPRICH (1984) unternommen hat.

Wir haben uns deshalb mit dieser Veröffentlichung zum Ziel gesetzt, Daten aus einigen Standardwerken über die Kindesentwicklung zusammenzutragen. Es sind dies die Veröffentlichungen von MAHLER et al.(1982); MAIER et al. (1994); SCHENK-DANZINGER (1993). Das erste ist ein Standardwerk der psychoanalytischen Entwicklungslehre (Mertens 1986: 35ff). Ebenso gilt das Buch von Schenk-Danzinger als Klassiker in seinem Gebiet; es hat bereits über 20 Auflagen erlebt. MAIER et al. (1994) haben das erste Buch im deutschen Sprachraum veröffentlicht, daß psychophysiologische Daten aus verschiedenen Lebensaltern sichtet.

Wir werden im Folgenden zum besseren Verständnis zunächst die konzeptuellen Grundlagen der einzelnen Fächer darstellen. Dann fassen wir uns wesentlich erscheinende Befunde synoptisch zusammen. Dabei haben wir darauf geachtet, möglichst zentrale Befunde oder Thesen bzw. möglichst gründlich untersuchte Bereiche darzustellen. In der Diskussion werden wir uns mit der sogenannten Acht-Monats-Angst beschäftigen, um die Tauglichkeit unseres integrativen Ansatzes zu überprüfen.

2. Konzepte

SCHENK-DANZINGER beschreibt die Aufgabenstellung der Entwicklungspsychologie wie folgt (1993: 23), es gehe darum: „.... *Gesetzmäßigkeiten aufzuzeigen, nach denen sich das Verhalten des Menschen sowie seine Denkformen, seine Wahrnehmung, seine Haltungen und Einstellungen, aber auch seine Leistungen im Laufe des Lebens verändern*". Dazu bedient es sich verschiedener Methoden wie z.B. der Beobachtung, dem experimentellem Setting, dem Explorationsgespräch und einer Vielzahl von Testverfahren.

Davon abhebend hat sich nach MAIER et al. (1994: 11) die Entwicklungspsychophysiologie zum

Ziel gesetzt, auf „*... der Basis des **gemeinsamen** Studiums der physiologischen und der psychischen Ebene des Verhaltens ...*" die menschliche Entwicklung zu beschreiben und zu analysieren. Darüber hinaus könne man als **nichtklinisches** Grundanliegen des Faches „*... das Studium der Entwicklung informationsverarbeitender Prozesse und Leistungen verstehen*". Dazu werden beispielhaft Untersuchungen im Bereich von Emotionen, des Spracherwerbs und der Reizdiskrimination genannt. Methodisch gesehen diskutiert die Entwicklungspsychophysiologie Befunde biomedizinischer Meßgrößen, z.B. Herzfrequenz oder EEG, in einem größeren Zusammenhang mit psychologischen Konzepten und Forschungsergebnissen.

Die Psychoanalyse schließlich versteht das „*... einzelne psychische Phänomen ... als Moment eines individuell lebensgeschichtlichen Sinnzusammenhangs ...*" (MERTENS 1986: 28). Bezogen auf unser Thema schreibt derselbe Autor weiter (1986: 31): „*Wahrnehmung, Kognition und Sprache entwickeln sich nur adäquat innerhalb einer gefühlshaften Atmosphäre ... innerhalb der Eltern-Kind-Interaktion ... Ein Kind lernt nicht nur zu sprechen, sondern es lernt, zur Mutter zu sprechen; und es krabbelt nicht nur, sondern es krabbelt zur Mutter hin und von der Mutter fort*". Die in der psychoanalytischen Entwicklungslehre (und in der Psychoanalyse) verwendete Methode wird als Tiefenhermeneutik bezeichnet. Sie beinhaltet im Wesentlichen intensive Reflexionsprozesse. MAHLER et al. beschreiben in ihrem Buch ihr Ziel, „*... eine Arbeitsweise zu finden, die ... ein angemessenes Gleichgewicht zwischen freischwebender psychoanalytischer Beobachtung und vorher festgelegter experimenteller Anordnung sicherte.*" (MAHLER 1982: 30)

SYNOPSE

Entwicklungspsychologie	Psychophysiologie	Psychoanalyse
1. Periode: Nachgeburt (1.-2. Monat) a) Nahrungsaufnahme: reflexartig (sog. Suchreflex), Saugen, Fingerlutschen dienen der (oralen) Befriedigung. b) Lernfähigkeit/ Gedächtnis: Das Kind zeigt bedingte Reflexe, die Saugreaktion wird sicherer, es kann eine Erwartungshaltung ausdrücken. c) Sinneseindrücke: Sehen: die optimale Blickdistanz beträgt 25-50 cm, das Kind kann langsamen Bewegungen folgen, es kann Farben sehen. Hören: Melodie und Sprache werden wahrgenommen mit einer Bevorzugung höherer Tonfrequenzen, das Kind erkennt die mütterliche Stimme. Allgemein: noch unspezifische Reaktionen auf Sinneseindrücke mittlerer Intensität. 2. Periode: Erste spezifische Reaktionen auf die Umwelt (2.-6. Monat) a) - b) Lernfähigkeit/ Gedächtnis: Das Kind blickt nach, zeigt Erwartung von Nahrung und Pflege, erkennt Menschen, Dinge, Tiere und Orte wieder, erstaunt bei fremden Eindrücken. Es gibt Phasen eines positiven ruhigen Wachzustandes, der Schlaf wird kürzer. c) Sinneseindrücke: Sehen: Das Kind akkomodiert (Wechsel zwischen Nah- und Fernsehen, 3. M.), tastet visuell ab (4. M.), nimmt das	Bei Geburt verfügt das Neugeborene bereits über 25x10% Neurone. Das spätere zerebrale Wachstum entsteht v.a. durch Bildung von Myelinscheiden um die Neurone und Synapsenbildung. Bis etwa zum 3. Monat besteht eine überwiegend subkortikale Steuerung des Verhaltens (Kortex = Großhirnrinde). Auffallend ist, daß der Säugling nur rudimentär motorisch, aber bereits sehr differenziert sensorisch entwickelt ist. 1. Biologische Rhythmen Allgemein gibt es eine Entwicklung von oszillierenden (rasch wechselnden) Rhythmen zu (niederfrequenteren) Pendel-Rhythmen a) Schlaf-Wach-Zyklus: (bis 1. M.) Das Neugeborene schläft 16-17 h gleichmäßig über den Tag verteilt. Der Schlaf beginnt jeweils mit aktivem Schlaf, evtl. einem REM-Schlaf-Äquivalent. (6. M.) Die Schlafdauer verkürzt sich allmählich, das Kind beginnt den Übergang zu einem 24h-Rhythmus (s.u.), der Schlaf beginnt mit ruhigem Schlaf, einem Non-REM-Schlaf-Äquivalent (wie beim Erwachsenen). b. Zirkadianer Rhythmus (bis 2. M.) keiner (bis 4. M.) Konsolidierungsphase: Das	1. Phase: Normaler Autismus (bis 2. Monat) Ein quasi pränataler Zustand schützt den Säugling und sichert sein physiologisches Wachstum. Reaktionen auf Reize, die dennoch die hohe Rezeptionsschwelle überschreiten, sind global, diffus und synkretistisch. Daneben finden sich bereits Zustände wachsamer Untätigkeit: Das energetische Potential, die sog. Libido, ist überwiegend auf das Körperinnere, proprioenterozeptiv, konzentriert. 2. Phase: Symbiose (2.-4./5. Monat) Der Eintritt in diese Phase wird durch die ersten unspezifischen Lächelreaktionen angezeigt. Der Säugling befindet sich in einem Zustand der Undifferenziertheit und Fusion mit der Mutter, in dem er zwischen Ich und Nicht-Ich ebensowenig unterscheiden kann wie zwischen Innen und Außen. Diese Fusion hat halluzinatorisch-illusionäre somatopsychische omnipotente Züge. Durch sie

menschliche Gesicht wahr (3. M.), und unterscheidet geometrische Figuren bzw. Muster (3.-5. M.)
Hören: es wendet sich Geräuschen zu (2. M.).
d. Motorik: Beginn der sensomotorischen Koordination: erste gesteuerte Bewegungen (Finger in Augenhöhe, Greifen eines Gegenstandes mit beiden Händen - 3./4. M.)
Mimik und Gestik: Das Kind entwickelt ein immer differenzierteres Repertoire (3. M.)
e. Sprache: (Funktion i.S.v. Kundgabe, Auslösung und Darstellung): Das Kind lallt noch ohne spezifische Funktion, reagiert auf äußere Eindrücke mit kleinen gutturalen Lauten (3. M.), die es später zur Anbahnung von Kontakten und beim Wiedererkennen verwendet.
f. Sozialverhalten: Es kommt zum ersten Lächeln, das noch ungerichtet ist als Ausdruck von Libido (3. M.).

3. Periode: Aktive Zuwendung zur Umwelt)
(ab 6. Monat)
a) -
b) Lernfähigkeit/ Gedächtnis: Das Kind ahmt Vorgemachtes im sozialen Kontex nach, z.B. im Spiel und um Aufmerksamkeit zu erregen.
c) -
d) Motorik: Es gelingt die seitliche Drehung (4./5. M.), das Aufrichten des Oberkörpers in Bauchlage (Sphinx-Stellung - 6. M.), das Sitzen mit Stütze (7. M.), das Kriechen (8./9. M.), das Stehen (9./10. M.), und schließlich erste Schritte (ab 11. M.)
e) -
f) Sozialverhalten:
Das Kind lernt Personen zu unterscheiden und entwickelt eine gefühlsmäßige Bevorzugung der ständigen Pflegepersonen. Jetzt manifestiert sich die 8-Monats-Angst.

Kind schläft nachts länger, ist tagsüber länger wach. (bis 4. M.)
Es entsteht ein 24h-synchroner Tag-Nacht-Rhythmus und ein entsprechend angepaßter Schlafzyklus.

2. Elektroenzephalogramm (EEG) im Wachzustand
(bis 3.M.)
Es findet sich keine rhythmische Aktivität einer bestimmten Frequenz vorherrschend, ebensowenig eine Synchronizität der verschiedenen Hirnareale, Die Kurvenspannung ist niedrig-amplitudig (bis 50 mV).
(3./4.M.)
Erstmals tritt vorwiegend okzipital ein regelmäßiger 3-4-Hz-Grundrhythmus auf evtl. als Ausdruck beginnender kortikaler Steuerung
(4.-12. M.)
Die Frequenz des Grundrhythmus steigt auf 6-7 Hz, die Amplituden steigen an (bis 100 mV), über den Hemisphären beginnt die Hirnstromaktivität zu synchronisieren.

3. EP
Evozierte Potentiale sind unter standardisierten Bedingungen eingesetzte Reiz-Reaktions-Modelle. Auf einen definierten sensorischen Reiz erfolgt eine mit Elektroden abgreifbare komplexe hirnelektrische Antwort. Sowohl für BAER (Hirnstammpotentiale, durch akustische Signale ausgelöst) als auch für VEP (visueller Stimulus) gilt, daß sich die sog. frühen Komponente des Reaktionsmuster rascher entwickeln als die späteren., vermutlich in Abhängigkeit vom Myelinisierungsgrad der Neurone.
a. BAER
(3. M.) Welle I
(2. Li!) Welle V
b. VEP
(bis 6. M.)
Erwachsenen-Muster, bezogen auf Reizmuster und -amplitude, noch nicht bezüglich der Latenzen (Reaktionszeiten).

4.Orientierungs- und Defensivreaktion als emotionale Parameter
Auf leichte bis mittlere Reize bzw. auf intensive aversive Reize hin kommt es

wird das noch nicht funktionale Ich des Kindes kompensatorisch ergänzt (Hilfs-Ich). Die Symbiose verläuft dann optimal, wenn die Mutter dem Kind beliebig Augenkontakt erlaubt und ihn fördert. Dazu ist ein Minimum an Übereinstimmung in den Entladungsmustern von Mutter und Kind Voraussetzung.
In dieser Phase beginnt die Entwicklung des Körperschemas und des Selbstkerns. Es kommt zu einer Verschiebung der Libido auf eine zunehmend sensoriceptiv-periphere Ebene.
Nur wenn diese Entwicklung durch die äußere Fürsorge gestützt wird, kann sich das ursprüngliche überlebensnotwendige Bedürfnis nach Nähe und Beziehung später zu einem Wunsch entwickeln.

3. Phase: Löslösung und Individuation
(mit vier Subphasen vom 4./5. bis zum 36 Monat)
Individuation bedeutet dabei die Entfaltung einer intrapsychischen Autonomie und kognitiver Fertigkeiten, Loslösung die Abgrenzung und Abwendung von der Mutter.

3.Phase/1. Subphase:
Differenzierung und Entwicklung des Körperschemas
(4./5. bis 10./12. Monat)
Sie ist gekennzeichnet durch die besondere Beziehung zur Mutter, angezeigt durch die spezifische Lächelreaktion. Wesentliche Kennzeichen sind:
1. Brutzeit/Ausschlüpfen ein gewisser neuer Blick, der Ausdauer, Wachsamkeit und Zielgerichtetheit erkennen läßt.
2. Loslösung und Individuation werden durch das Ausbrechen aus der Schoßrolle (ab dem 6. M.) geübt.
3. Übergangsobjekt/ Übergangssituation: es kommt zur Übernahme der von der Mutter bevorzugten Besänftigungs- und Stimulierungsmuster.
4. Checking back: die Mutter wird immer wieder abgetastet und mit anderen verglichen.
5. Fremdenangst vs. Neugier: Je sicherer die symbiotische Zeit durchlebt wurde, desto geringer fällt

4: Periode: Ausbildung der arteigenen Merkmale (ab dem 12. Monat)
a) -
b) Lernfähigkeit/ Gedächtnis: Das Kind entwickelt die Fähigkeit zum sogenannten Werkzeugdenken, d.h. daß Instrumente verwendet werden, um Ziele zu erreichen. Daneben tritt die Fähigkeit, zwischen den Elementen einer Situation Beziehungen herzustellen.
c) -
d) Motorik: Das Kind lernt die Beherrschung des aufrechten Ganges
e) Wortsprache: Das Kind beginnt, Lautkomplexe bestimmten Personen, Dingen oder Merkmalen zuzuordnen. Voraussetzung dafür ist die Fähigkeit zur Abstraktion
f) Sozialverhalten: Jetzt prägt sich die emotionale Bindungsfähigkeit an Artgenossen aus mit den Elementen Besitzwunsch, Eifersucht, Wunsch nach Nähe, Beachtung und Anerkennung, Angst vor Trennung, Trauerreaktion sowie Zugehörigkeitsgefühl.

zu spezifischen physiologischen Veränderungen, die als frühe emotionale Äquivalente aufgefaßt werden.
a) OR: (Orientierungsreaktion)
- Abnahme der Herzrate
- alpha-Blockade im EEG (Grundrhythmus-Blockade)
- Zunahme der Leitfähigkeit der Haut
- Pupillenerweiterung
- Zunahme des Muskeltonus
- Abnahme der peripheren Durchblutung
- Zunahme der zentralen Durchblutung
Bei anhaltendem Reiz kommt es zur Habituation, d.h. die Veränderungen bilden sich zurück.
b) DR: (Defensivreaktion)
- Zunahme der Herzrate
- Blutdruckanstieg
- Abnahme der zentralen Durchblutung
- alpha-Blockade im EEG
- Zunahme des Muskeltonus
- Pupillenerweiterung
- Abnahme der peripheren Durchblutung
Die Veränderungen im Rahmen der Defensivreaktion habituieren nicht.
(0-3. M.) keine sichere OR
(3.-7. M.) hyperreaktive OR-Phase: in dieser Zeit reagiert das Kind selbst auf aversive Reize mit einer Abnahme der Pulsfrequenz: Neugier scheint die Angst oder Abwehr zu überflügeln. Danach entwickelt sich die OR/DR auf das Muster Erwachsener zu.

die Fremdenangst aus, desto größer ist die Neugier. Zwiespältige Muster der Interaktion dagegen führen zu frühen spezifischen Reaktionen gegenüber der Mutter, aber auch zu ausgeprägteren Angstreaktionen.

4. Phase/2. Subphase: Übungsphase
(10./12. - 16./18. Monat)
Sie wird gekennzeichnet durch die zunehmende Mobilität und den Erwerb des aufrechten Ganges, v.a. aber durch die gesteigerte gefühlsmäßige Besetzung der eigenen Funktionen. Das Kind differenziert sich aus der Symbiose endgültig heraus, stabilisiert seine spezifische Bindung zur Mutter und entwickelt seine Ich-Funktionen in enger Verbundenheit mit ihr. Ihre Aufgabe wird zunehmend die einer Heimatbasis zum Auftanken. Einerseits entsteht durch den aufrechten Gang das Liebesverhältnis zur Welt, einer erster Höhepunkt des Selbstwertgefühls (Narzißtischer Höhepunkt), verbunden mit übermütigen Fluchten aus der Symbiose, andrerseits finden sich gerade in dieser Zeit vermehrt Phasen einer gesteigerten Angst vor Trennung. Insgesamt kompensieren die rasch sich entwickelnden Ich-Funktionen ausreichend für die nun drohenden Objektverluste.

3. Diskussion

Die Synopse ist, so glauben wir, gelungen. Sie zeigt, daß es möglich und sinnvoll ist, Befunde aus verschiedenen wissenschaftlichen Sparten, die mit der Kindesentwicklung befaßt sind, nebeneinanderzustellen. Es ergeben sich auf Anhieb Ergänzungen, die die jeweiligen Einzelbefunde gegenseitig stützen. Beispielsweise lassen sich die Daten über die ersten zwei bis drei Lebensmonate so verstehen, daß der Säugling in dieser Phase noch sehr ausgeprägte *Unfertigkeiten* zeigt: Dabei deuten die psychologischen Disziplinen sein Verhalten als ein *er will noch nicht und schützt sich*, während der physiologische Befund ist, *er kann noch nicht.* Jedenfalls erhalten die Verhaltensbeobachtungen anhand der physiologischen Daten eine naturwissenschaftliche Basis. Dies scheint uns beachtlich.

Bezüglich der Darstellung haben wir verschiedene Anordnungen versucht. Es hat sich ergeben, daß es am sinnvollsten ist, die Verhaltensbeobachtungen chronologisch, die physiologischen Befunde methodisch zu ordnen. Das verlangt ein gewisses Querlesen. Durch die Schraffierung der Spalte hoffen wir diese Arbeit zu erleichtern.

Etwas ausführlicher wollen wir unserem integrativen Ansatz anhand der Fremden- oder Acht-Monats-Angst nachgehen. Wir skizzieren dazu zunächst die Befunde noch einmal etwas ausführlicher.

Die Entwicklungspsychologin Schenk-Danzinger stellt fest, daß dieses Phänomen in der Phase der zunehmenden Differenziertheit in den Beziehungen auftritt. Sie glaubt, daß es v.a. beweist, daß die Mutter nun kognitiv und emotional von anderen unterschieden wird.

Die Entwicklungspsychophysiologie beschäftigt sich mit der Fremdenangst unter dem Gesichtspunkt, welche Veränderungen der Herzfrequenz damit einhergehen. Sie interessiert, ob sich das Ereignis zu einer Differenzierung des Verhaltens oder einer Art angenommener individueller innerer Grundeinstellung des Kindes eignet. Außerdem versuchen die Autoren die Befunde einer der vielen Theorien zur Entstehung und Entwicklung von Emotionen zuzuordnen. Sie stellen fest, daß Säuglinge noch nicht im 5., aber dann im 9. Monat auf Fremde ängstlich reagieren, abzulesen an einer Beschleunigung der Herzrate. Allerdings lassen sich im 9. Monat ängstliche von nicht-ängstlichen Kindern anhand der Veränderung der Herzfrequenz Veränderung und der Mimik unterscheiden. Diese unterschiedlichen Reaktionen verstärken sich noch in Abwesenheit der Mutter oder in einer fremden Umgebung. Zur Erklärung wird auf die Entwicklungstheorie von Piaget und das Phänomen der Objektkonstanz verwiesen. Damit ist gemeint, daß des kleine Kind lernt, sich ein inneres Bild wichtiger Bezugspersonen zu behalten, auch wenn sie abwesend sind. Die vor dem 8. Monat sich entwickelnde Objektpermanenz könnte dann zu Reaktionen nach dem Muster bekannt vs. unbekannt führen. Interessanterweise entwickelt sich auch die Furcht vor Tiefe ebenfalls in dem Zeitraum zwischen 5. und 9. Monat, wobei hier auch die Fortbewegungsfähigkeiten eine Rolle spielen.

Die Psychoananlyse schließlich bezieht die Fremdenangst auf das eigene Konzept der phasenhaften Entwicklung und betont außerdem das komplementäre Neugier-Verhalten. MAHLER et al. beobachten, daß es bei der Begegnung mit Unbekannten zunächst zu einer affektiv *neutralen* Aufmerksamkeitsreaktion kommt. Den weiteren Ablauf der Situation stellen sie in Zusammenhang mit der Mutter-Kind-Interaktion. Einige Kinder reagieren mit einem forschenden Verhalten, das *Zollinspektion* genannt wird: furchtlos untersuchen sie den Fremden mit Augen und Händen. Von der Mutter auf den Arm genommen, zeigen sie große Aufregung und Neugier. Andere dagegen lassen die Annäherung passiv und zunehmend ängstlich über sich ergehen, bis die Mutter eingreift. Dann brechen sie in Tränen aus. Die Autoren postulieren, daß die unterschiedlichen Reaktionsweisen Ausdruck des Urvertrauens sind. Sie nehmen an, daß bei einer befriedigend bewältigten symbiotischen Phase die Kinder sich der Mutter sicher sind und deshalb ungeniert auf Neues und Fremdes zugehen. Bei mangelndem Urvertrauen aber neigen sie dazu, sich ängstlich wieder der Mutter rückzuversichern.

Zusammengefaßt kommt folgendes heraus: Fremdenangst scheint bei Kindern der westlichen Zivilisation ein ubiquitäres Phänomen zu sein. Sie zeigt aber große Unterschiede in ihrer Ausprägung. Offensichtlich orientiert sich das Kind bei der Begegnung mit Fremden zuerst: es beobachtet den Gegenüber und versucht ihn zu erkennen. Gelingt dies nicht, so findet eine weitere Reaktion statt, die ängstlich oder neugierig gefärbt ist. Dies erklären Entwicklungspsychologie und Psychoanalyse gleichermaßen mit der (mehr oder weniger gelungenen) Mutter-Kind-Beziehung.

Dies wirkt plausibel. Unseres Erachtens aber sind weitere Faktoren denkbar und sollten berücksichtigt werden. Aus eigener Beobachtung reagieren Kinder wechselnd ängstlich *und* neugierig - z.B. in Abhängigkeit von der Person des Fremden, von der eigenen Stimmung, von dem Grad der Wachheit usw. Dabei können wir die Person des Fremden als ein Variablenproblem verstehen. Aber die Gestimmtheit des Kindes, sein Wachzustand und seine kognitive *Fitness* verweisen darauf, daß das Kind bereits in diesem frühen Alter zu einem gewissen Grad autonom in der Lage ist, den Unbekannten zu *mögen oder nicht.* Die Frage stellt sich, wie das nachzuweisen ist. Wir denken, daß sich dieses Phänomen in einem experimentellen Setting, wie es MAHLER et al. beschreiben, in einem *Krabbelstuben-Labor,* auch zeigen würde. Voraussetzung wäre, daß die Beobachter ihr Augenmerk darauf legten. Auch ein Untersuchungsansatz, der mimische Beobachtung, Gestik und Sprache sowie autonome Funktionen parallel erfaßt, dürfte dies zeigen. Letztlich ist das Problem aber auch argumentativ-logisch zu entscheiden: Das Kind muß etwas psychisch Eigenes sein (und nicht nur sich aus einer unspezifischen *Ich-Matrix* sich entwickeln), weil es nicht biologischer Teil der Mutter ist. Seine Wahrnehmungen sind bei allem Entwicklungs-*Rückstand* eigenständig und deren intrazerebrale Vernetzung auch. Daher müssen auch die resultierenden Muster autonom sein. Besonders bei diesen Überlegungen sind wir darauf gestoßen, daß der psychoanalytische Begriff der Symbiose die Gefahr birgt, das Kind in völliger Ergebenheit und Unfähigkeit in der Beziehung zur allfähig eingeschätzten Mutter zu vermuten. MAHLER selbst problematisiert den Begriff in diesem Sinne. Und neuere Veröffentlichungen, wie z.B. von STERN (1992), halten dieses Symbiose-Verständnis für eine Fehleinschätzung.

Ein weiterer Aspekt ist damit bereits angeschnitten, nämlich die biologische Entwicklung. Das hohe Tempo der postnatalen Myelinisierung im Nervensystem, die Komplexität neuronaler Subsysteme und deren Verbindungen lassen z.B. auch daran denken, daß Fremdenangst Folge einer nicht ausgewogenen Entwicklung der verschiedenen Sinne und ihrer Verknüpfung sein könnte. Der Fremde ist schließlich nicht nur der von weither angereiste Onkel, sondern bietet vielfältige sensorische Reize, er trägt oder Bart, redet, riecht und fühlt sich auch an. Alles zusammen kann - je nach den kognitiven Fähigkeiten des Kindes und seinen Vorerfahrungen - die Schwelle zum aversiven Reiz über- oder unterschreiten, ohne unmittelbar und ausschließlich auf die Qualität der Mutter-Kind-Interaktion hinzuweisen.

Fremdenangst ist ein herausragendes Ereignis in der Entwicklung des Säuglings. Alle hier betrachteten wissenschaftlichen Disziplinen haben sich damit auseinandergesetzt. Dabei wurde eine These entwickelt, die diese Angst v.a. in Zusammenhang mit der Beziehung zwischen Mutter und Kind sieht. Aufgrund des oben Gesagten es uns zwingend, diese These um zwei Aspekte zu erweitern. Gemeint sind die präverbale, wissenschaftlich bisher vernachlässigte Autonomie sowie der neurophysiologische Reifegrad.

Wir glauben, daß der hier dargestellte Ansatz fruchtbar sein kann und klinisch-praktische Bedeutung besitzt. Beiträge aus verschiedenen Teilgebieten mit unterschiedlicher „Sprache„ zusammenzutragen, führt dazu, den Beitrag jedes einzelnen zu relativieren, eröffnet aber damit auch den Blick auf eine Ebene, die globale Zusammenhänge und neue Perspektiven schafft.

References
Mahler M.S., F. Pine und A. Bergman. 1982. *Die psychische Geburt des Menschen.* Frankfurt/M.
Maier K., G. Ambühl-Caesar und R. Schandry. 1994. *Entwicklungspsychophysiologie.* Basel.
Mertens W. 1986. *Psychoanalyse.* Stuttgart.
Rossi E. 1986. *Pädiatrie.* Stuttgart.
Schenk-Danzinger L. 1993. *Entwicklungspsychologie.* Österr. Bundesverlag.
Stern D. 1992. *Die Lebenserfahrungen des Säuglings.* Stuttgart.
Zimprich H. 1984. *Kinderpsychosomatik.* Stuttgart.

Die Sintflut

oder

Gespräche mit Gilgamesch über das Matriarchat

oder

Phantasien eines Psychoanalytikers über die frühe Eltern-Kind-Beziehung bei den Sumerern und Babyloniern
Phantasies of a Psychoanalist Concerning the Early Relation between Parents and Child at Sumeric and Babylonian People

Franz Renggli

Zusammenfassung: Bei allen Völkern der heutigen Welt, bei sogenannten ursprünglichen Kulturen ist das Kleinkind immer im beruhigenden Körperkontakt mit der Mutter oder bei einer anderen Betreuerperson. Alle Hochkulturen zeichnen sich umgekehrt dadurch aus, daß Mütter und Kleinkinder voneinander getrennt worden sind. In unserer eigenen Kultur wurde im Hochmittelalter - als Anpassung an das entfremdete Leben in den Städten - noch zusätzlich der nächtliche Körperkontakt zwischen Mutter und Kleinkind unterbrochen, das Baby wurde in die Wiege verbannt: diese Trennung und der damit gleichzeitig vorhandene emotionale Mißbrauch des Kindes durch die Mutter wird im Spiegel der Marienbilder aufgezeigt: Maria und ihr Jesusbaby sind *das* zentrale Thema in der Malerei vom 13.-16. Jh. Wenn dieser frühen Kindheit eine so hohe emotionale und prägende Bedeutung zukommt - wie viel stärker muß der Schock von den Babys der ersten Hochkulturen erlebt worden sein, da Mutter und Kleinkind *tagsüber* voneinander getrennt worden sind. In Sumer wurde vor fünf bis sechstausend Jahren zum erstenmal in der Geschichte der Menschheit die Schrift erfunden. Im Spiegel der alten Göttergeschichten, ihrer Mythen werden die Ängste und die Panik der Sumerer und Babylonier untersucht: im Mythos über die große Göttin Inanna und ihrem Geliebten Dumuzi, im Schöpfungsmythos, im Mythos der (Sint-)Flut, bzw. bei Gilgamesch, dem ersten Helden der Weltgeschichte.

Abstract: In all cultures of the Third World, in all original societies, a baby is always in soothing body contact with its mother or with another person. Within all High-Cultures on the other hand mother and baby are seperated. In our own culture, since the High-Middle-Ages - as an adaption to the alienated life of the cities - the body contact between mother und baby is also interrupted during the night: the baby is banned to the cradle. This seperation, and by consequence the emotional misuse of the baby by the mother, is mirrored in the pictures of the Virgin Mary: Mary and her baby Jesus are the central theme in the paintings between the 13th-16th century. If this seperation in early infancy has such a high emotional and imprinting influence, how big must be the shock of the babies of the first High-Cultures, when mother and little children were also seperated during the day. In Sumer writing was invented for the first time three or even four thousand years before our time. The anxieties of the ancient Sumerians and Babylonians are examined in the mirror of their mythology: in the myth of the great Goddess Inanna and her beloved Dumuzi, in the creation myth, the myth of the flood and the epic of Gilgamesch, the first hero in the history of humankind.

Keywords: Marienbilder, Mittelalter, Mythen, Schöpfungsmythen, frühe Mutter-Kind-Trennung in alten Hochkulturen, emotional-sexueller Mißbrauch eines Babys, pränatale Entwicklung des Seelenlebens, Geburtstrauma, Sumer, Inanna, Dumuzi, Gilgamesch.
Madonna, middle ages, myths of creation, early separation of mother and child, emotional and sexual abuse of babies, prenatal development, trauma of birth.

Zur Einleitung in die Problematik einige Thesen:

1. Alle Primaten, alle Menschenaffen, zeichnen sich dadurch aus, daß das Kleinkind in ununterbrochenem Körperkontakt mit der Mutter oder mit einer anderen *Betreuerin* steht und sich dabei an ihr Fell mit Händen und Füßen festklammert. In diesem Körperkontakt ist ein Affenbaby völlig ruhig und beginnt umgekehrt sofort zu weinen oder gar zu schreien, wenn es nur einen Griff verliert: es

fühlt sich vom Tode bedroht. Dieses *Urwissen* haben alle ursprünglichen Kulturen, alle Völker der Dritten Welt bewahrt: ein Baby wird von der Mutter oder einer anderen Pflegeperson ununterbrochen herumgetragen - und zwar tagsüber wie nachts.
2. Mit der Einführung des Ackerbaus, mit der beginnenden Seßhaftigkeit der Menschen und nochmals verstärkt mit der Entwicklung von Hochkulturen und d.h. mit dem Beginn der Zivilisation, dem Beginn des Städtebaus ändert sich dieses Verhaltensmuster grundlegend: das Baby wird von der Mutter getrennt und an eine Schlafstelle niedergelegt. Es ist nicht länger in dauerndem beruhigendem Körperkontakt mit einer Pflegeperson. Damit ist ein großes Potential an kindlichem Schreien und d.h. konkret an frühkindlicher Angst und Panik verbunden.
3. Die Verhaltensforschung hat die emotional wichtigen, ersten Lernvorgänge bei Tierkindern, vor allem bei Vögeln und Säugern eingehend studiert und sie als Prägung bezeichnet. Darunter wird eine frühe, hochempfindsame Lernphase verstanden, in welcher ein bestimmtes Verhaltensmuster erlernt und gefestigt wird. Ein späteres Umlernen ist kaum oder nur unter erschwerten Bedingungen möglich und im Konfliktfall erscheint immer wieder das ursprünglich Gelernte, bricht immer wieder die *Urerfahrung* durch. Die Verhaltensforschung spricht deshalb von der Irreversibilität, der Nicht-Umkehrbarkeit der Prägung. Die Tiefenpsychologie beschreibt dasselbe Phänomen mit dem Begriff des Unbewußten. In der Körpertherapie wurde die Erfahrung gemacht, daß frühe Traumata kaum oder nicht erinnerbar sind; sehr wohl aber sind die entsprechenden Angst- und Schutzmechanismen im Körper gespeichert, entweder als Verpanzerung der Muskulatur oder aber als Schmerz in einem Organ. Prägung einerseits, das unbewußte oder frühe Trauma andererseits beschreiben ein- und dasselbe Phänomen.
4. In dieser hochsensiblen ersten Lebenszeit wird das Baby in allen Hochkulturen, angefangen vom alten China bis hin zu den Azteken, aus dem beruhigenden Körperkontakt mit der Mutter getrennt: ein frühkindliches Angstpotential wird eingeprägt als Grundlage jeder höheren Entwicklung. Ich verstehe dies als die wesentliche emotionale Grundlage, damit die Menschen sich an die entfremdete Lebensweise in den Städten, in den aufblühenden Zivilisationen anpassen können. Umgekehrt oder positiv ausgedrückt, stellt dieses im Baby eingeprägte Angstpotential die wesentliche Quelle, jeden künstlerischen Schaffens dar einerseits, jeder wissenschaftlich, technischen Neugier der Menschen andererseits - ein unendliches Reservoir. Und je höher die Kultur sich entwickelt, desto heftiger wird das ursprüngliche Band zwischen Eltern und Kind auseinandergerissen (soweit mein Buch: Angst und Geborgenheit).

Wenn dieser frühen Kindheit eine so große Bedeutung zukommt als emotionale Einprägung einer Persönlichkeit in die betreffende Kultur - so kann die Frage gestellt werden: Was geschah beim Aufblühen unserer Kultur, als die Städte im 11./12. Jh. im westlichen Abendland wie Pilze aus dem Boden geschossen sind? Wie hat das christliche Europa ihre Menschen auf das entfremdete Leben in den Städten vorbereitet? Und tatsächlich gibt es im Hochmittelalter ein großes Thema zur Kleinkinderbehandlung, die Priester predigen es während Jahrhunderten von den Kanzeln, später wird es mit Gesetzestexten festgehalten: die Mutter darf ihr Baby nachts nicht neben sich schlafen lassen - es wird in die Wiege verbannt. Damit verliert es den letzten Rest an beruhigendem Körperkontakt mit der Mutter! Diese nächtliche Trennung habe zu geschehen, so wird damals begründet, damit die Mütter sich nicht auf ihr Kleinkind drauflegen, damit sie es nächtlicherweise nicht erdrücken. Verrückte Ideen verrückter Männer? Das habe ich zuerst vermutet. Tatsächlich aber gibt es Statistiken, beispielsweise aus dem London des 16. Jh., in welchem Jahr wieviel Kinder von ihren Müttern und Ammen des nachts erdrückt worden sind ... So kann dieses Phänomen nicht anders als die - eventuell unbewußten - Mordimpulse der Mütter ihren Kleinkindern gegenüber verstanden werden. Was bedeutet dieses mögliche nächtliche Erdrücken des Babys? Zur Illustration zuerst ein Fremdbeispiel: die Suizidhäufigkeit in einem Volk ist nur die Spitze des Eisberges, welcher anzeigt, wie hoch und wie intensiv die verborgene Depressivität in einer Bevölkerung wirklich ist. Die tatsächlich getöteten Kleinkinder weisen somit auf die unbewußten Mordimpulse der Mütter und Eltern der damaligen Zeit hin.

Was sind die Quellen dieser unbewußten Tötungsabsichten, dieser latenten Aggressionen? Dabei möchte ich dem Leser in erster Linie vor Augen halten, daß der Trennungsprozeß zwischen Eltern und Kleinkindern ein langsamer, ein über Jahrhunderte sich verschärfender Prozeß darstellt. Alle Eltern tragen entsprechende Schmerzen und Verletzungen in sich, sie haben ihre Lungen wund geschrien, als sie selber noch ein Baby waren. Wenn nun besonders sensible Mütter nächtlicherweise ihr Kind schreien hören, so werden ihre eigenen alten Verletzungen aufgerissen. Wenn sie sich dann im Schlaf auf ihr Kind drauflegen, so bringen sie eigentlich *das schreiende Kind in sich* zum Schweigen. So gesehen ist der Mordimpuls am Baby eher als eine unbewußte Suizidhandlung zu verstehen. Fast eine Selbstverständlichkeit: die Trennung von der Mutter, das nächtliche Verbannen des Babys in die Wiege bringt natürlich keine Beruhigung und Linderung der alten Verletzungen, sondern verschärft diese zusätzlich.

Durch die erste Kleinkinderzeit werden die Sozialbeziehungen, die Gefühle und Ängste eines Menschen grundsätzlich geprägt. Und die Folgen dieser *Fehlprägung?* Das Angstpotential in den Beziehungen, vor allem zwischen Mann und Frau, wird immens verschärft. Nähe und Geborgenheit sind kaum mehr möglich und erlebbar. Die dadurch entstehende emotionale Leere wird später durch Sexualität ausgefüllt - es ist dies die *Geburtsstunde* der Hypersexualität im Spätmittelalter. Hier sei etwa an die hohe Dichte von Dirnen, Badestuben oder Bordellen erinnert oder aber an die Darstellung der Nacktheit in der Malerei: im 13. und 14. Jh. sind alle Menschen vom Hals bis zu den Knöcheln züchtig angezogen - im 15. und 16. Jh. werden sie von Malern immer häufiger nackt dargestellt bis hin zu Bildern etwa beispielsweise eines Michelangelo oder eines Rubens. Ich kann diese Nacktheit nicht anders als eine sexuelle Besessenheit der damaligen Zeit verstehen. Nur am Rande sei erwähnt, parallel zur Hypersexualität kann auch eine entsprechende hyperaggressive Entwicklung festgestellt werden.

Durch die Hypersexualität werden Beziehungen nicht etwa stabiler, sondern zerbrechlicher. Die Menschen sind durch ihre Ängste einerseits und zu hohe Erwartungen an ihre Partner andererseits völlig überfordert. Und die Lösung der Konflikte? Die Männer vor allem fliehen zu einer fernen Geliebten, oder sie verlegen ihre gesamte Lebensenergie in ihre Arbeit. Hier liegen die tiefen Wurzeln der Arbeitsethik unserer Gesellschaft verborgen. Und die Frauen, die Mütter, welche sich zurecht von ihren Männern, den Vätern ihrer Kinder verlassen fühlen? Eigentlich können sie nicht anders, sie müssen sich emotional satt trinken an ihren Kindern. Und je kleiner Babys sind, desto hilf- und schutzloser sind sie den unerfüllten Wünschen ihrer Mütter ausgeliefert, die sie korrekt verstehen und entsprechend beantworten. Besonders männliche Babys sind für dieses Rollenmuster gefährdet; sie werden von den Müttern als Partnerersatz mißbraucht.

Somit habe ich folgende ambivalente und d.h. zwiespältige Einstellung der Mütter im Hoch- und schließlich Spätmittelalter zu umreißen versucht: einerseits verspüren sie unbewußte Aggressionen, ja Mordimpulse ihren Kleinkindern gegenüber (: das mögliche nächtliche Erdrücken im Schlaf), während sie die gleichen Kinder tagsüber unter Umständen als Partnerersatz erleben und damit emotional und d.h. sexuell mißbrauchen. Ausdrücklich sei betont: mit *sexuellem Mißbrauch* meine ich keine konkreten Handlungen am Geschlecht das Babys, sondern ausschließlich eine hoch erotische Atmosphäre, welche vor allem männliche Babys genau so deutlich wahrnehmen, wie Mütter sie aussenden.

Und die Babys? Sie fühlen sich alle zerrissen zwischen einer immensen Verlassenheit und einer *Übernähe*, d.h. dem erotisch sexuellen Mißbrauch durch die Mutter: es ist dies die *geisteskranke* Seite, das psychotische Konflikt- und Erlebnispotential, eingeprägt in jedem Baby am Beginn unserer Kultur - in einem mehr oder weniger hohen Ausmaß.

Warum psychotisch? Der Geisteskranke ist eine gespaltene Persönlichkeit. Wir *Normal-Neurotiker* sehen meist gute und schlechte Eigenschaften immer zusammen in einer Person. In uns selbst, bei Freunden oder bei unseren Partnern. Es gibt Eigenschaften, die wir schätzen und lieben, andere, die wir ablehnen, ja sogar verurteilen. Aber beiden Seiten - gut und böse - gehören immer zusammen zur gleichen Person. Menschen, welche umgekehrt unter einer Psychose, unter einer Geisteskrankheit leiden, sind als Kleinkinder unendlich verletzt worden von der gleichen Person, von der Mutter. Sie können als später erwachsene Menschen - zum Schutz - nicht anders als spalten, in gute Menschen hier, schlechte Menschen dort. Und je früher und tiefer die Störung bei einem Baby, desto schärfer und radikaler das gespaltene Erleben beim später erwachsenen Menschen bis hin zum Realitätsverlust. Ein geschichtliches Beispiel aus dem 20. Jh.: die arische Rasse hier und die sechs Millionen vernichteter Juden dort. Bei der ausgebrochenen Psychose, bei der Massenpsychose im Dritten Reich, muß das Böse vernichtet werden. Im Spätmittelalter, als Folge der *verrückten* Kleinkinderbehandlung wie ich sie soeben umrissen habe, sei als krasses Beispiel erwähnt: Die Idealisierung der Frau und Mutter in der Marienverehrung hier, die Hunderttausenden von Frauen, welche von ihren Männern als Hexen angeklagt und auf dem Scheiterhaufen verbrannt worden sind dort. Europa ist damals kollektiv in einem Wahnsystem ertrunken!

Gibt es Hinweise für diese zentrale Bedeutung der Mutter-Kind-Beziehung in der damaligen Zeit? Gibt es Belege für die gespaltene Einstellung der Mütter ihren Kleinkindern gegenüber? In diesem

Zusammenhang sei in erster Linie erwähnt, daß Maria und ihr Jesusbaby das absolut zentrale Thema der aufkommenden Tafelmalerei ist - und dies vom 13. bis zum 16. Jh. Die Menschen damals müssen besessen gewesen sein von der Thematik Mutter und Kleinkind. Auf diesen Marienbildern sitzt das Jesuskind meist unauffällig auf dem Schoß der Mutter, Bilder wie wir sie schon zu Hunderten gesehen haben. Aber aussagekräftig sind immer Randphänomene. Ein Fremdbeispiel aus unserer Zeit: die Skinheads auf der einen - die autonome Jugendbewegung auf der anderen Seite. Im Spannungsbogen zwischen diesen beiden radikal verschiedenen Strömungen können die Ängste und Konfliktpotentiale unserer Zeit erkannt und verstanden werden. Auf die Marienbilder angewandt sehen wir auf der einen Seite die Darstellungen der Mutter Maria, wie sie ihr Kind anbetet, ihr Jesusbaby liegt getrennt und nackt vor ihr auf dem Boden. Dabei gibt es grauenhaft verzerrte und entstellte Krüppelkinder: Symbol der Trennung und Entfremdung, bildernerische Darstellungen des in Panik weinenden Kindes in der damaligen Zeit. Auf der anderen Seite existiert eine erotische Übernähe zwischen Mutter und Kind, die geradezu umwerfend ist. Warum wohl haben wir diese sexuelle Nähe zwischen Maria und ihrem Jesusbaby während Jahrhunderten verdrängt, einfach nicht gesehen? Da wird geflirtet und liebkost, geküßt und *gevögelt*. Eigentlich müßten solche Bilder schon als obszön bezeichnet werden. Und meist ist das Jesuskind nackt dargestellt - Spiegel der emotional sexuellen Bedürftigkeit der Mütter der damaligen Zeit. Am Rande sei auch auf die Stellung des Vaters verwiesen: Joseph schläft meist oder verrichtet irgendeine sinnlose Tätigkeit. Sicher aber ist er Randfigur! Im Zentrum steht immer das *eigentliche Liebespaar*: Maria und ihr Jesusbaby. Den interessierten Leser verweise ich auf eine kleine Auswahl an Marienbilder in meinem Pestbuch. Dort wird auch die weitere Entwicklung der Kleinkinderbehandlung in unserer Kultur aufgewiesen, vom Zeitalter der Industrialisierung bis hin zur Gegenwart.

Beim Aufblühen unserer Kultur hat das Kind *nur* den *nächtlichen* Körperkontakt mit der Mutter verloren. Wieviel schmerzvoller muß der Verlust des beruhigenden Körperkontaktes gewesen sein, als die ersten Hochkulturen das Band zwischen Mutter und Kind aufzutrennen begannen und die Mütter ihre Kinder *am Tag* aus dem beruhigenden Körperkontakt *entlassen* mußten. Dies wird Thema meines nächsten Buches sein, diesmal die Trennung von Mutter und Kind mit allen Folgeerscheinungen im Spiegel der Mythen, der alten Göttergeschichten. Die ersten Mythen werden von den Sumerern aufgezeichnet, welche die Schrift im vierten Jahrtausend vor unserer Zeit (Jt. v.u.Z.) entdeckt und entwickelt haben. Gelebt haben die Sumerer in der Flußlandschaft zwischen Euphrat und Tigris: in Mesopotamien, im heutigen Irak. Am Anfang des zweiten Jt. werden die Sumerer von einem semitischen Volk abgelöst, welches als Babylonier bezeichnet wird. Nur in einigen Pinselzügen sei die Kultur der Sumerer umrissen. Sie gründet darauf, indem eine Wüstenlandschaft fruchtbar gemacht wird und zwar durch ein kompliziertes Bewässerungssystem. Hier in dieser Flußlandschaft zwischen Euphrat und Tigris entstehen die ersten Stadtstaaten, welche eifrig gegeneinander um die Vorherrschaft kämpfen, Kriege aus welchen schließlich die ersten Reiche, die ersten großen Staatsgebilde der Menschheit entstanden sind. Bekannt sind die Sumerer schließlich auch durch ihre komplizierten Tempelbauten, Türme, welche sie *gegen den Himmel* bauen, Zikkurat genannt, besser bekannt aus der Bibel, als dem Turmbau zu Babel.

Welche Zugänge sind möglich, um die Mythologie der Völker, der alten Hochkulturen zu verstehen? Schon immer sind solche Mythen auf ihren geschichtlichen Hintergrund hin untersucht worden. Ein anderes mögliches Verständnis ist der Zugang über die Naturmythologie, bekannt vor allem durch James Frazer: der goldene Zweig. Bekannt ist etwa ein junger sterbender Gott, der jedes Jahr im Frühling wiederkehrt indem er vom Tode wieder erweckt wird und welcher als Symbol der Natur und der Ernte verstanden worden ist: in der Sommerhitze stirbt die Vegetation ab, um im nächsten Frühjahrsregen wieder zu erscheinen. Der junge Gott wird so als Vegetations-, als Fruchtbarkeitsgott verstanden.

Neben diesen beiden eben zitierten Betrachtungsweisen möchte ich meinen Zugang als eine tiefenpsychologische Deutung der Mythen verstehen. Joseph Campbell etwa hat dies folgendermaßen umrissen: der Traum eines einzelnen Menschen ist sein privater Mythos, die Mythen sind umgekehrt die großen Träume der Völker (JUNG). Mit der tiefenpsychologischen Betrachtungsweise steht somit die Störung der frühen Eltern-Kind-Beziehung im Brennpunkt - und die Wiederbelebung dieser Konflikte, dieser frühen Traumen, im Erleben der Erwachsenen, in der Kultur, in ihren Mythen.

Ich habe eben vom sterbenden und im nächsten Jahr wieder erweckten jungen Gott gesprochen. Meist ist er im Nahen Osten der Begleiter, der Geliebte, der Sohn einer großen Muttergöttin gewesen - und Muttergötter haben so lange in der Mythologie existieren *dürfen,* bis sie schließlich von den patriarchalen Göttern wie Zeus oder Jahwe verdrängt worden sind. Zur Illustration seien zwei Beispiele erwähnt, der syrische Adonis und der phrygische Attis.

Adonis ist der Sohn von Myrrha, welche sich in ihren Vater verliebt, ihn betrunken macht und so von ihm ein Kind empfängt. Als der Vater den *Betrug* merkt, will er seine Tochter umbringen. So wird Myrrha von den Göttern in einen Myrrhenstrauch verwandelt und zur Zeit der Geburt von einem Eber gespalten. Das herausfallende Baby, Adonis, wird von Aphrodite, der Göttin der Liebe in Empfang genommen und zur Rettung bringt sie es in einem Kästchen zu Persephone, der Göttin des Todes, in die Unterwelt. Damit ist der Streit zwischen den beiden Göttinnen entbrannt, die sich beide in Adonis verliebt haben, beide beanspruchen sie das Baby für sich. Zeus selber muß schließlich entscheiden und fällt das Urteil, daß Adonis einen Teil des Jahres bei Persephone in der Unterwelt und den anderen Teil des Jahres bei Aphrodite verweilen soll. Das Leben des Adonis endet abrupt, so wie durch einen Eber seine Geburt eingeleitet worden ist, wird er auf der Jagd durch einen Eber getötet.

Die Geschichte des phrygischen Gottes Attis ist zu Beginn etwas verwirrend. Agdistis ist ein hermaphroditisches Zwitterwesen und wird durch die Götter entmannt. Aus seinem männlichen Geschlechtsteil erwächst ein Mandelbaum und später fällt eine Frucht dieses Baumes in den Schoß einer Nymphe (Nana), welche dadurch schwanger wird. Attis wird nach der Geburt ausgesetzt (ein häufig wiederkehrendes Mythologem in der Antike) und von einer Ziege ernährt. Agdistis, nunmehr weiblich, und mit Namen Kybele, verliebt sich heftigst in das Knäblein Attis. Und wie er später die Treue zur *Mutter* bricht, schlägt sie ihn zur Strafe mit Wahnsinn, in welchem er sich selbst entmannt und zu einer Kiefer wird (Lexikon der antiken Mythen und Gestalten). Wie Adonis ist auch Attis ein Symbol des jährlichen Absterbens und der Wiederbelebung der Natur, der Vegetation im Frühjahr. Beide Mütter, Aphrodite und Kybele sind untröstlich über den Tod und den Verlust ihrer Söhne. Diese beiden jugendlichen Götter, Adonis und Attis sind Bestandteil einer Volksreligion, da die Frauen und Mütter dieser Kulturen mit heftigen Klagegesängen und Klageriten das Verschwinden des Gottes betrauern, beziehungsweise ihr Wiedererscheinen mit großer Freude feiern (FRANKFORT, JAMES). Ebenfalls erwähnt werden muß: solche Mythen über die Liebesbeziehung von Müttern, von großen Göttinnen zu ihren Sohn-Geliebten gibt es praktisch beliebig viele im Nahen Osten (GÖTTNER-ABENDROTH).

Wenn ich diese Mythen von den frühen Traumen her anschaue, dann kann ich diese jugendlichen *Fruchtbarkeitsgötter* der ersten Hochkulturen nicht anders als die großartige Darstellung der Trennung der Mütter von ihren Kleinkindern verstehen, Babys, die ein halbes Jahr - eine Unendlichkeit - von ihren Müttern getrennt leben müssen, und dies häufig in der Unterwelt, d.h. in der totalen Verzweiflung, in der Depression und in der emotionalen Leere.

Als Text für diese Art der Mutter-Kind-Beziehung wähle ich die ägyptische Göttin Isis zu ihrem Sohn Horus. Ihr Geliebter und Mann Osiris, wurde von seinem mit ihm rivalisierenden Zwillingsbruder Seth ermordet. Isis empfängt Horus - so der Mythos - vom schon toten Osiris, um ihr Kind nach der Geburt in den Sümpfen des Nils vor den Augen des Seth zu verstecken. Es soll zum Rächer seines Vaters werden. Wie Isis schließlich zu ihrem verlassenen Kind Horus zurückkehrt, weint sie:

> *Ich kehrte zurück um Horus zu umarmen,*
> *ich fand ihn, den schönen Horus aus Gold,*
> *das hilflose Kind, das Vaterlose,*
> *wie er die Ufer benetzt hatte mit dem Wasser seiner Augen*
> *und dem Speichel seiner Lippen,*
> *schwach sein Leib, matt sein Herz,*
> *und die Gefäße seines Körpers schlugen nicht.*
>
> *Ich stieß einen Schrei aus: „Ich bin es doch, ich!"*
> *aber das Kind war zu schwach zu antworten.*
> *Meine Brüste waren voll, sein Leib war leer,*
> *sein Mund verlangte nach meiner Nahrung.*
> *Der Brunnen lief über, aber das Kind dürstete.*
> *Mein Herz lief fort von seinem Platz vor großer Furcht.*
> *Das hilflose Kind verweigerte den Krug, es war zu lange*
> *allein gewesen.*
> (aus ASSMANN 1984: 160)

Einen herzzerreißenderen Text kann ich mir kaum vorstellen, da die Mutter zu ihrem toten Kind zurückkehrt, das gestorben ist, aus Sehnsucht nach seiner Mutter, aus Verlassenheit, Angst und tödlicher Bedrohung. Ein Baby, das nicht lebensfähig ist ohne seine Mutter.

Die Verlassenheit des Kleinkindes durch die Mutter ist das eine Thema - das andere ist die *Liebe*, die Übernähe zwischen Mutter und ihrem Kind. Attis wird von seiner Mutter in den Wahnsinn getrieben, wie er sich einer Frau zuwenden will, er kastriert sich schließlich selbst und stirbt daran. Kann sie großartiger dargestellt werden, die *Verliebtheit* einer Mutter in ihr Kind? Und Kybele und Attis sind die beiden großen Götter bei den Römern, ihr Kult wird im alten Rom immer wieder aufgeführt. Die Priester der Kybele haben - durch Musikinstrumente zur Raserei gebracht - sich selbst entmannt. Und im Mythos vom Horusbaby und seiner Mutter Isis sei gleich noch auf die Abwesenheit des Vaters hingewiesen: Osiris ist schon tot beim Akt der Zeugung!

Die Vegetationsgötter verstehe ich als Darstellung der frühen Eltern-Kind-Beziehung - beim Aufblühen der ersten Hochkulturen der Menschheit im Nahen Osten: als Darstellung der Trennung zwischen einer Mutter und ihrem Baby. Und es ist nicht die *Schuld* der Mütter, sie sind nicht *böse*, sondern sie werden von den Hochkulturen zu diesem Handeln gezwungen - eine Anpassung an die neue Lebensweise in den Städten. Aber umgekehrt wird in der frühen Eltern-Kind-Beziehung jede spätere Sozialstruktur geprägt. Es ist die emotionale Grundlage jeder Beziehung, vor allem zwischen Mann und Frau. Und wir wissen: Männer fliehen vor Nähe, vor einer wirklichen Beziehung und Bindung. Und die Frauen und Mütter fühlen sich - schon damals - zurecht von ihren Männern verlassen, so Isis, Kybele oder Aphrodite. Sie können in ihrem *emotionalen Hunger* gar nicht anders, als sich vor allem ihren Söhnen zuzuwenden. Schon damals ist die Mutter und ihr Kleinkind das eigentliche Liebespaar - nicht erst in der Sichtweise der mittelalterlichen Maler: Maria und ihr Jesusbaby. Und diese *Überliebe* ist so groß, daß ein Mann nicht anders kann, als sich zu verstümmeln, wenn er lieben will (Attis). Oder Adonis liebt überhaupt nie, er wird ganz einfach auf der Jagd, durch einen Eber getötet - so wie er durch einen Eber zum Leben erwacht ist. Teufelskreise ohne Ausweg - und eindrückliche Darstellung des emotionalen und sexuellen Mißbrauchs des Babys schon beim Aufblühen der Hochkulturen im Nahen Orient.

Doch wenden wir uns nun den Sumerern zu, den Erfindern der Schrift, bei welchen wir die ältesten Mythen der Menschheitsgeschichte aufgezeichnet finden. Wie sieht sie hier aus, die Geschichte zwischen der Mutter und ihrem Baby, der großen Göttin und ihrem Sohn-Geliebten: zwischen **Inanna und Dumuzi** (so ihre sumerischen Namen; in Babylon heißen sie Ischtar und Tammuz). Inanna ist die große Göttin aus Sumer, die Göttin der Liebe und des Krieges. Einmal ist sie Kämpferin, schreckerregend und furchteinflößend, ein andermal völlig verzagt, machtlos, am Boden zerstört, ein heimatloser, herumirrender Vogel. Auch sie ist eine *gespaltene Persönlichkeit*, aber beide Teile gehören noch zu ein- und derselben Person. Im übrigen ist Inanna in vielen Mythen unendlich machthungrig, sie will ihren Herrschaftsbereich konstant vergrößern und wird dabei von den männlichen Götter begrenzt und eingeschränkt, meist vergeblich. So die Darstellung der Frau und Mutter in der Mythologie der alten Sumerer, wie ich vermute, geschrieben von den patriarchalen Männern.

Dumuzi ist ein Schäfer, ein Hirt. Aber eigentlich ist er ein *Habenichts*, er zeichnet sich durch keine großen Taten, durch keinen Kampfeswillen aus, er ist ganz sicher kein Held, wie etwa Gilgamesch, von dem wir gleich noch hören werden. Er hütet *nur* die Schafe im Pferch, Symbol des weiblichen Geschlechtes. Eigentlich ist er gar nichts außer der Liebhaber der Inanna.

In einem wichtigen Mythenkomplex ist Inanna die jugendliche Göttin, eingetreten in die Pubertät, welche ihre sexuellen Wünsche und Begierden besingt. Als Beispiel sei der Text zitiert, da Inanna fragt: *„Für mich schöne Frau, wer wird sie öffnen meine Vulva, meinen wässerigen Grund?"* und im Chor wird geantwortet, *„das wird der König, das wird Dumuzi sein"*. Und schließlich Inanna: *„Pflüge meine Vulva, Mann meines Herzens"* (KRAMER 1969, ferner LEICK). In diesem Zusammenhang sei erwähnt, daß die offen sexuelle Sprache der sumerischen Mythen immer wieder Menschen in ihren Bann gezogen hat, Künstler wie Wissenschaftler. In diesen *Verliebtheitsmythen* ist Inanna die jugendliche Göttin, welche ihre Sexualität entdeckt und Dumuzi ist entsprechend ihr erster Liebhaber. Der erste von vielen.

In jeder Verliebtheit tauchen immer auch alte Kinderängste, frühe Kindheitstraumen auf. Alte Sehnsüchte werden wieder belebt, frühe Trennungsängste wachgerufen. Dumuzi wörtlich übersetzt heißt: das gute Kind, der rechte Sohn (HAUSSIG). Auf einer nächst tieferen Ebene ist Inanna somit die Mutter, Dumuzi (oder Damu als sein Teilaspekt) ihr Kind. Sie ist die Muttergöttin und er ihr Sohn-Geliebter. Beide sind das eigentliche Liebespaar - das Zentrum der Götterwelt im alten Sumer!

Der zentrale Mythos über Inanna ist ihr Abstieg in die Unterwelt (SLADEK). Wir haben soeben vernommen, diese Göttin ist machthungrig, sie will ihren Einflußbereich immer wieder erweitern. Im Abstiegsmythos lebt sie im Himmel und will nun die Herrschaft über die Unterwelt erlangen, dort wo ihre ältere Schwester Ereschkigal herrscht. Für den Abstieg schmückt sich Inanna sorgfältig, inklusive ihre Vulva und betritt so die Unterwelt, nicht ohne vorher ihre Dienerin Nunschubur unterrichtet zu haben: wenn sie nach drei Tagen nicht wieder zurückgekehrt sei, soll sie, die Dienerin, bitte bei allen großen Göttern um Hilfe nachsuchen. So betritt Inanna die Unterwelt, wird durch sieben Tore geführt und muß bei jedem ein Kleidungsstück ablegen, bis sie schließlich nackt vor ihrer Schwester Ereschkigal steht, die sie mit dem *Blick des Todes* anschaut. Inanna wird als leblose Hülle an einen Haken gehängt. Gewarnt durch ihre Herrin sucht die Dienerin Nunschubur nach drei Tagen verschiedene Götter auf, die aber ihre Hilfe verweigern, weil Inanna überall ihre Nase reinsteckt, wo sie nichts zu suchen hat. Nur der große Helfer unter den Göttern, Enki, weiß Rat. Unter seinen Fingernägeln reibt er ein wenig Erde hervor und formt sie zu zwei kleinen, geschlechtslosen Wesen. Ungesehen können die beiden durch alle Tore der Unterwelt hindurchschlüpfen und gelangen zu Ereschkigal, die in Wehen liegt und vor Schmerzen stöhnt. Die beiden Retter sind Spiegel dieser Schmerzen, sie zeigen Empathie so daß Ereschkigal sich wirklich gesehen und verstanden fühlt. Als Dank bietet sie den beiden große Reichtümer an. Doch diese wollen nichts anderes als die leblose Hülle der Inanna auf welche sie das *Wasser des Lebens* ausschütten, ein Geschenk des Gottes Enki. Inanna, zu neuem Leben erwacht, darf zur Erde zurückkehren, aber nicht ohne einen Ersatz zu stellen, so das eiserne Gesetz der Unterwelt. Nur am Rande sei bemerkt, Inannas Abstieg in die Unterwelt, ihr Tod und ihre Wiederbelebung nach drei Tagen, aufgeschrieben im dritten Jt. v.u.Z., ist das *Vorbild* der späteren Ostergeschichte von Jesus, dem christlichen Gott.

Vom Ende des Mythos gibt es vier oder fünf verschiedene Versionen (neben SLADEK siehe vor allem BOTTÉRO). Inanna wird von sieben Dämonen verfolgt, die immer wieder einen Menschen in ihrer Umgebung packen und in die Unterwelt verschleppen wollen. Doch sie schlägt entrüstet alle diese Forderungen ab, bis sie schließlich zu Dumuzi, ihrem früheren *Liebhaber* gelangen. Er ist der einzige, der in der Abwesenheit Inannas nicht in Sack und Asche gekleidet ist, sondern sich auf den Thron setzt, um das Leben und die Macht in vollen Zügen zu genießen. Ihn verdammt sie zum Tode. In einer anderen Version wird Inanna gedrängt, jetzt endlich einen Stellvertreter zu schicken, sonst muß sie selbst wieder in die Unterwelt zurück. Voll Angst gibt sie schließlich Dumuzi preis, um ihre eigene Haut zu retten - eine nicht sehr schmeichelhafte Geste. Inanna ist die erste durch die Schrift bekannte Göttin, die von vielen Feministinnen als die Große, als die Urmutter gefeiert wird. Wenn diese Frauen doch bloß etwas genauer wüßten, wen sie wirklich besingen. ...

Zur Rettung Dumuzis trägt nur seine Schwester Gestinanna bei, indem sie ihrem Bruder anbietet, für ihn ersatzweise halbjährlich in die Unterwelt abzusteigen, so daß er umgekehrt halbjährlich zur Erde zurückkehren darf. Gestinanna ist die hilfreiche und idealisierte Seite der Frau, im Gegensatz zur gefürchteten und dämonisierten Seite der Frau und Mutter, zu Inanna.

In einem weiteren Mythenkomplex zeigt die Muttergöttin Inanna, wie sie völlig verzweifelt ihr Kind in der Steppe, dem Bild der Einsamkeit und Verlassenheit, und in der Unterwelt, dem Bild der Depression und des Todes, sucht. Endlich, nach langem Suchen, gelingt es ihr meist ihr Kind Dumuzi oder Damu zu finden um es mit Nahrung zu retten.

Nach meiner Darstellung und Interpretation ist Inanna nicht einfach eine vom Machthunger besessene Frau und Göttin - möglicherweise eine Deutung der patriarchalen Mythenschreiber der damaligen Zeit. Sie ist vielmehr eine Frau, die spürt, daß sie nicht ganz ist und den abgespaltenen, dunklen Teil ihrer Seele, ihre Schattenseite, Ereschkigal zurückerlangen möchte (siehe auch PERERA). Und letztlich *weiß* Inanna wie gefährlich dieser Weg ist und mit dem Tode enden wird. Die Depression sitzt tief in den ersten Hochkulturen, da alle Kleinkinder zwangsweise von ihren Müttern getrennt worden sind. Um sich selber zu retten und am Leben zu erhalten, opfert die Mutter zum Schluß ihren Sohn und Liebhaber Dumuzi und schickt ihn in die Unterwelt - ein Bild der Trennung! Eine großartige Darstellung der verzweifelten Situation der Mythenschreiber der damaligen Zeit, um das Elend in der Tiefe ihrer Seele darzustellen.

Was ich damit meine, sei nochmals an einem Beispiel erläutert, an der Geburtsgeschichte des obersten Gottes der Griechen, von Zeus. Seine Mutter Rhea hat schon fünf Kinder verloren, weil Kronos, ihr Mann, sie alle unmittelbar nach der Geburt aufgefressen hat. Ihm wurde prophezeit, daß er durch eines seiner Kinder entmachtet werden sollte - und Kronos will dies unter allen Umständen verhindern. Das letzte der Kinder nun schützt Rhea und gibt Kronos einen Stein in Windeln verpackt zum Fraß. Das wirkliche Baby, den neugeborenen Zeus, versteckt sie in einer Hülle auf Kreta, wo er von fremden Göttinnen mit Milch und Honig aufgezogen wird. Draußen vor der Höhle stehen Kureten, Krieger, die mit Speeren auf ihre Schilder schlagen, damit das Weinen und Schreien des Babys von seinem Vater nicht gehört werden kann. Wenn wir von der vorgeburtlichen Entwicklung eines Kindes ausgehen - und wir werden gleich mehr davon hören - bedeutet dies, daß Zeus während der ganzen Zeit der Schwangerschaft vom Tode bedroht war (der alle Babys fressende Kronos) und unmittelbar nach der Geburt von seiner Mutter total getrennt worden ist. Wen wundert es, daß es die einen Höllenlärm machenden Kureten braucht, um das in Panik schreiende Zeusbaby zu übertönen. Nehmen wir diese *Geburtsgeschichte* wirklich ernst, dann verstehen wir jetzt vielleicht auch, warum Zeus als Gott keine schöne Frau stehen lassen kann, notfalls schafft er sich auch mit Gewalt sexuellen Zugang zu ihr. Hat er ein oder ein paar Kinder mit ihr gezeugt, läßt er sie stehen, um sich einer neuen Liebschaft zuzuwenden: eine bittere Rache an der Frau und Mutter. Und am *Ende seines Lebens* wird Zeus schließlich homosexuell und verliebt sich in Ganymed: seine Angst vor der Frau, vor einer Beziehung und Bindung an sie, ist übermächtig geworden.

Zeus - so meine ich - schlummert im Grunde jeder männlich griechischen Seele, Zeus ist ein Schlüssel um die Tragik des griechischen Mannes zu verstehen. Entsprechend ist Dumuzi in jeder sumerischen Seele verborgen. Im Mythos von Inanna und Dumuzi ist das Elend der frühen Kindheit im alten Mesopotamien enthalten: das von der Mutter getrennte Kleinkind, untröstlich in seiner Verzweiflung und Verlassenheit - dann wieder der kleine Geliebte seiner Mutter, der keine andere Funktion hat als ihre Vulva *zu pflügen*. In der Gestalt Dumuzis wird die Zwiespältigkeit der alten Sumerer zwischen Verlassenheit und sexuellem Mißbrauch in einer grandiosen Weise dargestellt. Dumuzi und Inanna ist ein Mythenzyklus, um die sumerische Seele zu besänftigen - so wie jeder Mythos ein Versuch darstellt, die Ängste und Konflikte zu beruhigen, oder die Zwiespältigkeit und Verrücktheit in einer Kultur zu erklären. Es ist ein Deutungsmuster, welches sich die damalige Zeit selbst gegeben hat, ein *großer Traum* des sumerischen Volkes.

Wichtig im Mythenschatz der Babylonier ist der *Schöpfungsmythos* (Enuma Elisch, aufgeschrieben in der zweiten Hälfte des zweiten Jt.). Es ist der Kampf und Sieg von Marduk, dem größten und stärksten aller Götter gegen die Urmutter Tiamat, gegen das Meer. Am Beginn aller Zeiten ist sie die Frau des Apzu, des Süßwasserozean unter der Erde. Apzu und Tiamat sind die Urelatern einer ganzen Generationenabfolge von Göttern. Diese - ihre Kinder - machen einen solchen Höllenlärm, daß Apzu, der Vater, nicht mehr schlafen kann. Er beschließt, die Götter, seine Kinder zu vernichten. Einmal mehr ist es Enki, der große Helfer, der weiseste aller Götter, der hier Abhilfe schafft, indem er Apzu, den Urvater kurzerhand ermordet. Nach längerem Zögern und Zaudern beschließt die Urmutter Tiamat schließlich einen Krieg zu führen gegen ihre Kinder - aus Rache wegen der Ermordung ihres Mannes. Im Kriegszug gegen Tiamat muß bei den Göttern ein Oberbefehlshaber gesucht werden. Verschiedene Götter werden angefragt, aber alle fühlen sich zu schwach, ihre Angst vor der Urmutter ist zu groß. Nur Marduk, der Sohn Enkis (babylonisch: Ea) wagt das Unternehmen, allerdings unter einer Bedingung: er will im Falle seines Sieges die Herrschaft über die ganze Welt erlangen. Er will der oberste aller Götter sein, was ihm von der Versammlung der Götter dankend zugesichert wird. Enuma Elisch, der Schöpfungsmythos der Babylonier, schildert sodann den Kampf von Marduk gegen die Urmutter Tiamat und ihre vielen Ungeheuer, die sie alle für diesen Kampf geschaffen hat.

Marduk umgekehrt ist bewaffnet mit den Zauberwinden und der nicht besiegbaren Flutwaffe (über die Flut gleich mehr). Natürlich endet die Geschichte mit dem Sieg des größten und stärksten aller Götter. Marduk schlitzt die Urmutter schließlich auf wie einen trockenen Fisch und aus der einen Hälfte schafft er den Himmel mit dem Mond, der Sonne und den Sternen, die andere Hälfte wird zur Erde; ihre Augen beispielsweise werden zu den Quellen der beiden großen Flüsse Mesopotamiens, es sind die Quellen von Euphrat und Tigris. Marduk ist somit der Schöpfer der Welt, alles was existiert, ist geschaffen durch ihn, nachdem er die Urmutter Tiamat besiegt und verstückelt hat: aus ihr und durch sie ist der Kosmos, ist die Welt entstanden. Marduk dagegen ist der Schöpfer. Wie groß - so frage ich - muß der Haß der babylonischen Männer auf die Urmutter und d.h. auf ihre eigene Mutter gewesen sein, daß sie solche Mythen haben entstehen lassen. Und wir erinnern uns: Die Träume eines Menschen sind seine privaten Mythen, die Mythen eines Volkes ihre *großen Träume* (JUNG/CAMPBELL).

Die *Sintflut* ist uns aus der Bibel bestens bekannt. Weniger bekannt ist der ursprünglich erste Flutbericht, das *Original* bei den Sumerern: Atrahasis, aufgeschrieben rund tausend Jahre früher als die biblische Geschichte von Noah. Der sumerische Schöpfungsepos (Enuma Elisch) schildert den Krieg der Urmutter gegen ihre eigenen Kinder, die Götter. Atrahasis, der babylonische Flutmythos, erzählt von der Schaffung der Menschen und von ihrer anschließenden Vernichtung durch den *Urvater*, dem obersten Gott, durch Enlil.

Am Anfang aller Zeiten, so beginnt die babylonische Flut, führen die Götter einen Aufstand durch gegen diesen obersten Gott, gegen Enlil, und zwar weil die Arbeit für sie zu mühselig geworden ist, vor allem das Graben der Kanäle und Teiche (man erinnere sich an das sumerische Bewässerungssystem). Enlil ist zornig und hilflos zugleich. Aus der Patsche hilft ihm einmal mehr der weise Gott Enki: er beschließt die Menschen zu schaffen, damit die Götter von ihrer schweren Arbeit befreit werden und sich endlich nur noch dem Müßiggang hingeben können. Deswegen ruft er die Geburtsgöttin Nintu. Sie muß seine Handwerkerin sein, d.h. seine Pläne ausführen; Enki dagegen, der männliche Gott, ist der *geistige* Schöpfer des Menschen. Zu dieser Erschaffung muß ein Gott ermordet und sein Blut mit Lehm gemischt werden. Aus diesem Gemisch entsteht der erste Mensch. Neun Monate später wird der Schoß eröffnet, die Nabelschnur durchtrennt, die Geburt ist *erfunden,* der Prototyp Mensch geschaffen. Die Götter sind unendlich dankbar, weil von jeder Arbeit befreit.

Und die Folgen einer Geburt? Babys weinen und schreien, vor allem in allen Hochkulturen. Für Enlil, den obersten Gott, wird der Lärm: das Weinen und Schreien der Menschen zuviel. Er beschließt sie zu vernichten, zuerst mit Hunger, dann mit Krankheit und schließlich mit der Flut. Aber jedes Mal gelingt es Enki einen speziellen Menschen, Atrahasis, zu warnen, der den Vernichtungsfeldzug des obersten Gottes Enlil überlebt. Dessen Zorn wird langsam grenzenlos. Deswegen die Flut, die sichere und totale Vernichtung. Aber auch diesmal wird Atrahasis durch einen Traum gewarnt, geschickt vom Gott Enki. Er baut ein großes Schiff und nimmt die Seinen und von allen Tieren und Samen mit. Dann bricht er los, der endlose Regen und Sturm. Die Menschen sterben wie die Fliegen dahin, die Flut ergießt sich wie ein Krieg über die Menschheit. Sieben Tage und Nächte wütet diese Vernichtung, „wie eine Frau in Wehen während einer Geburt" - so lesen wir die gleiche Flutgeschichte in der elften Tafel des Gilgamesch. Dann ist alles vorüber. Stille. Atrahasis schickt drei verschiedene Vögel aus, sein Schiff landet schließlich auf einem Berg und er selbst bringt ein Dankopfer dar, während sich die Götter wie Fliegen um den Geruch dieses Brandopfers versammeln (in der Bibel wird diese Passage vorsorglich gestrichen). Der fast grenzenlose Zorn von Enlil wird schließlich von Enki beschwichtigt. Und das Ende der Geschichte ist erstaunlich: der vormals so tobende Gott Enlil verleiht Atrahasis und seiner Frau, als den beiden einzigen Menschen, das ewige Leben, die seither im Paradies, in Dilmun, leben.

Wie verstehe ich diese Flutgeschichte? Zur Auflösung wieder zuerst ein Fremdbeispiel: Wenn ich in meiner Praxis einem durch und durch liebevollen Menschen begegne, der sich bei allen Gelegenheiten entschuldigt und friedfertig ist bis hin zur Demütigkeit, dann nehme ich an, daß in einem solchen Menschen folgende innere Formel verborgen sein könnte: *„Wenn ich meine Wut und meinen Haß loslasse, dann lege ich die ganze Welt in Schutt und Asche"* (was der heutig *zivilisierte Mensch* nicht nur in der Lage ist zu tun, sondern scheinbar auch gewillt ist, es in die Tat umzusetzen). Auf die Trauer übertragen: Wenn ein Mensch niemals weinen kann, seine Tränen völlig blockiert sind, dann könnte seine innere Formel etwa so lauten: *„Wenn ich meine Tränen, meine Trauer loslasse, dann setze ich die ganze Welt unter Wasser"*. Dies ist der Hintergrund der Flutgeschichte. Und sicher ist es kein Zufall, daß diese erste schreibende Hochkultur, die Sumerer und Babylonier, eine Kultur sind mit den verschiedensten Flutgeschichten; die Flut zieht fast wie ein roter Faden durch ihre Mythologie, so z.B. auch als die Wunderwaffe von Gott Marduk.

Alle Schöpfungsmythen sind nicht nur eine Sichtweise des betreffenden Volkes von seinem Ursprung - in allen Schöpfungsmythen liegt immer auch der individuelle Ursprung der Menschen jener Kultur verborgen. Es sind Geburtsgeschichten oder besser Deutungen ihrer eigenen Entstehungsgeschichte, ihrer Kleinkinderzeit. So gesehen ist Atrahasis *Prototyp* des sumerisch-babylonischen Babys, das in seinen Tränen beinahe ertrunken wäre: die Menschen starben damals wie die Fliegen, wie ein Krieg zog die Flut über sie hinweg. Die Sintflut ist eine Darstellung der völlig blockierten Trauer im Grunde jeder sumerisch-babylonischen Seele - ein Selbstdeutungsversuch, um diese unheimlichen und unterdrückten Babytränen zu verstehen. Nur am Rande sei vermerkt: Flutgeschichten finden sich in den Mythologien fast aller Völker, es ist ein nahezu integraler Bestandteil der Schöpfungsgeschichte.

Alle Völker müssen sich scheinbar in der einen oder anderen Weise mit ihrer unterdrückten Trauer auseinandersetzen.

Doch die Flutgeschichte, die einen so zentralen Stellenwert in der Mythologie der Sumerer und Babylonier einnimmt, kann noch von einer zweiten, von einer tieferen Ebene her verstanden werden. Durch die Forschungen von Stanislav Grof wissen wir, daß hinter jeder Erinnerung eine nächst tiefere verborgen liegen kann. So können Erinnerungen aus der frühen Kindheit plötzlich umbrechen in solche an die Geburt, oder gar an Erfahrungen aus der Zeit der Schwangerschaft (Grof spricht von COEX-System). Noch konkreter wird heute angenommen, daß das Trauma der Geburt eigentlich ein Trauma widerspiegelt, welches das Kind bereits im Körper der Mutter erlebt hat, ein Trauma somit dessen Wurzel in die Schwangerschaft zurückreicht: es sind dies die unverarbeiteten Konflikte und Ängste der Eltern. Kurz ausgedrückt: das Seelenleben eines Kindes beginnt mit seiner Zeugung (CHAMBERLAIN, JANUS, VERNY, S.A. EMERSON & CASTELLINO).

Von diesem Hintergrund her darf der Flutmythos, dürfen die ungeweinten Babytränen der Sumerer und Babylonier, auch als eine Darstellung der Geburt aufgefaßt werden (vergl. DUNDES). Der Flutmythos ist eine Darstellung der Todes- und Vernichtungsängste, welche ein Kind während der Geburt erlebt haben muß: die Flut wütete sieben Tage und Nächte - wie die Wehen einer Frau! Ich nehme an, daß alle Mütter damals gewußt haben, welches Elend auf sie zukommt, welche Not und Pein nach der Geburt, wenn ihre Kinder von ihnen getrennt worden sind. Inanna ist untröstlich im Suchen nach dem weinenden und dabei nahezu sterbenden Kind Dumuzi/Damu. Entsprechende Ängste und Konflikte müssen die Schwangerschaft der Mütter begleitet und überschattet haben. Und Babys im Mutterleib können noch nicht unterscheiden zwischen eigenen Gefühlen und denjenigen ihrer Mutter. Oder anders ausgedrückt: die Ängste der Mutter werden als eigene Gefühle erlebt. So also müssen die Sumerer und Babylonier ihre Geburt wahrgenommen haben, als Vernichtungsfeldzug des obersten Gottes Enlil, der sieben Tage und Nächte gewütet und die Menschheit wie in einem Krieg heimgesucht hat. Aufgeschrieben im zweiten Jt. v.u.Z..

Und die *Moral der Geschichte*? Atrahasis erhält vom obersten Gott Enlil das ewige Leben - eines der Grundthemen der gesamten alten Mythologie. Das *ewige Leben* als Symbol, daß der Kampf der Geburt, die drohende Vernichtung endlich heil überstanden ist.

Der erste Held, das erste Epos in der Geschichte ist **Gilgamesch.** Und Gilgamesch ist ein Mensch, der alles gesehen hat, alle Geheimnisse kennt, zu zwei Drittel Gott, zu einem Drittel Mensch, der sich erinnern kann, sogar an die Zeit vor der Flut. Auf meiner Deutungsebene: der sich zurückerinnern kann an die Zeit der Schwangerschaft. Am Ende einer langen Kette von Beschwernissen, Enttäuschungen und schließlich von Resignation besteht das Lebenswerk dieses Helden darin, der Erbauer der Stadtmauer von Uruk zu sein. In Träumen sind Städte häufig ein Bildnis des Selbst. Die Stadtmauer von Uruk darf somit als Panzerung des Selbst verstanden werden. Etwas übertrieben ausgedrückt: wir Körpertherapeuten versuchen nichts anderes, als die Panzerung der Menschen, die uns aufsuchen, etwas zu lockern. Welches Leben führte dieser Gilgamesch, damit ihm am Ende seines Lebens nur ein Werk als sinnvoll erscheint, nämlich die Panzerung seines Selbst? Welche Verletzungen und Enttäuschungen hat er durchlebt?

Noch eine Vorbemerkung: Atrahasis ist kein Held, vielmehr *erleidet* er sein Schicksal. Durch den Schiffsbau überlebt er die Flut, er wird geboren und erhält das ewige Leben. Der Held im klassischen Sinn ist aktiv, aggressiv, ein Kämpfer und Krieger oder vielmehr ein Drachentöter, er kämpft mit dem Ungeheuer und erbringt Ruhmestaten.

Bis zum Exzeß gesteigert in der Gestalt des Herakles, des Lieblingshelden im alten Griechenland - hohes und verborgenes Ideal in jeder griechisch männlichen Seele. Ein Held kämpft ein Leben lang um sein Überleben: er will das Trauma der Geburt ungeschehen machen. Ein Drachenkampf, ein Kampf mit dem Ungeheuer, ist immer auch eine Darstellung des heldischen Kampfes, des Kampfes eines Babys während der Geburt (JANUS 1995).

Die Trennung der Mütter von ihren Kleinkindern und der damit notwendig emotional/sexuelle Mißbrauch (die Übernähe) ist ein Grundthema der frühen Hochkulturen: die ambivalente Einstellung der Eltern/der Mütter zu ihren Kindern, so haben wir im Mythos der Muttergöttin und ihrem Sohn-Geliebten vernommen, z.B. auch bei Inanna und Dumuzi. Entsprechend werden dadurch bei den Kleinkindern gespaltene Persönlichkeiten hervorgerufen. Und wie ist diese Spaltung bei Gilgamesch dargestellt? Gilgamesch auf der einen, sein Freund Enkidu auf der anderen Seite. Dabei ist Gilgamesch das Symbol der engen Mutterbindung, der Symbiose und damit verbunden einer unbändigen Kraft (zur Lösung dieser Bindung), mit einem Streben nach Macht und Tyrannei. Enkidu ist geschaffen worden als Ausgleich, um die Kraft und Macht des Gilgamesch in Schranken zu halten, er ist das Urbild des Kindes ohne Eltern, was im Epos immer wieder betont wird. Enkidu ist somit der Anteil des verlassenen Kindes, geboren in der Steppe, Bild der Depression und Einsamkeit. Bezähmbar ist er nur über die Sexualität, über die Dirne Schamhat. Gilgamesch und Enkidu gehören zusammen, es sind die beiden Seiten der gleichen Medaille, der gleichen Persönlichkeit. Es ist ein Bild der gespaltenen sumerisch-babylonischen Seele. Vergleichbar ist sie mit der frühen mittelalterlichen Spaltung in den ewig suchenden Parzival auf der einen und dem liebeshungrigen Gawein auf der anderen Seite. Versunken in seiner Einsamkeit und versehen mit einer eisernen Klammer um seine Brust, sucht Parzival immer nur nach dem Gral. Der lebensfrohe Gawein dagegen kann keine schöne Frau an sich vorüberziehen lassen, ohne ihr zu *helfen*, er ist süchtig in seinem Liebeshunger. Parzival und Gawein sind nur die beiden Seiten der gleichen Persönlichkeit eines Ritters in der damaligen Zeit (RENGGLI 1992; PARZIVAL 179-81).

Gilgamesch und Enkidu begegnen sich ursprünglich im Kampf, schließen Freundschaft und sind für den Rest ihres Lebens unzertrennliche *Freunde:* sie sind eine Ganzheit, eine Einheit geworden. Gilgamesch und Enkidu sind somit auch das Bild der gespaltenen Einstellung einer Mutter in der damaligen Zeit: mit einem Teil des Kindes fühlt sie sich symbiotisch verbunden (mit Gilgamesch) - den anderen Teil ihres Babys im Bauch lehnt sie ab (Enkidu). Als eine solche Einheit sind die beiden bereit zum Kampf gegen das Ungeheuer Humbaba, der Hüter des Zedernwaldes, symbolischer Hüter des weiblichen Schoßes. Der Drachenkampf beginnt - die Geburt ist eingeleitet. Und Humbaba ist wirklich ein Monstrum: „*Sein Schrei ist die Flut (!), sein Rachen das Feuer, sein Atem der Tod*". Wie könnte es anders sein: *die beiden Helden* sind wechselweise immer wieder verzagt, einer von ihnen ist voll Angst und Panik, während der andere nach vorne drängt und umgekehrt. Unterstützt werden die beiden vom Sonnengott Schamasch, der ihnen zum Sieg über das Ungeheuer Humbaba verhilft, der ihnen hilft das *Licht der Welt zu erblicken*. Todesschreie begleiten diesen Prozeß. Der unerbittliche Enkidu fordert nach dem Sieg den sofortigen Tod des Monstrums, bevor die Götter seine Ermordung merken und bestrafen können. Der Kopf von Humbaba wird abgetrennt, und die Riesenzeder, deren Krone bis zum Himmel reicht, wird gefällt: die Nabelschnur ist durchtrennt, die Einheit mit der Mutter gelöst. Der Lebensbaum, dessen Wurzeln die Erde durchdringt und dessen Äste bis in den Himmel reichen, ist ein uraltes Symbol in allen Mythologien der Welt, welches als Nabelschnur Mutter und Kind miteinander verbindet (DOWLING).

Was geschieht nachdem Gilgamesch/Enkidu geboren ist? Klar doch: Ischtar, die Muttergöttin (sumerisch: Inanna) verliebt sich in den schönen Gilgamesch und bietet ihm ihre Liebe an, d.h. sie will ihn heiraten - das ewige Thema des emotionalen und sexuellen Mißbrauchs durch die Mütter der damaligen Zeit. Nur: Gilgamesch verschmäht die Liebe, er erinnert sie an ihre Liebe, beziehungsweise an den Verrat des Dumuzi und an die folgenden Liebesabenteuer, die immer damit enden, daß Ischtar ihre Liebhaber verläßt und d.h. zu Tode verurteilt oder quält. Ischtar in ihrer Verletzung fordert vom Himmelgott Anu den Himmelsstier, um sich für die Beleidigung und Verschmähung zu rächen. Wie Anu zögert, droht sie sofort, die Tore der Unterwelt zu öffnen, so daß die Toten die Lebenden übersteigen werden. Auf Drohungen der Ischtar reagieren alle Götter immer ähnlich: sie sind machtlos. Aber auch der Himmelsstier wird von Gilgamesch/Enkidu bekämpft und besiegt. Enkidu wirft Ischtar dessen Eingeweide voll Verachtung vor die Füße. Der Kreislauf von Liebe und Haß zwischen Mutter und Kind hat früh eingesetzt in Sumer und Babylon: die Liebe und Überliebe der Mutter, die Ablehnung, Angst und Panik des Kindes vor seiner Mutter und als Antwort wiederum ihre unbändige Rache und der Wunsch ihr Kind umzubringen. Ein endloser Kampf, geboren aus der Angst vor Trennung, entstanden als Anpassung einer Hochkultur an die veränderte emotionale Lebenssituation in den Städten.

Von einer solchen Betrachtungsweise her ist es nicht verwunderlich, daß Gilgamesch zum Erbauer der Stadtmauern von Uruk wird, daß er sich und seine Gefühle schützen und d.h. panzern muß. Aber der Preis ist hoch. Das wilde, ungestüme Wesen, der lebende Teil in ihm, Enkidu, muß sterben, so der Ratschluß der Götter. Sie wollen die *Heldentaten* nicht ungestraft durchgehen lassen. Gilgamesch bleibt neben dem *toten Freund* bis ihm die Würmer aus der Nase fallen, bis er sich in Verwesung auflöst. Gilgamesch ist untröstlich und wird ein Leben lang der ewig Verzweifelte bleiben; als Trost und Kompensation sucht er nach dem ewigen Leben. Und Gilgamesch geht auf die Suche nach dem ewigen Leben außen, weil er das Leben innen, Enkidu, verloren hat, weil er seine Mutter verschmäht, ihre Liebe zurückgewiesen, weil er im Kriegszustand mit ihr verharrt. Gilgamesch will nicht sterben, wie sein Freund Enkidu. Er ist besessen von der Todesangst. So macht er sich auf die Suche nach Utnapischtim, dem einzigen Menschen, welchem die Götter nach der Flut das ewige Leben geschenkt haben (Atrahasis aus der Flutsage heißt im Gilgamesch-Epos Utnapischtim). Auf dieser Suche hat Gilgamesch viele Abenteuer zu bestehen. Vor allem muß er den Zwillingsberg durchschreiten, hinter welchem täglich die Sonne aufgeht und welcher von den schreckerregenden Skorpionmenschen bewacht wird. Aber Gilgamesch läßt sich durch nichts beirren auf seiner Suche und tritt die unendlich lange Wanderung durch diesen Zwillingsberg an, eine Wanderung im Dunkel. Nichts mehr kann er sehen und erkennen - und wird zum Schluß symbolisch ein zweites Mal geboren.

So kommt er zur Schenkin Siduri, Symbol des Weiblichen, die sich vor seinem schrecklichen und vor allem verzweifelten Aussehen fürchtet. Vergeblich ermahnt sie ihn, das Leben hier und jetzt zu genießen. Gilgamesch ist besessen von seiner Todesangst. Er will nur eines, das ewige Leben. So überquert er schließlich auch das Meer, das Wasser des Todes und erreicht endlich sein ersehntes Ziel, Utnapischtim, den einzigen Menschen mit dem ewigen Leben. Auf seine Bitte und sein Drängen hin erzählt Utnapischtim dem Gilgamesch nochmals die ganzen Geschehnisse der Flut (die elfte Tafel im Gilgamesch-Epos). Und er erzählt diese Geschichte, um Gilgamesch zu zeigen, nur er - das Baby nach der Geburt - hat von den Göttern das ewige Leben erhalten. Die Geschichte ist nicht wiederholbar, niemals. Kein erwachsener Mensch kann dieses ewige Leben jemals wieder zurückerlangen. Jeder erwachsene Mensch ist sterblich.

Auf Drängen seiner Frau erhält Gilgamesch bevor er wieder auf die Welt, in seine Heimatstadt Uruk, zurückkehrt, das Geheimnis eines Verjüngungskrautes. Mit großer Mühe taucht er in die Tiefe des Meeres und findet endlich das Kraut - ein kleiner Trost nach der langen Suche in seinem Leben. Erschöpft schläft er schließlich ein und während er schläft, stiehlt eine Schlange dieses Verjüngungskraut. Seither können die Schlangen die Haut abwerfen ohne zu altern. Mit leeren Händen und resigniert, kehrt Gilgamesch nach Uruk zurück.

Das Gilgamesch-Epos ist die Darstellung des Wilden, Ungebundenen und Naturhaften im Menschen: Enkidu, welches im zivilisierten Menschen Gilgamesch zum Tode verurteilt ist. So bleibt diesem Gilgamesch in seiner Trauer und Verzweiflung nichts anderes als die Befestigungsmauer von Uruk. Es ist der einzige Sinn und Stolz seines Lebens. Das Gilgamesch-Epos endet mit einer großen Melancholie des Helden.

Aufgeschrieben wurde dieser XII-Tafel-Gilgamesch-Mythos im zweiten und ersten Jt. v.u.Z.. Doch es gibt Bruchstücke, Vorläufer dieses Epos, welche ins dritten Jt., in die sumerische Kultur zurückreichen. Hier hat sich die Beziehung zwischen Mutter und Sohn nicht so katastrophal entwickelt wie im babylonischen Gilgamesch. Inanna findet nach der Trennung von Himmel und Erde (immer auch als Geburtssymbol zu lesen!) einen großen entwurzelten Baum am Euphrat, den sie zu sich nach Hause nimmt und ihn später benützen will, um daraus ein Thron und ein Bett zu schnitzen. Doch unglücklicherweise nehmen in der Krone des Baumes ein Vogel (Anzu) und in der Wurzel eine Schlange Besitz. Im Stamm wohnt eine Dämonin. Inanna ist untröstlich, doch *ihr Bruder* Gilgamesch panzert sich, erschlägt und vertreibt die Dämonen und Ungeheuer und für seine Inanna fertigt er Bett und Thron. Für sich selber stellt er eine Trommel und Trommelstöcke her, die ihm allerdings in die Unterwelt fallen. Im *Urgilgamesch* gibt es also noch so etwas wie eine liebevolle Beziehung zwischen Mutter und Kind, wenn auch schon hier der Absturz, der Tod, die Depression und Verzweiflung klar vorgezeichnet sind. Könnten wir eines Tages den Urgilgamesch ganz rekonstruieren und würden wir verstehen, wie sich daraus das XII-Tafel-Epos entwickelte, dann wüßten wir wahrscheinlich einiges mehr über die frühe Mutter-Kind-Beziehung im alten Sumer und Babylon.

Abschließend zu diesen Mythen möchte ich klarstellen, alle diese Helden verstehe ich als eine Einheit oder alle Helden sind Teilaspekte der gleichen Volksseele. *Atrahasis,* der Sintflutheld ist gleichzusetzen mit *Marduk,* dem Ur-Mutter-Mörder, dieser wiederum ist nur ein anderer Aspekt als *Gilgamesch,* des Suchers nach dem ewigen Leben oder *Dumuzi/Damu,* des in der Unterwelt verlorenen Kleinkindes. Die Flut als Geburt ist somit gleichzusetzen mit dem Kampf des Marduk gegen das Ungeheuer Tiamat (in Enuma Elisch). Es ist der Krieg des Gilgamesch/Enkidu gegen das Monster Humbaba - letztlich das Trauma der Geburt. Und das Symbol der Geburt durchzieht wie ein roter Faden diese gesamte alte Mythologie. Wenn wir ihre Symbolik einmal entdeckt haben, kann sie gar nicht mehr übersehen werden.

Inanna (sumerisch)/Ischtar (babylonisch) ist die große Mutter-Göttin, Dumuzi/Gilgamesch ist ihr Sohn-Geliebter; die Mythologie im alten Mesopotamien erzählt von der Trennung der Mütter von ihren Kindern: das Kleinkind wird in die Hölle, in die Unterwelt verdammt, es wird von der Mutter in die Depression, in die Einsamkeit und Verzweiflung geschickt - so wie sie selbst im Grunde ihrer Seele abgrundtief traurig ist. Und bald schon hört sie seine Schreie, sucht es ebenso intensiv wieder, um es zu erretten. Aus der Trennung zwischen Mutter und Baby folgt automatisch und zwangsweise die Liebe im Sinne einer Übernähe und d.h. der emotionale und sexuelle Mißbrauch. Die alten Göttergeschichten erzählen von der Liebe einerseits und von Kampf und Krieg andererseits zwischen Mutter und Kleinkind, zwischen der Mutter und ihrem Sohn. Die Mythen sind voller Verachtung, Zurückweisung, Entwertung und Haß zwischen den beiden. Die Mütter sind abgrundtief ambivalent ihren Kindern gegenüber und die Kinder müssen diese Zwiespältigkeit zwangsweise übernehmen, um sie an die nächste Generation weiterzugeben. Eine endlose Spirale zwischen Liebe und Krieg, ausgetragen vor allem zwischen den Geschlechtern, zwischen Mann und Frau: Inanna ist die Göttin der Liebe und des Krieges. Eine fast unterwürfige Demut und Verehrung zeigen die Menschen der damaligen Zeit ihr gegenüber und gleichzeitig eine ebenso hohe Angst und Panik - Spiegel der Einstellung der Männer ihren Partnerinnen gegenüber. Eine endlose Anziehung durch das andere Geschlecht - offen dargestellt durch die blumig sexuelle Sprache. Andererseits eine ebenso endlose Angst, verlassen, verraten und hintergangen zu werden. Ein Hauch von Traurigkeit, Verzweiflung und Melancholie liegt hinter all diesen Mythen verborgen.

Ist hier der Ursprung des **Matriarchats** oder vielmehr des Patriarchats zu suchen, oder eventuell eines Überganges zwischen diesen beiden Herrschaftsformen: in Sumer, dem Lande der Göttin Inanna? Zur Beantwortung dieser Frage möchte ich einen Mythenkomplex erwähnen, welcher über die ganze Welt in der einen oder anderen Form immer wieder gefunden werden kann. Einst waren die Machtverhältnisse genau umgekehrt wie heute: die Männer haben alle Arbeit gemacht, im Hause gekocht, Kinder groß gezogen und wenn die Babys Hunger hatten, wurden sie den Frauen zum Stillen gebracht. Und die Frauen waren den ganzen Tag im Kulthaus und haben gesungen und getanzt, sie waren die Besitzerinnen der Tanzmasken oder der heiligen Flöten, mittels welcher sie mit den Göttern gesprochen haben. Eines Tages aber haben die Männer diese Wahrheit über den Ursprung der weiblichen Macht erfahren. Aus einer rasenden Wut heraus haben sie alle Frauen umgebracht und seit jenem Tage sind die Machtverhältnisse genau umgekehrt: die Männer leben im Männerhaus und über ihre heiligen Flöten oder mittels anderer Instrumente sprechen sie mit den Göttern, während die Frauen alle Arbeit verrichten und vor den Männern und den Göttern Angst haben. Sollte umgekehrt ein Mann dieses Geheimnis verraten oder eine Frau eine Wissende werden, sie müßten es sofort mit dem Tode bezahlen. Nur am Rande sei vermerkt, die Frauen kennen diese Geschichten sehr wohl, sie kennen das Geheimnis ihrer Männer und sind *höflich* genug, darüber zu schweigen (als Vorbild der Kloketen-Mythos der Selknam-Indianer Südamerikas, s. WILBERT; siehe ferner vor allem auch BAMBERGER. Was Neuguinea betrifft s. HAUSER-SCHÄUBLIN oder SPEISER; für Australien s. BERNDT). Ich glaube diese weltweit verbreiteten Mythen geben sehr klar die Ursprünge des Matriarchats wieder: es ist entstanden in den Köpfen, beziehungsweise in den Herzen der Männer, entsprungen ihrer Phantasie oder besser ihrer Angst. Denn es gab wirklich eine Zeit, da die Verhältnisse umgekehrt waren, da die Frau und *Mutter* mächtig und der *Mann* beziehungsweise das männliche Baby ohnmächtig und hilflos seiner Mutter ausgeliefert war.

Das Matriarchat als *Macht* der Frauen über die Männer gibt es nur und ausschließlich aus Angst der Männer vor den Frauen. Als Angst vor Nähe, vor Hingabe, als Angst vor einer Beziehung zu einer Frau, von welcher die Männer gleichzeitig emotional so sehr abhängig sind. Und diese Angst ist eine Folge der frühen Trennung der Mutter von ihrem Kind. Eine Fehlprägung. Diese Trennung ist bei der Seßhaftigkeit des Menschen, mit dem Beginn des Ackerbaus vor rund zehntausend Jahren zum ersten Mal deutlich in Erscheinung getreten. Und mit dem Entstehen der ersten Hochkulturen ist diese Trennung und frühkindliche Panik sprunghaft angewachsen, als Anpassung an das veränderte und entfremdete Leben in den Städten; je höher eine Kultur sich dabei entwickelt, desto stärker wird das Band zwischen Mutter und Kind auseinandergerissen. Der gleichzeitige emotionale Mißbrauch des Babys ist eine unmittelbare und zwangsläufige Folge. Und dies ist *niemals* zu verstehen als die *Schuld* der Mütter und Frauen: sie sind nicht die Sündenböcke der Weltgeschichte!, sondern sie werden von jeder Kultur zu diesem Verhalten, zu dieser Trennung in irgend einer Form gezwungen. Und wir Männer - so meine ich - haben aus dieser frühkindlichen Panik heraus die innere Formel entwickelt: nie wieder Abhängigkeit, nie wieder Hilflosigkeit und Ausgeliefertheit an eine Frau - wie zur Mutter früher! Im Gegenteil: Macht um jeden Preis. Wenn möglich Allmacht. Oder noch besser Unsterblichkeit. Wir wollen den Göttern gleich sein (vergl. auch RICHTER). Und unsere emotionale Abhängigkeit von den Frauen haben wir völlig verdrängt, ja abgespalten. Die führt nur noch ein Schattendasein im tiefsten Unbewußten. Zugemauert für immer.

Matriarchat oder wie es heute auch genannt wird matrizentrische Kulturen, da die Frau im Zentrum einer Kultur steht, da Friede, Gerechtigkeit und Solidarität herrscht (vergl. z.B. MEIER-SEETHALER), diese Kulturen hat es *nie* gegeben (vergl. THURER). Solche Ideen entspringen dem Wunsch nach einer *goldenen Vergangenheit*, es ist ein Wunschtraum von gewissen Feministinnen, das Produkt einer Idealisierung. Und überall dort, wo Idealisierung herrscht, da ist eine Dämonisierung gleich um die nächste Ecke verborgen. Fast immer sind die Männer die Haßobjekte. Höchstens unter den Jägern und Sammlerinnen früher, in den sogenannten akephalen Gesellschaften, da es noch keine Führerpersönlichkeiten gab, keine Hierarchien existierten, bei diesen Jägern und Sammlerinnen also mag eine annähernde Gleichheit geherrscht haben in den Machtverhältnissen zwischen Mann und Frau (vergl. EHRENBERG). Mit der Höherentwicklung einer Kultur, mit dem Leben in den Städten, mit der zwangsweise notwendigen Schichtung der Gesellschaft und d.h. mit der Trennung von Mutter und Kind und das bedeutet auch mit dem Anwachsen eines großen Angstpotentials in jedem Menschen, geprägt in seiner Babyzeit, haben die Männer die Frauen zu unterdrücken begonnen: Herrschaft geboren aus der Angst und Panik. Patriarchat und Unterdrückung der Frau, geboren aus der puren Verzweiflung und Einsamkeit. Oder nochmals geschichtlich ausgedrückt: je patriarchaler die Athener im alten Griechenland geworden sind, desto wildere und verrücktere Geschichten mußten sie erfinden über ein weit entferntes, kriegerisches Volk von Frauen, die Amazonen.

Etwas überspitzt möchte ich meine Sicht nochmals so ausdrücken: das Matriarchat hat es nie gegeben außer heute. Denn hinter der offensichtlichen Unterdrückung, Verachtung und Geringschätzung der Frau - bis hin zur Verbrennung der Frauen als Hexen im Mittelalter - ist immer die emotionale Abhängigkeit und Ausgeliefertheit des Mannes vor der Frau und Mutter verborgen. Eventuell ein unendlicher Haß geboren aus der Panik. Aber diese verborgene und tief abgespaltene Abhängigkeit der Männer bedeutet auch gleichzeitig die geheime Macht der Frauen über die Männer. Wir Männer dürfen sie nicht spüren, weil sie uns zuviel Angst macht - die Frauen dürfen diese geheime Macht nicht fühlen, weil sie zu schmerzlich ist. Als Fremdbeispiel sei erwähnt: hinter der Maske eines erfolgreichen und strahlenden Managers ist immer auch ein hilfloses und weinendes Baby verborgen (HOLLSTEIN). Und natürlich gibt es diese geheime Macht der Frauen nicht erst seit heute. Diese verborgene Macht hat schon immer existiert auch dies ist ein *altes Erbe* aus längst vergangenen Tagen, seit dem Beginn der Hochkulturen.

Gibt es Auswege aus dieser Konfliktsituation der Geschlechter? - eines Kampfes, welcher über alle Völker der ganzen Welt verbreitet und sicher in allen Hochkulturen verschärft worden ist. Ich wünsche uns Männern, daß wir unsere Ängste nicht mehr hinter Stärke, Macht ja Allmacht verstecken und verbergen. Ich weiß: ein *süchtiges Verhalten* zu ändern, ist ein schwieriges Unterfangen. Aber wenn wir spüren, daß es hinter diesen Ängsten einen neuen Kontinent zu entdecken gibt: die Welt unserer Gefühle, wenn wir spüren, daß dort ein unendlicher Reichtum verborgen liegt, vielleicht *lohnt* sich dann der Verzicht, der Verzicht auf die Macht und auf die Unterdrückung der Frau.

Ich wünsche den Frauen, daß sie sich nicht länger im Schatten *Großer Männer* verbergen. Ich wünsche ihnen von ganzem Herzen, daß sie uns Männer wegen der Macht und der Unterdrückung der Frauen nicht länger anklagen müssen, sondern unsere Ängste und Panik ernst nehmen können. Nur so beginnen sie ihre eigene, geheime Macht über die Männer zu spüren, ihre eigene Angst vor Nähe und Hingabe - und sie sind nicht geringer als die Ängste der Männer vor einer Beziehung. Vielleicht entdecken die Frauen hinter diesem Verzicht auf Anklage und Ablehnung des Mannes die neue Welt der Selbstverantwortung und Selbstverwirklichung. Es gilt, Autonomie zu entdecken. Und je mehr die Mütter auch noch die geheime Macht über ihre Kinder an die Väter abgeben, desto süßer werden ihnen diese neuen Früchte schmecken, desto mehr werden sie sich für ein wirkliches Leben öffnen.

Ich hoffe, wir Männer und Frauen sehen heute möglichst bald ein: wir sitzen alle im gleichen Boot, nur mit vereinten Kräften finden wir einen Ausweg aus der heutigen emotionalen Krise, einen Ausweg aus den eigenen verborgenen Ängsten, einen Ausweg aus dem Kampf der Geschlechter. Nur wenn wir die Anklage an unsere Partner endlich fallen lassen, sind wir wirklich offen. Anklage ist immer Sündenbock-Denken und -Empfinden, hinter welchem die eigene Ohnmacht verborgen bleibt. Umgekehrt bringt uns Offenheit für den Mitmenschen eine tiefe emotionale Erfülltheit. Offenheit für das andere Geschlecht weist uns den Weg für ein neues Wertesystem. Neugier für den uns fremden, anderen Menschen bringt uns einen Schritt weiter auf der Suche nach dem Sinn des Lebens - öffnet vielleicht auch die spirituelle Dimension.

Die Mythen von Inanna und Dumuzi, von Gilgamesch und Enkidu sind uns dabei vielleicht ein Trost: die Ängste der Menschen, die Angst des Sohnes vor der Mutter und der damit verbundene, unendliche Zorn, die Zerstückelung der Urmutter Tiamat durch Marduk und auf der anderen Seite die unendliche Wut und Verletzung der Mutter, weil sie von ihrem Sohn abgelehnt und verachtet wird, Ischtar durch ihren Sohn Gilgamesch: alle diese Geschichten sind mehr als 5000 Jahre alt. Ein altes Erbe in der Geschichte der Menschheit. Unsere Verrücktheit hat somit nicht erst im Mittelalter begonnen, als wir Männer unsere Frauen als Hexen auf dem Scheiterhaufen verbrannten und das christliche Europa kollektiv in ein Wahnsystem, in eine Psychose gefallen ist. Geprägt werden solche Ängste und Panik, eine solche Verrücktheit durch die frühe Trennung von Mutter und Kleinkind.

Diese Mythen in ihrer ungeschminkten Offenheit sind uns heute vielleicht auch ein Wegweiser, ein Wegweiser in eine hoffnungsvollere Zukunft: unsere Tränen wollen wir nicht länger mit Macht, mit Allmacht, mit dem Suchen nach dem ewigen Leben zudecken und verbergen. Wenn wir unsere Trauer zulassen, unsere Tränen fließen dürfen, werden wir nicht länger von einer alles zerstörenden Sintflut bedroht. Wir brauchen nicht länger blind unsere Welt zu zerstören, unsere Mitmenschen und letztlich uns selbst. Vielleicht finden wir so - über die Trauer - einen Ausweg in Solidarität zu allen Kreaturen und zu allen Menschen dieser Welt, einen Ausweg in Offenheit und Neugier für das andere Geschlecht, einen Ausweg in Achtung und Liebe für uns selbst - eine Versöhnung mit dem Göttlichen in uns.

References

ASSMANN, J. 1984. *Aegypten, Theologie und Frömmigkeit einer frühen Hochkultur*. Stuttgart.
BAMBERGER, J. 1974. The myth of matriarchy: why men rule in primitive society. In: *Woman, culture and society*. Edited by M.Z. ROSLADO & L. LAMPHERE. Stanford.
BERNDT, R.M. 1952. *Djanggawul, an aboriginal religious cult of North-Eastern Arnhem Land*. London.
BOTTÉRO, J. 1989. *Lorsque les dieux faisaient l'homme, mythologie mésopotamienne*. Paris.
-----. 1992. *L'épopée de Gilgames, le grand homme qui ne voulait pas mourir*. Paris.
CAMPBELL, J. *Werke*.
CHAMBERLAIN, D. 1990: *Woran Babys sich erinnern, die Anfänge unseres Bewusstseins im Mutterleib*. München.
DOWLING, T. 1993. The roots of the collexive unconscious. In: *Das Seelenleben des Ungeborenen - Eine Wurzel unseres Unbewussten*. Edited by L. JANUS. Pfaffenweiler.
DUNDES, A. 1986. The flood as male myth of creation. *Journal of Psychoanalytic Anthropology* 9: 359-372.
EHRENBERG, M. 1992. *Die Frau in der Vorgeschichte*. München.
EMERSON, W.R. & R. CASTELLINO. in prep. *Resolving prenatal and birth trauma* (prov. Titel).
FRANKFORT, H. 1948. *Kinship and the gods, a study of ancient near Eastern religion as the integration of society and nature*. Chicago (repr. 1978).
GÖTTNER-ABENDROTH, H. 1980. *Die Göttin und ihr Heros, die matriarchalen Religionen in Mythos, Märchen und Dichtung*. München.
GROF, S. 1978. *Topographie des Unbewussten, LSD im Dienst der tiefenpsychologischen Forschung*. Stuttgart.
HAUSER-SCHÄUBLIN, B. 1977. *Frauen in Kararau, zur Rolle der Frau bei den Iatmul am Mittelsepik, Papua New Guinea*. Basel.
-----. 1987. Mutterrecht und Frauenbewegung. In: *Johann Jakob Bachofen (1815-1887), eine Begleitpublikation zur Ausstellung im Historischen Museum in Basel*.
HAUSSIG, H.W. 1965: *Wörterbuch der Mythologie. Bd. 1: Götter und Mythen im Vorderen Orient*. Stuttgart.
HOLLSTEIN, W. 1988. *Nicht Herrscher, aber kräftig, die Zukunft der Männer*. Hamburg.
JAMES, E.O. 1959. *The cult of the mother-Godess, an archaeological and documentary study*. London.
Janus, L. 1991. *Wie die Seele entsteht, unser psychisches Leben vor und nach der Geburt*. Hamburg.
-----. 1995: Pränatale Psychologie und Kulturpsychologie. In: *Die psychohistorische Dynamik von Gewalt in Vergangenheit und Gegenwaert*. Edited by L. JANUS. Heidelberg.
KRAMER, S.N. 1944. *Sumerian mythology, a study of spiritual and literary achievement in the third millenium b.C*. Westport,

Cennecticut (reprint 1988).
-----. 1969. *The sacred marriage rite, aspects of faith, myth and ritual in ancient Sumer.* Bloomington.
-----. 1989. *Myths of Enki, the crafty god.* New York.
LEICK, G. 1994. *Sex an eroticsm in Mesopotamian literature.* London.
LEXIKON DER ANTIKEN MYTHEN UND GESTALTEN. 1980. München.
MEIER-SEETHALER, C. 1988. *Ursprünge und Befreiungen, eine dissidente Kulturtheorie.* Zürich.
PERERA, S.B. 1985. *Der Weg der Göttin in die Tiefe, die Erlösung der dunklen Schwester; eine Initiation für Frauen.* Interlaken.
RENGGLI, F. 1974. *Angst und Geborgenheit, soziokulturelle Folgen der Mutter-Kind-Beziehung im ersten Lebensjahr. Ergebnisse aus Verhaltensforschung, Psychoanalyse und Ethnologie.* Hamburg.
-----. 1992. *Selbstzerstörung aus Verlassenheit, die Pest als Ausbruch einer Massenpsychose im Mittelalter. Zur Geschichte der frühen Mutter-Kind-Beziehung.* Hamburg.
RICHTER, H.E. 1979. *Der Gotteskomplex, die Geburt und die Krise des Glaubens an die Allmacht des Menschen.* Hamburg.
SLADEK, W.R. 1974. *Inanna's descent to the netherworld.* UMI Dissertation information Service, Ann Arbor, Michigan.
SPEISER, F. 1944. Die Frau als Erfinderin der Kultgeräte in Melanesien. *Schweizerische Zeitschrift für Psychologie* 3: 46-54.
THURER, S. 1995. *Mythos Mutterschaft, wie der zeitgeist das Bild der guten Mutter immer wieder neu erfindet.* München
VERNY, T & J. KELLY 1981. *Das Seelenleben des Ungeborenen, wie Väter und Mütter schon vor der Geburt Persönlichkeit und Glück ihres Kindes fördern können.* München.
WILBERT, J. 1975. *Folk literature of the Selknam Indians.* Los Angeles.

Frühe Kindheit - Early Childhood

Whose Baby is it anyway?
Medicalization of Infancy in Post-Industrial Western Society
Wessen Baby ist es nun?
Die Medikalisierung der Kindheit in der post-industriellen westlichen Gesellschaft

Marsden Wagner

Abstract: About 100 years ago medical activities were increases to solve the problem of high infant mortality. Today most problems arising during infancy in Western society are due to medicine and industrialization. The growing influence of doctors and nurses on the natural development has as a consequence, that many parents do not feel able to rear their children without medical help. The improving social and financial conditions removed the real causes of infant mortality, whereas the medical intervention rather seems to cause harm.

Zusammenfassung: Um die hohe Säuglingssterberate zu senken, wurde vor etwa 100 Jahren damit begonnen, dieses Problem mit Hilfe der Medizin zu lösen, während soziale Aspekte weitgehend außer acht gelassen wurden. Inzwischen kristallisiert sich heraus, daß die meisten Probleme in der westlichen Gesellschaft während der Entwicklung des Kindes hauptsächlich auf die störenden Einflüße der Medizin und der Industrialisierung zurückzuführen sind. Der zunehmende Einfluß, den Ärzte und Krankenschwestern auf die natürlichen Abläufe nahmen, hatte zur Folge, daß viele Eltern inzwischen derart verunsichtert sind, daß sie sich nicht mehr im Stande fühlen, ihre Kinder ohne medizinische Hilfe aufzuziehen. Die allgemein bessere soziale und wirtschaftliche Lage hat die ursprünglichen Ursachen der hohen Säuglingssterblichkeit beseitigt, während die medizinischen Eingriffe mehr Schaden als Nutzen zu bringen scheinen.

Keywords: Sudden Infant Death Syndrome, SIDS, industrialization, child abuse, sexual abuse, psychoactive drugs, mother-child-interaction
plötzlicher Kindstod, SIDS, Industrialisierung, Kindesmißhandlung, sexueller Mißbrauch, Psychopharmaka, Mutter-Kind-Interaktion

About 100 years ago in Western industrialized countries there was considerable concern about high infant mortality. Too many babies were dying. This was a serious problem for governments because they needed workers for their factories and soldiers for their armies. Society was definitely interested in doing something about infant mortality. At that time there was enough evidence to suggest there were basically two ways of going about it.

First was a social solution to do something about poverty, bad housing, malnutrition, and to support families with children. The other approach could be called the medical approach doctors and nurses will treat children as patients and use a clinical model to try to reduce infant mortality. We doctors will tell the mothers who are living in cold flats without water and without toilets that if they could only do a better job their babies won't die.

Guess which solution was chosen? It is not popular among politicians to talk about poverty and bad housing, but it is popular to say we will train doctors and nurses and teach these poor people how to take better care of their children. So, a model of preventive child health care was developed that was based on doctors and nurses treating children as patients, and 80 to 100 years later we are still using this model. The infant mortality came down so we said, *"It's working"*.

Gradually over the decades more and more routine screening and surveillance was added because we were trying to move towards a perfect baby. We believed that with our technology and the miracles of medicine, we were going to have perfect babies who would become perfect citizens. Then, in the 1970's, things began to fall apart. The infant mortality rate slowed down in its fall. Furthermore, the differences in mortality rates between the rich and the poor were not getting less, but were staying just as great. Another interesting trend was that infant mortality began to be higher in the industrial areas and lower in the rural areas. This should have been an important clue to us.

It also became clearer that with traditional illnesses like tuberculosis, the trends over time showed that the improvement was not a function of the new medical innovations, but rather of the improved social conditions of the people. Then we became more aware of iatrogenesis. We also became aware that children have new kinds of problems, ones that seem to be associated with industrialization. Our orthodox preventive child heath services did not seem to be effective with these new problems, such as child accident mortality.

Another new problem facing children in industrialized society is child abuse. The modern history of child abuse is fascinating. In the 1960's when I took my final pediatric examination I was shown an X-ray of an unusual bone formation on a young infant. I correctly identified it as Caffey's disease, a strange new disease first described by a pediatric radiologist. The formation on the bone was thought to be a genetic biochemical abnormality. It was a few years later that specialists realized that these bone formations were healing fractures. Once we recognized these as broken bones, we understood that parents were beating their children. So we shifted it from an organic problem to a psychological problem. It was not until many more years that we began to understand the social dynamics of child abuse and stopped blaming the parents. We began to understand that they, too, were the victims of their environment. So child abuse has progressed through all these various stages of Understanding.

The most recent concern in the field of child abuse is child sexual abuse. This is a classic example of the medicalization of a social problem. In the City of Cleveland in the United Kingdom there was an epidemic of child sexual abuse which finally was shown to be the result of overdiagnosis by zealous doctors. In Los Angeles, California the teachers in a day care center were accused of sexually abusing many of the children in their care and it took the longest and most expensive court trial in the history of that State to finally prove that there had been no abuse of any kind. In this case the doctors and psychologists had incorrectly diagnosed sexual abuse when it did not exist.

This overdiagnosis of child sexual abuse can have serious consequences for all parents. Recently in a leading Danish newspaper there was a photograph of a mother leaning over her little boy of around 18 months of age, holding his penis while trying to teach him to urinate in the toilet, and the caption under the photo read: "Is this child sexual abuse?" Where is the borderline? I have seen evidence of parents being increasingly afraid of showing physical affection to their children. Are we going to end up with a generation of people starved of physical affection?

The literature on child sexual abuse is not very good science. The authors take people with serious sexual problems, see how many of them were abused sexually as children, and that's the basis for making a connection. As an epidemiologist, I know that such retrospective analysis is only the first, inconclusive, preliminary step in trying to determine cause and effect. We need to rethink child abuse.

There is a saying "Wash your own laundry before talking about the neighbors laundry". When I was training in pediatrics in the U.S., male circumcision was a routine done on almost all newborn boys. I was assigned to do them and it was standard procedure not to use anything to kill the pain. We also did extremely painful bone marrow aspirations on young children without using anything for pain. This is pediatric child abuse! Such abuse most also include keeping the parents away from the child when medical or surgical procedures are going done on the child and also includes not allowing the parents to be with the child 24 hours a day while in the hospital. Health professionals need to start looking at their own practices.

Another example of a new disease among children in industrialized countries is sudden infant death syndrome (SIDS). There is growing evidence that SIDS may be a combination of iatrogenesis and industrialization. (WAGNER 1992) Regarding iatrogenesis, it may be that some aspect of medical care during pregnancy is causing some kind of minor damage in the respiratory centers in the fetal lower brain stem. Maybe it is ultrasound scanning at critical moments during pregnancy which is causing the possible changes in the fetal brain which interfere with the ability of the infant to respond to the usual respiratory signals. There is a possibility that some iatrogenic medical intervention during pregnancy is making the respiratory centers more vulnerable.

The contribution of industrialization to SIDS may be that after birth you then take away the normal contact and interaction between that vulnerable child and its mother which was part of normal child-rearing in every culture throughout history until modern Western culture came and doctors began interfering with traditional child rearing practices.

The vulnerable baby is taken away from the mother at birth and kept in a central nursery so that the normal attachment process between the mother and baby is interfered with. When coming home, the vulnerable baby doesn't sleep with the mother; the mother doesn't hold the baby to her body many hours every day; the baby is put in its own bed in a dangerous sleeping position, and the result is that some babies stop breathing. Research in Hong Kong showed that in Chinese families now living in typical Western style there is the same incidence of SIDS as in Britain. Yet in the Chinese in Hong Kong living by the old traditional Chinese ways, there is no SIDS. (LEC 1989)

I am among the many who believe that the establishment of the central nursery for newborn infants in the hospital was the single biggest iatrogenic mistake in the care of the newborn in this century. We now have good scientific data for every one of the following facts - that separating the newborn from its mother in a central nursery: interferes with the attachment of the mother to her new baby; interferes with the chance for the mother to become familiar with the baby's early signals, needs and schedules; interferes with the normal establishment of breastfeeding and decreases the rates of successful breast feeding; interferes with the chance for the mother to detect symptoms and signs of problems (data prove mothers detect problems earlier than nurses); interferes with the natural frequent breastfeeding (every 2 to 3 hours) which results in lower levels of bilirubin (neonatal jaundice is largely the iatrogenic result of feeding only every 3 or 4 hours); interferes with the bacterial colonization of the baby's skin and intestine with the mother's flora which results in colonization of the baby with hospital bacteria (much of neonatal infection is iatrogenic) (WAGNER 1994). All of these scientifically proven, iatrogenic disadvantages of a central nursery for neonates lead to the official WHO statement. "Thought should be given to abandoning central nurseries for normal babies". (WAGNER 1994) And yet, inspite of the scientific evidence and the WHO recommendation, many hospitals in Germany and elsewhere in Europe persist in putting newborn babies in such central nurseries separated from their mothers..

Another classic and frightening example of the medicalization of infancy and childhood comes from Germany. In the early 1980's monitoring of computer data from the health insurance program which reimburses for prescription drugs showed that approximately 15% of infants and young children in Germany were being given prescriptions by doctors for psychoactive drugs. It became clear that this was being used as treatment for babies and young children who *cry too much*, do not sleep through the night, are very active and irritate their parents, or other variations in normal child development and child rearing. A clear case of a social problem treated medically. The publication of this information on overprescribing for children of these potent drugs sparked a public debate on the issue. The Federal government in Germany was concerned with this practice and asked WHO Copenhagen to organize a meeting on this problem. A WHO meeting was held in Hamburg where data showed that the same problem of giving psychoactive drugs to young children existed in other countries but to a lesser extent: Scotland 12 %, U.S. 7 %, Netherlands 4 %, Finland 4 %, Sweden 3 %, Norway < 1 % . (WHO 1984) The meeting report also pointed out that the use of a psychoactive drug in a child may lead the child and the parents: to believe that the child is abnormal to attribute successes or failures to the drug; to think that drugs can solve life's problems. (WHO 1984) The report also pointed out that there is reason to believe that this overprescribing by physicians is, in part, induced by misleading claims from the pharmaceutical industry. (WHO 1984) The meeting recommended training doctors to find other ways to help these parents - a solution which might reduce the unnecessary and dangerous use of potent pharmacological drugs in young children but would not eliminate medicalization by using doctors for a social issue, child rearing.

Our orthodox routine screening and surveillance procedures in no way address these newer child health problems in industrialized countries. Are these preventive child health services effective at all? Two studies are relevant. A Swedish study of their multi-phasic health screening program for preschool children showed that 10 years after screening there was no difference in level of health between children who had received the screening and children who had not. (SUNDELIN 1982) The second study was done in California. The researchers divided preschool children into 3 groups: a group receiving all preventive health examination, a group receiving some preventive health examinations; and a group receiving few or no examinations. After several years they looked at the level of health of the children in the 3 groups to see if there were any differences. Except for families who had high social risk factors, there were no differences in health in the 3 groups of children. (VALDEZ 1985) These studies do not prove that routine surveillance and screening are worthless, but they do reise a question mark about their value.

So we see that much routine screening and surveillance of babies has questionable efficacy. Could it at the same time create iatrogenesis? There is the danger of disabling help. We take a young, impressionable woman who is pregnant and put her in a system which defines pregnancy as a disease and consequently gives her frequent examinations and high technology tests such as ultrasound and amniocentesis. Much of what the health services do to her during her pregnancy gives her the message that she is not capable of being pregnant without professional help. By the time of the birth, she is feeling inadequate. Then what happens at birth? She gets the message that she could not give birth without professional help. The monitors, intravenous drips, inductions, epidurals, forceps or vacuum, caesarean sections, all give her the idea that her own body is not enough. By the time her baby is handed to her she is feeling very inadequate. Then what happens? She has her baby and here comes all the nurses trying to teach her how to be a mother. By the time she leaves the hospital she is convince of two things: being a tiny infant is dangerous you have to be a professional to be a good parent. This is what I call disabling help. After taking their new babies home, the disabled women, feeling inadequate to mother their baby, turn to doctors and nurses for help, who then diagnose normal variations in child deveploopment as pathological and treat the children with potent drugs.

Nurses and midwives and a few doctors are already aware, at least to some extent, of the problem of disabling help. Articles are written and attempts are made to empower the mother and families so that they can believe in themselves and their abilities as parents. However, there is as problem here. How can the health professional empower the family and at the same time function as a spy for society? (MAYALL & FOSTER 1989) One of the jobs of the health professional is to make sure that child abuse is not going on. How can the nurse or doctor do that and at the same time make the family feel that the doctor or nurse is their friend? This is a serious problem which is exaggerated by the increasing concern about child abuse.

Why should child-rearing be something for health professionals? When I qualified as a pediatrician I was working in clinics giving advice on child-rearing. Yet I didn't know anything about child-rearing, except what I was beginning to learn from my own children. Is child-rearing scientific? Is thumb sucking a medical problem? Is thumb sucking a problem at all? A book reviewing 300 years of child care advice in Britain shows that such advice goes in and out of fashion. (HARDIMENT 1983) A content analysis of the child-care books by Dr. SPOCK shows that between 1940 and 1980 the advice changes and changes with the fashions of how to rear children. (HARDIMENT 1983) Doctors come as experts who give child rearing information, but the information is biased and dependent on fashion. It is implied that doctors know more than the family about child-rearing. Yet the family has intuition, common sense and millions of years of cultural heritage about children. The doctors come along with maybe 50 years of fashion-shifting, poor science, and think they know more than a million years has produced. This incredible arrogance can lead to mistakes. During these past 30 years of my professional life, the correct medical advice was to tell mothers to put their babies in their own baby bed and place them on their stomach to sleep. We now have good scientific evidence that this increases the risk of SIDS. These are serious issues.

The danger of a health professional being asked to be a spy is not limited to care of babies. Recently drinking alcohol during pregnancy, smoking during pregnancy, taking drugs during pregnancy is more and more defined as child abuse. It may not be long before midwives and doctors are asked to spy and report to the authorities if a pregnant woman is doing these things. This is not a far-fetched danger. In a recent article in a German Obstetrical Journal, a leading German Professor of Obstetrics claimed, without adequate scientific evidence, that home birth is dangerous (According to WHO, the scientific evidence is clear that planned home birth for low risk women is just as safe or safer than hospital birth.) This Professor then finished this article with the sentence: "It remains to be tested in law whether the infant has legal claims, independent of the mother, to the best possible standard of safety in obstetrics." (BERG & SUSS 1994) This sentence says that in Germany it may be necessary for the authorities to protect the well-being of the baby by forbidding homebirth and overriding any wishes of the woman and her family. Such a position has profound ethical and political inplications. The ethical issue is whether the health care system has the right to force medical treatment on an individual. There are important international agreements on this question to which Germany has agreed. Both the

Nuremberg Code and the World Medical Association Declaration of Helsinki expressly forbid coercion or forcing a person to accept medical treatment. The political issue is freedom. In every country in Western Europe the woman and her family have the right to choose what kind of birth they wish to have. To forbid planned home birth is to deny German women and families a basic freedom enjoyed by every other free, democratic country. Such a suggestion by the authors of this paper implies that obstetricians care more about the well-being of the baby than the women and families do - an insult to every woman and family in Germany. This is part of a phenominum of late 20th century Western society-- the medical profession is replacing the church as the agent of social control and arbiter of reproductive behavior. (SEPHENSON & WAGNER 1993)

We doctors define pregnancy as a disease, birth as a surgical procedure, infancy as a serious medical situation and parenthood as needing professional *help*. How can we begin to undo this cascade of medicalization? First, we can demand scientific evidence for whatever is done to infants and children. The British Pediatric Association together with several other professional groups looked at the scientific justification for each infant and preschool screening procedure. (HALL 1989) Interestingly, having done this careful review, they recommended less surveillance, not more. In other words, they found no scientific justification for much of routine screening and surveillance of infants and children. They also found good data showing that the mother is the most reliable observer of the baby and should be listened to carefully if she has concerns about her baby. Armed with the best scientific evidence, we doctors should go to the community and share this information with all the families with children and then work with them in deciding what kind of surveillance they would like. Finally, we doctors need to give the child back to the family. We need to make it very clear to the family that they are responsible for their own child, we are just around to help a little bit if they ask for it.

References

BERG, D. & J. SUSS. 1994. Die erhöhte Mortalitat in der Hausgeburtshilfe. *Geburtshilfe und Frauenheilkunde.* 54: 131-138.
HALL, D. (Ed) 1989. *Health for All Children.* British Pediatric Association, London.
HARDIMENT, C. 1983. *Dream Babies: From Locke to Spock.* London.
LEC, N.N.Y. ET AL 1989. Sudden Infant Death Syndrome in Hong Kong: confirmation of Low Incidence. *British Medical Journal:* 298-32.
MAYALL, B. & A. FOSTER. 1989. *Child Health Care: living with children, working with children.* Heinemann Publishers, Oxford.
STEPHENSON, P. & M. WAGNER. 1993. Reproductive Rights and the Medical Care System. *Journal of Public Health Policy* 14 No. 2.
SUNDELIN, C. 1982. From Four to Ten Years. *Swedish National Board of Health Report* 10.
Valdez, R.B. ET AL. 1985 Consequence of cost-sharing for children's health. *Pediatrics* 75: 952.
WAGNER, M. 1992. Public health aspects of infant death in industrialized countries. The sudden emergence of sudden infant death. *Annales Nestle* 50: 2.
-----. 1994. *Pursuing the Birth Machine: the Search for Appropriate Birth Technology.* ACE Graphics, PO Box 173, *Sevenoaks, Kent,* TN14 7EZ England
WHO. WORLD HEALTH ORGANIZATION. 1984. *The prescribing of psychoactive drugs for children.* European Regional Office, Copenhagen.

Autoren dieses Bandes

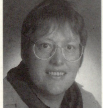

Ines Albrecht-Engel
M. A. Ethnologin, Geburtsvorbereiterin. Bundesvorsitzende der "Gesellschaft für Geburtsvorbereitung e. V.". Vorträge, Fachartikel zu Themen "rund um die Geburt". Autorin der Bücher "*Geburtsvorbereitung*" und "*Kaiserschnitt-Geburt*", rororo
Burckhardtstr. 32, D-34346 Hann. Münden   S. 191

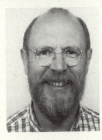

David Aldridge
Professor for Clinical Research Methods, Research Methodologist, University of Witten Herdecke, Research into Clinical Practice including Creative Arts Therapies
Institut für Musiktherapie, Universität Witten/Herdecke,
Alfred Herrhausen Str. 50, D-58448 Witten   S. 357

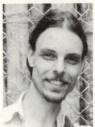

Marc M. Batschkus
Dr. med., geb. 1964, zwei Kinder. Forschungsbereiche: Einsatz und Evaluation von Multimedia-Technologie für die medizinische Aus- und Weiterbildung, Psychologie und Psychosomatik von Schwangerschaft, Geburt und frühe Kindheit, Kulturvergleichende Untersuchungen zu Schwangerschaft, Geburt und früher Kindheit, Ethnomedizin, Psychoonkologie, Computer als Spiel-, Lern- und Kreativmedium für Kinder. Institut für Medizinische Informationsverarbeitung, Biometrie und Epidemiologie, Ludwig-Maximilians-Universität München, Marchioninistr. 15, D-81377 München, E-Mail: 100042.1504@compuserve.com   S. 255

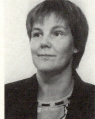

Brigitte Benkert
verh. 2 Kinder, examin. Krankenschwester, Z.Zt. Präsidentin der Arbeitsgemeinschaft Freier Stillgruppen, AFS-Stillberaterin, seit 12 Jahren aktiv im Bereich Stillförderung und Stillselbsthilfegruppen und Stillbegleitung, Mitglied in der Nationalen Stillkommission, Autorin des Buches "*Alles über Stillen*" 1995, Ravensburg. AFS Arbeitsgemeinschaft Freier Stillgruppen, Präsidentin, Sandstr. 25, D-97199 Ochsenfurt   S. 403

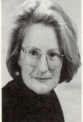

Barbara Bernhart-Martius
Dr. med. ÄiP, verheiratet, drei Kinder, Studien zu AIDS. Interessen: Pädiatrie, Naturheilverfahren.
Radeckerstr. 34, D-81245 München   S. 431

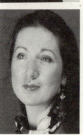

Christine Binder-Fritz
geboren 1956 in Wien. Dr. Phil., Ethnologin und MTA. Feldforschung in Neuseeland 1986 und 1989. Lehrtätigkeit an der Uni.Wien. Projektarbeit am Afro-Asiatischen-Institut. Arbeitsschwerpunkte: Einfluß des Kulturwandels auf Gesundheit. Integration von Migrantinnen im österreichischen Gesundheitswesen.
Käferkreuzg. 33/7, A-3400 Klosterneuburg
Austria   S. 133

Frühe Kindheit - Early Childhood

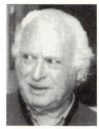

Ernest Bornemann †
Prof. Dr. , Ehrenvorsitzender der Deutschen Gesellschaft für sozialwissenschaftliche Sexualforschung in Düsseldorf, Lehranalyse bei Géza Róheim, dem Vater der Ethnopsychoanalyse, Hauptforschungsgebiet: sexuelle Enwicklung des Kindes   S. 409

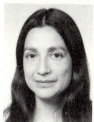

María Ofelia Burgos Lingán
Dipl. Päd. Dr. 1946 in Perú geboren. Seit 1971 Projektarbeit in Perú und entwicklungspolitische Arbeit in der BRD in den Bereichen Frauenförderung, ländliche Entwicklung, Basisgesundheitsversorgung und zuletzt traditionelle Medizin. Aufenthalte in Chile, México und Honduras. Moderatorin für entwicklungspolitischen Seminaren, Beraterin von Basisgesundheitsprojekten im Ausland und Mitarbeiterin des Deutschen Bundestages. Dissertation über den sozio-kulturellen Hintergrund von Geburtsverhalten im Andenraum Perús.
Meckenheimer Allee 82, D-53115 Bonn   S. 143

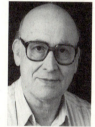

Wolfgang Callensee
Dr.med., Kinderarzt. Arbeitsgebiete: Sozialpädiatrie, Säugling, Ernährung, angemessene Pharmakotherapie, Infektionskrankheiten
Oberer Mühlrech 13, D-55128 Mainz   S. 417

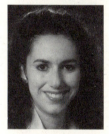

Muna El-Giamal
Diplom-Psychologin, geb. 10.6.1966, Studium an der Universität Trier/Deutschland, Central Connecticut State University/ CCSU New Britain CT/USA. Beruflicher Werdegang: Feb. 1993 - Aug. 1995. Lehrstuhlassistentin am Lehrstuhl für Klinische Psychologie, Prof. Dr. Meinrad Perrez, Universität Fribourg/Schweiz, Okt. 1995 Weiterbildung in Verhaltenstherapie/Verhaltensmedizin. Freiberufliche Tätigkeit als Therapeutin/Frankfurt a. Main. Schwerpunkte der wissenschaftlichen Arbeit: Streß- & Copingforschung, Familienpsychologische Fragestellungen, Prävention/Gesundheitspsychologie Freiherr-vom-Stein-Str. 21, D-60323 Frankfurt am Main   S. 329

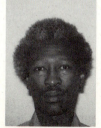

Abdullahi Osman El-Tom
is a Sudanese anthropologist working as Lecturer. His research interests include medical anthropology, political economy, famine and development.
Department of Anthropology, St. Patrick´s College, Maynooth, Co. Kildare
Ireland   S. 7

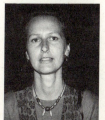

Verena Felder Berg
Ausbildung in: Krankenpflege und als Hebamme sowie in Erwachsenenbildung. Studium Generale mit Schwerpunkt: Ethnomedizin und Medizingeschichte. Längere Forschungsaufenthalte: Nepal und Indien; zuletzt: 1992 bis 1995 . Forschungsthemen: Geburtshilfe und Mutterschaft sowie Säuglingsalter und frühe Kindheit im interkulturellen Vergleich; heilige Plätze von Fruchtbarkeits- und Muttergottheiten sowie mit ihnen verbundene Rituale. Z.Zt. freiberuflich in der Erwachsenenbildung tätig Bergstr. 25, CH- 6004 Luzern
Swizerland   S. 67

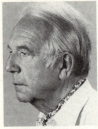
Wilhelm Föllmer
Prof. Dr. med. habil. Ärztlicher Direktor der Kurklinik Dünenhaus, Timmendorfer Strand. 14 Jahre in Libyen als Chefarzt der Re. Frauenklinik, Generaldirektor. Später Berater des libyschen Gesundheitswesens. In den letzten Jahren in Kamerun zur Vorbereitung eines Projektes. Bis 1989 Vize Passatweg 14, D-23669 Timmendorfer Strand   S. 15

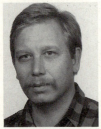
Georg R. Gfäller
Dipl.sc.pol. Jg. 1949. Nach Studium von Politikwissenschaft, Soziologie, Sozialpsychologie und Philosophie Mitarbeit im Max-Planck-Institut zur Erforschung der Lebensbedingungen der technisch-wissenschaftlichen Welt (Direktoren: C.F. von Wizsäcker, J. Habermas). Weiterbildung zum Psychoanalytiker (DGPT, DGIP) und Gruppenanalytiker. Jetzt tätig in freier Praxis. Forschungen zur Epidemiologie psychosozialer Erkrankungen, Feldforschung in Lappland und Osttirol. Veröffentlichungen u.a. in curare. Bismarckstraße 2, 80803 München   S. 363

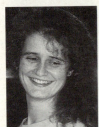
Christine E. Gottschalk-Batschkus
cand. med., geb. 1965, 2 Kinder. Medizinstudium an der LMU München. Forschungsaufenthalte 1992 u. 1994/95 in Papua Neuguinea. Veröffentlichungen: 1990 mit Marc M. Batschkus: *Unser Kind-ein Mensch ohne Fesseln.* Elternratgeber. 1992 mit S.Leps & S.Ettl-Steger: *Merkilfen zum Physikum.* 1994: *ABC für Vorschulkinder.* Mit Unterstützungsprojekt für Grundschulen in Papua Neuguinea. 1995 mit W. Schiefenhövel u. D. Sich (Hrg.): *Gebären-Ethnomedizinische Perspektiven und neue Wege.* Seit 1995 mit J. Schuler Hrg der Reihe *Beiträge zur Ethnomedizin.* 1996 mit J.Schuler (Hrg.): *Ethnomedizinische Perspektiven zur frühen Kindheit.* Im Vorstand der AGEM seit 1993. Melusinenstr. 2, D-81671 München   S. 241

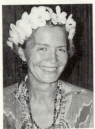
Karin Grossmann
Dr. phil. Dipl.-Psych., Studium: in Arkansas, USA, Mathematik, in Freiburg u. Münster Psychologie. Promotion 1984. Seit 1973 Planung u. Durchführung einer bindungstheoretisch orientierten entwicklungspsychologischen Längsschnitt-Untersuchung. Forschungsaufenthalte an der University of Colorado Health Sciences Center, Denver, u. an den Institutes of Mental Health, Bethesda, Maryland. Zahlr. Informations- u. Forschungsseminare als freie Wissenschaftlerin, u.a. in Portugal, Spanien, Schweden, Ägypten u. Thailand. Lehrbeauftragte für Entwicklungspsychologie an der Universität Salzburg. Psychologisches Institut der Universität Regensburg IV, Universitätsstr. 31, D-93040 Rgensburg   S. 283

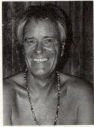
Klaus Grossmann
Prof. Dr. phil. Dipl.-Psych., geb. 1935 in Leipzig, hatPsychologiestudium in Hamburg undPromotion als Fulbright Student in Arkansas, USA, 1965. 1971 Habilitation in Psychologie u. Verhaltensbiologie in Freiburg i. Br.. 1970 o. Prof. für Psychologie in Bielefeld, seit 1978 in Regensburg. Veröffentlichungen zur Vergleichenden Psychologie (Biologie u. Kultur), Entwicklungspsychologie (Bindungsforschung) u. Forschungskonzeptionen. Forschungsaufenthalte an der University of Minnesota, Minneapolis, National Institute of Mental Health, Laboratory of Human Ethology, Bethesda, Maryland, am Child and Clinical Research Center, Sapporo, Japan u. an der University of Haifa, Israel. Adresse wie Karin Grossmann   S. 283

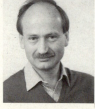
Peter Hartmann
Jg. 1941. Theologe, Dipl. Soz.-Arb., Analytischer Kinder- und Jugendlichen-Psychotherapeut, Gruppenanalytiker. Freie Praxis. Schwerpunkt: Kinder- und Jugendlichenanalyse.
Gerstenschlag 18, D-51467 Berg. Gladbach   S. 381

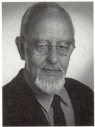

Paul Krämer
Arzt für Arbeitsmedizin und Allgemeinmedizin, Zusatzbezeichnung Tropenmedizin, Diploma of Tropical Public Health (London), Arbeit in Algerien 1965-67 (Dienstvertrag mit dem allg. Gesundheitsministerium); Burkina Faso 1969-75 (Dienstvertrag mit der GTZ), Onchocercose-Kontrollprogramm der WHO in Westafrika 1975-77, Einsätze im Rahmen einer privaten Hilfsorganisation, in Somalia 1983, im Tschad 1985 und in Mosambik 1988-89, z.Zt. Ärztl. Leiter im Arbeitsmedizinischen und Sicherheitstechnischen Zentrum (ASZ) in Ahlen.
Schoppmannweg 6, D-59494 Soest   S. 19

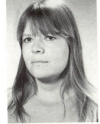

Anja Krumeich
Ph. D., Lecturer in social anthropology and qualitative research at the Rijksuniversiteit Limburg.
Reyershaag 24, NL-6228 HC Maastricht
Holland   S. 165

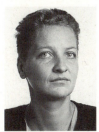

Andrea Lauser
Dr. rer.nat. Ethnologin, wissenschaftliche Assistentin an der Universität Bremen, Fachbereich Kulturwissenschaften - Ethnologie. Regionaler Schwerpunkt: Südost-Asien, thematischer Schwerpunkt: "gender studies", Migration
Lortzingstr. 1e, D-28209 Bremen   S. 101

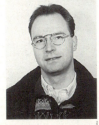

Stefan Leps
geb. 13.05.65. cand. med. Medizinstudent im Praktischen Jahr an der Ludwigs-Maximilians-Universität in München, derzeit in der 2. Medizinischen Klinik am Zentralklinikum Augsburg.
1994: 3-monatiger Forschungsaufenthalt in Trivanrum, Südindien, dort entwicklungsneurologische Reihenuntersuchung an ca. 300 indischen Säuglingen im Zuge der Dissertationsarbeit.
Gernotstr.5, 80804 München   S. 209

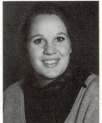

Anja Manns
geboren 29.April 1970. Dipl.Sozialpädagogin. 1994 Diplomarbeit über die "*Entwicklung und Wirkung des Tragens von Kleinstkindern unter sozialmedizinischen und psychosozialen Aspekten*". 1995 Veröffentlichung des Buches "*Ins Leben Tragen*" zum selben Thema. Derzeit tätig beim Pädagogischen Familiendienst der Stadt Erftstadt und Workshops/Vorträge rund um das Tragen von Kindern. Mutter eines vierjährigen Sohnes.
Kölner Ring 66, 50374 Erftstadt   S. 201

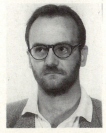

Philipp Martius
Dr. med. Arzt für Psychiatrie, Psychotherapie, verheiratet, drei Kinder. Veröffentlichungen und Lehraufträge zu Suizidalität, Kunsttherapie, Persönlichkeitsstörungen.
Radeckerstr. 34, D-81245 München   S. 431

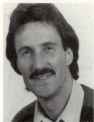

Thomas M. Mayr
Dr.med., MA; geb. 1955; Ethnologe, Arzt für Psychiatrie und Psychotherapie, Naturheilverfahren; z.Zt. tätig in der LNK Alzey; Veröffentlichungen zu ethnischen Minderheiten in Ruanda und Kolumbien, Ethnomedizin, PHC, Hysterie; Arbeit mit Heilern in der Pfalz
Raiffeisenstr. 4, D-67808 Imsweiler S. 21

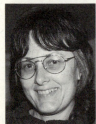

Hannelore Mayr-Knochel
geb. 1951; Ärztin für Naturheilverfahren, traditionelle chinesische Medizin; arbeitend in eigener Praxis
Raiffeisenstr. 4, D-67808 Imsweiler S. 21

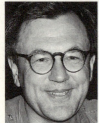

Gerhard Medicus
geb. 1950. Dr. med., Humanethologe und Psychiater, 1983 bis 1985 Forschungsassistent am Zoologischen Institut der Universität in Wien; seit 1988 freier Mitarbeiter an der Forschungsstelle für Humanethologie in der Max-Planck-Gesellschaft; seit 1989 Arzt am Psychiatrischen Krankenhaus des Landes Tirol; seit dem WS 1990/91 Lehrauftrag für Humanethologie an der Universität in Innsbruck gemeinsam mit Wulf Schiefenhövel und Margret Schleidt; ein Anliegen dieses Lehrauftrages ist es, auf die Bedeutung biologischer Grundlagen für anthropologische Anwendungswissenschaften hinzuweisen. Wissenschaftliches Arbeitsgebiet: »Biologische Grundlagen der Psychotherapie«. Psychiatrisches Krankenhaus des Landes Tirol, Thurnfeldgasse 14, A-6060 Hall in Tirol, Austria. S.235

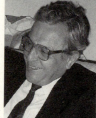

Anton Mössmer
1925 in Landshut geboren, Studium der Medizin mit Abschluß als Kinderarzt in München; zusätzlich Volkskunde und Kunstgeschichte. Jetzt als freier Journalist vorwiegend in Medizingeschichte, Stadtgeschichte und religiöser Volkskunde engagiert.
Seligenthalerstr. 11, D- 84034 Landshut S. 175

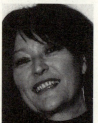

Ulli Olvedi
geb. 1942, lebt in München u. Kathmandu. WissenschaftsJournalistin, Buchautorin, Filmautorin, Therapeutin. Ständige Mitarbeiterin bei Radio Bremen/Forum der Wissenschaft u. Zeitschrift ESOTERA. Redaktionsmitglied der Zeitschrift MANDALA. Vorsitzende des Spendenvereins Tashi Delek e.V., der Patenschaften für tibetische Klosterkinder im Exil vermittelt. Film über das Leben der Klosterkinder (Idee u. Buch: Ulli Olvedi) Unter den Augen der Stupa Tibetische Kultur im Exil ARD/ORF, 1992. Buch (Fotos und Text: Ulli Olvedi): Tibetische Klosterkinder, Frederking und Thaler, 1996. Rushaimerstr. 75, D-80689 München S. 95

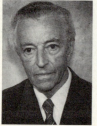

Hanuš Papoušek
Dr. med. Pädiater. Begründer e. Forschungsabteilung am Institut für Mutter u. Kind in Prag (1951-1970). Gastprofessuren in USA (Denver u. Harvard Universität). Zusammenarbeit mit Jerome Bruner im Center for Cognitive Studies der Harvard Universität (1970-72). Forschungen am Max-Planck-Institut für Psychiatrie in München (1973-88) zu psychobiologischen Grundlagen der sozialen Frühentwicklung. Sonderprofessur für Entwicklungspsychologie an der Freien Universität in Amsterdam (1988-93), wissenschaftl. Berater am Institut für Soziale Pädiatrie der Universität München. 1995 Erhalt des *"Society for Research in Child Development Award for Distinguished Scientific Contributions to Child Development"*. Strassbergerstr. 43, 80809 München S. 301

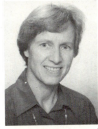

Mechthild Papoušek
Dr. med. erhielt ihre Ausbildung zur Fachärztin für Neurologie und Psychiatrie an den Universitäten in Tübingen u. München u. an der Harvard Medical School. Seit 1976 Forschungen am Max-Planck-Institut für Psychiatrie, Projekt Entwicklungspsychobiologie, die Frühentwicklung der Eltern-Kind- Beziehungen u. ihre Störungen. Interessen: intuitive Formen der elterlichen Früherziehung, vorsprachliche stimmliche Kommunikation u. Spracherwerb. Seit 1989 leitet sie als Priv. Doz. für Entwicklungpsychobiologie die Forschungs- u. Beratungsstelle *"Frühentwicklung und Kommunikation"* am Inst. für Soziale Pädiatrie der Univ. München. Heiglhofstr. 63, 81377 München. S. 301

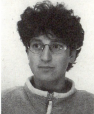

Karin Pichlbauer
Jahrgang 1960, Diplomsoziologin, Studienschwerpunkt Entwicklungsplanung und -politik. Seit zwei Jahren Mitarbeiterin der BUKO Pharma-Kampagne. Arbeitsschwerpunkte: irrationale Arzneimittel, Arzneimittelexporte und Exportkontrolle, Arzneimittel für Kinder.
BUKO Pharma-Kampagne, Dritte Welt Haus, August-Bebel-Str. 62, D-33602 Bielefeld   S. 217

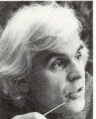

Franz Renggli
Körpertherapeut, Psychoanalytiker mit eigener Praxis. Zentrales Forschungsthema ist die frühe Eltern-Kind-Beziehung, bzw. die Trennung der Babies von der Mutter - siehe dazu *Angst und Geborgenheit* (1974) und *Selbstzerstörung und Verlassenheit* (1992).
Nonnenweg 11, CH-4055 Basel
Swizerland   S. 437

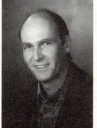

Hans Helmut Ritter
Dr. med., geb. 16.7.1944. Tropenmediziner, Ethnologe, Fotograf. Studium der Medizin u. Ethnologie in München; Fotolehre. Seit 1964 Reisen u. Forschungsaufenthalte in Nord- u. Westafrika, Sahara, Sahel. Tätigkeit am Tropeninstitut der Universität München; div. tropenmedizinische, ethnologische u. fotografische Publ.. Schwerpunkte: Berber u. Twareg, Nomadismus, Dürrefolgen, Entwicklungsproblematik, Ethno- u. Reisemedizin; Bücher: „*Salzkarawanen in der Sahara*" (1980), „*Sahel - Land der Nomaden*" (1986), „*Ténéré*" (1996), sowie „*Medizinischer Ratgeber für Tropen- und Fernreisende*" (letzte Aufl. 1994); seit 1980 selbständiges DFG-Projekt „*Wörterbuch zur Sprache und Kultur der Twareg*" (2 Bde., in Vorb.). Schellingstr. 124, D-80789 München   S. 37

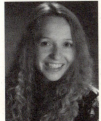

Miriam Rothaug
Dr. med. promovierte am Max-Planck-Institut für Psychiatrie und arbeitet mit Herrn Professor Papoušek bei einem Projekt der Humboldt Stiftung wissenschaftlich zusammen.
Wiesmahdstr. 7, D-82131 Gauting   S. 301

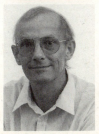

Gerhard Scheffler
Dr. phil., 56 Jahre alt. Sei 1970 als analytischer Kinder- und Jugendlichenpsychotherapeut tätig, seit 1974 in freier Praxis in Heidelberg. Dozent am Institut für analytische Psychotherapie von Kindern und Jugendlichen in Heidelberg. Supervisor am Institut. Verschiedene Buchbeiträge über Fragen der Adoleszenz und der Therapie von Kindern und Jugendlichen.
Uferstraße 48, D-69120 Heidelberg   S. 393

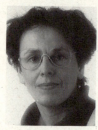

Veronika Scherbaum
geboren 11.6.1952. Diplom-Ernährungswissenschaftlerin, Doktorarbeit bei Prof. Fürst, Univ. Stuttgart-Hohenheim. MSc in Mother and Child Health, Universität London. 1984 sowie 1988-91 Nutrition Consultant in West-Äthiopien. 1992/93 Master of Science (MSc) in Mother and Child Health, Universiy of London. Seit 1993/94 Doktorarbeit bei Prof. Dr. Fürst, Universität Stuttgart-Hohenheim
Dorfstr. 36, D-72074 Tübingen S. 49

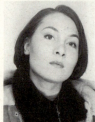

Siwanto Schiefenhövel
geboren 1.11.1976. 1994 Felduntersuchungen in Tauwema, Trobriand Inseln, Papua Neuguinea, 1995 Abitur
Eduard-Süskind-Weg 32, D-812319 Starnberg S. 263

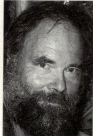

Wulf Schiefenhövel
geboren 2.10.1943. Dr. med., Prof. für Medizinische Psychologie und Ethnomedizin an der Universität München. Seit 1965 ethnomedizinische, humanethologische und ethnologische Forschungen, vor allem in Melanesien.
Forschungsstelle für Humanethologie in der Max-Planck-Gesellschaft,
Von-der-Tann-Str. 3, D-82346 Andechs S. 263

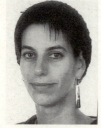

Anne Christine Schrader
geboren 24.4.1966. Dipl.Sozialpädagogin. 1994 in Zusammenarbeit mit A. MANNS erstellte Diplomarbeit über die *"Entwicklung und Wirkung des Tragens von Kleinstkindern unter sozialmedizinischen und psychosozialen Aspekten"*. 1995 Veröffentlichung des Buches *"Ins Leben tragen"* zum selben Thema. Derzeit tätig in der Erziehungs- und Familienberatung der Stadt Köln, Workshops/Seminare rund um das Tragen von Kleinstkindern. Mutter einer fünfjährigen Tochter.
Dortmunderstr. 61, D-51065 Köln S. 201

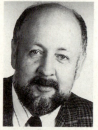

Klaus Schümann
Priv. Doz. Dr. med. , geb. 31.7.1947. Oberassistent am Walther Straub-Institut für Pharmakologie und Toxikologie der LMU- München. Schwerpunkte: wechselseitige Beeinflussung zwischen toxischen u. essentiellen Spurenmetallen im Organismus. Bioverfügbarkeit der Metalle, insbesondere Mechanismen, durch die toxische u. essentielle Spurenelemente in niedrigen Konzentrationen in den Organismus gelangen. Im Beirat der Zeitschrift *"VitaMinSpur"*, Rubrik *"Interaktionen"*. 1991 Auszeichnung mit dem Hermes Förderpreis für Mineralstofforschung.
Walther Straub-Institut für Pharmakologie und Toxikologie der Ludwig-Maximilians-Universität, München, D-80336 München, Nußbaumstr. 26 S. 181

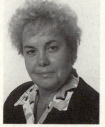

Renate Siegmund
Priv.Doz. Dr. rer. nat., Forschungen und Lehraufträge zur Chronobiologie/Chronomedizin und Verhaltensbiologie (Humanethologie); Feldforschungen in Papua Neuguinea (Trobriand-Inseln), Mexiko, Dominikanische Republik
Humboldt-Universität, Universitätsklinikum Charité
Institut für Anthropologie, Abteilung Humanethologie/Chronobiologie
D-10098 Berlin S. 293

Frühe Kindheit - Early Childhood 465

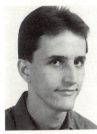

Matthias Tittel
seit 1990 Studium der Humanmedizin an der Humboldt-Universität zu Berlin; seit 1992 wissenschaftlicher Tutor, Forschungen auf dem Gebiet der Chronobiologie/Chronomedizin
Humboldt-Universität, Universitätsklinikum Charité
Institut für Anthropologie, Abteilung Humanethologie/Chronobiologie
D-10098 Berlin S. 293

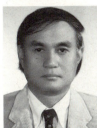

Preecha Upayokin
Associate Professor of Medical Anthropology. Director,
Medical and Health Social Science Programme
Faculty of Social Sciences and Humanities
Mahidol University, Salaya
Nakhonpathom 73170
Thailand S. 127

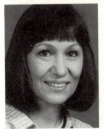

Siegrun von Loh
Dr. med., Kinderärztin; Ärztliche Leiterin des Sozialpädiatrischen Zentrums Leipzig. Arbeitsschwerpunkte: Entwicklungsneurologie, Sozialpädiatrie. Berufl. Aufenthalte in USA, China, 1978-94 Indonesien. Studien: Kindesentwicklung, Mutter-Kind-Interaktion, Gesund/Krankheitskonzepte im sozio-kulturellen Kontext.
Leibnizstr. 21, D-04105 Leipzig S. 115

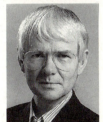

Hans von Lüpke
Dr. med., Kinderarzt und Psychotherapeut; Arbeitsschwerpunkte: Entwicklungskonzepte, Wechselwirkungen zwischen organischen und psychodynamischen Einflüssen, interdisziplinäre Kooperation. Lehrbeauftragter an der Universität Frankfurt/M.
Glauburgstr. 66, D-60318 Frankfurt, M. S. 385

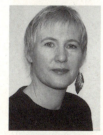

Brunhilde Wolf-von Lüpke
Kinderkrankenschwester, Diplom-Psychologin, Psychodramatherapeutin. Arbeitsschwerpunkte: tiefenpsychologisch fundierte Einzel- und Familientherapie, Fort- und Weiterbildung im Bereich des Gesundheits- und Sozialwesens.
Glauburgstr. 66, D-60318 Frankfurt, M. S. 385

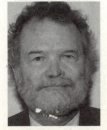

Marsden Wagner
1962-1969 Assistant Professor of Pediarics and Public Health. 1969-1971 Co-Director, Bureau of Maternal and Child Health, California State Department of Public Health. 1971-1978 Director, UCLA-University of Copenhagen, Denmark. 1978-1991 Regional Officer for Women's and Childdren's Health, World Health Organization Regional Office for Europe, Copenhagen (responsible for Women's and Children's Health in 33 industrialized countries). 1991-present: Private Consultant. Nyhavn 40 2th, DK-1051 Copenhagen K
Denmark S. 453

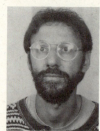

Bernhard Weidle
Dr.med. geb. 5.6.1954. Kinderarzt, Neonatologie.
Trondheim University Hospial, Department of Pediatrics, N-7006 Trondheim
Norwegen S. 343

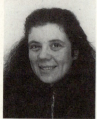

Annette Will
Jahrgang 1961, Diplombiologin. Arbeitet seit 4 Jahren bei der BUKO Pharma-Kampagne mit den Schwerpunkten irrationale Arzneimittel in der Dritten Welt, Frauengesundheit, Verhütungsmittel und Bevölkerungspolitik.
BUKO Pharma-Kampagne, Dritte Welt Haus, August-Bebel-Str. 62, D-33602 Bielefeld S. 217

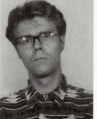

Peter Zumer
Humanbiologe, derzeit in Ausbildung zum individualpsychologischen Analytiker; Tätigkeit: freiberuflich wissenschaftlich und sozialpädagogisch mit Jugendlichen tätig
Bachgasse 21 / 10, A-1160 Wien
Austria S. 311

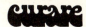

Keywordregister (deutsch)

Adoption 101
Adultzentrismus 101
Aktivität, motorische 293
Algerien 19
analytische Kinder- u. Jugendlichenpsychotherapie 393
analytischer Prozeß 393
Andenraum 143
Anthropologie, medizinische 165
Arzneimittel für Kinder 217
Arzneimittel, irrationale 217
Arzneimittelwerbung 217
Asphyxie 209
Atemwegsinfektionen, akute 127
Äthiopien 49
Attrappen 417
autonomer Reifungsprozeß 393
Autonomie der Kinder 101, 241

Babys 191
Bedürfnisbefriedigung durch Körpernähe, frühkindliche 115
Bekleidung 67
Belastung 329
Berufsstandes, Entwicklung eines 393
Betreuungspersonen, medizinische Schulung von 127
Bewertung von Jungen u. Mädchen 49
Bindung 241, 283, 311
Bindung, Mutter-Kind- 409
Bleibelastung 181
Bonding 403
Borderline-Risiko 381
böse Blick, der 19
Brusternährung 67
Brutpflegehelfer 235

China 301
circadiane Rhythmen 293

Deutsche Stillsituation 403
Deutschland 301
Didaktik 301
Dominica 165
Dritte Welt 217
Dumuzi 437

Egalisierende Strategien 101
egalitäre Gesellschaft 101
elterlich 301

Eltern-Kind-Verhalten 293
Elternbriefe 329
Elternschaft, Übergang zur 329
emotional-sexueller Mißbrauch eines Babys 437
Entwicklung eines Berufsstandes 393
Entwicklung 67, 385
---, gestörte 67
---, psychosoziale 201
---sdiagnostik 209
---sländer 127
---spsychologie 21, 283, 431
---spsychophysiologie 431
---sverzögerung 357
Ernährung 19, 67
Ernährungssituation von Müttern und Kindern 49
Erziehung 21, 95, 363
Ethnologie 37
Ethnomedizin 21
Ethnopsychoanalyse 363
Europa 175, 201
Evaluation 329

Falldarstellungen 393
Fortpflanzung 67
Fremde-Situation 311
Fremdenangst 431
frühe Kindheit 15, 21, 165
Frühentwicklung, psychische 301
Frühgeburtlichkeit 385
Furchtsamkeit 101

Geburtshilfe 209
Geburtstrauma 437
Geschlechterverhältnis 67
Geschlechtsunterschiede 235
Geschwisterschaft 101
Gesellschaft, Kind in der 201
Gesundheitsrisiken, kindliche 181
Gesundheitsvorsorge 127
Gewaltlosigkeit 101
Gilgamesch 437
Glaubenssysteme 241
Grundbedürfnisse 191

Himalaya 181
humanethnologische Säuglingsforschung 363
Humanethologie 235

Inanna 437
Indien 209
Industrialisierung 453
Initiationsritual 241
Interaktionen, soziale 301
interkultureller Aspekt 385
interkultureller Verhaltensvergleich 115
Introjekt 381
intuitiv 301
irrationale Arzneimittel 217

Kabyla 19
Kathmandu 95
Kind in der Gesellschaft 201
Kinder 201
--- - und Jugendlichenpsychotherapie, analytische 393
---analyse 381
---gemeinschaft 101, 241
---hierarchie 241
---krankheiten 49
---sexualität 409
---zahl, hohe 15
Kindesentwicklung 431
Kindesmißhandlung 453
Kindheit 37
Kindheit, frühe 15, 21, 165
kindliche Entwicklung 357
---- Gesundheitsrisiken 181
--- Loslösung 409
Kindstod, plötzlicher 133
Kleinkind 67
Kleinstkindbetreuung 201
Klosterkinder, tibetische 95
kollektive Ziele 363
Kommunikation 357
Kommunikation, vorsprachliche 301
Kontakt, erster 403
Koordinationsstörung, zentrale 209
Körperkontakt 201
Körpernähe, frühkindliche Bedürfnisbefriedigung durch 115
Körperpflege 67
Kosmologie 143
Krankheitsursachen 241
Krankheitsverursacher, übernatürliche 67
Kulturvergleich 293, 311

L

Lagereaktionen	209
Lateralisation	235
Lebensbedingungen	19, 95
Lernen	241
Libido	409
Libyen	15
Loslösung, kindliche	409

M

Mangyan	101
Maori	133
Marienbilder	437
medizinische Anthropologie	165
medizinische Praktiken	241
medizinische Schulung von Betreuungspersonen	127
Mensch	301
Menstruationsblut	241
Mindoro	101
Mißbrauch, emotional-sexueller	437
Mißbrauch, sexueller	453
Mittelalter	437
motorische Aktivität	293
Mountain Arapesh	241
Musiktherapie	357
Mutter	67
--- -Kind-Bindung	409
--- -Kind-Interaktion	453
--- -Kind-Trennung, in alten Hochkulturen	437
Mutterersatz	417
Mutterschaft	133
Mythen	437

N

Namensgebung	49, 241
Narzißmus	409
Nepal	67
Neugeborene	191
Neugeborenenrituale	143
Neuseeland	133
Nomaden	37
Norwegen	343

O

Oromo	49

P

Pädiatrie	417
Papua Neuguinea	241, 283
Peru	143
Pflegespiel	235
Pharma-Industrie	217
Philippinen	101
plötzlicher Kindstod	133, 453
postnatale Zeit	191
Praktiken, traditionelle	7
pränatale Entwicklung des Seelenlebens	437
Prävention	329
Primary Health Care	165
Prozeß, analytischer	393
Psychische Frühentwicklung	301
Psychoanalyse	21, 431
psychoanalytische Säuglingsforschung	363
Psychopharmaka	453
psychosexuelle Störungen	409
psychosoziale Entwicklung	201

R

Rachitis	19
Rhythmen, circadiane	293
Risikofaktoren	343
Rites de passage	67
Ruanda (Rwanda)	21

S

Sahara	37
Sahel	37
Säugling	67, 293
Säuglingsalter	209, 301
Säuglingsschwimmen	343
Schlaf	293
Schöpfungsmythen	437
Schulbildung vs. traditionelle Werte	283
Schulung von Betreuungspersonen, medizinische	127
Schutzmaßnahmen	7, 67
Schweiz	329
Seelenlebens, pränatale Entwicklung des	437
sensomotorische Stimulation	343
Sexualentwicklung	409
sexueller Mißbrauch	453
sexuelles Trauma	381
SIDS	133, 453
Soziale Interaktionen	301
Sozialpsychologie	363
Soziologie	363
Sprache zum Säugling	301
Stillen	241
Stillsituation, deutsche	403
Stillvorteile	403
Stimulation, sensomotorische	343
Störung	385
Störungen, psychosexuelle	409
Sudan	7
Sudden Infant Death Syndrom	133
Sumer	437
Sundanesen	115
Symbolik	143
systemischer Ansatz	385

T

Therapiemethoden, traditionelle	143
Tibet	95
tibetische Klosterkinder	95
Todesanzeigen	175
traditionelle Praktiken	7
traditionelle Therapiemethoden	143
traditionelle Werte vs. Schulbildung	283
Tragen	191, 241
Tragling	201
Trauma, sexuelles	381
Trennung, Mutter-Kind-	437
Trimenonkolik	417
Trobriand Inseln	283
Tuareg (Twareg)	37

Ü

Übergang zur Elternschaft	329
Übernatürliche Krankheitsverursacher	67
USA	301

V

Verhalten, Eltern-Kind	293
Verhaltensstörungen	301
Verhaltensvergleich, interkultureller	115
Verhütung	67
Verwandtenehe	209
vorsprachlich	357
vorsprachliche Kommunikation	301

W

Wachstumsschädigungen	181
Wertesystem, gewaltloses	101
West-Java Indonesien	115
Wiederholungszwang	381
Wiegen	191

Y

Yanomani-Indianer	181

Z

Zentrale Koordinationsstörung	209
Ziele, kollektive	363
20. Jahrhundert	175

Index of Keywords (english)

Abuse of babies, emotional	437	child within the society	201	dummies	417
abuse, child	453	---'s development	431		
abuse, sexual	437, 453	--- -development	357	**E**arly childhood	15, 165
activity, locomotor	293	childhood	37	education	21, 95
acute respiratory tract infections	127	childhood, early	21	egalitarian society	101
adoption	101	children	201	equalizing strategies	101
adultcentrism, critique of	101	China	301	Ethiopia	49
Algeria (Kabylia)	19	circadian rhythms	293	ethnopsychoanalysis	363
alloparental care	235	clothing	67	ethology, human	235
America, South	143	collective objectives	363	Europe	175, 201
analysis, child	381	communication	357	evaluation	329
analytical process	393	communication, preverbal	301	evil eye	19
analytical psychotherapy for children and adolescents	393	community of children	101, 241	fearfulness	101
Andes, the	143	comparison, crosscultural	293	Germany	301
anthropology of children	101	comparison, cultural	311	Germany, breastfeeding rates in	403
---, Cultural	37	constraint of repetition	381	growth, disturbance of	181
---, medical	21	contact, early	403		
Arapesh, Mountain	241	contraception	67	**H**ealth care providers,	
ARI	127	cooperative rearing	235	medical training of	127
attachment	283, 311	cosmology	143	--- practices	127
autonomous maturation process	393	cradling	191	--- risks, infant	181
autonomy of children	101, 241	creation, myths of	437	hierarchy among children	241
		Cultural Anthropology	37	Himalayan	181
Baby friendly hospital initiative	403	**D**efect, cerebral coordination	209	human anthropological infant research	363
basic needs	191	deliveries, numerous	15	human ethology	235
beding	191	diseases, children's	49	human	301
behavioral	115	developing nations	127		
belief systems	241	development	67, 385	**I**llness, attributed causes of	241
birth, trauma of	437	--- of a profession	393	illness, cause of supernatural	67
body care	67	---'s	431	India	209
body contact in infancy	115, 201	---, early mental	301	Indonesia	115
bonding	241, 403	---, prenatal	437	industrialization	453
borderline risk	381	---, psychology of child-	21	industry, pharmaceutical	217
breast feeding	67, 241	---, psychosocial	201	infancy	301
		---, sexual	409	infant	67, 293, 301
Breastfeeding advantages	403	--- diagnostic	209	infant health risks	181
Breastfeeding rates in Germany	403	--- psychology developmental psychology	283 431	infant research, human anthropological	363
Care for newborns	201	--- psychophysiology	431	infant research, psychoanalytical	363
care, alloparental	235	--- -delay	357	infections, acute respiratory tract	127
carrying	191, 241	didactics	301	initiation rite	241
cases, portrayal of	393	disconnection/disjunction, infant	409	interaction, mother-child	453
cause of illness, supernatural	67	diseases, psychosexual	409	---, parent-child	293
causes of illness, attributed	241	disturbance	385	---s, social	301
cerebral coordination defect	209	disturbance of growth	181	intercultural aspects	115, 385
child abuse	453	Dominica	165	introjection	381
--- analysis	381	drug promotion	217	intuitive	301
--- rearing	115	drugs for children	217	irrational pharmaceuticals	217
--- rearing practices	19	drugs, psychoactive	453		

J
Java, West- 115

K
Kathmandu 95

L
Lateralisation 235
lead pollution 181
learning 241
libido 409
Libya 15
living conditions 95
locomotor activity 293

M
Madonna 437
Mangyan 101
Maori 133
marriage within relatives 209
maturation process, autonomous 393
medical anthropology 21, 165
--- practices 241
--- training of health care providers 127
menstruation 241
mental development, early 301
middle ages 437
Mindoro 101
monastery children 95
mother surrogates 417
mother-child-bond 409
motherhood 133
Mountain Arapesh 241
music-therapy 357

N
Naming 241
naming 49
narcissism 409
needs basic 191
Nepal mother 67
New Zealand 133
newborn babies 191
newborns, care for 201
nomadic society 37
nonviolence 101
nonviolent value system 101
Norway 343
nutrition 67
nutrition situation of mothers and children 49

O
Obituaries 175
objectives, collective 363
obsterics 209
Oromo 49
osphyxy 209

P
Papua New Guinea 241, 283
parent letters 329
---- -child interaction 293
---- -clinger 201
parental 301
parenthood, transition to 329
peacefulness 101
pediatrics 115, 417
perinatal age 209
pharmaceutical industry 217
pharmaceuticals, irrational 217
Philippines 101
pollution, lead 181
post natal period 191
practices of upbringing 363
---, child rearing 19
---, health 127
---, medical 241
prematurity 385
prenatal development 437
Primary Health Care 165
protection 67
protective measurements 7
psychoactive drugs 453
psychoanalysis 21, 431
psychoanalytical infant research 363
psychology of child-development 21
---, developmental 283, 431
---, social 363
psychophysiology, developmental 431
psychosexual diseases 409
psychosocial development 201
psychotherapy for children and adolescents, analytical 393

R
Rachitis 19
rearing play 235
rearing, cooperative 235
repetition, constraint of 381
reproduction 67
respiratory tract infections, acute 127
retardation 67
rhythms, circadian 293
risk factors 343
rite, initiation 241
rites of passage 67
rituals for newborns 143
Rwanda 21

S
Schooling 283
sensomotoric stimulation 343
separation of mother and child, early 437
sex differences 235

sex-ratio 67
sexual abuse 437, 453
--- development 409
--- trauma 381
sexuality, infant 409
siblingship 101
SIDS 133, 453
situation of the habitat 19
sleep 293
social psychology 363
society, child within the 201
society, egalitarian 101
Southeast-Asia 101
soziology 363
speech, directed 301
stimulation, sensomotor 343
strange-situation 311
strategies, equalizing 101
stress/strain 329
Sudan 7
Sudden Infant Death Syndrome 133, 453
Sundanese 115
surrogates, mother 417
swimming for infants and toddlers 343
Switzerland 329
symbolism 143
systemic approach 385

T
Third World 217
Tibet 95
toddler 67
traditional practice 7
traditional skills 283
traditional therapy 143
training of health care providers, medical 127
transition to parenthood 329
trauma of birth 437
treatment of boys and girls, different 49
trimenon colic 417
Trobriand islands 283

U
Upbringing, practices of 363
USA 301

V
Verbal, pre- 357

X
Xenophobia 431

Y
Yanomani Indians 181
20. century 175

ARBEITSGEMEINSCHAFT ETHNOMEDIZIN e.V.
Zeitschrift für Ethnomedizin und transkulturelle Psychiatrie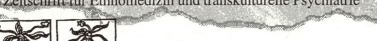

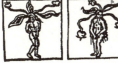

AGEM
Von-der-Tann Str. 3-5
D-82346 Andechs

Die **Arbeitsgemeinschaft Ethnomedizin (AGEM)** fördert die interdisziplinäre **Zusammenarbeit** zwischen den verschiedenen Forschungszweigen der Medizin einerseits und den Kultur- und Sozialwissenschaften andererseits.

Der Bogen des Interesses spannt sich dabei **kulturübergreifend** von der medizinischen Kenntnis der Laien bis zu der der traditionellen Ärzte in Gegenwart und Vergangenheit.

Die AGEM ist als Vereinigung von Wissenschaftlern und die Wissenschaft fördernden Personen und Institutionen 1970 gegründet worden.

Im weiteren Sinn vergleicht Ethnomedizin **verschiedene Heilweisen**; dabei geht sie vom Paradigma der **Medizin als kulturellem System** aus. Sie sieht Berechtigung und Möglichkeit, durch ethnomedizinische Forschung gewonnene Erkenntnisse für unsere eigene Medizintheorie und -praxis nutzbar zu machen Besondere Aufgaben bilden neben dem Beschreiben der Heilmittel, -techniken und -konzepte heute vor allem im Rahmen moderner Gesundheitsplanung:

- **Integration kulturfremder Krankheitsvorstellungen und Behandlungskonzepte**
- **Neubewertung der Heilkundigen und Volksmedizin**;

Dies kann oft nicht mit den Begriffen der akademischen naturwissenschaftlichen Schulmedizin erfaßt werden. Ethnomedizinische Betrachtungen können uns darüber hinaus einen Spiegel vorhalten, in dem wir die Vorzüge und Nachteile unserer eigenen medizinischen Kultur besser zu erkennen vermögen - ein Schritt hin zur Entwicklung einer allgemeinen Anthropologie des Krankseins und Gesundwerdens.

In einer Zeit der Besinnung auf die Grundbedürfnisse des kranken Menschen, die von der naturwissenschaftlichen Medizin nicht mehr abgedeckt werden, hofft die AGEM durch Vermittlung von Wissen aus anderen medizinischen Systemen zur fruchtbaren Diskussion beizutragen. Dies geschieht u.a. durch **Mitteilungsblätter, Internationale Tagungen und durch die Zeitschrift für Ethnomedizin und Transkulturelle Psychiatrie "Curare"**.

Bitte schicken Sie mit weitere Informationen über Veranstaltungen, Publikationen und Aktivitäten der Arbeitsgemeinschaft Ethnomedizin.

Name, Institution, Fachgebiet, Adresse:

_____

_____

Bitte senden Sie diesen Abschnitt an:
Arbeitsgemeinschaft Ethnomedizin, Von-der-Tann Str. 3-5, D-82346 Andechs, Deutschland

Beiträge zur Ethnomedizin
Hrsg: C.E. Gottschalk-Batschkus & Judith Schuler

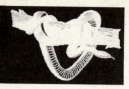

Anja Manns • Anne Christine Schrader

Ins Leben Tragen
Entwicklung und Wirkung des *Tragens* von Kleinstkindern
unter sozialmedizinischen und psychosozialen Aspekten

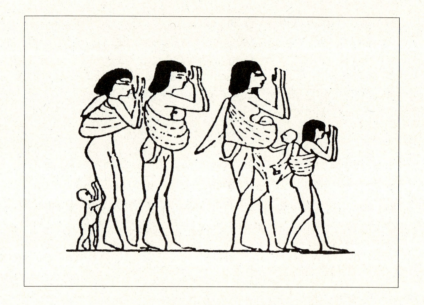

125 Seiten • 1995 • ISBN 3-86135-570-1
(Beiträge zur Ethnomedizin • Band 1)
Mit zahlreichen Abbildungen und Fotos

Neun Monate lang wird das Kind im Mutterleib getragen. Es erlebt Nähe, Wärme und Geborgenheit. So spürt das Ungeborene eine tiefe Verbundenheit bis zu seiner Geburt. Doch ist es zu diesem Zeitpunkt noch nicht fähig, selbständig ins Leben hinauszugehen. Es muß deshalb auch nach der Geburt noch weiterhin getragen werden, um die Gesellschaft und seine Position in selbiger kennenzulernen.

Die Kombination aus dem festen Halt des Getragen-Werdens und altersgemäßer Selbständigkeitsförderung stellt eine lebensbejahende Betreuungsform dar. In industriellen Kulturen ist das Tragen großteils durch das Fahren im Kinderwagen ersetzt worden. Doch auch nach 100 Jahren stellt sich immer mehr heraus, daß es keinen adäquaten Ersatz für die verschiedenen positiven Wirkungsweisen des Tragens gibt.

Das Buch beleuchtet Herkunft und Wirkungsweisen des Tragens unter geschichtlichen, evolutionstheoretischen, physiologischen, psychologischen und soziologischen Aspekten bis hin zur praktischen Anwendung der angebotenen Tragehilfen mit anschaulichen Bildern.

VWB – Verlag für Wissenschaft und Bildung, Amand Aglaster
Markgrafenstr. 67 • 10969 Berlin • P.O.Box 11 03 68 • 10833 Berlin

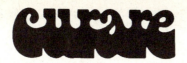

Sonderband / Special Volume

Frauen und Gesundheit – Ethnomedizinische Perspektiven
Women and Health – Ethnomedical Perspectives

Editor: Arbeitsgemeinschaft Ethnomedizin, Society for Ethnomedicine
published by: VWB – Verlag für Wissenschaft und Bildung
in mid of 1997

– – CALL FOR PAPERS – –

The complex field of "Women and Health" will be shown in a broad range of topics and difficulties that women face in different countries and cultures. The concept of health, illness, and healing in various cultures will be shown as well as new solutions and perspectives that are contributed by different disciplines. We are looking forward to your contribution.

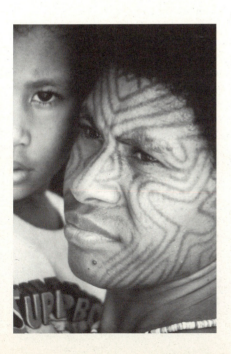

✎ **Termine:**

31.12.1996 / December 31, 1996:
Anmeldung der Beiträge mit Einsendung der Kurzfassung
Submission of contributions including abstracts
31.01.1997 / January 31, 1997:
Vorläufige Annahmemitteilung
Aprouval of papers
31.03.19997 / March 31, 1997:
Einsendung des Beitrags
Final version of papers must be received.

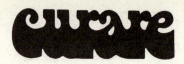

Zeitschrift für Ethnomedizin • Journal for Ethnomedicine

Arbeitsgemeinschaft Ethnomedizin e.V. (Hg.) • Society for Ethnomedicine (Ed.)

ISSN 0344-8622

curare, die Zeitschrift für Ethnomedizin, wird seit 1978 von der *Arbeitsgemeinschaft Ethnomedizin (AGEM)* herausgegeben und ist Forum des Austausches und der Diskussion für diejenigen, deren Interesse traditionellen medizinischen Systemen, der medizinischen Entwicklungshilfe, der Gesundheitsplanung und ähnlichen Fragen gilt.

Damit dient **curare** der Pflege des interdisziplinären Gespräches zwischen den Fächern der Geistes- und Kulturwissenschaften, deren Forschungen Gesundheit, Krankheit, Vorbeugung und Heilung betreffen, sowie den verschiedenen Arbeitsrichtungen der praktischen und theoretischen Medizin.

curare, the Journal for Ethnomedicine, is edited by the *Society for Ethnomedicine (AGEM)* since 1978. It is a forum of exchange and discussion between all those who are interested in traditional medical systems, medical aid programs, health planning, and related issues.

curare thereby promotes the interdisciplinary discourse betweeen those disciplines of social and cultural sciences dealing with health, disease, health prevention and healing on the one side and the various fields of practical and theoretical medicine on the other.

curare 17(1994)1
Psychiatrie im Kulturvergleich
128 S. • ISBN 3-86135-540-X

curare 17(1994)2
Heiler und Heilen im kulturellen Kontext
208 S. • ISBN 3-86135-541-8

curare 18(1995)1
Pilze, Schamanen und die Facetten des Bewußtseins
246 S. • ISBN 3-86135-543-4

curare 18(1995)2
Sucht und veränderte Bewußtseinszustände im Kulturvergleich
Addiction and Altered States of Consciousness in Transcultural Comparison
316 S. • ISBN 3-86135-544-2

Beiträge in Deutsch und Englisch • Contributions in German and English
Deutsche u. englische Zusammenfassungen • German & English abstracts

VWB - Verlag für Wissenschaft und Bildung, Amand Aglaster
Markgrafenstr. 67 • D-10969 Berlin • P.O.Box 11 03 68 • D-10833 Berlin

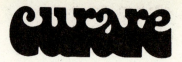

Sonderband 8•1995 Special Volume

Gebären – Ethnomedizinische Perspektiven

Herausgegeben von:
Wulf Schiefenhövel, Dorothea Sich und Christine E. Gottschalk-Batschkus
im Auftrag der
Arbeitsgemeinschaft Ethnomedizin

461 Seiten • Hardcover • ISBN 3-86135-560-4

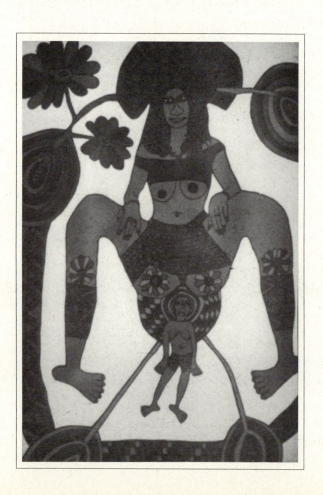